国医大师
独特临床精粹丛书

总主编 何清湖 刘建和
主　编 周　慎 杨维华
副主编 伍大华 赵瑞成 卜献春

国医大师验案心悟

CTS
湖南科学技术出版社

图书在版编目（CIP）数据

国医大师验案心悟 / 何清湖，刘建和总主编；周慎，杨维华主编. — 长沙：湖南科学技术出版社，2021.10
（国医大师独特临床精粹丛书）
ISBN 978-7-5710-0377-7

Ⅰ. ①国… Ⅱ. ①何… ②刘… ③周… ④杨… Ⅲ. ①医案—汇编—中国—现代 Ⅳ. ①R249.7

中国版本图书馆 CIP 数据核字（2021）第 021304 号

GUOYI DASHI YAN'AN XINWU
国医大师验案心悟
总 主 编：何清湖　刘建和
主　　编：周　慎　杨维华
策划编辑：梅志洁
责任编辑：唐艳辉
出版发行：湖南科学技术出版社
社　　址：长沙市芙蓉中路一段 416 号泊富国际金融中心
网　　址：http://www.hnstp.com
湖南科学技术出版社天猫旗舰店网址：
http://hnkjcbs.tmall.com
邮购联系：本社直销科 0731-84375808
印　　刷：长沙市宏发印刷有限公司
（印装质量问题请直接与本厂联系）
厂　　址：长沙市开福区捞刀河大星村 343 号
邮　　编：410153
版　　次：2021 年 10 月第 1 版
印　　次：2021 年 10 月第 1 次印刷
开　　本：710mm×1000mm　1/16
印　　张：41.25
字　　数：752 千字
书　　号：ISBN 978-7-5710-0377-7
定　　价：126.00 元

国医大师独特临床精粹丛书

《国医大师验案心悟》编委会

序

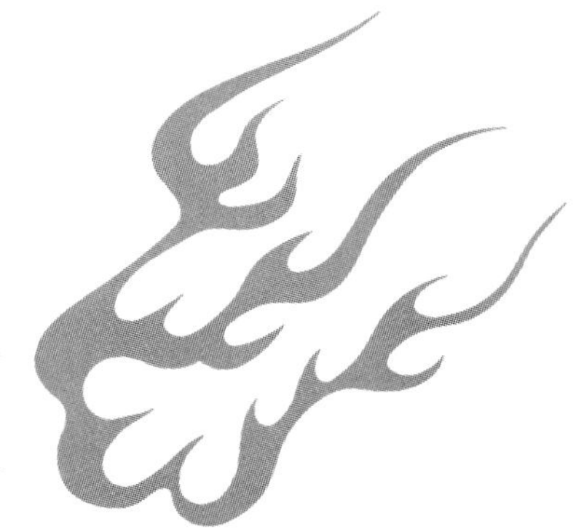

“中医看名医，西医看名院”，这是我在做中西医文化比较研究时总结的两者差异之一。西医看病，看重的是医院的级别和排名；中医求诊，看重的是医生的个人名声和威望。这个现象其实折射出更深层次的本质差别：西医更倚重技术进步，中医更强调个人经验。国医大师熊继柏认为，以整体观念、辨证论治为核心的中医诊疗过程，特别强调个体化差异，要因时、因地、因人而制宜，需要医生有扎实的理论基础、丰富的临床经验以及敏捷的思辨能力，要做到精准辨证比西医更难，其思辨过程比西医更复杂。因此，名中医的成才周期较之西医更长，“中医越老越吃香”的大众认知，有内在的科学道理。当前，国家特别重视当代名老中医学术思想与临证经验的传承研究，设立的国家级专项有：“名老中医工作室”“学术流派研究”以及“全国老中医药专家学术思想与临证经验传承”等，给予的研究经费支持力度都很大。国医大师孙光荣撰文指出：当代名老中医的学术思想与临证经验，是中医学术发展的活水源头。

由人力资源和社会保障部、原国家卫生和计划生育委员会、国家中医药管理局三部门共同组织先后评选出的“国医大师”，他们从事中医临床或中药工作至少在50年以上，长期坚守在中医药临床工作一线，中医药理论造诣深厚，学术成就卓越，德艺双馨，在全国及行业内具有重大影响，在群众中享有很高声誉。毫无疑问，“国医大师”是当代中国名老中医群体中最杰出的代表！

为了更好地弘扬“国医大师”们宝贵的学术经验，启发后学，造福病患，我们和湖南科学技术出版社共同策划，历时两年余编写了这套《国医大师独特临床精粹丛书》，共3个分册，分别是：《国医大师临证心悟》《国医大师方药心悟》《国医大师验案心悟》。

“国医大师”大部分都是临床专家，在临床上各有专长，长期的临床

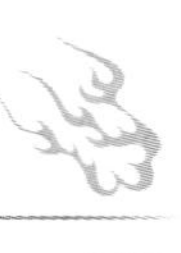

积累，加上勤奋思考，“国医大师”们对临床诸多病种，从病因病机到诊断治疗，以及预防调护，都有诸多独到的认识和体会。《国医大师临证心悟》主要辑结了“国医大师”们对内、外、妇、儿、五官科各科不同病证的独到临证心得及感悟。以病证为纲，每一病证下汇聚“国医大师”的临证体会，读者既可以学习到丰富的临床诊疗经验和方法，又可以通过“国医大师”们的“学术争鸣”，启迪思维。

以中医经典理论为指导，四诊合参，确定病性与病位，辨析病理，确定治法，方随法出，因方遣药，这是一名真正的中医医师的诊疗思辨过程。“理、法、方、药”俱备，这是中医诊疗的基本要求。其中，方和药是中医诊疗的最终落脚点，方药是中医治病的“弹药”。“国医大师”们都谙熟经典，对“经方”的运用得心应手，并且在“博极医源”的同时，根据长期的临床经验，独创了诸多经验方剂，对某些药物及药对的运用，也“别出心裁”。《国医大师方药心悟》分册主要汇集了“国医大师”们对经方、验方、成方及药味使用心得，这些具体经验在临床中都可直接借鉴运用。

中医医案是医家临床辨治疾病的真实记录，为中医学术传承与发展提供了珍贵的原始资料和素材。中医历来重视医案的整理与挖掘。在葛洪《肘后备急方》“青蒿一握，水一升渍，绞取汁尽服之”文献启发下，屠呦呦历经191次实验，在1971年提取出青蒿素，有效降低了疟疾患者死亡率，这中间亦离不开她查阅大量文献，借鉴了古代用药的经验，离不开医案的贡献。2015年世界传统医药日的主题是“医案的临床应用与标准化”，由此可见当代中医药发展对医案的高度重视。《国医大师验案心悟》主要辑录了“国医大师”本人亲撰，或其随诊门人所撰的大量医案。这些医案，内容十分丰富，覆盖面十分广阔，记录和解析了国医大师诊疗的全过程，体现了国医大师对中医“理、法、方、药”的综合应用，凝聚着国医大师的智慧和心血。值得广大中医临床医生和喜爱中医的读者朋友仔细揣摩，举一反三。

国医大师孙光荣在思考分析当代中医教育现状时一针见血地指出，新一代中医医师存在明显的“三个不足”和“三个不突出”，即：中医药文化素养不足、中医药基本理论修养不足、解决中医临床的能力不足及“中医人”的标识不突出、中医临证思辨特点不突出、中医临床疗效的贡献率不突出。国医大师们的成长成才经历为新一代中医师学习奋斗树立了榜样和标杆。从与我们同时代的国医大师们的丰富学术宝库中汲取独到经验，为我所用，是我辈中医医师提升中医药文化素养、提高中医临床解决问题能力的蹊径。然而，当代“国医大师”们目前都年逾古稀，甚至是耄耋老人，还有部分先生已经逝世。对他们丰富的临床经验进行抢救性挖掘和传承，是刻不容缓的一项重要工作。目前，已有一些针对“国医大师”临证经验挖掘的专著出版，但像本套丛书这样，从病证、方药及医案等各个方面全方位展开研究的丛书还是鲜见。我们相信本套丛书的出版将为弘扬“国医大师”的精彩学术起到积极的作用。在此，要特别感谢各位领导和专家教授在丛书编纂出版过程中给予的大力支持。由于“国医大师”们的学术经验和学术内涵广博丰厚，我们所辑选的这些内容，只是国医大师丰富临床经验中的很少一部分，挂一漏万之处在所难免。加之我们自身的学术水平有限，有些按语、评语或有牵强之处，不能精准阐释国医大师们的“匠心独运”之处，还请“国医大师”们给予包容。“医者意也”，“一千个人眼中有一千个哈姆雷特”，我相信每一位读者在学习、思悟、运用国医大师的独到学术经验的时候，都会有不同的感悟和心得，编者所不能完全解读的学术精髓，可以由万千读者来丰富补充。但我们的目的和大家一样：学中医，用中医，爱中医，传承中医，发扬中医。

湖南中医药大学副校长、教授、博士生导师　何清湖

前　言

由人力资源和社会保障部、原国家卫生和计划生育委员会、国家中医药管理局联合评选并公布国医大师名单。他们是德高望重、学验俱富的中医大家，从事中医临床或中药工作都在50年以上，都是全国老中医药专家学术经验继承工作指导老师或省级名中医，他们深厚的中医药理论，卓越的学术成就，独到的临床经验，精湛的医疗技术，在中医业内有口皆碑，影响深远，为中医药学术的繁荣与发展做出了重要贡献。

中医的生命力在于临床疗效，记录临床疗效的载体是医案，尤其是国医大师的医案，其内容之丰富，覆盖面之广阔，记录和解析了国医大师诊疗的全过程，体现了国医大师对中医理法方药的综合应用，凝聚着国医大师的智慧和心血。

本书中所收录的国医大师医案，主要为国医大师本人亲撰，或为其随诊门人所撰，皆能如实反映大师精湛的学术、独到的经验之处。对于国医大师和文献资料的原著作者将这种日积月累所得到的经验和心得和盘托出，便于读者的继承应用，使中医学术薪火相传，真是难能可贵，特致以衷心的感谢。

本书共收录国医大师医案500余篇，按专科分为21章，每章再按病证分节，每篇医案基本上分为一般资料、初诊、复诊、结果、按语5个部分，其中初诊按主诉、临床表现、诊断、治法、方药分段记述。全书以简明、实用为特色，选案不求其多，但求其精，要求其能够反映疾病本质，要求其内容详细、具体、全面，以达到指导临床应用的目的。但需要特别强调的是，书中方药的选用，都要在医师指导下进行。对于书中药物的用量与炮制、煎服法，在应用时要根据患者的实际病情与年龄作适当调整。

在本书的编写过程中，得到了湖南中医药大学、湖南省中医药研究院及湖南科学技术出版社有关领导的大力支持，不少专家教授对编写提出了

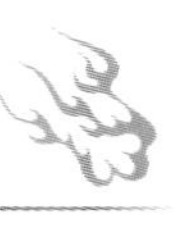

许多宝贵意见，在此谨表感谢。由于对国医大师的医案进行整理研究，本身难度很大，加之这些医案只是国医大师广博丰厚临床经验中的很少一部分，挂一漏万之处在所难免，并且时间仓促，有些按语多有牵强，加之我们自身的学术水平有限，肯定存在很多错误和疏漏之处，敬请各位老中医们谅解，也请广大读者不吝指正。

湖南省中医药研究院附属医院　周　慎　杨维华

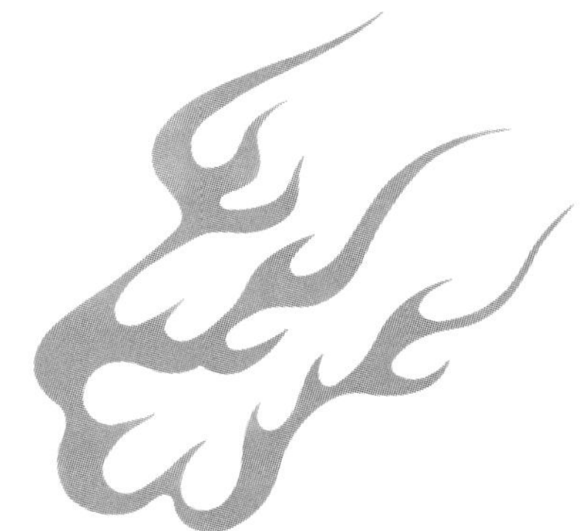

目 录

第一章 外感热病科医案

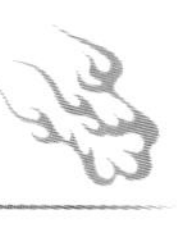

第二章　肺病科医案

第三章　心病科医案

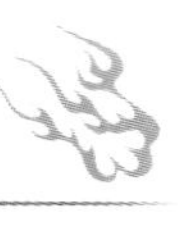

第四章　脾胃病科医案

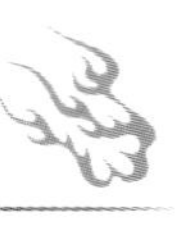

第五章　肝病科医案

第六章　肾病科医案

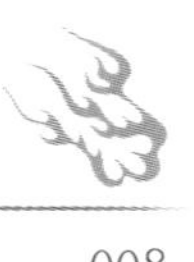

第七章　血液病科医案

第八章　内分泌科医案

第九章　风湿科医案

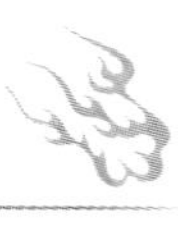

第十章　肿瘤科医案

第十一章　脑病科医案

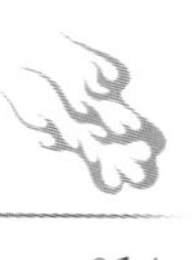

第十二章　神志病科医案

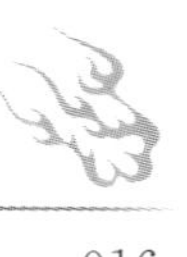

第十三章　外科医案

第十四章 皮肤科医案

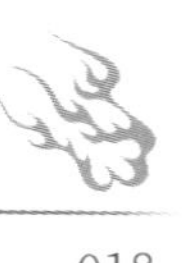

第十五章　骨伤科医案

第十六章　男科医案

第十七章　妇科医案

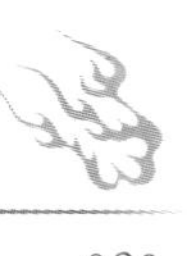

第十八章　儿科医案

第十九章　眼科医案

第二十章　耳鼻咽喉科医案

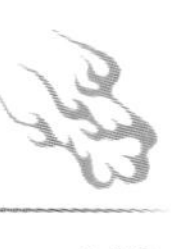

第二十一章　口腔科医案

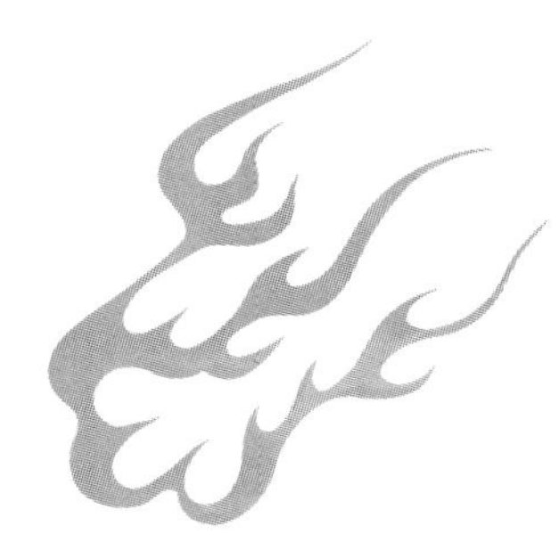

第一章

外感热病科医案

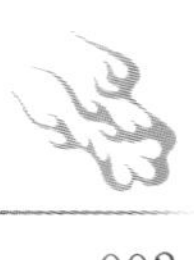

感　冒（3 案）

1. 风热犯肺案（颜正华医案）

患者，男，77 岁。

【初诊】2008 年 3 月 29 日。

［主诉］鼻塞、咳嗽反复半个月。

［临床表现］患者诉鼻塞、流涕、咳嗽、恶寒、头痛半月余。刻下恶寒，头痛，鼻塞、流黄浊涕，干咳，偶有黄痰、但不易咳出，夜间喘憋，气粗，口干咽痛，劳累后汗出，吹风易感冒，大便干，三四日一行，纳差，眠安。舌质红、苔微黄腻，脉浮滑。

［诊断］感冒，证属风热犯肺。

［治法］辛凉解表，清肺透邪。

［方药］荆芥穗 10g，桔梗 6g，前胡 6g，苦杏仁 10g，紫苏子 6g，紫菀 12g，陈皮 10g，冬瓜子 30g，瓜蒌 30g，决明子 30g，连翘 10g，款冬花 10g，枳壳 10g，菊花 10g，甘草 5g。7 剂，水煎服，每日 1 剂。

【结果】患者服上药 7 剂后，感冒症状基本消失，又继服 5 剂后痊愈。

【按】此案证属风热犯肺，痰热内蕴。风热犯肺，肺失清肃，则咳嗽。风热灼液为痰，故痰色黄难以咳出。鼻为肺窍，肺气失宣，且津液为风热所熏灼，故鼻塞流黄浊涕。风热上犯头咽，灼伤津液，则头痛、口干、咽痛。宜治以辛凉解表，清肺透邪，用银翘散为基本方。方中荆芥穗、菊花、连翘发散风热；桔梗、苦杏仁一升一降，宣肃肺气，和谐有序；前胡、紫苏子、紫菀、陈皮、款冬花止咳化痰；瓜蒌、冬瓜子、决明子润肠通便。纵观全方，诸药配伍精巧，组方灵活有序，共奏疏风解表、止咳化痰之效。

参考文献

吴嘉瑞，张冰．国医大师颜正华感冒治验举隅［J］．中华中医药杂志，2010，25（5）：700－701

2. 阴精枯竭、复感外邪案（班秀文医案）

患者，男，24 岁。

【初诊】1994 年 5 月 22 日。

［主诉］头痛发热 2 日。

［临床表现］2 日前参加篮球赛之后，又以冷水沐浴，睡至半夜发热

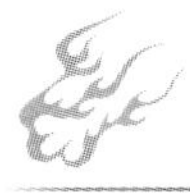

恶寒，头痛如破，两太阳穴剧痛，头重不欲举，全身酸痛，腰痛如折，胸腹灼热，下肢不温。舌质边红、苔薄白，脉伏不起。脉之所以不起，正气先虚，舍脉从症，以外感风热论治。用辛凉解表法，以桑菊饮与银翘散合剂出入。药服2剂之后，仍然发热昏沉，全身骨节疼痛，舌质红、苔薄白，脉象沉伏。虽然症脉不符，但确属外感之症，何以药后罔效，是症重药轻？抑或辨证有差？乃询之家属，追查病史，始知当晚入睡之时，曾过性生活，半夜醒后，即感头晕头痛，发热恶寒，全身困倦，四肢乏力，症状乃在行房劳累之后发生。

［诊断］感冒，证属阴精枯竭，复感外邪。

［治法］扶正疏解。

［方药］六味地黄汤加味：熟地黄15g，生地黄10g，山茱萸10g，山药15g，牡丹皮10g，茯苓10g，泽泻10g，桑叶10g，蒺藜10g，防风10g，苦丁茶10g，甘草5g。

【结果】连服3剂之后热退，头痛头重消失。继以龙眼叶、鲜桃叶水煎当茶以清余邪，旋后以异功散、人参养荣汤调治10余日而收功。

【按】此案初治选方，忽略病乃房事所得，用药只清解外邪，不顾精气亏虚，故疗效不满意。随后询之家属，知其为房事之后发生，乃以六味地黄汤，滋阴补肾以固本；加桑叶、防风以清润疏解，祛邪而不伤阴；蒺藜、苦丁茶两药，甘苦凉温同用，散风清热而醒头目之功倍增；生甘草能解毒而调和诸药。用药过程，标本兼顾，以本为主，以虚为主，从而达到扶正祛邪的目的，故收效如期。

参考文献

班秀文，班兆根. 房事外感论治［J］. 广西中医药，1994，17（6）：23-24

3. 肾阳虚损、复感风寒案（班秀文医案）

患者，男，28岁。

【初诊】1954年1月25日。

［主诉］恶寒鼻塞多时。

［临床表现］患者夜来连续2次行房之后，即感腰脊酸软，头晕头重，两目昏花，恶寒肢冷，鼻塞，虽盖厚被而不温，神疲乏力。诊时面青唇白，语言低沉，但尚能对答清楚，脉虚细弱，舌质淡嫩、苔薄白。

［诊断］感冒，证属肾阳不足，复感风寒。

［治法］益气温阳为主，以祛外邪。

［方药］仿参附汤与麻黄附子细辛汤出入：附子（先煎）10g，细辛（后下）3g，党参20g，防风10g，秦艽10g，当归10g。2剂。并隔姜灸百会、神阙、中极、足三里各穴10分钟。

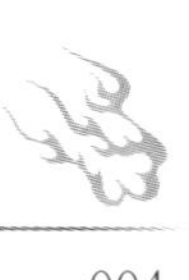

【二诊】四肢稍温，头晕头重减轻，脉细，舌质淡、苔薄白。守上方去防风、秦艽，加龙眼叶 10g，桃叶 10g。

【结果】3 剂药已，精神好转，头晕重减轻，药既中的，仍守上方再服 3 剂，旋后饮食调养而恢复健康。

【按】夫妻房帏之事，本是人之常情，但过之则有伤身体。此例患者，在寒冬之时，一夜连续行房 2 次，肾阳受伐，复感风寒之邪，故畏寒肢冷，头晕头重，神疲乏力。治之当以扶阳为主，以党参、附子之温补，配隔姜灸百会、神阙、中极、足三里，则扶正回阳之力倍增；酌配细辛、防风、秦艽以祛外邪，表里并治，以温里为主。方中之所以配用当归、龙眼叶、桃叶，旨在化瘀导浊，且能防温药之燥。药症合拍，故能收到预期的效果。

参考文献

班秀文，班兆根. 房事外感论治［J］. 广西中医药，1994，17（6）：23-24

附：感冒易感者（2 案）

1. 肝旺脾虚、夹有郁热案（路志正医案）

患者，男，31 岁。

【初诊】2004 年 11 月 24 日。

［主诉］容易感冒 1 年余。

［临床表现］患者 1 年多来觉体质下降，易疲劳，反复感冒，每见咽痛，发热 38℃～39℃。近半年来晨起常脐下疼痛，继而腹泻，泻后痛减，遇冷尤甚。食纳正常，小便调。面部及口唇周围起有红疹多年，时觉刺痒。平素嗜食辛辣及饮冷。舌体稍瘦、舌质红、苔薄白，脉沉细滑小数。

［诊断］证属肝旺脾虚，夹有郁热。

［治法］崇土抑木，佐以清热。

［方药］痛泻要方化裁：防风 10g，蝉蜕 12g，白芍 12g，陈皮 12g，白术 12g，薏苡仁 20g，花椒 3g，蒲公英 12g，藿香梗（后下）10g，梅花 12g，牡丹皮 10g，黄连 6g，乌梅 9g，甘草 6g。14 剂。

嘱忌生冷、油腻、炙烤，慎起居，畅情志。

【二诊】2004 年 12 月 17 日。诉心情较前舒畅，腹泻得止，后食辛辣复发。见效守方，前方去藿香梗、蒲公英，加枳椇子 10g，仙鹤草 15g。

【结果】2005 年 3 月随访，患者间断服用二诊方 2 月余，往年冬季感冒 2～3 次，今冬已安度。

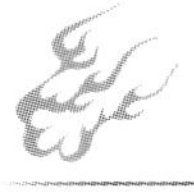

【按】患者生冷辛辣过度，致湿热中生，邪热循经上犯唇面发为红疹；脾喜燥而恶湿，湿热中阻致脾土受伤，肝木横犯，木旺于晨而见五更痛泻。方中白芍、陈皮、白术泻肝实脾，防风、蝉蜕宣散浮火又具风能胜湿之意，薏苡仁除湿，黄连、蒲公英、牡丹皮清热，梅花疏肝理气，藿香梗醒脾和中，乌梅柔肝缓急，花椒温运脾土，甘草调和诸药。二诊时因前法已获效，去藿香梗以防燥烈伤阴，湿热见退而去蒲公英，加枳椇子解酒毒，仙鹤草敛肠止泻治脱力。

参考文献

边永君，王秋风，路洁，等. 路志正教授从脾胃论治反复感冒经验［J］. 中华中医药学刊，2007，25（2）：253－254

2. 脾虚湿热中阻案（路志正医案）

患者，女，19岁。

【初诊】2004年8月18日。

［主诉］反复腹泻易感冒10余年。

［临床表现］患者自幼体弱，近10年来进食稍不慎则腹泻，常有阵发性胃脘痛，大便黏滞不爽，手足汗出多。近日觉皮肤瘙痒。有肠痈史5年，反复发作。4年前患反复瘾疹，服补肾益寿胶囊而愈。月经正常。舌质红、苔白微干，脉细滑左小弦。

［诊断］证属脾虚湿热中阻。

［治法］祛湿清热理脾。

［方药］藿香（后下）10g，佩兰10g，厚朴10g，紫苏叶（后下）10g，薏苡仁18g，大腹皮10g，茵陈12g，山楂（炒焦）12g，麦芽（炒焦）12g，神曲（炒焦）12g，桔梗10g，陈皮10g，茯苓20g，苍术（炒）12g，枳壳（炒）12g，六一散（包）20g，大黄炭（后下）2g。

【二诊】药进7剂后复诊，诉大便仍发黏，但较前通畅，胃痛未作，仍皮肤瘙痒。舌质尖红、苔薄黄，脉细滑尺稍沉。患者将赴外地上学要带中成药，因前进芳香化浊、清热祛湿之剂，诸症得缓，唯舌质红而尖稍绛，有化热之势，故予藿香正气胶囊加越鞠保和丸缓缓调理，二药交叉服用。

【三诊】2005年1月28日。诉半年来未患感冒，胃痛偶作，时嗳气，大便黏滞，手足多汗。肠痈发作数次，疼痛可忍而未用药。舌质尖红、苔薄白，脉右细滑左小弦。拟和胃降浊，清肠导滞。药用藿香梗10g，荷叶梗10g，厚朴花12g，陈皮10g，苍术（炒）12g，当归10g，白芍12g，牡丹皮10g，大腹皮9g，槟榔9g，大黄炭（后下）2g，薏苡仁20g，桃仁10g，甘草6g。间断服药以善后。

【结果】后随访已如常人。

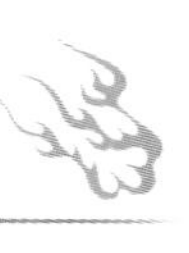

【按】 患者自幼体弱，易患感冒，手足汗多，易发腹泻，似为脾弱表虚之证，然其有肠痛、胃脘痛、瘾疹等宿疾，伴大便黏滞不爽，舌质红、苔白微干，脉细滑左小弦，皆饮食不慎、素嗜辛辣厚味，导致脾虚湿热中阻，故用藿香正气散加消积导滞之品化裁而获效。

参考文献

边永君，王秋风，路洁，等．路志正教授从脾胃论治反复感冒经验［J］．中华中医药学刊，2007，25（2）：253－254

外感发热（6案）

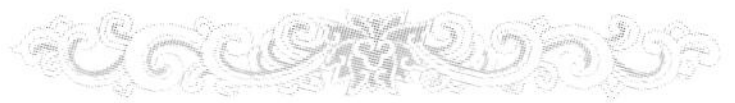

1. 三阳合病、寒温合邪案（郭子光医案）

患者，女，59岁。

【初诊】 2005年7月31日。

［主诉］恶寒发热2日。

［临床表现］2日前午后突发恶寒发热，自测体温39.2℃，医院就诊时血常规正常。予以输注头孢菌素类抗生素、柴胡注射液等，一度汗出热退；次日午后体温又上升，全身酸软乏力。现体温39℃，恶风寒，发热，汗出，头疼身痛，口苦欲呕，咽干微痛，口渴喜冷饮，心烦，四肢烦软，两小腿疼痛，饮食尚可，小便正常，大便二日未解。察其面色红光，唇红而干，咽喉部焮红，舌质红苔白干，脉浮洪滑数。

［诊断］外感发热，证属三阳合病，寒温合邪。

［治法］寒温合法，三阳并治。

［方药］柴胡、白虎合方加味：柴胡20g，黄芩20g，法半夏15g，生石膏50g，知母15g，防风15g，羌活15g，葛根20g，金银花20g，连翘20g，牛蒡子10g，板蓝根30g，谷芽30g，甘草10g。服2剂，1日1剂，每剂煎两次，首次淡煎，2次浓煎，两次药液混合，分4次（日3夜1）服完。进清淡饮食。

【二诊】 2005年8月5日。上方服完1剂，当天夜半汗出热退身凉，次晨解大便一次，量甚多，诸症缓解；已服完2剂，体温一直正常，一身轻松，唯两小腿仍然疼痛，口干咽干，口淡乏味。察其神色正常，舌苔白干少津，扪其小腿，触痛明显，脉细缓。系热病解后，津液损伤，脾胃未复，而其小腿之触痛，当是寒温之毒留滞筋肉，未能尽解，以阴液损伤失于濡润之故。治以养阴生津，清热解毒之法。药用金银花30g，连翘15g，

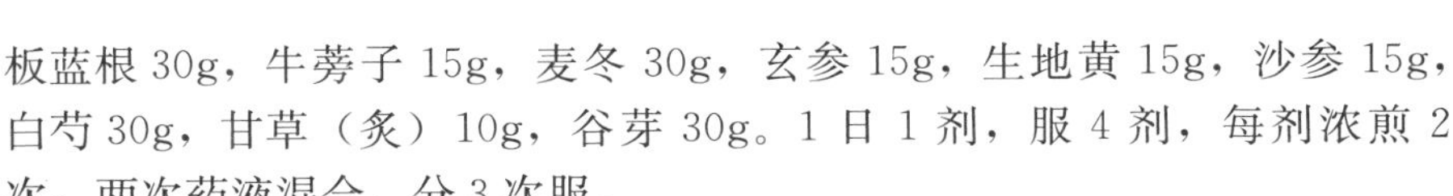

板蓝根 30g，牛蒡子 15g，麦冬 30g，玄参 15g，生地黄 15g，沙参 15g，白芍 30g，甘草（炙）10g，谷芽 30g。1 日 1 剂，服 4 剂，每剂浓煎 2 次，两次药液混合，分 3 次服。

【结果】2005 年 8 月 9 日复诊，服完 4 剂方药后，诸症皆消。

【按】郭老认为，现今气候变化很大，未至而至、已至未至的情形使得四季不分明，而且人们吃的蔬菜也基本没有四季之分，冬吃夏菜、春吃秋菜已习以为常。由于这些因素的影响，使得时下外感发热往往是多因素引起、多层次受累，通常表现为寒温合邪、合病并病等复杂演变，很少是单纯风寒、风热。此案患者即乃三阳合病，寒温合邪为患。恶寒发热、头身痛是风寒在太阳之表；其高热、汗出、脉洪数等症，表明寒邪化热已入阳明之里；其口苦、心烦、欲呕诸症，提示病涉少阳之域；其咽干而痛、口渴等，表明温邪上受之故。其治疗宜寒温合法，三阳并治。患者初诊时 2 日不大便，提示阳明气分之热有入腑成实之兆，服药 1 剂即解大便，量甚多，是上焦得清，津液得下，胃气因和之故，不通腑而腑自通。

参考文献

骆丽娟，黄金珠，郭子光. 郭子光教授辨治外感发热的经验［J］. 四川中医，2006，24（1）：7－8

2. 暑湿热郁案（方和谦医案）

患者，女，26 岁。

【初诊】2004 年 7 月 1 日。

［主诉］发热恶寒反复 20 日。

［临床表现］患者近 20 日来发热、恶寒，体温 37.2℃～38.5℃，午后体温开始升高。血常规：白细胞（3.3～3.9）$\times 10^9$/L，中性粒细胞 0.54。服用抗生素未见明显疗效。现发热、恶寒、出汗，咽痛，乏力，纳可，二便调。右腋下及颈部淋巴结疼痛。舌质红、苔白，脉缓。

［诊断］外感发热，证属暑湿热郁。

［治法］清热祛暑利湿。

［方药］银翘散加减：金银花 15g，连翘 10g，薄荷（后下）5g，桔梗 10g，竹叶 10g，芦根 15g，甘草 10g，淡豆豉 10g，薏苡仁 20g，滑石 15g，藿香 6g，黄芩（酒制）5g，苦杏仁 10g，牛蒡子 10g。4 剂。

【二诊】2004 年 7 月 8 日。药后右腋下及颈部淋巴结已缩小。体温 37.3℃，仍有咽痛。舌苔稍腻，脉缓。继服前方 7 剂。

【三诊】2004 年 7 月 15 日。药后体温正常，淋巴结已不痛。前方加当归 6g，继服 10 剂以善后。并嘱服药 2 日停药 1 日。

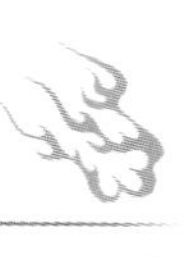

【按】 此案患者外有表寒，内有暑热，属于表里同病。患者感受暑湿之邪，又因起居不慎，导致寒邪入里化热，暑湿热邪郁于上焦，气分有热，故发热、恶寒。湿性黏腻，缠绵难愈，湿邪为患，常是湿郁化热，热在湿中，胶着难祛，故热势绵绵不已。午后阳气相对虚弱，湿邪更易聚集而阻遏气机，故往往热势较重。湿热熏蒸，迫液外泄，故有汗。热邪上扰，则咽痛。当前正值暑季，用大量清热药，易化寒，重用化湿药，易助热，致暑热不退，故宜湿热两解之法。因热重于湿，故方用银翘散加薏苡仁、滑石、藿香、黄芩等清热利湿之品，使气分热清，暑湿得化，其热自退。

参考文献

高剑虹. 方和谦治疗低热经验［J］. 中医杂志，2009，50（11）：973－974

3. 暑热之邪郁于气分、兼及营分案（颜正华医案）

患者，男，16岁。

【初诊】 1999年8月22日。

［主诉］发热反复1个半月。

［临床表现］患者于7月上旬因感冒发热，入当地医院输液，但发热持续加重，遂转入北京某医院，然治疗效果不佳，患者连日发热38℃～39℃，时轻时重。初始怀疑“胆囊炎”，后排除。后又因患者有时小腹痛，怀疑“慢性阑尾炎”，经手术切除阑尾，仍发热如初。遂来颜老处就诊。初诊，患者发热仍近39℃，除有恶心外，余无不适。脉细滑数，舌质红、苔薄黄、根部略厚。

［诊断］外感发热，证属暑热之邪郁于气分，兼及营分。

［治法］清解暑热。

［方药］大豆黄卷12g，金银花15g，连翘10g，青蒿10g，白薇12g，牡丹皮10g，清半夏10g，黄芩10g，茯苓30g，滑石15g，通草6g。3剂，水煎服，1日1剂。

【结果】 服3剂后，患者发热减，效不更方，原方再服3剂，热尽退。后以益气养阴，清理余热之法以收全功。

【按】 此例感冒发热，病程长达近一暑假。西医各项检查均正常。中医辨证：脉数，舌质红，舌苔薄黄、根部略厚，为暑热之邪郁于气分，兼及营分，又兼湿热内蕴之象。故用大豆黄卷清解暑热；金银花、连翘清透气分及营分之热；青蒿、白薇、牡丹皮泄营分之热；清半夏、茯苓化湿和胃；茯苓清湿热；滑石、通草清利小便，使湿热从小便出。上药合用，共奏清解暑热之功。全方辨证、立法、用药准确精湛，故收奇效。

参考文献

吴嘉瑞，张冰．国医大师颜正华感冒治验举隅［J］．中华中医药杂志，2010，25（5）：700－701

4. 邪热耗伤气阴、直逼营血、邪犯心包案（颜德馨医案）

患者，男，25 岁。

【初诊】

［主诉］发热反复 21 日。

［临床表现］患者发热 21 日，体温 39.5℃～40.3℃，呈弛张型。初起伴畏寒，肌肉关节酸楚，咽稍红，无明显咳嗽、咳痰，无腹泻，全身皮肤无斑疹和出血点，浅表淋巴结无明显肿大，心率 98 次/min，律齐，两肺无干湿性啰音，腹部无压痛。实验室检查：白细胞总数（2.3～4.5）×10^9/L，红细胞沉降率 49 mm/h，肥达反应阴性，血疟原虫检查阴性，结核抗体阴性。胸片未见异常。B 超肝胆脾未见异常。心电图示：预激综合征。曾先后请西医内科、传染科会诊，经应用多种抗生素、利巴韦林及中药辛凉解表、和解少阳、益气养阴、清热凉血等方法治疗，体温虽稍有下降，但仍在 39℃左右，遂请颜老会诊。症见发热不畏寒，汗出热不解，口渴喜饮，神疲乏力，面色苍白无华，形体消瘦，舌质红绛、苔薄净，脉濡细数。

［诊断］外感发热，证属邪热日久，耗伤气阴，直逼营血，邪犯心包。

［治法］益气养阴，凉血清热。

［方药］人参白虎汤合紫雪丹加减：西洋参 9g，生晒参 9g，生石膏（先煎）30g，知母 15g，青蒿 15g，石斛 15g，天花粉 15g，鳖甲（先煎）12g。3 剂。

另紫雪散 0.75g，分早、晚 2 次吞服。

【结果】药后患者发热渐退，3 日后体温降至 37.3℃，精神渐增，胃纳亦振，转以育阴益气法善后。

【按】此案属风温发热，出现汗出、烦渴、壮热之阳明气分热盛之证，当以白虎汤清热生津，但患者同时出现形体消瘦、面色苍白、口渴乏力等症，提示邪正交争、壮火食气、热盛伤津，故以人参白虎汤清热与益气生津并用。方中西洋参与生晒参同用，一为滋阴清热，一为益气培元，共奏益气养阴之功；石膏辛甘大寒，制气分内盛之热，明代缪希雍认为其“辛能解肌，甘能缓热，大寒而兼辛甘，则能除大热”；知母苦寒质润，一助石膏清肺胃之热，一偕苦寒润燥以滋阴。四药共用以清热除烦，生津止渴。外感风热病邪，多从口鼻而入，肺位居高，首当其冲，若肺卫之邪不解，其病情变化一则顺传于胃，或则

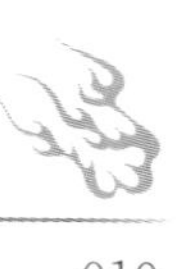

逆传心包，此即叶桂谓“温邪上受，首先犯肺，逆传心包”。患者高热3周不退，已出现心悸怔忡等症，虑其邪热炽盛，内陷心包，故果断采用唐代王焘《外台秘要》的紫雪丹，以清热开窍，镇惊安神，防其变端。患者见舌质红绛、脉细数等，此为营分灼热、阴液耗损之象，乃取《温病条辨》中青蒿鳖甲汤意，以鳖甲滋阴退热，“入络搜邪”，扶正不恋邪，达邪不伤正；青蒿芳香清热透络，引邪外出。鳖甲、青蒿与知母相配，共具养阴透热之功。方中石斛、天花粉增液生津，为“壮水之主，以制阳光”之意。全方特点是气营同治，心肺兼顾，益气清热与养阴开窍俱投，然轻重缓急，配伍精当，病药相合，故能一举获效。

参考文献

颜新，夏韵，吴鸿洲. 颜德馨教授运用经方治疗顽疾的经验［J］. 上海中医药杂志，1999，33（7）：14－15

5. 湿热中阻、枢机不和、脾虚胃弱、津气两伤案（周仲瑛医案）

患者，男，79岁。

【初诊】2002年9月9日。

［主诉］发热反复20日。

［临床表现］2002年8月19日开始发热，体温高达39.7℃，2日后住南京市某医院，用抗生素无效，9日后住省某医院治疗，经CT、B超、X片及痰、血培养等检查，发现“肺部轻度感染，少量腹腔积液，脾稍大”，用亚胺培南-西司他丁（泰能）、白蛋白治疗，并用肾上腺皮质激素降温，体温持续不退。既往胃镜查有萎缩性胃炎。现上午一般体温在38℃左右，午后高热达39.5℃，热前寒战，半小时后发热，身热持续至夜晚9时，必须用肾上腺皮质激素方能暂降，用药热降时汗多，口干明显，欲饮而不能多饮，热高则恶心，食少，饮荤汤、流质饮食易腹泻，日4次，形体消瘦，精神委靡，脘中痞胀如堵，嗳气较多，脉细弦兼数，舌苔少，舌质光红隐紫欠津。

［诊断］外感发热，证属湿热中阻，枢机不和，脾虚胃弱，津气两伤，高热久延，正气虚败。

［治法］化湿清热，养阴增液。

［方药］柴胡10g，黄芩（炒）10g，青蒿（后下）25g，法半夏10g，陈皮6g，竹茹10g，芦根15g，太子参10g，麦冬10g，石斛10g，北沙参10g，藿香10g，紫苏叶10g，黄连3g，厚朴花5g，鸭跖草20g，谷芽（炒）10g，麦芽（炒）10g，神曲（炒）10g，前胡10g，乌梅肉6g。

4 剂。

【二诊】2002 年 9 月 13 日。自前晚 9 时开始发热已平，亦不恶寒，精神好转，尿量增多，口干减轻，汗出亦少，偶咳，食纳开始复苏，三餐稀饭，昨晚至今大便 3 次，质烂，腹中欠和，舌苔少色黄，舌质隐紫，脉小滑数。9 月 9 日方加山楂（炒焦）12g，鸡内金（炙）10g，郁金 10g。4 剂。

【三诊】2002 年 9 月 17 日。昨日已从省某医院出院，体温不再复升，未见形寒，口干减轻，精神好转，大便正常，日食 3 餐稀饭、面条，寐差易汗，苔脉如前。原法善后。9 月 13 日方改青蒿（后下）15g，鸭跖草 15g；加砂仁（后下）3g。5 剂。

【按】此患者高龄，高热 20 余日，经西医系统检查不能明确诊断，多种抗生素治疗无效，靠肾上腺皮质激素降温，综合脉证，认为患者发热之主因系湿热中阻，邪伏少阳，枢机不和，故而发热有时，寒热交作，又由于高龄体弱，病延日久，正气大伤，尤其是津气损伤更为明显，是以口干欲饮，形瘦神萎，舌质光红，脉细数。湿热阻滞中焦，脾胃受损，既不能纳又不能运，更加剧了病情，也使病情显得复杂化。此时治疗用药，单清湿热，苦燥必然愈伤气阴，养阴增液，又恐滋腻助湿碍胃。处方以小柴胡汤合蒿芩清胆、藿苏连朴清化湿热，和解枢机，透邪于外，其中青蒿重用后下，再加大剂鸭跖草又为治疗湿热稽留所致发热的验药，以太子参、麦冬、石斛、北沙参、芦根益气养阴，生津助液，诸药均甘而不腻，存阴而无助湿恋邪之弊。如此祛邪扶正两全，并行不悖。方中之前胡、乌梅两味合柴胡、胡黄连为柴前梅连散。此方源于《杨氏家藏方》，原名前胡散，明吴崑在《医方考·虚损劳瘵门第十八》中言其能治“风劳骨蒸……柴胡解不表不里之风，胡连清入肌附骨之热，前胡主脾肺表里之邪。褚澄氏曰：酸能入骨，则乌梅之用，亦可以收敛骨蒸……”此处用之，一以加强清热透邪之功，一取《温病条辨》连梅煎意，合麦冬、石斛等以养阴护胃。

参考文献

周仲瑛. 急症验案一束（1）[J]. 南京中医药大学学报，2004，20（1）：5－8

6. 气阴两虚、外感表邪案（方和谦医案）

患者，男，79 岁。

【初诊】

［主诉］发热 2 周。

［临床表现］患者有慢性咳喘史 30 余年，两周前因复感风寒引起发热，咳喘加重。门诊以“慢性喘息型支气管炎急性发作；阻塞性肺气肿；

肺源性心脏病，肺功能不全”收住院。入院体温 38.6℃，半卧位，精神弱，面色潮红，头灼热无汗，颈静脉怒张，桶状胸，剑突下可见心尖搏动，心率 88 次/min，律齐，心音遥远，双肺布满哮鸣音及湿啰音，双下肢水肿。实验室检查白细胞 16.2×10^9/L；血气分析：低氧血症。入院后给予吸氧，静脉滴注抗生素及对症治疗，当日体温下降，第 2 日体温升达 39.2℃，心率 112 次/min。血气复查呼吸衰竭。病情危重，下病危通知。由于体温不退，以冰袋物理降温，并急请方老会诊。此时发热已持续两周，体温波动在 38.5℃～39.6℃，患者半卧位，精神差，面色潮红，唇指发绀。咳声低，喉中痰鸣，喘促气不接续，动则尤甚。口干，但不欲饮水，手足冷，身微恶寒，不痛。不恶心，无呕吐，5 日来未排大便。舌质嫩红、苔滑微腻，脉细数。

［诊断］外感表邪不解，肺气不利；内有气阴两虚，本虚标实。

［治法］扶正固本，益气养阴，解表宣肺化痰。

［方药］西洋参 6g，北沙参 10g，麦冬 10g，浙贝母 10g，芦根 15g，白茅根 15g，淡豆豉 10g，甘草 10g，瓜蒌子 15g，栀子（炒）5g，桑叶 10g，薄荷（后下）3g，白前 10g，茯苓 12g。

【二诊】3 剂药后头部、身上有微汗出，咳喘、气短、心悸有好转，体温有下降趋势，精神较前明显好转，仍觉口干，咽干，咳痰不爽。听两肺喘鸣音减少。脉较前有所缓和。舌质嫩微红、苔薄白润。在前方基础上加重育阴清热药物，兼以调和胃气。药用西洋参 6g，北沙参 10g，天冬 10g，麦冬 10g，玉竹 15g，百合 15g，茯苓 15g，甘草（炙）10g，紫苏梗 6g，桔梗 6g，浙贝母 10g，白前 10g，橘红 10g，海浮石 15g，枇杷叶（炙）6g，山药（炒）15g。续服 3 剂。

【三诊】体温已降至正常，咳喘明显减轻，能吐出少量痰液，双肺无哮鸣音。唯食欲欠佳，仍治以扶正化痰和中。药用西洋参 6g，北沙参 20g，麦冬 10g，法半夏 10g，白前 10g，枇杷叶（炙）6g，橘红 6g，茯苓 12g，甘草（炙）6g，海浮石 15g，百合 15g，玉竹 10g，丝瓜络 6g。3 剂。

【四诊】患者精神好，食欲增加，白细胞 8.4×10^9/L。病情平稳，继上方西洋参易党参，加生姜、大枣，益气养阴，和中调理以巩固疗效。

【按】此案患者年高体迈且有慢性咳喘，机体抗病能力很差，因复感外邪高热不退而入院。经用大量抗生素药物及冰袋物理降温等方法，但体温不降，以致发展为呼吸衰竭，心功能不全加重，病到垂危之际。方老会诊后认为正虚邪实，正不胜邪，邪陷深入，而呈危候。其治疗在益气养阴以固其本的同时，兼以解表宣肺除邪，以鼓舞汗液解出，邪随汗解而体温下降，后又经调理而收功效。方老在分析病情时指出，类似这种扶正祛邪的方法前人早就有很好的经验，如人参败毒散、参苏饮、加减葳蕤汤等就是很好的例证。著名医家喻嘉言《寓意草·论治伤寒药中宜用人参之法以解世俗之惑》说："伤寒病有宜用人参入药者，其辨不可不明。盖人受外感之邪，必先发汗以驱之……惟元气大旺者，外邪始乘药势而出。若元气素弱之人，药虽外行，气从中馁，轻者半出不出，留连为困，重者随元气缩入，发热无休……所以虚弱之体，必用人参三五七分，入表药中少助元气，以为驱邪之主，使邪气得药一涌而出，全非补养虚弱之意也。"方老所拟标本兼治，扶正祛邪，领邪外出之方，正是基于古人"正气不存，邪将焉去"的邪正观。正气得充，而祛邪有力，使高热已持续两周的垂危患者，得以转危为安。

参考文献

胡青懿，赵铁良. 方和谦治高热验案二则［J］. 北京中医，1997，16（6）：42－43

附：内伤发热（4案）

1. 太少合病案（郭子光医案）

患者，男，68岁。

【初诊】2011年6月20日。

［主诉］发热反复近8年。

［临床表现］长期发热7～8年，下午及晚上发热，腰以下如火烤，经常感冒，汗出怕风。多方检查未发现任何问题，经中医治疗，多以滋阴补肾，活血化瘀着手，口服枸杞子、知母、龟甲、鳖甲等中药无效。刻诊自觉发热，下午及夜晚如火燎难耐，恶风，汗出，胸胁痞满不舒。舌质淡红、苔薄黄，脉浮弦。

［诊断］证属太少合病。

［治法］解表散寒，和解少阳。

［方药］小柴胡汤加味：柴胡20g，党参20g，青蒿20g，合欢皮20g，黄芩20g，白芍20g，桂枝15g，法半夏15g，枳壳15g，生姜15g，大枣15g，香附（制）15g，甘草（炙）3g，鳖甲（制）30g。1日1剂，水煎服，3剂。

【二诊】2011年7月4日。患者诉服上方后，即不觉发热，自又在当地重复3剂。现已无明显发热，唯腹部稍觉胀满，余无不适。舌质红、苔黄腻，脉缓。辨为痞证。方选黄连温胆汤加味，药用黄连10g，法半夏

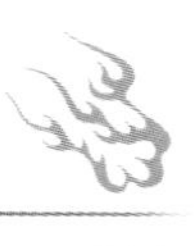

15g，枳壳 15g，竹茹 15g，陈皮 15g，茯苓 15g，豆蔻（后下）15g，延胡索 15g，厚朴 15g，神曲 15g，合欢皮 30g，瓦楞子（煅）30g，甘草（炙）3g。6 剂。水煎服，1 日 1 剂。

【结果】后电话随访至今未再复发。

【按】中医学认为长期发热是一种症状，查体温升高或不一定超过正常水平，多在午后或夜晚明显或加剧，是一种慢性顽固性疾病，治疗颇为棘手。一般以气虚、阴虚、湿热、瘀血等为多见，但郭老治疗此类疾病有自己独特的见解，认为除前述之证候外，尚有少阳、肝郁、太少合病等，针对该类疾病一定要详加诊辨，不能拘泥于常法，方可取效。此例虽发热七八年，但发热、汗出、恶风属太阳中风表证，正如《伤寒论·辨太阳病脉证并治》所说："太阳病，发热，汗出，恶风，脉缓者，名为中风。"胸胁痞满不舒属少阳证，此亦《伤寒论》所说："伤寒五六日，中风，往来寒热，胸胁苦满，嘿嘿不欲饮食，心烦喜呕，或胸中烦而不呕，或渴，或腹中痛，或胁下痞硬，或心下悸，小便不利，或不渴，身有微热，或咳者，小柴胡汤主之。"郭老认为小柴胡汤证虽列症较多，但见一症便是，不必悉具，故以桂枝汤解太阳中风之表证，小柴胡汤和解少阳，则发热乃愈。

参考文献

朱明刚. 郭子光辨治太少合病长期发热一例［J］. 浙江中医杂志，2012，47（3）：197

2. 少阳郁热案（方和谦医案）

患者，女，21 岁。

【初诊】2003 年 6 月 3 日。

［主诉］低热 1 个月。

［临床表现］患者近 2 年每于春季即发低热，且易外感。近 1 个月以来低热，体温 37.1℃～37.5℃。寒热往来，咽喉不利，两胁不舒。舌质红、苔薄白，脉细。辅助检查：血常规、尿常规正常。

［诊断］证属少阳郁热。

［治法］清热和解。

［方药］丹栀逍遥散加减：柴胡 6g，黄芩（酒制）6g，薄荷（后下）5g，茯苓 10g，白术（炒）10g，当归 5g，白芍 6g，甘草（炙）6g，牡丹皮 10g，栀子（炒）6g，连翘 10g，芦根 15g。

【二诊】2003 年 6 月 10 日。药后患者体温渐降，最高 37.2℃。仍时有寒热往来，咽喉不利。继服前方加地骨皮 10g，青蒿 6g，桔梗 10g，10 剂。

【结果】2003年6月24日复诊时体温已正常（36.7℃）。

【按】此为少阳郁热，枢机不利而出现的低热。患者正值青春期，每于春季发作低热。春季为万物萌生之时，与之对应的脏腑是肝脏。若肝气不得调达，郁滞于半表半里，日久化热，故发低热。热伤津液，则咽喉不利。其治疗必须采用和解法，使其失调的脏腑功能得以恢复，使入侵的寒热邪气能够透达。故以丹栀逍遥散加减，和解退热。逍遥散有疏肝健脾之功，加牡丹皮以清血分之热，栀子以清气分之热，则肝郁化火及肝脾不和之证自愈。

参考文献

高剑虹. 方和谦治疗低热经验［J］. 中医杂志，2009，50（11）：973－974

3. 气虚阳陷入阴、卫表不和案（周仲瑛医案）

患者，女，30岁。

【初诊】1997年12月18日。

［主诉］畏寒发热反复1月余。

［临床表现］从1997年11月11日开始，无明显原因出现畏寒、发热，体温波动在37.7℃～40.8℃，伴有轻咳、无痰，无呕吐、恶心、腹痛、腹泻，无明显尿频、尿急、尿痛，无明显关节痛。曾用青霉素、头孢唑林抗感染治疗无效，对乙酰氨基酚、激素可短时间降温，但不久体温即复升。11月17日住某医院静脉滴注氧氟沙星（福星必妥）、司帕沙星亦无效，停用一切药物5日，呈弛张热型，试验性抗疟治疗无效，此后改为红霉素、头孢他啶（复达欣）等抗感染治疗，体温波动在36.3℃～39.3℃，呈间歇热型，系统体检始终未见明显异常，用多种西药罔效。诊见身热，体温最高达39.3℃，午后为著，热升时略有形寒，热退时有汗，体温日晡逐渐下降，口干欲饮，舌苔薄腻微黄、质暗，脉濡数。先从湿热逗留气分，少阳枢机不利治疗。用小柴胡汤、蒿芩清胆汤、豉栀汤合方。药进7剂，寒热起伏不定，最高体温40℃，一日两次出现体温高峰，形寒不著，汗出热退。继转和解清化、宣达募原，用小柴胡汤、蒿芩清胆汤合达原饮再投，服7剂后，发热仍未控制，体温午后升高，最高39.3℃，最低38.5℃，持续时间多则10小时，少则7小时，热前微有形寒，体温下降时汗出不多，自觉恶风，大便正常，口干时欲饮水，左下肢有时酸痛，脉细数，舌苔淡黄薄腻、质暗。发热持续至今近2个月，和解少阳、宣达募原，均难控制，但精神状态并无明显异常。

［诊断］内伤发热，证属气虚阳陷入阴，卫表不和。

［治法］甘温除大热，和解太少。

［方药］柴胡10g，桂枝（炙）10g，白芍（炒）10g，葛根15g，升麻

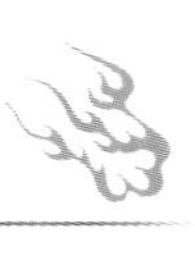

5g，黄芪15g，当归10g，白术10g，甘草（炙）3g，黄芩（炒）10g，陈皮6g，半夏10g，党参12g，生姜3片，大枣4枚。4剂。

【二诊】初服上药，当日仍有发热，午后2时开始，最高体温38.2℃。近3日未见发热，昨日体温37.2℃，汗出后稍有形寒，左下腹时有酸痛，口干，时欲饮水，舌苔薄白腻不厚、质淡紫、边有齿印，脉濡兼数。和解太少，甘温除热有效，宜原法观察，原方4剂。

【三诊】体温控制，未见反复，精神面色良好，但双下肢酸疼，左胁肋下隐痛，食纳、二便正常，舌苔淡黄薄腻，脉细略数。药证合拍，疗效显著，治守原法巩固。原方加鸡血藤12g，7剂。

【按】不明原因发热临床并不少见，中医辨治有外感、内伤之别。此例患者初起有恶寒、发热、咳嗽等外感之候，经用西药抗感染治疗发热不退，住院2个月经系统检查病因仍难明确，曾试用抗菌、抗病毒、抗疟、抗结核及激素等多种方法治疗，发热始终未能控制。辨证为湿热逗留气分，少阳枢机不利，先予和解清化、宣透募原法，服药过程中，身热仍然起伏不退，细察患者发热持续2个月，而精神食纳尚可，据此断属内伤发热范畴，转从气虚阳陷入阴、卫表不和治疗，仿补中益气汤甘温除大热，同时因热前形寒，汗出恶风，合柴桂各半汤和解太少法遣方用药。药证相合，竟能迅速起效，如此疑难之病，数剂中药而愈。“甘温除大热”确属言之有据。

参考文献

周仲瑛．补中益气汤临床新用［J］．浙江中医药大学学报，2006，30（2）：156－157，162

4. 血虚气弱、营卫不和案（郭子光医案）

患者，女，56岁。

【初诊】2000年4月11日。

［主诉］低热反复1年余。

［临床表现］低热已1年余，每天上午和下午自测体温37.5℃～38℃，至夜半自汗出而热解，平时也易出汗，疲乏，曾在两家大医院做过多种检查，未能明确诊断，认为是“不明原因发热”，建议请中医治疗。曾服过一段时间的补中益气汤、知柏地黄丸之类，均未获得效果。其间又停药不治，期望自然缓解，但仍低热不解，不过病情并未加重。现症见低热如故，常自汗出，午后有微恶风之感，一身乏力、疲软，不想做事，动则易出汗，自觉手足背发热不适，而手足心不发热，饮食不香，但作为完成任务而进食也能消化，口干不思饮，眠食尚可。陈述各种检查均正常，唯有血红蛋白90g/L，白细胞3.15×10^9/L。唇甲色淡，舌质淡苔白润，

脉浮细缓。

［诊断］内伤发热，证属血虚气弱，营卫不和。

［治法］益气养血，调和营卫。

［方药］四物汤合桂枝汤加减：桂枝 20g，白芍 20g，青蒿 20g，地骨皮 20g，生姜 15g，大枣 15g，生地黄 15g，川芎 15g，当归 15g，牡丹皮 15g，鳖甲 30g，黄芪 30g，谷芽 30g，甘草（炙）10g。浓煎，1 日 1 剂，服 4 剂。

【二诊】2000 年 4 月 25 日。上方服 2 剂后，低热缓解，热退身凉，汗出减少，服完 4 剂，精神爽快，一身困乏减轻，饮食知味。患者唯恐反复，又以原方自配 3 剂服毕。察其神色好转，面唇淡白如故，舌质淡苔白有津，脉细弱。是营卫已和而血虚尚未纠正。书四物汤、当归补血汤加味与服。药用黄芪 40g，当归 15g，川芎 15g，白芍 15g，生地黄 15g，枸杞子 15g，阿胶（烊化）15g，大枣 15g，党参 30g，谷芽 30g。1 日 1 剂，嘱每半个月去医院检查血红蛋白 1 次，以血红蛋白正常为准，再服药半个月巩固疗效。

【结果】1 个月后，患者特来告知，服药半个月血红蛋白即恢复正常，并嘱又服药半个月巩固疗效，自觉精神倍增，体力甚佳，且面色红润。

【按】此案是因血虚气弱导致营卫不和所致。其血虚主要表现为营阴虚而不能内守，气弱主要表现为卫气弱而不能卫外为固，以致营卫不和而有低热、自汗、微恶风，脉浮缓诸脉症发生。可见，此种营卫不和实际上是内在的血虚气弱的外在表现而已，不是风邪外感所致，但又时时可能外感风邪。正因为如此，其低热久久不解。法当标本同治，治标即调和营卫，用桂枝汤；治本即补养气血，用四物汤加黄芪，并加青蒿、鳖甲等升散血分伏热，故一举竟功。

参考文献

郭子光. 慢性贫血所致血虚的辨证论治探讨［J］. 成都中医药大学学报，2001，24（4）：1－5

非典型肺炎（1 案）

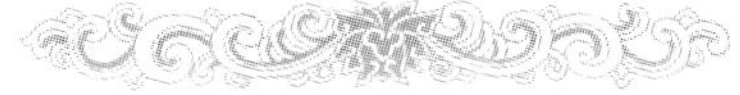

湿热蕴毒阻遏中上二焦案（邓铁涛医案）

患者，女，33 岁。

【初诊】2003 年 1 月 25 日。

［主诉］发热咳嗽数日。

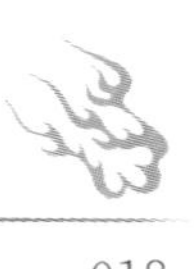

［临床表现］患者乃广东省三水籍医务人员，因“非典型肺炎”入院。发热，体温38℃，微恶寒，咳嗽、咳痰，神疲乏力，稍口干，纳差，面红，无头痛，无流涕，无咽痛，无汗，无鼻塞流涕，睡眠一般，二便调，舌质淡红、苔薄白，脉濡细。

［诊断］西医诊断：右下肺炎（非典型肺炎）。中医诊断：春温伏湿，证属早期湿热蕴毒，阻遏中上二焦。

［治法］清热解毒达邪，解表宣肺化湿。

［方药］麻杏石甘汤合甘露消毒丹加减：麻黄（炙）10g，苦杏仁10g，石膏（先煎）30g，甘草10g，柴胡10g，黄芩10g，半夏10g，竹茹10g，白茅根15g，前胡15g，薏苡仁30g，滑石18g，藿香10g，佩兰10g。1日2剂，早晚温服。

【结果】服药5剂后，热退咳止，予以参苓白术散加减以资巩固。药用太子参15～30g，白术15g，茯苓15g，白扁豆10g，砂仁10g，郁金10g，法半夏10g，桃仁10g，当归10g，丹参12g，赤芍12g，薏苡仁30g，忍冬藤30g。

【按】此案患者起病之前有“非典型肺炎”患者接触史，感受戾气，具有传染性。此病传变快，宜分期辨治，早期以解表透邪为法，急性期以解毒祛邪为主，恢复期以扶正祛邪为则。患者初期即有肢体酸痛湿重的表现，为伏湿所致，较之普通的风温不同，故诊断为春温伏湿。此病由戾气、湿、瘀、毒、虚所致，治宜清热透邪、宣肺化湿。后期根据虚实不同可分别选用李氏清暑益气汤、参苓白术散或血府逐瘀汤等化裁，应用人参扶助正气，及时停用抗生素；应用活血软坚散结药，防止肺纤维化，加快病灶吸收。

参考文献

廖慧丽．邓铁涛临证治咳经验浅析［J］．江苏中医药，2012，44（10）：8－9

病毒性肝炎（4案）

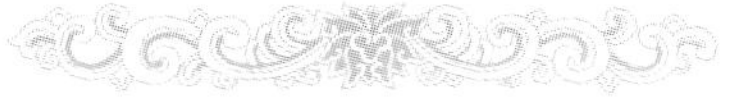

1. 肝郁脾虚、湿热内蕴案（路志正医案）

患者，男，51岁。

【初诊】1982年11月。

［主诉］右胁痛、乏力反复多日。

［临床表现］患者始感肝区痛，乏力，大便溏，经某医院化验肝功能，

诊为急性肝炎，以清热解毒、疏肝理气为法，投以大剂苦寒、香燥之品十数剂，其症不但不减，反而病情加重，故于 1982 年 11 月中旬来我院求诊。症见右胁胀痛，腹满便溏，食欲不振，倦怠乏力，小溲量少色黄，情志抑郁，烦躁易怒，夜寐不安，噩梦纷纭。望之形体肥胖，两目无神，舌质黯红、苔薄腻微黄，脉濡数。

[诊断] 西医诊断：急性肝炎。中医诊断：肝瘟，证属肝郁脾虚，湿热内蕴。

[治法] 疏肝运脾，化浊祛湿。

[方药] 藿朴夏苓汤化裁：藿香梗 9g，茯苓 15g，苍术 9g，山药 15g，豆蔻仁（后下）9g，薏苡仁 15g，茵陈 12g，车前草 12g，橘叶 15g，郁金 9g，栀子（炒）6g。水煎服，5 剂。

【二诊】 药后肝区胀痛减轻，饮食见增，夜寐稍安，余症见消。后以养肝实脾、化湿和胃为法，拟逍遥散化裁。药用当归 10g，白芍 12g，柴胡 9g，茯苓 12g，黄芪 12g，香附（醋制）9g，苍术 10g，枳壳 9g。

【结果】 前后共服 21 剂，化验肝功能正常，诸症俱失。

【按】 患者先服苦寒重剂，抑遏肝气，伐脾败胃，又过用香燥理气，灼伤肝阴，致肝用益横，而出现肝郁脾虚、湿热中阻之证。方以藿香梗、苍术、豆蔻仁芳香化浊，燥湿醒脾；茵陈、车前草、茯苓、薏苡仁、山药甘淡渗湿，顾护脾阴；郁金、栀子、橘叶疏肝解郁，清胆经郁热，而无劫肝阴之弊。全方未过用苦寒之品、香燥之味，而湿热得清，肝气得疏，中州得运，升降复常，诸症消失。

参考文献

路志正. 路志正医林集腋 [M]. 北京：人民卫生出版社，2009：45－46

2. 湿热疫毒壅盛、壅结阳明、腑实热结、热毒化火案（周仲瑛医案）

患者，女，15 岁。

【初诊】

[主诉] 发热 1 个月，面目发黄 20 余日，加重伴腹腔积液多日。

[临床表现] 患者因发热伴上腹不适 9 日，面目肌肤发黄、尿黄 3 日，于 1996 年 2 月 27 日入院。入院后体温持续升高，波动在 39.1℃～40.5℃，血常规不高，经多联抗生素治疗无效。2 周后恶心、呕吐、食纳不馨加剧，第 3 周出现腰肾区压痛、腹腔积液、少尿。胸片、骨穿、腰穿、血培养、超声心动图等检查未发现异常。查抗－HAV·IgM 两次阳性，抗－CMV 两次阳性，HBV、HCV、HEV 均阴性；肝功能损害明显：ALT 450 IU/L，AST 274 IU/L，ALP 520 IU/L，TBIL 410.6 μmol/L，

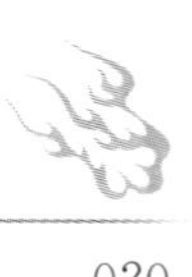

DBIL 281.1 μmol/L，PT 延长。当时诊断为亚急性重型肝炎（甲肝病毒与巨细胞病毒重叠感染）、胆道感染、原发性腹膜炎。予保肝、降酶、退黄、抗感染等治疗，收效不满意，特请会诊。症见高热不退，面、肤、目睛黄染，口干欲饮，气急腹胀，大便干结，尿色深黄，胁下胀痛，神倦思睡。舌质红绛、苔黄薄腻、中部偏干少津，脉来濡数。

［诊断］疫黄，证属湿热疫毒壅盛，壅结阳明，腑实热结，热毒化火。

［治法］通利腑气，利湿退黄，清热解毒，凉血活血。

［方药］柴胡 6g，黄芩（炒）10g，茵陈 20g，大黄（后下）9g，栀子（炒黑）10g，郁金 10g，白茅根 20g，赤芍 12g，牡丹皮 10g，丹参 10g，石斛 15g，鸡骨草 15g，垂盆草 15g，车前草 15g。1 日 1 剂。

【二诊】药后 5 日，体温渐降，尿量增多；半个月后体温完全正常，黄疸显著减轻，腹腔积液消退，复查肝功能示：ALT 94 IU/L，AST 114 IU/L，ALP 363 IU/L，GCT 90 IU/L，TBIL 291.9 μmol/L，DBIL 94.2 μmol/L，A/G＝0.8。原方垂盆草加至 30g，继续观察。

【结果】连服上方 70 剂，黄疸渐退，腹胀消除，唯食纳稍差。复查肝功能示：ALT 10 IU/L，AST 21 IU/L，ALP 170 IU/L，GCT 60 IU/L，TBIL 12.5 μmol/L，A/G＝1.76，Pt 正常。遂于 5 月 14 日出院。

【按】此例患者证系湿热疫毒壅盛，壅结阳明，腑实热结，热毒化火，势将入血。故选用大黄泻下通腑，大剂运用，长达 70 余日。配合其他药，清热、利湿、退黄、凉血、化瘀并施，多法复合运用，使积滞得下、热毒得解、瘀热得清，有效地阻断了热毒由气入血，危重之疾终于转危为安。

参考文献

陶夏平，周仲瑛，姚乃礼. 病毒性肝炎脏腑辨治验案五则［J］. 中国医药学报，2003，18（4）：222-225

3. 肝郁气滞、湿热交阻案（路志正医案）

患者，女，31 岁。

【初诊】1991 年 10 月 16 日。

［主诉］右胁痛反复两年余。

［临床表现］患者两胁胀痛右侧为甚两年余，伴恶心纳差，倦怠乏力，大便溏，小便黄，舌质淡红、苔黄腻，脉弦数。月经正常。肝胆 B 超未见异常。

［诊断］西医诊断：慢性肝炎。中医诊断：胁痛，证属肝郁气滞，湿热交阻。

［治法］疏肝理气，清利湿热，佐以通络。

［方药］白芍 30g，黄芩 15g，夏枯草 12g，枳壳 15g，竹茹 10g，栀子 10g，郁金 10g，大腹皮 10g，瓜蒌皮 10g，沉香（冲服）1g。

【二诊】上方服 5 剂后，两胁胀痛明显减轻，食欲增加，舌苔黄腻减退，脉弦数，加牡丹皮 10g，丝瓜络 5g，续服 10 剂。

【结果】随访 1 年未复发。

【按】此案虽肝经病已两年余，但因年轻体壮，未累及其他脏腑功能，所以路老在治疗上仍以疏肝理气、清利湿热为主。因肝喜条达恶抑郁，其经行于双胁。若肝气郁结，失于条达，阻碍气机，则两胁胀痛。《灵枢·五邪》云："邪在肝，则两胁中痛。"湿热交阻则恶心纳差。此病由于肝气瘀滞，路老考虑"久病入络"，故在疏肝理气中加养血通络之品，亦即"通则不痛"，使久病之疾获愈。

参考文献

张守林．路志正教授疑难病治疗经验集萃［J］．光明中医，2009，24（7）：1234－1235

4. 肝郁气滞、湿毒夹瘀、脾肾不足案（颜正华医案）

患者，女，45 岁。

【初诊】1996 年 9 月 5 日。

［主诉］确诊乙型病毒性肝炎 15 年。

［临床表现］患者患慢性乙型肝炎 15 年。1995 年年底血清化验：ALT 500 U/L，乙肝五项指标提示 HBsAg（＋）、HBcAb（＋）、HBeAb（＋）。现症两胁胀痛，腹胀，腰酸背痛，倦怠乏力，大便稀，小便黄。舌质暗红苔黄腻，脉弦细。

［诊断］西医诊断：乙型病毒性肝炎。中医诊断：胁痛，证属肝郁气滞，湿毒夹瘀，脾肾不足。

［治法］疏肝行气化瘀，清利湿毒，兼益肾健脾。

［方药］柴胡 10g，香附 10g，郁金 12g，枳壳 10g，土茯苓 30g，薏苡仁 30g，甘草 6g，板蓝根 30g，茵陈 30g，青皮 6g，陈皮 6g，白术 12g，丹参 30g，牛膝 15g，蒲公英 15g。14 剂，水煎服，1 日 1 剂。

【二诊】1996 年 10 月 3 日。药后诸症减轻，因无暇来诊又自按原方服药 10 剂。现两胁胀痛已轻，腹时有微胀，大便不稀、但不成形，已无腰背酸痛，小便微黄，仍乏力，气短，有时盗汗。舌质暗淡红，舌苔白、舌根苔微黄腻，脉弦细无力。药用柴胡 5g，香附 10g，枳壳（炒）6g，赤芍 15g，白芍 15g，丹参 20g，当归 6g，黄芪 20g，党参 15g，土茯苓 30g，茵陈 15g，白术（炒）12g，薏苡仁 30g，煅牡蛎（先煎）30g。14 剂。

【三诊】1996 年 12 月 2 日。前方连服 1 个月，患者乏力、气短减轻，

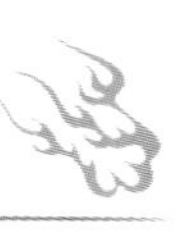

两胁已不痛，近日复查肝功能：ALT 降至 36 U/L，乙肝五项：HBsAg（+），余无异常。现症口唇干，有时头晕，久视乏力，易感冒，劳累后腹胀便溏。舌质稍暗微红、边有齿痕，舌苔微黄薄腻，脉沉细微弦。前方稍事调整继服，药用柴胡 5g，香附 10g，枳壳（炒）6g，赤芍 15g，白芍 15g，丹参 20g，当归 6g，黄芪 20g，党参 15g，土茯苓 30g，茵陈 15g，白术（炒）12g，薏苡仁 30g，煅牡蛎（先煎）30g，枸杞子 12g。30 剂。嘱忌食辛辣油腻之物，注意饮食调养，不宜生气或过劳，以巩固疗效，促进康复。

【按】胁痛一症多属肝病。病因多端，证有寒热虚实之别。此案属虚实夹杂之证。颜老认为，患者虽有腰酸背痛、乏力便稀等虚象，但舌苔黄腻，湿毒夹瘀明显，不宜骤补。故初诊治以疏肝行气化瘀、清利湿毒为主，辅以健脾益肾，旨在祛邪为先。药后诸症减轻，湿毒之邪渐退，肝脾气滞渐除，呈气血不足，肝失所养而余邪未净之象，故二诊、三诊均于一诊方中去蒲公英、板蓝根、青皮、陈皮，加党参、黄芪、枸杞子、当归等扶正理虚之品。患者服药月余，胁痛渐除，体力渐增，实验室检查数据明显好转。此案肝病已十余载，颜老谨察病机之变化，治则随机应变，施治得法，方药精当，患者能坚持服药，故共服药 60 余剂而获显效。

参考文献

郑虎中．颜正华临证论治［M］．哈尔滨：黑龙江科学技术出版社，2000：119－121

流行性乙型脑炎（2 案）

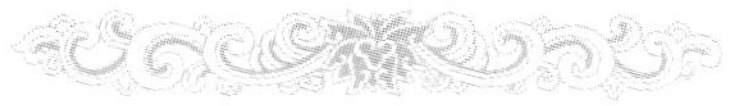

1. 暑温偏湿案（李振华医案）

患者，男，20 岁。

【初诊】1970 年 8 月 31 日。

［主诉］发热、头痛、呕吐 4 日。

［临床表现］患者 4 日前因发热出现头痛、呕吐，于某乡医院就诊，诊断为感冒，给予桑菊饮加清热解毒药物（具体不详）、西药解热剂口服及抗生素静脉滴注等，疗效均不佳，且病势增重，遂来本院就诊。现症：头痛，神志模糊，呈昏睡状，颈项强直，时有呕吐，呼吸急促、声重，面色淡白，口不干。舌质红、苔白腻，脉濡数。体温 38.5℃，凯尔尼格征（+），戈登征（+）。

脑脊液检查示：白细胞总数 1.98×10^6/L，中性粒细胞 0.69，淋巴细胞 0.31，蛋白定性（+）。

［诊断］西医诊断：流行性乙型脑炎。中医诊断：暑温，证属暑温内闭，遏郁三焦。

［治法］芳香化湿，清热解毒，熄风开窍。

［方药］清瘟解毒汤加减：藿香 10g，佩兰 12g，石菖蒲 10g，郁金 10g，竹茹 10g，金银花 15g，生石膏 60g，板蓝根 30g，葛根 12g，薏苡仁 30g，天麻 10g，蝉蜕 10g，甘草 3g。1 日 1 剂，水煎服。

同时给予苏合香丸，每次 1/2 丸，1 日 4 次，口服；氢化可的松注射液 0.1g 加入 10%葡萄糖注射液 500mL 中，静脉滴注，1 日 1 次；盐酸氯丙嗪注射液 100mg 加入 5%葡萄糖氯化钠注射液 500mL 中，静脉滴注，1 日 1 次。

治疗期间密切观察患者体温及神志变化。

【二诊】 1970 年 9 月 3 日。患者体温降至 37.5℃，神志较清醒，仍有呕吐、颈项强直，舌质红、苔腻微黄，脉数。上方去藿香，加黄连 6g。1 日 1 剂，水煎服。同时给予清热解毒注射液 2 支，6 小时 1 次，肌内注射；仍用氢化可的松注射液静脉滴注。

【三诊】 1970 年 9 月 4 日。患者体温降至 36.6℃，神志清晰，已能饮食，舌质稍红、苔微黄厚腻，脉数。上方再加陈皮 12g。1 日 1 剂，水煎服。同时给予氢化可的松注射液、盐酸氯丙嗪注射液静脉滴注。

【四诊】 1970 年 9 月 6 日。患者体温正常，头痛、颈项强直等症状基本消失，舌质稍红、苔微黄稍腻，脉数。体征：凯尔尼格征（一），戈登征（一）。脑脊液检查示：白细胞总数为 4.2×10^6/L，中性粒细胞 0.50，淋巴细胞 0.20。为防暑温伤阴、热毒残留之虞，以养阴生津、清热解毒之剂善后，给予沙参麦冬汤加减治疗，药用北沙参 20g，知母 10g，麦冬 30g，玄参 12g，陈皮 10g，神曲 12g，牡丹皮 10g，菊花 12g，甘草 3g。1 日 1 剂，水煎服。同时嘱患者饮食宜清淡有营养，忌食辛辣；注意休息，按时服药。

【结果】 服药 6 剂，患者发热、头痛等症状消失，病情日趋稳定。半年后随访，未遗留明显后遗症。

【按】 此例患者面色淡白、口不干、苔白腻、脉濡数，当属暑温内闭、三焦遏郁，故给予清瘟解毒汤。方中藿香、佩兰、石菖蒲化湿解暑，开窍宁神；薏苡仁淡渗利湿；生石膏、板蓝根、金银花、郁金清热解毒，解肌清心；葛根、竹茹解热生津，除烦止呕；天麻、蝉蜕熄风止痉，疏散风热；甘草清热和中。诸药合用，共奏芳香化浊、清热解毒、熄风止痉、生津止呕之效。辅以苏合香丸开窍化浊，并配合西

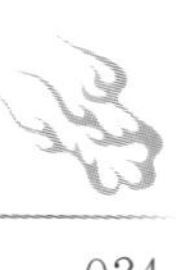

医治疗。至二诊时，暑热挟湿、逆传心包之势稍有遏止，但暑湿郁遏尚未透达，浊气上逆、热极生风之证依然如故，守法继进，上方去化湿止呕之藿香，加黄连增清热燥湿之力以灭车薪之火。三诊时暑热挟湿、内陷心包已解，浊气已降，湿邪已去大半，但痰热仍未尽除，内湿仍有残留，故加陈皮以理气燥湿、清疏并行。四诊时，暑温已解，病患基本痊愈，为防暑温伤阴、热毒残留之虞，给予沙参麦冬汤加减治疗以善后。方中北沙参、知母、麦冬、玄参、牡丹皮、菊花养阴凉血，清热疏散；陈皮、神曲理气和胃，以防养阴滋腻；甘草调和诸药。药中病机，故能取效。

参考文献

郭淑云，李郑生. 国医大师李振华教授治疗暑温验案 2 则［J］. 中医研究，2011，24（8）：48－50

2. 暑温偏热案（李振华医案）

患者，女，9 岁。

【初诊】1970 年 9 月 2 日。

［主诉］高热、头痛 3 日。

［临床表现］患者 3 日前出现高热、头痛，曾于当地某医院就诊，诊断为流行性感冒，给予加减银翘散口服及西医抗生素静脉滴注或口服治疗，均无效。现症见头痛，颈项强直，面赤唇红，神志呈半昏迷状态，时而躁动，舌质红绛、苔薄黄，脉洪数。体温 40℃，巴宾斯基征（＋），凯尔尼格征（＋）。

脑脊液检查示：白细胞总数为 4.66×10^6/L，中性粒细胞 0.59，淋巴细胞 0.41，蛋白定性（＋）。血常规检查示：白细胞总数为 16.2×10^9/L，中性粒细胞 0.85，淋巴细胞 0.15。

［诊断］西医诊断：流行性乙型脑炎。中医诊断：暑温，证属热毒内伏之偏热型。

［治法］清热解毒，熄风开窍。

［方药］白虎汤合清瘟败毒饮加减：生石膏 100g，知母 10g，犀角 6g，金银花 30g，连翘 12g，蒲公英 30g，板蓝根 30g，菊花 12g，郁金 10g，石菖蒲 10g，钩藤 12g，玄参 15g，甘草 3g。1 日 1 剂，水煎服。

同时配服安宫牛黄丸，每次 1/2 丸，1 日 3 次；清热解毒注射液每次 2 支，6 小时 1 次，肌内注射；氢化可的松注射液 0.1g 加入 10％葡萄糖注射液 500mL 中，静脉滴注，1 日 1 次；盐酸氯丙嗪注射液 100mg 加入 5％葡萄糖氯化钠注射液 500mL 中，静脉滴注，1 日 1 次。

治疗期间密切观察患儿体温及神志变化。

【二诊】1970 年 9 月 3 日。患者体温降至 37.3℃，旋又升至 39.5℃，烦躁，神志较清醒，头痛减轻，已能忍受，舌质红、苔薄黄，脉洪数。上方去犀角，加青蒿 12g，葛根 12g；同时配服清热解毒散，每次 0.6g，1 日 3 次；清热解毒注射液，每次 2 支，6 小时 1 次，肌内注射。

【三诊】1970 年 9 月 4 日。患者头痛、烦躁症状已消失，神志清醒，大便溏薄，纳差，体温降至 39℃以下，舌质红、苔薄黄，脉数。给予葛根芩连汤加减治疗，药用葛根 12g，黄芩 10g，黄连 6g，茯苓 12g，生石膏 60g，板蓝根 15g，菊花 10g，佩兰 10g，薏苡仁 30g，鸡内金 10g，甘草 3g。1 日 1 剂，水煎服。同时配合清热解毒注射液，每次 2 支，6 小时 1 次，肌内注射；维生素 B_1 片，每次 20mg，1 日 3 次，口服；维生素 C 片，每次 200mg，1 日 3 次，口服。

【四诊】1970 年 9 月 5 日。患者精神、食欲均好转，体温、大便均正常，舌质淡红、苔薄白，脉缓无力。颈项抵抗（一），巴宾斯基征（一），凯尔尼格征（一）。血常规检查示：白细胞总数为 $9.2\times10^9/L$，中性粒细胞 0.63，淋巴细胞 0.37。给予白虎汤加减治疗，药用生石膏 30g，知母 10g，太子参 10g，麦冬 10g，葛根 10g，菊花 10g，板蓝根 12g，陈皮 10g，神曲 10g，鸡内金 10g，甘草 3g。1 日 1 剂，水煎服。同时嘱患者饮食宜清淡有营养，忌食辛辣；注意休息，按时服药。

【结果】服药 3 剂，头痛等症均消失，病情逐步稳定。3 个月后随访，未遗留后遗病症。

【按】此例患者热邪初在卫分，郁而不解，经治无效，向里传变，转入气分，肝风内动，清窍被蒙，从而出现高热头痛、面赤唇红、神志不清、躁动、舌质红、脉洪数等。治宜清热解毒、熄风开窍，给予白虎汤合清瘟败毒饮加减治疗。方以生石膏大寒直折火势，与知母相配伍，可清气泻火，滋阴除烦；犀角、郁金解毒凉营，安神定惊；金银花、连翘、蒲公英、板蓝根、菊花、甘草疏风清热，解毒和中；石菖蒲、郁金、钩藤芳香开窍，熄风止痉。辅以气味俱重、善于走窜之安宫牛黄丸，以其苦寒直折撤其里热，用于热毒炽盛神昏者最宜。李老以中西医结合治疗此病，标本兼治，故取效。至二诊时，邪热之势已有所遏制，气营两燔之火稍熄，清窍被蒙之象稍除，但热毒仍炽盛于内，热盛耗津仍显，故治应遵前法续进，因犀角价高货稀而去之，加青蒿、葛根以清热解肌、凉血解毒。三诊时，病情已有转机，清窍被蒙之象已除，邪热之势已被遏制，但体温虽降至 39℃以下，仍未恢复正常，为余热未尽，此时患儿出现大便溏薄、纳差，疑为药物寒凉，有伤脾胃之象，故治疗应以健脾止泻、继清余热为法，给予葛根芩连

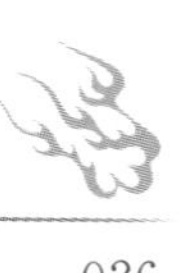

汤加减治疗。方中茯苓、薏苡仁、鸡内金健脾和胃，利湿止泻；黄芩、黄连清热燥湿，可止便溏；生石膏、板蓝根清热泻火，凉血解毒；因火热之势已挫，故生石膏减量，以防其寒伤脾胃；菊花、佩兰凉散余热，化湿解暑；甘草调和诸药。四诊时，患者诸症消失，舌质淡红、苔薄白、脉缓无力，为病后气阴两伤之象，治疗应以补益气阴、继清余热为主，给予白虎汤加减治疗。方中太子参、麦冬、知母补气养阴生津；生石膏、葛根、板蓝根、菊花清解并用，以防热邪恋复；陈皮、神曲、鸡内金补脾和胃，培土生津。诸药合用，药中病机，故收效。值得说明的是，患者在头痛烦躁已失、神志已清、体温已降之时将生石膏减量，是恐其寒凉太过，卫气郁闭，热反冰伏，不能达之出表，反致偾事。故对于热毒壅盛之流行性乙型脑炎，临证施用寒凉之剂时必须注意用量适宜，轻重缓急，灵活用药，方可取应期之效。

参考文献

郭淑云，李郑生. 国医大师李振华教授治疗暑温验案2则［J］. 中医研究，2011，24（8）：48－50

麻　疹（1案）

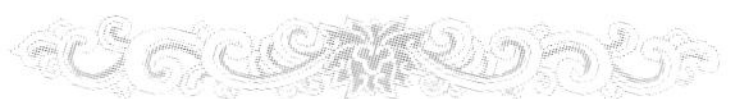

邪毒内陷、郁闭肺卫案（王绵之医案）

患者，男，5岁。

【初诊】 1989年冬。

［主诉］麻疹6日，高热1日。

［临床表现］患麻疹6日，初起以为感冒，服退热片有汗不解，第3日见疹少许。前医识症不真，径投金银花、连翘、板蓝根、栀子、生石膏等一派凉药，已服2剂，疹未出齐（称疹子发至手足为“齐”）。昨晚突发高热、咳喘而精神不振。患儿面色不红而肌肤灼手，口唇色青，呼吸急促，时作呛咳，皮疹淡红而不密。舌边尖红、苔薄白腻，脉数但匀。

［诊断］麻疹，证属邪毒内陷，郁闭肺卫。

［治法］宣透为法。

［方药］麻黄（炙）4g，苦杏仁9g，桔梗6g，荆芥穗6g，金银花9g，连翘9g，桑叶12g，甘草6g，前胡6g，葱白2枚，鲜芫荽1小棵。1剂。急煎即服。

【二诊】 服第1煎后，面色转红而润，呼吸稍平，咳增而有痰，有汗不畅，体温仍高。4小时后服第2煎，汗出，疹随汗出，色红而鲜，体温由39℃退至38.2℃。疹出喘平，是邪毒渐透。发热、咳嗽、目赤多眵，此是必然之症。原方去荆芥穗、麻黄，加紫苏叶5g，再服1剂。

【三诊】疹出至手足，体温已经正常，神清，纳振，大便通畅。原方再服1剂，并嘱患儿避风，饮食宜清淡。

【结果】继则循解毒、清肺、调中，1周后皮疹逐渐收没。诸症悉除而愈。

【按】此案乃邪毒内陷，酿成逆证，所幸邪毒尚在肺卫，疹点未隐，犹有外解之机，服宣透之方，疹出喘平，是邪毒渐透之象。再用解毒、清肺、调中之法调养以继后。

参考文献

吴晓丹，张林，杨勇，等. 王绵之教授治疗儿科病案［J］. 北京中医药大学学报（中医临床版），2010，17（2）：29

结核性脑膜炎（1案）

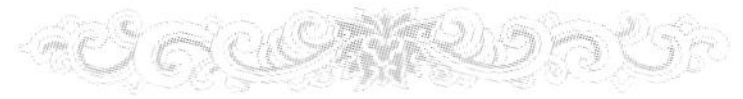

阴虚水热互结、水气上蒙清窍案（路志正医案）

患者，女，62岁。

【初诊】2004年8月16日。

［主诉］头痛、呕吐2个月余。

［临床表现］患者曾患肺结核病近20年。于2004年6月初因低热、头痛、呕吐、继之意识模糊，而住某医院治疗。经CT、脑脊液培养等检查，确诊为“结核性脑膜炎”。经抗结核、利尿、安宫牛黄丸等治疗，病情尚稳定。但意识仍时清时昧，时有头痛，下午及晚上低热，体温37.5℃～38℃，伴呕吐，口渴欲饮水，小便不能自解，靠导尿排出。经60余日的治疗，病情未能进一步好转。而邀路老会诊。症如上述，伴颈项强硬，反应较迟钝，语言不利，大便2～3日一行。舌质红苔少，脉弦细略数。

［诊断］证属阴虚水热互结，水气上蒙清窍。

［治法］育阴清热利水，佐以熄风开窍。

［方药］猪苓汤加味：猪苓20g，茯苓15g，滑石（包）18g，泽泻18g，阿胶（烊冲）12g，胆南星10g，天竺黄10g，郁金15g，石菖蒲10g，远志6g，钩藤（后下）15g，天麻15g，生大黄（后下）3g。7剂。

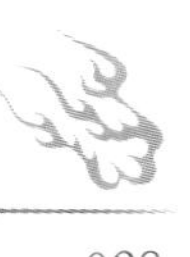

水煎服，1日1剂，同时送服冰片胶囊，每次1g，1日2次。

【二诊】药后头痛见减，能自解小便，但仍不利，大便通畅，呕吐已除。效不更法，上方去生大黄，再进15剂。

【三诊】头痛基本消失，小便较前畅快，语言较前流利，反应较前灵敏，意识清楚，体温36.5℃。发热杳，蓄水除，宗原法，以上方略有进退，再进30剂，诸症消失。

【结果】带药回家调养。

【按】此患者素患肺结核，本阴虚体质，复因结核性脑膜炎脑水肿，屡用甘露醇、呋塞米等利水之药，使阴液更伤，虽用西药利尿，仍未能解除膀胱水热互结之证。患者以头痛发热、呕吐、渴欲饮水、小便不利为主症，正与《伤寒论·辨阳明病脉证并治》"若脉浮发热，渴欲饮水，小便不利者，猪苓汤主之"合拍。路老抓主症，据舌脉，辨为阴虚水热互结膀胱，水气上蒙清窍，用猪苓汤以育阴利水，加石菖蒲、郁金、远志醒脑开窍，天麻、钩藤平肝熄风，更妙在加入生大黄以釜底抽薪、标本同治，既着眼整体，又重点突出，使难治之结核性脑膜炎获此良效。

参考文献

路洁，魏华，边永君. 路志正教授运用经方治疗疑难病证举隅［J］. 中医药学刊，2006，24（2）：216－217

败血症（2案）

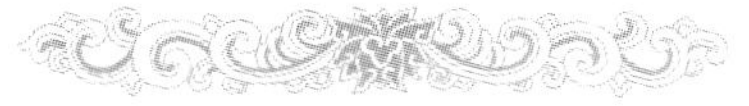

1. 热毒过甚未得外透、侵犯太阴、心经火炽案（涂经世医案）

患者，男，42岁。

【初诊】1991年8月16日。

［主诉］唇疮肿痛、高热咳嗽10日。

［临床表现］患者口唇生疮，局部肿痛，突发高热，咳嗽胸痛，痰涎稠黄。急诊住入某医院治疗。诊查：口唇左上角红肿，外形小而根深坚硬，疼痛不已。持续高热达39℃，心率120次/min，血压100/60mmHg。白细胞计数18×10^9/L，中性粒细胞0.80，血培养为金黄色葡萄球菌。诊断为败血症。经用高度敏感抗生素旬余，高热不退，精神委靡，舌质红苔薄，脉急数。

［诊断］西医诊断：败血症。中医诊断：疔毒走黄，证属热毒过甚未得外透，侵犯太阴，心经火炽。

［治法］清热解毒，凉血护营。

［方药］五味消毒饮加减：金银花 30g，连翘 15g，黄芩 15g，野菊花 20g，蒲公英 20g，紫花地丁 20g，生地黄 15g，牛蒡子 15g，黄连 5g，人中黄 14g，鲜芦根 30g。6 剂，1 日 2 剂。

【二诊】药进 3 日，体温逐渐下降至 38.0℃以下，白细胞总数略高于正常，局部红肿减轻，精神转佳，唯咳嗽痰稠未减，X 线摄片提示肺脓疡。此乃热伤于肺，痰浊上壅，并发肺痈（初期），热久阴伤。宜予养阴清热，清肺化痰。药用北沙参 20g，麦冬 12g，生石膏 15g，黄芩 10g，苦杏仁 10g，冬瓜子 30g，瓜蒌皮 15g，牛蒡子 10g，桔梗 10g，芦根 30g，车前草 20g，竹茹 10g，甘草 5g。5 剂，1 日 1 剂。

【三诊】药进 5 剂，身热得解，血常规正常，局部病灶基本消退，咳痰减少，余无他变，故按上方加减继服 7 剂。

【结果】旬余后复查各项正常，痊愈出院。

【按】此案乃疔毒走黄。徐老前往诊视，按其热毒之证，予以清热解毒，托里外泄，药进数剂，有效地控制病灶，使毒邪得以外透。但由于热毒内炽，火势燎原，侵犯于肺，并发肺痈（肺脓疡），故按症情拟用养阴清热、清肺化痰之剂，服后数日肺症消失。此病皆由“火毒”而生，并就病发部位不同而取名有异，如常见的人中疔、唇疔、蛇头疔等。但其治疗原则，初期在非溃脓期，以清热解毒为主，溃脓期当以清热解毒、托里排脓。对于疔毒走黄应按温病卫、气、营、血的传变辨证立法。此案服中药治疗，日夜进服 2 剂，以提高疗效，亦为重要一环。

参考文献

王化猛，徐经世．徐经世疑难杂病验案撷拾［J］．中医文献杂志，2003，21（2）：39－41

2. 暑温夹湿、气虚瘀阻案（邓铁涛医案）

患者，男，31 岁。

【初诊】1999 年 7 月 8 日。

［主诉］发热、身痛反复 24 日。

［临床表现］患者因发热、头身痛 5 日于 1999 年 6 月 20 日入院。患者 5 日前无明显诱因出现发热，畏寒，头痛、身痛，腰部、四肢关节疼痛。查：体温 38℃。形体消瘦，四肢散在皮下出血点，项强，心率 118 次/min。心尖区收缩期吹风样杂音 2 级。神经系统检查：左鼻唇沟变浅，

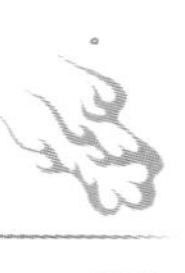

四肢肌腱反射亢进，伸舌稍左偏。舌质红少津、苔薄黄，脉细数。实验室检查：白细胞总数 25×10^9/L，中性粒细胞 0.85。中医诊断：暑温（气营两燔）；西医诊断：败血症。入院予抗感染、支持疗法等治疗 1 周，患者仍持续高热不退，体温波动在 39.2℃～40℃，且渐次出现嗜睡、浅昏迷及左侧肢体偏瘫。脑膜刺激征阳性。血培养：溶血性葡萄球菌（+）。血常规复查：白细胞总数 30.6×10^9/L，中性粒细胞 0.96。CT 示：右额叶脑出血，合右蛛网膜下腔出血。心脏彩超示：二尖瓣重度关闭不全，二尖瓣后叶赘生物，考虑细菌性心内膜炎。中医修正诊断：暑温（气营两燔）；中风（中脏腑阳闭）。西医修正诊断：细菌性心内膜炎，败血症，脑出血。其治疗先后予以脱水降颅内压、水合氯醛灌肠退热、醒脑净醒神；据血培养药敏选用细菌敏感药万古霉素抗感染，中药以犀角地黄汤加减治疗近 1 个月，患者神志转清，但仍高热，烦躁，周身疼痛，左侧肢体肌力 2～3 级。7 月 8 日复查血常规：白细胞总数 22×10^9/L，中性粒细胞 0.86。乃请邓老会诊。症见发热，体温 38℃～39℃，午后及夜间为甚，烦躁，肢体偏瘫，身痛，乏力，纳呆，大便结，小便黄，舌质暗红、苔黄腻，脉细数。

［诊断］西医诊断：细菌性心内膜炎，败血症，脑出血。中医诊断：暑温，证属暑温夹湿，气虚瘀阻。

［治法］先清热解暑利湿，后益气扶正祛瘀。

［方药］薏苡仁 30g，五爪龙 30g，石膏 30g，桃仁 12g，地龙 12g，佩兰 10g，青蒿 10g，扁豆花 10g，滑石 20g，金银花 15g，连翘 15g，甘草 6g。7 剂，1 日 1 剂，水煎服。

另用紫金锭 2 片/次，溶于 100mL 生理盐水，保留灌肠 30 分钟，4 小时 1 次。

食疗以鲜莲叶、薏苡仁、冬瓜煲粥。

【二诊】热减，体温 38℃左右，烦躁除，但觉神疲。此乃暑湿渐清，气虚瘀阻发热，治以益气化浊，利湿祛瘀。药用五爪龙 30g，薏苡仁 20g，地龙 12g，胆南星 12g，水蛭 10g，桃仁 10g，甘草 6g，丹参 18g，茯苓 15g，石斛 15g，三七末（冲）3g。4 剂。续用紫金锭保留灌肠半小时，1 日 4 次。

【结果】热退，体温正常，肌力好转，唯神疲，仍以平补缓攻为法，守方加太子参 30g，带药出院继续调理。

【按】此例患者发病于长夏，症见发热，头痛，腰及四肢关节痛，纳差，为感受暑湿，邪在卫、气，兼有四肢散在皮下出血点，烦躁，乃暑湿之邪已侵袭营分，为卫、气、营同病，尚见鼻唇沟变浅，伸舌左偏，有中风之势，动风所致。此后渐次出现高热、神昏、偏瘫，病机为暑湿入气营，风痰内动，闭窍阻脉。方用凉血、清热、止血之犀角地黄汤，因高热不退原因未用透暑利湿之品，邪无出路，正虚瘀痰内结，郁阻不解，凉血清热致冰伏邪气，故疗效不明显。延邓老会诊，发热久不退，多为午后至夜间发热，烦躁兼胸闷，偏瘫，舌质暗红、苔黄腻，脉虚数。此时发热从三方面考虑：一是暑湿缠绵，邪恋不去；二是暑湿伤气，气虚则中焦运化失常，气机受阻发热；三是素体有痰，痰瘀相关，且气虚血行乏力，滞而成瘀，暑湿之邪入里相搏，郁而生热。故治疗首当清暑利湿，使邪有出路。方用金银花、连翘清热透邪，青蒿透热，扁豆花、佩兰化湿，薏苡仁、滑石利湿，取其轻灵引邪达外，石膏甘寒清气分热，五爪龙益气扶正，以助祛邪，且补而不燥，无助热之虑，桃仁化瘀，地龙通络，通其脉络瘀阻。另以紫金锭灌肠，清解阳明之暑湿秽浊，药后热势锐减。二诊热势减，胸闷亦缓，暑湿渐清，治以扶正，化湿浊，化瘀散郁为法，护液养阴；用方有温胆汤合抵当汤之意，温胆汤为化浊除痰之要方，方中以胆南星易法半夏，且不用陈皮、枳壳、枳实，防其破气伤及阴液；湿浊重而痰不甚，故不用竹茹；抵当汤原治蓄血发狂，此案为暑湿与瘀血相搏，郁而生热，程度不如蓄血之甚，故仅取其意；用桃仁、水蛭祛瘀，破血散郁结之瘀热；佐以五爪龙、石斛益气养阴；地龙通络，丹参、三七末化瘀而不伤正。三诊体温正常，正气来复，瘀浊未尽，故治以缓补，着重扶正，守方加太子参益气，缓缓收功。

参考文献

吴焕林. 邓铁涛教授治疗细菌性心内膜炎合并败血症验案［J］. 新中医，2001，33（9）：11

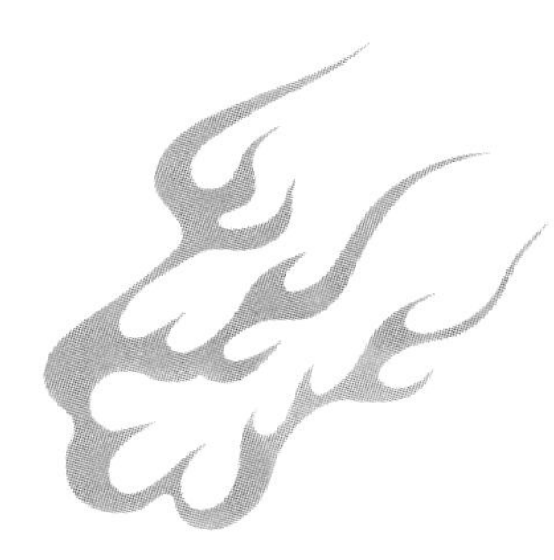

第二章

肺病科医案

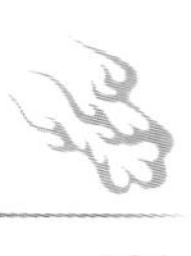

咳　嗽（3案）

1. 寒邪滞肺、肺失宣肃、郁而化热案（洪广祥医案）

患者，女，51岁。

【初诊】2008年12月22日。

［主诉］咳嗽6周。

［临床表现］6周前开始出现发热恶寒，体温高达38.5℃，伴鼻塞、头痛等，在当地医务所静脉滴注抗生素等治疗3日，热退，但咳嗽不止，多处诊治无效。症见咳嗽夜间为甚，咽痒则作，遇风寒则咳嗽加剧，闻及刺激性异味如油烟味、煤气等也易诱发，咳少许白黏痰，痰滞咽中、难以咳出，胸闷，晨起鼻塞，口稍干，纳食尚可，大便不干结。舌质略红、苔白腻稍黄厚，脉细弦滑、双寸脉浮。有原发性高血压史5年。外院胸片无明显异常。

［诊断］咳嗽，证属寒邪滞肺，肺失宣肃，郁而化热。

［治法］温散肺寒，宣肺止咳。

［方药］温肺煎（洪氏自拟方）加减：麻黄10g，干姜10g，细辛3g，紫菀10g，款冬花10g，矮地茶15g，天浆壳15g，法半夏10g，陈皮10g，黄芩6g，茯苓15g。7剂，1日1剂，水煎服。

【二诊】咳嗽明显改善，胸闷消除，现夜能安卧，咯痰通畅。原方再服7剂。

【三诊】咳嗽基本消除，浮脉已去，但自诉平素怯寒、易感冒，喜汗出。拟改用益气温阳护卫汤（洪氏自拟方）调理：黄芪30g，防风10g，白术（炒）10g，补骨脂10g，淫羊藿15g，桂枝10g，白芍10g，生姜10g，大枣6枚，甘草（炙）6g，凤凰衣10g，浮小麦30g，牡蛎（煅）30g。水煎服。

【按】洪氏认为不仅冬春季节易致风寒外侵，夏秋炎热时候由于空调、饮冷等所致寒邪犯肺的机会也不少。风寒犯肺致咳嗽，治宜温散、温宣，风去寒除，肺气上逆之症自可迎刃而解，不止咳而咳自止。但此时如用寒凉遏肺之品，如抗生素、清热解毒中药、润喉片等药；或贪凉饮冷、反复受凉；或静脉滴注输液，将会使肺气更加郁闭，非但不能止咳，反会使咳嗽迁延，客邪留恋，遂成久咳、顽咳。温肺煎为洪老专为寒邪滞肺型咳嗽而设，由生麻黄、法半夏、细辛、紫菀、款冬花、矮地茶、天浆壳、生姜组成，具有很强的温宣、温散作用，临床疗效确切。此病例兼夹湿浊，故加二陈汤燥湿化痰；兼见郁热，少加黄芩治标。

参考文献

张元兵，王丽华. 洪广祥“治肺不远温”理论及临证验案［J］. 江西中医药，2009，40（11）：14－16

2. 表邪恋肺、化热伤津案（任继学医案）

患者，女，42岁。

【初诊】 1998年8月14日。

［主诉］咳嗽反复发作半年。

［临床表现］患者于半年前因感冒后发热，自去附近诊所静脉滴注抗生素，热退后开始咳嗽，以干咳为主，胸中涩滞而痛，咽干喉燥，口鼻气热，身倦乏力。舌质红赤、少津、苔薄黄而干，脉虚数而涩。

［诊断］咳嗽，证属表邪恋肺，化热伤津。

［治法］宣肺润燥，生津止咳。

［方药］生津宣肺汤（任老自拟方）：蛤壳粉10g，青黛5g，瓜蒌15g，百部15g，天冬15g，麦冬15g，白前15g，紫菀20g，玄参15g，紫苏子（炒）5g。4剂，水煎服。

【二诊】 8月20日。服药后，咽干喉燥、胸中涩滞、口鼻气热减轻，有少量白痰易咳出，舌质红、苔少，脉虚数。药用桔梗15g，紫菀20g，百部15g，天冬15g，麦冬15g，瓜蒌子15g，枳壳15g，平地木15g，虎耳草15g，芦根20g。4剂。

【三诊】 8月24日。诸症大减，咳嗽明显减轻，有痰、易咳出，二便正常，上方加枇杷叶15g，2剂而愈。

【按】 咳嗽是内科临床常见病之一，一年四季均可发病，《内经》对咳嗽的成因、症状及证候分类、病理转归、治疗等问题作了系统的论述。如《素问·咳论》认为咳嗽多由“皮毛先受邪，邪气从其合也”。《素问·宣明五气论》说：“五气所病……肺为咳”，另外还指出“五脏六腑皆能令人咳，非独肺也”。任老认为此患者咳嗽，是由初感外邪即用抗生素等寒凉之品，未能使外邪及时表散，邪气留恋于肺，造成表卫受损，正虚在肺。所以然者，肺卫主气，邪气未解，内舍于肺，结于募原，久而不出，化热伤津耗液，肺脏失调，故气管干涩，喉痒。方用青黛、蛤壳粉清热平肝止咳；百部、白前、紫菀宣肺止咳化痰；玄参、麦冬、天冬滋阴润肺；紫苏子以降肺气。全方共奏宣肺润燥、生津止咳之效，而使诸症悉愈。

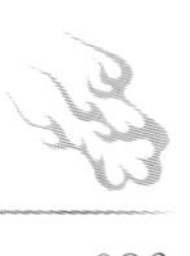

参考文献

石贵军，张树茂，柏栋．任继学教授验案举隅［J］．吉林中医药，2006，26（2）：38－39

3. 火郁伤津、肺窍不利案（方和谦医案）

患者，男，20岁。

【初诊】2005年7月12日。

［主诉］反复咳嗽1个月。

［临床表现］平素喜食寒凉、甘甜、辛辣之品。近1个月食生冷后出现咽部不适，咽痒作咳，痰少，曾到某医院就诊，诊断为咽喉炎，予抗生素口服效不佳。现仍咽痒，咳嗽，痰少，纳食可，大小便调。舌苔不厚，脉缓。咽略红，扁桃体不大；听诊双肺呼吸音清。

［诊断］咳嗽，证属火郁伤津，肺窍不利。

［治法］养阴清热，利咽止咳。

［方药］北沙参10g，麦冬10g，桔梗10g，丝瓜络6g，板蓝根10g，生甘草5g，甘草（炙）5g，玉竹10g，马勃5g，玄参6g，生地黄10g，薄荷5g，连翘10g，茯苓10g。7剂。

【二诊】患者药后咽痒、咳嗽好转，无痰，舌苔薄白，脉缓平，食欲稍差，前方再进7剂而病愈。

【按】患者平素喜食寒凉之品则伤肺气，多食辛辣之品易生火热之邪，上蒸咽喉，熏灼肺脏，炼津液为痰。由于饮食偏好，使脾脏健运失常，饮食不能化为精微，反而酿成痰浊，阻塞气道，使肺失宣肃出现咳嗽。方老以调和肺气入手，利咽泻火。方中用北沙参、麦冬益胃，玄参、生地黄增液，连翘、板蓝根清热解毒，马勃、薄荷、丝瓜络清咽利肺，生甘草、桔梗相配组成桔梗汤解毒宣肺，利咽泻火，治疗咽喉之疾，炙甘草补中健运、调和诸药而收功。

参考文献

权红，李文泉，范春琦，等．方和谦临床合用生炙甘草的体会［J］．北京中医药，2008，27（2）：106－107

慢性支气管炎（2案）

1. 痰湿郁肺化热案（裘沛然医案）

患者，男，56岁。

【初诊】1998年4月20日。

［主诉］咳嗽反复发作10余年。

［临床表现］患慢性支气管炎10余年。经常咳嗽，咳痰不爽，伴气急胸闷，每于冬春及气候变化时发作。此次因感冒引发，已有2月余，且日见加重，虽经西药抗菌消炎、止咳化痰等，均无良效，亦用中药多次，终未好转。现咳嗽频作，咳痰黏白不爽，气短、胸闷、心悸，面色萎黄，时有低热。舌苔薄腻带黄，脉细滑带数。

［诊断］咳嗽，证属痰湿郁肺化热，肺失宣降。

［治法］温肺化痰，止咳清热。

［方药］前胡9g，北细辛9g，甘草18g，苦杏仁9g，麻黄10g，川贝母4.5g，黄芩20g，紫菀（炙）12g，龙胆10g，干姜10g，诃子15g，丹参18g。

【二诊】7剂后复诊，咳嗽、咯痰、气急等症状已去七八，低热已除，精神明显好转。效不更方，原方又进7剂。

【结果】咳痰喘已除，心悸明显好转。2个月后随访，一般情况良好。

【按】此案罹患10余年，并逐渐加重，此次发作已2月余，虽中西医治疗均罔效。裘老认为，痰湿之邪为阴寒之邪，当以温药治之，病家虽有化热之象，仍不避干姜、北细辛等温热药，且剂量较大。麻黄、苦杏仁、前胡、川贝母、紫菀、甘草等，宣降肺气，止咳化痰平喘，其中甘草量大，既止咳化痰，又调和诸药；又以诃子敛肺止咳，与麻黄配用，一散一收，相反相成；丹参活血宽胸定悸；龙胆本为清泻肝胆火热之药，今配黄芩，则清肺热止咳尤佳。诃子与麻黄同用，甘草重用，以及用龙胆清肺热等，均为裘老长期累积之独到经验。故全方合用，其疗效卓著。

参考文献

裘端常. 裘沛然临证验案拾遗［J］. 辽宁中医杂志，2001，28（3）：139-140

2. 肺脾两虚、痰湿内盛、肺失宣肃案（裘沛然医案）

患者，女，78岁。

【初诊】1995年4月9日。

［主诉］咳嗽、气喘反复发作5年余，再发2周。

［临床表现］罹患慢性哮喘性支气管炎5年余，平时常有咳嗽、气急、咳痰不畅等症，秋冬季节常加重，往往因感冒或劳累引发。近2年来，病情呈加剧趋势，常服抗生素、解痉平喘、止咳化痰等中西药物，严重时加用肾上腺皮质激素等，才得以暂时缓解症状。2周前因感受风寒，顽疾又作，咳嗽日夜不止，气急胸闷，不能平卧，夜间只能端坐而寐，咳痰白黏

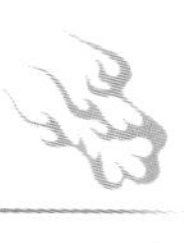

而不爽，服头孢拉定、特布他林等西药及小青龙汤口服液等，症状未见改善。刻下形神俱疲，端坐呼吸，烦热不安，大便偏溏。舌质红、苔白腻，脉濡无力。

［诊断］咳嗽，证属肺脾两虚，痰湿内盛，肺失宣肃。

［治法］止咳平喘，宣肃肺气，佐以补益肺脾。

［方药］葶苈子 12g，紫苏子（炙）12g，甘草 12g，大枣 5 枚，苦杏仁 15g，紫菀（炙）15g，生麻黄 9g，降香 9g，黄芩 24g，生黄芪 30g，牡蛎 30g，丹参 18g，细辛 6g，黄连 6g。7 剂。1 日 1 剂，水煎分 2 次服。

【结果】患者服上药 3 剂后即咳止喘平，咳痰较前爽快，哮鸣音亦明显减少；7 剂尽则咳喘全除，咳痰也基本消失，两肺听诊仅闻及呼吸音粗糙，未闻及干湿啰音。患者已能下床，还可短距离行走。1 个月后又再次因感冒引发，咳喘及余症与前相同，再予上方治疗，又服 7 剂后，咳喘之症均已得除。

【按】肺主气，有宣发肃降之功。外邪袭肺，宣肃之功失常，则或咳或喘。久咳可波及他脏，或他脏有病，殃及肺金，而肺克土，故临床上肺系疾病常与脾有密切关系。若脾胃亏虚，健运失职，痰湿内蕴，上淫于肺。外内之邪相合，胶结难解，致咳喘迁延不愈。故临床多见本虚标实、肺脾合病。此案患者乃肺脾两虚，痰湿内盛，肺失肃降，故治宜肺脾兼顾，标本同治。药用生黄芪、甘草、大枣健脾理肺；葶苈子、黄芩、黄连苦寒泄肺；生麻黄、细辛宣发肺气，兼能止咳平喘；牡蛎一味咸寒软坚以化顽痰；紫苏子、苦杏仁、紫菀化痰平喘；丹参、降香活血通络；甘草乃取和中缓急止咳之功，且用量达 12g，易被常人忽视之药，裘老用来每每应手。

参考文献

王庆其，李孝刚，邹纯朴，等. 国医大师裘沛然之诊籍（四）［J］. 浙江中医杂志，2011，46（4）：252－253

喘　证（3 案）

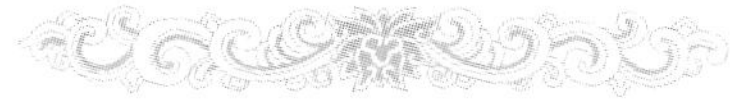

1. 痰热瘀阻肺、肺脾肾俱虚案（朱良春医案）

患者，男，38 岁。

【初诊】2010 年 3 月 15 日。

［主诉］反复咳喘 2 年余，加重 1 个月。

［临床表现］1个月前在当地医院确诊为“间质性肺炎伴肺部感染，呼吸衰竭Ⅰ型，支气管扩张，乙肝病毒携带者”。经治疗改善不著而来朱老处求诊。症见呛咳，气喘，动则尤甚，痰黄白相间，泡沫多，口渴，纳谷不振，大便干结难解。舌质红苔黄，脉弦略数。

［诊断］喘证，证属痰热瘀阻肺，肺脾肾俱虚。

［治法］清热化痰，化瘀肃肺。

［方药］金荞麦50g，鱼腥草30g，金钱草20g，丹参20g，桃仁15g，苦杏仁15g，蜂房10g，化橘红8g，瓜蒌30g，沉香曲20g，谷芽15g，麦芽15g，天浆壳15g，苍耳子15g，枇杷叶（炙）15g，甘草4g。7剂，1日1剂。

【二诊】呛咳气喘好转，痰白黏，量减少，纳谷增加，大便干。舌质红、苔白微腻，脉弦。药用金荞麦30g，鱼腥草30g，丹参20g，桃仁15g，苦杏仁15g，蜂房10g，化橘红9g，瓜蒌30g，沉香曲20g，谷芽15g，麦芽15g，天浆壳15g，枇杷叶（炙）15g，紫菀（炙）10g，白芥子（炒）15g，甘草4g，7剂，1日1剂。

【三诊】气喘缓解，但动则明显，轻咳痰少，不易咯出，乏力，面色少华，大便已通畅，舌质红苔少，脉细弦。标实证缓解，本虚证凸显，予定喘散（红参15g，北沙参15g，五味子15g，蛤蚧1对，麦冬9g，化橘红9g，紫河车20g。共研细末。每次1.5g，每日2～3次），扶正培本以定喘。

【结果】目前仍在随诊中。

【按】此案患者既有痰热瘀阻肺之标实证，又有肺脾肾俱虚之本虚证，朱老根据其病机的虚实变化，先投以清泄与扶正结合之法以平喘，用自拟清肺定咳汤（药物组成：金荞麦、鱼腥草、白花蛇舌草、苍耳子、天浆壳、枇杷叶、化橘红、甘草）治疗，待邪实清除后专以补益扶正定喘以收功。

参考文献

许正锦，陈进春，邱明山，等. 国医大师朱良春应用“清泄法”的经验［J］. 中华中医药杂志，2011，26（7）：1526－1528

2. 中气不足、肾虚不纳案（周仲瑛医案）

患者，女，60岁。

【初诊】2005年5月6日。

［主诉］呼吸憋气、吸气困难反复2年。

［临床表现］患者近2年来呼吸憋气，吸气困难，极度疲劳，厌食，懒言，咽喉有痰，但无咯出，不咳，晨起腹痛，大便不实。久治难效，查

无异常。

［诊断］喘证，证属中气不足，肾虚不纳。

［治法］补中益气，脾肾兼顾。

［方药］补中益气汤加减：柴胡 5g，党参 12g，生黄芪 15g，当归 10g，白术（炒焦）10g，陈皮 6g，枳壳（炒）10g，桔梗 4g，沉香（后下）3g，山茱萸 10g，甘草（炙）3g，紫苏子（炒）10g，半夏 10g。7 剂。

【二诊】 5 月 13 日。疲劳明显改善，吸气尚未好转，寐差，入睡难，早醒，晨起腹痛缓解，大便正常。舌质黯红、苔薄黄腻，脉细。上方改生黄芪 20g，加五味子 3g，酸枣仁（炒）20g。14 剂。

【三诊】 6 月 17 日。憋气及吸气困难明显减轻，心慌亦减轻，仍有胸闷，不耐劳累，食纳平平，大便已成形，舌质红偏暗、苔黄，脉细。中气不足，肾气下虚。5 月 13 日方改五味子 5g，加山药 12g。14 剂。

【结果】 药后胸闷亦缓，呼吸顺畅，停药。

【按】 此例以吸气困难为特点，并见脾气虚弱征象，显属中气不足之征，然呼吸出多入少，又与肾虚不能纳气有关，故在补中益气汤的基础上，配伍山茱萸、五味子、山药以纳肾气；紫苏子、半夏、沉香以降气；因气虚可致气滞，而使升降窒塞，故又用枳壳、桔梗调其升降。说明补中寓行，升降相因的组方用药思路，非常切合病情。

参考文献

周仲瑛. 补中益气汤临床新用［J］. 浙江中医药大学学报，2006，30（2）：156－157，162

3. 肾阴亏虚、阴不敛阳、气失摄纳案（班秀文医案）

患者，女，27 岁。

【初诊】 1990 年 12 月 11 日。

［主诉］合房气喘 4 个月余。

［临床表现］1990 年 6 月因妊娠期高血压疾病孕 8 月余早产（婴儿已殒），产后 2 个月开始每值合房后即出现气喘，迁延数日。近日合房，气喘复作，腰膝酸痛，下肢麻木，心中烦热，潮热盗汗，夜寐欠安。舌质淡红、苔薄白，脉沉细。

［诊断］喘证，证属肾阴亏虚，阴不敛阳，气失摄纳。

［治法］滋补肾阴，敛肺平喘。

［方药］六味地黄汤加减：熟地黄 15g，山药 15g，茯苓 6g，牡丹皮 6g，泽泻 6g，五味子 6g，北沙参 10g，麦冬 10g，当归 10g，白芍 10g，地骨皮 10g。

【二诊】3剂后复诊，气喘渐平，盗汗减少，仍觉腰膝酸麻，舌质淡红、苔薄白稍干，脉沉细。再以上方进退，并酌加淫羊藿、覆盆子等药以阳中求阴。

【结果】服药40余剂，房事后气喘未再发作，诸症悉除。次年9月受孕，1992年6月产1男婴，母子安康。

【按】《类证治裁·喘证》谓："肺为气之主，肾为气之根，肺主出气，肾主纳气，若出纳升降失常，斯喘作矣。"《吴医汇讲》又言："色伤肾，则精室空虚，相火无制。"若房劳伤肾，肾虚不足，摄纳无权，气不归元，浮越于上，则发气喘。此案产后正气未复，合房又伤肾阴，阴虚不能敛阳，阳气浮越，气失摄纳，故发气喘。用六味地黄汤滋补肾阴，五味子滋肾敛肺平喘，当归、白芍养血以益阴，北沙参、麦冬补母能令子实，并配以淫羊藿、覆盆子等温阳之品，使阳生阴长，肾能摄纳封藏，则气能归元，喘证不作。

参考文献

卢慧玲. 班秀文运用六味地黄汤治妇科病的经验［J］. 新中医，1994，26（1）：6－7，9

哮　病（7案）

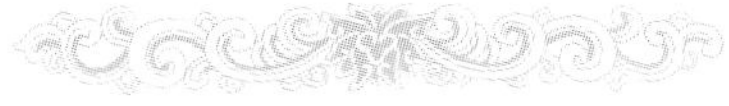

1. 风邪犯肺、痰湿内阻、气道挛急案（晁恩祥医案）

患者，男，48岁。

【初诊】2005年11月29日。

［主诉］胸闷喘哮反复1年，加重1个月。

［临床表现］患者1年前发现喉间哮鸣音伴呼吸困难，反复发作，现依赖多种西药控制病情，仍每日发作，甚则呼吸困难。查肺功能示：小气道通气障碍；舒张试验阳性。诊断为支气管哮喘。给予布地奈德（普米克都保）及福莫特罗（奥克斯都保）各2吸，早、晚各1次治疗。用药后能咳出大量稀白痰或少量块痰。用药半年无大发作，但仍每日反复发作喘憋，自觉胸闷明显，呼吸不畅，不咳嗽。近1个月胸憋喘鸣发作加重，气喘如牛，发作时伴咳嗽、流涕、喷嚏或咳黄痰，咽痒剧烈，口干明显，大便偏干欠畅，不能做剧烈运动，生活质量明显下降，完全依赖上述药物控制病情，且药量逐渐增加。幼时有荨麻疹病史，变应性鼻炎史半年。咽无充血，扁桃体无肿大。双肺可闻及少量哮鸣音。舌体胖大、质淡红、舌苔

薄白腻，脉弦细。

［诊断］西医诊断：支气管哮喘。中医诊断：风哮，证属为风邪犯肺，痰湿内阻，气道挛急。

［治法］急则治其标，缓则治其本，风证当疏风。治宜疏风宣肺，化痰止喘，缓急利咽。

［方药］麻黄（炙）6g，苦杏仁10g，紫菀15g，紫苏子10g，紫苏叶10g，枇杷叶（炙）10g，前胡10g，五味子10g，地龙10g，蝉蜕8g，牛蒡子10g，金荞麦15g，化橘红10g，鱼腥草25g，黄芩10g，瓜蒌15g。7剂，水煎服。

【二诊】服药7剂，胸憋明显减轻，咽痒减轻，口干减轻，咳嗽随之减轻。咳痰渐利，胸闷及呼吸不畅基本消失，黄痰及块痰明显减少，仅晨起有小发作感。今晨不喷药亦能自行缓解，已停用抗过敏的西替利嗪（仙特敏）3日。患者遵上法加减调服。

【结果】服中药3个月，其间西药逐渐减量至停药，病情明显好转，平素已无明显喘憋。2006年3月发现对家中宠物狗过敏，分开后症状消失，病愈。

【按】分析此案，宜辨为热哮、寒哮、痰哮等证候之外的风哮。风哮在临床中也很常见，其临床特点当有挛急突发，常有过敏因素或有变应性鼻炎，见咽痒、鼻痒、气道挛急等症状，常无明显的寒、热、痰的表现，受风、异味加重（诱因）。患者服药后好转的最大特点为气道通畅感，因此中药疏风解痉、宣肺降气、化痰平喘、调理气机在此案中是重点。说明支气管哮喘患者反复发作喘憋不愈属风哮者，从风论治，确有良效。

参考文献

陈燕，张洪春，杨道文，等. 晁恩祥教授“从风论治”哮病的学术思想研究［J］. 中医药管理杂志，2007，15（4）：281－282

2. 痰热蕴肺案（李振华医案）

患者，男，56岁。

【初诊】1970年6月10日。

［主诉］咳喘、咳痰、闷气10余年。

［临床表现］患者于10年前因反复感冒逐渐发展至咳嗽，咳痰，喘息，闷气，间歇性发作。现咳嗽喘促，喉中有哮鸣音，咳痰呈白色黏痰，时有痰黄，偶见痰中带有血丝，夜晚喘促甚，入睡困难，呈半坐位。经透视诊为慢性支气管炎、肺气肿。两肺听诊有湿啰音，视诊见肋间隙增宽，呈桶状胸。口唇发绀。舌质淡红、舌体胖大、舌苔薄黄，脉弦微数。

［诊断］西医诊断：慢性支气管炎合并肺气肿。中医诊断：哮病，证属痰热蕴肺。

［治法］宣肺清热，化痰平喘。

［方药］加味麻杏石甘汤：北沙参 24g，麻黄 9g，苦杏仁 9g，生石膏 27g，紫苏子 9g，桔梗 9g，生桑白皮 12g，地骨皮 12g，紫菀（炙）9g，陈皮 9g，浙贝母 9g，甘草 3g，白茅根 15g，地榆（炒炭）9g。3 剂，水煎服，1 日 1 剂。

【二诊】 6 月 14 日。喘促基本停止，不咳血。仍咳嗽咳痰，上方去白茅根、地榆，加款冬花（炙）9g，远志（炙）9g，茯苓 9g。继服 3 剂。

【三诊】 6 月 20 日。喘促已止，咳嗽轻微，但仍咳痰，晨起微气短。舌质红，脉弦细而不数。改用健脾祛湿，化痰止咳之法。药用北沙参 15g，白术 9g，茯苓 15g，陈皮 9g，厚朴 9g，桑白皮（炙）9g，款冬花（炙）9g，苦杏仁 9g，桔梗 9g，甘草 3g。20 剂，水煎服，1 日 1 剂。

【结果】 1 个月后随访，喘咳停止，哮鸣音已消失。

【按】 此案发生的内因是肺有顽痰宿饮，肺卫气虚；外因是感受风热之邪，形成痰邪交阻于肺，壅塞气道，气机不畅，肺失宣降，而成哮喘。正如《证治汇补·哮病》所说，“内有壅塞之气，外有非时之感，膈有胶固之痰，三者相合，闭拒气道，搏击有声，发为哮喘。”但就诊时为发作期，乃风热侵袭和顽痰宿饮停留于肺，以标实为主。故宜宣肺清热，化痰平喘以治其标。方中麻黄味辛性温，宣肺平喘；生石膏辛寒，辛能散热，寒能清热，清泄肺热。李老认为生石膏用量应大于麻黄 3 倍以上，方可制约麻黄之温热发汗而发挥平喘之效。苦杏仁、紫菀，助麻黄以宣肺止咳平喘；紫苏子、桔梗，降逆消痰；北沙参、生桑白皮、地骨皮，养阴清肺；陈皮、浙贝母，行气化痰，畅达气机；因患者咳喘咳血，酌加白茅根、地榆，清热凉血止血；甘草和中。痰热消除，肺气肃降，则喘促自平。

参考文献

王海军，王亮．李振华教授治疗哮喘经验［J］．中医学报，2012，27（11）：1421－1422

3. 痰瘀阻肺、久郁化热、气道壅塞、肃降失常案（洪广祥医案）

患者，男，20 岁。

【初诊】

［主诉］喘哮反复多年，加重半年，持续半个月。

［临床表现］患者因淋雨感冒后突发哮喘。近半年来用氨茶碱已不能

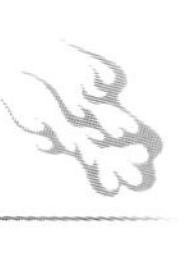

控制哮喘，需用地塞米松方可缓解。本次哮喘发作已持续半月余，经西医治疗未能控制，而来中医科求治。入院当日未服任何中西药，至后半夜哮喘症状明显加重，呈现发作欲死之危象。经采取应急措施，对症处理，吸氧，给予肾上腺素、氨茶碱、地塞米松等静脉滴注，1 小时后哮喘症状有所减轻，缺氧状态改善，但未能完全控制。翌日上午查房见患者哮喘频作，不能平卧，胸部憋闷如塞，烦躁不安，汗湿衣衫，口干欲凉饮，小便色黄略热，大便稀软而不畅，日行 1 次。咳痰色白而黏，颜面、口唇晦暗。舌质暗红、苔黄厚腻，脉弦滑。两肺听诊哮鸣音（＋＋＋），心率 100 次/min。

［诊断］哮病，证属痰瘀阻肺，久郁化热，气道壅塞，肃降失常。

［治法］涤痰祛瘀，清泄郁热，利气平喘。

［方药］蠲哮汤（洪老自拟方）加减：葶苈子 10g，青皮 10g，陈皮 10g，槟榔 10g，大黄 10g，川芎 10g，黄芩 10g，青礞石 20g，麻黄 10g，厚朴 10g。日夜连服 2 剂，每 6 小时服药液 150mL。

【二诊】药后当晚哮喘发作缓解，服至 3 剂，解下痰涎样粪便日 3～4 次，5 剂后痰涎样粪便消失，转为黄色稀软便，随之改为常规服药法。

【结果】住院半个月哮喘未发作，临床控制出院。

【按】此例为西医之重症支气管哮喘，即哮喘持续状态，虽经西药应急处理，仍未能有效地控制和消除症状。从患者证候表现看，属于痰瘀阻塞气道，肺气肃降失常的肺实证，经用蠲哮汤加减后，哮喘症状随之缓解，持续状态消除。另一方面，在服药方法上，打破了既往不分病情轻重缓急，一概以“中药 1 剂，2 次分服”的惯例，而是采取日夜连服法，保证了体内的药物有效浓度，从而明显地提高了临床疗效。

参考文献

赵风达. 洪广祥治疗支气管哮喘持续发作的经验［J］. 中医杂志，1992，33（9）：21－23

4. 脾胃虚弱、肾不纳气、肺失宣肃案（路志正医案）

患者，男，72 岁。

【初诊】2008 年 11 月 15 日。

［主诉］喘息气促反复 10 年。

［临床表现］有哮喘病史 10 余年，多于冬春季节发作，闻及异味，接触花粉、油漆、猫等易诱发。既往有萎缩性胃炎、冠心病、变应性鼻炎病史。诊见喘息气促，晨起咳白痰，量多，咽部不适，食后胃胀，伴烧灼、反胃感，纳平，大便干结不易解出。舌体胖暗红、苔薄黄腻，脉弦滑。

［诊断］哮病，证属脾胃虚弱，肾不纳气，肺失宣肃。

［治法］健脾和胃，益肾定喘，佐以肃肺。

［方药］太子参 12g，神曲 12g，厚朴花 12g，枇杷叶 12g，紫苏子 12g，茵陈 12g，山茱萸 12g，半夏（竹沥制）10g，娑罗子 10g，旋覆花（包煎）10g，十大功劳叶 15g，紫菀 15g，肉苁蓉 15g，桃仁 9g，苦杏仁 9g，生谷芽 30g，生麦芽 30g，甘草（炙）6g。14 剂，1 日 1 剂，水煎服。

【二诊】2009 年 2 月 21 日。服药后反胃、气喘均见好转，仍有咽部不适，声音沙哑，鼻腔中有热气感，腰、背、脊柱隐痛，右胁、脘部发胀，肋骨疼痛，轻度气喘，纳谷馨，寐欠安，多梦，大便黏滞不爽，小便频数不尽感。舌体稍胖、质紫暗、苔黄腻，脉细弦。路老认为患者形体消瘦，面色晦滞，肺脾气虚，升降乏力，仍宗前法守方加减。药用西洋参（先煎）10g，十大功劳叶 15g，白术 15g，山茱萸 15g，肉苁蓉 15g，麦冬 12g，紫菀 12g，枇杷叶 12g，前胡（炙）12g，神曲（炒）12g，麦芽（炒）12g，山楂（炒）12g，厚朴花 12g，紫苏子 12g，桃仁 9g，苦杏仁 9g，黛蛤散（包煎）6g，紫石英（先煎）20g。14 剂，1 日 1 剂，水煎服。

【三诊】2010 年 5 月 15 日。患者坚持服上方调理，至 2009 年夏季、冬季哮喘均未发作。近日哮喘发作，咳嗽咳痰，咽部痰阻感，心前区闷痛，胃脘隐痛，食后减轻，寐安，大便干，每日 1 行，尿频、淋漓不尽。舌质红、前部苔少、根部苔白腻，脉弦滑。路老辨证属肺虚痰阻气逆，胃失和降。治以益肺气，和胃降逆，止喘化痰。药用西洋参（先煎）10g，木蝴蝶 10g，竹节参 15g，十大功劳叶 15g，葶苈子（包煎）15g，百部（炙）12g，麦冬 12g，紫菀 12g，款冬花（炙）12g，神曲 12g，紫苏子 12g，莱菔子 12g，白术 12g，苦杏仁 9g，薏苡仁 30g，谷芽 30g，麦芽 30g，紫石英（先煎）30g，生姜 1 片为引。14 剂，1 日 1 剂，水煎服。

【四诊】2010 年 10 月 19 日。诉有时胸闷，喷嚏，胃脘胀满，反胃，咽中有白痰，精神尚可，纳可，寐安，大便秘，小便频，夜尿 3～4 次。舌质暗淡、苔薄白，脉弦细滑。路老辨证认为，霜降将至，燥邪偏寒。治宜宽胸涤痰，调理脾肾，更宜慎外感，以免引发哮喘宿患。药用西洋参（先煎）12g，半夏（竹沥制）12g，紫菀 12g，前胡 12g，百部 12g，杜仲 12g，补骨脂 12g，苦杏仁 9g，瓜蒌 20g，薏苡仁 30g，紫石英（先煎）30g，黛蛤散（包煎）10g，黄连 10g，益智仁（后下）10g，紫苏子（包煎）10g，五味子 8g，桑寄生 15g，山茱萸 15g，生姜 1 片为引。14 剂，1 日 1 剂，水煎服。

【结果】随访 1 年，患者哮喘未发。

【按】此例患者年老体弱，有慢性胃病史，脾胃亏虚，不能运化水谷精微，水湿聚为痰浊，上贮于肺，成为哮喘发作之宿根，遇诱因引触，致痰阻气道，肺失宣肃，故咳痰、气喘。病久及肾，失于摄纳，肺气上逆而发喘促。初诊时路老即将病位定在脾、胃、肺、肾，辨治时多次用太子参或西洋参、白术、神曲、谷芽、麦芽、薏苡仁、厚朴花、娑罗子等益气健脾，理气和胃；苦杏仁、枇杷叶、紫苏子、旋覆花、紫菀、款冬花、半夏、百部等宣肺化痰；山茱萸、肉苁蓉、紫石英、补骨脂等益肾纳气平喘。整个治疗过程一直遵循调理脾胃的主线，无论哮喘缓解期还是发作期均坚持培中央，健脾胃为重，调气机之升降，同时兼顾补肺纳肾，理气化痰，使肺能清肃，肾得摄纳，肺脾肾功能逐渐恢复，痰浊消散，哮喘渐平矣。此外，路老还很注重患者的饮食及季节性调护，每次循循善诱，告诫其宜忌，体现中医学“天人合一”的三因制宜、整体辨证施治特色。

参考文献

兰智慧，路洁，郭建文，等. 路志正教授从脾胃论治哮喘经验简介［J]. 新中医，2011，43（6）：152－153

5. 肺肾俱虚、痰浊交搏、肃降失司案（颜德馨医案）

患者，男，64岁，门诊号：A17345。

【初诊】

［主诉］咳嗽反复10年，加重并喘哮数日。

［临床表现］慢性咳嗽10余年，反复发作，冬季加剧。数日来寒暖失调致咳喘复发，动则加剧，甚至不能平卧，咳大量白沫痰，形瘦神惫，口唇发绀，胸中窒闷。舌质淡、苔白腻，脉滑。

［诊断］哮病，证属久病肺肾俱虚，痰浊交搏，肃降失司。

［治法］温化痰饮，止咳平喘。

［方药］麻黄附子细辛汤合小青龙汤加减：麻黄4.5g，桂枝3g，附子（先煎）4.5g，白芍9g，细辛3g，半夏9g，干姜3g，紫苏子（包）6g，苦杏仁9g，甘草3g，五味子4.5g。7剂。

【二诊】经投温化痰饮之剂，咳喘较平，并能平卧，咳痰量亦减，呈泡沫状，脉细滑，舌苔白腻，仍宗前旨加量，以速其效。上方改附子9g，细辛4.5g，麻黄6g。

【结果】迭进上方20剂，咳喘渐平，仅每晨咳微量白痰，口唇红润，精神亦振，逐渐康复，转以培土生金法善后。

【按】此乃沉痼之病，非一般宣肺化痰药所能胜任，久发不已，正气溃败，精气内伤，肾之真元损伤，根本不固，气失摄纳。宗《金匮要略·痰饮咳嗽病脉证并治》“病痰饮者，当以温药和之”之义，取麻黄附子细辛汤合小青龙汤加减。麻黄附子细辛汤原为治疗少阴感寒之方，然哮喘剧作，多缘寒痰阴凝，气失升降，用麻黄、附子偕细辛，离照当空，阴霾自化，能使喘平痰减。方中附子温肾散寒，麻黄宣肺平喘，相得益彰，麻黄得附子平喘而不伤正，附子又能制麻黄之辛散，颜老治哮喘之偏于寒胜者，最喜用此两味，颇为应手。细辛为通阳化饮平喘之要药，喘息甚时非此不克，量必重用，一般用4.5g，喘剧者可用至9g以上。即使舌质稍红，津液不足，但实质寒凝阴结，经用麻黄、附子，阳气来复，津液上承，舌色反转润泽。小青龙汤辛散温化，解表蠲饮，止咳平喘，对于水寒相搏于肺之证，此方最宜用之。然此方毕竟为宣散之剂，温阳之力尚嫌不足，凡阳气不到之处，即为饮邪停滞之所，唯有与附子同用，温扶阳气，邪正对峙之势方能得以改观。若症情危重，麻黄、附子、细辛之用量均可达9g以上。半夏可生用，以加强化饮之力。临床凡见咳喘，咳白色泡沫痰，背冷如掌大，舌苔白腻等，即投麻黄附子细辛汤合小青龙汤加减，颇为有效。方中紫苏子、苦杏仁降气化痰，以为辅佐。

参考文献

颜新，夏韵，吴鸿洲．颜德馨教授运用经方治疗顽疾的经验［J］．上海中医药杂志，1999，33（7）：14－15

6. 脾肾阳虚、又感外邪、引动内饮案（裴沛然医案）

患者，男，59岁。

【初诊】1970年2月23日。

［主诉］哮喘反复发作2年，复作1周。

［临床表现］患者哮喘反复发作2年余，近1周来咳嗽气逆，哮吼痰鸣，咳甚则痰中带血，痰多呈稀薄，服抗生素及氨茶碱疗效不明显。舌苔薄腻，脉濡滑。

［诊断］哮病，证属脾肾阳虚，又感外邪，引动内饮，发为咳喘。

［治法］先予化痰止咳，肃肺平喘。

［方药］生地黄30g，黄芩12g，天竺子12g，百部（炙）12g，川贝母（研末分吞）3g，细辛3g，葶苈子9g，麻黄9g，紫菀（炙）9g，白前9g，甘草9g。

【二诊】3剂后，咳嗽大见减轻，痰中夹血已止，哮喘减轻，效不更方，续服10剂。

【三诊】夜间已能平卧，但喉中仍可闻及痰鸣音。药用龙胆9g，麻黄9g，干姜9g，马兜铃（炙）9g，诃子肉12g，天竺子12g，生百部12g，黄芩15g，熟地黄24g，甘草3g。

【结果】3剂后，哮喘基本已平，夜间咳嗽偶见，效不更方，续服7

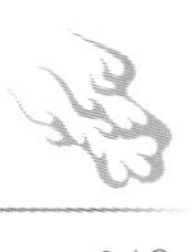

剂后，咳消、痰去而喘平。

【按】此病发作期多系痰阻气道，肺失肃降。治当豁痰宣肺、降气平喘。裘老用麻黄、细辛、甘草温肺平喘，现代药理研究结果提示，此3味中药有缓急解痉、松弛支气管平滑肌痉挛、抗变态反应的作用；以葶苈子、白前止咳化痰、宣肺平喘；以天竺子、川贝母、紫菀化痰止咳；因患者痰中带血，故用生地黄、黄芩养阴凉血清热，因而痰血很快即止，咳嗽、咳痰、气喘也有明显改善。因患者年近六旬，肾气亏虚，脾虚湿重，故咳、痰、喘减而未除，裘老喜用熟地黄、诃子肉补肾纳气以平喘，用龙胆、黄芩、马兜铃清肺降气以平喘止咳，同时加天竺子、生百部化痰以止咳，药达病所，咳嗽、咳痰、气喘能得到很快缓解。

参考文献

王庆其，李孝刚，邹纯朴，等. 国医大师裘沛然之诊籍（九）[J]. 浙江中医杂志，2011，46（10）：717-718

7. 阳气虚弱、痰瘀伏肺案（洪广祥医案）

患者，女，38岁。

【初诊】1990年12月4日。

［主诉］喘哮反复20年。

［临床表现］20年前因受寒而发哮喘，后每年春、夏、秋之交发作，近四五年来症状加重。常用沙丁胺醇（舒喘灵）气雾剂以取暂时之效，停药即发。诊断为支气管哮喘。近月来，哮喘常只在夜间发作，不能平卧，背部冰冷，怯寒，易感冒，口唇暗，大便偏干。舌质暗淡、苔白腻，脉细弦滑、重按无力。两肺听诊哮鸣音（+）。

［诊断］哮病，证属阳气虚弱，痰瘀伏肺。

［治法］温补阳气，涤痰散瘀。

［方药］生黄芪15g，附子（制）10g，仙茅10g，淫羊藿10g，葶苈子15g，青皮10g，生大黄10g，牡荆子15g，鬼箭羽15g，槟榔10g。7剂。

【二诊】服第2剂哮喘渐平，未服西药，夜能平卧，大便稀，每日4～5次，仍感背恶寒，腻苔减少，脉同前。药用生黄芪15g，附子（制）10g，仙茅10g，淫羊藿10g，葶苈子15g，青皮10g，茯苓15g，桂枝10g，白术10g，甘草（炙）6g。7剂。

【三诊】哮喘控制，诸症悉减，背恶寒已除，此乃阳气已复，续温阳以散痰瘀治之，并用复方参蛤片4片，每日2次，巩固疗效。

【结果】随访年余未发。

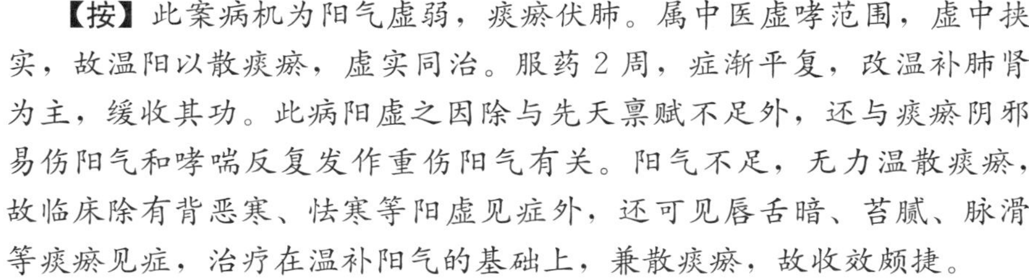

【按】此案病机为阳气虚弱，痰瘀伏肺。属中医虚哮范围，虚中挟实，故温阳以散痰瘀，虚实同治。服药2周，症渐平复，改温补肺肾为主，缓收其功。此病阳虚之因除与先天禀赋不足外，还与痰瘀阴邪易伤阳气和哮喘反复发作重伤阳气有关。阳气不足，无力温散痰瘀，故临床除有背恶寒、怯寒等阳虚见症外，还可见唇舌暗、苔腻、脉滑等痰瘀见症，治疗在温补阳气的基础上，兼散痰瘀，故收效颇捷。

参考文献

赵风达. 洪广祥治支气管哮喘验案5则［J］. 江西中医药，1992，23（4）：3－4，10

咳嗽变异型哮喘（1案）

风邪犯肺、气道不畅、肺失宣降案（晁恩祥医案）

患者，女，47岁。

【初诊】

［主诉］阵发咳嗽、咽痒、流涕2个月。

［临床表现］因感冒后喷嚏，鼻、咽痒不适，咳嗽阵作，曾以支气管炎住院，予多种抗生素、止咳药物不效，咳嗽日见加重，遂来中医内科门诊求治。刻下精神不振，咳嗽呈连续性呛咳，夜间阵咳不得卧，鼻痒喷嚏，每遇冷空气、异味、油烟味即咽痒咳嗽，咳至咯出少量白黏痰方止，无喘，纳呆，二便尚调。舌质淡苔白腻，脉弦细小数。查双肺清，未闻及干湿性啰音。血常规、胸片无异常，支气管激发试验阳性。

［诊断］西医诊断：咳嗽变异型哮喘。中医诊断：风哮，证属风邪犯肺，气道不畅，肺失宣降。

［治法］疏风宣肺，止咳利咽。

［方药］麻黄（炙）8g，苦杏仁10g，紫苏子10g，紫苏叶10g，紫菀15g，枇杷叶（炙）10g，蝉蜕8g，鱼腥草15g，黄芩10g，地龙10g，前胡10g，五味子10g，防风10g，苍耳子10g，辛夷10g。7剂。

【二诊】咳嗽发作次数减少，持续时间缩短，鼻痒、喷嚏明显减轻，夜间能间断入眠，仍有气道痒感。舌质淡苔白薄腻，脉弦细。上方去防风、苍耳子、辛夷，加金银花12g，牛蒡子12g，连翘12g。再服7剂。

【三诊】诉服上药3剂后咳去九分，仅偶有轻咳，精神好，已正常工作。两日前在家中喷用“84消毒液”后，咳嗽又加重，全身出现散在皮疹，鼻流清涕，喷嚏，牙痛。舌质淡红苔薄白，脉弦滑。上方稍作加减，

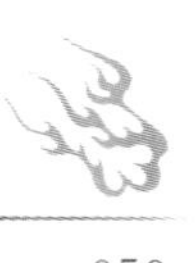

再服 7 剂。

【结果】痊愈，年余未再复发。

【按】咳嗽变异型哮喘是哮喘的一种特殊类型，临床表现以咳嗽为主症，没有明显的喘息症状，是一种气道高反应性疾病。临床中常常被误诊为支气管炎、咽炎等，此案即为典型案例。晁老指出：此病临床很多见，尤其是有些感冒后患者，就是以气道高反应性引起的咳嗽为主症，以突发、阵咳、呈连续性呛咳、痉挛性咳嗽为特点，常有过敏史及诱发因素，如遇冷空气、异味、油漆、吸烟、运动等则立即咳嗽；伴咽痒，气道痒感，不伴哮喘；抗生素及止咳药治疗效果不明显；常反复发作。上述症候特点体现了中医风证"风为百病之长"、"善行而数变"、"其性轻扬，风盛则挛急"之特点。因此提出了此病系属风邪为患，中医辨治当以治风为主，确立了疏风宣肺、缓急解痉、止咳利咽的治法，重点选用疏风散风、宣肺止咳、利咽等药物治疗，临床取得了满意的疗效。

参考文献

陈燕，吴继全，晁恩祥. 晁恩祥教授治疗肺系病经验［J］. 中华中医药杂志，2006，21（4）：225－227

重症肺炎（1 案）

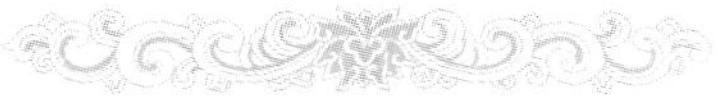

痰热闭肺、逆传心包、肝风内动、邪闭正脱案（周仲瑛医案）

患者，女，20 岁。

【初诊】1998 年 9 月 30 日。

［主诉］发热咳嗽反复 1 个月余，昏迷 21 日。

［临床表现］患者因发热 4 日，身热加重（体温 40℃）伴咳嗽、胸痛 1 日，于 1998 年 8 月 26 日入住某医院，多次胸片示两下肺炎，双侧胸腔积液。诊断为重症肺炎、胸膜炎，先后曾用青霉素、红霉素、头孢哌酮-舒巴坦（舒普深）、奈替米星（立克菌星）、万古霉素、环丙沙星（悉复欢）、氟康唑（大扶康）等，并输血浆及多种支持疗法，仍然持续发热，两肺闻有湿啰音，呼吸困难，汗多，咳嗽咳痰黄稠难出。胸片见右侧气胸、双侧胸腔积液。乃对右侧行胸腔穿刺闭塞引流。查血白细胞总数 4.5×10^9/L 降至 0.9×10^9/L，血氧饱和度 74%，血培养示金黄色葡萄

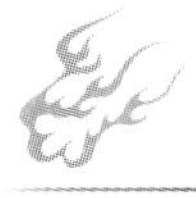

球菌、真菌生长。9月9日因中毒性休克，出现全身冷汗如珠，声低无力说话，突然呼吸、心跳骤停，血压不能测到，行心肺复苏术后，予气管切开，呼吸机辅助呼吸，心搏、呼吸恢复，而神志一直昏迷，乃请中医会诊。症见身热面赤，汗多淋漓，神志不清，咳嗽，痰多色白而稠，需经常使用吸痰器吸出，四肢拘挛，时有抽搐。舌苔黄腻，脉细数。体温38℃～39℃，心率140次/min，呼吸30次/min，血压132/57mmHg。

[诊断] 闭证，证属痰热闭肺，逆传心包，肝风内动，邪闭正脱。

[治法] 清肺化痰，开窍醒神，益气养阴固脱。

[方药] 西洋参（另煎）10g，麦冬12g，生石膏（先煎）30g，生龙骨（先煎）20g，生牡蛎（先煎）25g，知母10g，天竺黄10g，鱼腥草25g，黄芩（炒）15g，葶苈子12g，天花粉15g，瓜蒌15g，石菖蒲10g，远志（炙）6g，甘草（炙）3g。5剂。另：羚羊角粉0.6g，1日2次，化饲；安宫牛黄丸1粒，1日2次，化饲；紫雪丹1g，1日3次，化饲；猴枣散1支，1日2次，化饲；鲜竹沥水20mL，1日2次，调饲。

【二诊】 10月5日。身热不退，神志不清，面色苍白，四肢逆冷，呼吸急促，咳嗽时作，汗多，四肢拘挛屈曲，舌苔黄腻，脉细数。体温38℃，白细胞总数11.4×10^9/L。痰热闭肺，毒陷心包，正虚欲脱，仍当清肺化痰，开窍醒神，益气养阴固脱。药用西洋参（另煎兑服）10g，麦冬12g，玉竹（炒）12g，南沙参12g，北沙参12g，知母10g，生龙骨（先煎）20g，生牡蛎（先煎）25g，黄芩（炒）15g，鱼腥草25g，金荞麦25g，桑白皮（炙）15g，葶苈子12g，天竺黄10g，天花粉15g，瓜蒌15g，青蒿（后下）20g，金银花20g，连翘12g，淡竹叶20g，石菖蒲10g，丹参10g。5剂。另：羚羊角粉0.6g，1日2次，化饲；安宫牛黄丸1粒，1日3次，化饲；紫雪丹1g，1日2次，化饲；猴枣散1支，1日2次，化饲；鲜竹沥水20mL，1日2次，调饲。

【三诊】 10月9日。药后体温逐渐下降，汗出减少，面色转红，四肢转温，神志稍清，呼唤稍有反应，但手足仍然拘挛屈曲，舌苔腻稍化，脉细数。药治有效，病有转机，宜守法再进。10月5日方加生石决明（先前）30g，钩藤15g，黄连3g，地龙10g。5剂。另：海蜇皮30g，马蹄10g，煎汤代水熬药；羚羊角粉0.6g，1日2次，化饲；安宫牛黄丸1粒，1日2次，化饲；紫雪丹1g，1日3次，化饲；猴枣散1支，1日2次，化饲；鲜竹沥水20mL，1日2次，调饲。

【四诊】 10月13日。身热减而未净，咳嗽、痰量明显减少，神志逐渐苏醒，手足拘挛。脱象已趋缓解，闭象也渐复苏，但肺中痰热仍盛，肝风未平，气阴两伤。药用西洋参（另煎兑服）10g，麦冬12g，玉竹（炒）12g，南沙参12g，北沙参12g，知母10g，生龙骨（先煎）20g，生牡蛎

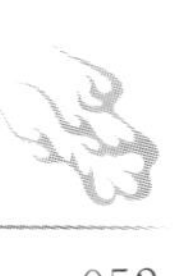

（先煎）25g，生石决明（先煎）30g，钩藤 15g，黄芩（炒）15g，黄连 3g，鱼腥草 25g，金荞麦 25g，桑白皮（炙）15g，葶苈子 12g，天竺黄 15g，天花粉 15g，瓜蒌 15g，金银花 20g，淡竹叶 20g，石菖蒲 10g，远志（炙）20g，丹参 10g，法半夏 10g，陈皮 6g，川贝母 5g。7 剂。另：羚羊角粉 0.6g，1 日 2 次，化饲；安宫牛黄丸 1 粒，1 日 2 次，化饲；紫雪丹 1g，1 日 3 次，化饲；猴枣散 1 支，1 日 2 次，化饲；鲜竹沥水 20mL，1 日 2 次，调饲。

【五诊】10 月 20 日。神志基本转清，体温亦复正常，汗出不多，吸痰明显减少，肢体僵硬拘挛，舌苔薄黄腻，脉小弦滑。闭象已开，脱象已固，肺家痰热未清，肝风未平，治宜击鼓再进。药用西洋参（另煎兑服）10g，麦冬 12g，知母 10g，生龙骨（先煎）10g，生牡蛎（先煎）25g，生石决明（先煎）30g，钩藤 15g，地龙 10g，黄芩（炒）15g，鱼腥草 15g，金荞麦 30g，桑白皮（炙）15g，葶苈子 12g，天竺黄 10g，天花粉 15g，瓜蒌 15g，金银花 20g，玉竹（炒）12g，南沙参 12g，北沙参 12g，玄参 12g，丹参 15g。7 剂。另：羚羊角粉 0.6g，1 日 2 次，化饲；紫雪丹 1g，1 日 2 次，化饲；猴枣散 2 支，1 日 2 次，化饲；鲜竹沥水 20mL，1 日 2 次，调饲。

【六诊】10 月 26 日。身热未起，神志已清，眼神灵活，有正确应对反应，呼吸平稳，汗出减少，肌肤温暖，二便正常，腹部稍有胀气，下肢拘急强直好转，两上肢拘急未见改善，舌苔黄不腻、质红，脉小滑数。体温 37℃，心率 90 次/min，白细胞总数 12×10^9/L，中性粒细胞 0.80。气阴两伤，正虚未复，痰热不清，肝风未平。药用西洋参（另煎兑服）10g，麦冬 12g，知母 10g，南沙参 12g，北沙参 12g，天花粉 15g，黄芩（炒）15g，鱼腥草 30g，金荞麦 30g，桑白皮（炙）15g，法半夏 10g，天竺黄 10g，郁金 10g，远志（炙）10g，生龙骨（先煎）20g，生牡蛎（先煎）25g，生石决明（先煎）30g，钩藤 15g，地龙 10g，僵蚕（炙）10g，丹参 15g，白芍 15g。7 剂。另：羚羊角粉 0.6g，1 日 3 次；猴枣散 2 支，1 日 3 次；鲜竹沥水 20mL，1 日 3 次。

【七诊】11 月 3 日。病情逐渐趋向改善，神志清楚，问答能正确反应，眼神灵活，呼吸平稳，喉中已无痰鸣，但仍有痰液吸出，汗少，可进食少量流质，口干明显，体温正常，时有烦躁，两下肢拘急现象好转，两上肢手臂拘急改善不大，腹部轻度胀气，大便尚调且成形，舌质红、苔少色黄，脉小滑数。内闭外脱现象缓解，痰热郁肺未净，肝风尚难平息，阴津耗伤未复，仍当益气养阴，清肺化痰，平肝熄风。药用西洋参（另煎兑服）10g，麦冬 12g，知母 10g，南沙参 12g，北沙参 12g，天花粉 15g，生地黄 15g，玄参 12g，黄连 5g，赤芍 15g，阿胶（烊冲）10g，黄芩

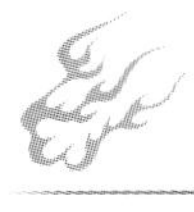

（炒）15g，鱼腥草 30g，金荞麦 30g，天竺黄 10g，郁金 10g，生石决明（先煎）30g，钩藤 15g，地龙 10g，僵蚕（炙）10g，丹参 15g。7 剂。另：羚羊角粉 0.6g，1 日 3 次；猴枣散 2 支，1 日 3 次；鲜竹沥水 20mL，1 日 3 次；养阴生肌散适量外用，治疗压疮。

【八诊】 11 月 10 日。神志表情良好，反应应对正常，下肢拘急有所减轻，两手仍有拘挛，但手指伸张已有改善，口干，舌质红、苔浮黄，脉小滑数。气阴耗伤未复，痰热郁肺未清，阴虚风动之象未解。益气养阴、清化痰热、平肝熄风再进。11 月 3 日方加龙骨（先煎）20g，牡蛎（先煎）20g，丹参改为 10g。7 剂。另：羚羊角粉 0.6g，1 日 3 次；鲜竹沥水 20mL，1 日 3 次；养阴生肌散适量外用，治疗压疮。

【按】 此案病由痰热壅盛，闭塞肺气，内陷心包，引动肝风，伤阴耗气，而致内闭外脱，表现高热、神昏、痉厥、喘脱等多症相叠，病情极为凶险。故治疗以扶正固脱、清化痰热、平肝熄风、开窍醒神数法复合并投，从多环节协同增效，以冀脱固、窍开、热清、风定、喘平。详析几诊，初时重在取参麦龙牡、白虎及黄芩、天竺黄、鱼腥草、葶苈子、瓜蒌、石菖蒲、远志等清热化痰、开闭固脱，并加清心开窍、熄风化痰等急救药，如安宫牛黄丸、紫雪丹、羚羊角粉、猴枣散。二诊热毒仍盛，且有正气外脱之势，故加重清透之力，祛邪以防脱，加用金银花、连翘、淡竹叶、青蒿等药。鸱张之热势得以遏制，外脱之正气得以顾护，峰回路转，令人振奋。继予清化、固脱、开窍、熄风，危候基本缓解，窍机渐开，脱象得固，邪热之势渐缓，身热渐平，神志已清，痰热、肝风、气阴受损成为主要矛盾，遂在原方中减去大队清热之品，加重平肝熄风、清化痰热、补益气阴之力。病情继续稳步好转康复。

参考文献

周仲瑛. 急症验案一束（1）[J]. 南京中医药大学学报，2004，20（1）：5-8

间质性肺炎（2 案）

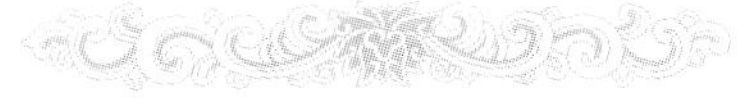

1. 外邪袭肺、痰阻气道、肺失宣降案（王绵之医案）

患者，女，49 岁。

【初诊】 1999 年 8 月 8 日。

［主诉］咳嗽反复发作 9 个月，活动后气促 2 个月。

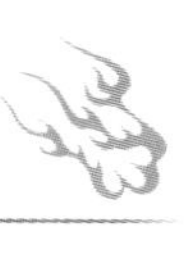

［临床表现］自述病由1998年11月20日乘汽车夜行出山海关到沈阳市购物，一宿未睡，既冷又累，致使行3日的月经骤停。次日去商场仓库挑选毛线，室内空气混浊，尘土与飞毛乱舞，回住处后即感浑身酸困，咳嗽。23日乘汽车返回，咳嗽加重。3日后发热，体温39℃，自服对乙酰氨基酚，热退咳未减，继服消炎药与治感冒药。4日后又发热，再服扑热息痛，热退，咳嗽更甚，并出现心慌气短。经医务室诊治，每日加服速效救心丸和普萘洛尔（心得安）。1周后，心脏症状见好，咳不止，吐不出痰，又用青霉素和吗啉哌。9日后病情加重，上3楼就气喘，心忡，干咳，经用地塞米松（氟美松）和止咳药5日后症状全部缓解。1月16日未服地塞米松，病情加重，浑身冒汗，气喘、心忡更厉害了。延至1月20日，经当地人民医院检查并摄胸片后诊断为肺炎。住院用消炎药效果不显，1周后病情加重，咳嗽不止并咳血，浑身发软，遂改用红霉素。9日后病情更加严重，整夜咳嗽，两腿发软，动辄心忡，至120～130次/min。经医院诊为“过敏性肺炎”。改输“激素”10mg/d，病情马上缓解。后改口服“激素”和罗红霉素，每日3次，每次4片，20日后按医生要求递减“激素”，减至每日4片时病情又加重。经X线胸片及CT检查诊断：肺泡癌，于3月初到北京市某医院住院治疗，经检查摄片后再次诊断为过敏性肺炎。每日加“激素”6片，罗红霉素3片，服药后病情好转，但“激素”减至3片/d时，病情又加重，反复感冒，胸痛、胸沉闷，咳嗽。如此维持到6月5日，又转到北京某医院CT检查为非特异性间质性肺炎，因无床位，去通县某医院检查诊断为肺结核。每日服3片“激素”，1周内停药，并服抗结核药，出现病情加重，恶心，浑身大汗，心忡心慌甚，胸亦更沉闷了，上楼走3个台阶就喘息不止。延至7月初到北京某医院住院，24小时吸氧，一说话就喘，不能平卧、侧卧，心忡，胸闷沉，咳嗽，咳痰费劲，不通畅。7月16日CT检查胸部：双肺间质纤维化，伴双下肺感染。7月29日手术采取“右肺下叶背段（组织）”做病理标本检查，病理诊断：病变符合非特异性间质性肺炎，有阻塞性细支气管炎伴机化性肺炎改变。其间每日服10片“激素”，8月10日出院。经友人介绍在出院前（8日）来找王老诊治。望其面浮色黯，舌色黯红不鲜，舌苔薄而腻，胸闷气憋，咳嗽不甚，痰稀黏不易咳出，动辄喘促，脉细滑而缓，两寸皆不足。

［诊断］喘证，证属外邪袭肺，久踞不去，津聚为痰，阻滞气道，肺失宣降。

［治法］参考西医诊查与治疗经过，除继续服“激素”与吸氧外，当以宣肺通痹，祛痰软坚治之。

［方药］桔梗6g，白前（炙）6g，郁金9g，红花9g，桃仁9g，紫苏

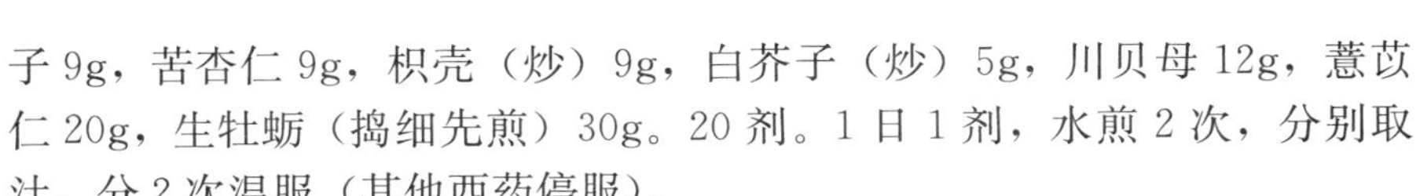

子 9g，苦杏仁 9g，枳壳（炒）9g，白芥子（炒）5g，川贝母 12g，薏苡仁 20g，生牡蛎（捣细先煎）30g。20 剂。1 日 1 剂，水煎 2 次，分别取汁，分 2 次温服（其他西药停服）。

【二诊】8 月 29 日。自诉服药后浑身有劲，胸不憋气，胸闷好转。是肺气较畅，治以前方去郁金，加紫菀（炙）9g，清半夏 9g，车前子（包煎）12g。服 21 剂，“激素”、吸氧不变。

【三诊】9 月 19 日。服上方后，咳痰比原来顺畅，面色有了改观，皮肤有弹性、有光泽。遂以前方加减，去苦杏仁、清半夏，加太子参 20g，茯苓 18g，再服 21 剂，同时开始递减“激素”。

【四诊、五诊】其后继续以原方加减，主要是痰色灰黄、质亦较稠，但滑利易于咳出，故去白前，加冬瓜子 18g。

【六诊】2000 年 1 月 3 日。服中药已近 5 个月，现“激素”已减为每日 5 片，吸氧量亦大减，呼吸通畅，胸已不闷，可侧卧，浑身轻松，两腿有力，上楼已不喘。诊其脉弦细滑数，舌体胖苔薄见底。治以原法加润肺祛痰，和血调肝之品，药用冬瓜子 18g，茯苓 18g，太子参 25g，川贝母 10g，生薏苡仁 15g，赤芍 15g，白芍 15g，香附（制）12g，桔梗 6g，白芥子（炒）5g，枳壳（炒）9g，紫菀（炙）9g，紫苏子 9g，红花 9g，桃仁 9g，当归 20g。28 剂。

【七诊】1 月 30 日。除偶有气由胃中上逆外，余证皆有好转，遂以前方去冬瓜子、生薏苡仁、红花、桃仁、紫菀，加白术（炒）12g，旋覆花 12g，清半夏 10g，降香 5g，生牡蛎（先煎）30g。30 剂。

【八诊】3 月 5 日。2 月 21 日去北京某医院复查并做胸部 CT，较前有明显好转。已停止半年的月经复至，已无需吸氧。诊其脉弦细数，舌体胖苔白欠津，遂以原方减去温性祛痰药和平逆气之品，加调肝益肺之品，续服 30 剂。

【结果】其后继续调治，月经按期至，色量正常，经期亦无不适，同时继续递减“激素”。6 月 7 日又经北京某医院 CT 检查诊断为：非特异性间质性肺炎，间质渗出性病变部分吸收。8 月 19 日做胸片检查，结论：与原片比较有进步，右叶尤明显。9 月 24 日起停用“激素”。2001 年 2 月 8 日在北京某医院进行 CT 检查，双下肺斑片索条影呈玻璃样变，双背侧胸膜轻度增厚，与 2000 年 6 月 7 日片比较，未见明显变化。7 月 9 日又经北京某医院 X 线检查，摄胸部正位片，双下肺纹理增粗，余心肺膈未见明显异常改变。患者称：服中药 7 个月后彻底不用吸氧了，服中药 13 个月彻底停“激素”后病情未见反复，现停“激素”已 3 个月余，身体自觉轻松有力，呼吸通畅，自我感觉良好。患者 2000 年 8 月 8 日至 2001 年 10 月 13 日连续就诊 33 次，中间也曾 2 次不慎感受风寒而出现咳嗽痰多，

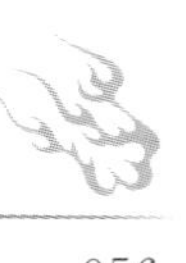

但经宣肺解表、祛痰止咳的中药治疗，均应手而愈，未出现病情反复。

【按】《灵枢·百病始生篇》曰："风雨寒热，不得虚，不能独伤人。猝然逢疾风暴雨而不病者，盖无虚，故邪不能独伤人。"此案患者于初冬之际，且在月经期内，夜间乘汽车出山海关北上，一宿未眠，致使行3日之月经骤停，其体能之虚疲与外寒之侵袭可知。《素问·玉机真藏论》曰："风寒客于人，使人毫毛毕直，皮肤闭而为热。当是之时，可汗而发也。……弗治，病入舍于肺，名曰肺痹，发咳上气。"这段经文与此案初期的病情极为吻合，正是未能及时用解表宣肺的方药"开门驱贼"，致热暂退而复炽，咳嗽加重，并出现心慌、气短，是病已入舍于肺。中医认为：肺主一身之气，外合皮毛，开窍于鼻，司呼吸，是吐故纳新的枢机，防御外邪的藩篱。一旦外邪乘人之虚而为病，则多始于皮毛肌腠，致肺气不得宣畅，清肃之令失常，毛窍闭而身热，肺气郁而咳嗽。同时，肺输精于皮毛的功能失职，津聚为痰，阻滞气道，甚则气上逆而为喘。同时由于"宗气积于胸中，出于喉咙，贯心脉而行呼吸焉"(《灵枢·邪客篇》)。所以当邪舍于肺，气机失常严重时，自然影响宗气的流畅而心脉为之不畅。归结到一点，乃由过度劳累，又外伤于风寒，加之治不如法，致风寒内舍于肺，兼及于心。特别是双肺间质纤维化，说明肺本身已出现器质性病变，就不仅是"行呼吸"的问题，而是影响到贯通心脉之血的流畅。所以遣药组方中不仅首当宣肺祛痰以驱邪外出，并选用桃仁、红花、郁金、生牡蛎、当归以通痹散结。这里特别要谈一谈当归。《神农本草经》早就指明当归可治"咳逆上气"，但今人很少提及。当归性温，气味辛香而甘，归心、肝、脾经，善行血中之气，不仅贯宗气而通心肺，还疏肝醒脾。今病已及心，胸中痹着，故以之与桃仁、红花、郁金合而散结通痹。当然，最具说服力的是事实。患者在服此方的同时，除"激素"与吸氧不变外，其他药物皆停，结果服药3周后诸证悉减，尤其吸氧量大减。于是复诊中仅作了小调整。此案初治颇为顺手，于是考虑其服用"激素"已近300日，且量颇大，当设法逐减。根据王老经验，先用性味比较平和的补气药，使补而不壅，且有利于祛痰，故选太子参和茯苓，药后并无不适，且痰出畅，咳喘减，心悸亦渐平，于是逐步调整祛痰止咳之品，增加补气、养血、活血之药，果见病日退，人日健，而且已经闭达半年的月经复通，连续数月皆按期至，经期亦无任何不适，色量及行经期皆正常，故未另用调经治疗。始终守原法逐渐增加益气、和血之品，俾中气复，新血生，陈血消，肺络通，而祛痰之品只为肃清除邪之用。如此调治直至"激素"完全停止后3个月，除曾感风寒而发热咳嗽，经散风宣肺，祛痰止咳治疗外，病情未再反复。

参考文献

王绵之. 疑难病肺纤维化证治的临床研究［J］. 中医药学刊，2003，21（6）：837－838

2. 痰浊蕴肺、络脉瘀滞、肺失肃降案（朱良春医案）

患者，女，56岁。

【初诊】 2003年7月21日。

［主诉］咳喘反复1年余。

［临床表现］患者1年多来反复咳嗽，痰少难咳出，胸闷，活动后气短。曾在某医院做肺部CT检查示：双中下肺背段见片状密度增高阴影（间质性肺炎）；肺功能测定：严重混合性通气功能障碍，低氧血症。曾先后用青霉素、头孢菌素类、罗红霉素、左氧氟沙星、糖皮质激素、环磷酰胺、硫唑嘌呤等治疗均不见好转，目前仍以泼尼松（15mg/d）、肿节风及穿山甲等药物治疗。刻诊见干咳、气短，面色少华，神疲，唇绀，口干，便溏，每日2～3次。舌苔厚腻，脉细弦。

［诊断］喘证，证属痰浊蕴肺，络脉瘀滞，肺失肃降。

［治法］肃肺祛痰，活血通络。

［方药］穿山龙40g，生黄芪30g，白术（炒）20g，蜂房10g，红花10g，款冬花（炙）15g，金荞麦30g，僵蚕10g，土鳖虫10g，甘草6g。14剂。扶正蠲痹胶囊，每次4丸，1日3次。

【二诊】 8月4日。患者咳嗽痰白，活动后气短，大便溏烂，便次增多，胃纳不振，舌苔白腻，脉细小数。仍从痰瘀阻肺、肃降失司、中运不健论治。药用穿山龙50g，金荞麦30g，藿香梗10g，苦杏仁15g，薏苡仁15g，红花10g，冬瓜子20g，苍术（炒）10g，白术10g，丹参15g，白芥子（炒）10g，蜂房12g，甘草4g。14剂。

【三诊】 8月18日。夜间咳嗽较剧，动则气短，痰白，胃脘不适，有恶心及嘈杂感，二便正常，舌苔薄腻，脉细小数。为正虚痰恋肺胃之证，前法续进。药用穿山龙50g，金荞麦30g，生黄芪30g，桃仁10g，红花10g，蜂房10g，徐长卿15g，半夏（姜制）10g，胆南星15g，穿山甲10g，天竺子15g，白芥子（炒）15g，甘草6g。28剂。

【四诊】 9月22日。患者低热已除，咳呛入暮为甚，痰咳出后较舒，胸闷较前略有改善，舌苔白腻，脉细弦。泼尼松减为12.5mg/d。药用穿山龙50g，金荞麦30g，半夏（姜制）10g，胆南星15g，穿山甲（炮）10g，僵蚕10g，蜂房10g，葶苈子15g，桃仁15g，红花15g，甘草6g，白术20g。30剂。

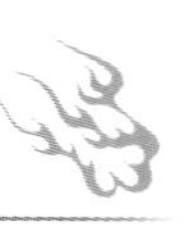

【五诊】 10月28日。咳嗽气喘、胸闷、口干等症逐渐好转，近来面部微浮，纳食尚可，舌质微红伴有紫点、苔薄白腻，脉细弦。泼尼松减为10mg/d。仍从痰瘀阻滞，肺失肃降论治。药用穿山龙40g，金荞麦30g，丹参15g，桃仁10g，生黄芪30g，三七粉（分冲）3g，穿山甲（炮）8g，蜂房10g，淫羊藿15g，生地黄15g，熟地黄15g，甘草6g。30剂。

【结果】 以后守法续进，共服药近百剂，康复。

【按】 间质性肺炎属中医学"咳喘"、"肺胀"等范畴，发病原因颇多，有外感病毒感染所致，也有因风湿免疫性疾病及呼吸系统疾病所致，一旦发生间质性肺炎，很难完全缓解。根据其病程长、咳嗽反复发作、痰黏难咯或活动后气短等临床特征，朱老认为，咳嗽虽不止于肺，而不离于肺，总归于邪客于肺所致。尽管病情虚实夹杂，但始终从痰瘀论治。"咳嗽总有痰作祟"，"久病必瘀"，痰浊恋肺，气机失调，瘀血阻络，肺络失和，痰瘀搏结，肺失清肃，故治疗上以肃肺祛痰、活血通络为主。朱老用药特色有二：一是每方必用穿山龙。他认为，穿山龙既能化痰又能通络，既有肾上腺皮质激素样的作用，却无激素样的副反应。配合鬼箭羽等药活血化瘀，对咳痰、气短等症状能明显得到缓解。二是擅用虫类药。在治疗这类疾病的处方中，蝉蜕、僵蚕、水蛭、地龙以及全蝎、蜈蚣、蜂房、土鳖虫等使用的频率较多。他认为，这些药物既是祛邪药，又是具有一定增强体质的补药，其祛风化瘀、钻透剔邪、开瘀散结的作用，不仅能松弛气道，舒展肺络，改善循环，促进炎症的吸收，而且还含有蛋白质、微量元素等丰富的营养物质，起到了寓攻、寓补、攻补兼施的作用，非一般植物药所能及。

参考文献

薛梅红．朱良春治疗间质性肺炎经验［J］．中医杂志，2006，47（7）：493

支气管扩张（3案）

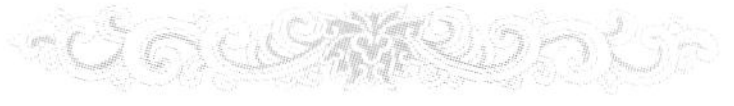

1. 肝火犯肺、灼伤血络案（洪广祥医案）

患者，女，50岁。

【初诊】 1993年2月20日。

［主诉］咳痰带血反复7年，复作半个月。

［临床表现］患者7年前诊为支气管扩张症，以后每年冬、春季复发。1993年2月以来因情绪抑郁不舒而出现咳嗽，咯血痰，每日10余口，在

某医院给予枇杷止咳糖浆、复方磺胺甲噁唑、青霉素、酚磺乙胺（止血敏）、脑垂体后叶素等药 3 日，无明显疗效，而求诊于洪老。症见咳嗽气促，咳痰夹血，胸胁胀痛，口渴口苦，大便偏干。舌质红暗、苔薄黄，脉弦滑数。两肺听诊可闻及湿啰音。

［诊断］咳血，证属肝火犯肺，灼伤血络。

［治法］清肝泻肺，凉血止血。

［方药］青黛 10g，蛤壳 20g，生栀子 10g，黄芩 10g，生地黄 20g，牡丹皮 10g，赤芍 15g，生蒲黄 15g，花蕊石 30g，三七粉 3g，瓜蒌皮 15g，郁金 10g，生大黄 10g。7 剂。

【二诊】服 2 剂后咯血量减少，大便稀，每日 2～3 次，胸闷气短，舌苔薄黄，脉弦细数。续原方加太子参 15g 治之。7 剂。

【三诊】咯血止，其他症状缓解。舌质淡红兼暗、苔薄黄，脉弦滑。病属缓解期，以调肝、泻肝为主。药用青黛 10g，蛤壳 30g，生栀子 10g，生地黄 15g，太子参 15g，黄芩 10g，瓜蒌皮 10g，郁金 10g，三七粉（另吞服）3g。

【结果】服药月余，随访近年未发。

【按】此案病机为肝火犯肺，灼伤血络。中医认为肝气旺于春，肝脉上注肺。该患者因情绪抑郁，郁而化火，木火刑金，灼伤肺络，从而出现肝火肺热之咳血病。洪老认为，支气管扩张的发作常以春季和秋季为多，部分患者每因情绪抑郁或性情急躁，暴怒伤肝，而激发支气管扩张症的急性发作。此类患者的症状表现常以咳痰咯血为主，多数是出血如涌，肝火炽盛和邪火迫肺的见证突出。治疗重在清肝泻肺，以阻止病情发展。此案胸胁胀痛明显，故在清肝泻肺的基础上加入瓜蒌皮、郁金以疏肝通络解郁。治疗谨守病机，故效如桴鼓。

参考文献

陈建建，陈兴华. 洪广祥治疗支气管扩张验案 5 则［J］. 江西中医药，1995，26（3）：8-9

2. 肝肾阴亏、相火灼肺案（裘沛然医案）

患者，女，39 岁。

【初诊】

［主诉］反复咳嗽、咯血 20 余年。

［临床表现］患者自 15 岁起经常咳嗽、咳痰色黄，时有痰中带血。西医诊断：支气管扩张（简称支扩）。给予抗生素及止咳祛痰宁血药，虽能暂时缓解，但常有复发。自生育后，每逢临经前有咯血，约十余口，而经量较生育前减少。刻下咳嗽痰多黏稠，时有痰中带血，头疼，夜晚盗汗，

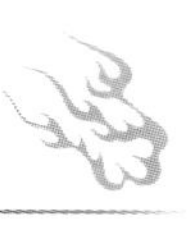

口渴喜饮。舌质暗红、苔薄白，脉细弦。

［诊断］咳血，证属肝肾阴亏，相火灼肺。

［治法］养阴清热，止咳化痰。

［方药］桑叶 12g，生石决明（先煎）30g，牡丹皮 12g，黛蛤散（包煎）18g，茜草根 12g，侧柏炭 15g，黄芩 24g，细辛 10g，生蒲黄（包煎）15g，百部 12g，生地黄 30g，紫菀（炙）12g，川贝母 9g，麦冬 15g。7 剂，水煎服。

【二诊】服药后咳嗽、咳痰略有减少，咯血亦止。再服上方 14 剂。

【三诊】3 周后月经来潮，经前咯血大为减少，黄稠痰仍较多，再拟上方加桃仁 12g，苦杏仁 12g。7 剂，水煎服。

【结果】咳嗽平，稠痰消，咯血止，口渴、盗汗亦消除，经汛之前未见咯血，经量较上次增多，趋于正常。患者坚持服药 3 个月。1 年后随访，诸症恢复良好，基本康复，仅咳剧时偶有痰中带血丝。

【按】支气管扩张属中医“咳血”范畴。患者经前咯血为“倒经”之象。女子以血为本，而血之运行，有赖肝气疏泄条达。今肾阴不足，肝阳易旺，血随火逆而致咯血。患者平素痰涎壅盛，阻碍气血运行，以致月经量少，故治宜清热泻火、平肝益肾、凉血行血。方中以黄芩、牡丹皮、桑叶、石决明、黛蛤散泻火平肝；用生地黄、麦冬养肺肾；再用桃仁、茜草根、侧柏炭、蒲黄凉血行血，使血循经行而不外溢；再佐以川贝母、苦杏仁、紫菀、百部化痰止咳。临床医生在治疗“支扩”时，大多不敢用辛散温性之细辛，而裘老却有独到之见和丰富的经验，往往是重用细辛（9～12g），且与黄芩相配，形成一组药对。细辛大辛，黄芩大苦；细辛性温，黄芩性寒；辛苦相配，寒温相合，相反相成，共奏宣肺清气化痰之功。裘老还常说：生地黄一药，近人常作凉血或益阴之用，其实生地黄尚有活血行瘀之功，故治咳血或吐血，最切病机。支气管扩张常反复咯血，为气机不畅，气血郁阻，血不循经，多为虚中夹实，生地黄既滋养肝肾，又活血行瘀，不失为治“支扩”咯血之良药。

参考文献

裘端常. 裘沛然临证验案举隅［J］. 上海中医药杂志，2008，42（3）：4－5

3. 气阳虚弱、痰浊郁肺案（洪广祥医案）

患者，女，49 岁。

【初诊】2008 年 5 月 25 日。

［主诉］咳喘反复数十年，间尝咯血 1 次。

［临床表现］自幼有咳喘病史，近 12 年来咳嗽、咳吐黄脓痰、胸闷气

喘反复发作频繁，以5～8月份明显。缓解期间晨起也咳少量黄脓痰，2007年9月份曾大咯血1次。现症见咳嗽频作，咳吐黏痰，日咳30余口、白多黄少，稍动即胸闷气促明显，神疲乏力，怯寒背冷，纳食乏味，口稍干，夜寐欠安，二便平。舌质红暗、边有齿印、苔白滑，两寸脉细弱、两关脉弦细滑。查体：双肺底可闻及少量干湿性啰音。

［诊断］西医诊断：支气管扩张症。中医诊断：肺络张，证属气阳虚弱、痰浊郁肺证。

［治法］益气温阳，祛痰止咳，兼清郁热为法。

［方药］温阳护卫汤（洪氏自拟方）合麻杏甘石汤加味：生黄芪30g，白术10g，防风15g，桂枝10g，白芍10g，生姜3片，大枣6枚，甘草（炙）6g，补骨脂10g，胡芦巴10g，生麻黄10g，苦杏仁10g，生石膏30g，金荞麦30g，败酱草15g，桔梗20g，矮地茶15g，天浆壳15g，牡荆子10g，青皮10g。21剂，水煎服，1日1剂。

【二诊】6月22日。胸闷气喘明显减轻，乏力减轻，精神好转，食欲增加，近1周痰中偶带暗红色血丝，劳累时或晨起时多见。查体：双肺干湿性啰音减少。予守上方去矮地茶、天浆壳、牡荆子、青皮，加猪牙皂6g，法半夏10g，白及30g，牡丹皮15g，茜草炭15g，加强涤痰、祛瘀作用，30剂。另云南白药备用。

【三诊】7月21日。患者怯寒背冷基本缓解，近1周喘促发作1次，能自行缓解，痰中带血消失，咳白黄黏痰（白∶黄=4∶1），日咳20余口，口不干苦。舌质略红暗、舌苔薄白、呈花剥状，脉细弦滑。经2个月的治疗，患者病情改善显著，但气阴阳俱虚征象仍突出，同时具有痰热瘀滞肺络征象。遂用补中益气汤合麦冬汤，加桔梗（重用）、合欢皮、白及为主，或加千缗汤、二陈汤等祛痰，或加金荞麦、败酱草、黄芩等清泄郁热，继续治疗。

【结果】治疗6个月后，患者自诉抗病能力明显增强，感冒次数显著减少，体力增强，咳痰量也明显减少，病情缓解，仅有时胸闷，无喘促。查体：左下肺少许湿啰音，右肺正常。

【按】支气管扩张症临床以咳嗽、咳黄脓痰或咯血为特征性表现，属中医“肺痈”范畴，一般认为清热泻肺是此病的基本治则。但洪老认为此病犹如其他慢性咳喘病一样，久病可致肺脾气虚、宗气不足。宗气不足为气虚之极，气虚甚者可致气阳虚弱，故患者常可见怯寒背冷、易感冒、冬季发作等肺阳虚弱和卫阳不足的表现，为疾病反复发作及病情逐渐加重的重要内因。近代医家张锡纯治疗此病创制了回阳升陷汤（黄芪、干姜、当归、桂枝、甘草），洪老则自拟温阳护卫汤（生黄芪、白术、防风、桂枝、白芍、生姜、大枣、甘草、补骨脂、胡

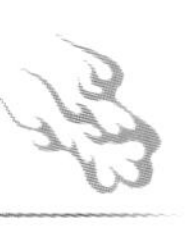

芦巴）治疗。临床实践证明此方具有温阳益气、调和营卫作用，能有效提高机体的御邪抗病能力。此病例后期应用补中益气汤治疗，取得了补益宗气、“杜绝生痰之源”之效果。二方均以补虚为主，在本病中不能单独使用，而应在邪热标实证得到有效抑制之后使用；且宜与清热养阴、排痰浊、散瘀血等治法同用，以避免出现补虚碍邪的副反应。

参考文献

张元兵，王丽华. 洪广祥教授“宗气”理论及临证验案举隅［J］. 中医药通报，2010，9（3）：34-36

自发性气胸（1案）

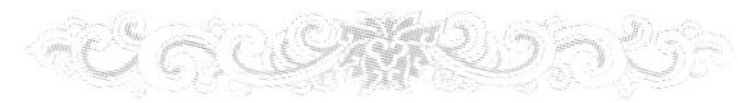

气虚痰阻案（洪广祥医案）

患者，男，23岁。

【初诊】2002年12月24日。

［主诉］气胸反复发作2年，再发1周。

［临床表现］患者近2年来反复5次气胸，常因用力动作、劳累后引起，外院曾建议行胸膜粘连术。1周前再次出现右侧气胸（15%），至今未完全吸收。刻下症见右胸隐痛不适，胸闷气短、有上下之气难以接续之感，神疲乏力，活动后上症加重，怯寒，语声低怯，口不干苦，纳食一般。舌质暗红、苔白腻，脉细弦滑、双寸脉弱。近5年时有咳嗽、咳痰史。

［诊断］西医诊断：自发性气胸。中医诊断：喘证，证属气虚痰阻。

［治法］补益宗气，化痰止咳。

［方药］补中益气汤合二陈汤加味：生黄芪30g，西党参30g，白术10g，陈皮10g，升麻10g，柴胡10g，当归10g，甘草（炙）6g，法半夏10g，茯苓10g，白及30g，合欢皮30g，天浆壳10g，矮地茶15g。7剂，水煎服，1日1剂。

【二诊】12月31日。复查胸片提示气胸消失，咳嗽、胸痛稍减，继予补益宗气为主、兼化痰祛瘀补漏法治疗，守上方去天浆壳、矮地茶，加山药30g，诃子肉10g，玫瑰花10g，三七粉（冲服）3g。嘱放假在家先服药14剂，若症状改善则原方继服。

【三诊】2003年3月7日。自诉服药1个月后病情显著改善，胸痛、胸闷、气短基本消除，体力大为增强，唯仍有少许咳嗽、咳痰，舌质淡

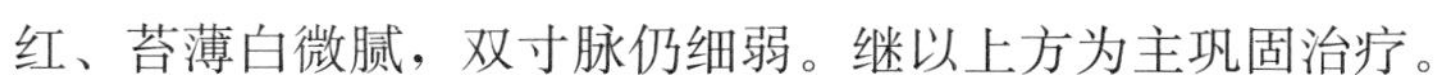

红、苔薄白微腻，双寸脉仍细弱。继以上方为主巩固治疗。

【结果】 服药 4 个月，至 2003 年 7 月毕业时未发气胸。

【按】 自发性气胸属中医喘证范畴，也有人认为应属肺痿范畴。不同程度的胸闷气促是此病特征性症状，此症由肺脏破裂而肺容积急剧减少所致，与张锡纯在《医学衷中参西录·医方》中描述的“气短不足以息，或努力呼吸，有似乎喘……其脉象沉迟微弱”一致，符合宗气不足的证候表现。据观察，此病患者均不同程度存在宗气不足素质：瘦高体型，劳作诱发，慢性咳喘病多发等。此病例始终以补中益气汤为主方治疗以补益宗气、升阳举陷；白及具有“补肺、逐瘀生新、肺损者能复生之”的作用，故重用白及，并与诃子肉同用，共起补肺、收敛生肌之功。同时，气胸患者多存在痰饮（浊）内停，又加二陈汤以燥湿化痰治标。

参考文献

张元兵，王丽华. 洪广祥教授“宗气”理论及临证验案举隅［J］. 中医药通报，2010，9（3）：34－36

肺性脑病（1 案）

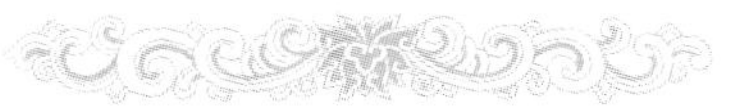

痰瘀交阻、蒙蔽心脑案（颜德馨医案）

患者，男，60 岁。

【初诊】

［主诉］咳喘反复 10 年，加重伴嗜睡 2 周。

［临床表现］慢性支气管炎、肺气肿病史 10 余年，每因气候交变而发作。2 周来因受凉而病情加剧，咳喘，胸闷，夜间不能平卧，下肢浮肿，呼吸喘急，口唇发绀，精神萎软，白昼神志尚清，傍晚则出现嗜睡，呼之尚能睁眼，小便失禁。颈静脉怒张，眼睛球结膜水肿，两下肺闻及干、湿性啰音。实验室检查：血常规示白细胞总数 $7.8\times10^9/L$，中性粒细胞 0.80。血气分析：pH 7.296，PCO_2 10.59kPa，PO_2 4.0kPa，SO_2 48％。诊断为肺性脑病，属中医“肺胀”危候。急予吸氧，给予呼吸兴奋剂可拉明、洛贝林及抗生素青霉素、氧氟沙星、哌拉西林、头孢哌酮等，并使用解痉药二羟丙茶碱（喘定），利尿药氢氯噻嗪（双氢克尿噻）、螺内酯（安体舒通）及补液支持，纠正电解质，中药小青龙汤加味等中西药抢救，病情未得好转。患者神志逐渐昏糊，烦躁不安，语无伦次，颜面浮肿，眼睛

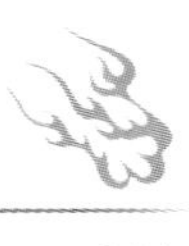

球结膜水肿，舌质红绛无苔，脉细滑。

［诊断］肺胀，证属痰瘀交阻，蒙蔽心脑，肺失清肃，宣降无权，郁久化热，暗耗阴液。

［治法］下瘀泄热，宣窍豁痰。

［方药］抵当汤合葶苈大枣泻肺汤加减：水蛭 3g，大黄 9g，葶苈子 30g，大枣 7 枚，半夏 30g，石菖蒲 30g，海浮石 30g，苏木 4.5g，降香 2.4g，枳实 9g。2 剂。

【二诊】进服 1 剂，当日大便畅解，量多，至次日神志清醒应对清晰，精神略振，咳喘稍平，口干欲饮，纳食思进，小便畅利，颜面浮肿消减，球结膜水肿消退。方药颇合病机，病势已衰，乃小其制而进。前方改葶苈子 15g，大黄 6g，再进 3 剂。

【结果】诸证悉平。复查血气分析：pH 7.344，PCO_2 7.45kPa，PO_2 12.9kPa，SO_2 96.9%。遂以健脾宣肺、养阴化痰之剂善后。

【按】肺性脑病，一般多责肺肾之虚，痰涎之盛。颜老认为，此病除具有咳喘、咳痰等痰浊蕴肺症状外，往往伴见不同程度的面色晦滞，甚至黧黑，口唇发绀，颈静脉怒张，肝大有压痛，舌质淡紫或黯红，或瘀斑，舌下静脉青紫、粗大屈曲，脉象迟、涩、促、数等瘀血指征。肺性脑病乃肺源性心脏病之危象，病及肺、心、脑等重要脏器。肺主气而心主血，脑为元神之府，至高至上，乃清灵之地，纯者灵而杂者钝。若津凝成痰，血凝成瘀，痰瘀阻于肺，蒙蔽于心，交阻于脑，以致肺失宣肃而喘促，神明失主而妄言，脑府失灵而昏昧。种种危象，皆因痰瘀作祟，治疗亟当逐瘀、涤痰，以合“必伏其所主，而先其所因”之旨。方以抵当汤合葶苈大枣泻肺汤同用。方中水蛭、大黄为抵当汤意，属逐瘀峻剂，主治瘀结实证；葶苈大枣泻肺汤本治肺痈初期之实证，但此案患者肺病通调失职，水气逆行，故颜面虚浮，球结膜水肿，下肢浮肿；肺失肃降，故咳逆上气，喘鸣迫急。此为邪气壅实之候，当开肺逐邪，故以葶苈大枣泻肺汤开泄肺气，泻水逐痰。另取苏木加强方中活血之力；海浮石、半夏祛痰；石菖蒲宣窍醒神，标本兼顾，遂获明显疗效。

参考文献

颜新，夏韵，吴鸿洲．颜德馨教授运用经方治疗顽疾的经验［J］．上海中医药杂志，1999，33（7）：14－15

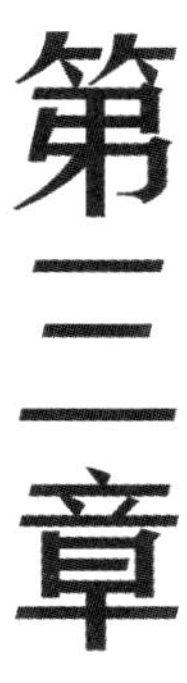

第三章 心病科医案

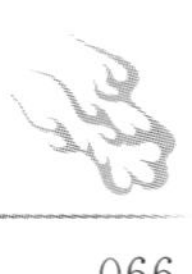

原发性高血压（7案）

1. 肝阳上亢案（阮士怡医案）

患者，男，49岁。

【初诊】2011年9月10日。

［主诉］血压增高反复10年。

［临床表现］患者患高血压10年，血压最高195/130mmHg，平素服用缬沙坦胶囊（代文）80mg/d，硝苯地平片（心痛定）5mg/次、2次/d，酒石酸美托洛尔片（倍他乐克）25mg/次、2次/d，血压控制在140～150/90～100mmHg。耳鸣10年，持续性蝉鸣音，时心慌，活动后心前区疼痛。平日喜饮酒吸烟，其父因心肌梗死去世。现症见头晕，时心慌，泛酸烧心，寐欠安，多梦，梦中有坠落感。刻诊血压180/110mmHg，舌质暗红苔薄白，脉沉弦。

［诊断］西医诊断：原发性高血压。中医诊断：眩晕，证属肝阳上亢。

［治法］滋阴潜阳。

［方药］钩藤15g，地龙15g，石决明30g，牛膝15g，天麻20g，杜仲25g，浙贝母15g，牡蛎（煅）30g，吴茱萸3g，生龙齿30g，丹参20g，豆蔻6g。

【二诊】10月13日。头晕减轻，血压控制在140/90mmHg，无泛酸烧心，晨起耳鸣、心慌甚，走路及食后胸闷，寐欠安，多梦，舌质暗红苔白，脉沉细。西药改服苯磺酸氨氯地平片（络活喜）5mg/d，酒石酸美托洛尔片（倍他乐克）25mg/次，2次/d。前方去石决明、吴茱萸、浙贝母、牡蛎、豆蔻，加柴胡10g，决明子20g，川芎15g，黄芩15g。

【三诊】11月3日。诸症均减，血压150/100mmHg，活动后心慌、心前区疼痛，吹风后鼻窦炎发作，夜晚两目干涩，大便不成形。舌质暗红苔薄白，脉弦细。10月3日方去柴胡、生龙齿，加赤芍20g，吴茱萸3g，黄连10g，远志10g，辛夷10g，生地黄30g。

【四诊】11月24日。心慌减轻，血压130～140/90mmHg，纳可，大便不成形，舌质暗红苔白，脉弦。11月3日方去杜仲、赤芍、决明子、黄芩、吴茱萸、黄连、远志、生地黄、辛夷，加仙茅10g，淫羊藿10g，葛根15g，僵蚕15g，浙贝母15g，石决明30g，牡蛎（煅）30g，紫石英20g，桑寄生20g。继续服用。

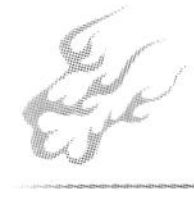

【按】此例患者平素生活习惯不良，积累日久，其病机虚实夹杂。肾阴阳两虚，水不涵木，肝肾阴亏，肝阳上亢，发为眩晕；阳亢则热，肝热内扰，寐中多梦，肝火犯胃，泛酸烧心；肾阴不能上济于心，心火偏盛，心悸胸闷，心神不宁。阮老考虑到患者有家族心血管病史，且吸烟是心血管病的独立危险因素，遂先与之讲解禁烟限酒的重要性，其次辨证处方，一择天麻钩藤饮以平肝熄风，清热活血，补益肝肾；二根据兼证用小柴胡汤清泻肝经火热，左金丸清泻肝火心火，以平肝木，二仙汤温补肾阳；三根据现代药理学研究，浙贝母、牡蛎有很好的抑酸、保护胃黏膜作用，黄连有抑制胃幽门螺杆菌的功能，决明子有良好的降压作用，方中酌加使用。

参考文献

任淑女，张军平，阮士怡．阮士怡教授临证特色浅析并验案三则［J］．中华中医药杂志，2013，28（3）：714－717

2. 肝阳偏亢、心神少宁案（张镜人医案）

患者，男，61岁。

【初诊】1984年12月31日。

［主诉］眩晕、心悸加重1周。

［临床表现］素有高血压、冠心病等病史。1周来头晕，目眩，心悸，寐差，平素大便略干，偶有衄血。舌苔薄腻，脉细弦。血压170/100mmHg。

［诊断］西医诊断：原发性高血压，冠心病。中医诊断：眩晕，心悸，证属肝阳偏亢，心神少宁。

［治法］平肝潜阳，养心安神。

［方药］丹参9g，赤芍9g，白芍9g，甘草（水炙）3g，罗布麻叶（后下）15g，黄芩（炒）9g，钩藤（后下）9g，蒺藜9g，石决明（先煎）15g，远志（水炙）3g，菊花（炒）9g，小麦30g，香附9g，郁金9g，谷芽12g。14剂。

【二诊】1985年1月14日。药后头晕、心悸略平，血压150/90mmHg，近日略有鼻衄，舌苔薄腻，脉细弦，前法加减。药用丹参9g，仙鹤草30g，赤芍9g，白芍9g，甘草（水炙）3g，罗布麻叶（后下）15g，苦参9g，钩藤（后下）9g，石决明（先煎）15g，蒺藜9g，远志（水炙）3g，藕节（炒）15g，菊花（炒）9g，小麦30g，郁金9g，香附9g，谷芽12g，白茅根（去心）15g。14剂。

【结果】随访药后衄血即止，诸症均平，乃减仙鹤草、藕节等继续服药巩固治疗。病情一直稳定。

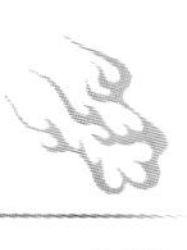

【按】高血压的治疗主要应协调其阴阳，阴阳平衡则升降有度。临床以肝阳上亢最多见，故平肝镇潜是治高血压常法。此例兼有大便干结，衄血，火热上冲之症状明显，故尚应配合黄芩、菊花、罗布麻叶以清肝降火，则肝阳平，热邪退，衄血安，眩晕宁，血压亦趋向正常。

参考文献

张镜人. 高血压病的证治研讨［J］. 中国民间疗法，2011，18（3）：1

3. 痰火内盛案（周仲瑛医案）

患者，女，51岁。

【初诊】1997年1月2日。

［主诉］血压增高反复26年。

［临床表现］患者高血压起于产后，迄今已26年，每逢冬季加重，近1年来舒张压常在100mmHg左右。今测血压195/105mmHg。自觉头痛，胸闷时痛，间有手麻，心烦口干。颜面潮红，舌苔黄薄腻，脉细滑。

［诊断］风眩，证属痰火内盛。

［治法］清火化痰，调气和血。

［方药］夏枯草12g，黄芩（炒）10g，半夏（竹沥制）10g，胆南星6g，泽泻15g，海藻12g，僵蚕（炙）10g，汉防己12g，天仙藤12g，生龙骨（先煎）12g，生牡蛎（先煎）25g，知母10g，栀子（炒黑）10g。1日1剂。

【二诊】1月20日。药后头痛已除，头昏不著，仍感胸闷，手麻，面浮，面部潮红，口干明显，舌质暗、苔薄腻有黏沫，脉细滑。测血压148/96 mmHg。治拟清火化痰，调气和血。前方加玄参12g，鸡血藤10g。1日1剂。

【三诊】2月20日。近来血压下降稳定，且头昏基本消失，手不麻，有时面部潮红，舌质暗红、苔薄黄，脉细滑。测血压140/86mmHg。治守前法巩固。初诊方去栀子。1日1剂。

【按】此案患者病起于产后血亏，肝木失养，肝旺生火，火炎灼津成痰，而成痰火内盛之证，故临床表现有头昏、面红心烦、舌质红苔腻、脉滑等症；气血失调，络脉不和，则见手麻、面浮。据证立法，治当化痰、清火，药用夏枯草、黄芩、栀子、泽泻清泻肝火，胆南星、海藻、僵蚕、半夏清痰火。苦寒直折虽为正治，但肝火燔灼日久，终必耗伤肝肾之阴，患者已有口干、脉细等伤阴之象，故方中配伍知母、玄参滋阴清热，复加汉防己、天仙藤、鸡血藤调气和血。组方选药，紧扣病机，疗效堪称满意。由此可见，对于高血压的辨治，切不可囿于“阴虚阳亢”一端，尚有因痰火内盛所致者。朱震亨在《丹溪心

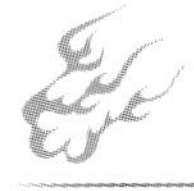

法·头眩》中说："无痰则不作眩，痰因火动，又有湿痰者，有火痰者。"临证当详审细辨。

参考文献

周仲瑛. 清温异治高血压病验案 [J]. 南京中医药大学学报，2004，20（5）：261-262

4. 阴虚阳亢、阴损及阳、气虚血瘀案（颜德馨医案）

患者，女性，55岁。

【初诊】 2005年8月23日。

［主诉］高血压史30余年，伴头晕5年。

［临床表现］患者原有高血压史30余年。5年前感时有头晕，血压最高达200/110mmHg，平时常服氯沙坦（科素亚）、尼莫地平等药物治疗。有"甲状腺功能减退"病史数年，常服左甲状腺素钠（优甲乐）。另有窦性心动过缓及抑郁症病史。平时常感头晕，胸闷、心悸，神疲、乏力，思虑多，夜寐欠佳。时有畏寒肢冷感，胃纳一般，大便溏薄。近2月来又感头晕阵作，间有惶惶不可终日之感，血压多在185/95mmHg。曾服平肝潜阳之剂，然效果不明显。

［诊断］风眩，证属肝肾两虚，肝阳上亢，阴损及阳，气虚血瘀。

［治法］温肾平肝，交济阴阳。

［方药］附子6g，羚羊角粉（吞）1.2g，甘草（清炙）6g，升麻4.5g，丹参15g，生蒲黄9g，葶苈子9g，龙骨30g，牡蛎30g，桂枝6g，益母草30g，白术12g，白芍12g，红花9g。3剂。

【二诊】 药后头晕减轻，肢冷已和，已无恍恍然之感，大便成形。血压亦下降至150/85mmHg。但乏力，嗳气频频，心烦，夜寐欠安，右胁不适。肝胆互为表里，胆主少阳，内寄相火，平素思虑太过，少阳枢机不达，胆气郁结化火，扰乱心神，气血失衡，脾运不健。前方中病即止，以疏肝理气、活血安神之方药：柴胡6g，龙骨30g，牡蛎30g，降香3g，党参10g，五味子9g，麦冬9g，磁石30g，羚羊角粉（吞）1.2g，猪苓15g，茯苓15g，百合30g，川芎9g，苍术9g，白术9g，桂枝6g。7剂。

【三诊】 药后上症悉减，血压140/75mmHg，平素血压稍波动，口干苦好转。女子以肝为先天，肝为将军之官，患者久患窦性心动过缓、"甲减"、"抑郁症"，病位在肝肾，肝肾不足乃其本；况慢性疾病宜调节邪与正的关系，所谓扶正祛邪，固本清源，气滞血瘀乃其标，故而治疗当肝肾同调，理气活血。药用仙茅9g，淫羊藿15g，知母9g，黄柏9g，当归9g，丹参15g，白芍10g，郁金9g，枳壳9g，桔梗9g，柴胡6g，赤芍10g，甘草4.5g，百合30g，小麦30g，牛膝9g，紫苏子10g。14剂。

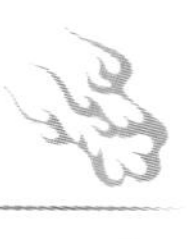

【结果】药后血压稳定，头晕胸闷、乏力神疲等症状减轻。

【按】高血压之病机不外乎脏腑的阴阳失衡，初起常以肝阳上亢为主，久延伤阴。故临床诊治高血压一般均从滋阴潜阳入手。颜老认为，此病至后期，阴损可及阳，表现为阳虚或阴阳两虚的变证，甚则寒热虚实夹杂。若仍拘泥于苦寒清火或滋阴潜阳之法，则易损害阳气，反使病情加重。必遵“阳无阴则不长，阴无阳则不生”之理，根据病情，或温其阳，或在育阴之时兼用扶阳之法，或阴阳双补兼清浮阳，不刻意降压，而血压自能下降。此例患者病久肝肾两虚，肾阴不足，水不涵木，致肝阴不足，肝阳上亢，肝家气火有余，故时见头晕；“阳无阴则不长”，肾阴不足波及肾阳，故见畏寒肢冷；病程日久，气血运行不畅，阳失斡旋，心阳不振，气虚血瘀故见胸闷、心悸、脉细缓。颜老立方以附子、升麻温阳升清治其本，羚羊角、葶苈子平肝降气缓其标，不为高血压所拘，可谓直见本源。附子、羚羊角同用颇有深义，附子为回阳救逆之妙品，羚羊角为平肝潜阳之要药，一寒一温，交济阴阳。当患者血压获得明显下降后，即去刚用柔，予理气活血、肝肾同调，用二仙汤调理而收功。

参考文献

韩天雄，孔令越，施红．颜德馨教授运用温阳法治疗心血管病经验［J］．中国中医急症，2008，17（4）：488－489

5. 肝肾不足、阴虚及阳案（周仲瑛医案）

患者，女，38岁。

【初诊】

［主诉］血压增高1年余。

［临床表现］患高血压年余，检查属原发性，常服“山绿茶片”治疗，但效果不明显。初诊自觉颈部僵硬酸痛，时有心中虚悬，意识模糊，胸部闷塞不舒，头昏，偶有肢麻，两下肢清冷发凉，经行超前、量少色暗。舌苔黄薄腻、舌质黯，脉沉细。血压160/100mmHg。

［诊断］风眩，证属肝肾不足，阴虚及阳。

［治法］阴阳并调。

［方药］淫羊藿10g，仙茅10g，巴戟天10g，当归10g，黄柏10g，知母10g，生地黄10g，桑寄生15g，川芎10g，葛根10g，天麻10g，蒺藜10g。

【二诊】药服7剂，血压降至140/85mmHg左右，反觉头目不清，疲劳乏力，两下肢冷，舌苔薄黄，脉细，口唇紫。仍从阴虚及阳、肝肾不足治疗。原方改知母5g，加枸杞子10g。继服7剂。

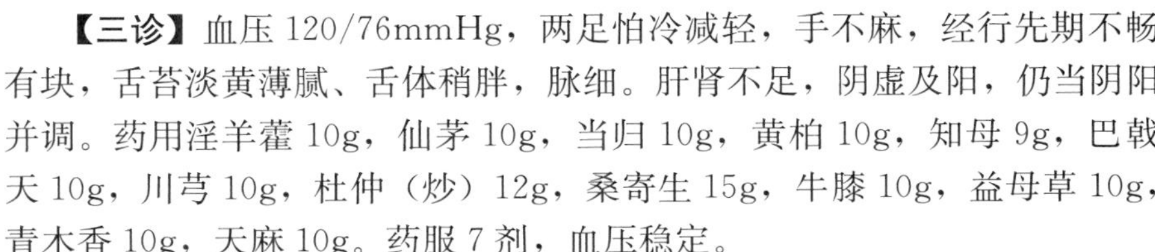

【三诊】血压120/76mmHg，两足怕冷减轻，手不麻，经行先期不畅有块，舌苔淡黄薄腻、舌体稍胖，脉细。肝肾不足，阴虚及阳，仍当阴阳并调。药用淫羊藿10g，仙茅10g，当归10g，黄柏10g，知母9g，巴戟天10g，川芎10g，杜仲（炒）12g，桑寄生15g，牛膝10g，益母草10g，青木香10g，天麻10g。药服7剂，血压稳定。

【按】此案临床表现为肾阳亏虚，肝失温养，理应治以温养肝肾，但因与月经先期，量少色暗有其内在关系，故同时从阴血不充，阴虚及阳，冲任失调考虑，取二仙汤加生地黄阴中求阳，滋阴济阳，并佐知母、黄柏苦泄之品，以防温药助阳伤阴之弊，用其从治之意，诱导虚阳的潜降。通过温清并用，达到阴阳并调的目的。

参考文献

周仲瑛. 清温异治高血压病验案［J］. 南京中医药大学学报，2004，20（5）：261-262

6.肾阳亏虚、肝失温养、风木内动、气血失调案（周仲瑛医案）

患者，女，63岁。

【初诊】1997年2月15日。

［主诉］血压增高20余年。

［临床表现］患者有原发性高血压20余年，常服中西药治疗，但血压始终升降不定，且呈逐渐上升趋势［（170～202）/（100～125）mmHg］。初诊见头昏胀，视糊，左侧目睛转动欠灵，左手足清冷不温，左臂乏力、难持重物，肢麻，腿足酸软，足底酸痛。舌苔薄、质淡，脉细。血压170/125mmHg，肾功能正常。

［诊断］风眩，证属肾阳亏虚，肝失温养，风木内动，气血失调。

［治法］温养肝肾。

［方药］淫羊藿10g，仙茅10g，巴戟天10g，当归10g，杜仲（炒）15g，桑寄生15g，川芎10g，枸杞子10g，生地黄10g，天麻10g，鸡血藤12g，牛膝10g，磁石25g。7剂，1日1剂。

【二诊】2月22日。药后头昏胀、怕冷减轻，左足冷，左半侧胸闷，嗳气为舒，右目模糊，舌质淡苔薄。血压160/96mmHg。温养肝肾有效，原法巩固，原方加青木香6g。1日1剂。

【三诊】4月16日。药服1个月，停用3周，头昏不显，左手臂酸软麻木、手掌浮、左下肢筋脉牵引疼痛，足底酸痛，行走不利，舌质淡苔薄，脉细。血压160/90 mmHg。肝肾亏虚，气血失调，仍予温养。2月15日方去生地黄、磁石，加天仙藤12g，豨莶草15g。1日1剂。

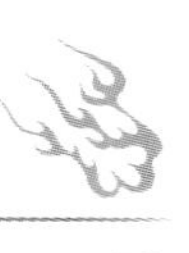

【四诊】 5 月 28 日。服药 1 周后血压 146/84mmHg，连服月余，血压稳定，未见波动，今测血压 142/84mmHg，但左侧足膝关节仍酸胀，下肢筋脉拘急，足底酸痛，行走不利，右手臂时有麻胀，舌质暗紫、苔淡黄薄腻，脉沉细。肝肾不足，阴中火衰，守法巩固。

【结果】 此后常来调治，血压始终在正常范围，用药虽略有随症加减，但治法始终不变，至今 6 年效果堪称显著。

【按】 此例为一用温养肝肾法的典型个案，使血压获得长期稳定正常，提示阳虚高血压有其特殊的发病机制，与阴虚及阳似同而实异。因肾阳亏虚，阴中火衰，既可致火不归宅，虚阳浮越于上，并可因肾虚不能温养肝木，助其生发条达，而至虚风内动。通过温养肾气，可以起到潜纳虚阳、导火归宅、养肝熄风、温通气血的目的。

参考文献

周仲瑛. 清温异治高血压病验案［J］. 南京中医药大学学报，2004，20（5）：261－262

7. 脾虚痰瘀案（邓铁涛医案）

患者，男性，51 岁。

【初诊】 2001 年 8 月 31 日。

［主诉］头胀痛 11 日。

［临床表现］患者于 2001 年 8 月 22 日因头胀痛 2 日而入院，其头胀痛呈持续性，伴胃脘部轻度胀闷不适，于当地诊所测血压为 196/126mmHg，予“圣通平”口服后血压控制不佳，头胀痛无明显缓解。入院时血压 185/110mmHg。西医拟诊为原发性高血压 3 级（高危组），西药先后予卡托普利（开搏通）、美托洛尔（倍他乐克）、氨氯地平（络活喜）、吲哒帕胺（钠催离）等联合降压，中药以平肝潜阳、活血止痛为法，疗效仍差，血压波动在 160～180/90～110mmHg。遂于 8 月 31 日请邓老会诊。当时患者倦怠乏力，头胀痛，时恶心欲呕，纳谷不香，夜眠差，大便稍溏，小便正常。舌淡红稍暗、中根黄腻、边有齿痕，脉沉弱。

［诊断］头育，证属脾虚痰瘀。

［治法］益气健脾，祛痰活血。

［方药］黄芪 60g，茯苓 15g，白术 15g，薏苡仁 30g，枳壳 10g，竹茹 10g，橘红 6g，牛膝 15g，佩兰 10g，扁豆花 10g，决明子 30g，甘草 3g。

【二诊】 9 月 3 日。患者诉服 1 剂后即觉诸症缓解，头痛消失，胃脘舒畅，全身得轻，血压平稳下降。续服 2 剂后诸症基本消失，头痛全无，仅胃纳稍差，略觉乏力。降压药已减至单用卡托普利控制，血压平稳。现头痛已消失，无恶心欲呕，纳谷欠香，略觉倦怠，夜眠尚可，二便正常。舌质淡稍暗、苔薄白微腻、边见少量齿痕，脉弱。仍以益气健脾化痰为法，调整如下：黄芪 60g，党参 20g，五爪龙 30g，茯苓 15g，白术 15g，山药 15g，砂仁（后下）6g，枳壳 10g，橘红 6g，佩兰 10g，扁豆花 10g，甘草 6g。

【结果】患者血压平稳，9 月 4 日出院，带中药续服。

【按】此案患者入院后诊断为原发性高血压，辨证为肝阳上亢夹瘀，药用平肝潜阳、活血止痛之品，收效甚微。对抗高血压的西药也反复加量调整，血压仍居高不下。邓老来诊，从舌苔脉象、诸症及用药经过判断为患者脾气本虚，入院后一直用寒凉苦降之品，更伤脾胃，致脾虚运化失司，痰瘀内生，故反见舌苔由薄白转为黄腻，脉象由沉弦转为沉弱。宜治以益气健脾、祛痰活血，用大剂量黄芪补气，白术、茯苓健脾，佐以祛痰活血之品，则仅一剂患者即觉诸症缓解，全身得轻，真正可谓效如桴鼓。二诊时邓老则仍在原方基础上加强益气健脾，治本为重，并佐以化痰之品，意在补益而不滋腻，徐徐收功。

参考文献

颜芳，赵立诚. 邓铁涛教授健脾化痰法治疗顽固性高血压病验案一则［J］. 中医研究，2004，17（6）：15

胸　痹（4 案）

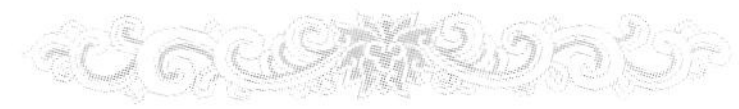

1. 气滞血瘀、胸阳不振、心脉失养案（路志正医案）

患者，男，50 岁。

【初诊】1991 年 5 月 10 日。

［主诉］阵发性心前区疼痛半年。

［临床表现］患者于去年秋天因劳累过度而致阵发性心前区疼痛，常放射至胃脘部，半年来前医者多从胃脘痛治疗，以益气健脾止痛之类，仍反复发作，劳累激动发作尤甚。症见胸闷憋气，神疲少寐，心悸胸痛，痛如针刺，痛及胃脘，甚则出汗，食少纳差。舌质暗红苔白，脉细涩。

［诊断］胸痹，证属气滞血瘀，胸阳不振，心脉失养。

［治法］行气化瘀，宽胸散寒。

［方药］丹参 30g，郁金 10g，檀香 2g，茯苓 20g，川芎 12g，远志 15g，酸枣仁 20g，橘红 6g，枳壳 15g，瓜蒌 15g，黄芪 15g，桂枝 10g，

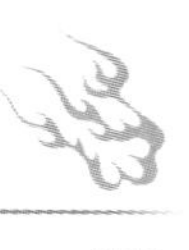

甘草5g，三七粉（冲服）2g。

【二诊】服药后胸痛大减，汗出止，尚有神疲、心悸、少寐，遂上方加入砂仁5g，白术（炒）15g。

【结果】连服2周，上述症状消失，病症痊愈，随访两年，一切正常。

【按】胸痹之病临床上并不少见，但此案疼痛部位多易误治。路老认为此病主要是气滞血瘀，气为血之帅，气行则血行，气滞则血瘀。《内经·调经论》曰："气血不和，百病乃变化而生。"心主血脉，心气是推动血液运行的动力，气盛则血流畅通，气滞则血流滞涩。故在治疗上以行气化瘀为主，使气行血流，血脉畅通，心脉得以濡养，诸症自愈。

参考文献

张守林．路志正教授疑难病治疗经验集萃［J］．光明中医，2009，24（7）：1234－1235

2. 寒凝心脉、气滞不通案（裴沛然医案）

患者，女，40岁。

【初诊】1986年10月9日。

［主诉］胸痛反复发作5年。

［临床表现］患者近5年经常胸部刺痛，遇寒或劳累则胸部刺痛加重。患者初起觉胸中痞闷有窒息感，面色灰黯，皮肤有黑斑。舌质紫黯、苔白腻，脉沉涩。心电图示心肌缺血。

［诊断］胸痛，证属寒凝心脉，气滞不通。

［治法］温通心脉，活血行瘀。

［方药］温经汤合桃核承气汤加减：吴茱萸15g，桃仁15g，麦冬12g，川芎12g，赤芍12g，半夏（制）12g，生大黄12g，桂枝12g，当归12g，生甘草12g，牡丹皮9g，党参9g，阿胶（酒烊化后分冲）9g，生姜9g。14剂。

【二诊】药后胸部刺痛明显好转，上方去生大黄、生姜，吴茱萸改为6g，加丹参15g，红花6g。又进10剂。

【三诊】药后病情稳定。药用生地黄30g，川芎12g，当归12g，赤芍12g，桃仁12g，红花6g，桂枝9g。14剂。

【四诊】药后心胸刺痛大为减轻，胸闷窒息感也有改善，面色仍为灰黯，皮肤黑斑，舌质紫黯。血瘀之症渐渐消解，但不可能一时尽除，仍须坚持服药，加丹参、红花以增强活血化瘀之力。

【五诊】药尽后心痛止，胸中痞闷消失，皮肤黑斑、舌质紫黯亦渐消除。最后以桃红四物汤加桂枝而收功。

【结果】1年半后随访未见复发。

【按】此例患者心痛之症常遇寒而发，其病因则为寒凝血脉，气血痹阻。《素问·举痛论》谓："寒气入经而稽迟，泣而不行……故卒然而痛。"面色灰黯、皮肤黑斑、舌色紫黯，皆为瘀阻血脉之证。方中吴茱萸、生姜、桂枝温经散寒、通阳宣痹，使血得温而行；半夏辛温，消痞散结以辅助之；生大黄入血化瘀；赤芍、桃仁、红花、牡丹皮等通行血痹，使瘀血去而新血生，邪去而正气复；党参、甘草、当归、麦冬为补气养血，使正气复而邪自去。温经汤是治疗妇人少腹留有瘀血的方剂，桃核承气汤亦为下焦蓄血主治之方，两方合用，一为温经，一为化瘀，同样适用于上焦寒凝瘀阻血脉之证，可见仲景之方只要应用得当，切中病机，同样可以达到疗效。后用桃红四物汤以养血活血，桂枝温通心阳、散寒除痹，使气血阴阳调和，心络通畅，治疗半月余诸症悉除。

参考文献

王庆其，李孝刚，邹纯朴，等. 国医大师裘沛然之诊籍（二）[J]. 浙江中医杂志，2011，46（2）：82－83

3. 营卫不和案（程莘农医案）

患者，女，48岁。

【初诊】2002年12月17日。

［主诉］心慌、胸闷、颈项僵硬反复发作半年余。

［临床表现］患者半年前感心慌、胸闷，曾在某医院诊断为围绝经期综合征，经过服药物治疗后，不见好转。现心慌、胸闷，劳累或者夜间加重，并伴颈项僵硬，头痛头晕，严重时夜间不能平安入睡。心脏功能检查未见异常，X光检查提示颈部生理屈度变直，其他如常。

［诊断］胸痹，证属营卫不和。

［治法］舒筋通络，调和营卫。

［治疗］取穴以心肺之表里经穴为主，并按症取穴：大椎、风池、肩髃、合谷、外关、曲池。以补法与平补平泻法，针刺与拔罐并用。针灸治疗后，在颈项部进行拔罐（走罐和摇罐），自觉颈项僵硬立即缓解。故依法调治，同时嘱每日做3次颈部锻炼，每次10分钟，隔日治疗1次。

【结果】10次后心慌、胸闷症状消失。

【按】此患者实为颈椎病引起的迷走神经交感反应，出现心慌、胸闷。肩髃、曲池、合谷为手阳明大肠经穴，肩髃行气活血、蠲痹通络，曲池清泄头目，合谷通经止痛，大椎、风池按症所取之穴，大椎为督脉与手足三阳经交会穴，刺之可振奋督脉之阳气，可引清阳上行，并

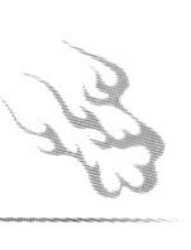

疏通督脉气血，引督脉之气补他经之不足，同时刺激各方面的神经肌肉，并松解粘连，缓解痉挛，改善大脑及颈肩部供血，平衡各方向应力；外关为手少阳三焦经穴，八脉交会穴之一，有疏通经络、解痉止痛之功；同时配以拔罐，可清除留于经于此处脉中之瘀血，直接舒缓颈项僵硬，从而祛瘀生新，共奏蠲痹止痛之功，以上诸穴合用，对于颈椎病引起的早期颈项僵硬具有较好的效果。

参考文献

杨金生，程凯，王莹莹．程莘农针灸辨治痛症临床要点总结［J］．北京中医药，2012，31（4）：271－274

4. 气血两亏、心脉不畅、心失所养案（裘沛然医案）

患者，女，67岁。

【初诊】2005年9月10日。

［主诉］胸闷、心悸反复发作，加重1个月。

［临床表现］患者近1个月来胸闷不适、心悸怔忡加重，伴有神疲乏力，夜寐欠安，梦多纷扰，口干，纳食不馨，骨节酸痛，面色少华。舌淡红、有瘀斑，脉细、偶有结代。心电图示：心律不齐，偶发室性期前收缩，T波低平。有高血压史10余年，冠心病史5年。每日服用常规剂量的降压药，血压控制在正常范围。胸闷胸痛明显时，舌下含服麝香保心丸，胸痛可得以缓解。

［诊断］胸痹，证属气血两亏，心脉不畅，心失所养。

［治法］益气养血，安神通脉。

［方药］炙甘草汤合归脾汤加减：甘草（炙）18g，桂枝18g，丹参18g，党参18g，麦冬15g，人参15g，赤芍15g，白芍15g，首乌藤15g，半夏（制）15g，生地黄24g，熟地黄24g，西红花1g，阿胶（烊化）9g，远志（炙）9g，酸枣仁20g，茯苓12g，茯神12g，川芎12g，神曲（炒焦）12g，山楂（炒焦）12g，霍山石斛3g。

【结果】以上方加减治疗近2个月，胸闷明显改善，心悸怔忡亦大为好转，睡眠逐渐恢复正常，面色略转红润，胃纳稍有增加，精神转佳。心电图复查：偶见室性期前收缩，T波未见异常。

【按】《伤寒论·辨太阳病脉证并治》云："伤寒脉结代，心动悸，炙甘草汤主之。"成无己认为："结代之脉，动而中止能自还者，名曰结；不能自还者，名曰代。由气血虚衰，不能相续也。心中悸动，知真气内虚也，与炙甘草汤，益虚补血气而复脉。"此例患者年近古稀，气血两亏，导致胸闷不适，心悸怔忡，又见神疲乏力，夜寐欠安，面色少华，均提示为心血虚衰，血不养心。因此，用炙甘草汤结合归脾汤之意，益气养血以安神复脉。方中炙甘草甘温益气、缓急养心；桂枝温通心脉；人参大补元气；生地黄、麦冬、石斛、阿胶等甘润之品，滋养心血（因大便溏，去麻仁）。为增强补气养血之力，加党参、熟地黄、白芍、赤芍；针对胸闷与时有胸痛，观其舌有瘀斑，故加丹参、红花、川芎活血复脉；加酸枣仁、首乌藤、远志、茯苓、茯神宁心安神；半夏、神曲、山楂化痰理气助运。全方共奏益心气、养心血、通心阳、复血脉之功。裘老指出：凡症见胸闷胸痛、心悸怔忡，心电图示心律不齐，无论是冠心病或病毒性心肌炎后遗症，均可以用炙甘草汤作为基本方，并结合临床症状加以增损。其中炙甘草与桂枝之剂量应较大；若病情重者，剂量更应增加，甚至炙甘草、桂枝可用至各30g。

参考文献

王庆其，李孝刚，邹纯朴，等. 国医大师裘沛然之诊籍（一）［J］. 浙江中医杂志，2011，46（1）：1-2

冠心病心绞痛（5案）

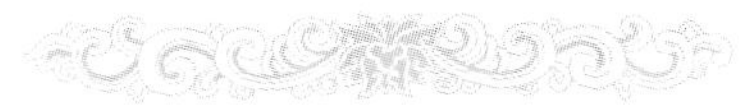

1. 肝胆郁滞、少阳经枢不利、痰瘀痹阻案（路志正医案）

患者，男，56岁。

【初诊】 2003年9月12日。

［主诉］阵发性心前区憋闷疼痛1年余，加重2个月。

［临床表现］患者从2002年6月初于饮酒较多后发作心前区憋闷疼痛，伴左上臂内侧放射痛，在某医院确诊为“缺血性心脏病，不稳定型心绞痛”，经住院治疗半个月后缓解出院。2002年7月中旬始，常于凌晨反复发作心绞痛，持续10～20分钟，坐起含服速效救心丸或硝酸甘油片可缓解。偶因剧烈运动或情绪激动而发作。后经多家医院查心电图、彩超，并行冠状动脉造影等检查，确诊为“缺血性心脏病，不稳定型心绞痛”。屡用中西药物治疗，病情始终未能有效控制。近2个月来，因家务烦扰，心情不佳，而发作增多，且每于凌晨5时发作，程度加重。虽经住院月余，静脉滴注硝酸甘油和口服硝酸异山梨酯（消心痛）、硝苯地平（心痛定）、复方丹参滴丸及中药瓜蒌薤白半夏汤、冠心2号方等药，终未见减，拟急行冠脉支架植入术（PCI），但因患者惧怕手术而拒绝，慕名转请路老诊治。症如上述，并伴胸胁胀满，郁闷不舒，善太息，头昏沉，心烦

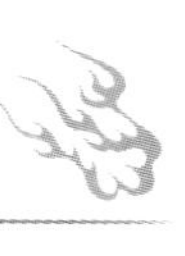

热，夜眠差，口干苦，不多饮，纳谷欠馨，二便尚调。形体肥胖，平素喜烟酒。舌暗略红、苔薄白微腻，脉弦细滑。

［诊断］胸痹，证属肝胆郁滞，少阳经枢不利，痰瘀痹阻。

［治法］疏利肝胆，和解少阳，化痰祛瘀，宽胸理气。

［方药］小柴胡汤合瓜蒌薤白半夏汤加减：柴胡15g，黄芩12g，人参10g，法半夏15g，石菖蒲10g，郁金10g，瓜蒌25g，薤白10g，水蛭10g，川芎8g，丹参15g，甘草（炙）10g，生姜5片，大枣3枚。9剂，1日1剂，水煎2次取汁去滓，再合煎10分钟，早、中、晚分服。并嘱适当运动，保持心情舒畅，禁烟酒膏粱厚味之品。因过多输液有聚湿酿痰阻络之虞，建议停用。

【二诊】2003年9月20日。药后发作次数明显减少，程度也较前为轻，舌脉同前。上方去丹参，加鸡血藤20g，再进14剂。

【三诊】药后诸症消失，查心电图大致正常。上方略有变化，两日1剂，再进10剂，以巩固疗效。

【结果】随访1年病情未复发。

【按】患者形体肥胖，久坐少动，喜食烟酒肥甘，痰湿内蕴，痹阻经脉，血行不畅，故发胸痹心痛；复因情志抑郁，肝气郁滞，故见胸胁胀满，喜太息；肝旺克脾，故食纳欠佳；气滞则湿阻瘀停，因而病情渐渐加重；此病多发于凌晨少阳之时，且“休作有时”，加之患者口苦，头晕，胸胁胀满，故以小柴胡汤和解少阳，疏肝利胆；瓜蒌薤白半夏汤宽胸理气涤痰；加石菖蒲、郁金、水蛭、川芎、丹参以增化痰祛瘀之力。路老审时度势，权衡达变，遵古而不泥于古，擅用经方，虽病势急重，然获良效。

参考文献

魏华，路洁，王秋风. 路志正教授运用脏腑相关理论救治心脑血管病经验举要［J］. 中国中医急症，2006，15（12）：1369-1370

2. 胸阳不振、气虚水瘀互结案（张学文医案）

患者，男，61岁。

【初诊】2009年10月6日。

［主诉］胸闷、胸痛、心慌、气短反复3年，下肢浮肿1年。

［临床表现］3年前开始胸闷，阵发性胸痛，伴有心慌气短，烦躁易怒，身困乏力，近1年来下肢浮肿，在当地医院诊断为“冠心病心绞痛”，间断治疗不效，病情加重。现胸闷以下午多发，夜间心前区痛甚，大便干结，2日或3日1次，夜寐欠佳。舌质暗、边有齿痕，舌下脉络曲屈粗大紫暗，舌苔薄白，脉沉弦细。

［诊断］胸痹，证属胸阳不振，气虚水瘀互结。

［治法］宽胸理气，养心化瘀。

［方药］瓜蒌薤白汤合丹参饮加减：瓜蒌 15g，薤白 10g，丹参 30g，降香 10g，三七粉（冲服）3g，川芎 10g，麦冬 12g，玄参 15g，白术 12g，酸枣仁（炒）20g，桂枝 10g，杜仲 12g，鹿衔草 15g，桑寄生 15g，山楂 15g。12 剂，温水煎服，每日 3 次，1 日 1 剂，并嘱患者每日睡前用药渣熬汁泡脚足浴 30 分钟。

【二诊】服上方 12 剂后诸症明显减轻，精神转佳，现仍感左侧胸闷伴胸痛，气短乏力，眠差多梦，下肢浮肿，腹部胀满，胃脘不舒，烦躁易怒，颜面烘热。舌质淡红、苔薄白，脉沉细。继用上方化裁：瓜蒌 15g，薤白 10g，丹参 30g，降香 10g，三七粉（冲服）3g，麦冬 15g，酸枣仁（炒）20g，桂枝 10g，首乌藤 30g，五味子 10g，茯苓 15g，五加皮 10g，川牛膝 12g，通草 10g，琥珀（冲服）3g。

【结果】前后共服本方 60 余剂，心慌心悸胸闷胸痛好转，浮肿消退，精神转佳，随访 3 个月未发。

【按】胸痹多见血瘀痰阻为标，心之气血阴阳不足为本，医家多重视治其标，而忽略调其本，临证当辨别虚实，标本兼顾。该患者治以瓜蒌、薤白、降香、丹参、三七化痰宽胸散结化瘀止痛以治标，麦冬、玄参、酸枣仁养心血心阴，桂枝、桑寄生、鹿衔草、杜仲益心阳肾阳以治本，山楂化瘀又护胃。二诊加通草、茯苓以利水，首乌藤、五味子以安神。每日睡前药渣泡脚，效同足疗，脚为精气之根，通过药渣泡脚，可调理脏腑，疏通经络，增强新陈代谢，而达强身健体祛除病邪之功。

参考文献

王永刚，李军，尤金枝，等. 张学文治疗稳定性心绞痛经验［J］. 中医杂志，2012，53（22）：1909－1910

3. 气虚血瘀案（阮士怡医案）

患者，男，56 岁。

【初诊】2011 年 4 月 21 日。

［主诉］胸闷胸痛反复 5 年。

［临床表现］患者间断胸闷憋气 5 年，时有心前区疼痛，2010 年底无明显诱因突发心前区疼痛，憋闷，就诊于当地医院，查冠脉造影示：狭窄程度为 LAD 50%～80%，RCA100%，LCX 50%～80%，D1 90%，OMI 70%。诊断为冠心病。行冠状动脉介入术后疼痛症状缓解。现症见憋气明显，气短喘息，活动后加重，偶有夜间憋醒。舌质暗红苔白，脉弦缓。心

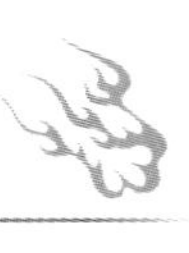

电图示：肢导联 T 波低平，Ⅲ导联 q 波，$V_4 \sim V_6$ ST 段压低 0.1mV，T 波倒置。

［诊断］西医诊断：冠心病。中医诊断：胸痹，证属气虚血瘀。

［治法］活血化瘀，健脾益肾。

［方药］绞股蓝 20g，鳖甲（炙。先煎）30g，丹参 30g，茯苓 15g，川芎 10g，女贞子 20g，补骨脂 10g，刺五加 15g，红花 10g，枸杞子 10g，海藻 15g，麦冬 15g，甘草（炙）10g。1 日 1 剂，水煎服。

【二诊】5 月 12 日。气短憋气减轻，背部麻木沉重伴有左肩稍疼痛，寐欠安，纳尚可，二便调，舌质淡红苔白腻，脉缓。前方减川芎、补骨脂、枸杞子、海藻、麦冬，改丹参为 20g，加郁金 10g，香附 10g，何首乌（制）30g，生龙齿 30g，紫石英 20g。

【三诊】6 月 23 日。因天气热，活动后憋气，夜间偶有憋醒 1 次，舌质淡红苔薄黄，脉缓。二诊方减郁金、香附、生龙齿、紫石英、甘草、红花、何首乌，加海藻 15g，厚朴 10g，补骨脂 10g，降香 10g，川芎 10g，细辛 3g，豆蔻 6g。

【四诊】7 月 7 日。天热则发，发作时咽中堵闷感，余无明显不适，自测血压 110/70mmHg，舌质淡红苔薄白，脉弦缓。三诊方减厚朴、降香、补骨脂，加何首乌（制）30g，夏枯草 10g。继续服用。

【按】此例患者初起胸闷憋气，心前区疼痛，经 PCI 治疗后标实证去之大半，但气短、胸闷憋气、喘息等症常由劳累、寒热、情志失调诱发，病程日久则阳气日衰，心气亏虚，并同肾不纳气发为气短喘息，阳气不振发为胸闷憋气。气为血之帅，气虚则血运无权，不能濡养脏腑九窍肢体百骸，脾阳虚损，更易化生痰湿困阻清阳，若痰湿随精气入血，无形之痰则无处不至阻碍血液运行。此方健脾益肾，活血化瘀，气血冲和，阴精得续，“阳化气，阴成形”，阳气生化有源，方可发挥正常的生理作用。这也是阮老一直倡导治病必求于本的体现。方中绞股蓝益气健脾清热解毒，鳖甲滋阴潜阳软坚散结，海藻消痰软坚，刺五加益气健脾补肾安神，助茯苓健脾宁心之功；女贞子、枸杞子、补骨脂滋阴补肾温脾，阴阳双补；舌质暗红，脉弦缓，血瘀之相尚未尽去，遂加丹参、川芎、红花理气活血化瘀；麦冬养阴生津，顾护阴液，使全方温而不燥，寒热平调，共显健脾益肾、软坚散结之功。二诊中，春三月此为发陈，立夏之际，阳气生发日隆，患者却出现背部麻木沉重感，阳气生发而无力条达，即为阳气生而不能为用。遂减补肾温阳之药，续加何首乌补益精血，郁金、香附以加强肝的疏泄功能，助血运亦助阳气条达。寐欠安则加生龙齿、紫石英镇心安神。三诊及四诊中，患者遇热反而胸闷，说明腠理闭塞，表里不通，外热则阳气更被郁于体内，遂稍佐细辛由表入里芳香透达，为阳气达表疏通道路，夏枯草散在内之痰火郁结。

参考文献

任淑女，张军平，阮士怡．阮士怡教授临证特色浅析并验案三则［J］．中华中医药杂志，2013，28（3）：714－717

4. 气虚痰瘀阻脉案（郭子光医案）

患者，女，77岁。

【初诊】2003年5月12日。

［主诉］胸痛反复10余年。

［临床表现］患冠心病心绞痛10余年，常服复方丹参片、阿司匹林、硝酸异山梨酯。心绞痛多于劳累活动后发作，舌下含化硝酸甘油或硝酸异山梨酯并停止活动，疼痛能立即缓解。期间有血压波动，采用氨氯地平5mg，1日1次，血压保持140～150/80～90mmHg。1个月前因心绞痛加重而住院，冠状动脉造影提示左前降支完全阻塞，建议安置支架，患者不同意，住院治疗1个月余病情稳定出院，慕名前来求治中医。现症时时心前区发闷，稍有活动则胸部左侧刺痛，终止活动疼痛可减轻，心累气短，爬楼梯须歇息，夜寐每晚4小时，食少，二便正常。查其形体偏胖，面色无华，言语低沉，舌质淡嫩、苔薄微黄，脉沉弱无结代。

［诊断］胸痹，证属气虚血瘀夹气郁痰浊。

［治法］益气化瘀，行气涤痰。

［方药］芪葛基本方（郭老自拟方）加减：三七粉（冲服）6g，黄芪50g，丹参30g，川芎15g，何首乌（制）30g，法半夏15g，瓜蒌15g，降香15g，酸枣仁20g，郁金10g，合欢花15g，延胡索20g，全蝎（水洗，同煎）10g，稻芽（炒）30g。1日1剂，浓煎2次。第一煎当晚睡前服100mL，余下药液与第二煎药液混合，分2次于第二天早晨、中午服用。

【结果】每周复诊1次，上方随症加减，大便秘结则易瓜蒌为瓜蒌子，胸闷明显加薤白，夜寐不佳加酸枣仁、合欢花，舌苔黄、脉数湿热较甚加苦参、黄连，疼痛减轻则去全蝎、降香，适当加入红花、赤芍，痰中带血丝加白及。服药2周后胸闷明显减轻。1个月后，患者心绞痛发作减少，心累气短好转，上二楼较以前感觉轻松。2个月后患者10～15日复诊1次，精神、睡眠明显好转，言语渐渐响亮。随访近7年，患者精神尚好，自己乘车来诊，头脑清晰，脉律整齐，每月复诊1次，仍用基本方加味，3日2剂，以巩固治疗。

【按】中老年冠心病患者，其脏器渐衰，气血渐亏，加之情绪不

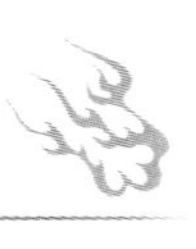

畅、劳逸失度、饮食不节或不良嗜好等致心气耗伤。心主血脉，气为血帅，心气亏虚运血无力，血行不畅，心脉瘀滞，不通则痛，故心绞痛发作，痛有定处；心气不足，心脉痹阻，心失所养，故气短、心累、心悸、失眠。气虚是冠心病心绞痛发生的基本病理改变，血瘀因气虚而成，是继发病理产物；气虚为本，血瘀为标。冠心病心绞痛患者整个病程中心累、气短、疼痛始终存在，故气虚血瘀是冠心病心绞痛的基本病机，并贯穿冠心病心绞痛全过程。此病夹气郁者，见胸紧缩感或堵塞感，嗳气略舒，舌苔无定象，多有瘀点，脉弦；夹痰浊者，则胸憋闷，多形肥，舌质淡胖苔白滑。此案即乃气虚血瘀为主，兼夹气郁、痰浊为患，其治疗当以益气化瘀为主。补已病之气，使气旺而血行；化瘀阻之血，使瘀去而脉通；通则不痛，血行通畅，心脉自然无恙。郭老抓住气虚血瘀这个基本病理环节，拟定芪葛基本方加减，方中黄芪为君，以益气而行血，“血为气之母”，用何首乌补养精血，使所生之气有所依附；三七、丹参、川芎活血化瘀，与黄芪相伍行血活血；因其夹气郁，故加延胡索、降香、郁金；因其夹痰湿，则加瓜蒌、法半夏、薤白。诸药合用，共奏益气补虚、活血化瘀、解郁化痰之功。

参考文献

杨俐，许丽平，马洁，等．郭子光辨治冠心病心绞痛经验［J］．中医杂志，2010，51（11）：971－972

5. 气虚痰瘀阻脉案（邓铁涛医案）

患者，女，62岁。

【初诊】 2008年8月27日。

［主诉］反复胸闷痛3年余，加重1周。

［临床表现］患者于2005年6月在午睡时因突发胸闷痛惊醒，改为坐位数分钟后疼痛缓解，遂至某医院就诊，当时行冠状动脉造影术示：“冠状动脉二支病变，前降支近端血管狭窄70%、回旋支中段狭窄50%。”当时诊断为冠心病心绞痛，服用美托洛尔（倍他乐克）及氯吡格雷（波立维）治疗，并建议患者行冠状动脉支架植入术，但患者因经济原因拒绝行支架术。此后仍有反复胸前区闷痛不适，多为劳累或运动后发作，持续3～5分钟，休息后可缓解。近1周，患者自觉胸闷较前加重，乏力，活动后气促，夜间偶有咳嗽，偶有腹胀，胃纳差，二便调。舌质暗红苔薄黄，脉缓滑。西医诊断为冠心病心绞痛，给予抗凝、扩冠等治疗。现患者虑其长期服用西药对肝肾功能引起损伤，要求中医治疗。

［诊断］胸痹，证属气虚痰瘀阻脉。

［治法］益气涤痰活血。

［方药］补中益气汤合温胆汤加减：党参 30g，当归 15g，甘草 5g，橘红 5g，黄芪 30g，白术 15g，法半夏 15g，三七 10g，枳壳 10g，柴胡 6g，升麻 10g，砂仁（后下）10g，茯苓 15g，川芎 10g，熟地黄 15g，水蛭 5g，瓜蒌皮 15g。1 日 1 剂。

【二诊】2009 年 5 月 6 日。服药后症状减轻，近期偶有胸闷胸痛，口苦，口干，舌质暗红、苔浊，脉滑。证属气阴不足，痰浊瘀阻。治以化痰泄浊，益气生津活血。原方党参改太子参 30g。

【三诊】2010 年 1 月 27 日。胸闷明显缓解，现偶有左胸前不适感，疲乏，时有咳嗽，二便调，舌质淡红苔薄浊，脉细滑。拟辨证为心脾气虚，痰浊内阻。予二诊方加远志（制）10g，郁金 10g，厚朴 10g，神曲 10g，以养心护脾。

【结果】守上方加减进退共 6 月余，至 2010 年 7 月 28 日，胸闷气短咳嗽均平，精神食纳正常，二便通调，测血压 116/71mmHg。舌质淡红苔薄浊，脉细滑。仍守上方续服，另嘱患者每日用红参 10g，西洋参 10g，三七 10g，炖浓汁服，并每日坚持做八段锦以巩固疗效，至今未复发。

【按】邓老认为岭南土卑地薄，气候潮湿，冠心病以气虚痰浊型多见。从病因来看，患者多因恣食膏粱厚味，劳逸不当，忧思伤脾，使正气虚耗，脾胃运化失司，聚湿成痰，形成气虚痰浊。心脾同病，痰瘀互结，胸阳失旷为主要病机。脾为后天之本，气血生化之源，脾主升运，能升腾清阳；心为君主之官，主血，统摄诸脏血脉。心脾功能正常，则气血运行畅通，无痰浊瘀阻之弊。若脾失健运，聚津生痰，则痰浊内生；心气不足，行血无力，则心脉瘀阻。痰是瘀的初级阶段，瘀是痰的进一步发展。痰与瘀交结为患，脉络受阻，清浊不分，则胸阳失旷，宗气不行则发为胸痹。其治疗宜标本兼顾，治标主要用温胆汤加三七、川芎、水蛭化痰祛瘀，治本主要用补中益气汤加熟地黄益气健脾养心，寓通瘀于补气之中，另加砂仁温中调气、散滞化浊。此案经治疗后未再反复。

参考文献

于俏，吴焕林. 邓铁涛调脾养心法治疗冠心病［J］. 四川中医，2011，29（10）：12－13

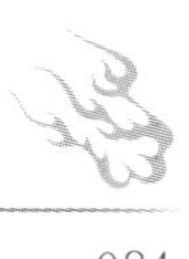

冠心病心肌梗死（3案）

1. 痰湿内阻、心气失宣、心络瘀滞案（张镜人医案）

患者，男，58岁。

【初诊】 1981年9月24日。

［主诉］心前区持续性疼痛1周。

［临床表现］近1周来心前区持续疼痛，胸闷，痰多，夜寐少安。舌质淡红、苔薄腻，脉弦细滑。心电图检查示急性心肌梗死。

［诊断］真心痛，证属痰湿内阻，心气失宣，营血运行不利，心络瘀滞。

［治法］养血调营，宣痹行瘀，兼化痰湿。

［方药］太子参9g，丹参15g，桃仁9g，瓜蒌15g，薤白9g，半夏（制）5g，远志（炙）3g，小麦30g，香附9g，赤芍9g，白芍9g，甘草（炙）3g，陈皮（炒）5g，枳壳9g，竹茹5g，茯神（朱砂拌）9g，首乌藤30g，谷芽12g。水煎服，5剂。

【二诊】 服药5剂后心前区疼痛已减，仍感胸闷，痰出较畅，精神好转，脉细弦滑，舌质红、苔薄白腻。前方加减续进，以祛痰理气，宣痹行瘀。药用太子参9g，丹参15g，桃仁9g，瓜蒌（打碎）15g，薤白9g，远志（炙）3g，小麦30g，香附9g，赤芍9g，白芍9g，甘草（炙）3g，枳壳9g，竹茹5g，茯神（朱砂拌）9g，首乌藤30g，谷芽12g。

【结果】 患者守方服用2周，病情稳定，胸闷心前区疼痛等诸症逐渐好转。

【按】 此例属真心痛之轻者，乃痰瘀交阻，心气不得通达所致，宗瓜蒌薤白半夏汤合温胆汤化痰通阳，丹参、桃仁、赤芍活血通络为主，佐以养心安神治之。《金匮要略心典·胸痹心痛短气病脉证治》云："胸痹不得卧，是肺气上而不下也。心痛彻背，是心气塞而不和也。其痹为尤甚矣。所以然者，有痰饮以为之援也。故于胸痹药中加半夏以逐痰饮。"方中用瓜蒌、枳壳宽胸散结，薤白温经通阳，半夏、远志祛痰除湿，香附、陈皮理气畅中。盖痰积久滞，久则必有瘀阻，痰瘀交结，着于包络，以致痹而不畅，故再增丹参、桃仁、赤芍调营化瘀，则痰浊化而瘀壅遂开。

参考文献

张存钧，王松坡，张镜人. 张镜人痰瘀同治临床经验［J］. 山东中医杂志，2008，27

(6)：418－419

2. 气阴不足、瘀毒内结、损伤心络案（任继学医案）

患者，男，58岁。

【初诊】2002年3月22日。

［主诉］心前区闷痛、气短反复发作1年。

［临床表现］1年前因心前区刺痛，在吉林省某医院查心电图示下壁异常Q波、肌红蛋白、肌钙蛋白升高，诊断为“急性心肌梗死、原发性高血压”，住院治疗予西药降压、扩冠、调脂、抗血小板聚集以及中成药心血通治疗好转出院。但其后步行约100米左右即感气短乏力，心前区闷痛，需休息及舌下含服硝酸甘油方能缓解，故活动范围很小，患者深为苦恼，经人介绍就医任老处。刻诊心前区憋闷而痛，气短，周身乏力，两胁作痛，咽部不适，双手有麻木感，口干，大便干，纳可，睡眠差，时有心烦。舌质紫暗、舌下脉络怒张、舌苔薄白，脉沉弦有力。

［诊断］西医诊断：陈旧下壁心肌梗死、原发性高血压。中医诊断：真心痛，证属气阴不足，瘀毒内结，损伤心络。

［治法］补益气阴，化瘀透络解毒。

［方药］四妙勇安汤加减：当归15g，玄参15g，金银花50g，生蒲黄（包煎）15g，五灵脂（包煎）10g，麦冬15g，骨碎补15g，川芎10g，地龙10g，瓜蒌皮15g，薤白20g，党参15g。水煎服，1日1剂，7剂。

【二诊】3月30日。服药后胸闷痛明显减轻，大便略干，自觉畅顺，气短减轻，仍有两胁作痛，右侧为主，诉有胆囊炎病史。舌质仍紫暗，舌下脉络怒张，脉沉弦有力。药用当归15g，玄参15g，金银花50g，生蒲黄（包煎）15g，五灵脂（包煎）10g，麦冬15g，地龙10g，瓜蒌皮15g，薤白20g，党参15g，柴胡（醋制）15g，厚朴（姜制）10g，姜黄10g。7剂。

【三诊】4月8日。胸闷痛发作次数减少，活动范围较前增加，可步行300m左右，胁痛减轻，舌质同前，脉较前缓和。上方去瓜蒌皮、薤白，加黄芪（炙）30g，荜澄茄5g，继服10剂。

【四诊】4月20日。病情较前明显好转，偶有胸痛发作，活动后略有闷感，口不渴，胁痛减。症情稳定，予前方继服，并配用生脉口服液以资巩固。

【结果】半年后随访，患者可在家人陪同下去公园散步及上街购物，体力较前明显增强。胸闷痛偶有发作，服中药汤剂一两剂即可控制，生活质量自觉有大幅度提高。

【按】四妙勇安汤最早见于汉代华佗《神医秘传》，清代医家鲍相敖将此方命名为“四妙勇安汤”。此方以金银花清热解毒为君药，玄参

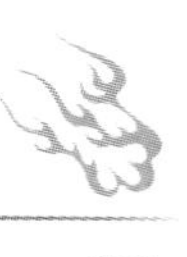

滋阴清热为臣药，当归活血和营为佐药，甘草和中解毒为使药，共奏清热解毒、活血通络的功效。此方最早应用于治疗热毒型脱疽，随着研究的深入，其临床应用范围逐渐扩大。四妙勇安汤在心脑血管疾病中多应用于冠心病、心律失常、病毒性心肌炎、脑卒中后遗症、脑梗死、颈动脉硬化等。近来很多学者对应用四妙勇安汤治疗冠心病心绞痛、心肌梗死进行了较深入的临床观察和研究，指出冠心病与瘀毒的关系密切，尤其"毒"的研究越来越受到重视，提出急性心肌梗死之"内痈（心痈）"理论。现代医学的炎性介质和血管活性物质的过度释放等，均可看成中医的毒邪。炎症反应的表现类似于中医的热毒，红、肿、热、痛、溃疡、出血等是热毒的辨证依据。急性冠脉综合征慢性炎症变化如淋巴细胞、巨噬细胞等炎症细胞浸润，炎症反应标志物、炎症介质水平增高等与中医学的因毒致病学说相关。导致斑块不稳定的炎性因子、细胞因子均可归属于中医学之"毒"的范畴。采用清营活血、泻热解毒的原则进行辨治，而四妙勇安汤具有清热解毒、活血通络的功效，正切合了真心痛的病因病机。基础研究显示四妙勇安汤具有抗炎、抗动脉硬化、促进血管新生、调节环腺苷酸（cAMP）及β-内啡肽（β-EP）分泌等作用。此例患者，虽病程1年，心气大伤，但沉疴未去，痰瘀未解，日久郁积化热，蓄毒自生，脉道瘀窄，气血不能互用，故仍时时发作气短、心痛之症。病本为虚，仍有瘀血、热毒为标实。任老切中肯綮，以四妙勇安汤合用失笑散活血行气止痛、散结透络解毒，又以瓜蒌皮、薤白取《金匮要略》中通阳散结、豁痰下气之用。随症加以补气养阴、疏肝行气之品。

参考文献

赵益业，任宝琦．任继学教授诊治真心痛（心肌梗死）经验［J］．湖北民族学院学报（医学版），2010，27（4）：49－50

3. 心肾阳虚、痰瘀内阻案（邓铁涛医案）

患者，男，73岁。

【初诊】2004年9月10日。

［主诉］胸闷痛反复发作2年，加重5日。

［临床表现］2004年9月8日因反复胸闷痛2年，加重3日，持续闷痛3小时收入重症监护中心。患者既往有反复胸闷痛病史2年，高血压史2个月，吸烟史50年，每日吸烟约20支。3日前其妻因病猝死而悲痛欲绝，自觉胸闷痛症状加重，每日发作2～3次，每次持续5～10分钟。今晨6时许，患者起床后出现心前区持续性、压榨样疼痛，伴心慌、头晕、眼黑矇、气促、出冷汗，晕倒在地，无四肢抽搐、口吐白沫，30秒后自

行苏醒，由家属急呼救护车送入急诊科。心率40次/min，血压82/52mmHg，立即给予静脉注射阿托品、多巴胺强心升压。检查心电图示：Ⅱ、Ⅲ、aVF、V_3R、V_4R导联ST段弓背上抬0.2～0.4mV。诊断为急性下壁、右室心肌梗死，心源性休克，即转入ICU。于当日上午9时15分送介入室行经皮冠状动脉腔内球囊扩张形成术（PTCA），术中停留临时起搏器。心导管造影示：右冠近段100%闭塞，微导丝通过病变，以2.5mm×20mm球囊扩张，并植入3.5mm×24mm支架1枚。支架植入后出现无复流和再灌注心律失常（室性自主心律），给予冠状动脉内注射尿激酶75万IU。术后给予肠溶阿司匹林、氯吡格雷、低分子肝素抗栓治疗。患者仍自觉胸痛隐隐，血压偏低，不能停用多巴胺和临时起搏器，遂于9月10日延请邓老会诊。诊见患者精神委靡，乏力懒言，嗜睡，胸痛隐隐，纳呆，食则呕逆，四肢厥冷，不能平卧，动则气促。舌质淡暗、苔薄白见裂纹、舌底脉络迂曲，关脉滑、尺脉沉。

［诊断］真心痛，证属心肾阳虚，痰瘀内阻。

［治法］温阳益气，健脾化痰通络。

［方药］吉林红参（另炖，兑服）15g，当归15g，白术15g，茯苓15g，党参30g，附子（制）10g，法半夏10g，竹茹10g，枳壳6g，橘红6g，甘草（炙）6g。

【二诊】服2剂后，患者精神明显好转，无胸闷痛发作，四肢转温，血压、心电图稳定，并撤除多巴胺、临时起搏器。守方再服3剂。

【结果】患者精神佳，言语、纳食如常，可下床轻度活动，舌质由淡暗转为淡红，舌底络脉迂曲减轻，复查心电图Ⅱ、Ⅲ、aVF、V_3R、V_4R导联ST段回落至基线，并有Q波形成。复查肌钙蛋白Ⅰ由122ng/mL恢复正常，于9月15日出院。

【按】心肌梗死属于真心痛范畴。患者因悲伤过度诱发真心痛，胸痛彻背，背痛彻心，标实突出，短时间内接受冠脉内介入术，迅速开通闭塞靶血管，胸痛症状立即缓解。嗣后症状提示阳气不足，痰瘀内阻，以本虚为主，故治疗上应以益气温阳为主，化痰活血为辅。方中以红参甘温益气，大补元气；附子温振心阳；重用党参，合茯苓、白术、甘草乃四君子汤，益气健脾；法半夏、橘红、茯苓、枳壳、竹茹为温胆汤加减；当归活血补血，活血而不伤正。由此可见邓老用药之精妙。

参考文献

张敏州，王磊，程康林，等. 邓铁涛教授以温阳益气法救治急性心肌梗死并心源性休克1例报告［J］. 新中医，2005，37（5）：85

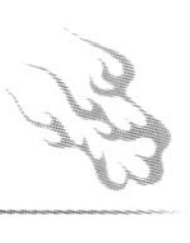

冠心病介入术后（2案）

1. 气滞血瘀案（陈可冀医案）

患者，女，68岁。

【初诊】 2003年4月8日。

［主诉］阵发性心前区闷痛半年。

［临床表现］患者2002年10月开始出现心前区疼痛阵作，劳累或情绪紧张时诱发，以往未引起重视。11月行冠状动脉造影示：左前降支近中段狭窄90%，安装支架后，诸症好转。2003年3月26日再次出现心前区疼痛阵作，行冠状动脉造影示：支架内出现再狭窄。再次行冠状动脉内球囊扩张术（PTCA）。出院后一直服用辛伐他汀（京必舒新）20mg，每晚1次；阿司匹林75mg，1日1次；硝酸异山梨酯（消心痛）10mg，每日3次。现仍有心前区闷痛，心烦急躁，喜太息。既往有原发性高血压病史20余年，血压一般波动在（180/100～120/80）mmHg，高脂血症史20余年，脑梗死8年无后遗症。查体：血压130/75mmHg，心率72次/min。舌质暗红、苔白厚腻，脉弦滑细。

［诊断］西医诊断：冠状动脉粥样硬化性心脏病，支架术后再狭窄，不稳定型心绞痛；高血压2级（极高危）。中医诊断：胸痹，证属气滞血瘀型。

［治法］理气活血。

［方药］血府逐瘀汤加减：当归10g，赤芍10g，川芎10g，生地黄12g，桃仁10g，柴胡10g，枳壳10g，桔梗10g，藿香30g，佩兰20g，夏枯草15g。

【二诊】 4月15日。服用7剂后，自觉胸闷痛已不明显，查其舌质暗、苔白厚腻，脉沉细。于前方去生地黄、桃仁，加黄芪20g，苍术15g，以加强益气化痰标本兼治之功，续服7剂。

【结果】 体力明显好转，疼痛未发，舌苔微腻。

【按】 此例患者因出现冠状动脉介入术后再狭窄特请陈老诊治。患者发病时因情志而诱发，且平时又常兼有心烦急躁、喜太息等肝郁气滞之象。患者为女性，肝病及心，肝气不疏，气滞血瘀；脾不运湿，变生痰浊；浊瘀互阻，加重心脉不通，发为胸痹，故选用血府逐瘀汤行气活血，亦合中医病机关键。此例患者既有气滞血瘀，又有痰浊阻滞，在血府逐瘀汤理气活血基础上加用藿香、佩兰祛湿化浊；并以夏枯草清肝散结。二诊时加用苍术以加强化痰浊、治胸痹之功效，加黄芪益气固表、扶正祛邪，也体现了陈老治疗冠心病标本兼治、先通后补的治疗思想。

参考文献

张京春. 陈可冀院士治疗冠心病心绞痛学术思想与经验［J］. 中西医结合心脑血管病杂志，2005，3（7）：634－636

2. 脾肾阳虚、痰瘀内阻案（邓铁涛医案）

患者，女，65岁。

【初诊】 2005年4月5日。

［主诉］PCI术后气促4日。

［临床表现］患者于2005年2月24日无明显诱因出现心前区闷痛不适，含速效救心丸后缓解，于次日就诊，查心电图示“急性前壁心肌梗死”，遂住院，经抗凝扩冠等治疗好转后出院。4月1日上午，患者突发心前区压榨样疼痛，伴气促，自服救心丸后无明显缓解，心电图示：胸前导联 V_1、V_2、V_3 ST段抬高。由救护车送入急诊，诊断为“急性心肌梗死”，再转入ICU。入院时患者精神疲倦，持续性胸前区闷痛，少许头晕、气促。心电图示：病理性Q波，V_1、V_2、V_3 ST段抬高。西医诊断：冠心病，广泛前壁心肌梗死，心功能3级；高血压病3级，极高危组。立即送介入室进行急诊PCI术，造影示患者左冠脉前降支近段完全闭塞，于此处行闭塞血管再通术并置入一支架。西医给予抗凝、抗血小板、扩冠、降血压、降血脂等治疗，术后患者胸闷痛明显减轻，但仍有头晕、气促，血压控制不稳定，并于4月2日下午由于血压升高并发急性左心衰。4月5日邓老会诊，诊见神疲乏力，少气懒言，动则气促，偶有胸闷、头晕。面色㿠白，鼻头色青，唇暗。舌质暗淡、苔白腻，寸脉细、尺脉弱。

［诊断］真心痛，证属脾肾阳虚，痰瘀内阻。

［治法］温阳益气，健脾利湿，化痰活血。

［方药］党参30g，茯苓15g，白术15g，法半夏10g，橘红6g，薏苡仁15g，枳壳6g，五爪龙30g，淫羊藿10g，菟丝子12g，巴戟天12g，甘草（炙）5g，三七末（冲服）2g，丹参12g，当归12g。另高丽红参10g，陈皮1g，隔日炖服。

【结果】 用药后患者精神较前好转，无胸闷痛发作，无头晕头痛，纳眠可，于第3日转内科继续治疗，1周后出院。

【按】 此案患者面色的晦暗无华，为色浊，鼻头色青，为相克之色，故预后较差。唇暗，舌苔白腻，舌下脉络稍瘀曲，为痰瘀互结之

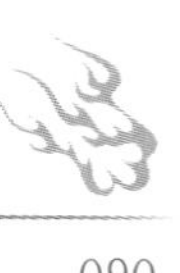

象；寸脉细，尺脉弱，尺主肾与命门，肾为先天之本，故表示虚象较重，且此患者已年纪较大，素体虚弱，本已有气血亏虚，经 PCI 术后本虚更甚。其治以四君子汤加减，加淫羊藿、菟丝子、巴戟天温阳补肾，阳气盛，则气血生化有力，薏苡仁健脾化湿，补益后天之本，三七、丹参活血，当归补血，五爪龙补气化瘀，共奏健脾化湿、祛痰活血之效。患者标实已祛，应重在补虚，故另开参汤炖服，增益补虚之力，患者以阳虚为主，应益气温阳，故给予高丽红参，高丽红参为“参中最温之品”，温阳益气之力强，陈皮行气，使之补而不滞。

参考文献

杨广，张敏州. 邓铁涛教授治疗急性心肌梗死冠脉介入术后验案举隅［J］. 实用中医内科杂志，2005，19（5）：415

心肌病（4案）

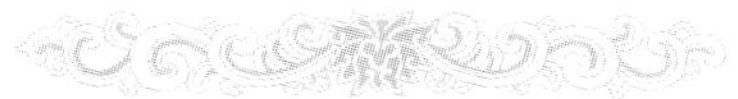

1. 痰瘀交阻、胸阳痹阻、气血阻滞、脉络不通案（颜德馨医案）

患者，女，51岁。

【初诊】

［主诉］胸闷胸痛反复多年。

［临床表现］1982年以来常感胸闷、胸痛，直迫咽喉，甚至昏厥。1985年明确诊断为肥厚性心肌病，经中西药物治疗，均无显效而来求治。初诊见形体丰腴，面色苍白，始而心悸、胸膈痞闷不舒，继之心痛阵作，自觉阴冷之气上冲，神萎乏力，夜间少寐。舌质紫苔白，脉沉细。

［诊断］胸痹，证属痰瘀交阻，胸阳痹阻，气血阻滞，脉络不通。

［治法］补心肾之阳，拯衰救逆。

［方药］麻黄附子细辛汤加味：麻黄（炙）6g，附子6g，细辛4.5g，赤芍9g，白芍9g，生山楂9g，失笑散（包）9g，延胡索9g，煅龙骨（先煎）30g，煅牡蛎（先煎）30g，桂枝4.5g，甘草（炙）4.5g，九香虫2.4g。

【二诊】1个月来所患已有转机，胸闷胸痛减轻，脉沉亦起，但舌体偶有强直，舌苔白腻。温阳解凝初见疗效，仍用前方麻黄改为9g，加麦冬9g，石菖蒲9g。

【三诊】服药2个月，症势已呈苟安之局，能主持家务，面色亦转红润，头晕、心悸、胸闷、胸痛均减，遇劳后感胸痞，二诊方去麻黄，加苍术、白术、黄芪继服。

【结果】随访半年，病情稳定，已恢复工作。

【按】此案患者心肌为痰瘀交困，心阳失斡旋之职，气血流行受阻，脉络不通，遂成心痹之疾，其治用麻黄附子细辛汤为主，方中麻黄解寒，附子补阳，细辛温经，三者组合，补散兼施，历代医家称其为温经散寒之神剂，依此治疗虚寒型的心肌病，确有疗效。方中麻黄用量独重，始用6g，后加至9g，与附子并施，内外衔调，振奋已衰之肾阳，得效后则去之，此亦中病即止之义。方中用九香虫也别出机杼，因其能助肝肾亏损，有画龙点睛之趣。

参考文献

魏铁力. 颜德馨教授治疗心血管疾病验案举隅［J］. 福建中医药，1995，26（5）：5-6

2. 气阴两虚、痰瘀阻脉案（邓铁涛医案）

患者，男，52岁。

【初诊】2001年1月10日。

［主诉］反复心悸、气促2年余，加重伴头晕2日。

［临床表现］患者2年前始见心慌，劳累后气促，2个月前症状加重，伴恶心，乏力，无尿。在某医院诊断为扩张型心肌病（心功能3级）、急性肾衰竭。予抗心力衰竭（简称心衰）、血液透析等治疗，心衰、肾衰竭缓解，但恶心、乏力、纳差一直未愈。2日前症状再次加重，伴头晕，血压低（50/20mmHg）。查体：神清，精神极差，慢性病容，半卧位，唇稍发绀，颈静脉稍充盈，双肺呼吸音稍粗，双肺底少许湿啰音，叩诊心界向左下扩大，心率140次/min，闻及期前收缩6次/min，心尖区可闻及收缩期4～6级吹风样杂音，向左腋下传导。肝右肋下2横指可及，叩诊呈移动性浊音，双下肢无浮肿。血生化检查：Cr 249μmol/L，BUN 23.7mmol/L。心电图示：心房扑动，频发室性期前收缩，心肌劳损。邓老会诊，诊见气促心悸，神萎困倦，气短息微，头晕，呕恶，纳食即吐，尿少，阙庭暗淡，准头晦滞，口渴欲饮，大便3日未行，肢体尚温。舌质嫩色暗、苔浊，脉细尺弱。

［诊断］西医诊断：扩张型心肌病，心功能3级；急性肾功能不全；休克。中医诊断：心悸，证属阴阳俱病，虚实夹杂，气阴两虚，痰瘀互结，闭阻于脉，枢机不利。

［治法］益气养阴，化浊行瘀。

［方药］橘红6g，枳壳6g，五味子6g，法半夏12g，黄芪12g，茯苓

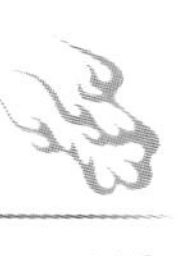

15g，麦冬10g，竹茹10g，三七末（冲服）3g，甘草5g，白术5g，生姜2片，党参30g，益母草30g。1日1剂。

【二诊】5剂药后，头晕、呕恶已除，气促心悸大减，小便频数量多，口干饮多，双下肢始现浮肿，按之凹陷，腹稍膨隆，血压恢复正常，准头、阙庭转亮，舌质嫩暗，脉虚、尺弱。邓老认为此属胃气来复之象，中焦脾胃功能渐复，枢机一转，诸症皆减，但反见肢肿，盖胃气来复，患者引水自救，而中焦运化、肾主水、心化气行水等功能仍未恢复，加之痰瘀未去，阻碍水液正常运化，津液泛于肢体。病机仍以脾胃失调，痰瘀阻络为主，守上方加石斛12g，另以人参10g炖服。

【结果】7剂药后患者小便量多，次数减少，肢肿腹胀尽退，无气促，纳食如常，口稍干，稍觉疲劳，大便正常。血压130/70mmHg，心率84次/min。血生化复查：Cr 125μmol/L，BUN 8mmol/L。心电图示：肢导联低电压。临床症状缓解出院，续以二诊方调理。

【按】此案反映了五脏相关、痰瘀相关的辨证理论。心衰病位在心，但不局限于心，在心衰的发生发展过程中，肺、脾、肝、肾功能失调都可能是诱发心衰或使心衰加重的因素。反之心衰又可引起多脏腑的功能衰竭。心衰虽关联五脏，但以心病为本，他病为标。其中与脾肾关系密切，脾主运化，升清降浊，发挥中焦枢纽功能，肾主水，调节水液代谢，脾肾功能失常，易致津液不化，痰瘀阻脉，水泛肢体，使心阳、心阴更损，加重本虚标实的心衰之症。在心衰的发病中，痰瘀密切相关，痰浊内阻，血为之滞，停而为瘀，再者瘀血阻脉，则津液不化，亦变生痰浊。故痰瘀易于互结，且痰多兼瘀，瘀多兼痰。治疗应根据其病机特点，标本兼治，益气化浊行瘀为法。根据五脏、痰瘀相关的理论，邓老认为治脾胃可以安四脏，调四脏可以治一脏。何以心病需调脾胃，肾病亦需调脾胃。盖脾胃居于中焦，为全身气机之枢纽，枢机一开，则四脏气机皆得通达，邪有去路，气血运行得以通畅、调和，真气内从，病去正安。

参考文献

吴焕林，严夏，刘泽银. 邓铁涛教授治疗扩张型心肌病验案［J］. 新中医，2001，33（7）：13

3. 少阴寒化案（郭子光医案）

患者，男，48岁。

【初诊】2005年8月9日。

［主诉］胸痛反复1年半。

［临床表现］患者2004年1月因“胸痛5小时，不缓解”，经某省级

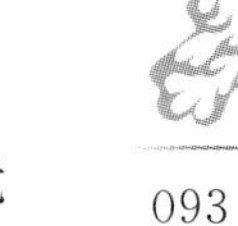

医院诊断为扩张型心肌病，给予西药治疗反复发作多次，经人介绍而来就诊。现症自述心悸、心慌、乏力，气短促、动则更甚，胸部隐痛、闷胀，畏寒、四肢厥冷，下肢轻度凹陷性水肿，睡眠差，小便短少。工作每感力不从心，且每日抽烟两包以上，生活不规律。面色淡白、少神，舌质淡胖、苔水滑、舌边有齿痕，脉沉细微。

［诊断］胸痹，证属少阴阳虚，气虚血瘀，浊水停滞，证从寒化。

［治法］益气温阳为主，兼以活血通利。

［方药］黄芪 60g，红参 20g，制附片（先煎 30 分钟）15g，桂枝 15g，干姜 10g，茯苓 30g，猪苓 20g，益母草 30g，丹参 20g，川芎 15g，麦冬 20g，生地黄 12g，甘草（炙）5g。1 日 1 剂，水煎服。另用移山人参 100g，每日 10g，另煎，和药汁服用。并嘱绝对休息，戒烟。

【二诊】服用 30 余剂，心悸、气促、胸痛、水肿渐次消除，自觉体力渐复。此后又复诊数次，均以上方为基础，其水肿消则去猪苓、益母草、干姜，酌加玉竹、黄精、白术等。偶有感冒咳嗽等，则暂停上方，另服治标之剂，始终守法守方，途中未服用任何西药。

【三诊】2006 年 8 月 4 日。精神良好，体力增强，未曾感冒（过去稍有不慎即感冒），一般活动不觉气短、心悸、胸闷，无浮肿，能够胜任日常商务工作，但在从事较剧烈的活动或情绪过度紧张时，尚有胸闷、心悸感觉，未觉胸痛，舌质红少津，脉沉细。郭老认为目前患者状况平稳，阳气渐复，气阴有伤，应注重调补气阴，仍本上方加减治之。药用黄芪 50g，丹参 20g，当归 10g，人参 15g，麦冬 30g，五味子 10g，黄精 20g，生地黄 15g，玉竹 18g，茯苓 20g，白术 15g，延胡索 20g，甘草（炙）6g。6 剂，1 日 1 剂，水煎服。仍用移山人参 100g，每日 10g，另煎，和药汁服。

【结果】2007 年 3 月 15 日随访，患者述身体无明显不适，能胜任日常工作，未再诉胸痛不适等症状。

【按】此病乃因阳气式微的少阴寒化证所致，除有气虚脉症以及畏寒、肢冷等外，更因气虚运血无力而致血行瘀滞，而有胸痛、胸紧闷等症状，同时，因阳虚不能气化水液而有下肢凹陷性水肿。此乃典型之少阴病，阳气式微，气虚血瘀，浊水停滞之证，证从寒化。其治宜益气温阳为主，兼以活血通利。益气之药，首推参、芪，但二者各有所长。郭老认为，益气固脱，芪不如参，而益气行水、行血，则参不如芪。且对于此病而言，一般的红参、人参皆无济于事，宜用移山人参。阳气式微，阴霾充斥，桂、附乃必用之品，温振元阳非附子莫属，温通心阳赖桂枝方通。附子禀纯阳之性，奋至猛之威，振奋阳气，鼓动活力，如黎照当空，为一扫阴霾之气的极品。桂枝温通心阳，化膀

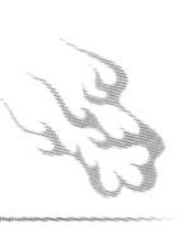

胱之气，行太阳之水，有心悸、浮肿者必用之。凡未经气化而停滞发生浮肿之水，统称浊水，浊水不去，则气化阻滞，阴阳格拒，最易发生离决而致脱厥之变。黄芪为益气行水之要药，用量每日 50～90g，视病情而定。此病胸痛，多表现为刺痛，紧闷感，部位较固定于心前区，是气虚致血瘀引起，黄芪益气以行血，是必用之药，若无浮肿一般每日 30g 即可。

参考文献

侯德建，郭子光．郭子光辨治扩张型心肌病经验［J］．湖北中医杂志，2008，30（3）：21－22

4. 少阴热化案（郭子光医案）

患者，男，11 岁。

【初诊】2005 年 4 月 18 日。

［主诉］心悸反复发作 2 年。

［临床表现］患者在 2003 年体检时发现心率增快，后出现进食即吐，乏力心悸，运动后尤甚，随即住院治疗。入院检查胸片示：轻度肺淤血，心影增宽。心脏彩超示：左室明显扩大（51mm），符合扩张型心肌病超声改变，左室收缩、舒张功能降低，左房室瓣反流（轻度）。确诊为扩张型心肌病。予以地高辛、泼尼松，以及其他营养心肌、改善微循环等药物。患者病情缓解后，慕名前来请郭老诊治。现自述心悸、气短，动则更甚，汗多，纳差，心烦，口干。神倦，面略潮红，唇红。舌质红苔黄干、少津，脉细数疾、三五不齐、呈雀啄之象，血压 115/55mmHg。

［诊断］心悸，证属气阴亏虚，阳热浮亢，少阴热化。

［治法］补益气阴，清热复律。

［方药］黄芪 30g，丹参 15g，甘草（炙）15g，太子参 30g，麦冬 20g，五味子 10g，黄精 20g，玉竹 15g，生地黄 15g，葛根 20g，黄连 9g，浮小麦 30g，谷芽 30g。1 日 1 剂，水煎服。

【二诊】2 个月后复诊，述口干、多汗症状基本改善，心悸明显减轻，唯胃纳较差，舌质红少津，脉细数，偶有三五不齐，未见雀啄脉。目前西药全停，完全用中药治疗。于原方去浮小麦，加白术（炒）20g，1 日 1 剂。西洋参 100g，每日 6g，煎水服。

【结果】此后，每两三个月复诊 1 次，坚持中医治疗，均以上方略事加减，诸证进一步改善，2006 年春季复学，仍坚持治疗。于 2007 年 2 月 6 日复诊。彩超示：左室偏大（46mm），余心脏形态、结构及血流未见明显异常。守方继续服用。其后随访情况稳定，症状基本消失。

【按】此案乃因少阴热化所致，患者始终表现为心悸、气短、神疲、乏力，这表明气虚是其基本病机，并病从热化，形成气虚阴亏阳浮的少阴热化证，除有气虚脉症外，因阴虚阳亢，多伴有多汗，心烦，口干，舌质红、苔黄干少津，脉细数疾且呈雀啄之象。其治用生脉散加黄芪、甘草、黄精、玉竹、生地黄益气养阴，丹参、葛根活血通络，黄连清心除烦，浮小麦敛阴止汗，谷芽和胃助化。

参考文献

侯德建，郭子光. 郭子光辨治扩张型心肌病经验［J］. 湖北中医杂志，2008，30（3）：21－22

风湿热（1案）

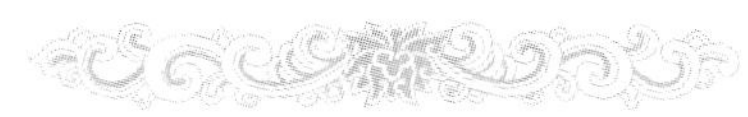

阴虚内热案（路志正医案）

患者，女，46岁。

【初诊】 1977年9月5日。

［主诉］低热、多关节游走性疼痛3个月。

［临床表现］3个月来呈游走性多关节痛，低热（体温37.2℃～37.5℃），日渐消瘦，经某医院查红细胞沉降率80mm/h，白细胞13.5×10^9/L，抗“O”为1000U，诊断为“急性风湿热”，经用水杨酸剂及激素，症状时减时剧，未见显效，请路老诊治。症见关节痛游走不定，形体消瘦，精神倦怠，面色淡白，皮肤干燥，午后低热，五心烦热。舌质红苔黄腻，脉弦细。

［诊断］风痹，证属病久阴伤，虚热内蒸，血虚不营，气虚不运。

［治法］清虚热，退骨蒸，滋阴血。

［方药］秦艽鳖甲散化裁：秦艽9g，鳖甲（炙，先煎）12g，银柴胡9g，当归9g，地骨皮9g，钩藤（后下）15g，海风藤15g，丹参15g，山药15g，甘草3g。

【二诊】 服药4剂，适逢患者月经来潮而量少，关节疼痛加重，纳差，考虑经期不宜寒凉，暂以通阳祛风之法，药用桂枝9g，白芍15g，山药12g，制川乌（先煎）5g，制草乌（先煎）5g，鳖甲（炙，先煎）12g，鸡血藤15g，追地风15g，透骨草15g，菟丝子12g，白薇9g。3剂。

【三诊】 月经未尽，身倦乏力，舌质淡苔白，脉弦细。路老认为属冲任亏损、心脾两虚，以归脾汤加减3剂。

【四诊】 月经已净，关节疼痛，动则增剧，午后潮热，舌苔白腻，脉

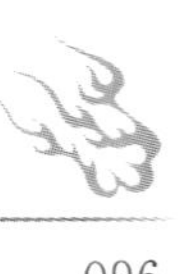

细数。路老认为病仍属阴虚内热，再以初诊之方，继服16剂。

【五诊】药后关节痛减，烦热已除，体温36.8℃，微有脘胀，偶见便溏、纳呆。上方去地骨皮，合四君子汤以助脾运。

【结果】继服24剂，诸症消失，查红细胞沉降率18mm/h，白细胞8.6×10^9/L，抗“O”为500U，各项指标均已正常。

【按】此例患者体瘦、肤干、五心烦热、午后低热、脉细，为阴虚骨蒸、气血不营之证。因阴血不足显著，故不能再以祛风为主，因风药多燥，最易耗伤阴血，乃以秦艽鳖甲散化裁。药用秦艽、鳖甲、地骨皮、银柴胡以清虚热、退骨蒸；当归、丹参配鳖甲以滋阴养血活血，补而不滞；钩藤、海风藤伍秦艽通络祛风，通而不燥，共奏滋阴血、清虚热之功。治疗过程中兼理脾胃，并随时顾及妇女特点，因人制宜，随证变通，因而取效。

参考文献

杨利，路志正. 国医大师路志正活用名方的经验举隅［J］. 湖北民族学院学报（医学版），2012，29（2）：56－58

风湿性心脏病（3案）

1. 气血两虚案（邓铁涛医案）

患者，女，52岁。

【初诊】1999年12月20日。

［主诉］反复胸闷、心悸30余年，加剧伴胸痛1个月。

［临床表现］患者30年前开始出现胸闷、气促，反复发作。就诊于广州市某医院，诊断为风湿性心脏病。其初因症状较轻而未经治疗。10年来，诸症逐渐加剧。1个月前，去北方受凉后，胸闷、气促加剧，稍走动即发，伴夜间阵发性胸痛、端坐呼吸，遂入我院。入院时左房室瓣、主动脉瓣、右房室瓣听诊区可闻及Ⅲ～Ⅳ级收缩期杂音。肝大，肋下两指，肝颈静脉反流征阳性。双下肢轻度水肿。心电图示：频发房性期前收缩，心肌劳累。心脏彩超示：中重度主动脉瓣狭窄并轻度关闭不全，中度左房室瓣狭窄并轻中度关闭不全，轻度肺动脉高压。入院诊断为风湿性心脏病，联合瓣膜病变，心功能Ⅳ级。入院后，拟行手术治疗。但因患者一般情况较差，故请邓老会诊进行术前准备。邓老查房时症见患者精神疲倦，面色萎黄，动则气促、心悸，纳差，夜寐不安，小便可，大便干结。双下肢轻

度水肿，唇色暗红。舌质暗淡、苔白微腻，脉沉细尺弱。月经量多，色淡，经期延长。

［诊断］心痹，证属气血两虚。

［治法］补益气血。

［方药］八珍汤加减：西洋参（另炖）12g，党参 24g，当归尾 15g，川芎 10g，白芍 15g，熟地黄 24g，茯苓 12g，艾叶 10g，阿胶（烊化）10g，白术 12g，甘草（炙）6g，砂仁（后下）6g。

【结果】服上方 6 剂后，精神好转，纳增，无气促，偶发心悸，夜寐安，二便调，双下肢水肿消，舌质淡、苔薄白，脉沉细。于 2000 年 1 月 12 日行主动脉瓣及左房室瓣替代术。术后患者一般情况好，于 2000 年 3 月 3 日出院。

【按】此病按八纲辨证，属里证。属先天禀赋不足，气血两虚。病位在心脾肾。心居胸中，为阳中之阳。心主血脉，靠心气的推动，血液方能如环无端地周流全身。气血亏虚，邪气入侵，“脉痹不已，复感于邪，发为心痹”，故有瓣膜受损。心气亏虚，不能把所有回心血液搏出，全身循环血液减少，表现为心阳亏虚，出现气促、神疲、心悸等症。日久母病及子，而表现为脾气亏虚，脾虚运化无力，则纳呆，面色萎黄；脾气虚不能统血，故月经量多。其治以八珍汤为主，气血双补，重用西洋参以补气，阿胶滋阴补血，佐以艾叶温阳益气，砂仁芳香醒脾，以防诸补药碍胃之弊。纵观全方，气血双补而兼顾阴阳，共奏补而不滞之功。历来认为，风湿性心脏病属器质性病变，药物难以奏效。此案为一般情况较差的患者，邓老的治疗为患者争取到了手术的机会，为中医在这一疑难病症的治疗上开辟了新的思路。

参考文献

吴焕林. 邓铁涛教授治疗风湿性心脏病医案一则［J］. 现代中医药，2005，25（5）：57

2. 气虚兼痰瘀阻络案（邓铁涛医案）

患者，男，34 岁。

【初诊】1991 年 4 月 29 日。

［主诉］胸闷胸痛反复多年。

［临床表现］反复胸前区闷痛，倦怠乏力，食纳、睡眠尚可，二便正常。舌质嫩、苔浊，脉缓左滑右涩。心电图示：窦性心动过缓伴不齐。超声心动图示：主动脉瓣关闭不全并反流（轻度至中度）。

［诊断］西医诊断：风湿性心脏病。中医诊断：心痹，证属气虚兼痰瘀阻络。

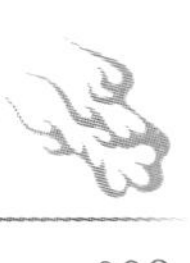

［治法］益气除痰，活血化瘀。

［方药］四君子汤合温胆汤加减：党参 18g，茯苓 15g，丹参 15g，竹茹 10g，法半夏 10g，枳壳 6g，橘红 6g，甘草 6g，三七末（冲服）2g。1 日 1 剂，水煎服。

【二诊】以此方为基础酌加瓜蒌皮、胆南星、五爪龙等药，服药近 1 年，症状控制。直至 1992 年 11 月 18 日复诊，症见胸前闷痛，近日因天气气压低而加重，伴疲乏、头晕，舌质嫩、苔浊，脉稍数左涩。治以益气养阴，佐以活血。药用太子参 30g，千斤拔 30g，茯苓 15g，白术 15g，威灵仙 15g，桃仁 12g，麦冬 12g，五味子 10g，红花 6g，甘草（炙）6g，大枣 3 枚。

【结果】此后长期以本方加减调治，后期加人参（另炖兑服）10g 以增强益气，痰浊盛合温胆汤，睡眠差加首乌藤、酸枣仁，血瘀重则加丹参、三七，关节疼痛加豨莶草、鸡血藤等。患者病情平稳，胸闷疼痛、倦怠乏力等症状明显减轻，发作次数大大减少。

【按】此案的主要病机是本虚标实，以心气亏虚为本，痰瘀为标，以心病为本，他脏（肾脾肺肝）之病为标，这一点是治疗的关键。邓老认为，西医强心、利尿、扩血管都是治标之法，此病是心脏瓣膜病变，使心之泵血功能减弱，先是心脏功能代偿，耗竭自损，继而诸脏失养，五脏皆虚，在虚的基础上再形成痰、瘀。其治疗用四君子汤益其气，合用温胆汤化其痰，加丹参、三七活血化瘀。

参考文献

郑洪．邓铁涛教授治疗风湿性心脏病验案［J］．新中医，2002，34（2）：17－18

3. 气阴两虚兼血瘀案（邓铁涛医案）

患者，女，31 岁。

【初诊】1991 年 4 月 29 日。

［主诉］心悸反复发作 10 月余。

［临床表现］患者自 1990 年 7 月起出现心悸时作，伴胸闷欲呕，夜眠不佳，胃纳、二便尚可。舌质嫩、苔薄白，脉结代而细、寸弱。心率 136 次/min，绝对不齐，心脏向左向下扩大，心尖呈抬举性搏动。心电图检查示：心房纤颤（快速型）。X 线摄胸片示：风湿性心脏病（左房室瓣狭窄并关闭不全），并肺循环高压，间质性肺水肿。

［诊断］西医诊断：风湿性心脏病，左房室瓣狭窄并关闭不全，心衰二度，快速心房纤颤。中医诊断：心痹，证属气阴两虚为主，兼有血瘀。

［治法］补气健脾活血。

［方药］太子参 30g，鸡血藤 30g，茯苓 15g，白术 15g，威灵仙 15g，

麦冬10g，桃仁10g，五味子6g，甘草（炙）6g，红花3g。每日1剂，水煎服。

【二诊】6月1日。服药3个月，自觉心悸、疲乏等症状明显改善，唯于休息不好时心悸易加重，并有失眠，胃纳、二便尚可。药已见效，守方加五爪龙30g，首乌藤30g，山药12g，加强益气，兼以安神。

【三诊】7月6日。患者症状时有反复，近日伴左胁不适，月经量多，睡眠仍差，舌质嫩红、苔薄，脉细寸尺俱弱。患者心气已虚，因月经量多，又兼血虚，气能生血，故仍重用益气药。守方去五爪龙、山药，加生晒参（另炖兑服）10g，续服。此后一直以此方为主，酌选五爪龙、酸枣仁等药加减，症状控制较好。

【四诊】1993年3月9日。患者因人流术后，月经量多，1个月有3次经潮出血，每次量均等，质稠色暗，无血块，右腰酸胀，伴腹胀便溏，大便每日2次，胃纳尚可。舌质淡嫩、苔薄白而润，脉结促。适逢小产后，气虚血亏俱显，治以补气血，佐以调经。药用生晒参（另炖兑服）10g，柴胡10g，黄芪30g，鸡血藤30g，何首乌30g，茯苓15g，白术15g，赤芍15g，党参15g，麦冬12g，益母草12g，法半夏12g，甘草（炙）6g。

【五诊】5月18日。患者月经基本正常，余症同前。故易初诊方加千斤拔30g，大枣3枚。

【结果】此后长期以此方调治，结合患者月经情况，或经前服八珍汤，经后服胶艾四物汤等，患者病情逐步好转，至1997年已恢复工作，正常上班。

【按】此案患者除心悸、疲乏、脉细寸弱等虚象外，舌质嫩、色淡，亦为虚象。《辨舌指南》曰：“舌质浮胖兼娇嫩，不拘苔色灰黑黄白，病多属虚。”根据邓老经验，认为舌质淡嫩者多为脾气虚，脾阴亦虚。正因为患者以气阴两虚为主，兼有血瘀，其治疗用生脉散益气养阴，加白术、茯苓、甘草以增强健脾益气作用，加鸡血藤以养血和血，桃仁、红花活血化瘀，威灵仙通络蠲痹。方证相符，暂取其效。

参考文献

郑洪. 邓铁涛教授治疗风湿性心脏病验案［J］. 新中医，2002，34（2）：17－18

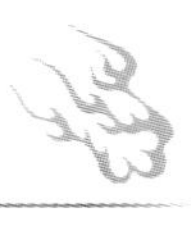

病毒性心肌炎（4案）

1. 气阴两虚、余邪不尽案（张琪医案）

患者，男，21岁。

【初诊】

［主诉］心悸反复发作15年。

［临床表现］病毒性心肌炎病史15年，本次因过劳而发作，心率40～190次/min，夜间常有憋醒现象，心率低于55次/min，或高于120次/min，则自觉心悸、气短、胸闷难以忍受，伴有濒死感。西医诊断为病毒性心肌炎，心肌损伤。超声心动图显示：心脏轻度扩大；心肌抗体（＋），心肌酶升高明显。主要表现为心悸、气短、头晕乏力、活动后则各种症状明显加重。舌质淡红、苔白而干，脉沉而无力。心电图示广泛心肌缺血，心率62次/min。

［诊断］心悸，证属气阴两虚，余邪不尽。

［治法］益气养阴，清热解毒，宁心安神。

［方药］生晒参15g，黄芪50g，白芍35g，当归25g，牡丹皮35g，石菖蒲25g，五味子15g，板蓝根25g，土茯苓50g，鱼腥草50g，蒲公英50g，紫花地丁25g，远志20g，生龙骨35g，牡蛎35g，甘草10g。水煎服，1日1剂，早晚温服。

【结果】服药21剂，心悸气短明显减轻，夜间憋醒现象未再发作。又服35剂，心悸气短基本消失，体力明显增加，心率55～110次/min，舌质红紫、苔薄白，脉沉迟。心肌缺血基本消失，患者共服药近160剂，心率60～110次/min，一切如常人，心肌抗体（－），心肌酶（－）。

【按】该患者已患病15年，由于病程较长，邪正相争，正气消残，故脉证见气短，乏力，活动后加重，舌质淡红、苔白而干，脉沉无力等气阴亏损之征。同时由于邪毒炽盛于里，伤阴耗气，热毒不去则正气难复。仍属虚实夹杂之证。心肝气阴虚损为本，邪毒内积于里为标，本虚标实。当此之时，非峻补气阴则无以收功，非大剂量清热解毒不能祛其邪。方中用人参、黄芪、甘草益气健中，补益心脾；白芍、当归、五味子酸甘化阴以治其本。牡丹皮、土茯苓、鱼腥草、蒲公英、紫花地丁清热解毒以治其标。生龙骨、牡蛎、石菖蒲、远志滋阴潜阳，宁心安神。诸药合用，共奏益气养阴，清热解毒，宁心安神之功。

参考文献

高尚社. 国医大师张琪教授辨治心律失常验案赏析 [J]. 中国中医药现代远程教育, 2011, 9 (5): 10-11

2. 脾土虚弱、气血生化乏源、兼瘀血阻络案（裴沛然医案）

患者，女，41岁。

【初诊】 1994年5月8日。

［主诉］胸闷心悸加重1个月余。

［临床表现］患者2年半前患病毒性心肌炎，虽经西药治疗，但心悸频频发作，伴胸闷气短。近1个月来，因工作劳累过度，胸闷气短加甚，期前收缩5～8次/min，活动后加剧，伴口干咽燥，腹部胀闷，大便干结，胃纳不佳，神疲乏力。舌质淡红、苔薄微黄，脉细数。

［诊断］心悸，证属脾土虚弱，气血生化乏源，兼有瘀血内停，阻于脉络。

［治法］健脾益气养血，佐以化瘀通络、清热通腑。

［方药］生黄芪35g，生白芍30g，生地黄30g，火麻仁15g，茯苓15g，半夏（制）15g，红花9g，芦荟6g，蒲黄（炒。包煎）12g，黄芩18g，丹参18g，党参20g，甘草20g。7剂。

【二诊】 药后大便即见通畅，心悸明显减少，效不更方，原方续进7剂。

【结果】 药后大便日行1次，白昼期前收缩消失，夜间仅有数次，胸闷气短好转。上方略有出入，服药5个月，期前收缩基本消失，唯天气变化偶见，余症均除。

【按】 病毒性心肌炎后遗症患者常见期前收缩频发，又伴严重便秘，常靠泻药通便。裘老认为此例患者脾虚、气血生化不足是发病之因，气虚则卫外不固，邪气乘虚而入，遂成病毒性心肌炎；血虚日久乃见阴亏，气虚致血行无力而成血瘀；阴虚和瘀血均可产生内热，而致津液枯燥，则便秘益甚。故重用黄芪、党参、甘草以补心脾之气，气旺则血生，气畅则血行；裘老常用白芍、生地黄以治阴血痹阻；丹参、红花、蒲黄活血化瘀；配以芦荟、黄芩、火麻仁泄热通便；茯苓、半夏健脾和中，助运化以资气血化生之源。证情虽复杂，但组方缜密，配合有致，故能应手取效。

参考文献

王庆其，李孝刚，邹纯朴，等. 国医大师裘沛然之诊籍（六）[J]. 浙江中医杂志，2011，46（7）：492-493

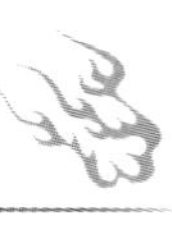

3. 心阳不足、痰湿内阻、气滞血瘀案（裴沛然医案）

患者，男，42 岁。

【初诊】 1986 年 7 月 2 日。

［主诉］心悸胸闷反复发作 1 年余。

［临床表现］患者 10 余年前曾有血吸虫病史，给予锑剂治疗，继后劳累过度，又患乙型病毒性肝炎、胆囊炎、阵发性心动过速。有心肌炎病史。诊见形体略胖，心率 80 次/min，期前收缩 2～3 次/min。舌苔薄白腻，脉有结代。

［诊断］心悸，证属心阳不足，痰湿内阻，气滞血瘀。

［治法］益气通阳，化痰理气化瘀。

［方药］太子参 30g，黄芪 30g，龙骨 30g，龙齿 30g，瓜蒌 30g，黄芩 30g，党参 15g，桂枝 15g，柴胡 15g，茶树根 20g，枳壳 9g，苦参 9g，郁金 12g，香附（制）12g。7 剂。

【二诊】 1987 年 3 月 25 日。因心动过速持续 13 小时，心电图示室上性心动过速，经外院用毛花苷 C 无效，后改用维拉帕米（异搏定）静脉注射后好转。刻下患者心悸、胸前区隐隐作痛，右耳鸣，夜不入眠，口干渴。心率 85 次/min，期前收缩 3～4 次/min。舌苔薄，脉结代。证属心气阴阳亏虚，仿炙甘草汤法。药用甘草（炙）24g，麦冬 15g，火麻仁 15g，生地黄 30g，党参 30g，阿胶 9g，桂枝 18g，生姜 6g，大枣 7 枚。

【三诊】 1988 年 6 月 29 日。上方加减化裁持续服用 1 年，证情缓解，未见期前收缩。今晨起心悸又作约半小时，服用普萘洛尔（心得安）后缓解，但头晕乏力，左齿龈肿胀。舌苔薄，脉细。药用甘草（炙）24g，桂枝 20g，党参 20g，阿胶 9g，生地黄 30g，大枣 7 枚，生姜 6g，火麻仁 15g，麦冬 15g，细辛 10g，白芷 12g。

【四诊】 1990 年 9 月 12 日。患者近来室上性心动过速小发 2 次，发作后精神疲乏，口淡黏腻，头晕失眠。舌苔薄，脉细弦。药用黄芪 40g，党参 30g，生白术 15g，酸枣仁 15g，茯苓 12g，生姜 5g，大枣 7 枚，当归 20g，甘草（炙）20g，远志 6g，木香 9g，桂枝 24g。7 剂。

【结果】 1992 年 10 月随访，心悸未见大作。

【按】 此例患者因罹患心肌炎后遗症而出现严重的心律失常，治疗过程中曾数次反复，裘老以炙甘草汤为主方化裁，桂枝用至 24g。心为阳脏，主火，若心阳不振，搏动失制，故出现心悸、气短。裘老治心悸（各种心律失常），多用桂枝。且常用之配伍药有：佐生地黄，以育心阴；配熟附片，增加温振心阳之功；合丹参，乃心主血脉，通阳必伍活血和血，心脉方能通畅；配甘草、党参、黄芪补心气；配磁石、龙齿以镇摄；配黄连以阴阳兼顾。诸药同用，疗效肯定。

参考文献

王庆其，李孝刚，邹纯朴，等. 国医大师裘沛然之诊籍（六）[J]. 浙江中医杂志，2011，46（7）：492－493

4. 心阳不振、心阴亦亏、脾胃失健案（裘沛然医案）

患者，男，44 岁。

【初诊】 1995 年 3 月 6 日。

［主诉］心悸、胸痛反复 3 年，期前收缩频发半年。

［临床表现］患者 3 年前患重感冒后，即出现胸闷胸痛，心悸不适。心电图检查提示：心律不齐。诊断为心肌炎后遗症。嗣后常觉胸脘痞闷、心前区疼痛、心悸不宁，每于午后或晚上加重，曾服多种中西药物均无效果。近半年来，期前收缩发作次数明显增多，而且发作时间延长，伴烦躁不安，睡眠不宁，神疲乏力，气短口干，胃脘时痛时胀，胃纳欠佳，容易出汗。舌质偏红、苔薄腻，脉结代。

［诊断］心悸，证属心阳不振，心阴亦亏，且脾胃失健。

［治法］益气养血，滋阴通阳，养心和胃。

［方药］甘草（炙）20g，党参 20g，麦冬 15g，高良姜 15g，香附（制）15g，郁金 15g，桂枝 18g，生地黄 30g，龙骨（先煎）30g，牡蛎（先煎）30g，黄连 10g，檀香 10g，山楂（炒焦）12g，神曲（炒焦）12g，丹参 24g。

【二诊】 10 剂后，患者胸口疼痛消除，精神大为振作，胃脘胀痛、心胸烦闷均明显减轻。心电图检查示心律正常。苔腻较前化退，脉象细弦。上方去龙骨，加石菖蒲 12g，降香 10g，再予 10 剂。

【结果】 患者诸恙悉见缓解，心胸痛闷均除，睡眠安稳，心烦减轻，乃嘱前方再服 10 剂，以善其后。

【按】 此例患者因患病毒性心肌炎后遗症，出现心律失常，期前收缩频见，并伴有胸闷胸痛，病程已达 3 年之久。裘老认为阴血不足、阳气不振，是其主要原因。阳气虚弱，推动无力，则气血流行不畅，如此则病越久而证越重。故在遣方用药中，甘草、桂枝、党参、生地黄、丹参等用量颇大，以此来调节心之气血阴阳，药专力宏，故仅服 20 多剂，而使数年病痛终于消除。方中甘草、党参补心气；桂枝通心阳；生地黄、麦冬、丹参滋养阴血、通利血脉，其中丹参配檀香、郁金又具理气活血宽胸作用；龙骨、牡蛎重镇安神定悸；黄连清心除烦，与温中理气的高良姜、香附合用，是针对胃脘不适、时痛时胀、胃纳欠佳而设；山楂、神曲消食和中开胃。复诊时增添降香以散瘀止痛；

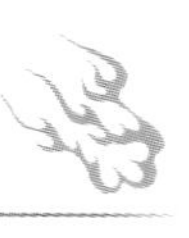

石菖蒲宣通心气，兼有涤痰之功。诸药同用，而收良效。

参考文献

王庆其，李孝刚，邹纯朴，等. 国医大师裘沛然之诊籍（六）[J]. 浙江中医杂志，2011，46（7）：492-493

心　悸（7案）

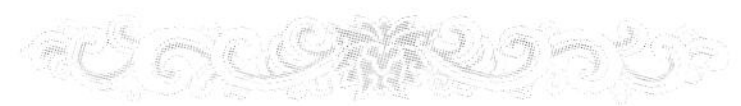

1. 心气心血俱虚、痰浊挟瘀内阻案（裘沛然医案）

患者，女，45岁。

【初诊】 1995年1月5日。

［主诉］心悸、胸痛反复发作3个月余。

［临床表现］患者有神经衰弱史，平素经常失眠，夜梦纷扰，严重时彻夜难眠，伴神倦心慌，记忆力下降，思想不集中。自去岁入冬以来，心悸不宁、胸闷时作，经常在下午或晚上有期前收缩发生。曾到某医院检查，心电图示：心肌缺血，心律失常。诊断为冠心病、心绞痛。近3个月来有3次严重的心绞痛发作，当时胸闷气短，心悸心慌加重，有昏昏欲倒之感，虽服各种中西药物未见明显效果。刻下除胸闷心悸外，并伴有乏力身软，胃纳不馨，面部见黑色斑点，大便偏干。舌质黯红、苔根黄腻，脉细、时有结代。

［诊断］心悸，证属心气心血俱虚，痰浊挟瘀内阻。

［治法］益气养血滋阴，通阳化瘀除痰。

［方药］甘草（炙）20g，丹参20g，桂枝24g，龙骨（先煎）24g，龙齿（先煎）24g，石菖蒲10g，降香10g，香附（制）12g，麦冬18g，生地黄30g，西红花1g，火麻仁15g，茯苓14g，半夏（制）15g，黄连9g。14剂。

【二诊】 药后胸闷心悸明显减轻，精神好转，入夜心慌心悸显著减少，睡眠亦见改善。嘱服原方14剂。

【结果】 药后胸闷、心悸、心慌均已消除，晚上偶见期前收缩，心电图检查已基本正常，胃纳大增，神疲乏力消失，睡眠也趋正常，特别是面部黑色斑点大为减退，舌苔根部黄腻好转，脉细。乃以前方为主，略有增减，再服14剂，以善其后。

【按】 此例患者由于工作繁忙，耗伤心血，阴血不足，心失所养，故夜不成寐；久之则心气虚弱，而心悸胸闷；气虚伤脾，痰浊内生，致胃纳不佳；心气虚则心阳不足，心阳虚则心血瘀阻。裘老认为，其心血、心阴、心气、心阳虚损为本，痰瘀互结为标。故方中以大剂量的甘草和桂枝相伍，辛甘化阳，有益心气、通心脉、振心阳之功，俾胸阳得振，心脉痹阻释然；生地黄滋阴化瘀，与甘草、桂枝、麦冬、火麻仁等配伍，乃取仲景炙甘草汤方之意，兼顾心之气血阴阳亏虚；黄连苦寒入心经，现代药理研究示其小檗碱可使心脏兴奋，并能扩张冠状动脉，增加冠状动脉血流量；石菖蒲、茯苓、半夏、香附化痰辟浊，疏畅胸脘，斡旋气机。

参考文献

王庆其，李孝刚，邹纯朴，等. 国医大师裘沛然之诊籍（一）［J］. 浙江中医杂志，2011，46（1）：1－2

2. 心气虚亏、心阴不足案（何任医案）

患者，女，43 岁。

【初诊】2007 年 10 月 26 日。

［主诉］心悸气促反复多年。

［临床表现］患者行动气促、心悸、咽喉干燥，时有泡沫痰，手足感冷，脉结代。心电图示房颤。上海某医院诊断为“风心病”并进行左房室瓣分离手术。

［诊断］心悸，证属心气虚亏，心阴不足。

［治法］益气养阴，宁心安神。

［方药］北沙参 9g，麦冬 12g，五味子 6g，甘草（炙）6g，党参 12g，火麻仁 5g，桂枝 6g，生地黄 12g，酸枣仁（炒焦）10g，生铁落 18g，大枣 30g，龙骨（煅）9g，牡蛎（煅）9g。4 剂。

【二诊】2007 年 11 月 1 日。气促心悸等见瘥，大便略干，咽喉燥减轻，脉结代尚见。药用党参 12g，麦冬 12g，五味子 5g，甘草（炙）9g，火麻仁 9g，桂枝 6g，酸枣仁（炒焦）9g，阿胶 9g，生地黄 12g，生铁落 18g，龙骨（煅）9g，牡蛎（煅）9g，生姜 2 片。续服 7 剂以巩固疗效。

【按】此案患者为“脉结代、心动悸”炙甘草汤证。患者咽嗌干燥为心阴虚；动则气促，口多痰沫、手足冷感又为心气不足。故以生脉饮、炙甘草汤、桂甘龙牡汤、生铁落饮四方组成。前 3 方均为常用方。生铁落饮为《素问·病能论篇》中方，原书意思指怒狂之病，由于阳气被抑郁而不得疏散所致，宜禁减其饮食，并以生铁落为饮。铁落一物，其基原为生铁锻至红赤，外层氧化时被锤落之铁屑。主要成分为四氧化三铁。王冰注《素问》谓“味辛，微温平”，此味功能为平肝、镇惊，治癫狂、心悸易惊等。《现代实用中药》称其能镇静、补血，用于神经性心脏病、心悸、睡眠不宁及狂妄惊痫。何老多用此味于重症心悸。此案之4剂见效，虽有其他方剂之力，而此味亦有厥功。

参考文献

何任.《内经》方医案三则[J]. 浙江中医药大学学报，2008，32（1）：21-22

3. 气阴两虚、心神不宁案（路志正医案）

患者，女，78岁。

【初诊】 2009年7月30日。

［主诉］阵发性心悸1年。

［临床表现］患者既往有原发性高血压30余年，血脂异常10年，2型糖尿病2年余。患者于2008年8月开始出现阵发性心悸，以晨起为著，下午较轻，每次发作1～10分钟不等，由每日发作3次渐发展为10次左右，伴有心情紧张、焦虑恐惧，双手不自主颤抖，胸闷气短，疲倦乏力，自汗较重，入睡困难，后半夜易醒，醒后再难入睡，纳食不馨，二便调。曾在多家医院就医，诊断为“心律失常（频发室性期前收缩）”。间断口服盐酸美心律、酒石酸美托洛尔等药，室性期前收缩或有减少，仍有心慌胸闷，焦虑恐惧等症。查血压144/76mmHg，体质偏瘦，双肺无异常，心率86次/min、律不齐、期前收缩7～8次/min，双下肢无水肿。舌质红、体瘦、少苔，脉弦细结。

心电图示：窦性心律，频发室性期前收缩。24小时动态心电图示：室性期前收缩3056个，未见ST-T改变。心脏超声未见异常。

［诊断］心悸，证属气阴两虚，心神不宁。

［治法］益气养阴，安神定志。

［方药］生脉散合酸枣仁汤加减：西洋参（先煎）10g，麦冬12g，五味子5g，黄精12g，当归12g，川芎8g，酸枣仁（炒）18g，茯苓20g，知母12g，莲子肉15g，白术（炒）12g，生谷芽30g，生麦芽30g，桂枝6g，甘草（炙）10g，紫石英（先下）30g，陈皮6g。水煎服，1日1剂，连服2周。

另服人参生脉胶囊，每次2粒，每日3次。

【二诊】 8月13日。阵发性心悸稍减轻，余症如旧。考虑患者年高病久，治须缓图，上方去川芎、茯苓、桂枝辛温燥药以防过用伤阴，加山药15g，山茱萸12g，枳壳（炒）12g，鸡内金12g，酸枣仁（炒）改20g，以增强养阴敛汗、理气和胃之功效。

另配茶饮方：太子参15g，南沙参15g，麦冬10g，浮小麦30g，僵蚕10g，鸡内金12g，地锦草15g。水煎代茶饮，1日1剂。继服2周。

【三诊】 9月3日。药后心悸气短明显减轻，汗出减少，饮食、睡眠好转，时感腰膝酸痛。复查血压 140/70mmHg，心率 84 次/min、律齐、未闻及停搏。上方加桑寄生、淫羊藿强壮腰脊补肾以收全功。

【结果】 3 个月后随访，未再复发。

【按】 此案患者虽年逾古稀，且有高血压、血脂异常、糖尿病等病史，但检查未见病理性改变，故考虑其室性期前收缩仍属功能性，与其心情紧张、焦虑恐惧等精神因素有关。辨证属气阴两虚、心神不宁，病位在心、肝。以“心者，君主之官，神明出焉”、“肝者，将军之官，谋虑出焉”（《素问·灵兰秘典论》）。心肝血虚，气阴不足，使心神不宁，谋虑失用，致心悸气短、紧张焦躁。故治疗须注意益心气、滋心阴，以助心行血，统领神明；养肝血、疏肝气，以调畅气机、安神定志。方中西洋参、麦冬、五味子乃生脉散之意，益气养阴、固表止汗；黄精、当归、川芎、酸枣仁、知母养血育阴、安神定志；茯苓、莲子肉、白术、陈皮、生谷芽、生麦芽益气健脾，助气血生化之源；桂枝、甘草辛甘化阳以通心脉，助心行血；紫石英镇心安神。随后复诊皆宗此方意随证加减，不离“心主血脉”、“心主神明”之主线，病终告愈。

参考文献

尹倚艰．路志正治疗心血管病验案 4 则［J］．中国中医药信息杂志，2010，17（11）：83－85

4. 气阴两虚、痰瘀内阻案（邓铁涛医案）

患者，女，40 岁。

【初诊】 1997 年 7 月 1 日。

［主诉］心慌、心悸、胸闷半个月。

［临床表现］患者于 5 月 1 日受凉感冒，头痛鼻塞，自服“康泰克”等药，症状消失，仍有咽部不适。半个月前因过劳后出现心慌、心悸，胸闷不适，查心电图示偶发室性期前收缩。服心血康、肌苷等，症状未见缓解。3 日后某医院行动态心电图示：频发单纯性期前收缩。诊为病毒性心肌炎，予抗病毒口服液、抗生素及美西律等药治疗，疗效不明显，遂收入我院。自述胸闷，心慌心悸，时作时止，疲倦乏力，睡眠差，纳一般，二便调。舌质淡暗边有齿印、苔少，脉结代。心率 66 次/min，律不齐，可闻期前收缩 2～3 次/min，未闻及病理性杂音。

心脏彩超：各房室腔均不大，各心瓣膜形态及活动尚可，左室心肌、心尖部内膜增厚，回声增强，有瘢痕形成，运动减弱。超声诊断：心肌炎改变。ECT：静态心肌显像示心肌前壁病变。

［诊断］西医诊断：病毒性心肌炎，心律失常，频发室性期前收缩。中医诊断：心悸，证属气阴两虚，痰瘀内阻。

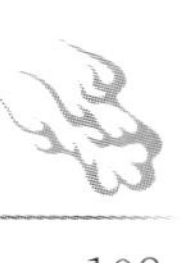

［治法］扶正祛邪，补益气阴，养心安神为主，佐以祛瘀通脉。

［方药］炙甘草汤加减：甘草（炙）30g，党参30g，生地黄20g，火麻仁20g，麦冬15g，阿胶（烊）10g，桂枝12g，大枣6枚，生姜9g。5剂，1日1剂，水煎服。

配合中成药宁心宝、生脉液、滋心阴口服液、灯盏花素片治疗。

【二诊】7月5日。精神好转，偶有心慌、心悸、胸闷，胃纳、睡眠均可，无口干，二便调。舌质淡暗边有齿印、苔薄白，脉涩。复查心电图示：大致正常。气阴已复，痰瘀渐显，治以益气养阴，豁痰祛瘀通脉。药用甘草（炙）30g，党参30g，茯苓30g，生地黄20g，丹参20g，火麻仁20g，麦冬15g，阿胶（烊）10g，桂枝12g，桃仁12g，法半夏12g，大枣6枚。4剂，1日1剂。

【三诊】7月9日。精神好，心慌、心悸、胸闷偶作，胃纳、睡眠尚可，二便调。舌质淡暗、苔稍腻，脉细涩。此为养阴太过，痰瘀明显，改益气健脾，涤痰祛瘀通脉为治。药用枳壳6g，橘红6g，白术15g，茯苓15g，竹茹10g，甘草（炙）10g，法半夏10g，太子参30g，五爪龙30g，三七末（冲）3g，火麻仁24g，丹参20g。

【结果】守方服20日，诸症消失，胃纳、睡眠可，二便调，舌质淡红、苔薄，脉细。心率80次/min，律齐。24小时动态心电图示：窦性心律，偶发室性期前收缩，仅原发室性期前收缩4个。病情缓解出院。

【按】心肌炎心律失常、室性期前收缩，表现为心慌、心悸、胸闷，属中医心悸范围。炙甘草汤原用治气血不足，心阴阳虚之脉结代、心动悸证，与此例辨证相符。方中以甘草甘温补脾益气，通经脉，利血气为主药；人参、大枣补益中气，化生气血；桂枝、生姜辛甘，通阳复脉；又以阿胶、生地黄、麦冬、火麻仁滋阴养血，使阴阳得平，脉复而悸止。三诊邓老认为除气阴虚外，兼见痰瘀之实邪，且滋阴助痰，有助邪之嫌，故阴复后，则将治法易为益气涤痰祛瘀为主。以温胆汤加减，意在益气健脾，涤痰祛瘀，邪去则胸中清阳得以正位，心神得养而神自安，从而获得良好疗效。但仍留有炙甘草汤之太子参、火麻仁、甘草，以助脉复，且防再伤阴。

参考文献

周文斌．邓铁涛教授治疗心悸验案［J］．新中医，2001，33（8）：11

5.阳失斡旋、心气不足、气血瘀滞案（颜德馨医案）

患者，男，47岁。

【初诊】1994年3月11日。

［主诉］胸闷心悸反复3年。

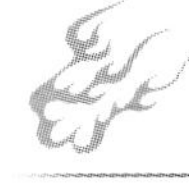

［临床表现］患者因劳累及工作紧张出现胸闷不适，自 1991 年起反复出现室性期前收缩，呈二联律或三联律，动态心电图提示 24 小时室性期前收缩 40070 次，最多每小时 2624 次。西药反复加大剂量，普罗帕酮（心律平）用至每日 900mg 依然无效。时感头晕，胸闷惕惕然，手足欠温，纳食尚可，大便通调。舌质红、苔薄腻，脉沉细结代。

［诊断］心悸，证属阳失斡旋，心气不足乃其本，气血瘀滞为其标。

［治法］温阳益气，化瘀通络。

［方药］淡附片 4.5g，石菖蒲 9g，丹参 15g，麦冬 9g，黄芪 30g，甘草（炙）4.5g，生蒲黄（包）15g，川芎 9g，桂枝 4.5g，龙骨（煅）30g，牡蛎（煅）30g，五味子 6g，薤白 9g。

【二诊】4 月 5 日。经温阳化浊法治疗，患者证势已定，面色亦展，胸前时有堵塞感，口干苦而不思饮，少寐。舌质淡紫、苔白，脉沉迟。以前法加味化裁。上方淡附片加至 9g，石菖蒲改为 4.5g，加苍术、白术、茯神、远志各 9g，小麦 30g。

【结果】患者治疗两个月后，症情大减，神清气爽，多次复查心电图均正常。3 年痼疾得以痊愈。

【按】《诊家枢要·脉阴阳类成》云："阴胜阳亏之候，为寒，为不足。"颜老抓住患者"为寒，为不足"之象，以温通心阳、益气活血为基本法则，用参附汤、生脉饮，加桂枝、龙骨、牡蛎等复方图治，并以石菖蒲引药入心。见舌质红仍用淡附片者，因甘草、麦冬、龙骨、牡蛎均能监制其刚燥之性耳。得效后，章法不变，且加强温阳之力，最后以健运中洲、护养心神收功。

参考文献

韩天雄，邢斌，窦丹波，等. 颜德馨运用温阳法经验撮要［J］. 上海中医药杂志，2006，40（9）：10－11

6. 脾胃虚弱、胆气不宁、心神失养案（路志正医案）

患者，女，49 岁。

【初诊】2003 年 7 月 15 日。

［主诉］心悸气短反复发作 3 周。

［临床表现］患者 3 周来无明显诱因出现心悸气短，活动后加重，心烦易怒，睡眠不安，多梦易醒，纳食欠佳，有时食后腹胀，二便调，月经基本正常。舌体瘦、舌尖边红、苔薄腻，脉左寸沉滑、关尺细弱沉涩。

动态心电图示：频发性室性期前收缩。超声心动图：心脏结构正常。

［诊断］心悸，证属脾胃虚弱，胆气不宁，心神失养。

［治法］益气健脾，温胆宁心。

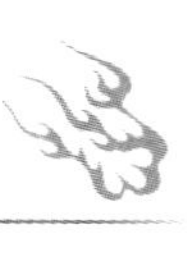

［方药］太子参 12g，生黄芪 15g，黄精 10g，柏子仁（炒）12g，丹参 12g，远志 8g，石菖蒲 10g，郁金 10g，白术（炒）12g，茯苓 18g，佛手 10g，白芍 12g，甘草（炙）6g，生牡蛎（先煎）20g。14 剂。水煎服。

【二诊】 7 月 29 日。心慌气短诸症明显减轻，仍有时入睡难，睡眠不实，二便调。舌质暗、尖边红，脉细弱而沉涩。既见效机，继以上方化裁。上方太子参改西洋参（先煎）6g，去佛手、生牡蛎，加南沙参 12g，木香（后下）10g，生龙骨 30g，生牡蛎（先煎）30g。

【结果】 药后心悸气短等症基本消失，继如法调理 14 剂而愈。

【按】 此案患者为中年女性，心悸气短伴见心烦易怒，纳食不香，食后腹胀，乃脾胃虚弱，升降失司，气血生化无源，胆气不舒，心失所养而致。方以太子参、生黄芪、黄精、白术、茯苓健脾益气；佛手理气调中；白芍、丹参养血；柏子仁、郁金、石菖蒲、远志温胆养心安神；甘草和中以平悸；生龙骨、生牡蛎镇惊安神。诸药健脾益气以培本，温胆和胃以安神，故药后心悸得以缓解。

参考文献

卢世秀，苏凤哲．路志正教授从中焦论治心悸撷要［J］．世界中西医结合杂志，2009，4（12）：837－838，852

7. 脾胃气虚兼痰瘀阻滞案（李振华医案）

患者，女，48 岁。

【初诊】 2010 年 5 月 25 日。

［主诉］间断心慌不适 1 年余。

［临床表现］患者于 2009 年 3 月因劳累出现心慌不适，后进行心电图及动态心电图等检查示频发室性期前收缩，服用西药疗效不佳，于 2010 年 5 月前来本院就诊。症见心悸，气短，脘腹不适，下肢沉困，头晕，便溏。舌质暗淡、舌体胖大、边有齿痕，脉弦滑。血压 130/75mmHg，心率 88 次/min，律不齐，心界无扩大。

血常规、生化检查、心脏彩超、冠脉双源 CT 检查均正常。24 小时动态心电图诊断为频发室性期前收缩，5328 次/24h，有时呈二联律。

［诊断］西医诊断：心律失常。中医诊断：心悸，证属气虚痰湿阻滞，心脉不畅。

［治法］健脾益气，豁痰化瘀。

［方药］六君子汤加减：党参 15g，白术 10g，茯苓 15g，橘红 10g，半夏 10g，节菖蒲 10g，远志 10g，酸枣仁（炒）15g，枳壳 10g，厚朴 10g，木香 8g，桂枝 6g，当归 10g，丹参 15g，甘草 3g。10 剂，水煎服。

【结果】 服药后胸闷疼痛、心悸、气短头晕、下肢沉困等症状均减轻，

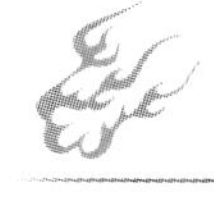

期前收缩减少。守方继服 10 日，自觉症状及期前收缩消失，24 小时动态心电图检查窦性心律，室性期前收缩 35 次/24h。随访 3 个月，无心慌不适等症状。

【按】心脏跳动的正常节律依赖脾脏运化功能的正常，室性期前收缩的发生表现在心，但与脾胃功能失调密切相关。正如《医学探骊·卷五》所说："脾气少为虚衰则悸，脾为脏腑之统宇，其他脏腑有病，脾能运气运血而保护之，而脾一旦空虚，其他脏腑则不能运气运血来保护脾脏，故凡有心跳之症者，往往历久不愈……其气复元，其悸自无。"此案乃脾胃气虚，兼痰瘀阻络所致。其治疗应健脾益气补其本，化痰通络治其标，以使脉律复常，此"心脾同治"之法。心藏神，神安则脉气调匀，故在治疗室性期前收缩时应酌情加安神之药。一些患者在改善了失眠、烦躁症状后，期前收缩也容易消失，说明调养心神在治疗室性期前收缩中亦是不可忽视的环节。方取四君子汤以党参、白术、茯苓、甘草健脾益气，渗利水湿；橘红、半夏、枳壳、厚朴燥湿化痰，理气降逆；桂枝温阳通脉，使血气流通，则脉始复常；当归、丹参通行血脉，养血安神；节菖蒲、远志、酸枣仁化湿透窍，安神定悸；木香理气醒脾，使补而不滞。全方共奏健脾益气、养心安神、温阳通络、燥湿化痰、疏调气血之效。方证若合，故能获效于数剂之间，充分体现心脾同治法在室性期前收缩中的治疗作用。

参考文献

韩景辉. 国医大师李振华心脾同治法治疗功能性室性期前收缩经验 [J]. 中医研究，2011，24 (6)：61-62

病态窦房结综合征（2 案）

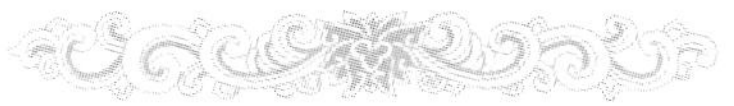

1. 心肾阳虚、气弱血寒案（郭子光医案）

患者，女，55 岁。

【初诊】2000 年 6 月 13 日。

［主诉］心悸、气短、头晕 1 月余，伴晕仆发作。

［临床表现］1 个月前因心悸、气短、时时头晕并晕倒 1 次而在某医科大学附属医院做心电图、超声心动图等检查，诊断为病态窦房结综合征，室性期前收缩，给予阿托品等提高心率，并一再嘱其准备安装人工起搏器。患者因不愿安装而来求治。现症见头晕，畏寒，气短，心悸，胸中

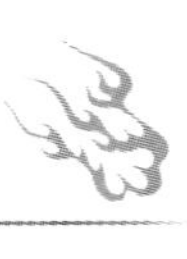

闷塞，说话多则有短气不续之感，心率每分钟 40～50 次，血压 90/60mmHg。体质瘦弱，面色萎黄少华，精神欠佳，说话语言断续而清晰，四肢欠温，舌质淡嫩苔白润，脉迟缓而结代频繁。

［诊断］心悸，证属心肾阳虚，气弱血寒。

［治法］首先温通心肾，益气活血，使阳气通达而提高心率以治标；待证情稳定，再大力补肾阳以图治本，巩固疗效。

［方药］第一步处方采用麻附细辛汤加味：麻黄 12g，制附片（先煎 1 小时）20g，细辛 8g，当归 15g，黄芪 40g，红参 15g，五味子 12g，麦冬 10g，桂枝 15g，羌活 15g，丹参 20g。浓煎，1 日 1 剂，停服一切西药。

【二诊】7 月 27 日。此前每周诊治 1 次，均以上方为基本方，症状很快改善，心率迅速提高，其间因期前收缩频繁加入苦参 30g 后很快被控制，心率一直保持在每分钟 60～70 次，自觉一切良好。治疗期间还随身携药上青城山游览，1 日上下山步行 4～5 千米，未发生任何不良感觉。察其精神佳，舌质红活苔薄白润，脉息调匀。药已见效，当转入益气养血活血稳搏为主的第二步治疗。药用红参 15g，五味子 12g，麦冬 20g，黄芪 40g，丹参 20g，当归 15g，桂枝 15g，制附片（先煎）15g，细辛 6g，淫羊藿 20g，菟丝子 15g，玉竹 15g。浓煎，1 日 1 剂。

【结果】至 9 月 29 日复诊，心率一直维持在每分钟 62～78 次之间，治疗再以前方去附片加入巴戟天 20g，又服 10 余剂后减细辛为 5g，病情仍稳定。其间发生期前收缩 1 次，加苦参 30g 则被控制。此时宜用益气复脉、培元固本的第三步治疗，乃以右归丸用巴戟天易附片，加细辛 5g 通阳气。嘱其逐步由 3 日 2 剂，减至 2 日 1 剂、3 日 1 剂。未更方观察至半年后，病情仍稳定，嘱其逐步撤药。至 2005 年，患者情况一切良好。

【按】此病临床治疗的难度较大，中医多以温心通阳为主治疗，虽能显示出较好疗效，但效果常不稳定。究其原因往往是治疗中对此病的复杂病机没能贯彻标本缓急的思想，因而治疗难以彻底。郭老认为，此病治疗始终要以益气温通为基础，但临床又要根据病变之标本缓急，在益气温通的基础上分作三步治疗程序，循序渐进，方能收到更为满意之疗效。从此案患者分析，首诊时心率每分钟 40～50 次，具有明显的脉迟结代以及气短、晕眩诸症，当属少阴病范围，乃心阳不振，肾阳不足，气弱血寒，致使气血不相接续所引起。其治疗宜行第一步益气温通提速法，常重用麻黄附子细辛汤加味。振奋少阴阳气非大辛大热之附子莫属，细辛温散少阴之寒，配麻黄更具辛热透散寒凝之功。再加入黄芪、红参、羌活、桂枝等以增强益气温心、化瘀通脉之力，使临床收到更好疗效。复诊时心率一直保持在每分钟 60～70 次，症状已明显改善，表明其阳气通达，寒气已去，气血和畅，似平人也。但这毕竟是患者未曾停药的表现，若骤然停药或更方，其病当反复。此时宜转入以益气养血、活血稳搏为主的第二步治疗，乃以上方去麻黄、羌活，减附子、细辛量，加玉竹 15g 防其辛温燥热伤津，加淫羊藿 20g、菟丝子 15g 以温补肾阳。最后患者的心率已提升稳定在每分钟 65～70 次或以上，则宜转入治疗的第三步益气培元固本法，此时患者诸症大减或无明显不适，但长期形成的影响心率的多种因素往往尚未完全消除，必须重视固本，故改用右归丸加减治疗。

参考文献

刘杨．郭子光教授对窦性心动过缓的三步辨治经验［J］．四川中医，2005，23（9）：3－4

2. 心阳失展、瘀阻水停案（朱良春医案）

患者，女，49 岁。

【初诊】

［主诉］心悸反复 9 年。

［临床表现］患者 9 年前出现心动过缓，心率 60 次/min，曾多方求治，均收效不著，2 个月前突然头晕目眩，心悸心慌，昏仆于地，于某医院行心电图检查提示心室率 41～43 次/min，阿托品试验提示即刻心率 56 次/min，8 分钟后心率降至 43 次/min，诊断为病态窦房结综合征。给予复方丹参片及益气活血、温阳通脉之中药口服均无效，遂来本院就诊。现症见面浮肢肿，胸闷心悸，神疲乏力。心率 43 次/min，血压 148/90mmHg。舌质紫、苔白腻，脉细缓无力。

［诊断］西医诊断：病态窦房结综合征。中医诊断：心悸，证属心阳失展，瘀阻水停。

［治法］温阳通脉。

［方药］太子参 20g，黄芪（炙）20g，降香 8g，桂枝（后下）10g，川芎 10g，当归 10g，白术（炒）15g，甘草（炙）5g。

【二诊】服药 8 剂，病情如故。此非矢不中的，乃力不及彀也，故重其制进治之。上方桂枝改为 12g，加丹参 15g，娑罗子 12g。

【三诊】再服药 8 剂，心阳略振，心动过缓之象稍有改善，心率上升至 45～47 次/min，舌质淡、苔薄，脉细缓。前法既合，当进治之。上方桂枝改为 15g。

【四诊】服药 8 剂，心率上升至 50～54 次/min，面浮肢肿消退。上方桂枝加至 18g。

【五诊】再服药 8 剂，活动后心率为 64 次/min，静息时仍在 50～54

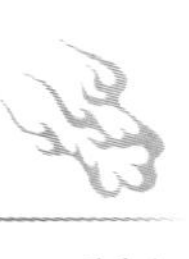

次/min。续予温阳通脉，佐以养阴和络。药用太子参30g，桂枝20g，丹参15g，黄芪（炙）15g，川芎10g，降香10g，玉竹10g，麦冬8g，甘草（炙）5g。

【结果】服药20剂，心率维持在61次/min，精神振作。以上方20剂，配合蜂蜜1000g，熬制成膏，服用以巩固疗效。

【按】朱老认为，心动过缓之由总因心阳不足，心脉不通使然，一般均有心悸怔忡，胸闷气短，头晕目眩，甚则昏仆，脉细缓无力或细涩或浮缓等。《伤寒论·辨太阳病脑证并治》曰："心下悸，欲得按者，桂枝甘草汤主之。"故朱老以桂枝、甘草、黄芪、丹参为基本方。桂枝和营通阳；甘草既养营补虚，又宣通经脉；心阳虚者心气必虚，故用黄芪补气；心阳虚则营运不畅，以丹参养血活血。此四味药合用，共奏益心气、复心阳、通心脉之效。但其中关键在于桂枝的用量须打破常规。朱老用桂枝一般从10g开始，逐步递增，常用至24g，最多加至30g，服至心率接近正常或口干舌燥时，则将已用剂量略减2～3g，续服以资巩固。

参考文献

周玲凤. 国医大师朱良春教授治疗心悸经验［J］. 中医研究，2011，24（7）：64-65

充血性心力衰竭（7案）

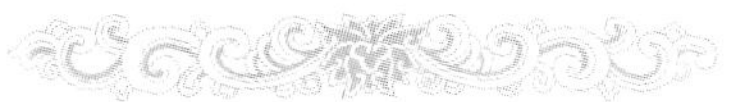

1. 气虚血瘀案（陈可冀医案）

患者，男，62岁。

【初诊】

［主诉］劳力性心前区闷痛5年，加重伴气促9个月。

［临床表现］因劳力性心前区闷痛、气促，在加拿大犹太医院行冠状动脉造影：左前降支第1分支发出后完全闭塞，左前降支开口85%狭窄，右冠中段80%～95%狭窄，建议行经皮冠状动脉介入治疗（PCI）。心脏超声：左心房、左心室扩大，左室前壁下壁节段性运动异常，左室射血分数（LVEF）51%，左室舒张功能受限；心电图：正常。服用比索洛尔2.5mg，阿司匹林100mg，福新普利10mg，辛伐他汀20mg，单硝酸异山梨酯40mg，1日1次，治疗逾半年，劳力型气促及劳力型心绞痛未改善，怕冷，自汗出。体检：血压90/60mmHg，心浊音界向左扩大，心尖区SM（Ⅱ～Ⅲ)/6，心率78次/min，律齐，S1低钝。舌质淡暗、有瘀斑、

舌体胖、边有齿痕、苔薄白，脉细涩。

［诊断］西医诊断：充血性心力衰竭，心功能Ⅱ级；恶化劳力型心绞痛，心绞痛分级3级。中医诊断：胸痹，证属气虚血瘀证。

［治法］益气活血。

［方药］加味保元汤：红参（另煎兑入）3g，生黄芪40g，桂枝10g，甘草（炙）10g，防风10g，丹参30g，川芎10g，赤芍10g，益母草20g，瓜蒌15g，薤白15g，酸枣仁（炒）30g。28剂，前14剂为1日1剂，后14剂为隔日1剂。

因血压偏低，冠状动脉灌注压不足会损害心脏收缩及舒张功能，福新普利调整为5mg，1日1次，单硝酸异山梨酯改为硝酸异山梨酯5mg，每日3次。

【二诊】活动耐量明显增加，自汗减少，舌脉未见变化。上方去防风，加远志15g，隔日1剂，服用7个月。

【三诊】连续上3层楼无心绞痛及气促感，用上方炼蜜为丸，每次6g，每日3次，长期巩固调理。

【按】此案从临床症状及客观检查来看，由于缺血致冬眠心肌所引起的心力衰竭，既有收缩功能障碍，亦有舒张功能不全。以劳力型气促、胸痛为主症，“劳则气耗”“不通则痛”，结合舌脉，气虚血瘀辨证精当。其治疗用加味保元汤，经药理学研究证实，保元汤能稳定急性心肌梗死（AMI）犬的每搏及每分冠状动脉灌注流量，缩小AMI家兔心肌梗死范围，改善冠心病患者ST-T缺血改变，提高LVEF等。陈老紧密联系病机辨证，构建益气活血治法，处以加味保元汤更加切中病情。

参考文献

李立志. 陈可冀治疗充血性心力衰竭经验［J］. 中西医结合心脑血管病杂志，2006，4（2）：136－138

2. 气阴衰竭、浊水停聚、瘀血阻滞、格阳于下案（郭子光医案）

患者，女，80岁。

【初诊】1994年4月12日。

［主诉］心悸反复10余年，加重伴足肿多年。

［临床表现］自诉患冠心病，时发心房颤动已10余年。近年来常于冬季加重，发生浮肿。此次复发住某医科大学附属医院，诊断为“冠心病，心房颤动，左心衰竭”，给予地高辛、呋塞米（速尿）等药，但效果不佳自动出院而前来求治。刻诊头眩晕，心悸、心慌、心烦，时而心前区隐

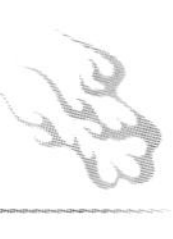

痛，气短甚，不能行走。小便短黄，大便3日未解，腹胀满，两足灼热如火燎，口燥咽干不欲饮。察其形体枯瘦而浮肿，面色苍黯，神志清楚，委顿懒言，语音低微而断续。两足高度浮肿至膝以上，按之如泥，其凹陷久久不起，扪之不凉，右胁下痞块（肝大）。舌质光剥无苔少津而紫，脉微细而疾、三五不调、呈雀啄之象。

［诊断］心悸，证属气阴衰竭，浊水停聚，瘀血阻滞，格阳于下。

［治法］益气滋阴，利水通津，辅以通下活血。

［方药］生脉散合防己黄芪汤化裁：红参25g，黄芪90g，麦冬30g，生地黄15g，五味子15g，车前子15g，泽泻20g，茯苓20g，丹参20g，白术20g。

嘱进低盐饮食。另以大黄10g，开水泡服，解便后即停服。

【二诊】上方服4剂后大便通，小便利，浮肿渐消，两足灼热大减。续服2剂，浮肿消尽，诸症缓解，仍感心悸、头晕、乏力。察其头前倾似无力支撑，一身枯槁如皮包骨状，舌光剥无苔而有津，脉沉细数而三五不调、未见雀啄之象。气阴回复，浊水消退，但病根未除，元气大伤。以麦味地黄丸加人参、黄芪调养善后。

【结果】随访3个月余，病情稳定。

【按】少阴主心肾。根据此案脉微细疾、口燥咽干、心烦、气短甚等症状，当属少阴病气阴虚极，虚阳亢旺所致之热化证。其两足灼热难当，实为格阳于下的表现，说明少阴热化证气阴衰亦可引起格阳证。气阳衰之格阳证，不仅温阳气，尤重利小便；气阴衰之格阳证，不仅益气阴，亦重利小便，都是基于同样的原因——浊水停聚。当此之时，利小便则津液通，津液通则阴液自生，气化有源，阴阳升降无阻，含有以通为补之义。然而，仲景书中只有少阴寒化证之格阳证，没有少阴热化证之格阳证及格阳于下证。此案用生脉散加生地黄益气滋阴，用防己黄芪汤（因汉防己缺药，故以泽泻、茯苓、车前子代之）利水通津，加丹参活血，用大黄缓下大肠积滞，旨在清积热以免伤阴，并改善胃肠郁血状态，以利气机升降，亦含以通为补之义。

参考文献

郭子光. 少阴病格阳证的治疗探讨［J］. 新中医，1997，29（8）：10-12

3. 气阳不足、瘀阻心脉案（邓铁涛医案）

患者，女，46岁。

【初诊】

［主诉］反复劳力性心慌、心悸、气促14年，加重1年。

［临床表现］患者于14年前劳累后经常出现心慌、气促，曾在当地医

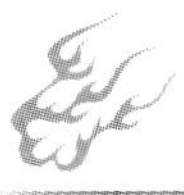

院诊为“风湿性心脏病，左房室瓣狭窄”，予地高辛、呋塞米、肌苷等治疗，病情时有反复。近1年来上述症状明显加重。入院时精神疲倦，面色晦暗，劳力性心慌、心跳、气促、胸闷，纳差，寐差，大便调，小便少。查体：口唇发绀，形体消瘦，颈静脉充盈，双肺可闻及少许湿啰音。心界向左下扩大，呈抬举性搏动，心率96次/min，心律绝对不齐，心尖区可闻及4/6级收缩期杂音，中度舒张期杂音，主动脉瓣区可闻及2/6级收缩期杂音。肝肋下约5cm，脾肋下约4cm。舌质淡暗、苔薄腻，脉弦滑。X线胸片示：风湿性心脏病，肺瘀血，心胸比例0.8。心脏彩超示：风湿性心脏病，重度左房室瓣狭窄，中-重度左房室瓣关闭不全，轻度主动脉瓣关闭不全。西医诊断为风湿性心脏病、联合瓣膜病变，心律失常，慢性心功能不全，心功能Ⅳ级。入院后做强心、利尿、扩血管等基础治疗，并请邓老会诊。

［诊断］心悸，证属气阳不足，瘀血阻滞心脉。

［治法］益气温阳，活血利水。

［方药］党参30g，黄芪30g，茯苓30g，毛冬青30g，防己30g，白术8g，桂枝12g，丹参20g，郁金24g，甘草（炙）6g。

【二诊】4剂后，患者心慌、心悸、气促明显减轻，胸闷好转，食纳增加，小便增多，舌脉同前。上方去毛冬青、防己，加薏苡仁12g以健脾利水，麦冬15g、生地黄12g养阴以防利水太过，当归尾12g以增强活血化瘀之功，再进5剂。

【结果】患者心功能由Ⅳ级转为Ⅱ～Ⅲ级，肝脏明显缩小，心胸比例降至0.67。

【按】邓老认为心衰病位在心，但不局限于心。此案即本虚标实所致，以心阳亏虚为本，瘀血水停为标。心主血脉，血脉运行全赖心中阳气的推动。若心之阳气亏虚，鼓动无力，血行滞缓，血脉瘀阻，从而出现心衰，故心脏阳气亏虚是心衰之内因。标实则由本虚发展而来，阳气亏虚可以导致血瘀，也可以导致水饮停积。心居胸中，为阳中之阳。心气、心阳亏虚，则见精神疲倦，劳力性心慌、心跳、气促；母病及子，中阳不运，则胸闷纳差；水火不济，心肾两虚而水饮停积，则小便量少；阳气亏虚，推动不足，血脉瘀滞，则面色晦暗；舌质淡暗、苔薄腻，脉弦滑，乃阳虚瘀阻水停之象。其治疗重在用四君子汤加黄芪，调补心脾之气阳；苓桂术甘汤加毛冬青、防己、丹参、郁金，温阳化气，活血利水。

参考文献

尹克春，吴焕林．邓铁涛教授调脾护心法治疗心力衰竭经验［J］．新中医，2002，34

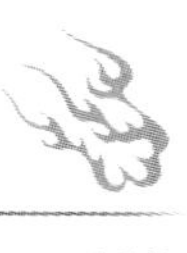

(5)：11－12

4. 肾阳虚衰、寒水射肺案（路志正医案）

患者，女，51岁。

【初诊】2003年12月16日。

［主诉］肢体水肿反复15年，喘咳5年，加重1个月。

［临床表现］患者15年前因双下肢轻度水肿、乏力，在某医院确诊为"风湿性心脏病，左房室瓣狭窄并关闭不全，心功能Ⅲ级"，予地高辛、氢氯噻嗪等药治疗，病情好转。近5年来病情日渐加重，每遇冬季寒冷天气发病，渐至全身水肿，咳喘气促，不能平卧，动则喘甚，每年需住院治疗以缓解病情。1个月前因受寒病情再次加重，肢体重度水肿，严重呼吸困难，咳吐大量泡沫稀痰，不能平卧。再次住院，西医诊断为"风湿性心脏病，左房室瓣病变，重度难治性心力衰竭，心房纤颤，淤血性肝硬化，肾衰竭"。经治1个月，病情未能控制，并下病危通知。急邀路老会诊。症见全身重度水肿，大腿及以下俱肿，腹大如鼓，两颧暗红晦滞（左房室瓣面容），唇甲发绀，极度呼吸困难，张口抬肩，不能平卧，咳吐大量泡沫样清稀痰，语声低微、断续，畏寒肢冷，额上豆大汗出，手足冰冷至肘膝，大便3日未行。舌质淡紫、苔白滑，脉沉细欲绝、至数难明。

［诊断］水肿，证属肾阳虚衰，寒水射肺，恐有阴阳离绝之兆。

［治法］温肾利水，泻肺平喘，以求挽救于万一。

［方药］真武汤合葶苈大枣泻肺汤加减：附子（制，先煎）10g，茯苓20g，生白术15g，白芍12g，干姜10g，葶苈子（炒，包煎）15g，苦杏仁10g，人参15g，桂枝10g，五味子3g，甘草（炙）10g，大枣5枚。3剂，水煎，1日1剂，水煎分3次温服。

【二诊】药后小便量渐增，水肿稍减，手足较前温暖，额上汗出即止。既见效机，仍宗上法。原方去干姜，加益母草20g，生姜10g，麦冬10g。再进5剂。

【结果】药后诸症悉减，休息时咳喘基本消失，仍动则喘甚，小便量多，大便日一行。宗上方略有变化，共服30余剂水肿大减，仅下肢微肿，而腹腔积液尽消，已能平卧，带上方药，出院回家调养。1年后其丈夫告知，回家后遵医嘱继续服上方中药，原方稍有加减，病情稳定，已能做轻微家务。

【按】此例患者因感受寒邪而病，日积月累，久病及肾。肾主水液，肾阳衰微，不能蒸腾气化，以致水液泛滥而为水肿；寒水射肺则为喘咳；阳虚阴盛，肢体失于温煦，故手足冰冷以至肘膝；寒水阻滞，气血不运，故颜面唇甲发绀；肾阳衰微，将成阴阳离绝、虚脱之势，故额上冷汗如豆。路老独具匠心，从肺肾入手，标本兼顾，方用真武汤合葶苈大枣泻肺汤，温阳利水、泻肺平喘，加干姜、桂枝、人参以回阳固脱。由于切中病机，病情虽危重，但收效良好。

参考文献

魏华，路洁，王秋风. 路志正教授运用脏腑相关理论救治心脑血管病经验举要［J］. 中国中医急症，2006，15（12）：1369－1370

5. 阳虚气弱、格阳于上、寒水停聚案（郭子光医案）

患者，女，62 岁。

【初诊】 2007 年 3 月 12 日。

［主诉］气短、浮肿反复 10 余年。

［临床表现］患者 30 年前诊断为“风心病”，近 10 年以来多次因为气短，全身浮肿住院治疗，予地高辛、呋塞米等西药，开始有效，往后则逐渐效果不佳。自述心慌气短，动辄更甚，上 3 楼要休息 3 次，不能平卧，汗多；畏寒甚，但又觉热气上冲，脸上灼热，心中烧灼感。纳眠可，大便调，小便短少。精神委顿，面颊潮红，口唇红干，呼吸短促，端坐呼吸，语音低微断续。全身浮肿，双下肢高度水肿，按之凹陷久久不起，扪其四肢冰凉。舌质淡苔白，脉沉微、似有似无、呈鱼翔之象。心电图示：房颤。

［诊断］西医诊断：风湿性心脏病，心力衰竭。中医诊断：水肿。证属阳虚气弱，格阳于上，寒水停聚。

［治法］益气温阳，利水通阳。

［方药］防己黄芪汤合五苓散、真武汤加减：黄芪 70g，附子（制，先煎 1 小时）20g，桂枝 15g，茯苓 30g，白术 20g，猪苓 20g，泽泻 15g，汉防己 15g，黄精 15g，延胡索 15g，丹参 20g，太子参 30g，玉竹 15g。4 剂，水煎服，每日 1 剂。

另用人参 100g，切成片后泡水服用，每次 3g，每日 3 次。嘱患者停地高辛。

【二诊】 4 月 8 日。服药后心慌气短稍减轻，又自己续服了 7 剂，药后脚肿已消，仍心累，肢凉，舌质淡苔白，脉沉微。守法守方，改黄芪 80g，附子（制）30g。

【结果】 此后一直用上方加减调治 3 个多月，患者自行停用一切西药，只服用中药。7 月 8 日复诊，自述心慌气短有很大的改善，可平卧，行走自如，心中已无烧灼感，小便正常，自觉抵抗力增强，服中药以来无感冒。嘱坚持服药。

【按】 郭老认为此病本虚标实，气虚阳微为本，血瘀水停为标。气不仅为血帅，亦乃全身一切阴质之帅，气行则津液运行，气虚无力则津液运行停滞，而阳微则血凝，津液不化。故气虚阳微必致瘀血积滞，浊水停聚。同时瘀血和浊水可以相互影响，交阻为患。反过来瘀血和浊水又进一步耗气伤阳，如此恶性往复，导致心衰不断加重，每况愈下。此案患者自觉热气上冲，脸上灼热，心中烧灼感，面颊潮红，乃由于阳虚阴寒内盛，格阳于上所致。其治疗宜益气通阳，药用黄芪、人参益气，附子、桂枝温通阳气，茯苓、猪苓、泽泻、白术、汉防己利小便通阳气，佐以丹参、延胡索活血化瘀，黄精、玉竹养阴生津。全方益气通阳而不燥浮火，通利小便而不伤气阴，故效果颇佳。

参考文献

宋帮丽，傅春华，方芸芸，等. 郭子光治疗顽固性心力衰竭经验［J］. 山东中医杂志，2008，27（9）：630－631

6. 阴盛阳虚、格阳于外、水停血瘀案（郭子光医案）

患者，男，61 岁。

【初诊】1995 年 2 月 30 日。

［主诉］心悸、胸闷、气短反复半年。

［临床表现］患者长期原发性高血压，1994 年 8 月因心悸、胸闷、气短、浮肿住院，检查发现“冠心病、心肌缺血，高心病、左心室肥大、心力衰竭”，经服中西药好转出院。1995 年 1 月又全身浮肿，并昏倒 2 次，再住某市级医院，诊断为“全心衰竭”，打针、服药浮肿消而复肿，认为效果不佳而自动出院，前来要求出诊。刻诊患者心悸、气短、咳逆喘息，不能平卧，不能行走，头眩晕，常自汗出，全身浮肿、下肢尤甚，腹中胀满，口渴喜热饮，小便不利，大便溏薄。察其面色紫黯，精神不佳，目闭似睡，口唇青紫，时值早春，颇有凉意，而患者却睡不盖被，摇扇不休，不恶寒而反恶热。扪其右上腹痞块（肝大），按之疼痛；下肢冰凉、浮肿，按之没指，久久不起。舌质淡紫、苔白滑，舌下络脉青紫怒张，脉沉微而涩、脉势极弱、三五不调。

［诊断］心悸，证属阴盛阳虚，格阳于外，水停血瘀。

［治法］重在通利小便，佐以温阳、益气、活血。

［方药］五苓散、防己茯苓汤、真武汤、生脉散合方化裁：黄芪 90g，附子（制，先煎 30 分钟）20g，麦冬 20g，红参 20g，丹参 20g，茯苓 20g，白术 20g，泽泻 20g，猪苓 15g，五味子 15g，当归 15g，防己 15g，桂枝 15g。1 日 1 剂，嘱进低盐饮食。

【二诊】上方连续服 12 剂，小便增多，浮肿尽消，面色由紫黯转白皙润泽，精神好转，下肢温和，口中和。格阳现象消除，用原方黄芪减至

50g，其余各药均减5～10g，续服以巩固疗效。

【结果】共服复诊方60余剂，自觉精力充沛，为巩固疗效嘱其常服生脉口服液、复方丹参片维持，勿劳累，慎风寒。随访3个月余病情稳定。

【按】此案乃浊水停聚以致阴阳升降失司引起的格阳证，只温通阳气不足以消除格拒，故改用通利小便为主，消除浊水停聚引起的格拒，实寓引阳入阴之意。并且此案的瘀滞较甚，故用丹参之外，更加当归活血，以增加其力度。

参考文献

郭子光. 少阴病格阳证的治疗探讨［J］. 新中医，1997，29（8）：10－12

7. 阳气欲脱、瘀阻心脉案（任继学医案）

患者，男，66岁。

【初诊】1996年3月6日。

［主诉］心悸气短，不能平卧反复1年余，加重2周。

［临床表现］患者近1年来经常气短、胸闷痛、夜不能平卧，尿少、双下肢轻度浮肿，发作时汗出如雨，曾在吉林省某医院诊断为冠心病、心功能4级。经常服用“速效救心丸”，时好时作。近2周因天气变化，胸闷气短加重，不能平卧，汗多，阵咳，咳少量白痰、带泡沫或夹血丝，下肢浮肿，四肢厥冷，纳少，恶心。颜面苍白，口唇青紫，舌质隐青、苔薄白，雀啄脉。

［诊断］厥心痛、心衰，证属阳气欲脱，瘀阻心脉。

［治法］回阳固脱，强心通脉。

［方药］白通加猪胆汁汤为主：干姜15g，附子（炮）10g，葱白3寸，人工牛黄（冲服）3g，葶苈子（炒）10g，童便30mL（兑入药汁中）。水煎服，14剂。

【二诊】服用上药2周，胸闷喘咳等症状基本消失，唯觉疲乏无力，下肢仍轻度水肿，又守前方，加吉林红参10g，大枣3枚。

【结果】治疗1个月，患者心悸气短已愈，夜间可平卧，体力好转，下肢水肿消失。

【按】任老认为，心衰发病，体用俱损，但心阳不振至关重要。心阳亏乏，心气内脱，心动无力，血行不畅，瘀结于心，心体胀大而成心衰。故治疗当以振心阳以强用为先，继之以补心体而图本。强心阳任老首选白通加猪胆汁汤，此方出自《伤寒论》，由生附子1枚，干姜1两，葱白四茎，人尿五合和猪胆汁一合组成。历代医家认为该方适用于少阴病，阴盛格阳于上，有欲脱之势，热因寒用，取“反佐以取之”之意。“肾苦燥，急食辛以润之”，葱白之辛，以通阳气，干姜、

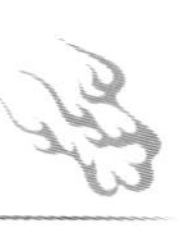

附子之辛以散阴寒，“恃葱白为力，以救将绝未绝之阳”（《伤寒论本义》）。然阳上浮则不能入阴，阴下结则不能受阳，加人尿、猪胆汁者，“以阴为导引入浮阳之中，以下开凝阴之寒”，“则热物冷服，下嗌之后，冷体既消，热性便发，故病气随愈”（《注解伤寒论》）。人尿、猪胆汁皆咸寒之品，入白通汤热剂之中，使其气相从，则可以去格拒之患（清张璐《本经逢原》）。综观此方，葱白通上焦之阳，下交于肾；附子启下焦之阳，上承于心；干姜温中土之阳。三物共行，使上下交通，水火既济。由于猪胆汁不易取得，故任老以人工牛黄代之，每遇心衰必以此方加味，效如桴鼓。

参考文献

樊冬梅，任宝琦. 国医大师任继学救治危急重症验案三则［J］. 湖北民族学院学报（医学版），2012，29（2）：54－55，58

多发性大动脉炎（1案）

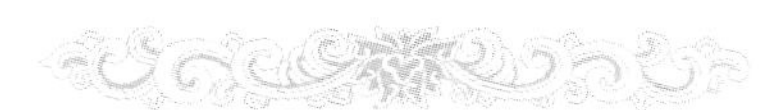

寒遏阳气、凝滞血液、血瘀经络、脉道失畅案（颜德馨医案）

患者，女，26岁。

【初诊】1981年11月2日。

［主诉］双手无脉1个月。

［临床表现］患者于1个月前高热头痛，胸背四肢亦然，经治诸症渐退，但发现两手桡动脉搏动难以触及，遂来求诊。查两侧颞、颈、桡、肱动脉搏动不显，腋动脉及足背动脉搏动微弱，唯两侧股动脉搏动尚清楚有力，上肢血压不能测出，经内科检查确诊为多发性大动脉炎（无脉症）。患者神萎无力，颜面苍白，四肢不温，爪甲青紫。舌质淡紫苔白，寸口脉沉微无力，人迎脉、趺阳脉沉细。

［诊断］脉痹，证属寒邪外袭，阻遏阳气，凝滞血液，血瘀经络，脉道失畅。

［治法］温经活血。

［方药］熟地黄12g，当归12g，赤芍15g，红花9g，桃仁9g，川芎15g，丹参15g，麻黄9g，桂枝15g，鸡血藤30g，地龙15g，甘草（炙）6g。另服大黄䗪虫丸，每次9g，1日2次。

【结果】服药10日，患者桡动脉搏动已起，但上肢血压仍测不出。继续治疗 3 周，病情明显好转，上述动脉搏动均可触及，测上肢血压 80/70mmHg。持续取上方治疗 3 个月余，所有动脉搏动清楚，上肢血压 120/83mmHg，精神体力恢复，其他症状也次第消失。

【按】脉者，血之府，血液循行脉中，周流全身。若外感寒热之邪，或寒凝血滞，或热熬血黏，均可使脉道不畅而致瘀血。故颜老指出：凡大寒大热之后，脉络之中，必有推荡不尽之瘀血。此案起因缘于感受寒邪，寒性凝滞，导致阳气不行，血液停滞，久而痹塞不通，发为脉痹。心藏血而主血脉，肺主气而朝百脉，故取桃红四物汤加丹参、鸡血藤入心脉，以活血通络，化血脉之瘀；辅以麻黄、桂枝入肺经，以散寒通阳，疏百脉之气；佐以大黄䗪虫丸、地龙通经窜络，搜剔瘀浊。诸药同投，心肺同治，共奏温经散寒、化瘀复脉之功。守方不变，俾寒去瘀消，经脉通畅而病痊愈。

参考文献

颜乾珍. 颜德馨运用桃红四物汤治疗难治性疾病的经验 [J]. 江苏中医药，1997，18（7）：5-6

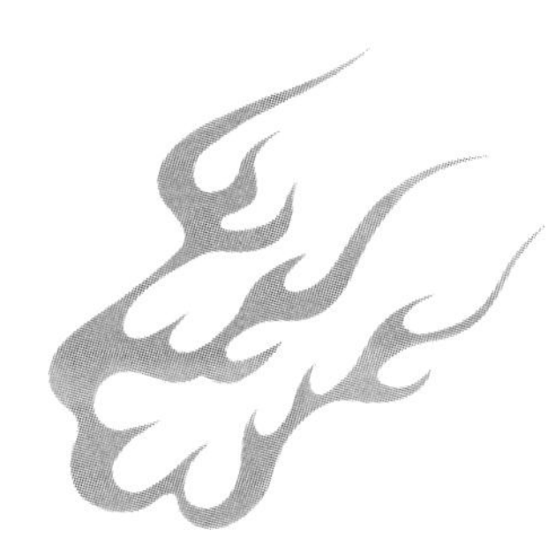

第四章

脾胃病科医案

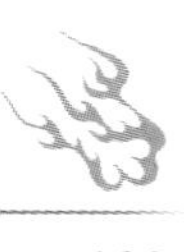

神经性厌食症（1案）

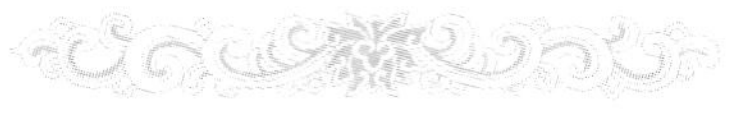

肝郁脾虚、肠胃失和案（颜正华医案）

患者，女，18岁。

【初诊】 2004年8月6日。

［主诉］厌食半年。

［临床表现］半年来体重已下降5kg，厌食原因不明，缺乏食欲，纳后即感腹胀，偶有打嗝、恶心，不泛酸，无烧心感。当地医院诊断为胃炎。刻诊面色失华，伴口干口苦，眠可，乏力，心烦易急躁，大便干结量少，2～3日一行。末次月经7月20日，周期正常。舌质红苔薄白，脉细。

［诊断］厌食，证属肝郁脾虚，肠胃失和。

［治法］疏肝健脾，通肠开胃。

［方药］柴胡疏肝散和香砂养胃丸加减：柴胡10g，白芍10g，香附10g，青皮（炒焦）10g，陈皮10g，枳壳10g，砂仁（后下）8g，山楂（炒焦）10g，麦芽（炒焦）10g，神曲（炒焦）10g，谷芽10g，瓜蒌30g，郁李仁10g，佛手10g，甘草5g。10剂。嘱进食稀、软食物，禁食生冷油腻辛辣，避免情绪刺激。

【二诊】 患者自诉药后心情轻松，口干口苦减轻，有饥饿感，进食量增，但晚饭后仍有腹胀，大便仍干结，每日一行。前方去瓜蒌、郁李仁，加梅花10g，生大黄（后下）5g。7剂。嘱患者若大便超过3次/d，则去生大黄，余药继服。

【结果】 患者服前药后，已可正常进食。因大便溏，自行停用生大黄。继以香砂养胃丸调理。电话追访，患者饮食情况良好。

【按】 综观颜老此案用药，疏肝健脾和胃为常用大法，柴胡、白芍、香附、砂仁、陈皮、山楂、麦芽、神曲、谷芽疏肝健脾开胃；更以瓜蒌、郁李仁、生大黄、枳壳等通肠腑、顺气机。患者虽以厌食为主症，以消瘦为临床表现，理应补益气血强壮体质，但由于其大便不通，代谢浊物不能外排，故此时进补不仅徒劳而且可以加重厌食，所以通腑泻下，使浊气下降，清气才能升，胃肠运化才能恢复，气血生化才能有源。提示了临床对待厌食消瘦案要全面考虑，不能盲目进补。

参考文献

张冰，王中凯，邓娟，等. 颜正华“通腑为佐”杂证治验［J］. 上海中医药杂志，2005，39（6）：8-9

神经性贪食症（1案）

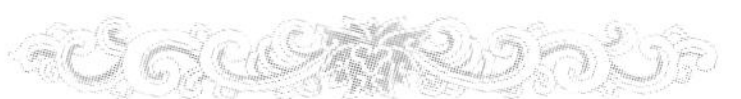

脾胃虚弱、肝郁血滞案（张琪医案）

患者，女，20岁。

【初诊】 2006年9月23日。

［主诉］多食善饥反复数月。

［临床表现］患者自觉全身肿胀约4个月，经期加重，因节食减肥而出现停经1个月。现形体消瘦，多食善饥，食后胃脘不适，呃逆，乏力，便秘，时有眼睑浮肿，浮肿时尿少而色深，心情抑郁。舌质尖红而润、苔薄白，脉沉细无力。辅助检查：尿液分析、肾功能、血脂、甲状腺功能（FT_3、FT_4、TSH）及肝、胆、脾、胰腺、双肾B超均正常。患者曾就诊于多家医院，诊断为神经性贪食症，心理治疗效果不佳，而求治于张老。

［诊断］西医诊断：神经性贪食症。中医诊断：食亦，证属脾胃虚弱，肝郁血滞。

［治法］健脾为主，佐以行气消食活血。

［方药］香砂六君子汤加减：太子参20g，白术20g，茯苓20g，甘草15g，陈皮15g，砂仁15g，木香7g，紫苏子15g，白芍20g，柴胡15g，鸡内金15g，桑白皮15g，五加皮15g，木瓜15g，益母草30g，丹参15g，桃仁15g，赤芍15g。

【二诊】 10月13日。多食易饥症状较前减轻，仍时有发作，食后胃脘不适，呃逆好转，周身肿胀消失，手足凉，月经未潮，体重未见增加。舌质红而润，脉沉细。诸症好转，在上方基础上加重活血之品以兼调月经。药用太子参15g，白术20g，茯苓20g，甘草15g，陈皮15g，木香10g，鸡内金15g，枳壳15g，香附20g，当归20g，白芍20g，丹参20g，赤芍20g，桃仁15g，红花15g，益母草30g，川芎15g，柴胡20g，牡丹皮15g，砂仁15g。

【三诊】 10月27日。易饥感消失，胃脘觉舒，月经未潮2个月，既往有痛经史。舌质红，脉沉细。患者食亦症状消失，以月经未潮为主，故以行气活血之血府逐瘀汤为主，兼以健脾之品治疗。药用桃仁20g，赤芍20g，牡丹皮15g，乌药15g，延胡索15g，当归20g，川芎15g，五灵脂

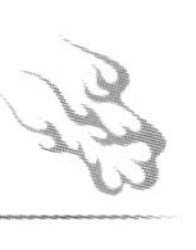

15g，红花 15g，枳壳 15g，柴胡 15g，益母草 30g，香附 15g，蒲黄 15g，鸡内金 15g，白术 15g，茯苓 15g，陈皮 15g，紫苏子 15g，甘草 10g，砂仁 15g。

【结果】随访患者多食易饥症状未再出现，经服药月余月经来潮。

【按】此案病机为过度节食，损伤脾胃，脾胃虚弱，饮食自救，而见多食善饥，食不知饱；脾失健运，气机不畅而见食后胃脘不适、呃逆；脾主四肢，脾运失司，水谷不化精微，四肢肌肉失养而见消瘦；脾虚无以化生气血，加之土壅木郁，肝失疏泄而见停经；肝气不疏则情志抑郁。周身肿胀乃气机运化失常之表现。综观该患者以脾胃虚弱为主，兼肝郁血滞。其治疗宜始终抓住脾胃损伤这一病机重点，以香砂六君子汤化裁健脾益气，调理脾胃，以恢复脾胃运化之功，同时配合疏肝活血之品而获得较好的疗效。

参考文献

徐鹏．张琪教授治疗神经性贪食症经验［J］．云南中医中药杂志，2011，32（5）：6－8

呃　逆（1 案）

气虚气郁、瘀痰阻络案（郭子光医案）

患者，女，54 岁。

【初诊】1998 年 3 月 3 日。

［主诉］呃逆反复 2 年。

［临床表现］患者有多年糖尿病史，长期每日自行注射胰岛素维持，又有原发性高血压，每日必须服降压药，同时有高血压心脏病、冠心病心绞痛，血脂偏高，血液黏度也高，还有慢性胆囊炎，时发痛风性关节炎，每日服用药物有 6 种之多。2 年前出现呃逆，开始发作较稀疏，继则越来越频繁，初服西药镇静剂或中药有效，久之则中西药效果都不明显。西医认为“神经性隔肌痉挛”，做心理疏导没有效果。近来越发严重，以致晚间因呃逆而失眠，做过胃镜及 B 超检查无阳性发现，出示中药处方一叠，不外丁香柿蒂、旋覆代赭、膈下逐瘀、黄连温胆、桂附理中等方加味化裁，有的略有暂时减轻，大多罔效。做过针灸治疗亦未能中止。现症见频频呃逆，几天无休止，以至晚间不能入眠，胁下腹壁因呃逆牵拉作痛，从不呕吐、泛酸，口中和，能进食，但不可过热过凉，过则呃逆更甚，胸闷窒塞，时而隐痛，心累气短，乏力，常自汗，膝关节酸痛，二便尚可。形

体肥胖，腠理疏松，情绪抑郁，痛苦面容，面色皖白少华，其呃逆声低微而不高亢，舌质胖淡两边有瘀点、苔灰白厚润，脉沉而细。

［诊断］呃逆，证属气虚气郁，瘀痰阻络。

［治法］平肝熄风，豁痰通络。

［方药］通络三虫药合芍药甘草汤、旋覆代赭汤化裁：全蝎12g，僵蚕15g，地龙15g，天南星（制。先煎30分钟）15g，法半夏15g，旋覆花（布包）15g，酸枣仁15g，丹参15g，白芍40g，赭石（布包）30g，石菖蒲10g，甘草10g。

【结果】1周后患者复诊，述用上方颇效，第1剂服下即明显减轻，当晚安然入睡；第2剂服完呃逆停止；又服完2剂，胸闷胸痛等症状也有所缓解。乃转用针对气虚血瘀夹痰湿的病机，以治疗其冠心病、高血压诸疾。

【按】此案病情十分复杂，其心累气短、呃声低微是气虚之象，而情绪抑郁又夹气郁；其胸痛有定处、舌有瘀点为血瘀之征，而胸闷、体肥、舌胖又夹痰湿。从整体观之，其气虚为本，气郁、血瘀、痰浊为标，为本虚标实之证。但当务之急为呃逆所苦，详辨其呃逆之因，当为风痰瘀三气相合所致。盖“风以动之”“善行数变”，肝风夹痰瘀，郁久不解，深入络道，引起时时呃逆，而与风痰瘀所致手足痉挛同理，此亦即叶天士所谓“久病入络”之机。目前之治疗，当顿挫呃逆，然后再治其虚。

参考文献

刘杨. 郭子光对几种“肝风内动”治验［J］. 中医杂志，2004，45（10）：739-740，783

食管贲门失弛症（1案）

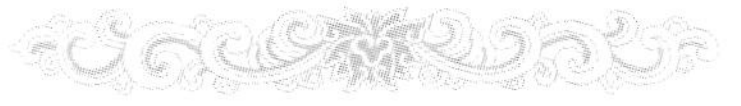

痰气郁阻案（李玉奇医案）

患者，女，30岁。

【初诊】2006年8月3日。

［主诉］进食哽噎不顺1年，加重1周。

［临床表现］患者自述1年前开始出现进食哽噎不顺，以汤水送服可缓解，但日久症状加重，进而出现吞咽困难不欲进食。患者就诊于某军区总医院诊断为“食管贲门失弛症”，3个月前给予球囊扩张术治疗，症状

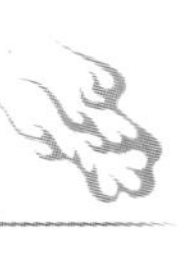

得以缓解。然近日症状再次反复，患者经人介绍来诊。症见吞咽进食哽噎不顺，伴纳差，胸中烦闷，4～5 日排便 1 次。舌质淡红、花剥苔，脉弦细兼数。面色少华，形瘦，精神尚可。

［诊断］噎膈，证属痰气郁阻。

［治法］行气化痰解郁。

［方药］小柴胡汤加减：柴胡 15g，西洋参 10g，半夏 10g，黄芩 15g，生姜 15g，大枣 15g，郁李仁 10g，甘草 15g，沉香 10g，桃仁 15g，蚕沙 15g。

【二诊】6 剂汤药后二诊。患者自述吞咽进食较顺畅，时伴有嗳气，排便 3 日 1 次。舌质淡红、花剥苔，脉弦细。前方去甘草，加昆布 15g，紫苏梗 15g，加强行气解郁之功。

【结果】12 剂汤药后，患者无吞咽困难，纳食改善，二便恢复正常，病情基本痊愈。

【按】此案患者自述无明确发病诱因，但天气寒冷、饮食寒凉、忧思郁怒往往可以加重病情。其病尚属早期，此乃痰气互结为患，痰气交阻，郁结上、中二焦，胃失和降，故见此证。小柴胡汤出自张仲景的《伤寒论》，为治疗少阳病证之代表方剂。李老选用此方治疗食管贲门失弛缓症可从以下两方面理解，其一从病位来说，此病病位在食管，属胃气所主，与肝脾相关。上开口于咽喉，下通于胃肠，为表里交界之通道，故食管病变恰归属于半表半里之位。其二，患者以胸中苦满，吞咽困难，嘿嘿不欲饮食，胸中烦而不呕，大便秘结为主症。少阳经布于胸胁，胆气郁结则嘿嘿，气郁化火则扰心，且见胸中烦闷，此为少阳经输之证。淡红舌，弦细脉为肝郁之征，脉象兼数为痰火内结；花剥苔乃胃气受损，阴液耗伤之象。正所谓有柴胡证，但见一证便是，不必悉具。这恰是领悟经方的精髓所在。其治以小柴胡汤组方，柴胡与黄芩相配，一为疏泄胆气，一为清泄胆热，二药相配，一疏一清，和解少阳郁热，使气郁得达，火郁得发，为方中主药；半夏配生姜和胃降逆，化痰散结，行气滞之郁；西洋参伍大枣、甘草健脾益气，生津润燥，助食物下行，润滑食管；蚕沙去风除湿，活血解痉以利通降；桃仁活血破瘀，通关散结，与郁李仁相伍润肠通便，配合沉香降气归原，通利三焦。

参考文献

王辉．李玉奇教授以小柴胡汤治疗食管贲门失弛缓症验案 1 例［J］．辽宁中医药大学学报，2010，12（2）：121－122

胃 痛（5案）

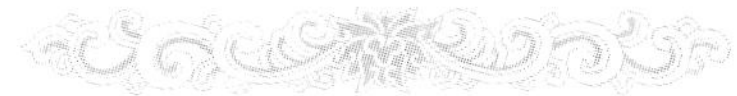

1. 肝火犯胃案（李振华医案）

患者，男，40岁。

【初诊】 1992年2月20日。

［主诉］胃痛年余，加重半个月。

［临床表现］1991年初开始胃痛，吞酸嘈杂，纳呆消瘦，大便偏干，小便略黄。胃镜示：慢性胃窦炎。曾住院治疗，病情得到控制而出院。后多次复发，用药后症状可暂时缓解。半个月前，胃痛突然加重而就诊。患者形体偏瘦，面色萎黄，心烦急躁，吞酸嘈杂，时有干呕。舌质红、苔黄，脉弦。

［诊断］西医诊断：慢性胃窦炎。中医诊断：胃痛，证属肝火犯胃证。

［治法］清肝泻火，和胃止痛。

［方药］左金丸合柴胡疏肝散加减：黄连（姜制）10g，吴茱萸5g，柴胡6g，白芍15g，青皮10g，川楝子10g，枳实10g，龙胆10g，栀子10g，黄芩10g，知母10g，竹茹10g，甘草3g。12剂，水煎服。

嘱情志舒畅，忌辛辣刺激食物。

【二诊】 3月4日。胃痛、吞酸嘈杂明显减轻，口苦口干消失，食欲增加。舌质淡红、苔黄，脉弦。肝之郁热稍清，胃气得以和降，诸症减轻，药证相符。效不更方，上方继服5剂。

【结果】 3月9日来诊，患者胃痛基本消失，胃纳已复，其他症状基本消失，大便正常。舌质淡红、苔薄白，脉缓。肝胃调和，肝气得舒，胃气和降，胃痛基本消失，舌脉亦趋正常。为防复发，以舒肝丸合香砂养胃丸善后治疗。

【按】 此案即肝火犯胃证，治当肝胃同治，方中以龙胆、栀子、黄芩、知母清肝泻火，且防阴伤；黄连、吴茱萸辛开苦降，并止泛酸；柴胡、白芍、青皮、川楝子疏肝行气解郁；枳实、竹茹、甘草和胃降逆止呕。需指出的是：左金丸原方，重用黄连之苦以泻火，佐以吴茱萸之辛以散郁，辛开苦降，治疗吞酸嘈杂。李老用左金丸，一般是二药等量，若热重则重用黄连，寒重则重用吴茱萸。对肝胃郁热火盛者，黄连重于吴茱萸，往往收到显著效果。

参考文献

郭淑云. 李振华治疗胃痛经验［J］. 辽宁中医杂志，2009，36（11）：1846－1847

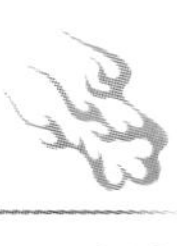

2. 湿热中阻案（徐景藩医案）

患者，男，59岁。

【初诊】 2004年4月15日。

［主诉］上腹痛反复2年，胰腺癌术后1年。

［临床表现］患者2002年2月因上腹胀、隐痛就诊，胃镜提示：浅表-萎缩性胃炎。在门诊服药治疗，疗效欠佳，于2003年4月经确诊为胰腺癌，行胰腺癌根治术（胰尾、脾切除）。术后化疗8次，出现肝功能损害（γ-GT 127 U/L，AFP 7.7 U/L），上腹痞胀不适，时有隐痛。今春以来上腹胀痛又作，痛无规律，畏寒肢冷，午后低热，大便溏稀，日行1～2次，神倦乏力，食欲不振，夜寐欠佳。患者平素属过敏体质，手掌皮肤易起水泡，不嗜烟酒。体检：面部色素沉着，舌质暗红、舌苔薄腻、黄白相兼，脉小弦而数。腹平软，上腹轻压痛，无反跳痛，后腰无叩击痛，肝肋下未及，无移动性浊音。

［诊断］腹痛，证属湿热中阻。

［治法］清化湿热，抑肝扶脾，理气和中。

［方药］黄连2g，厚朴10g，藿香10g，白术（炒焦）10g，山药15g，蝉蜕3g，防风（炒）6g，陈皮6g，香橼10g，五灵脂6g，龙葵10g，益智仁10g，高良姜3g，白芍15g，白花蛇舌草15g，甘草（炙）5g。水煎，每日1剂，分2次服。另：三七粉1g，每日2次冲服。

【二诊】 4月22日。午后低热已退，便泄泻未作，脘腹痞胀隐痛未除，畏寒神倦，时有嗳气，苔脉如前。胃镜示：反流性食管炎，浅表性胃炎。治以原方加刀豆壳20g，木蝴蝶6g，佩兰10g，青蒿10g，常法煎服。

【三诊】 5月10日。发热未见，畏寒好转，上腹偏左痞胀隐痛，神倦乏力，大便成形，日行1次。舌质微红、边有齿印、苔薄白，脉小弦而数。辨证属术后正虚邪恋。药用黄连2g，厚朴10g，藿香10g，白术（炒）10g，防风（炒）6g，青蒿10g，白芍15g，甘草（炙）3g，香橼10g，益智仁10g，神曲15g，白花蛇舌草15g，海金沙12g，谷芽15g，麦芽15g。常法煎服。另：三七粉1g，每日2次冲服；六神丸10粒，每日2次，口服。

【四诊】 6月3日。脘腹疼痛缓解，唯神倦乏力，易汗，大便偏干。舌质红、苔薄黄，脉小数。因胰腺属脾，行胰腺全切术后，脾气脾阴不足，郁热未清，气血不畅。故治拟健脾养阴，清热和中。药用太子参12g，山药15g，黄精10g，五味子3g，白芍15g，甘草（炙）5g，黄连1.5g，鸡内金10g，半枝莲15g，重楼10g，野料豆15g，谷芽30g，百合20g。常法煎服。另：三七粉原法继服，六神丸改为每日服用1次。

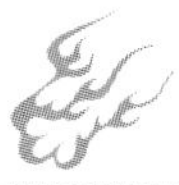

【按】 患者以上腹胀痛为主诉，属中医学胃脘痛范畴，乃因中阳不振，湿浊内生，湿郁化热，脾运不力，气机不畅，发为此病；复因胰腺根治手术与化疗，导致正气受戕，进一步加重气滞血瘀，肝脾失调。此病病位在中焦脾胃，病理性质属本虚标实，脾气（阳）虚弱为本，湿热气滞血瘀为标，治当标本兼治，予以温阳健脾、清化湿热、理气活血。温阳祛寒应避大辛大热之桂、附，而选用温脾暖胃、散寒止痛之高良姜、益智仁，二药温而不燥，与白术、山药同用，还可增强补气健脾温中之功；黄连清热燥湿；厚朴理气燥湿；藿香芳香化湿、醒脾开胃；陈皮、香橼理气和胃；五灵脂、龙葵、白花蛇舌草活血止痛，龙葵、白花蛇舌草还有清热解毒、抗肿瘤作用；白芍、甘草抑肝和中、缓急止痛；因患者为过敏体质，手掌皮肤易起水泡，故用蝉蜕、防风祛风胜湿，兼抗过敏。经过一段时间中药化裁治疗，患者脘腹胀痛缓解，畏寒肢冷消失，大便反偏干，舌质转红，舌苔薄黄，脉象小数。此乃脾阳之气渐复，内寒之症渐消而出现的热盛伤阴证，故转以益气养阴、清热和胃法治疗，并加服六神丸，清热解毒抗肿瘤。因药证合拍，故经调治后临床症状基本消失，食量增加，精神转振。

参考文献

周晓虹，徐丹华．徐景藩教授临证治验举隅［J］．江苏中医药，2007，39（3）：35－37

3. 脾虚肝郁、胃腑壅滞案（李振华医案）

患者，女，34岁。

【初诊】 2005年11月1日。

［主诉］胃痛反复发作4年余。

［临床表现］患者因长期饮食无规律，饥饱无常，心情不舒，于2001年4月出现胃脘疼痛，腹胀，自行购买治疗胃病的中成药或西药服用，如健胃消食片、四磨汤口服液、温胃舒冲剂、阿莫西林胶囊、盐酸雷尼替丁胶囊、甲硝唑片、奥克胶囊等药，胃痛缓解即停服，以后又因饮食不节或心情不畅诱发胃痛反复发作。2005年3月在河南省某医院电子胃镜检查，提示慢性浅表性胃炎。又服上药病情好转。至7月份又因食用冷饮致胃痛再发，再服上药疗效不佳。现胃脘隐痛时作，脘腹胀满，连及两胁，食欲不振，食量减至每日不足100g，疲乏无力。面色萎黄，舌体胖大、边有齿痕、苔薄白而润，脉细弦。

［诊断］西医诊断：慢性浅表性胃炎。中医诊断：胃痛，证属脾气亏虚，肝气郁结，胃腑壅滞。

［治法］健脾益气，疏肝解郁，通降胃腑。

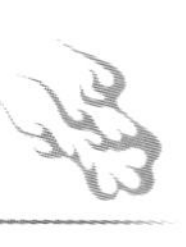

［方药］香砂六君子汤加味：党参 15g，白术 20g，茯苓 15g，陈皮 10g，半夏 10g，木香 10g，砂仁 6g，香附 12g，枳壳 10g，川芎 10g，甘草 5g。15 剂，水煎服。

嘱：舒畅情志，饮食有节，并忌辛辣油腻生冷及不易消化食物。

【二诊】11 月 17 日。胃脘隐痛发作间隔时间延长，脘胁胀满减轻，食量增加。舌体胖大、边有齿痕、舌质淡、苔薄白而润，脉细弦。脾有健运之机，肝有疏理之象，胃有通降之况，脾肝胃同治，补疏通并行，病机已有好转。效不更方，继服 20 剂。

【三诊】12 月 2 日。诸症明显好转，纳食知味，食量增至每日 250g 左右，体重较初诊时增加 2kg。3 日前因生气致病情有所反复。舌质淡红、体胖大、苔薄白，脉细。脾肝胃之虚滞病机已大为改善，唯其病程较久，且情志复伤，上方改党参 20g，香附 15g，以增健脾疏肝之力。30 剂，水煎服。

【结果】药后患者胃痛等诸症消失而愈。

【按】此案病机为脾虚、肝郁、胃滞。药用党参、白术、茯苓、甘草补中益气，健脾养胃，立足补虚促运；辅以陈皮、半夏、枳壳助胃之降，行胃之滞；木香、砂仁助脾之运，疏脾之郁；香附、川芎一为气中血药，一为血中气药，以理气和血，疏肝解郁，取治肝亦可安胃。诸药相合，共奏健脾益气、疏肝解郁、和胃降逆之功。此案的特点是患者因饮食失宜，伤及脾胃，久之而致脾胃气虚。复因情志所伤，殃及于肝，以致脾虚、肝郁、胃滞三者俱病。治以香砂六君子汤加枳壳、香附、川芎等药，三脏腑俱治，治胃不忘肝，治胃须健脾，是李老治疗脾胃病证学术思想的重点体现。

参考文献

郭淑云．李振华治疗胃痛经验［J］．辽宁中医杂志，2009，36（11）：1846－1847

4. 阴虚湿热案（徐景藩医案）

患者，女，54 岁。

【初诊】2004 年 10 月 18 日。

［主诉］胃脘痞胀隐痛反复 5 年。

［临床表现］患者胃脘痞胀隐痛反复发作 5 年，痛无规律，曾做胃镜检查诊断为萎缩性胃炎，间断服中西药物治疗，病情时有反复。于 2004 年 10 月复查胃镜示：浅表性-萎缩性胃炎，伴肠上皮化生（中度至重度）。刻诊见胃脘痞胀隐痛，不知饥饿，口干欲饮，嗳气时作，大便 1～2 日一行，不黑成形，夜寐不佳。腹平软，上腹轻压痛，无反跳痛，肝脾肋下未及。舌质尖微红，舌苔薄腻、黄白相兼，脉细。

［诊断］胃病，证属阴虚湿热。

［治法］养胃清化，理气和胃。

［方药］麦冬15g，白芍15g，甘草（炙）3g，草豆蔻（后下）3g，陈皮6g，橘络6g，法半夏10g，佩兰10g，佛手花10g，刀豆壳20g，莱菔子15g，香附10g，黄连1.5g，首乌藤15g，合欢花10g，谷芽30g，麦芽30g。水煎，每日1剂，分2次服。服药后端坐半小时。

【二诊】服药2周，苔腻渐化，夜寐已安，唯胃脘隐痛未愈，尚不知饥，此乃湿邪渐化，气机未畅，原方去草豆蔻、首乌藤、合欢花，加理气和胃之紫苏梗、鸡内金、梅花、蔷薇花、神曲。又服药1周后，胃脘痞胀疼痛明显减轻，唯食欲不振，口干乏力，舌质红、苔薄黄，脉沉细。再由上方去紫苏梗、香附、刀豆壳，加石斛、枸杞子、藿香、茯苓。

【结果】调治月余，胃痛终获痊愈，随访半年未再发作。

【按】徐老认为，患者以胃脘胀痛为主诉，属中医学胃脘痛范畴。此例患者辨证既有胃阴不足（如症见口干欲饮、舌红脉细）一面，又有湿热内阻、气机不利（症见舌苔薄腻、黄白相间）一面，治疗颇为棘手。滋阴不当可助湿，燥湿太过又伤阴。徐老巧妙地将润与燥相结合，选用麦冬、石斛养胃生津，草豆蔻、佩兰化湿和胃，全方润中有燥，燥中有润，既润其阴，又燥其湿，刚柔相济，故获良效。此案还兼有气滞，在养阴的同时加佛手花、梅花、蔷薇花、合欢花等花类理气和胃之品，因普通理气药性多香燥，最易伤阴，而花类理气药微辛而不燥烈耗阴。

参考文献

周晓虹，徐丹华．徐景藩教授临证治验举隅［J］．江苏中医药，2007，39（3）：35－37

5. 脾胃虚寒、肝胃不和案（李振华医案）

患者，男，35岁。

【初诊】2005年12月6日。

［主诉］间断性胃痛5年余。

［临床表现］自述5年前因经常到外地出差，饮食不规律，加之生冷寒凉，导致胃痛，并常因饮酒而诱发，长期交替服用奥克胶囊、复方胃友、乐得胃、雷尼替丁胶囊、奥美拉唑（洛赛克）胶囊等药，病情时轻时重。2004年12月在河南某省级医院经胃镜诊断为十二指肠壶腹部溃疡。现胃痛，痛处喜暖喜按，空腹痛甚，得食痛缓，痛连两胁，嗳气频作，嘈杂泛酸，纳差食少，面色萎黄，精神不振。舌体胖大、舌质淡、舌苔薄白稍腻，脉弦弱。

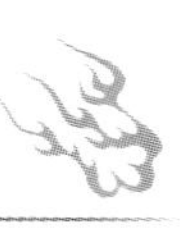

［诊断］西医诊断：十二指肠壶腹部溃疡。中医诊断：胃痛，证属脾胃虚寒，肝胃不和。

［治法］温中散寒，疏肝和胃。

［方药］香砂温中汤加减：党参 15g，白术 10g，茯苓 12g，吴茱萸 6g，干姜 8g，桂枝 5g，陈皮 10g，砂仁 6g，半夏 10g，香附 12g，厚朴 10g，乌药 10g，木香 10g，甘草 3g。7 剂，水煎服。

嘱：有规律饮食并忌生冷寒凉，戒郁怒。

【二诊】12 月 13 日。胃痛基本消失，两胁亦不疼痛，嗳气减轻，纳食增加，已无泛酸。舌体稍胖大，舌质淡、苔薄白，脉弦弱。为脾气得健，肝气得疏，胃腑气机已渐和畅，但稍有燥热之象。上方去干姜、桂枝、吴茱萸，继服 7 剂，以使脾、胃、肝功能益加强健。

【结果】12 月 20 日来诊，脘胁仍未疼痛，已无嗳气及嘈杂泛酸，纳食基本正常。舌体胖大，舌质淡红、苔薄白，脉弦。脾、胃、肝功能恢复，以香砂六君子丸长服，善后调治。

【按】此案病机为脾胃虚寒，肝胃不和，治宜温中散寒，疏肝和胃。李老以香砂温中汤加减。药用党参、白术、茯苓健脾益气，以促运化；吴茱萸、干姜、桂枝温中散寒，通阳止痛；陈皮、砂仁、半夏、香附、厚朴、乌药、木香疏肝理气，和胃降逆；诸药为伍，使脾气得健，寒邪得散，肝气得疏，胃得通降而胃痛、嗳气、纳差等诸症得消。由于此案病机特点为脾胃虚寒，肝胃不和，故治疗时以健脾、温中、疏肝、和胃、降逆诸药为一炉，突出李老脾宜健、肝宜疏、胃宜和的学术思想。

参考文献

郭淑云．李振华治疗胃痛经验［J］．辽宁中医杂志，2009，36（11）：1846－1847

胃　痞（4 案）

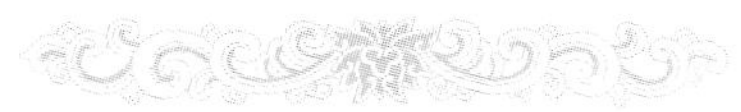

1. 肝郁气滞、胃失和降案（颜正华医案）

患者，女，67 岁。

【初诊】2006 年 12 月 9 日。

［主诉］脘腹痞满反复 1 年。

［临床表现］腹胀满闷 1 年，左胃脘部明显，不痛，饭后尤甚，嗳气，纳食少，大便干燥不畅，1～2 日一行，入睡难，多梦，晨起口干。舌质

黯、舌下青紫、舌苔薄微黄，脉沉弦。

［诊断］西医诊断：浅表性胃炎。中医诊断：胃痞，证属肝郁气滞，胃失和降。

［治法］疏肝和胃、消痞除胀。

［方药］柴胡10g，香附10g，郁金12g，枳壳6g，青皮8g，陈皮8g，川芎6g，赤芍12g，白芍12g，旋覆花10g，牡蛎（先煎）30g，玄参12g，瓜蒌30g，酸枣仁（炒）30g，丹参20g，佛手6g，神曲（炒焦）15g，麦芽（炒焦）15g，山楂（炒焦）15g，梅花6g，决明子30g。7剂，水煎服，1日1剂。

【二诊】12月16日。患者腹胀明显减轻，大便较前畅快，仍纳少，嗳气，口干，失眠。现时常咳嗽，咳痰。上方去川芎、瓜蒌、佛手、神曲、麦芽、山楂、梅花，加当归12g，香橼10g，乌药10g，浙贝母10g，百合15g。继服7剂。

【三诊】12月23日。患者大便通畅，腹胀显著减轻，嗳气、纳少、失眠均好转，咳嗽、咳痰亦减轻。二诊方去决明子，继服10剂。

【结果】后诸症大消。

【按】此案患者满闷腹胀、嗳气、脉弦且舌下青紫，证属肝郁气滞兼瘀血之象，故治以疏肝和胃、消痞除胀。颜老以柴胡疏肝散加减，方中柴胡疏肝解郁为君药；香附疏肝理气，川芎、郁金行气活血而止痛，三药合用助柴胡疏解肝经郁滞，增强行气止痛之功，共为臣药；陈皮、青皮、枳壳、佛手、梅花理气行滞，牡蛎、玄参消痞散结，丹参、麦芽、神曲、山楂活血消滞，旋覆花和胃降气，瓜蒌、决明子润肠通便，以上诸药或增强君药和臣药的作用，或针对兼症治疗，共为佐药；甘草调和诸药，为使药。此方虽源自名方，却由颜老精心化裁，配伍精巧，切中病证关键，故收效甚佳。

参考文献

吴嘉瑞，张冰. 颜正华辨治痞满经验探析［J］. 中国中医药信息杂志，2012，19（10）：86－87

2. 痰湿内停、气机阻滞案（颜正华医案）

患者，男，56岁。

【初诊】2006年12月11日。

［主诉］痞满反复2年余。

［临床表现］近2年脘腹痞满，近半个月来胃脘胀满不适加重，泛酸，嗳气，头晕目眩，身重困倦，呕恶纳呆，口淡不渴，小便频数，夜尿2～3次，大便正常，眠可，自汗。舌质淡、苔白厚腻，脉弦滑。

［诊断］胃痞，证属痰湿内停，气机阻滞。

［治法］化痰消饮，行气除胀。

［方药］天麻10g，清半夏10g，白术12g，旋覆花（包）10g，瓦楞子（煅，先煎）30g，海螵蛸（先煎）30g，白芍18g，当归10g，陈皮10g，紫苏梗10g，香附10g，砂仁（后下）5g，佛手6g。7剂，水煎服，1日1剂。

【二诊】12月18日。患者脘胀、泛酸、嗳气、头晕均减轻，纳食可，平素自汗、尿频，余如前。上方去海螵蛸，加黄芪（炙）15g，益智仁10g，乌药6g，继服7剂。

【三诊】12月25日。患者脘胀、泛酸、嗳气、头晕等减轻，继服上方7剂。

【结果】诸症尽释。

【按】此案患者脾胃失健，水湿不化，酿生痰浊，痰气交阻，而成痞满；痰湿中阻，清阳不升，浊阴不降，故头晕目眩。嗳气、头晕目眩、身重困倦、呕恶纳呆，为典型痰湿阻滞之象。因此，治以化痰消饮，行气除胀。方以半夏白术天麻汤为主，加陈皮、紫苏梗、香附、砂仁、佛手等行气消痞，旋覆花、瓦楞子降逆和胃。二诊时患者补述平素自汗、尿频，故加黄芪健脾益气固表，益智仁、乌药温阳补肾。继服14剂后，患者痞满、胃痛、头晕尽消。

参考文献

吴嘉瑞，张冰．颜正华辨治痞满经验探析［J］．中国中医药信息杂志，2012，19（10）：86－87

3. 脾虚气陷案（颜正华医案）

患者，男，26岁。

【初诊】2004年4月6日。

［主诉］痞满反复2周。

［临床表现］厌食、腹胀，纳后胃脘不适加重，恶心，畏寒，眠差梦多，精神疲倦，四肢无力，面色消瘦，水样大便、日行3次。舌质淡、苔薄腻，脉濡滑。既往有胃下垂、慢性胃炎史3年。

［诊断］胃痞，证属脾虚气陷。

［治法］健脾益气，和胃安神。

［方药］补中益气汤加减：党参18g，黄芪30g，升麻3g，当归6g，陈皮10g，茯苓30g，砂仁（后下）5g，神曲（炒）12g，白术12g，麦芽15g，谷芽15g，酸枣仁（炒）20g，首乌藤30g，大枣6枚。7剂，水煎服，1日1剂。嘱软食，禁刺激性食物。

【二诊】 4 月 13 日。患者睡眠好转，腹泻停，余如前。前方去首乌藤，加葛根 10g，继服 14 剂。

【三诊】 4 月 27 日。患者食欲佳，胃脘不适减，无恶心，仍乏力，大便偏干。二诊方加白术 30g，大黄 6g，继服 14 剂。

【结果】 患者不适症状消失，随访半年未复发。

【按】 此案患者虽风华正茂，但却有畏寒、眠差梦多、精神疲倦、四肢无力、面色消瘦、水样大便等虚证证候，故治以补气健脾，以李东垣补中益气汤为基本方加减。方中党参、黄芪、升麻取补土、益气、升举之意，为主要药对；陈皮、白术、砂仁、大枣温中健脾，以助运化；神曲、麦芽、谷芽、茯苓助脾化湿；兼有远志、酸枣仁、首乌藤安神，共奏补中益气、温补脾胃、安神之功。二诊时，加升阳之品葛根以助升提之药力；三诊又加补气健脾佳品白术以增药力，并以大黄通便，一补一泻，相制相承。颜老善断病机，治法周全，用药合宜，应手辄效。

参考文献

吴嘉瑞，张冰. 颜正华辨治痞满经验探析［J］. 中国中医药信息杂志，2012，19（10）：86 - 87

4. 脾虚肝郁、胃失和降案（李振华医案）

患者，女，43 岁。

【初诊】 1985 年 9 月 20 日。

［主诉］胃脘痞满反复发作 4 年。

［临床表现］自述因工作繁忙，饮食无规律，加之情志不畅，致胃脘胀满反复发作。经服多种西药、中成药仅取一时之效。胃镜检查提示：慢性浅表-萎缩性胃炎伴肠上皮化生。现胃脘胀满，隐痛时作，连及两胁，每日勉强进食约 100g，食不知味，疲乏无力，常因劳累及情志不畅而加重。望之面色萎黄，形体消瘦。舌质淡、体胖大、边有齿痕、苔薄白而润，脉弦细无力。

［诊断］西医诊断：慢性浅表性-萎缩性胃炎。中医诊断：胃痞，证属脾虚肝郁，胃失和降。

［治法］健脾疏肝，和胃降逆。

［方药］香砂温中汤（李老自拟方）加减：党参 15g，白术 20g，茯苓 15g，陈皮 10g，半夏 10g，木香 10g，砂仁 6g，香附 12g，枳壳 10g，川芎 10g，甘草（炙）5g。10 剂，水煎服，1 日 1 剂。

【二诊】 9 月 30 日。服药后脘胁胀满减轻，胃脘隐痛发作间隔时间延长，食量增加。效不更方，继服 15 剂。

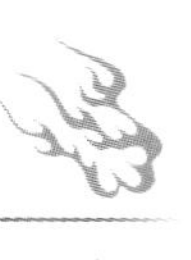

【结果】10月15日来诊，症状明显减轻，纳食知味。继以上方稍事加减，调治半年，患者脘胁胀满及胃痛未发作，余证悉平。胃镜复查：慢性浅表性胃炎。

【按】此案患者为饮食所伤，损及脾胃，脾虚运化失司，胃弱失其和降，则致胀满、胃痛、纳差等症；脾虚日久，“土虚无以荣木”，加之情志所伤，使肝脏疏泄失常，则胀痛连及两胁；气虚血亏，形体失养，则面色萎黄，消瘦乏力；舌脉均为脾虚肝郁之象。其证总属脾虚、肝郁、胃滞。香砂温中汤方中以党参、白术、茯苓、甘草取四君子汤义，补中益气、健脾养胃，立足补虚；辅以陈皮、半夏、枳壳助胃之降，行胃之滞；木香、砂仁助脾之运，疏脾之郁；香附、川芎一为气中血药，一为血中气药，以理气和血，疏肝解郁，取“治肝则可安胃”。诸药相合，共奏健脾益气、疏肝解郁、和胃降逆之功，药证相符，则取效彰著。李老认为，此病胃黏膜萎缩，特别是伴肠上皮化生者，亦称癌前病变，属难治之证。方药有效，亦需坚持服药，在食欲增加，胃消化功能尚未恢复之时，宜适量控制饮食，并防止情志所伤。据李老近二十年研治此病观察，凡坚持服药，均未出现癌变，一般需服药半年至一年以上，绝大部分患者可以治愈。

参考文献

郭淑云．李振华教授治疗痞满经验［J］．中医研究，2007，20（7）：49－50

慢性胃炎（8案）

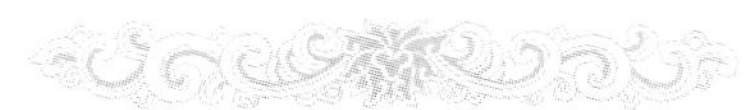

1.肝胃不和、气郁化热案（徐景藩医案）

患者，女，53岁。

【初诊】2003年10月18日。

［主诉］上腹隐痛反复1年余。

［临床表现］患者1年多来常感上腹隐痛，痛无规律，胃脘痞胀，食后尤甚，口苦嘈杂，时有泛酸。初起未予诊治，嗣后症情渐剧，甚则终日不缓，于2003年3月查胃镜示：胆汁反流性胃炎，中度萎缩性胃炎，服雷尼替丁、胃苏冲剂等药未效。刻诊见胃脘隐痛痞胀，得嗳则舒，胃中嘈杂、泛酸，晨起吐苦水，口干口苦，纳呆不振，情绪不畅则诸症加重。诊查形体偏瘦，面色萎黄，舌质红、苔薄黄，脉细弦，腹软，中脘轻压痛。

［诊断］胃痛，证属肝胃不和，气郁化热。

［治法］疏肝利胆，和胃降逆。

［方药］柴胡 10g，枳壳 10g，青皮 6g，法半夏 10g，郁金 10g，黄芩 6g，刀豆壳 30g，柿蒂 15g，赭石（先煎）15g，石见穿 15g，白芍 15g，甘草 3g。水煎服，1 日 1 剂。

【二诊】服上方 7 剂，胃痛稍减，脘中仍嘈，口苦咽干。胆热未清，治从原法出入。原方加桑叶、牡丹皮各 10g，瓦楞子（煅）30g，以清泄肝胆制酸。

【三诊】服药 14 剂，胃中嘈杂、口苦消失，但食欲不振，腹鸣矢气，大便易溏。乃肝脾失调，当培土泄木，疏利通降。药用太子参 15g，白术（炒）10g，茯苓 15g，山药 15g，白芍 15g，柴胡 10g，枳壳 10g，佛手 10g，鸡内金 10g，谷芽 30g，麦芽 30g，甘草（炙）3g。

【结果】服用 7 剂，诸症缓解。以后隔日 1 剂，巩固疗效。2004 年 3 月复查胃镜示：浅表性胃炎，胆汁反流消失。

【按】肝胆、脾胃互为表里，肝主疏泄，脾主运化，胃主和降，胆随胃降。情志不畅，肝胆失疏，气机郁结，脾失健运，胃失和降，胆液逆胃，故见胃脘疼痛、作胀、纳呆食少、吐苦水等症；气机不畅，郁而化热，故见口干口苦、嘈杂不适。徐老认为应从疏降入手。疏即疏泄肝胆，调畅气机；降即理气和胃，降其气逆。方中以柴胡为君，轻清升散，伍枳壳、白芍、甘草，取四逆散之意，疏肝解郁，配郁金以增疏肝利胆之功；黄芩苦寒，善清少阳，与柴胡相配，一散一清，疏清肝胆，也寓小柴胡和解少阳之意；青皮、法半夏、刀豆壳、枳壳、柿蒂、赭石理气和胃降逆；石见穿行瘀通利，防久病入络，血行不畅。服药 7 剂，胃痛虽缓，然口苦咽干未减，徐老又加桑叶、牡丹皮以加强清泄胆胃之热，瓦楞子制酸行瘀。再服 14 剂，诸症消失，然见食欲不振便溏等症，此时从培土泄木，缓图其本，终收全功。

参考文献

陆为民，周晓波，周晓虹，等. 徐景藩治疗胆胃同病验案分析及辨治特色：徐景藩诊治脾胃病经验之三［J］. 江苏中医药，2010，42（3）：1－3

2. 肝郁气滞、病久入血案（徐景藩医案）

患者，女，50 岁。

【初诊】2005 年 3 月 21 日。

［主诉］胃脘隐痛 12 年，加重 1 个月。

［临床表现］患者 1993 年起病，胃脘隐痛，痞塞感，1996 年查胃镜示慢性浅表性胃炎伴胆汁反流，症状反复，迄今未愈。近 1 个月来症情加重，于 2005 年 3 月 11 日在本院胃镜复查示重度萎缩性胃炎伴肠上皮化

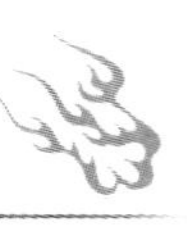

生，幽门螺杆菌阴性，免疫组化示ⅡA＋ⅡB。精神压力较大，有恐癌心理。刻诊见胃脘隐痛时作，有堵塞感，情志不畅则加重，得暖则舒，大便易溏，日行1次。经来失调。舌质黯红、苔薄白，脉弦。腹诊：上脘按之不适隐痛。

［诊断］胃痛，证属肝郁气滞，病久入血。

［治法］疏肝和胃，佐以行瘀。并嘱畅情志。

［方药］紫苏梗10g，香附（制）10g，枳壳（炒）10g，鸡内金10g，佛手10g，陈皮（炒）6g，赤芍10g，白芍10g，甘草（炙）5g，梅花10g，莱菔樱20g，川芎（炒）6g，五灵脂6g，徐长卿6g。

【二诊】4月7日。服药半月余，胃脘偶有隐痛，心下痞满，便溏转实，月经不调，夜间汗出，舌质微红、苔薄白。治参养胃调冲。药用紫苏梗10g，香附10g，枳壳10g，莱菔樱15g，鸡内金（炙）10g，佛手10g，白芍10g，甘草（炙）3g，石斛10g，月季花10g，麦芽30g，黑芝麻10g，野料豆15g，神曲12g，木蝴蝶5g。

【三诊】4月21日。胃脘疼痛消失，心下痞胀减轻，背部尚觉不适，舌质微红。胃阴不足，气滞不畅，时值绝经期，拟再养胃理气调冲。药用麦冬15g，白芍15g，甘草（炙）3g，枳壳10g，香附10g，紫苏梗10g，佛手10g，鸡内金（炙）10g，莱菔樱15g，月季花10g，黑芝麻10g，神曲10g，白术（炒焦）6g，仙鹤草15g，丝瓜络10g。

【结果】上方再服半月，诸症基本消失，月经来潮，仍按养胃理气之剂略事加减，调治历半年，症状偶有反复。于2006年1月20日复查胃镜为慢性浅表性胃炎。随访1年，症情尚平。

【按】《临证指南医案》云："肝为起病之源，胃为传病之所。"又云"初病气结在经，久病则血伤入络""久病胃痛，瘀血积于胃络"。此例胃痛间作10年余，与情志有关，良由烦劳急躁，肝失疏泄，横逆犯胃，肝胃气滞，胃络不和所致。日久则脾土虚弱，脾失健运，故见便溏不实；气郁化热，则胃阴渐伤，故夜间汗出，舌质微红。然究其因，乃情志不畅所致，故首诊先予疏肝和胃，佐以行瘀，使气血流通，通则不痛。二诊以后，疼痛改善，参以养胃，后以养胃理气调治而愈。治疗井然有序，足以师法。

参考文献

陆为民，周晓波，徐丹华．徐景藩治疗胃痛验案分析及辨治特色［J］．辽宁中医杂志，2010，37（7）：1368－1370

3. 脾胃不和、瘀热中阻案（张镜人医案）

患者，女，63岁。

【初诊】

［主诉］胃脘胀痛反复发作10年余。

［临床表现］患者反复胃脘胀痛10年余，近年来加剧。1994年10月31日曾作纤维胃镜示：慢性萎缩性胃炎。病理示：中度萎缩性胃炎，重度肠上皮化生，轻度不典型增生。幽门螺杆菌^{14}C-尿素呼气试验阳性。屡经中西药治疗不显而来门诊求治。胃脘灼热刺痛，胀满不舒，口苦而干，形瘦，纳食少馨。脉细弦，舌苔薄腻少润，舌下静脉瘀滞。

［诊断］西医诊断：慢性萎缩性胃炎（癌前期状态）。中医诊断：胃痛，证属脾胃不和，瘀热中阻。

［治法］健脾和胃，兼清瘀热。

［方药］萎胃安（张老自拟方）加减：白术（炒）10g，赤芍10g，白芍10g，甘草（水炙）3g，刺猬皮5g，九香虫5g，延胡索（炙）9g，黄芩（炒）10g，连翘10g，忍冬藤30g，八月札15g，郁金10g，木蝴蝶6g，白英15g，白花蛇舌草30g，谷芽12g。

【二诊】服药1个月后，胃脘刺痛胀满明显减轻，谷纳亦馨，但感嘈杂，便溏不实，增以白扁豆、山药、山楂（炒）、神曲（炒）等。

【结果】3个月后脘痛已减，中脘灼热亦轻，便溏转结，连续加减服用上方7个月后，诸症基本消失。1995年5月19日复查纤维胃镜示：浅表-萎缩性胃炎。病理：轻度萎缩性胃炎，轻度肠上皮化生，不典型增生消失。^{14}C-尿素呼气试验弱阳性。

【按】张老认为慢性萎缩性胃炎的主要辨证为脾胃不和，气虚血瘀。脾升胃降是脾胃纳运功能的活动形式，对机体气机升降平衡有着重要的影响，而慢性萎缩性胃炎通常病程较长，由浅表发展而成。气滞热郁日久必然导致络损血瘀，胃失和降亦可影响脾的升清运化，使中气受伤，气血俱累，气虚血瘀而引起胃黏膜苍白、血管纹显露等萎缩表现。其治疗大法为调气活血。为此，拟定了萎胃安为基本方，方中以白术苦甘温，既可培补脾胃，又能燥湿助运，湿甚者用生白术，补脾气用炒白术，使之脾运得健，中气充足，气行则血行也；以延胡索、赤芍、白芍、郁金、八月札理气活血，和营通络，血流通畅，热无所依，且能改善胃黏膜血流量；黄芩、连翘、忍冬藤、白英、白花蛇舌草清热止痛；刺猬皮、九香虫、木蝴蝶和血通络；谷芽和胃助运，甘草调和诸药。

参考文献

张亚声，张镜人. 治胃之要，衡平概之：张镜人老师临诊用药经验［J］. 中国中医急症，1996，6（6）：267-268

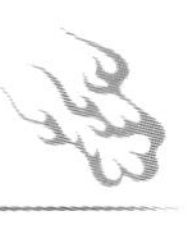

4. 脾湿胃热案（张琪医案）

患者，男，64岁。

【初诊】 2002年6月21日。

［主诉］胃胀反复3年余，加重3个月。

［临床表现］胃脘胀满3年余，近3个月加重，晨起胃中嘈杂，有饥饿感，平素胃脘痞满，矢气则减轻，进固体食物及冷凉之品胃脘痞满加重，伴口干、口苦，大便先干后黏腻不爽，尿黄，面色晦暗而黄，神疲乏力。舌质红而暗、苔白厚腻少津，脉弦滑数。胃镜检查示：胃黏膜苍白，不典型增生，胃腺体萎缩，胃底糜烂，诊为“慢性萎缩性胃炎”。

［诊断］痞满，证属脾湿胃热证。

［治法］清胃热，温运脾湿。

［方药］生地黄10g，黄芩15g，黄连10g，茵陈15g，麦冬15g，石斛15g，砂仁15g，公丁香7g，干姜7g，厚朴15g，枳实10g，姜黄15g，紫苏梗15g，半夏15g，陈皮15g，草果仁10g，豆蔻15g，八月札10g，鸡内金15g，神曲15g，麦芽30g，山楂15g，甘草10g。

【二诊】 煎服7剂后症状减轻，仍有胃脘痞满而热，尿黄，大便质稀。继服14剂，诸症减轻，但不能饮生冷，前方加桃仁15g，三棱15g，莪术10g。

【三诊】 继服14剂后症状基本消失，偶有胃脘胀满、饥而不欲食，二诊方改石斛20g，加沙参20g，再进14剂。

【结果】 饮食同常人而痊愈。

【按】 此案辨证为脾湿胃热，湿热中阻，治疗寒温并用，清胃热、温运脾阳为法则。方中用生地黄、黄芩、黄连、茵陈苦寒清泄胃热，胃热清则气降而下行；胃热久则耗伤胃阴，用麦冬、石斛甘寒生津养胃阴；砂仁、公丁香、干姜、紫苏梗、豆蔻、草果仁芳香辛散化湿，温运脾阳醒脾气，脾湿除则恢复其运化升清功能；脾胃为气机升降之枢纽，湿热中阻，气机阻滞则生中满，加厚朴、枳实、姜黄、八月札以行气开郁除满；半夏、陈皮健脾燥湿，以助脾运；神曲、山楂、鸡内金、麦芽健脾消食，以助脾胃运化功能；甘草调和诸药。二诊时考虑发病时间较久，“久病多瘀”，故加桃仁、三棱、莪术以疏肝活血消癥。三诊时增加石斛用量，并加沙参以增强生津养胃之功。

参考文献

李淑菊，张玉梅．张琪教授治疗疑难杂症经验撷菁［J］．中医药学刊，2004，22（5）：785

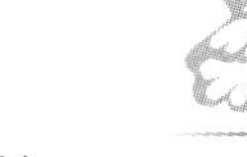

5. 胆腑湿热、气机郁结、胆胃不和、胃气上逆案（徐景藩医案）

患者，女，54岁。

【初诊】 2005年11月12日。

［主诉］脘胁疼痛一年半，近发5月余。

［临床表现］患者起病一年半，今夏以来，不慎多食，以致脘胁痞胀，隐痛不适反复，嘈杂泛酸，纳呆食少，咽中不适，自服中西药物，未能缓解。10月28日南京某医院查胃镜示慢性浅表性胃炎（活动性），幽门螺杆菌阳性（++）；B超示慢性胆囊炎，胆囊结石0.3cm×0.4cm。予三联根除幽门螺杆菌后症状不减，反见加重，遂求治中医。患者形体偏瘦，面色萎黄，舌质淡红、苔薄白腻，脉细弦。右上腹及中脘均有压痛。平素情绪急躁。

［诊断］胃痛，证属胆腑湿热，气机郁结，胆胃不和，胃气上逆。

［治法］疏肝利胆，理气和胃。

［方药］紫苏梗10g，香附（制）10g，枳壳10g，郁金10g，鸡内金10g，金钱草30g，海金沙15g，白芍15g，佛手10g，陈皮（炒）6g，法半夏10g，茯苓15g，香橼10g，山楂（炒焦）15g。水煎服，1日1剂。

【二诊】 服药14剂后，脘胁胀痛减轻，嘈杂不著，偶有泛酸。予前方加瓦楞子（煅）30g制酸行瘀止痛。

【结果】 上方加减，继服1个月，诸症消失。嘱患者饮食清淡，调畅情志，中药隔日1剂，坚持治疗。2006年5月复查B超，胆壁毛糙，未见结石。随访1年，诸症尚平。

【按】 此案为典型的胆胃同病，既有胃炎活动，幽门螺杆菌感染，又兼胆囊结石。患者平素情绪急躁，肝胆失疏，胆胃不和。治当胆胃兼顾，疏肝利胆，理气和胃。方中以紫苏梗、香附、枳壳、白芍、佛手、香橼疏肝理气，和胃止痛；郁金、鸡内金、金钱草、海金沙为四金汤，功能清利肝胆排石；配合陈皮、半夏、茯苓和胃健脾化湿，以杜生湿之源，为此案用药之精要；山楂助运消坚。全方用药虽属平常，但抓住病机之关键，胆胃同治，坚持1个月，症情痊愈。加之患者配合，饮食情志调节，复查B超，结石消失，实乃意外。

参考文献

陆为民，周晓波，周晓虹，等．徐景藩治疗胆胃同病验案分析及辨治特色：徐景藩诊治脾胃病经验之三［J］．江苏中医药，2010，42（3）：1-3

6. 中虚气滞、痰饮内停案（徐景藩医案）

患者，男，41岁。

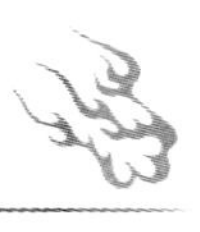

【初诊】2006年4月17日。

［主诉］胃脘隐痛痞胀间作10余年。

［临床表现］患者10余年来胃脘隐痛反复不愈，初发时空腹为甚，食后可缓。1995年查胃镜为十二指肠壶腹部溃疡，予奥美拉唑（洛赛克）、多潘立酮（吗叮啉）等治疗疼痛渐消失，然每因饥饱失常、工作劳累及气候变化等易于发作，兼有胃脘痞胀，间断服用奥美拉唑等抑酸剂治疗，症情未平。2005年11月5日至江苏省某医院复查胃镜示中度萎缩性胃炎。多年来饮食减少，形体不丰，深为所苦，转请徐老诊治。患者平素经常在外工作，虽无烟酒嗜好，但生活饮食无规律。其母有消化性溃疡病史。刻诊见胃脘隐痛痞胀仍作，食后尤甚，时有胀痛，以空腹为主，食后痛减，嗳气不著，无呕吐，腹部鸣响，矢气较多，大便不黑，日行1次。舌质微红、苔薄白，脉虚弦。腹诊：中脘轻度压痛，按之则舒。

［诊断］胃痛，证属虚实夹杂，中虚气滞，痰饮内停。

［治法］当标本兼顾，拟调中理气，和胃化饮。

［方药］太子参15g，山药15g，茯苓20g，白术（炒）12g，白芍15g，甘草（炙）5g，紫苏梗10g，鸡内金10g，陈皮10g，佛手10g，石见穿10g，泽泻15g，刀豆壳20g。

【二诊】4月24日。患者于2006年4月18日再次复查胃镜示轻度萎缩性胃炎，轻度异型增生，4月20日查上消化道钡餐示轻度胃下垂。服药7剂，胃脘隐痛痞胀未减，食后不适，终日不饥，腹中鸣响，饮水不多，小腹坠胀，大便先干后溏，日行1次。舌质微红、苔薄白，脉虚弦。中虚气滞，兼有痰饮，拟再原法参治。药用太子参15g，白术（炒）10g，茯苓25g，白芍15g，甘草（炙）5g，紫苏梗10g，香附10g，木香（煨）6g，香橼10g，瓦楞子（煅）30g，山楂（炒焦）15g，神曲（炒焦）15g，藿香10g，冬瓜子30g，刀豆壳20g。

【三诊】5月8日。再进14剂，胃脘隐痛痞胀显著改善，知饥欲食，腹鸣、小腹坠胀也减，腑行正常。舌质尖微红、苔薄白，脉细弦。胃中气滞，拟再养胃理气。药用太子参15g，白术（炒）10g，山药15g，茯苓20g，白芍15g，甘草（炙）5g，紫苏梗10g，陈皮10g，佛手10g，刀豆壳20g，蒺藜12g，槟榔10g，山楂（炒焦）15g，神曲（炒焦）15g。

【结果】服药半个月，症状渐平。嗣后，在上方基础加减用药治疗年余，诸症未作，2007年复查胃镜示轻度萎缩性胃炎。

【按】患者工作辛劳，饮食不节，复加制酸之剂，戕伤脾胃。盖脾主升，胃主降，乃气机升降之枢纽，脾胃虚弱，升降失司，气机阻滞，故成胃脘隐痛痞胀之疾；脾失健运，则生痰饮，腹中鸣响；胃不磨谷，失于受纳，故终日不饥。此案虚实夹杂，因虚致实，中虚即脾胃气虚，实则气滞痰饮。徐老认为这是胃脘痛病机的双重特性，亦示病机的复杂性。在诊断和治疗过程中，必须详细辨证，慎勿偏执中虚而一味补气健脾，当补中有消、有运、有化，冀其补而不滞，方能有利于病。故治宜标本兼顾，法以调中理气，和胃化饮为主，药用太子参、白术、山药、茯苓、甘草健脾益气；紫苏梗、陈皮、佛手、香附、木香、香橼等理气止痛。二诊时见效不著，茯苓加大用量，以增健脾利水之功；并加用冬瓜子，既能利水，又可开胃。此案中虚气滞，夹有痰饮，然以健脾和中贯穿始终，复脾胃升降之功，气机得畅，痰饮得化，胃痛向愈。

参考文献

陆为民，周晓波，徐丹华. 徐景藩治疗胃痛验案分析及辨治特色［J］. 辽宁中医杂志，2010，37（7）：1368－1370

7. 胃阴不足、气滞热郁案（徐景藩医案）

患者，女，57 岁。

【初诊】1997 年 9 月 3 日。

［主诉］胃脘胀痛反复发作 1 年。

［临床表现］患者近年来常感胃脘胀痛，食后尤甚，得嗳则舒，初始并未重视，以后反复加重，虽经中西医多方治疗，仍未见效。1997 年 8 月 24 日胃镜检查提示为慢性萎缩性胃炎，胃窦小弯前壁伴中度肠上皮化生及异型增生。心情焦虑，慕名来诊。刻诊见胃脘隐痛且胀，痛时伴灼热感，口干不欲饮水，形瘦食少，神倦乏力，大便日行 1 次，溏而不实。舌质红、苔薄净，脉细。中脘轻度压痛。

［诊断］胃痛，证属胃阴亏虚，胃失濡润，气机阻滞，郁而化热。

［治法］濡养胃阴，理气清热。

［方药］麦冬 15g，北沙参 10g，石斛 10g，白芍 15g，乌梅 10g，甘草（炙）5g，佛手 10g，枳壳（炒）10g，鸡内金（炙）10g，木蝴蝶 6g，蔷薇花 10g，石见穿 15g，白花蛇舌草 15g，薏苡仁 30g。

【二诊】9 月 10 日。7 剂后胃脘痞胀隐痛减轻，饮食稍增，口干胃中灼热感亦减轻。于上方加白术（炒）10g。

【结果】12 月 15 日复诊，上方加减叠进 3 个月，诸症消失，为巩固疗效，又坚持用薏苡仁 30g 代茶饮 3 个月。患者于 1998 年 4 月 23 日复查胃镜提示轻度浅表性胃炎，十二指肠炎，胃窦小弯前壁未见肠上皮化生及异型增生。随访 2 年未见复发。

【按】《素问·阴阳应象大论》云：人“年四十而阴气自半”。患者工作劳倦，日久胃阴亏虚，胃失濡润，气机阻滞，不通则痛，郁而化热。在治疗上，采用酸甘化阴法，使养阴而不滋腻，生津而不碍胃。药用沙参、麦冬、石斛等甘凉养阴生津清热，并与白芍、乌梅、甘草等甘酸相合，濡养胃阴，且能柔肝制木，缓急定痛；枳壳、佛手理气而不伤阴；木蝴蝶理气护膜；蔷薇花理气泄热，鸡内金健胃消积，增其腐熟水谷之功；石见穿苦辛平，徐老认为，此品清热而无苦寒之弊，且能醒胃助食，理气通降，配治胃炎，不论浅表性或萎缩性炎症，均能改善其病理损害。二诊时重用白术，健脾胃而扶正气；白花蛇舌草有清热解毒、抗癌之功，乃属辨病治疗；薏苡仁散结消癥，对胃炎异型增生、胃息肉等疾病有良效，同时亦有抗癌作用。

参考文献

陆为民，周晓波，徐丹华．徐景藩治疗胃痛验案分析及辨治特色［J］．辽宁中医杂志，2010，37（7）：1368－1370

8. 阴虚阳亢、内风暗动、肝气犯胃、肝胃郁热案（徐景藩医案）

患者，女，42岁。

【初诊】2006年3月30日。

［主诉］低热间作3年余，上腹痞胀隐痛1年。

［临床表现］患者1992年因胆囊息肉行胆囊切除术，2002年11月以来无明显诱因出现低热不清，体温37.5℃～37.8℃，无干咳，无夜间盗汗，无关节疼痛，无尿频尿痛等症，无明显消瘦，曾查甲状腺功能正常，结核菌素试验阴性，CRP、ESR、ASO、RF、ANA等均正常。1年来上腹痞胀隐痛，夜间尤甚，嗳气不遂，得嗳则舒，兼吐酸苦水，经常口苦，手掌色红，抖动，大便日行2～3次，仍时有低热。2005年7月1日在江苏省某医院查胃镜示慢性胃炎伴胆汁反流，并行胃息肉摘除，迭进中西药治疗未效。既往有眩晕史。舌质偏红、舌苔薄白，脉细小数。

［诊断］胃痛，证属阴虚阳亢，内风暗动，肝气犯胃，肝胃郁热。

［治法］泄肝和胃，兼以平肝。

［方药］化肝煎加减：青皮6g，陈皮6g，牡丹皮10g，栀子10g，浙贝母10g，白芍15g，甘草（炙）3g，蒺藜15g，菊花6g，桑叶15g，夏枯草10g，橘叶15g，蝉蜕3g，木瓜10g，瓦楞子（煅）30g，茯苓15g，麦芽30g，合欢花10g，白薇10g。水煎服，1日1剂。

【二诊】服药7剂，胃脘痞胀隐痛缓而未除，泛酸已少，低热依然，体温在37.6℃左右。3月31日复查甲状腺功能、血糖等正常。舌质偏红、苔薄白，脉沉细小弦。胆热犯胃，胃气上逆，少阳不和。治当清胆降胆，理气和胃为主，兼清虚热。拟方清胆和胃汤加减：青蒿10g，黄芩（炒）

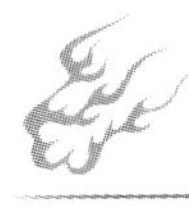

6g，青皮6g，陈皮6g，法半夏6g，白芍15g，甘草（炙）3g，刀豆壳20g，柿蒂15g，黄连2g，紫苏梗10g，香附10g，藿香10g，白术（炒焦）10g，白薇10g。水煎服，1日1剂。

【三诊】服药14剂，疼痛已止，脘腹痞胀好转，但时有反复，自觉胃中泛酸，口苦，饮水不多，大便已渐正常，唯畏寒，有时夜间痛醒，近日体温在37.4℃左右，无烦躁，无手足心汗，伸手而抖。舌质红、少苔，脉细。徐老辨为胆囊切除术后，少阳不和，胆经郁热，肝虚有风。治法和解少阳，清胆除蒸，养胃理气，佐以平肝。药用青蒿15g，黄芩6g，白薇15g，麦冬15g，白芍15g，瓦楞子（煅）30g，牡蛎（煅）15g，鸡内金10g，佛手10g，香附10g，三棱10g，麦芽30g，橘络5g，百合20g，神曲10g，蒺藜12g。水煎服，1日1剂。

【结果】患者胃脘痞胀隐痛时有反复，情志不畅易发，胃中酸苦，低热渐退，手抖依然。徐老根据病情，在上述清胆和胃的基础上，又先后加入秦艽、地骨皮、银柴胡、鸭跖草以清虚热而除蒸，桑叶、桑枝、牡蛎等清热平肝潜阳，坚持治疗2个月，诸症渐平。

【按】此案患者原有胆囊疾患并行胆囊切除术，情绪时有波动。肝属甲木，胆为乙木，肝胆失于疏泄，气机不畅，久郁化热，而“肝为起病之源，胃为传病之所”（《临证指南医案·木乘土》），故见上腹痞胀隐痛，兼有泛吐酸苦水、经常口苦等肝胃郁热之候；肝胃郁热，肝阴渐耗，阴虚阳亢，肝风内动，故见手抖；胆经郁热，少阳不和，故时有低热。徐老初诊时认为以肝胃郁热为病机关键，治疗以泄肝和胃为大法，兼以平肝，方选化肝煎加减治之。方中用青皮长于破气开郁散结，陈皮长于理气化痰运脾，二者合用共奏疏肝理气解郁之功；白芍养阴柔肝，既制气药之燥性，又缓筋脉之挛急；栀子清肝宣郁，为治“火郁”之要药；牡丹皮清肝凉血散瘀；浙贝母化痰散结，疏利肺气，有“佐金平木”之意；合蒺藜、夏枯草、菊花、桑叶、橘叶、麦芽、合欢花、蝉蜕、木瓜增平肝、清肝、疏肝、缓肝之力，瓦楞子清热行瘀以制酸，茯苓健脾化湿，寓“知肝传脾，当先实脾”之意，白薇兼清虚热。二诊时胃脘痞胀隐痛明显缓解，低热未退，乃随证而治，改投清胆降胆，和胃理气，兼和少阳。药后脘痛渐止，低热渐退，仍从原法加减巩固治疗而收效。

参考文献

陆为民，周晓波，周晓虹，等. 徐景藩治疗胆胃同病验案分析及辨治特色：徐景藩诊治脾胃病经验之三［J］. 江苏中医药，2010，42（3）：1-3

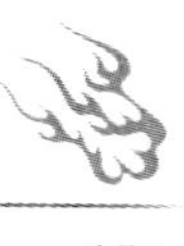

消化性溃疡（3案）

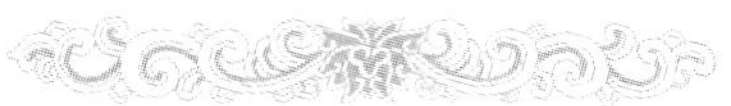

1. 肝胃郁热、瘀血阻络案（李振华医案）

患者，男，33岁。

【初诊】 2003年3月6日。

［主诉］胃痛反复6年余。

［临床表现］患者自述间断性胃脘疼痛6年余，长期交替服用复方胃复康、甲氰咪呱、乐得胃、雷尼替丁、奥美拉唑（洛赛克）、复方铝酸铋（胃必治）等西药，病情时轻时重。每因情志不畅，饮食不节，尤其是饮酒或过食辛辣则病情加重。多次经胃镜、钡餐检查均提示：胃溃疡。现胃脘灼热疼痛，痛处拒按，时连及两胁，嗳气，口干口苦，心烦易怒，嘈杂泛酸，便干色黑。舌质暗红、苔薄黄，脉弦细。

［诊断］胃痛，证属肝胃郁热，瘀血阻络。

［治法］疏肝和胃，化瘀清热。

［方药］养阴疏肝汤（李老自拟方）加减：北沙参15g，麦冬12g，石斛10g，白芍15g，延胡索10g，香附10g，知母12g，竹茹10g，甘松10g，刘寄奴12g，黄连5g，吴茱萸3g，白及10g，甘草3g。

【二诊】 上方服12剂，胃脘灼痛、口干口苦、嗳气、心烦易怒等症状明显减轻，嘈杂泛酸、便干色黑等症状消失，感食欲不振。方中去麦冬、黄连、吴茱萸，加山药20g，茯苓12g，陈皮10g，以健脾和胃。

【三诊】 上方又进15剂，诸症消失，精神、饮食均好，二便正常，守方去北沙参、竹茹，加太子参15g，桃仁10g，继服，以巩固疗效。

【结果】 以上方随证略有加减，又服50剂，无特殊不适症状。经钡餐检查提示：胃溃疡愈合，病获痊愈。

【按】 此案患者因情志不遂，忧思恼怒，致肝气郁结，横逆于胃，胃失和降，气血壅滞不畅，久而形成溃疡。正如《素问·至真要大论》说："木郁之发，民病胃脘当心而痛。"其治用北沙参、麦冬、石斛、知母、黄连滋阴清热；白芍、甘松、香附、吴茱萸疏肝开郁，理气止痛；竹茹清胃降逆；延胡索、刘寄奴通经活血，消瘀止痛；白及消肿止血，收敛生肌；同时吴茱萸、黄连并用，即左金丸，辛开苦降，可解嘈杂吞酸。诸药共奏养阴清热、疏肝活血、收敛生肌之效。

参考文献

李郑生，黄清．李振华教授治疗消化性溃疡经验［J］．中医研究，2007，20（5）：

51－53

2. 脾胃气虚、瘀血阻络案（李振华医案）

患者，男，37岁。

【初诊】 2005年7月13日。

［主诉］胃痛反复4年。

［临床表现］患者自述于4年前因工作过度劳累，加之饮食不节，饥饱失宜，又喜食生冷、油腻、辛辣之品，导致胃脘疼痛，身体逐渐消瘦。虽长期服用多潘立酮（吗叮啉）、复方铝酸铋（胃必治）、雷尼替丁、奥美拉唑、健脾丸、气滞胃痛冲剂等多种中西药物治疗，但病情时轻时重，反复发作，终未治愈。2005年5月又因饮用冰镇啤酒而致胃痛加重，经胃镜检查提示：慢性红斑性胃炎；十二指肠壶腹部溃疡。来诊时症见胃脘刺痛，痛处固定不移，腹胀，纳差，嗳气，身倦乏力，大便溏薄，日行3～4次。舌质淡暗、体胖大、边见瘀斑、苔白腻，脉沉涩。

［诊断］胃痛，证属脾胃气虚，瘀血阻络。

［治法］健脾益气，活血通络。

［方药］健脾活血汤（李老自拟方）加减：党参15g，白术10g，茯苓15g，陈皮10g，半夏10g，香附10g，砂仁8g，厚朴10g，郁金10g，当归10g，赤芍12g，甘松10g，延胡索10g，甘草3g。

【二诊】 上方服20剂，胃痛未作，腹胀、嗳气症状大减，身体较前有力，纳食较前增加，仍大便溏薄，日行2～3次，舌质淡暗、体胖大、边见瘀斑，舌苔白稍腻，脉沉细。方中去当归、赤芍，加薏苡仁30g，枳壳10g，以增健脾祛湿，理气和胃之力。

【三诊】 上方又进20剂，诸症消失，精神、体力、饮食、大便均正常，面色趋于红润，体重较前增加，但每遇进食生冷、辛辣之品，即感胃中隐隐作痛，舌质淡红、苔薄白、体胖大，脉沉细。二诊方去甘松、延胡索，加海螵蛸12g，浙贝母10g，以增收敛生肌之力。

【结果】 以上方为基础，随证略有加减，又服2个月，精神、饮食均好，无特殊不适，嘱其调节饮食，避免过度劳累。经复查胃镜，十二指肠壶腹部溃疡愈合，病获痊愈。半年后随访，未感特殊不适。

【按】 此案乃因脾胃气虚，瘀血阻络所致。其治用党参、白术、茯苓、甘草健脾益气；陈皮、香附、厚朴、郁金、甘松疏肝解郁，理气和胃；当归、赤芍、延胡索活血化瘀，通络止痛；半夏和胃降逆；砂仁和胃助运。全方共奏健脾益气、活血通络之效。

参考文献

李郑生，黄清. 李振华教授治疗消化性溃疡经验［J］. 中医研究，2007，20（5）：

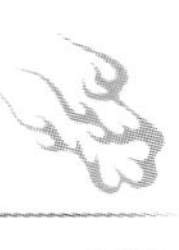

51－53

3. 脾胃虚寒、气血瘀滞案（李振华医案）

患者，男，30岁。

【初诊】2001年11月28日。

［主诉］间断性胃脘隐痛3年余。

［临床表现］患者自述3年来出现间断性胃脘隐痛，每于秋冬季节病情加重。现胃脘隐痛，饥饿时痛甚，得食痛减，痛处喜暖喜按，腹胀嗳气，身倦乏力，手足欠温，面色萎黄，形体消瘦，大便呈柏油状，每日2～4次。舌质淡暗、苔薄白、舌体胖大、边见齿痕，脉沉细。胃镜检查提示：十二指肠壶腹部溃疡。

［诊断］胃痛，证属脾胃虚寒，气血瘀滞。

［治法］温中健脾，理气活血。

［方药］理脾愈疡汤（李老自拟方）加减：党参12g，白术10g，茯苓15g，陈皮10g，半夏10g，木香6g，砂仁8g，厚朴10g，桂枝6g，白芍12g，延胡索10g，甘松10g，刘寄奴12g，甘草3g，三七粉3g（分2次冲服）。

【二诊】上方服10剂，胃痛、腹胀明显减轻，柏油便消失，但大便仍溏薄，日行2～3次，舌质淡、舌体胖大、边见齿痕、苔薄白，脉沉细。方中去三七粉，加薏苡仁30g。

【三诊】上方又进15剂，胃痛、腹胀、嗳气等症状消失，大便正常。二诊方去薏苡仁，加海螵蛸15g，继服以巩固疗效。

【结果】以上方为基础，随证加减，又服2个月，精神、饮食均好，二便正常，无明显不适感，经胃镜检查提示：十二指肠壶腹部溃疡愈合。1年后随访未再复发。

【按】此案乃因司机职业，饮食不调，过食生冷，损伤脾胃，致中焦阳气不振，虚寒凝滞，气血不畅，形成溃疡。其治用党参、白术、茯苓、甘草益气健脾；桂枝、白芍调和营卫，温中补虚，缓急止痛；砂仁、厚朴、木香、甘松、刘寄奴、延胡索、陈皮、三七粉疏肝和胃，理气活血；半夏和胃降逆，共奏温中健脾，理气活血，生肌愈疡之效。

参考文献

李郑生，黄清. 李振华教授治疗消化性溃疡经验［J］. 中医研究，2007，20（5）：51－53

胃下垂（3案）

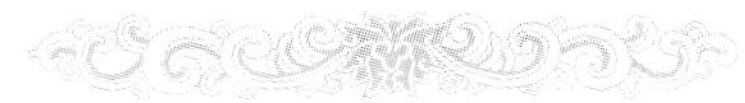

1. 脾虚气滞、中气下陷案（颜正华医案）

患者，男，42岁。

【初诊】 2004年2月25日。

［主诉］食后脘腹坠胀数年。

［临床表现］患者食欲不振，神倦乏力，食后脘腹作胀，隐隐作痛，有下坠感，大便不畅，平卧减轻，劳累后加重，病已数载，时轻时重，经某医院诊断为胃下垂。脉沉缓，舌质淡、有齿痕、苔薄白。

［诊断］腹胀，证属脾虚气滞，中气下陷。

［治法］补中益气，兼理气滞。

［方药］补中益气汤加减：党参15g，黄芪（炙）18g，白术（炒）12g，甘草（炙）5g，陈皮10g，木香6g，砂仁（后下）5g，枳壳（炒）15g，麦芽（炒焦）12g，山楂（炒焦）12g，神曲（炒焦）12g，当归10g，升麻（炙）5g，生姜3片，大枣5枚。水煎服。

【二诊】 药后症减，仍用上方改党参20g，黄芪30g，枳壳9g，续服。

【结果】 共服40余剂，患者脘腹胀痛消失，食欲增加，大便畅，下坠感轻。改服补中益气丸9g，香砂六君丸9g，1日2次。嘱常服上述丸药，忌食生冷黏腻及难消化食物以巩固疗效。

【按】 患者食欲不振，神倦乏力，为脾运不健，中气已虚；食后脘腹作胀，隐隐作痛，大便不畅，为气滞之象；有下坠感，平卧减轻，劳累后加重，为中气下陷之故；舌质淡、有齿痕，脉沉缓，均为脾虚不运，中气不足之征。辨证为脾虚气滞，中气下陷，而用补中益气，兼理气滞之法。方用补中益气汤加减。方中党参、黄芪、白术、甘草均为补益中气之良药，加升麻以升中气，陈皮、木香、砂仁、枳壳理气，神曲、山楂、麦芽助消化，当归养血润肠，生姜、大枣健脾胃。上方获效之后，减轻枳壳下气之力，加重党参、黄芪补气作用。共服40余剂，气虚渐复，气滞渐消，故诸证得以缓解。后改服补中益气丸补益中气，香砂六君丸健脾理气，嘱其注意饮食调养，以巩固疗效。

参考文献

高承琪，张冰，邓娟. 颜正华教授胃下垂治疗验案［J］. 中国中医药现代远程教育，2005，3（6）：9－11

2. 中气不足、脾阳不运、水饮内停案（颜正华医案）

患者，女，55岁。

【初诊】 2004年7月15日。

［主诉］进食后脘腹胀满多年。

［临床表现］患胃下垂多年。经常食后脘腹胀满，嗳气不舒，肠鸣辘辘，有水声，有时呕吐痰涎清水，头晕目眩，便溏，1日2～3次，神倦乏力，形体消瘦。脉弦滑，舌质淡、苔薄腻。

［诊断］腹胀，证属中气不足，脾阳不运，水饮内停。

［治法］益气健脾，温阳化饮。

［方药］茯苓30g，白术（炒）15g，桂枝9g，甘草（炙）5g，法半夏12g，陈皮9g，泽泻15g，党参12g，砂仁（后下）5g，枳壳（炒）9g，山楂（炒焦）12g，神曲（炒焦）12g，麦芽（炒焦）12g，生姜3片。7剂，水煎服。

【二诊】 药后症状减轻，原方继服15剂。

【结果】 诸症消失，大便日1～2次，渐成形。改服补中益气丸9g，二陈丸9g，每日2～3次。嘱经常服用上述丸药，忌食生冷黏腻及难消化食物，以善其后。

【按】 此案患者为中气不足，脾阳不运，不能温化水湿，而致水饮内停，故见食后脘腹胀满，嗳气不舒，且肠间有水声，时有呕吐痰涎清水；头目眩晕为清阳不升；神倦乏力，便溏，为中虚之象；饮食不能变化精微以供养全身而化痰饮，故形体消瘦；脉弦滑，舌质淡、苔薄腻，为中虚而有痰饮之征。治当温化痰饮为主，兼顾益气健脾。方用苓桂术甘汤合二陈汤加味。方中茯苓、桂枝、白术、甘草、二陈均为温化痰饮之良药，加泽泻以增行水之力，党参、白术、茯苓、甘草益气健脾，砂仁、枳壳、山楂、神曲、麦芽理气助消化，共服21剂，痰饮渐消，中气渐复，诸症缓解。改服补中益气丸、二陈丸以补益中气而化痰湿，并注意饮食调养以善其后。

参考文献

高承琪，张冰，邓娟. 颜正华教授胃下垂治疗验案［J］. 中国中医药现代远程教育，2005，3（6）：9-11

3. 气阴两伤、胃失和降案（颜正华医案）

患者，女，38岁。

【初诊】 2004年8月20日。

［主诉］进食后脘腹胀痛多年。

［临床表现］胃病多年，某医院诊为胃下垂。长期食后脘腹胀痛，大

便秘结，继则大便泄泻2～3次，脘腹胀痛消失，始能进食，食后脘腹胀痛如故，仍大便秘结，继而泄泻，反复发作，神倦乏力，形体消瘦，口干欲饮。舌质红少苔，脉细数。

［诊断］腹胀，证属气阴两伤，胃失和降。

［治法］益气养阴，和胃通肠。

［方药］太子参30g，沙参15g，麦冬12g，玉竹12g，生地黄12g，生白术30g，枳壳9g，瓜蒌子15g，蜂蜜30g，郁李仁15g，白芍18g，甘草5g，生麦芽15g，生谷芽15g。7剂，水煎服。

【二诊】药后初效不显，嘱守方继服，共服21剂。

【结果】食后脘腹胀痛减轻，便秘亦见好转，嘱其耐心服药，宜少食多餐，忌进食难消化物。

【按】此案患者为气阴两伤，津液亏损，胃失和降，肠燥便秘，故症见食后脘腹胀痛，大便秘结，神倦乏力，形体消瘦，口干，舌质红少苔，脉细数等气阴两伤之症。病情反复发作，治疗颇为棘手。用益气养阴和胃通肠法，选用益胃汤加味。方中太子参、沙参补气阴，生地黄、麦冬、玉竹养阴生津，重用生白术以通便，配以瓜蒌子、郁李仁、蜂蜜润肠，白芍、甘草缓急止痛，生麦芽、生谷芽健胃。药后初未见大效，嘱守方继服，共服21剂，食后脘腹胀痛、便秘等症均见好转，故仍嘱其耐心服药，以冀气阴逐步恢复，脾胃升降复常。宜少食多餐，忌难消化食物，以辅助治疗。

参考文献

高承琪，张冰，邓娟．颜正华教授胃下垂治疗验案［J］．中国中医药现代远程教育，2005，3（6）：9-11

腹　痛（5案）

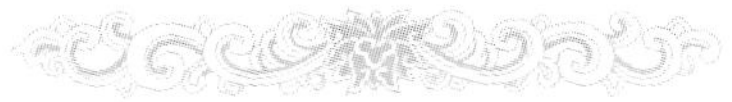

1. 湿热阻滞、灼烁胆腑案（何任医案）

患者，男，39岁。

【初诊】2005年10月2日。

［主诉］腹痛反复4年余。

［临床表现］患者曾患胰腺炎、胆结石、胆囊炎，血淀粉酶及胆红素持续不正常已四五年，由于工作时常在外，饮食起居无规律，饮食无时或暴饮暴食，更没能做正规检查，脘腹痛就吃些西药或以静脉滴注西药，等

痛减后又去工作。目前脘腹疼痛，小便深黄，舌苔黄腻，脉弦数。实验室检查胆红素 13μmol/L，血淀粉酶 455U/L。

［诊断］腹痛，证属湿热阻滞，灼烁胆腑。

［治法］蠲痛清利法。

［方药］延胡索 20g，白芍 20g，生甘草 6g，川楝子 10g，蒲公英 30g，郁金 10g，金钱草 30g，海金沙 20g，鸡内金 10g，玉米须 30g，沉香 10g。7 剂。

【二诊】服药后脘腹痛减明显，小便色转淡，原方续服 7 剂。

【三诊】脘腹痛消除，小便色正常，复查胆红素、血淀粉酶均已正常。上方去延胡索、川楝子，加白术、陈皮各 10g，续服 5 剂，以期巩固。

【按】此例患者以工作生活条件所限，既失去正规医治又未能及时检查。以前曾患胰腺炎，亦常因胆道疾病和暴饮暴食引发有关。初诊处方为何老自拟方脘腹蠲痛汤加味。以延胡索、白芍、甘草、川楝子解痉止痛，佐以清热利湿、化瘀排石之郁金、金钱草、海金沙、鸡内金，并以玉米须之甘平利水清消胆道炎性水肿，故收效明显。7 剂而轻减，效不更方，二诊再进原方 7 剂，则疼痛全解，且长达四五年之久的总胆红素及血淀粉酶异常全都恢复正常。三诊以何老治肝胆病之经验健理脾胃药收功。

参考文献

何若苹. 何任临证经验研究：杂病诊治医案举隅［J］. 上海中医药杂志，2006，40（6）：1－2

2. 中阳受损、阳虚生寒、寒凝经脉案（涂景藩医案）

患者，男，42 岁。

【初诊】2004 年 12 月 23 日。

［主诉］腹痛反复 3 年，复作 6 个月。

［临床表现］患者 3 年前咯血，被诊断为肺结核，住院 40 余日时出现腹痛，经治疗好转，但时有发作，坚持服抗结核药，后因腹痛基本缓解，肺结核治愈而停药。今年 5 月以来腹痛又作，走窜不定，甚则腰背、胸臂作痛，腹部作胀，畏寒怕冷，饮食尚可，大便日行，无低热盗汗、腹泻消瘦等症状。今年 9 月与 11 月因腹痛 2 次住院治疗，查肝肾功能、血常规均正常，全胸片及胸部 CT 示左上肺陈旧性结核，腹部 CT 无异常，胃镜示慢性浅表性胃炎；肠镜检查怀疑肠结核，但终未确诊；MRI 示腰椎间盘膨出；PET 示升结肠炎症，左上肺陈旧性结核。经服抗结核药、解痉药等效果不显。体检：目眶色微黑，舌质淡红、舌苔薄白、根微腻，脉不弦。心肺听诊无异常，腹平软，满腹压痛，以脐周及少腹明显，无反跳

痛，肝脾肋下未及，肠鸣音正常。

［诊断］腹痛，证属中阳受损，阳虚生寒，寒凝经脉。

［治法］温通疏泄。

［方药］附子理中汤加减：附子（制）3g，白术 10g，党参 10g，高良姜 5g，赤芍 10g，白芍 10g，甘草（炙）5g，合欢皮 20g，香附 10g，青皮 10g，陈皮 10g，延胡索 10g，马鞭草 15g，麦芽 30g，黄连 2g。水煎，每日 1 剂，分 2 次服。

【二诊】2005 年 1 月 17 日。服药后症状未缓，大便日行 1～2 次，色黄成形，无黏液血便，畏寒，舌苔腻、黄白相间、以白为主，脉细小数而弦，余症尚平。此乃中焦湿阻气滞，络脉痹阻不通。治拟化湿行气，活血通络。药用五灵脂 10g，香附（制）10g，乌药 10g，延胡索 10g，赤芍 15g，白芍 15g，陈皮（炒）10g，法半夏 10g，薏苡仁 30g，藿香 10g，厚朴 10g，石菖蒲 5g，降香 3g，小茴香 3g，麦芽 15g，甘草（炙）3g。常法煎服。

【三诊】2 月 3 日。舌之白苔已化，腹痛缓解 8 日，但昨日腹痛又作，满腹隐痛、胀痛，卧位减轻，汗出不著，饮食尚可，大便溏薄，日行 1 次，脉细小数。良由药毒日久而致气滞血瘀、中阳不运。治拟疏肝理气，行瘀温中。药用柴胡 6g，当归 10g，川芎（炒）10g，赤芍 15g，白芍 15g，五灵脂 10g，延胡索 10g，徐长卿 5g，乌药 10g，白术（炒）10g，炮姜炭 5g，香附（制）10g，甘草（炙）6g，谷芽 30g，麦芽 30g，百合 30g，百部 10g。常法煎服。

【四诊】2 月 17 日。全腹疼痛逐渐减轻，得温则腹中鸣响，矢气、嗳气较多，饮食尚可，大便微溏，自觉口苦，舌苔薄白腻，脉细弦小数。治参原法。药用柴胡（炙）10g，当归 10g，川芎（炒）6g，香附（制）10g，徐长卿 5g，木香（煨）6g，乌药 10g，薏苡仁 30g，冬瓜子 30g，败酱草 15g，青皮 10g，陈皮 10g，枸橘 10g，白芍 20g，甘草（炙）5g，党参 10g，黄连 1g。常法煎服。

【结果】2005 年 3 月 17 日复诊：腹痛显著减轻，苔腻已化十之八九，脉细小数，劳累后感腹痛隐隐，大便溏而量少。治参原法又续服中药 3 个月余，腹痛完全缓解，随访 1 年，病情未再发作。

【按】此案患者腹痛反复发作多年，乃因苦寒过度，中阳受损，阳虚生寒，寒凝经脉，气机阻滞，络脉不通所致。故先予以附子理中汤加减，方中附子辛甘大热，温阳散寒止痛；白术、党参、甘草益气健脾；改干姜为高良姜，且与香附相配，取良附丸之意，重在温阳散寒，理气止痛；芍药、甘草酸甘相合，缓急止痛；患者腹痛多年，疾病缠身，心情忧郁，故用青皮、陈皮、合欢皮、麦芽等疏肝理气解郁，选

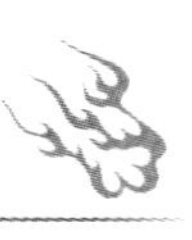

用麦芽疏肝，用量要大，一般15～30g，且以生者为好；因患者久病入络，故佐以延胡索、赤芍、马鞭草活血祛瘀止痛，使以少量黄连，以防附子、高良姜温燥太过。首次服药后，患者症状改善不明显，且舌苔由白转黄，脉象由不弦转为细弦小数，此为寒有化热之势，故去附子、高良姜等温燥助热之品，同时增加理气活血止痛类药，调治2个月终获佳效。由此可见，临证时一定要注意临床症状及舌苔脉象的变化，及时调整治疗方案，方能取得满意的效果。

参考文献

周晓虹，徐丹华．徐景藩教授临证治验举隅［J］．江苏中医药，2007，39（3）：35－37

3. 虚寒阻络案（任继学医案）

患者，女，40岁。

【初诊】2004年8月3日。

［主诉］左下腹痛反复发作1年。

［临床表现］该患者1年前无明显诱因出现左下腹痛，曾多次进行妇科及外科检查，未见异常。现症见左下腹痛，连及肛周闷痛，喜暖喜按。舌质淡红、苔薄白，脉沉弦而迟。

［诊断］腹痛，证属虚寒阻络证。

［治法］散寒行气，化瘀止痛。

［方药］茴香15g，炮姜15g，延胡索15g，五灵脂15g，没药5g，当归15g，前胡15g，荔枝核15g，橘核15g，胡芦巴5g，片姜黄10g。水煎服。

【结果】服药6剂而痊愈。

【按】该患者腹痛喜温喜按，故属虚寒腹痛，寒凝日久气滞血瘀，腑气不通，故左下腹连及肛周闷痛。处方以少腹逐瘀汤化裁，方中茴香、炮姜温经散寒，通达下焦；延胡索、五灵脂、当归、没药行气化瘀止痛，上6药气血兼顾，温通并行；因肺与大肠相表里，故以前胡宣肺通腑而行滞气；荔枝核、橘核理气止痛，祛寒散滞，治疗肛周闷痛；片姜黄“破血立通，下气最速”（《本草求真》），故可活血行气，通经止痛。全方温经理气，化瘀止痛，故而奏效。

参考文献

刘艳华，任喜洁．任继学教授治疗痛证医案4则［J］．长春中医药大学学报，2010，26（5）：678－679

4. 中阳式微、肝气不疏、津液亏乏案（任继学医案）

患者，女，30岁。

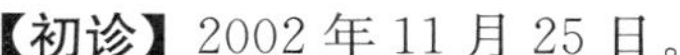

【初诊】2002年11月25日。

［主诉］阵发性腹部剧痛1个月。

［临床表现］患者于1个月前无明显诱因出现便秘，自服番泻叶以图缓解，数日后无明显诱因出现腹部剧痛，当时诊断为肠梗阻，予西药并使用各种镇痛剂均罔效。诊见阵发性腹痛，触之痛甚，得热及矢气后痛减，腹部时有包块，伴恶心，呕吐，大便难行，腰痛，颜面青黑，胃纳差，小便清冷。舌质淡红、苔白厚，脉沉弦迟涩。

［诊断］肠结，证属中阳式微，肝气不疏，津液亏乏。

［治法］温通开闭。

［方药］附子10g，炮姜10g，枳实10g，木香10g，厚朴15g，桃仁15g，当归15g，黑芝麻20g，大黄7g，皂角刺（煨）3g。2剂，每剂煎取600mL，每次服200mL，6小时服1次。

外用葱熨法：青盐（炒）0.3g，葱白（烧）1根，肉桂5g，吴茱萸5g，石菖蒲5g，蜣螂1个。2剂，每次1剂，将以上诸药共捣末为饼，敷脐，上盖热水袋。

【二诊】自述药后诸症基本消失，进食过多后又出现腹痛，症状同前。舌质红、苔黄燥而干，脉沉弱无力。药用炮附片10g，干姜10g，大黄（制）10g，枳实15g，桃仁15g，苦杏仁15g，皂角刺（煨）5g，蜣螂5g，厚朴20g。2剂，每剂煎取600mL，早晚饭后分服。外用葱熨法：用青盐（炒）0.2g，葱白（烧）1条，火硝5g，茴香粉5g。2剂，每次1剂，用法同上。

【按】《金匮要略·腹满寒疝宿食病脉证治第十》："心胸中大寒痛，呕不能饮食，腹中寒，上冲皮起，出见有头足，上下痛而不可触近，大建中汤主之。"此例患者之症状与上述条文相吻合。但腹痛为阵发性，且腹痛得矢气则减，大便难行，气郁之候亦同时存在。可见此为虚实夹杂之候。因此，临床上不可拘泥于见痛闭之症，就用攻下法，一定要辨清虚实。任老不用大建中而易为姜、附，缘于患者病程日久，中焦阳气虚损较重，必须以附子大辛大热纯阳之品，以补坎中真阳，土得火生而中气可复，佐干姜以温中焦之土气，火得土覆而火可久存，二药相因使中阳得运，则阴霾自散，故方选厚朴三物汤以决气壅；同时佐木香升降诸气使上下相通；桃仁、苦杏仁、黑芝麻、当归润肠通便；皂角刺宣通开窍。同时结合外治法，药用青盐以散寒止痛；葱白为通阳要药，其合阳明，阳透则阴不滞，故治阴寒腹痛，同时亦能通二便，因此，临床上见二便不通之症，任老喜外用葱白、石菖蒲通阳利九窍，蜣螂又名推丸，宣通开窍，善治二便久闭，三药同用共奏止痛通便之功；同时佐用温中下气之吴茱萸及温命门之茴香、肉桂。内治、外治均以温通止痛为法，故获效快捷。

参考文献

任玺洁，张志强. 任继学教授验案3则［J］. 新中医，2003，35（4）：8-9

5. 肾阴不足案（班秀文医案）

患者，女，30岁。

【初诊】 1992年5月5日。

［主诉］交合腹痛2月余。

［临床表现］今年初孕2月时因不慎跌仆损伤，致胎死不下而行清宫术，术后2月月经已潮。近2月来每于交合后翌日小腹胀而隐痛，腰膝酸痛，体倦乏力，劳累后交合则诸症加重，持续3～4日方能缓解。月经延后，经量中等，色鲜红，血块少。舌质尖红、苔薄白，脉细数。

［诊断］腹痛，证属肾阴不足，冲任失养。

［治法］滋阴益肾，调补冲任。

［方药］六味地黄汤加味：熟地黄15g，山药15g，桑寄生15g，山茱萸10g，当归10g，白芍10g，杜仲10g，茯苓6g，茯苓6g，牡丹皮6g，泽泻6g，甘草（炙）6g。

【二诊】 7剂后复诊，交合腹痛未作，唯感小腹不适，腰酸乏力，夜寐不实，舌质尖红、苔薄白，脉细弦。再六味地黄汤加北沙参10g，麦冬10g，酸枣仁（炒）10g，大枣10g，首乌藤20g。继进7剂。

【结果】 3个月后追访，交合腹痛已瘥，经事正常。

【按】 肾藏精而为作强之官，开窍于二阴。若素体本虚，禀赋不足，或后天失养，劳伤肾气，肾虚精亏，冲任失养，则致交合腹痛。此案跌仆伤胎，穷必及肾。肾为经水之源，肾阴不足故经行逾期；肾水本亏，复加交合，相火内动，火盛灼阴，冲任失养，经气不利，则交后小腹胀痛；劳则伤阴耗气，故其症尤甚。治以六味地黄汤滋肾阴，益真水；加桑寄生、杜仲补肝肾，强筋骨；乙癸同源，精血互生，且流产之后，每有离经之败血，故佐当归、白芍，既可养血补血，又可活血祛瘀。复诊加入北沙参、麦冬，俾金能生水，此“虚则补其毋”之意也。

参考文献

卢慧玲. 班秀文运用六味地黄汤治妇科病的经验［J］. 新中医，1994，26（1）：6-7，9

泄　泻（9案）

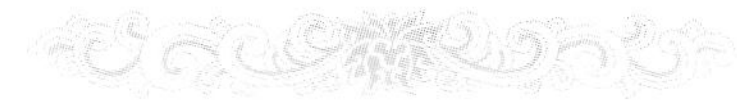

1. 湿热内阻、气血不和案（刘志明医案）

患者，男，56岁。

【初诊】1980年6月24日。

［主诉］腹痛泄泻反复发作8年。

［临床表现］患者腹痛、泄泻反复发作8年余，每次发作见左上腹隐痛，或阵发性剧痛，痛则必泻，一日数次。先后就诊于多家医院，皆诊断为“慢性结肠炎”，治疗数年，但未见好转，故求诊于刘老。就诊时患者诉腹痛泄泻，泻后痛减，一日数作，便下酸腐；胸闷，脘腹胀痛，胃纳减，嗳腐吞酸。精神委靡；舌质红、苔薄黄腻，脉滑数。

［诊断］泄泻，证属湿热内阻，气血不和。

［治法］清热导滞，调气和血。

［方药］芍药汤加减：赤芍9g，当归9g，柴胡9g，黄芩9g，黄连3g，肉桂6g，槟榔9g，木香9g，砂仁9g，五灵脂9g，诃子9g。5剂，1日1剂，水煎，分2次服。

【二诊】6月29日。腹胀疼痛减轻，大便成形，1日1次，食纳增；舌质淡红、苔薄黄腻，脉弦数。治法同前，上方化裁，服药2周泄泻未复作，诸症若失。

【按】此例患者病久，却见舌质红、苔黄、脉弦数、嗳腐吞酸、便下酸腐等里热征象，刘老认为，虽有“久泻无火”之论，但亦不可固执。如此例当为肝脾久郁，湿热内生，以致气滞血瘀，故治宜清化肝脾湿热，兼以理气和血。投以芍药汤清利肠道湿滞、调理气血。并于原方去大黄、甘草，以防大黄泻下、甘草壅滞；加柴胡以疏肝解郁、调畅气机、生发阳气，《神农本草经》称其“去肠胃中结气、饮食积聚，寒热邪气，推陈致新”；加五灵脂以理血；加砂仁以和胃；加诃子以涩肠止泻。由此案可见，临床虽应重视理论，但亦应联系实际，辨证论治。

参考文献

刘如秀，汪艳丽，刘志明．刘志明辨治慢性腹泻验案4则［J］．上海中医药杂志，2010，44（7）：19-20

2. 脾运失职、升降失常、脾虚生湿酿痰案（徐景藩医案）

患者，女，40岁。

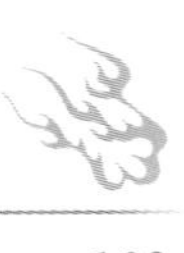

【初诊】1994年4月7日。

［主诉］大便溏泄、排白色黏冻3年，加重3个月。

［临床表现］3年前夏季患腹痛下利，某医院诊为急性细菌性痢疾，经治疗基本痊愈。但2个月后大便溏泄，一日二三次，带有白色黏冻，无腹痛、里急后重之症。又经诊治，服抗菌药物数月，大便每日1～2次，仍不时便中有白黏。近3个月来因工作劳累，大便每日2～4次不等，排白色黏冻较多。检查大便多次，均谓“黏液”，未见红细胞、白细胞。培养3次均未见细菌生长。啖荤食则白冻尤多，故常以素食为主。精神差，易疲劳，胃中略有痞胀，食欲稍减退。服中、西药物多种，症状依然。诊查：面色略呈萎黄，舌质淡红、舌苔薄白、中根白腻，脉细。大便肉眼可见溏软，有多量白色黏液如稠涕状，镜检未查到红细胞、白细胞及脓细胞。

［诊断］泄泻，证属脾运失职，升降失常，脾虚生湿酿痰。

［治法］运脾温中，化湿化痰。

［方药］苍术（炒）10g，白术（炒焦）10g，厚朴（制）10g，陈皮（炒）10g，法半夏10g，薏苡仁（炒）30g，冬瓜子30g，桔梗10g，荷叶15g，防风（炒）10g，茯苓15g，甘草（炙）5g，山楂（炒焦）15g，神曲（炒焦）15g。1日1剂，分2次煎服。

【二诊】上方连服10剂，大便逐渐成形，便中黏液逐渐减少，每日排便1～2次，舌苔根部白腻渐化，食欲基本正常。原方去厚朴，改苍术为6g，加党参（炒）10g，山药（炒）15g，隔日1剂。

【结果】服10剂，精神、饮食正常，大便日行1次，成形，未见黏液。逐渐进食荤菜（低脂）亦能适应。随访7个月，症状稳定未发。

【按】此案患者以大便溏泄、带有白色黏冻为主症，诊断为痰泻比较确切。一则在形态上似痰，二则从病理因素认识为痰，其治疗拟从化痰化湿入手，宗运脾温中、化湿化痰之法，故以平胃二陈汤加减。苍术与白术同用，运脾与健脾相伍。陈皮、半夏、薏苡仁、冬瓜子、桔梗、茯苓均为化痰常用之品。加防风祛风以胜湿，荷叶升其清阳，山楂、神曲以助脾胃运化，甘草和中。药均平淡无奇，其中桔梗用10g，一则宗“升举”之意，二则对大便黏液的清除效果较好，故用量略大。

参考文献

徐丹华．徐景藩治泄泻疑难证验案二则［J］．江苏中医，1999，20（11）：32－33

3. 疏泄太过、气阴两虚、脾病及肾案（徐景藩医案）

患者，女，62岁。

【初诊】2005年5月18日。

［主诉］大便泄泻反复发作3年。

［临床表现］患者于2002年4月因胆囊炎、胆结石行胆囊切除术。术后4日出现大便泄泻，少则日行2～3次，多则日行4～6次，质稀无脓血，腹鸣，腹痛不著，右胁不适，口苦，纳少，乏力。舌质红、苔薄白，脉细。口服盐酸小檗碱（黄连素）、诺氟沙星（氟哌酸）等症状无明显改善。2005年4月确诊为：脂肪肝，乙状结肠息肉（已摘除）。

［诊断］泄泻，证属疏泄太过，气阴两虚，脾病及肾。

［治法］敛肝养阴，健脾温肾。

［方药］乌梅炭15g，木瓜（炒）10g，山茱萸10g，白芍（炒）15g，五味子5g，白术（炒焦）10g，山药15g，茯苓15g，甘草（炙）3g，益智仁10g，石榴皮10g，藿香10g，黄连2g，山楂（炒焦）15g，神曲（炒焦）15g。1日1剂，水煎2次服。

【二诊】服7剂后，大便日行1次，基本成形，口苦改善，舌质微红，苔薄黄，脉细。守方继服，症状均渐改善，服14剂后，原方去石榴皮，加黄芪15g，薏苡仁（炒）30g，改山药20g。继服。

【结果】1个月症状基本消失，随访6个月未复发。

【按】胆囊摘除后，胆汁失去浓缩、储藏之所，胆液直泻于肠，胆盐刺激肠管，脂肪消化不及。胆为中精之腑，胆附于肝，肝主疏泄，疏泄太过，久利气阴两虚，脾病及肾，肾阳不振。其治用白芍、乌梅炭、木瓜、五味子、山茱萸、石榴皮等敛肝养阴；其中山茱萸味酸性平，入肝肾，功擅补肝肾而涩精气，为敛肝之要药，《本草求原》记载其“治久泻”，《本草新编》也记载治泻单用山茱萸一味为末，米饭为丸，服后即效。参以健脾、清化之品如山药、茯苓、甘草，与敛肝诸药相配，亦兼酸甘化阴之功；健脾摄涎温肾用益智仁，化湿用藿香，酌加少量黄连燥湿清热。诸药相配，用量恰当，对胆囊切除后泄泻有良效。

参考文献

徐丹华．徐景藩诊治胆囊术后疏泄太过经验［J］．河北中医，2006，28（11）：807－808

4. 肝脾不和案（路志正医案）

患者，女，47岁。

【初诊】

［主诉］便溏反复发作5年余。

［临床表现］大便每日4～5次，伴腹胀，时有腹痛，呃逆、泛酸，精

神紧张时加重。双膝、双距小腿关节痛，时常头晕，手麻，口干。偶有胸闷气短，夜卧时后背痛，腰酸，纳少，眠浅。既往有慢性胃炎、风湿性关节炎、颈椎病。就诊时体形消瘦，面色晦滞，舌质红、苔薄黄，脉细弦。

［诊断］泄泻，证属肝脾不和。

［治法］疏肝解郁，运脾化浊。

［方药］逍遥散合芍药汤加减：太子参 15g，柴胡 12g，素馨花 12g，白术（炒）15g，郁金 12g，半夏（竹沥制）10g，山楂（炒）12g，麦芽（炒）12g，神曲（炒）12g，黄连 8g，吴茱萸 3g，当归 12g，白芍（炒）15g，延胡索（醋制）12g，鸡血藤 15g，木香 10g，甘草（炙）6g，生姜 2 片为引。7 剂。

【结果】服药后大便溏好转，日 1～2 次，嘱其原方续服 2 周，后随访半年大便正常。

【按】慢性腹泻，多归脾阳不升，湿气内停，中气下陷，流于下焦，或肾气不足，肠道失于固涩，但总属升少降多。此例患者，属肝脾失调，升降失宜所致之腹泻，治宜调理中焦气机，兼以疏肝。方中用太子参、白术、甘草健脾升清，半夏燥湿和胃降浊，柴胡、素馨花、木香、白芍、郁金、延胡索等调肝理气，如此则气机升降自如。尤其是方中加入了黄连降火厚肠胃，生姜、吴茱萸辛温温肝暖胃，则全方升降相依，寒温并用，收到了较好效果。

参考文献

李福海，苏凤哲，冯玲，等．路志正教授运用升降理论临证验案举隅［J］．环球中医药，2011，4（6）：465－466

5. 气滞瘀结案（任继学医案）

患者，女，50 岁。

【初诊】2004 年 5 月 15 日。

［主诉］大便溏泄反复 6 年。

［临床表现］患者大便时溏时泻，迁延反复已 6 年余，同时伴有腹痛腹胀甚，气短、善太息，两胁不舒，腹痛即泻，泻后得缓，腹中雷鸣，里急后重，纳呆，嗳气。颜面青黄，两目肉轮青黯。舌质紫暗、有瘀斑、舌苔厚色黄白相兼，脉弦滑。经结肠镜检查确诊为结肠炎。

［诊断］泄泻，证属气滞瘀结。

［治法］通滞散瘀，理气和中。

［方药］膈下逐瘀汤加减：桃仁 15g，牡丹皮 15g，赤芍 15g，乌药 15g，延胡索 15g，当归 15g，川芎 15g，五灵脂 10g，红花 15g，枳壳 15g，香附 15g。4 剂。水煎服，日 2 次。

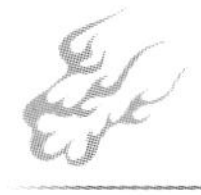

【二诊】服药后腹痛减轻，大便次数增多，但无里急后重之感，纳食改善。舌质隐青、苔白，脉沉弦。药用骨碎补 15g，车前子 15g，山楂 15g，九香虫 15g，牡丹皮 15g，白术 15g，莲子肉 40g，前胡 15g，青皮 15g，川芎 15g，茯苓 50g，诃子肉 20g。4 剂。

【三诊】患者腹痛腹泻已明显减轻，但自觉神倦乏力，时有小腹下坠感。舌质红、苔白，脉沉弱无力。药用补中益气汤加减：黄芪 25g，当归 15g，升麻 5g，柴胡 5g，陈皮 15g，白术 15g，党参 20g，骨碎补 15g，茯苓 30g，莲子肉 40g，诃子肉 40g，补骨脂 15g。连服 8 剂而愈。

【按】泄泻为临床常见病、多发病，任老认为，此病病机核心为肝脾失调、气滞内壅、肺肾失调、水津代谢受阻，引发大肠传导功能障碍。经络受阻，浊毒久伏，正气受伤，不能束邪，毒邪必逆于大肠肉理，外损脂膜，在病理上呈现痰瘀水毒互结不散，化热为腐，甚则水肿，瘀滞、浊毒内蕴而出现腹痛腹泻、里急后重之症。故先投以膈下逐瘀汤通滞散瘀为主，佐以疏肝、宣肺、理脾、温肾之法。正如《内经·五脏别论》所谓“魄门亦为五脏使，水谷不能久藏”，即指出魄门是受五脏的指使，只有肺气的宣发、肝的疏泄、脾的运化、肾的开合功能正常才能完成大肠正常的传导功能，此即从调理五脏以治泄泻之法。最后以补中益气汤调理善后而愈。

参考文献

石贵军，张树茂，柏栋. 任继学教授验案举隅［J］. 吉林中医药，2006，26（2）：38-39

6. 脾胃气虚、健运失职案（李振华医案）

患者，男，81 岁。

【初诊】2009 年 3 月 16 日。

［主诉］大便时溏时泻反复 10 年余。

［临床表现］患者 10 余年前夏天因饮冷水导致大便溏泻，伴腹痛、腹胀、不思饮食，曾服用多种抗生素，虽病情好转，但每遇受凉、劳累或进食油腻、寒凉、不易消化的食物即腹泻，反复不愈，逐渐加重。曾于当地某医院行肠镜检查，提示为慢性结肠炎。现症见大便溏泻，每日 2～4 次，有时夹有未消化食物，腹部隐痛，腹胀纳差，神疲乏力。面色萎黄，形体消瘦，舌质淡、体胖大、边见齿痕、舌苔薄白，脉濡缓。

［诊断］西医诊断：慢性结肠炎。中医诊断：泄泻，证属脾胃气虚、健运失职。

［治法］温中健脾，理气和胃，化湿止泻。

［方药］健脾止泻汤（李老自拟方）加减：党参 12g，白术 10g，茯苓

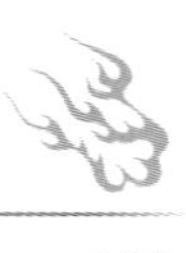

20g，泽泻 10g，薏苡仁 30g，桂枝 5g，肉豆蔻（煨）10g，诃子肉 10g，枳壳 10g，甘草 3g，生姜 3 片。15 剂。

【二诊】患者大便次数减少，每日 1～3 次，腹部隐痛明显减轻，仍腹胀纳差。舌质淡、体胖大、边见齿痕、舌苔薄白，脉濡缓。上方去肉豆蔻、枳壳，加陈皮 10g，山楂（炒焦）12g，神曲 12g。15 剂。

【三诊】患者大便已能成形，质软，每日 1～2 次，腹痛消失，纳食增加至每日约 0.5kg，进食较多或进食不易消化食物后略有腹胀，但较治疗前明显减轻，精神好转，仍乏力。舌质淡、体胖大、苔薄白，脉濡缓。二诊方加黄芪 30g。

【结果】服药 30 余剂，诸症消失，患者精神、饮食、大便均正常，面色转红润，故停药。随访 3 个月，未复发，体重增加 4kg。

【按】泄泻的病机主要在于脾虚湿盛。胃为水谷之海，主受纳腐熟水谷；脾为胃行其津液，主运化水谷之精微。脾健胃和，则水谷腐熟，运化正常，气血生化有源，营养充沛，机体自然健康。此案乃饮冷水损伤脾胃而发，脾胃伤，则水谷之精微不能运化输布，谷不腐熟而为滞，水失运化而为湿，水谷停滞，精微不能输化，升降失司，清浊不分，精微与糟粕并走大肠，混杂而下，即成泄泻。其治宜温中健脾，理气和胃，化湿止泻，其药用党参、白术、茯苓、泽泻、薏苡仁、甘草健脾益气，利湿止泻；桂枝、生姜振奋脾胃阳气，温中补虚；肉豆蔻、诃子肉涩肠止泻，收敛固涩；枳壳调中行气。诸药合用，共奏温中健脾、利湿止泻之效，脾健则湿祛而泄泻止。

参考文献

李郑生. 国医大师李振华教授治疗久泻经验［J］. 中医研究，2012，25（11）：50－52

7. 脾肾两虚、运化不力案（徐景藩医案）

患者，男，76 岁。

【初诊】1998 年 2 月 23 日。

［主诉］腹鸣隐痛，大便溏泻反复发作 6 个月，加重 1 周。

［临床表现］患者 6 个月前因饮食不洁而出现腹痛下利，迁延不愈，诊为慢性肠炎。经常服诺氟沙星等未见明显好转，仍大便溏泻，每日少则 2～3 次，多则 8～9 次，带有白色黏冻，伴腹鸣辘辘，脐周隐痛，无里急后重，状如气利。多次查大便常规均为“黏液”，未见红细胞、白细胞，3 次培养均为阴性。肠镜检查未见明显异常。1 周来诸症加重，纳差，乏力，消瘦明显。体格检查：高龄慢性病容，面色萎黄，舌苔薄白，脉细弦。腹软脐周轻压痛。有慢支咳喘病史多年。

［诊断］泄泻，证属脾肾两虚，运化不力。

［治法］温肾健脾。

［方药］炮姜炭 5g，白术（炒焦）10g，山药（炒）15g，茯苓 15g，甘草（炙）3g，诃子（煨）10g，益智仁 10g，薏苡仁 30g，败酱草 15g，山楂（炒焦）15g，神曲（炒焦）15g，黄连 3g，车前子 15g。1 日 1 剂，水煎分 2 次服。

【二诊】服药 7 剂，药后尚合，大便次数减少，上下午各 1 次，腹鸣气利，苔脉同前。原方改诃子（炒焦）15g，山药 20g，加藿香 10g。

【三诊】服药 7 剂，药后大便 1 日 2 次，夹白色黏液如痰，矢气已少，状如痰泻，稍有咳嗽。舌质淡苔薄白，脉弦。少腹中下均有压痛。高年下利，拟再化痰健脾温肾。药用陈皮 6g，法半夏 6g，黄芩（炒炭）10g，枇杷叶 10g，鱼腥草 15g，山药（炒）20g，白术（炒焦）10g，藿香 15g，益智仁 10g，诃子（煨）15g，神曲 15g，黄连 3g，仙鹤草 15g，薏苡仁 30g，冬瓜子 30g。1 日 1 剂，水煎分 2 次服。

【四诊】服药 14 剂，气利有好转，大便日 1～2 次，粪中尚有白色黏液，较前减少，苔脉如前。原法再进。上方加补骨脂 10g，升麻（炙）10g，桔梗 6g。

【结果】上方迭进 14 剂，气利症状基本消失，大便 1 日 1 次，未见黏液，随访 1 年，症状平稳未发。

【按】此案以便泻次数增多为主诉，当属中医慢性下利范畴。患者高年体虚，饮食不洁，更伤脾胃，脾肾两虚，脾阳不振，肾阳不足，运化不力，故大便溏泻，腹鸣矢气，如气利状，以后大便夹有白色黏冻，兼有咳喘咳痰，肺脾两伤，肺失宣肃，脾不运湿，酿生痰浊，状如“痰泻”。气利乃腹胀排气时大便即随之而下，多由中气下陷，清阳不升，肠虚不固所致。《金匮要略·呕吐哕下利第十七》曰：“气利者，诃梨勒散主之。”方中炮姜炭、补骨脂、白术、山药、茯苓、甘草、益智仁、薏苡仁、山楂、神曲健脾、温补脾肾而止泻；黄连、败酱草、车前子清肠利湿驱邪，防“闭门留寇”；重用诃子温补脾肾而涩肠止泻。三诊时泻次明显减少，利下白色黏液，又兼咳喘，《医学入门》称之为“痰泻”，乃肺脾两虚，徐老常于方中加入陈皮、半夏、枇杷叶、桔梗、冬瓜子等化痰止咳之品，不仅可治肺疾咳痰，亦可祛除粪便中的黏液或脓样便。

参考文献

周晓波，陆为民，徐丹华．徐景藩治疗慢性下利验案分析及辨治特色：徐景藩诊治脾胃病经验之四［J］．江苏中医药，2011，43（3）：12－15

8. 气陷血亏、兼夹湿毒案（何任医案）

患者，女，44 岁。

【初诊】2005年3月20日。

［主诉］大便泄泻，时夹脓血反复发作8年。

［临床表现］近8年反复出现大便泄泻，里急后重为痢，便夹脓血，腹不痛。当地诊为溃疡性结肠炎，服药后短时好转，旋即又作，日泄5～6次。并有混合痔、脱肛。如此已历七八年，疲乏倦怠，面色苍白，形体憔悴。舌质淡、苔白满，脉濡。

［诊断］泄泻，证属气陷血亏、兼夹湿毒。

［治法］升益实气，理肠止泄。

［方药］黄芪30g，白术（炒）15g，陈皮10g，升麻6g，柴胡10g，人参9g，甘草（炙）10g，当归身10g，无花果30g，红枣30g，马齿苋30g。7剂，水煎服。

同时服下方药散：山药100g，苍术100g，诃子肉100g，黄连50g，石榴皮100g。共5味，拣净，烘干，研细末。每日服前开水送服，每次6g，每日2次。

【结果】服药1周以后复诊，腹泻明显减少。神情舒畅。乃再予上汤药14剂。并续服以上药散。服完汤药并1料药粉（约1个月），久年之腹泻治愈。

【按】此例患者初诊据其病史、病情，久泻七八年未愈，且有面色苍白、脱肛，显为久泄而气陷血亏，此是本。故以补中益气汤治其本。并以健脾燥湿之山药、苍术；摄涩之诃子肉、石榴皮；清热燥湿、解毒固肠之黄连，合成散剂，以解其脾虚夹湿毒之标。经服完半料药散，久泻即告痊愈。1料服完，未再复发。

参考文献

何若苹．何任治疗疑难病医案3则［J］．世界中医药，2006，1（1）：34

9. 脾肾阳虚、中气下陷案（李振华医案）

患者，男，57岁。

【初诊】2011年11月20日。

［主诉］大便时溏时泻15年余，加重1日。

［临床表现］患者15年余前因饮食不节导致泄泻，长期服用多种抗生素，但病情时轻时重，且反复发作，每因受凉、饮酒、饮食不慎、劳累症状加重，曾服用中药及行灌肠治疗，然泄泻终未痊愈。1年前秋因饮食生冷导致病情加重，迁延不愈，于当地某医院行肠镜检查，提示肠黏膜充血水肿明显、有散在糜烂，诊断为慢性结肠炎。现症见黎明之时肠鸣腹痛，痛则腹泻，大便每日3～5次，甚时泻下完谷不化，食少腹胀，畏寒肢冷，肛门有下坠感，身倦乏力，不耐劳作。舌质淡、体胖大、边有齿痕、舌苔

薄白，脉沉细无力。体征：面色萎黄，呈慢性病容，形体消瘦，腹部柔软，左下腹压痛明显，肠鸣音亢进，下肢轻度浮肿，大便潜血阳性。

［诊断］西医诊断：慢性结肠炎。中医诊断：泄泻，证属脾肾阳虚，中气下陷。

［治法］温补脾肾，益气升阳。

［方药］补中益气汤合附子理中汤加减：党参 12g，白术 10g，茯苓 20g，桂枝 5g，白芍（炒）10g，黄芪 15g，柴胡 6g，升麻 6g，薏苡仁 30g，诃子肉 12g，砂仁 8g，陈皮 10g，泽泻 10g，生姜（煨）5g，附子（制）10g，甘草（炙）6g，生姜 3 片。15 剂。

【二诊】患者下肢浮肿消失，腹胀、畏寒肢冷均减轻，进食有所增加，体力较治疗前好转，黎明之时大便，大便次数减少至每日 2～3 次、仍溏薄，肠鸣腹痛、肛门下坠感均减轻，左下腹胀痛。舌质淡、体胖大、边有齿痕、舌苔薄白，脉沉细。上方加赤石脂 15g，续服 15 剂。

【三诊】患者大便有时成形、质软，有时溏薄，每日 1 次，多于黎明时排便，便中未再见未消化食物，肛门已无下坠感，饮食增加，腹胀大减，仍时感左下腹疼痛，舌质淡、体胖大、舌苔薄白，脉沉细。二诊方去柴胡、升麻、赤石脂，加肉豆蔻（煨）10g，五味子 10g，补骨脂 10g，吴茱萸 5g，以增温补脾肾之效。

【结果】服药 30 余剂，诸症消失，患者精神、饮食均好，大便正常，面色红润，体重增加 3kg。嘱患者继续服用香砂六君子丸、四神丸 1 个月，以巩固疗效。2 个月后复查肠镜提示肠黏膜光滑、色泽正常，病获痊愈，患者身体健康状况良好，已恢复正常工作。

【按】脾阳与肾阳关系密切，脾阳赖肾阳资助以腐熟运化水谷，肾阳又需脾阳运化水谷精微以作其旺盛之源，二者互相促进，相辅相成。若泄泻日久不愈，脾肾阳虚，命门火衰，阴寒则盛，故于每日黎明阳气未复、阴气盛极之时，即令人肠胃泄泻，俗称五更泻。此案即乃脾肾阳虚，中气下陷所致之五更泻，其治疗宜温补脾肾，益气升阳，用补中益气汤去当归健脾益气，升阳举陷；附子理中汤加诃子、砂仁、生姜温补脾肾，涩肠止泄；加茯苓、薏苡仁、泽泻淡渗利湿。

参考文献

李郑生. 国医大师李振华教授治疗久泻经验［J］. 中医研究，2012，25（11）：50－52

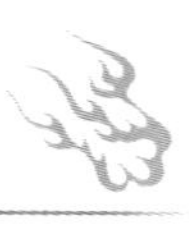

便　秘（11案）

1. 大肠郁滞案（李玉奇医案）

患者，女，26岁。

【初诊】 2006年4月10日。

［主诉］便秘4年，加重半个月。

［临床表现］患者于4年前即反复出现便秘症状，自服芦荟胶囊症状可缓解。近半个月患者上症加重，为求系统治疗遂来诊。现症见大便秘结，黏腻不爽，腹胀痛，食欲尚可，但食少嗳气，夜眠尚可。查面色萎黄无华，形体瘦削，舌淡红、苔白，脉沉细。左下腹有轻度压痛。结肠镜：全结肠黏膜未见异常。

［诊断］西医诊断：功能性便秘。中医诊断：便秘，证属大肠郁滞。

［治法］补肾健脾，润肠通便。

［方药］麻子仁丸加减：苦参10g，黑芝麻15g，桑椹15g，决明子15g，白扁豆15g，当归20g，桃仁15g，沉香5g，火麻仁15g，郁李仁15g，莱菔子15g，紫苏子15g。6剂，水煎服，日1剂。嘱调情志，节饮食，忌冷饮及过饱。

【二诊】 患者服药后自觉大便较前通畅，但觉腹胀。面色萎黄，精神状态较好。舌质淡红、苔白，脉沉细。患者脾气渐苏，肠道得润故便秘缓解，然郁滞未除故仍见腹胀。治疗当通腑行气，按原方加减，上方加槟榔20g通腑行气，利水消肿以解郁。

【结果】 患者服药1月余，大便基本恢复正常，仍时觉腹胀，余皆正常。

【按】 患者由幼时饮食不节，食伤脾胃而至脾胃失调，运化失司，肾气亦相对不足，精血津液虚少，肠道失润，腑气不通而致便秘、腹胀、腹痛。此时当以调养脾胃缓其燥结为主，而不宜峻下，因峻下恐更伤脾胃使疾病更加难治。方以麻子仁丸加减，加黑芝麻、桑椹、决明子以助润肠，苦参清无名虚火；白扁豆健脾化湿；当归、桃仁活血除瘀；沉香、莱菔子、紫苏子行气通腑。诸药力主通下而不燥，势缓而解急。李老特别指出，大肠郁滞亦有因虚因实所致，实则急攻，缓则润下，切莫急功近利妄投峻下之品，虽得便通，亦有伤正之弊，临床当审慎之。

参考文献

汤立东，王学良，王垂杰，等. 李玉奇教授治疗便秘经验［J］. 世界中医药，2013，8（8）：932-934

2. 肝气郁结、肝胃不和案（方和谦医案）

患者，女，36岁。

【初诊】

［主诉］大便秘结反复发作1年。

［临床表现］1年来大便秘结，脘腹胀满，腹痛纳呆，行经乳胀、痛经。舌质淡红、苔薄白，脉缓。

［诊断］便秘，证属肝气郁结，肝胃不和。

［方药］和肝汤（方老自拟方）加减：党参9g，当归12g，白芍9g，柴胡9g，茯苓9g，白术9g，薄荷3g，生姜3片，香附9g，紫苏梗9g，甘草（炙）6g，大枣4枚，乌药10g，佛手6g，陈皮6g，麦冬6g。7剂，水煎服。

【二诊】诉脘腹胀满好转，大便仍干，纳差。继服前方加瓜蒌子12g，12剂。

【结果】第三次来诊时，腹胀、便秘、痛经都已缓解，经量增多，颜色转红。方老嘱效不更方，再予前方12剂而病愈。

【按】中医认为便秘多由大肠积热，或气滞，或寒凝，或阴阳气血亏虚，使大肠的传导功能失常所致，而由肝脏功能失调导致的便秘往往被人忽视。方老认为该患者便秘与情志有关。因情志不遂，而致肝气疏泄不利，而影响脾的运化升清及胃的降浊功能。在上为呕逆嗳气，在中为脘腹胀满疼痛，在下则为便秘。故方老在治疗此种便秘时，着重从调肝入手，痼疾随之而解。所用的和肝汤系由逍遥散加党参、香附、紫苏梗、大枣4味药组成，既保留了逍遥散疏肝解郁、健脾和营之功，又增加了培补疏利之特性，有两和肝胃、气血双调的功效。方老还特意嘱咐患者定时蹲厕，每天多食粗粮及粗纤维食物，如菠菜、红薯等，加强大肠的蠕动功能，养成定时排便的良好习惯。

参考文献

高剑虹. 方和谦治疗疑难杂症验案4则［J］. 北京中医，2004，23（4）：206-207

3. 肝郁脾虚案（路志正医案）

患者，女，57岁。

【初诊】2006年11月11日。

［主诉］大便秘结反复10年。

［临床表现］10年前因阑尾手术后逐渐出现大便不畅，后因“肠粘

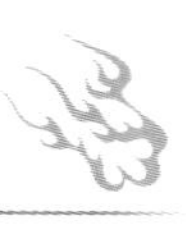

连、肠梗阻”再次手术，术后大便秘结好转，但近5年大便秘结加重，排出困难，大便量少，需服用通便药，否则3～4日大便一次，伴口干，口臭，脱发，急躁易怒，食欲差，睡眠多梦，面部烘热。舌质红、边尖赤、苔薄白，脉弦细。

［诊断］便秘，证属肝郁脾虚。

［治法］疏肝健脾养血。

［方药］五爪龙20g，西洋参（先煎）10g，山药（炒）15g，薏苡仁20g，山楂（炒焦）12g，神曲（炒焦）12g，麦芽（炒焦）12g，莪术（醋制）10g，素馨花12g，娑罗子10g，当归12g，八月札12g，白芍12g，酸枣仁（炒）15g，半夏（姜制）10g，木香（后下）10g，皂角子（制）9g，甘草6g。水煎服，14剂。

【二诊】药后大便1～2日一行，口干、急躁、睡眠等均有改善。既见机效，守法不变，仍以上方去半夏、莪术、八月札，加生白术20g，乌梅炭10g，以健脾助运，滋养脾阴。

【结果】继用14剂后，大便通畅，1～2日一次，诸症基本消失。

【按】脾胃居中州，为气机升降之枢纽。肝主疏泄，调畅气机，“土得木而达”，脾胃气机的升降，有赖肝气的疏泄，肝气郁结，疏泄不及，则可影响脾胃的正常升降，气机不能推动水谷糟粕运行，滞于肠道而致便秘。肝气郁结与精神因素密切相关，情绪抑郁，心烦急躁，皆可致肝之疏泄失常，影响脾胃升降。明秦景明《症因脉治·大便秘结论》指出：“怒则气上，思则气结，忧愁思虑，诸气怫郁，则气壅大肠，而大便乃结。”此案即因气机失调所致便秘，称为气秘，证属肝郁气滞，横犯脾胃，治以素馨花、娑罗子、莪术、八月札、木香疏肝理气活血；西洋参、山药、山楂、神曲、麦芽、薏苡仁健脾和胃；当归、白芍养血润肠；皂角子辛温通窍，助大肠传导，《本草经疏》谓“皂角利九窍，疏导肠胃壅滞”，以其通窍之功，开肠道之滞，是为妙用。药后肝气疏泄正常，脾胃升降有序，肠道传导功能自复。

参考文献

苏凤哲，李福海．路志正教授从脾胃论治便秘临床经验［J］．世界中西医结合杂志，2009，4（22）：761-764

4. 湿浊中阻案（路志正医案）

患者，女，15岁。

【初诊】2006年1月25日。

［主诉］大便干燥反复发作3年。

［临床表现］3年来大便干燥，未予治疗，近来大便干燥加重，数日

一行，服用麻仁润肠胶囊不效，面部可见雀斑，双腿有硬币大小皮疹，瘙痒。平素喜食生冷，近来纳食不香，睡眠正常，小便黄。月经周期正常，量稍多，白带量多。舌质淡、苔白稍黄，脉沉弦。

［诊断］便秘，证属湿浊中阻。

［治法］健脾和中，芳香化浊。

［方药］藿香梗（后下）10g，荷梗（后下）10g，苍术（炒）12g，生白术 20g，厚朴花 12g，薏苡仁 20g，桃仁 10g，苦杏仁（炒）10g，茯苓 20g，车前子（包煎）12g，椿皮 15g，鸡冠花 12g，皂角子 8g，蚕沙（包煎）12g，甘草 8g。

【结果】药后便秘改善，每日一行，大便干硬减轻，双下肢皮疹消失，白带稍减。乃药后脾胃和，气结之症渐除，但仍湿浊尚盛，继以疏肝健脾、祛湿固带为治，以上方少事增减，续进 14 剂而收功。

【按】《素问·至真要大论》曰："太阴司天，湿淫所胜，则沉阴且布，雨变枯槁……腰脊头项痛，时眩，大便难。"外感湿邪，或平素饮冷，脾运不健，水湿内停，或思虑过度，"思虑过度则气结，气结则枢转不灵而成内湿"（《医原·百病提纲论》）。内外湿合，困于脾胃，湿浊不化，气机壅滞，大肠腑气不利，传导失司，而致便秘。此案患者即因素嗜冷食，伤及脾胃，致脾失健运，湿浊内生，肠道不利所致。此为湿秘之证，治疗滋润攻伐，清泻峻导均不适宜，当健脾和中，芳化湿浊为法。方中藿香梗、荷梗芳香化浊；苍术、白术燥湿健脾；苦杏仁、厚朴肃降肺胃之气；茯苓、车前子、薏苡仁渗湿，利湿；椿皮、鸡冠花、蚕沙清热利湿止带；桃仁活血润肠；皂角子辛润以通便。全方标本兼治，使湿浊去，肠胃通，便秘得除。

参考文献

苏凤哲，李福海．路志正教授从脾胃论治便秘临床经验［J］．世界中西医结合杂志，2009，4（22）：761－764

5. 气血亏虚、大肠传导无力案（路志正医案）

患者，女，40 岁。

【初诊】2006 年 6 月 13 日。

［主诉］大便秘结反复发作 5 年。

［临床表现］患者平素月经量过多，身体虚弱，靠服用蜂蜜及番泻叶，多吃蔬菜，大便尚通畅，近日工作忙碌，便秘复加重，使用番泻叶即腹泻，停药即秘结，4～5 日无大便，排便无力，腹胀，纳差，急躁易怒，精力不集中。形体消瘦，面色萎黄，舌质淡红、苔薄黄微腻，脉细弦。

［诊断］便秘，证属气血亏虚，大肠传导无力。

［治法］健脾益气，养血润燥。

［方药］五爪龙 15g，西洋参（先煎）10g，生白术 15g，山药（炒）15g，厚朴花 12g，半夏 10g，生谷芽 18g，生麦芽 18g，当归 12g，白芍（炒）12g，紫菀 12g，桃仁 10g，苦杏仁（炒）10g，大腹皮 10g，莱菔子（炒）12g，火麻仁 12g，枳实（炒）15g，肉苁蓉 10g。

【结果】上方加减共调理近 2 个月，大便恢复正常。

【按】脾胃为后天之本，气血津液生化之源，人体气血的化生、充养，全赖脾胃功能的强健。素体脾胃虚弱，或饮食失节，劳倦过度，忧思伤脾，老年体弱，或产后、失血后气血亏虚，脾虚肠道传送无力，血虚肠道失于润泽，腑气不行，可导致便秘。《万氏女科·产后章》云："人身之中，腐化糟粕，运动肠胃者，气也；滋养津液，溉沟渎者，血也……气虚而不运，故糟粕壅滞而不行；血虚而不润，故沟渎干涩而不流，大便不通，乃虚秘也。"此类患者主要见于女性，因女子以血为本，其病机主要在于平素月经过多，或脾气虚弱，运化失职，气不生血，至大肠失于濡润。此案患者月经过多，加之平素脾胃虚弱，运化无力，气血生化不足，久用泻下药物，复伤气阴，致脾气虚，津亏血少舟停，从而出现虽有便意，但虚坐努责，难以排出。方中以白芍、当归、桃仁、火麻仁养血润燥；西洋参、生白术、山药健脾益气以助运；半夏、厚朴花、大腹皮、枳实和胃理气除滞，增强肠道传输之力；生谷芽、生麦芽、莱菔子健脾消食；苦杏仁、紫菀取其降肺气以通肠道之意；肾主二便，故以肉苁蓉温阳补肾、润肠通便。诸药合用健脾养血润燥，助运化，消食滞，兼调肺肾。顽固便秘，因此收功。

参考文献

苏凤哲，李福海．路志正教授从脾胃论治便秘临床经验［J］．世界中西医结合杂志，2009，4（22）：761－764

6. 脾气虚、肠道闭阻案（邓铁涛医案）

患者，男，71 岁。

【初诊】1999 年 10 月 8 日。

［主诉］大便干结反复发作 4 个月。

［临床表现］患者 4 个月前不明原因开始大便干结，有时长达 1 周不能自解，曾在某医院灌肠等治疗，效果不佳，前来我院住院要求中医治疗，经用滋阴降火攻下之品（药有大黄、玄参、生地黄等），服后效果仍不理想，遂邀邓老会诊。诊见面色无华，准头色黄，纳差，便秘，小便正常。唇淡，舌质嫩、色暗红、苔黄浊厚，脉右虚大、左沉虚。

［诊断］便秘，证属脾气虚，肠道闭阻。

［治法］益气健脾，润肠通便。

［方药］黄芪 60g，五爪龙 50g，白术 50g，党参 30g，秦艽 30g，柴胡 10g，升麻 10g，火麻仁 10g，苦杏仁 10g，枳实 12g，肉苁蓉 15g，瓜蒌子 15g。3 剂，1 日 1 剂，早晚分服。

同时嘱患者可轻按肾俞穴以下至尾闾，顺 20 次，逆 20 次，悬灸此部位亦可。

【结果】患者服上方 1 剂后即自行排便，胃纳好转，舌质嫩、色暗红、苔薄白。自此，每日早晨都有排便，患者要求出院，嘱继服前方。

【按】此案患者因脾气虚弱，运化无权，致糟粕内停，又肾主水，司二阴二便，患者年过七旬，高年体衰，肾精亏耗则肠道干涩，肾阳不足，命门火衰则阴寒凝滞，大便不通。故以补中益气汤加味，辅以肉苁蓉补肝肾，益精血，补肾阳又滋肾阴；火麻仁、瓜蒌子等药滋润多脂，性滑利窍；大剂量白术健脾和胃，配黄芪使脾的运化功能正常；加苦杏仁开肺气，与升麻、柴胡同用，使清气上升，浊气下降，糟粕下输；枳实调气导滞散结为使，利导通便。老年人气血虚弱，阴阳失调，脏腑功能衰退，切不可滥用大黄、芒硝等峻下之品，图一时之快，而犯虚虚之戒。此案乃因虚致秘，塞因塞用，以补开塞，寓通于补之中，立足于调阴阳，补气血，保津液，润肠通便，清气得升，浊气得降，故疾病得以痊愈。

参考文献

邱仕君，李辉. 邓铁涛教授医案 2 则［J］. 新中医，2002，34（8）：14

7. 脾虚湿浊内停、气机阻滞案（路志正医案）

患者，女，60 岁。

【初诊】2007 年 3 月 27 日。

［主诉］便秘反复发作 2 年。

［临床表现］2 年前出现便秘，一般 2～3 日一行，黏滞不爽，常喝芦荟茶，保持排便 1 日 1 次，不喝则便秘加重，下午可见腹胀，头昏沉，睡眠尚可，口黏。舌体胖、质暗、边有齿痕、苔薄白腻，脉沉弦小滑。既往有胆囊炎病史 3 年。

［诊断］便秘，证属脾虚湿浊内停，气机阻滞。

［治法］健脾祛湿，理气消胀。

［方药］生白术 30g，苍术（炒）12g，西洋参（先煎）10g，生黄芪 12g，薏苡仁（炒）20g，厚朴花 12g，黄连 6g，山楂（炒）12g，神曲（炒）12g，麦芽（炒）12g，茯苓 30g，木香（后下）10g，素馨花 12g，车前草 15g，砂仁（后下）6g，六一散（包煎）15g。7 剂，水煎服。

【二诊】药后大便较前通畅，1 日 1 次，腹胀亦明显好转，偶有右胁下疼痛，舌质暗红、苔薄，脉沉弦。此虽脾气渐复，湿邪渐去，但仍有肝胆疏泄不利，故于上方去苍术、车前草、六一散，加川楝子 12g，丹参 15g，延胡索（醋制）15g，枳壳（炒）15g，以疏肝理气止痛，调畅气机。

【结果】再进 14 剂后，便秘缓解，其余诸症亦随之消除。

【按】脾主运化，胃主降浊，脾升胃降，维持着肠道的传导功能。如素体脾湿内停，或感受湿邪，或饮食不节，或过服寒凉药物，损伤脾胃，气化失司，脾不能为胃行其津液，湿邪停留肠道，脾胃升降受困，大肠传导失职，可导致便秘。《素问·至真要大论》云："太阴司天，病阴痹，大便难。"李杲《脾胃论·脾胃虚则九窍不通论》指出："湿从下受之，脾为至阴，本乎地也。有形之土，下填九窍之源，使不能上通于天，故曰五脏不和，则九窍不通。"又云："谷气闭塞而下流，即清气不升，九窍为之不利。"以上均说明脾虚湿盛可致便秘而见黏滞不爽。此案便秘即系脾虚湿滞，肠道受阻所致，故以苍术、白术、薏苡仁、茯苓、车前草、砂仁、黄芪健脾益气，燥湿，渗湿；黄连、六一散清热利湿；西洋参益气养阴，一来助脾运之力，再者防燥湿过度伤阴；厚朴花、木香健脾行气；素馨花调肝理气，协助肠胃升降。全方以燥湿、渗湿、利湿为主，兼以健脾益气，行气助运，使湿祛脾胃升降得复，肠胃气机通畅，大便自调。方中用生白术 30g，盖白术炒用补益脾气，炒焦健脾止泻，生用则健脾燥湿利水之力雄，故路老治疗脾虚湿停便秘，多用大剂量生白术取效。《本草通玄》云："白术补脾胃之药，土旺则能健运，土旺则清气善升，而精微上奉，浊气善降，而糟粕下输。"生白术虽非通下之剂，但通过健脾助肠运，可达通下之功。

参考文献

苏凤哲，李福海. 路志正教授从脾胃论治便秘临床经验 [J]. 世界中西医结合杂志，2009，4（22）：761－764

8. 脾虚气滞、阴亏肠燥案（颜正华医案）

患者，女，20 岁。

【初诊】2009 年 9 月 12 日。

［主诉］便秘反复发作 2 年，腹胀半个月。

［临床表现］便秘 2 年，4～5 日 1 行。腹胀半个月，打嗝，恶心，口腔异味，纳眠可，小便正常。末次月经 9 月 5 日，平时经期提前推后不准，经量正常。舌质红苔黄腻，脉弦细。

［诊断］便秘，证属脾虚气滞，阴亏肠燥。

［治法］健脾行气，清热润肠。

［方药］生白术 30g，枳壳（炒）10g，瓜蒌 30g，当归 12g，决明子 30g，生何首乌 30g，郁李仁 15g，白芍 15g，火麻仁 15g，益母草 30g，甘草 5g。7 剂。水煎服，日 1 剂。

【二诊】 9 月 19 日。服药后大便基本正常，2 日一行，腹胀，舌下青紫，边有齿痕，舌质红苔黄腻，脉弦细。药用生白术 30g，枳壳（炒）10g，瓜蒌 30g，当归 12g，决明子 30g，生何首乌 30g，郁李仁 15g，赤芍 15g，白芍 15g，丹参 15g，火麻仁 15g，益母草 30g，甘草 5g，香附 10g，生地黄 15g。7 剂。水煎服，日 1 剂。

【结果】 经过上药调理半个月，诸症尽释。

【按】 此案证属脾虚气滞，阴亏肠燥。治以健脾行气，清热润肠。方中瓜蒌、决明子、生何首乌、郁李仁、火麻仁均为润肠通便之品；用生白术补气健脾，合当归、白芍滋阴养血；配枳壳下气宽肠，补虚行滞，以促排便。益母草活血调经，针对月经不调而设，甘草调和药性。二诊腑气得通，浊气自降。在健脾理气、润肠通便的基础上，加赤芍、丹参、香附、生地黄行气活血，清热养阴以调经。服药半个月，终使症除病安。

参考文献

吴嘉瑞，张冰．国医大师颜正华教授诊疗便秘临证经验探析［J］．中华中医药杂志，2012，27（7）：1835－1837

9. 脾胃虚寒、升降失常、大肠传导失职案（朱良春医案）

患者，女，40 岁。

【初诊】

［主诉］便秘反复发作 8 年。

［临床表现］患者近 8 年来经常出现大便秘结，平素依赖西药果导片、双醋芬汀，或中成药牛黄解毒片、上清丸、麻仁丸等维持。若不用药，五七日不排大便，腹部胀满，苦不欲言。因久用泻下攻伐之剂，脾胃大伤，纳食不馨，面色萎黄，神疲乏力。舌质淡苔薄白，脉沉细。

［诊断］便秘，证属脾胃虚寒，升降失常，运传无力，肠中津液匮乏。

［治法］温中醒脾，益胃生津。

［方药］仲景理中丸改汤：党参 15g，生白术 50g，干姜 10g，枳实（炒）10g，葛根 10g，甘草（炙）6g。1 日 1 剂，水煎服。

【结果】 服用 5 剂，胀满好转，大便 3 日 1 次，纳食增加。续服 5 剂，腹胀消失，大便 2 日 1 行，减白术量为 30g，守方又 10 剂，大便 1 日 1 次，诸症全无，面转红润，嘱以香砂六君丸善后，追访 2 年无复发。

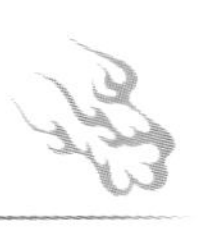

【按】 此案当属脾胃虚寒，升降失常，大肠传导失职使然。病机关键是脾胃二脏。因脾为后天之本，气血生化之源，脾不足则气血乏源，阴津亏虚，中气不足。气虚则肠道传送无力，血虚则津枯大肠失于濡润，如是均可使糟粕停滞大肠而便秘。肺主气，与大肠相表里，土虚金亏，肺气肃降，津液不能下达，大肠失润，干枯不行，便秘由是而作。加之久服泻下之剂，中气大伤，肠中津液匮乏。“前车之覆，后车之鉴”，再用攻下之剂徒伤其里，故朱老以塞因塞用立法，用温中醒脾，益胃生津治之。方中党参，甘温入脾，补中益气，强壮脾胃为主药；干姜味辛性温入脾胃，具有温中散寒、回阳通脉、温肺化饮作用，其性能走能守，常用于治疗中焦虚寒证，在方中温中州而扶阳气为辅药；脾虚则生湿，故又以甘苦温之白术为佐药，燥湿以健脾，三药一补一温一燥，相辅相成，配伍精当；再用甘草为使，补中扶正，调和诸药。诸药合用，共奏温中祛寒、补气健脾之功。方中重用生白术50g，主要是取其补益中州，健脾运肠，脾气健既可使大肠传导有力，又可使水湿得运濡润肠道。从临床上看，此类患者大便不堪干硬，唯排便困难，虚坐努责，用一般通便药很难奏效，必须以补为通，使脾胃得健，升降复常，肠腑乃通。白术这味药物通便首见于《金匮要略》及《伤寒论》桂枝附子去桂加白术汤，原文载：“若其人大便硬，小便自利者，去桂加白术汤主之。”俞弃言认为，白术能“滋大便之干”。汪等友认为：“白术为脾家主药……燥湿以之，滋液亦以之。”可谓一语中的，要言不繁。并且此案所致便秘，不仅脾胃虚寒，而且还存在升降失常，乃因脾胃虚弱则升清降浊功能失常，大便传导之官失职。所以朱老在方中又配用了葛根、枳实。葛根为升清阳之圣药，《本草正义》曰：“葛根，气味皆薄，最能生发脾胃清阳之气。”李杲也说：“干葛，其气轻浮，鼓舞胃气上行，生津液。”而枳实为宽中行气，消积除痞之上品，故《药品化义》曰：“枳实专泄胃实，开导坚结，故主中脘以治血分，疗胸膈间实满，消痰瘀祛停水，逐宿食，破结胸，通便闭，非此不能也。”由此可见，朱老用此两味相伍，一升一降，使清阳得升，浊阴得降，则便秘自解。正因为朱老用药如此精良，配伍如此巧妙，故8年痼疾，旬日收功。

参考文献

高尚社．国医大师朱良春教授治疗便秘验案赏析［J］．中国中医药现代远程教育，2011，9（16）：4－6

10. 中焦虚寒、阳虚不运、大肠传导失职案（路志正医案）

患者，女，17岁。

【初诊】2007年8月4日。

［主诉］大便秘结反复发作3年。

［临床表现］3年前开始出现便秘，平素怕冷，月经不调，2～4个月行经一次，大便干，排出困难，2～3日一行，纳食睡眠可，腹中冷痛，经前腰酸痛，畏寒肢冷，小便调。舌质淡红、苔薄白，脉沉缓。妇科检查有多囊卵巢。

［诊断］便秘，证属中焦虚寒，阳虚不运，大肠传导失职。

［治法］温中健脾暖宫。

［方药］太子参15g，生白术18g，干姜10g，升麻10g，当归12g，桃仁9g，苦杏仁（炒）9g，白芍（炒）12g，肉苁蓉10g，川芎9g，泽兰12g，皂角刺10g，甘草8g，枳壳（炒）12g，生薏苡仁30g。水煎服，14剂。

【结果】药后便秘明显改善，以前法进退半年余，便秘告愈，又以暖宫通脉之法治疗半年，月经亦恢复正常。

【按】素体中阳不足，或食寒凉生冷，或苦寒药物损伤脾阳，阴寒内生，寒凝胃肠，阳虚不运，大肠传导失职，可引起便秘，又称之为冷秘。明赵献可《医贯·泻利并大便不通论》曰："冷秘者冷气横于肠胃，凝阴固结，津液不通，胃气闭塞，其人肠内气攻，喜热恶冷。"此案即素体阳虚，寒凝胃肠，阳虚不运而致便秘，下元虚寒不能暖宫而致月经不调。方中白术、干姜、肉苁蓉温阳健脾益肾；川芎、当归、白芍、桃仁养血润肠；太子参补脾益气，升麻提升中气，枳壳疏降肝胃二气；薏苡仁、泽兰利湿以驱寒；苦杏仁降肺气以通大肠；皂角刺辛温通窍开闭以通便，甘草和中。全方以温阳为主，气血同调，燥润相济，升降相宜，故肠道功能恢复，便秘得除。

参考文献

苏凤哲，李福海. 路志正教授从脾胃论治便秘临床经验［J］. 世界中西医结合杂志，2009，4（22）：761-764

11. 五脏俱伤案（任继学医案）

患者，男，65岁。

【初诊】1996年3月18日。

［主诉］便秘反复发作29年。

［临床表现］患者29年前因工作繁忙、生活不规律而出现便秘，初起每日排便1次，继之2～4日1次，渐发展为每半个月1次，伴有腹胀痛、肠鸣，大便时干时溏，便后腹痛减轻。1990年后，患者大便质硬色黑，但非柏油状，曾历更数医久治不效，近经吉林省某医院诊断为肠麻痹，行

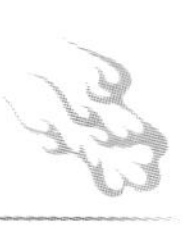

灌肠输液等对症治疗，渐形成依赖，致非灌肠不能便出，故来我院诊治。刻诊见便秘，腹胀痛，手足凉，气短乏力，嗜卧懒言，食少纳呆，消瘦尿少。平素急躁易怒。面色青黄，舌质淡苔白，脉沉虚无力。血压125/80mmHg，左下腹可触及条索样硬块。

［诊断］虚劳便秘，证属五脏俱伤。

［治法］益气养阴，壮阳通便。

［方药］桃仁15g，紫菀15g，当归10g，苦杏仁10g，肉苁蓉30g，青皮5g，枳实5g，荷叶5g，猪牙皂（煨）2g，鸡内金20g，黑芝麻50g，枸杞子20g，党参10g。水煎服。

【二诊】上药1剂服后效果不显，上方加硫黄粉5g，分2次冲服。

【三诊】服药1剂，自觉腹部温暖，有便意但仍不能排出，复又投用黄龙汤以攻补兼施，药用大黄10g，芒硝5g，枳实5g，厚朴15g，当归20g，党参20g，甘草5g。水煎服。

【四诊】药后大便已能自行排泄，为巩固疗效，任老又嘱调理五脏，益气养阴润燥，药用紫菀20g，苦杏仁5g，白芍15g，黑芝麻50g，肉苁蓉20g，鸡内金15g，麦冬30g，党参10g，当归15g，火麻仁15g，远志5g，猪牙皂（煨）3g。水煎服。另服硫黄粉1g，1周服用2次。服药半个月，痊愈出院。

【按】《素问·五脏别论》云“魄门亦为五脏使”，故心液不降、肺失肃降、肝失疏泄、脾失转输、肾失开合，五脏功能失常则不能启动大肠传导之能，导致便秘。该患者便秘近30年，始终治不得法，致使阴亏阳衰，五脏俱虚，任老根据阴阳互根之理，调其五脏，益气养阴，壮阳通便。初诊方中，桃仁、当归养血活血，润肠通便；紫菀、苦杏仁宣肺降气而润肠；肉苁蓉、黑芝麻、枸杞子阴阳两补而滋肾润肠；青皮、枳实理气宽中，防诸润药滋腻不行；鸡内金健脾消积；党参配荷叶则益气升清而降浊，使浊阴归下窍而排出体外，更稍加猪牙皂，“利九窍，疏导肠胃壅滞”（《神农本草经疏》），性味辛烈而导滞通便。上方服1剂后效果不明显，并非药不对证，而是患者病久五脏俱伤，阳气不足，无力推动肠腑运行，“有火则转输无碍，无火则幽阴之气闭塞”，故又予硫黄粉补火助阳通便。药后腹部温暖，已见效机，但仍不能排便，系肠腑无力已久，故予黄龙汤补气血而通腑，使攻下而不伤正。药后显效。后又宗“六腑以通为用”之旨，补气养血，滋肾润肠，导滞通便，待腑浊下行，中州有健运之机，则心液下降，肾液上承，肺气肃降，肝气疏泄于下，多年便秘顽症得以痊愈。

参考文献

樊冬梅，任宝琦．国医大师任继学救治危急重症验案三则［J］．湖北民族学院学

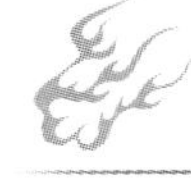

报（医学版），2012，29（2）：54－55，58

便 血（2案）

1. 肝风内动、肝失藏血案（郭予光医案）

患者，男，43岁。

【初诊】 1998年12月25日。

［主诉］肠鸣频作数月，黑便数日。

［临床表现］自述数月前初觉腹中肠鸣亢进，沥沥有声，未予介意。病情逐渐增进，肠鸣音越来越大，乃至腹中整天无休止地“咕咚、咕咚”翻腾作响，甚至影响休息和睡眠，同时发现粪便变黑，但无腹痛腹胀等症状，乃就医于某医院，做过多种检查，除粪便潜血强阳性外，B超、X线钡餐、肠镜、胃镜、CT检查等，均未发现异常，试用过西药抗生素、止血药和中药无效。现症患者“咕咚、咕咚”之肠鸣音清晰可闻。随即叩其腹部，腹壁较薄、柔软，无压痛和反跳痛，其肠之蠕动犹如巨浪起伏翻腾不已。自谓只觉腹中冲动难受，偶有轻微烧灼感，从无腹痛腹胀之苦，近日大便黑如咖啡发亮，小便清，口中和，饮食尚可，形体渐瘦，有疲乏之感，无烟酒嗜好。察其形体瘦长，面色晦暗，性情偏激，精神欠佳，呼吸平匀，舌质淡、苔白薄润，脉沉细乏力。

［诊断］血证，便血，证属肝之疏泄太过，内动肝风，扰动肠系，肝失藏血，兼夹瘀滞。

［治法］平肝熄风，通络逐瘀，凉血止血。

［方药］全蝎12g，地龙15g，僵蚕15g，白芍40g，甘草（炙）6g，黄芩15g，地榆15g，生地黄20g，仙鹤草30g，延胡索15g。1日1剂，浓煎分3次服。

【二诊】 12月30日。患者服2剂后肠蠕动和肠鸣音明显减轻，粪便颜色变浅。服4剂后，一日之中只有数次轻微的肠蠕动和肠鸣音的感觉，大便呈黄色，但潜血试验仍为弱阳性。效不更方，再加谷芽30g确保胃气。

【结果】 再服4剂后，乃持原方回家继续服10余剂停药。电话追访至1999年5月4日，未复发。

【按】 此案患者性情偏急，肝之疏泄太过，肝为风木之脏，疏泄太过，势必内动肝风。肝风内动，扰动肠系，使肠系蠕动翻腾，犹树欲静而风不止，故肠鸣音亢进。其病初风不盛而未动血，继则风盛动血，

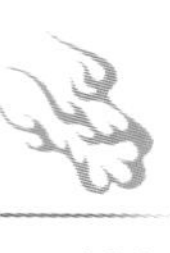

使肝失藏血之职而引起下血。又因出血必有瘀，血瘀致出血，致使下血不断加重，脉络瘀滞日甚。此种风瘀搏击，比之痰饮、寒气所引起之肠鸣亢进自然更甚一筹。此状与肝风夹痰上扰，气血奔逆所致眩晕、抽搐、痉挛等证同理，不过一内一外表现不同而已。还应当指出，此案患者其瘀滞虽甚，但可因强烈之蠕动而不断排出，故无腹痛腹胀之症状。治疗着重平肝熄风，抑制肝之疏泄太过，所选药品全具平肝抑肝作用，其中芍药甘草汤平肝、柔肝、缓肝、敛肝；三虫平肝、熄风、解痉、通络；黄芩清肝泄热；地榆敛肝凉血；仙鹤草、生地黄入肝凉血止血；延胡索入肝行气活血。此种肝风内动，非风痰上扰，故不宜介类潜镇之品。

参考文献

刘杨. 郭子光对几种“肝风内动”治验［J］. 中医杂志，2004，45（10）：739－740，783

2. 气虚阳弱、血渗肠间案（方和谦医案）

患者，女，39岁。

【初诊】1988年10月15日。

［主诉］黑便反复发作9年，复发10日。

［临床表现］便血反复发作9年，曾先后到其他医院求治均未查明原因。近10日来，再次发作，面色萎黄，气短乏力，背脊酸痛发凉，便软色黑，无腹痛，未见腹泻、呕吐，饮食正常，月经调。舌质淡、苔白，脉沉细无力。查肝功能正常，钡餐造影未见异常。实验室检查：血红蛋白80g/L。

［诊断］血证，便血，证属气虚阳弱，血渗肠间。

［治法］益气温阳，摄血止血。

［方药］党参12g，生黄芪20g，白术（炒）15g，茯苓15g，山药（炒）20g，灶心土20g，荷叶（炒炭）6g，苍术（炒）10g，荆芥（炒炭）3g，神曲（炒焦）10g，谷芽（炒）20g，大枣4枚，莲子肉10g。6剂，水煎服。

【二诊】服药后便血止，背脊仍痛，防止血虚生燥，燥药太过伤阴，加生地黄12g，再进6剂。

【三诊】药后症状明显减轻，守方继服10剂，血止而愈。

【结果】追访半年，面润，体健如常人。

【按】根据病史，方老抓住气虚及阳，摄血无力这一病机，综合了归脾汤与黄土汤之意，采用“血脱益气”之法，以党参、黄芪、白术、山药、苍术、甘草益气补中，气旺则阳生，促进气帅血行，使血行于

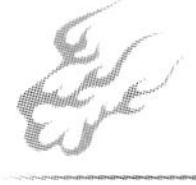

脉中。灶心土温而不燥，温行血液，也使血归于脉道，方老认为此品妙在积者能消，消除溢于肠间的瘀血，溢者能止，止血则防血液再渗肠道。荆芥炭、荷叶炭加强灶心土止血之力；神曲、谷芽、大枣消食和中，健脾开胃，以助后天生发之气；莲子肉甘温而涩，通利血脉，增强温中止血之功。全方消中有止，止中有补。此例患者九年之苦，经方老精心诊治月余，而告痊愈。

参考文献

胡青懿．方和谦老中医治疗出血证验案举隅［J］．北京中医，1995，14（5）：53

溃疡性结肠炎（4案）

1. 大肠郁滞案（李玉奇医案）

患者，男，36岁。

【初诊】2005年12月16日。

［主诉］腹痛伴便溏3个月。

［临床表现］患者以运输、务农为业。近3个月来出现少腹痛伴肠鸣，腹泻，胃脘胀痛，遂于2005年12月5日就诊于某医大一院，查肠镜示：直肠息肉（山田Ⅰ型，炎性?），直肠黏膜浅表小溃疡，周围黏膜明显出血、充血、糜烂。病理示炎性息肉。胃镜示浅表性胃炎伴胃窦萎缩性胃炎。给予口服麦滋林、替普瑞酮（施维舒）等治疗，症状未见明显改善，遂求治于李老。症见腹痛，肠鸣腹泻，日1～2次，便中可见黏液，无脓血，伴见胃脘胀痛连胁，偶有吞酸嗳气，纳差，四肢不温，小便频色黄，自诉2个月内体重下降10kg，平素饮食及生活不规律，无烟酒嗜好。望其面色晦黯，形体消瘦。舌质红、苔白腻，脉右沉弦、左濡。

［诊断］腹痛，证属大肠郁滞。

［治法］清热健脾化湿。

［方药］清肠化痈汤（李氏自拟方）：威灵仙20g，苦参10g，槐花20g，茯苓20g，薏苡仁15g，厚朴15g，白扁豆15g，麦芽15g，槟榔20g，秦皮10g，黄连10g，白头翁20g，桑白皮10g，水红花子15g。6剂。水煎服。嘱其调情志，忌寒凉辛辣饮食。

【二诊】患者自诉仍觉腹痛，胃胀及两胁，食欲欠佳，大便每日1～2次，先干后稀，舌质淡绛、苔白腻，脉弦细。患者虽以湿热蕴结于里为主症，然亦有脾胃阳虚之征，现胃脘连胁胀痛不解，故当消积理气以通郁，

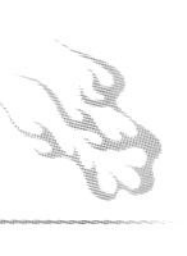

温阳活血以运气，气行则血行，瘀滞可解。治以清热健脾，行气化湿之法。上方加莱菔子15g消食除胀，降气化痰；檀香5g温中开胃；姜黄15g破血行气，通经止痛。

【三诊】患者大便基本恢复正常，质软成型，无黏液，无明显胃痛。腹部时有隐痛，伴肠鸣，食欲明显改善。查舌质淡绛、苔白腻，脉弦细数。患者大便恢复正常，黏液消失，说明湿热渐清，胃气逐渐恢复，然肠鸣腹痛仍在，郁滞难解，故应继续给以清热利湿，行气除瘀之品。药用苦参15g，防风15g，厚朴15g，槟榔15g，白芍25g，秦皮20g，三七5g，白头翁20g，莱菔子15g，海螵蛸20g。6剂。水煎服。

【结果】患者经口服汤药20余剂后，腹痛症状基本消失，大便成形，无黏液。

【按】患者以搬运为生，平日在田间务农，经常感受寒湿之邪，邪伤脾胃，水湿蕴结肠间，郁而化热，热灼脂络，成痈成脓，故导致此病的发生。患者以腹痛伴见黏液稀便为主诉，其病机本质为湿热内蕴，郁滞肠道。然从临床症状来看，既可见胃脘胀痛连胁，伴有吞酸嗳气等肝气郁滞之症，又有纳差、四肢不温等脾胃阳虚之候，故为寒热错杂之征。治当清热健脾除湿，使湿去，热清，郁解，脏腑和，经脉通。方中苦参、槐花、黄连、白头翁、秦皮清热燥湿，凉血解毒，化裁于白头翁汤，用于治疗厥阴热利，热毒深陷厥阴血分，气血与热毒相搏，下迫大肠，而见黏液脓血等；茯苓、薏苡仁淡渗利湿，使湿邪从小便而出，给邪以出路；白扁豆、麦芽健脾化湿扶正而不滋腻；厚朴、槟榔行气利水，二药合用，除痰饮，去结水，破宿血，温胃气，消化水谷而止痛；水红花子消瘀破积，健脾利湿，消中有补，补中带消，通络除瘀，用于虚而有积之人疗效非比寻常；威灵仙性辛温，祛风湿，通经络，佐制诸药之寒凉。李老常云：但见便脓血者，纵有虚寒之象，也切忌温补，当以清热利湿为先。因虚寒往往是其假象，肠络脂血一出，必有热邪入于血分，如湿邪较盛，往往阳气被郁而呈现一派寒象，如若大剂温补，必助邪使病情更加恶化。而湿性黏滞，与痰水同出一源而变化多端，故李老用药取燥湿之法以厚肠，淡渗之法以利小便，健脾之法以运化，利水之法以消肿，辛温之法以表散，总之使湿邪无处可藏，表里内外皆有所出，而湿去热邪亦无所依，病情由此而解。

参考文献

汤立东，王垂杰，王辉，等. 李玉奇治疗溃疡性结肠炎经验[J]. 辽宁中医杂志，2013，40（2）：224－226

2. 湿热蕴结案（李玉奇医案）

患者，男，30岁。

【初诊】

［主诉］脓血便反复发作2月余。

［临床表现］患者于2个月前因过量饮酒后睡凉炕出现脓血便，在外院多方诊治无效，遂来诊。症见排稀软便，每日6～7次，便中带有少量黏液及脓血，便前腹痛肠鸣，便后不爽，伴乏力，口干不渴，食欲尚可。患者平素饮食不规律，有过量饮酒史。查面色灰垢，形体适中。脐旁轻微压痛。于当地医院做肠镜示：溃疡性结肠炎。

［诊断］泄泻，证属湿热蕴结。

［治法］清热利湿，行气通腑。

［方药］洄溪汤加减：苦参15g，甘草20g，槐花20g，白头翁20g，秦皮20g，葛根10g，当归20g，厚朴15g，茯苓20g，薏苡仁20g，沉香5g，芡实15g，黄连15g，槟榔15g。6剂。水煎服。嘱忌酒及辛辣饮食，勿过劳，避寒凉。

【二诊】患者自述大便干稀不调，脓血及黏液都较前减少，伴有肠鸣，舌质红、苔腻微黄，脉弦滑。患者服药后，湿热症减，但郁滞未除，故予行气解郁，通腑泄热。此证多湿热夹杂为患，病势缠绵，故治疗应始终坚持清热利湿之原则，再以随症加减。前方中加防风去肠风而止利，木香顺气、行气而化滞。续服6剂，水煎服。

【结果】患者服药3个月，排便完全恢复正常，无黏液脓血便，无腹胀腹痛等症状，面色渐露光泽，体重略微增加。未复查肠镜。随访病情无复发，嘱其注意起居饮食。

【按】此例患者平日饮食不节，蕴湿于内，郁而化热，湿困脾土，脾阳不运，复感寒邪，脾阳受遏，故见排稀便；湿热下注于肠，化腐生痈，郁滞气机，故可见便中带有少量黏液及脓血，便前腹痛肠鸣，便后不爽，脾虚湿蕴，津不上承，故见乏力，口干不渴。舌脉均示内有湿热蕴结之象。从西医诊断看，溃疡性结肠炎多为一种炎症反应，肉眼可见黏膜弥漫性充血、水肿，表面呈细颗粒状，脆性增加，糜烂及溃疡，病理可见大量中性粒细胞浸润，从西医角度来讲，其病理过程可释放大量的炎性介质，是一种产热反应；从中医学理论来讲，它是一种内痈的表现，血败肉腐，化热生疮，两种理论殊途而同归。故治疗用药当以清热利湿，行气化滞为原则，且根据其病势缠绵难愈之特征，清热利湿之原则当贯彻始终。待湿邪渐清，热无所倚，则势不可张，再予健脾利湿之法扶正，进一步铲除余邪，从而达到治愈之目的。

参考文献

汤立东，王垂杰，王辉，等．李玉奇治疗溃疡性结肠炎经验［J］．辽宁中医杂志，

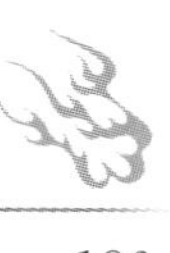

2013，40（2）：224－226

3. 脾虚气血不足、脂膜内损、营卫不和案（徐景藩医案）

患者，女，33岁。

【初诊】2008年11月12日。

［主诉］腹痛腹泻反复发作5年。

［临床表现］5年前人流大出血诱发起病。下利黏液血便，日5～6次，便后腹痛，痛势绵绵，查肠镜诊断为溃疡性结肠炎慢性复发型。虽服用西药柳氮磺胺吡啶治疗，但病情反复发作并加重。近年来大便黏液脓血，白多赤少，日4～7次，脐周隐痛，伴午后低热，体温37.3℃～37.7℃，头昏乏力，目涩口干，关节不适，下肢重着。舌质红少苔，脉细数。

［诊断］泄泻，证属脾虚气血不足，脂膜内损，营卫不和。

［治法］益脾气，养脾阴，调和营卫。

［方药］黄芪15g，山药20g，白术10g，白芍15g，五味子5g，麦冬15g，地榆15g，仙鹤草15g，陈皮6g，桔梗6g，荷叶15g，白薇10g，青蒿15g，百合30g，麦芽30g，甘草5g。1日1剂，水煎，分2次服。

另用灌肠方：黄柏30g，地榆20g，苦参10g，石菖蒲20g，白及10g，白头翁30g，紫草30g，锡类散1.5g。1日1剂，浓煎成150mL，晚间保留灌肠。连续灌5日，停2日。如此循环。

【二诊】治疗14日，症情明显改善，大便次数减少，日2～3次，夹少量血丝，偶尔脐腹隐痛，时有腹鸣，低热未发。舌质暗红、苔薄白，脉细小数。脾虚气阴不足，热入血分。治拟健脾益气养阴，凉血宁络。药用山药30g，白术10g，茯苓15g，白芍15g，麦冬15g，地榆15g，侧柏叶15g，仙鹤草15g，防风10g，白及10g，牡丹皮10g，赤小豆30g，当归10g，荆芥10g，紫草15g，山楂（炒焦）15g，神曲（炒焦）15g，谷芽30g，甘草3g。1日1剂，水煎分2次服。保留灌肠同上。

【三诊】治疗7日，大便不实，日1～2次，未见黏液血丝，时夹不消化食物残渣，腹痛腹鸣未作，仍感头昏乏力，舌质淡红、苔薄白，脉细弱。脾虚气血不足。药用黄芪15g，党参15g，山药20g，白术10g，茯苓15g，陈皮10g，当归（炒）10g，白芍15g，阿胶珠15g，山楂（炒焦）15g，神曲（炒焦）15g，谷芽30g，甘草3g。1日1剂，水煎分2次服。仍配合保留灌肠。

【结果】3个月后随访，症情平稳。

【按】此案病起小产后，荣血不足，脾虚不运，脂膜内损，以致大便黏液及血，便次增多，气血不足，脐腹隐痛，便后不解。一年来体温偏高，神倦腰酸，头目昏晕，目涩口干，舌质红少苔，脉细数，乃脾之气阴两虚，营卫不和所致。其治疗以补虚为主，重在益脾气养脾阴，调和营卫。方中重用黄芪、山药、党参、白术、茯苓健脾益气，白芍、五味子、麦冬、百合、当归、阿胶等养阴养血。营主血，卫主气，调气血亦即和营血。地榆、仙鹤草、陈皮、桔梗、荷叶、白薇、青蒿等清肠止泻退热，牡丹皮、赤小豆、当归、荆芥等凉血宁络，白及护膜。下利日久，必致脾虚，常易及肝，肝气不调，气机不畅，易见腹痛，脐腹疼痛常属肝邪乘脾，故徐老常在方中加用白芍、防风。白芍用以抑肝舒挛定痛，而防风既能祛风，亦能胜湿，两药合用，刚柔并济，不论脾气虚，脾阴、脾阳虚而兼腹痛，痛甚欲便者，均可参用。外用保留灌肠方是徐老的经验方，利于直达病所。方中石菖蒲芳香化湿治泻甚良，地榆、黄柏、苦参清热，白及护膜宁络。配合口服用药，可以提高疗效。

参考文献

周晓波，陆为民，徐丹华．徐景藩治疗慢性下利验案分析及辨治特色：徐景藩诊治脾胃病经验之四［J］．江苏中医药，2011，43（3）：12－15

4. 肺脾两虚、湿热蕴结、脂膜受损案（徐景藩医案）

患者，男，18岁。

【初诊】 2009年11月18日。

［主诉］下利赤白反复发作2年余。

［临床表现］患者于2007年4月初发，下利脓血便，日5～6次，伴左下腹疼痛，神倦乏力，面色少华，形体消瘦，发病以来，体重下降10kg，以致休学。舌质淡红、苔薄白根微腻，脉沉细不数。历经查治，诊为溃疡性结肠炎慢性复发型。2009年9月8日肠镜报告：肠腔出血，狭窄，病位在回盲末端及直肠。患者自幼易感外邪，平时常咳嗽少痰。

［诊断］泄泻，证属肺脾两虚，脏毒痢疾，湿热蕴结，脂膜受损。

［治法］健脾养肺，清化湿热，兼以行瘀。

［方药］山药30g，白术10g，黄芪15g，百合30g，玉竹15g，黄连2g，藿香10g，紫草15g，牡丹皮10g，当归10g，赤芍10g，白芍15g，炮姜炭6g，阿胶珠15g，神曲（炒焦）15g，仙鹤草15g，合欢皮30g。水煎服，1日1剂，水煎分2次服。

另用黄柏30g，地榆20g，苦参10g，石菖蒲20g，白及10g，白头翁30g，紫草30g，锡类散1.5g。1日1剂，浓煎成150mL，晚间保留灌肠，连续灌5日，停2日。

并配合灸治气海、足三里、三阴交、命门等穴位。

【二诊】 治疗14日，舌苔白多黄少，舌质淡红，脉细濡数。脾胃湿热

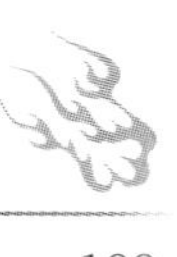

未尽，湿重于热，濡则为脾气虚，数则为虚热，阴虚而生热，肠中有热。患者症状显著改善，唯腹痛未除，位于下脘，左上腹右下腹，涉及胃、脾、肝。患者面色白，因久利脾胃升降失常，水谷精微不足，以致气血亏虚。当前治法仍以健脾抑肝和胃，清化湿热。上方去百合、玉竹、牡丹皮、当归、赤芍、炮姜，加陈皮 10g，半夏 10g，鸡内金 10g，丹参 10g，薏苡仁 30g，木香 6g。1 日 1 剂，水煎分 2 次服。同时配合保留灌肠和灸法。

【三诊】治疗 14 日，腹痛已缓减，舌苔不腻，重在调补，补肾生髓化血，正气充旺，邪气自衰，扶正以祛邪。药用黄芪 15g，当归 10g，山药 30g，白术 10g，茯苓 15g，甘草 3g，阿胶珠 15g，紫河车 15g，补骨脂 6g，紫草 10g，仙鹤草 20g，黄连 3g，薏苡仁 30g，谷芽 30g，山楂（炒焦）15g，神曲 15g。配合保留灌肠和灸法。

【结果】3 个月后随访，症情稳定。

【按】此案患者自幼体弱，易外感咳嗽，年未及冠，腹痛下利赤白，病已两年半。饮食水谷精微，不能充养肌肤，故形体偏瘦，面色萎黄无华，神倦乏力，舌淡红、苔薄白。素体肺气不足，肺与大肠相表里，主病虽为下利，乃肺脾两伤，肝脾不和，肠府湿热内停，久病入络，脂络受损所致。此案病史不长，消瘦明显，神倦乏力，似虚劳，其治宜补脾气养脾阴，古方有薯蓣丸，以山药为君。黄芪、当归并用，含当归养血汤之意。黄连与阿胶并用，清肠腑之热，补营血之亏虚。古方脏连丸，方中就有黄连与阿胶。炮姜与白术并用，健脾温中。仙鹤草、牡丹皮、赤芍行其瘀血，紫草凉血止血，有助于溃疡愈合。因其禀赋不足，肺脾失养，不耐外邪，运化不力，饮食水谷不卫肌肤，故补益肺脾，固本之法获效。同时灸治气海、足三里、三阴交、命门，以健脾温肾。脾虚及肾，命火不足，火不暖土，影响气血生化功能。配合灸治可以缓解症状，提高和巩固疗效。

参考文献

周晓波，陆为民，徐丹华. 徐景藩治疗慢性下利验案分析及辨治特色：徐景藩诊治脾胃病经验之四［J］. 江苏中医药，2011，43（3）：12－15

克罗恩病（1 案）

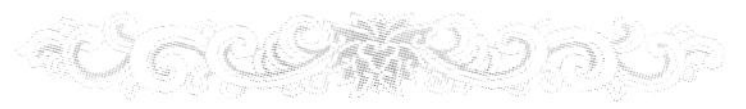

脾气虚弱、湿阻气机案（方和谦医案）

患者，男，37 岁。

【初诊】

［主诉］腹痛反复发作3年。

［临床表现］形体消瘦，3年来腹胀痛，大便溏泻，喜热饮。曾在某医科大学做钡餐造影：回肠节段性狭窄，假性憩室形成。确诊为克罗恩病。查血红蛋白100g/L。舌质淡红苔薄白，脉缓。

［诊断］腹痛，证属脾气虚弱，湿阻气机。

［治法］补气培中，理气祛湿。

［方药］参苓白术散加减：党参10g，茯苓10g，白术（炒）10g，甘草（炙）5g，山药（炒）15g，莲子肉10g，生薏苡仁20g，神曲（炒焦）6g，谷芽（炒）15g，黄芪（炙）10g，大枣4个，陈皮10g，补骨脂5g，木香3g，黄连3g，炮姜炭3g。6剂，水煎服。嘱饮食宜软、烂、熟、温。

【二诊】患者诉药后时有小腹痛，矢气则舒，大便不成形，日1次，舌脉同前。继服前方加白芍（炒）10g，7剂。

【三诊】1周后患者来诊，自觉腹痛减轻。大便2日1行，先干后稀。继服前方加佩兰6g，6剂。嘱服3日停1日。

【结果】患者大便逐渐成形，腹痛偶发，半年来一直坚持用中药调理，病情平稳。

【按】此病病位在脾，病机为脾气虚弱，运化失司，使湿停气阻，故临床腹泻与腹痛并见；久病气虚而致血虚，有贫血、消瘦等虚证表现。因此对于此病的治疗，应以健脾祛湿为主，佐以理气止痛。用参苓白术散健脾化湿，香连丸理气止痛，加神曲、谷芽、大枣、陈皮和胃安中，重用益气健脾药炙黄芪升提脾气，补骨脂、炮姜炭固涩止泻。理、法、方、药丝丝入扣，故临床疗效节节取胜。

参考文献

高剑虹. 方和谦治疗疑难杂症验案4则［J］. 北京中医，2004，23（4）：206-207

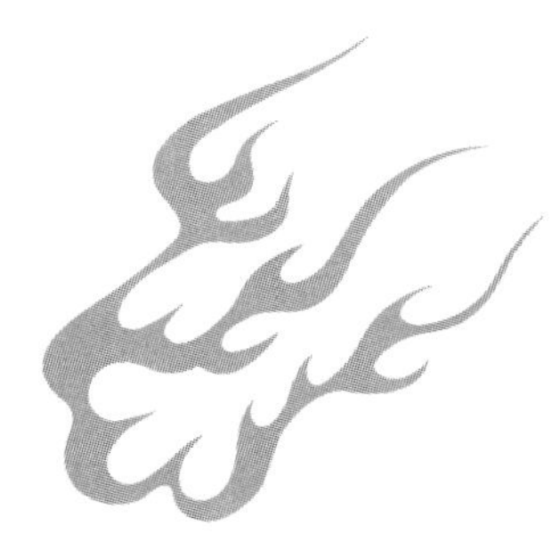

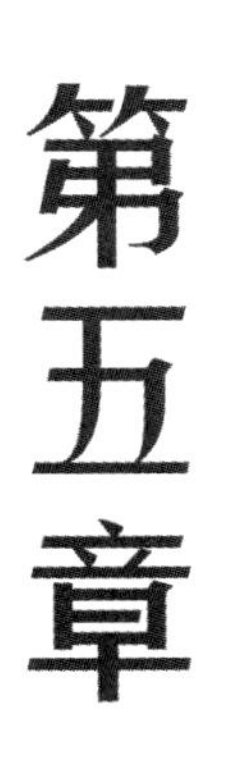

第五章 肝病科医案

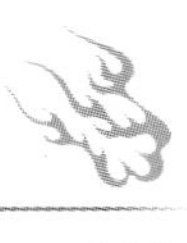

胁　痛（1案）

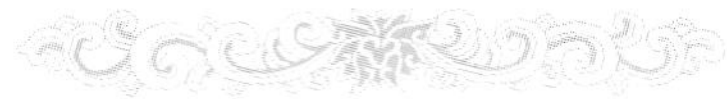

肝郁气滞、湿热交阻案（路志正医案）

患者，女，31岁。

【初诊】 1991年10月16日。

［主诉］两胁胀痛反复发作2年余。

［临床表现］患者两胁胀痛、右侧为甚2年余，伴有恶心纳差，倦怠乏力，大便溏，小便黄。舌质淡红、苔黄腻，脉弦数。月经正常。肝胆B超未见异常。

［诊断］胁痛，证属肝郁气滞，湿热交阻。

［治法］疏肝理气，清利湿热，佐以通络。

［方药］白芍30g，黄芩15g，夏枯草12g，枳壳15g，竹茹10g，栀子10g，郁金10g，大腹皮10g，瓜蒌皮10g，沉香（冲服）1g。

【二诊】 上方服5剂后，双胁胀痛明显减轻，食欲增加，舌苔黄腻减退，脉弦数，加牡丹皮10g，丝瓜络5g，连服10剂。

【结果】 随访1年未复发。

【按】 此例案虽肝经病2年余，但因年轻体壮，未累及其他脏腑功能，所以路老在治疗上仍以疏肝理气，清利湿热为主。因肝喜条达恶抑郁，其经行于双胁。若肝气郁结，失于条达，阻碍气机，则两胁胀痛。《灵枢·五邪篇》云："邪在肝，则两胁中痛。"湿热交阻则恶心纳差。此病由于肝气瘀滞，路老考虑"久病入络"，故在疏肝理气中加养血通络之品，亦即"通则不痛"，使久病之疾获愈。

参考文献

张守林. 路志正教授疑难病治疗经验集萃［J］. 光明中医，2009，24（7）：1234－1235

黄　疸（3案）

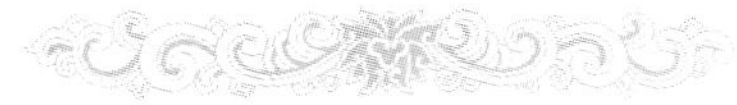

1. 湿热黄疸、湿重于热案（李振华医案）

患者，男，43岁。

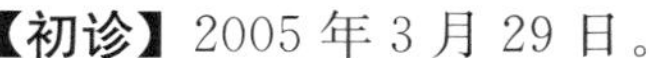

【初诊】 2005年3月29日。

［主诉］目睛、周身肌肤、小便发黄3个月余。

［临床表现］患者于1995年发现患有乙型病毒性肝炎，平素每日少量饮酒，去年12月初出现腹胀，纳差，厌食油腻，周身困乏，至12月中旬目睛、全身出现黄疸，查总胆红素90μmol/L，谷氨酰丙氨酸氨基转移酶440U/L，门冬氨酸氨基转移酶350U/L；乙型肝炎五项：HBsAg、HBeAb、HBcAb均阳性。诊断为慢性乙型肝炎（活动期），入住郑州市某医院治疗50日，服用丹茵合剂及中药（茵陈、大黄、丹参等）、肝泰乐等药物，效果不佳而出院。现白睛、面色及肌肤黄染，小便黄，腹胀以下午为甚，胸脘满闷，全身乏力，恶心，日进主食150g左右，厌油腻，腹部隆起。舌体稍胖大、舌质淡红、边有齿痕、舌苔稍黄腻，脉濡缓。腹部叩诊呈鼓音。

2005年3月16日肝功能化验示：总胆红素97μmol/L，直接胆红素57.3μmol/L，间接胆红素39.7μmol/L，谷氨酰丙氨酸氨基转移酶480U/L，门冬氨酸氨基转移酶400U/L。

［诊断］西医诊断：慢性乙型病毒性肝炎（活动期）。中医诊断：黄疸（阳黄），证属湿热黄疸、湿重于热。

［治法］化湿清热，理气退黄，健脾和胃。

［方药］茵陈五苓散加味：茵陈15g，白术10g，茯苓15g，泽泻12g，桂枝6g，香附10g，郁金10g，厚朴10g，砂仁6g，木香6g，山楂（炒焦）15g，神曲（炒焦）15g，麦芽（炒焦）15g，青皮10g，甘草3g。10剂，水煎服。嘱患者卧床休息，饮食清淡，忌食辛辣生冷油腻及饮酒。

【二诊】 4月10日。肝功能化验结果示，总胆红素32μmol/L，直接胆红素19.2μmol/L，间接胆红素12.8μmol/L，谷氨酰丙氨酸氨基转移酶125U/L，门冬氨酸氨基转移酶97U/L。症见面色黄、小便黄减轻，腹胀基本消失，饮食增加，日食500g左右，周身较前有力。舌体稍胖大，舌质淡红、苔稍黄腻，脉缓。方中去理气之香附、青皮，加气阴双补之太子参15g以益气而不过燥，加藿香10g芳香以化中焦之湿。10剂，水煎服。

【三诊】 4月20日。肝功能化验结果示，总胆红素16μmol/L，直接胆红素9.4μmol/L，间接胆红素6.6μmol/L，谷氨酰丙氨酸氨基转移酶35U/L，门冬氨酸氨基转移酶33U/L。诸症继减，身黄、小便黄已退，唯多食仍感腹胀，下午身感困乏脾虚仍未恢复。舌质正常、苔薄白，脉缓。治疗仍应以初诊方加减出入，黄疸已退可去茵陈。给予四君子汤加味。药用党参15g，白术10g，茯苓20g，泽泻12g，郁金12g，厚朴10g，砂仁6g，丹参20g，青皮10g，延胡索10g，甘草3g。30剂，水煎服。

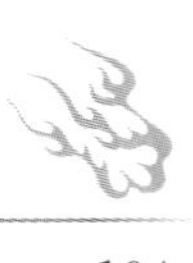

【四诊】 5 月 21 日。肝功能化验结果示，总胆红素 14μmol/L，直接胆红素 8.3μmol/L，间接胆红素 5.7μmol/L，谷氨酰丙氨酸氨基转移酶 25U/L，门冬氨酸氨基转移酶 23U/L。诸症消失，饮食恢复病前食量，四肢有力，已恢复开车工作。肝功检查各项仍正常。舌质正常、苔薄白，脉象正常。疾患已瘳，为防复发，以健脾益气和胃、疏肝理气通络之剂，日服半剂，以资巩固。给予四君子汤加味。药用党参 15g，白术 10g，茯苓 15g，泽泻 12g，香附 6g，砂仁 6g，厚朴 10g，郁金 10g，甘草 3g。10 剂，水煎服。

【结果】 黄疸等诸病症消失，肝功能正常而病情稳定。

【按】 此案患者罹患黄疸已 3 个月有余，且因过服寒凉，以致湿热仍存，但脾阳已损，使黄疸未愈且加重。治疗时，李老遵从先贤“黄家所得，从湿得之”“湿为阴邪”“湿邪源于脾虚”“诸病黄家，但利其小便”“祛湿当以温药和之”及李老“治湿当重健脾”“气行则湿行，湿祛热无所存”的观点，集清肝利胆、健脾益气、通阳利湿、疏理气机等药为一炉，使病获痊愈。

参考文献

郭淑云，李墨航. 国医大师李振华教授治疗黄疸经验［J］. 中医研究，2012，25（5）：41-43

2. 肝脾不和、邪滞经脉案（方和谦医案）

患者，女，69 岁。

【初诊】 2003 年 5 月 22 日。

［主诉］体检肝功能异常 10 年，黄疸半年。

［临床表现］患者从事喷漆工作，患职业病 10 年，肝损害后肝功能异常。近半年来，黄疸加重，疲乏无力，面色晦暗，目窠浮肿，巩膜黄染（±），下肢浮肿，伴低热，口苦，睡眠差，服用西药效果不佳。舌质红、苔薄白，脉弦数。实验室检查：ALT 264IU/L，直接胆红素 23.94μmol/L；ESR 46mm/h；腹部 B 超示肝弥漫性病变，脾大，胆囊炎。

［诊断］西医诊断：肝损害。中医诊断：黄疸，证属肝脾不和，邪滞经脉，虚中夹实。

［治法］调和肝脾，利胆祛邪。

［方药］和肝汤（方老自拟方）加减：当归 12g，白芍 12g，白术 9g，柴胡 9g，茯苓 9g，生姜 3g，薄荷（后下）3g，甘草（炙）6g，党参 9g，紫苏梗 9g，香附 9g，大枣 4 枚，北沙参 10g，茵陈 6g，神曲（炒焦）6g，陈皮 6g，连翘 10g，郁金 6g，砂仁（后下）3g，生黄芪 12g。14 剂。

【二诊】 6 月 9 日复诊，症状有所减轻，无低热，巩膜黄染已退，仍

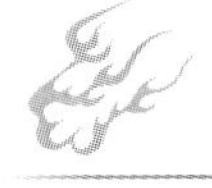

有面虚浮，下肢呈凹性水肿，舌质红、苔薄白，脉弦数。再投前方加冬瓜皮 10g，薏苡仁 20g。14 剂。

【结果】继后守方治疗 1 个月，患者浮肿消退。

【按】患者职业病肝损害多年，湿热邪毒侵犯肝脏，肝失疏泄而口苦，湿热熏蒸而有低热，胆汁不循常道外溢而致黄疸。肝病及脾，木克脾土，运化失调而乏力、纳差，并见下肢浮肿。肝气郁结，生发不及而影响脾胃功能者，不可过用苦寒沉降之品，恐伐其生生之气，应当升者升，复归如常。治慢性肝病患者，若多投以苦寒解毒之剂，易伤脾胃之气，使病迁延不愈。故治当调和肝脾，益气培中。初诊以和肝汤加茵陈、连翘解毒利胆退黄；佐以茵陈、郁金、黄芪清热利湿补气，使病机转复。复诊针对水肿，脾虚证候明显，再加冬瓜皮、薏苡仁健脾利水消肿。

参考文献

李文泉，权红，高剑虹，等. 方和谦创“和肝汤”的组方原则和临床应用[J]. 上海中医药杂志，2008，42（2）：1－3

3. 脾肾阳虚、寒湿郁遏案（路志正医案）

患者，男，58 岁。

【初诊】2004 年 4 月 8 日。

［主诉］身黄、目黄、尿黄 2 个月余。

［临床表现］患者此前患慢性白血病 3 年，2004 年 1 月末发现尿黄、目黄、身黄。在北京某医院检查诊为“药物性肝损伤”，住院治疗 2 个月，静脉滴注茵栀黄、清开灵注射液、能量合剂等药，口服茵陈蒿汤、甘露消毒丹等清热利湿之品，病情未愈却进行性加重，黄疸加深，肝损害加重，病至垂危。特邀路老会诊。症见面黄晦滞虚浮、周身皮肤黄如烟熏，神识昏寐，疲乏无力，眩晕呕恶，口苦咽干，渴不多饮，脘腹胀痛，纳谷欠馨，大便稀溏，日 7～8 次，小便频数量少，下肢水肿（＋），四末不温。舌淡红、苔灰白腻见水滑之象，脉沉细数。

［诊断］黄疸，证属脾肾阳虚，寒湿郁遏少阳，胆汁失于疏泄证。

［治法］和解少阳，温化寒湿。

［方药］小柴胡汤合茵陈术附汤加减：柴胡 12g，黄芩 10g，半夏 9g，人参 15g，茵陈 20g，白术（炒）15g，干姜 12g，附子（制。先煎）10g，茯苓 20g，藿香（后下）10g，泽泻 15g，豆蔻仁（后下）10g，白矾 1g，甘草（炙）10g。7 剂，水煎服，日 1 剂。

【二诊】4 月 16 日。药后神识渐清，精神稍好转，纳食稍进，呕恶已减。既切中病机，仍宗前法。原方改茵陈 15g，加薏苡仁 30g，丹参 15g，郁金 15g。14 剂。

【结果】 药后黄疸明显减轻，总胆红素已由 100μmol/L 减至 40μmol/L，诸症均明显好转，上方略有变化。又进 50 余剂后，诸症消失，检查肝功能全部恢复正常。

【按】 此案黄疸，前医屡用清利品，非但无功，病势反增。《金匮要略·黄疸病脉证并治》曰："诸黄，腹痛而呕者，宜柴胡汤。"此案主症符合此条，然患者面黄晦滞、纳呆便溏、肢冷不温、舌质淡、苔滑、脉沉，显为一派阴黄之象。路老抓住主要症状，明辨病性之阴阳寒热，治以小柴胡汤合茵陈术附汤加减和解少阳、温化寒湿，故难治性阴黄，得以转安。

参考文献

路洁，魏华，边永君．路志正教授运用经方治疗疑难病证举隅［J］．中医药学刊，2006，24（2）：216－217

阻塞性黄疸（1 案）

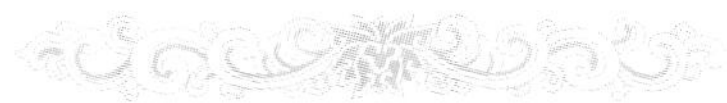

湿邪阻滞、郁热内蕴、脾受木侮、阴液受伤案（徐经世医案）

患者，女，42 岁。

【初诊】 1995 年 4 月 20 日。

［主诉］全身瘙痒、黄染多时。

［临床表现］患者始因胆结石，先后行 2 次手术，后不久又感脘胁疼痛，全身瘙痒不已，痛苦难忍，口苦少饮，溲黄，便溏，日行数次，入寐盗汗，精神疲惫。诊查：巩膜及全身黄染，舌质红苔黄，脉细弦。B 超提示肝内胆管结石。

［诊断］黄疸，证属湿邪阻滞，郁热内蕴，脾受木侮，阴液受伤。

［治法］醒脾和胃，清化湿热。

［方药］消化复宁汤（徐老自拟方）加减：葛根 30g，石斛 15g，竹茹 10g，扁豆花 30g，蝉蜕 8g，菊花 15g，梅花 20g，黄芩 10g，茵陈 20g，薏苡仁 30g，碧桃干 30g，车前草 20g。

【二诊】 上方连服 10 剂，症状悉减，唯大便仍溏，小便黄短。上方去蝉蜕、黄芩，加山楂（炒焦）15g，蒲公英 15g。

【三诊】 经诊 2 次，药进 20 余剂，黄疸退除，饮食增加，唯舌红苔少，口苦少饮，入夜盗汗，拟方调理。药用葛根25g，北沙参20g，竹茹10g，石斛15g，梅花20g，酸枣仁25g，小麦50g，碧桃干30g，山楂（炒焦）15g，黄连（炒）3g，滑石（包）15g，车前草15g。10剂。

【结果】迭诊3次，药进30余剂，症状已除，后以柔肝和胃，通顺腑气之剂，调治3个月，身体康复，正常工作。随访数年，未见复发。

【按】此例曾因胆结石先后2次手术，不久又见复发，检查提示肝内胆管结石并发黄疸（阻塞性黄疸）。证属肝郁脾虚，湿热内蕴，郁久伤阴，津液失布，其治疗用药，既要注意病位，又要考虑整体，方可有效。徐老认为胆之为病，多与肝胃不和，脾失健运，湿邪内蕴和疏泄失利有关。胆既属于六腑亦为奇恒之腑，宜通宜降，而其通顺全赖肝气疏泄，其降则又有赖胃气下行，一旦气机逆乱，通降失职则发病、治疗用药，当顺行其道，纠其逆转。针对此案特点，徐老用自拟消化复宁汤，以醒脾和胃，清化郁热，淡渗利湿，养阴生津，药进月余则黄疸消退，舌转有津，饮食增强，大便转调，后继以调治，临床痊愈。

参考文献

王化猛，徐经世．徐经世疑难杂病验案摭拾［J］．中医文献杂志，2003，21（2）：39－41

脂肪肝（1案）

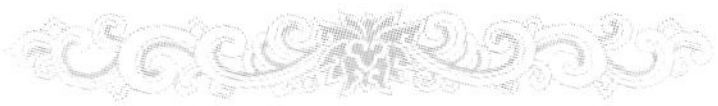

脾虚痰阻夹瘀案（李振华医案）

患者，男，45岁。

【初诊】2010年5月2日。

［主诉］右胁胀闷不适、乏力1个月。

［临床表现］患者有长期饮酒史，1个月前因工作劳累和心情压抑出现右胁胀闷不适及乏力，遂前来就诊。现症见右胁胀闷不适，乏力，嗳气，纳呆，厌油腻，体胖，面白，神疲，小便可，大便溏、1日1次，睡眠可。舌质淡稍暗、边有齿印、舌苔白腻，脉细弦。肝功能检查示：ALT 85 U/L，AST 105U/L，GGT 90U/L，TC 8.5mmol/L，TG 5mmol/L。B超检查示：脂肪肝。CT检查示：肝/脾CT比值＜0.5，重度脂肪肝。

［诊断］西医诊断：脂肪肝。中医诊断：肝癖，证属脾虚痰阻夹瘀。

［治法］健脾化痰，理气活血。

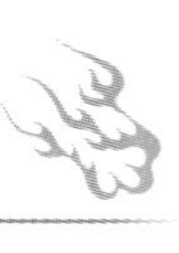

［方药］健脾豁痰汤（李老自拟方）：白术10g，茯苓20g，泽泻18g，玉米须30g，桂枝6g，半夏10g，厚朴10g，砂仁8g，木香6g，山楂15g，鸡内金10g，橘红10g，郁金10g，节菖蒲10g，川芎10g，丹参15g，莪术15g，甘草3g。7剂。1日1剂，水煎，分2次温服。同时嘱患者忌食生冷肥甘酒之品，调理饮食，适当运动。

【二诊】2010年5月10日。上述症状明显减轻，但仍便溏。上方加薏苡仁（炒）30g，15剂。1日1剂，水煎，分2次温服。

【三诊】2010年5月26日。症状基本消失。肝功能检查示ALT 35U/L，AST 39U/L，GGT 37U/L，TC 4.7mmol/L，TG 1.8mmol/L。CT检查示：0.5＜肝/脾CT比值＜0.75。将上方药物制成水丸，每次9g，每日3次，口服。

【结果】2010年7月28日。症状完全消失，患者体质量减轻5kg。CT检查示：肝/脾CT比值＞1.0，脂肪肝消失。

【按】非酒精性脂肪肝是由饮食结构、生活方式改变引起的，多因营养过剩、运动少、大量热量转化为脂肪而形成，这亦与脾主运化和肌肉功能有关。该病病位在肝，病机关键在脾，属痰饮为患。张仲景言："见肝之病，知肝传脾，当先实脾。"脾为生痰之源，所谓"病痰饮者，当以温药和之"，故李老指出治疗脂肪肝应从脾论治，一者脾主运化水湿，脾健则水湿不能形成痰饮；二者脾健，生化气血以养肝，肝藏血体阴而用阳，木气条达，气血冲和，肝病自愈。此案即乃脾虚痰阻夹瘀为患，其治疗以健脾化痰，理气活血为主。方中白术、茯苓、泽泻、玉米须健脾利湿；桂枝振奋脾阳，并助膀胱之气化以通阳利湿；半夏、橘红、厚朴、砂仁、木香理气燥湿，祛痰导滞；山楂、鸡内金消肉积，化瘀滞；节菖蒲、郁金豁痰行气；川芎、丹参、莪术活血化瘀行气；甘草调和诸药。

参考文献

李合国．国医大师李振华教授从脾论治非酒精性脂肪肝经验［J］．中医研究，2011，24（7）：62-63

肝硬化（2案）

1. 湿毒内蕴、水饮内停案（颜正华医案）

患者，男，55岁。

【初诊】2000年2月17日。

［主诉］腹胀大反复2年。

［临床表现］近2年有腹腔积液，腹部胀满、伴中脘胀满，口干不欲饮，纳少，眠安，二便调。舌暗红、苔薄黄、舌下络脉青紫，脉弦滑。CT（2月10日）示：肝硬化、门脉略宽；脾大，脾静脉扩张；右肾积水（轻）；腹腔积液。胃镜（2月10日）示：食管静脉扩张。

［诊断］臌胀，证属湿毒内蕴，水饮内停。

［治法］解毒利湿，逐饮消肿。

［方药］柴胡10g，赤芍15g，丹参30g，赤小豆30g，水红花子15g，鳖甲30g，茵陈30g，土茯苓30g，大腹皮12g，泽泻15g，薏苡仁30g，板蓝根30g，生黄芪15g。10剂，水煎服，日1剂。

【二诊】2月28日。患者服上方10剂后，症状有所改善。现腹腔积液，纳可，眠安，二便调。舌质暗红苔薄黄，舌下络脉青紫，脉弦滑。颜老在上方基础上加栀子（炒）6g，桃仁6g，去赤小豆。10剂，水煎服，日1剂。

【三诊】3月9日。患者服上方10剂后腹腔积液症状基本消失。现纳可、眠安、二便调。舌质红苔黄、舌下络脉青紫，脉弦滑。原方继服10剂，水煎服，日1剂。

【结果】患者服药后腹腔积液肿胀完全消失，随访3个月未复发。

【按】此案从西医角度来说属于肝硬化所致的腹腔积液，中医辨证为湿毒内蕴之腹腔积液证。颜老认为，患者长期饮酒，损伤肝脾，脾失健运，肝失疏泄，湿浊内阻，则腹腔积液。故颜老在治疗此病例时以解毒利湿消肿为治疗原则。方中柴胡为疏肝药；赤芍、丹参、水红花子为活血养血药；鳖甲为软坚散结药；茵陈、土茯苓、板蓝根为清热解毒药；大腹皮、泽泻、薏苡仁为利湿消肿药；生黄芪为补气药；诸药合用，扶正祛邪，以求药到病除之效。二诊时，经过10剂中药的治疗，病情得到很好的控制，为巩固疗效而加入了清热之栀子、活血之桃仁，连服20剂后终收到了临床治愈水平。

参考文献

吴嘉瑞，张冰．国医大师颜正华诊疗水肿辨证思路与典型医案探析［J］．中华中医药杂志，2012，27（11）：2851－2853

2. 脾虚肝郁、血瘀水聚案（邓铁涛医案）

患者，男，61岁。

【初诊】1996年11月30日。

［主诉］疲乏腹胀反复4个月。

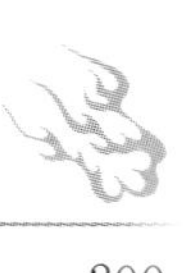

［临床表现］1996 年 7 月因疲劳，走路不稳，纳差，经香港某医院诊断为肝硬化失代偿期、胃溃疡、原发性高血压。住院期间出现肝性脑病、黄疸、腹腔积液、食管静脉曲张破裂致便血等，B 超检查发现肝脏有 2 个肿块，性质待查。经治疗 2 个月，9 月 30 日复查肝功能：TP 63g/L，A 30g/L，TBi 120μmol/L，AKP 86IU/L，AST 52U/L，ALT 3U/L，γ-GT 161U/L。患者病情基本稳定，带药出院。患者仍感到疲劳，走路腿发软，于求诊于邓老。症见疲劳，腿软，腹稍胀、胃纳不佳。面暗，唇紫，脉涩。

［诊断］臌胀，证属脾虚肝郁，血瘀水聚。

［治法］攻补兼施，益气健脾养肝肾，佐以软坚化瘀，利湿逐水。

［方药］西洋参（另炖兑服）10g，白芍 10g，土鳖虫 10g，穿山甲 10g，太子参 30g，鳖甲（先煎）30g，牵牛子 30g，白术 15g，茯苓 15g，薏苡仁 45g，楮实子 12g，菟丝子 12g，萆薢 12g，酸枣仁 20g，甘草 5g。每日 1 剂，水煎服。

【二诊】患者坚持服上方近 1 年，诸症悉减。1997 年 11 月 10 日复诊，患者疲劳、腿软好转，腹胀消失，胃纳尚可，面色暗红，唇色转红，舌质嫩红、苔白厚，脉右大涩、左弦尺弱。仍以益气健脾养肝肾为主，上方去牵牛子，加麦芽 30g，大枣 4 枚，酸枣仁改为 24g，以健脾胃、养心安神、调补为主。

【三诊】患者服药期间每隔 2 个月到香港某医院复查 1 次，用药 1 年后，胃镜检查胃溃疡已愈，肝脏扫描肿块阴影消失，因食管静脉曲张所致的便血未再发生，TP 60g/L，A 34g/L，Tbil、AKP、AST、ALT、γ-GT 均恢复正常。但 RBC 偏低，BPC 低，凝血功能欠佳；BUN、Cr 高于正常值，提示肾功能有损害；血氨偏高，慢性肝性脑病仍存在。继续服中药治疗，于 1998 年 3 月底又在香港某医院复查肝功能、血液生化等项目及肝脏 MRI 均正常。血检查：RBC 4.4×10^{12}/L，Hb 141g/L，BPC 101×10^{9}/L。BUN 7.6mmol/L，Cr 122μmol/L，血氨 54μmol/L。1998 年 5 月 29 日，患者给邓老来信说："现在感觉吃好睡好，走路踏实，精神更饱满，身体更健康。"邓老根据患者寄来的检查结果，嘱其将二诊处方改西洋参为 5g，加黄芪 15g，益母草 15g，吉林参 5g。

【结果】2001 年 3 月 7 日患者致电邓老，告知复查肝功能正常，生活起居均正常，唯血压 120～80/95～105mmHg。邓老拟方如下：太子参 30g，鳖甲（先煎）30g，玉米须 30g，生牡蛎 30g，生龙骨 30g，茯苓 15g，白术 15g，菟丝子 15g，牛膝 15g，山药 24g，楮实子 12g，何首乌 20g，决明子 20g，甘草 3g。继续以健脾益胃养肝为主，加平肝潜阳药物调理。

【按】肝硬化属中医学积聚、癥瘕，肝硬化腹水则属臌胀范畴。邓老治疗肝硬化是以张仲景“见肝之病，知肝传脾，当先实脾”的观点为指导原则的。他认为肝硬化早期脾气虚是矛盾的主要方面，只有补气健脾，促使脾功能恢复，肿大的肝脏才会随病情好转而恢复正常，此时不宜过早使用活血祛瘀药，当肝实质较硬，并见面暗、唇紫、脉涩等，提示矛盾主要方面已转为血瘀时，才可加入活血祛瘀药，但“气为血帅”，此时仍需结合补气健脾使用祛瘀药。肝硬化晚期出现腹腔积液，属虚实夹杂，治则必先攻逐，寓补于攻，待腹腔积液渐退，再予攻补兼施，辨证论治。此案发现病情，已是肝硬化晚期，经治疗稳定后回家调养，症见面暗、唇紫、脉涩等瘀血症状，且有腹腔积液。邓老始终以补气健脾、养肝肾的方法治疗，自拟软肝煎（太子参、白术、茯苓、萆薢、楮实子、菟丝子、鳖甲、土鳖虫、丹参、甘草）为主进行加减。腹腔积液未退时则攻补兼施，加牵牛子逐水，穿山甲活血软坚；腹腔积液退后则以补气健脾，养肝肾为主，加麦芽、大枣、黄芪等增强补气健脾功效，并稍加利水活血的益母草。血压高时，加平肝潜阳降血压的龙骨、牡蛎、决明子、牛膝、玉米须等。患者经过4年多的治疗，取得了显著的临床疗效，症状基本消失，实验室检查及肝脏MRI等辅助检查提示患者肝功能恢复良好，可见抓住“实脾”这个治则治疗肝硬化病，确有实效。

参考文献

严峻峻，刘小斌．邓铁涛教授治疗肝硬化验案1则［J］．新中医，2002，34（3）：20

肝性脑病（1案）

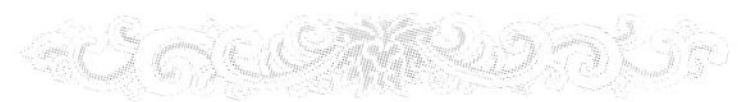

湿浊瘀毒内蕴、心神受扰、神明失主案（周仲瑛医案）

患者，男，46岁。

【初诊】1997年10月5日。

［主诉］肝癌术后1个月，烦躁不寐数日。

［临床表现］乙肝病史7年，继发肝硬化、脾大、肝左叶小肝癌。1997年8月29日B超、8月31日CT均确诊“肝左叶小肝癌，肝硬化，脾大”。于1997年9月4日入江苏省某医院行肝左外叶肝癌切除术，术中见肿块位于肝脏左外叶，大小约1.5cm×10cm，肿瘤组织完整切除。9月6日病理报告“肝细胞性肝癌，高～中度分化，大小约0.7cm×0.5cm，

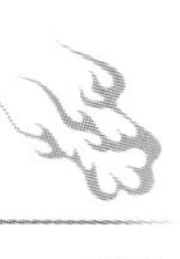

切缘未见癌残留，周围肝组织为结节性肝硬化”。术后采用保肝、抗感染、预防肝性脑病等治疗措施。1997 年 9 月 15 日复查肝脏 B 超提示“肝硬化、大量腹腔积液，左侧胸腔少量积液，右侧胸膈下积液”，给予利尿、补钾、补充白蛋白等支持疗法，体征减轻。出院后仍用螺内酯（安体舒通）20mg，1 日 1 次；氢氯噻嗪 25mg，1 日 1 次。因心动过速，烦躁不寐，去省某医院急诊，拟诊为“肝硬化腹水、肝性脑病”，给予保肝、镇静药物治疗，效果不著，病情逐步加重，由救护车送至我院门诊。诊见患者意识不清，神思不爽，答非所问，时时错语，烦躁不眠。面色黯滞，两目无神，口中有烂苹果味，有扑翼样震颤，尿少（每日 800mL 左右）。舌苔灰黄腻、舌质暗红，口唇发紫，脉细数无力。

［诊断］肝癌，肝厥，证属湿浊瘀毒内蕴，心神受扰，神明失主。

［治法］清化湿浊瘀毒，开窍通闭，醒神回苏。

［方药］黄连 5g，丹参 15g，郁金 10g，石菖蒲 10g，法半夏 10g，远志（炙）6g，猪苓 15g，泽兰 10g，泽泻 15g，藿香 10g，茵陈 12g，龙骨 20g，牡蛎 20g，酸枣仁（炒熟）15g，陈皮 6g，莲子心 4g，太子参 12g。日服 1 剂。另：沉香粉 0.45g，琥珀粉 0.45g，每日 3 次；犀黄丸 3g，口服，每日 2 次，并停服所有西药。

【二诊】10 月 9 日。神识已经正常，语言应对清楚，问及初诊时情况茫然不知，烦躁亦平，夜能入睡，口干，食纳尚可，尿量偏少，汗多。舌苔薄黄，舌质红偏暗，脉转细滑。药证合拍，治守原意。上方去石菖蒲，改太子参 15g，加麦冬 12g，栀子（炒黑）6g。1 日 1 剂。

【三诊】11 月 7 日。近 3 日脘腹胀满不适，但尚可纳食，每日尿量 1200mL 左右，腹水征（+），怕冷，下肢略有浮肿，左下肢为著，大便正常，面色转灰，口干饮水不多。舌质暗苔薄，脉细。此为湿浊瘀毒渐化，肝脾两伤未复，疏泄健运失司，湿瘀气滞水停之征。转从温阳利水，行气活血治疗。药用附子（制）3g，桂枝（炙）6g，苍术 10g，白术 10g，猪苓 20g，茯苓 20g，泽兰 10g，泽泻 15g，青皮 6g，陈皮 6g，厚朴 6g，大腹皮 10g，砂仁（后下）3g，蟾皮（炙）3g，生黄芪 12g，天仙藤 12g。1 日 1 剂。另：琥珀粉 0.6g，沉香 0.3g，蟋蟀粉 0.6g，和匀，每日 2 次，吞服。

【结果】上方服用近 1 个月后腹腔积液消退，腹胀不著，尿量增多，日 2000mL 左右，大便成形，精神语言表达正常，能独自来门诊求医，但仍感疲劳乏力，手足清冷，上腹痞满不舒，入晚尤甚。舌质淡暗、舌体稍胖，脉细涩。病情深重，治非 1 日之功，药已对证，宜谨守病机，原法巩固。原方改黄芪 20g，加荜澄茄 6g，继进。

【按】此案例是由肝癌引起的肝性脑病，病势凶险，若不及时救治，有由闭转脱至亡之虞。辨治以湿浊瘀毒内蕴，心神受扰为处方用药之着眼点，用黄连、丹参、郁金、莲子心、远志清心开窍；石菖蒲、法半夏、藿香、陈皮、沉香粉、琥珀粉芳香辟秽，化浊开窍；猪苓、茯苓、泽兰、茵陈利水渗湿，使湿浊瘀毒从小便而出；龙骨、牡蛎重镇安神、酸枣仁养心神、太子参益气养阴护正，且丹参、泽兰尚有活血之功。诸药合用使湿浊可化，瘀毒能去，心神得主，神机复苏。在窍开神清后，根据病情变化，转从脾肾阳虚、土败木贼、湿瘀气滞水停施治，用附子、桂枝温补脾肾；苍术、白术、猪苓、茯苓、泽兰、泽泻、蟋蟀粉、天仙藤健脾燥湿，利水消肿；青皮、陈皮、厚朴、大腹皮、砂仁行气消胀除满，芳香醒脾；蟾皮解毒利水；生黄芪益气健脾，利水消肿。全方通过温阳化气助行水、健脾燥湿助健运、淡渗分利助消肿、辛香行气助除满而达到标本同治之目的，并为后续治疗创造了条件。

参考文献

周仲瑛. 急症验案一束（2）[J]. 南京中医药大学学报，2004，20（2）：68-71

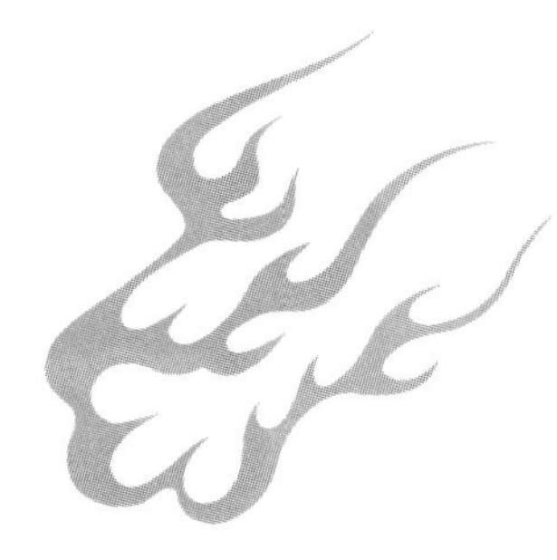

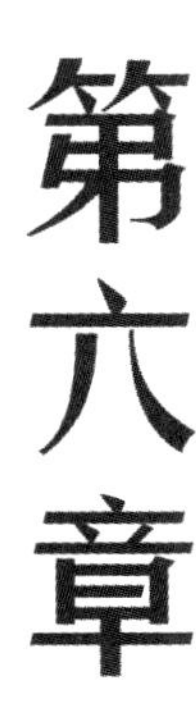

第六章 肾病科医案

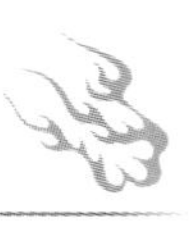

水　肿（3案）

1. 脾气虚弱、湿浊内生、蕴久化热案（裘沛然医案）

患者，男，21岁。

【初诊】 1976年3月9日。

［主诉］水肿、腰酸反复2个月余。

［临床表现］患者今年年初感冒发热，2日后发热虽退，但出现面浮足肿，尿常规检查：蛋白（＋＋＋），有颗粒管型。经中西药物治疗，尿蛋白始终在（＋＋）以上，并伴有少量颗粒管型。肝功能检查：丙氨酸氨基转移酶150U/L。诊见面色白无华，面目浮肿，口淡乏味，腰酸乏力，下肢肿胀，按之没指，小溲黄赤，量不多。舌质淡、边有齿痕、苔薄白，脉濡细。

［诊断］水肿，证属脾气虚弱，湿浊内生，蕴久化热。

［治法］益气温肾，清热化湿。

［方药］生黄芪18g，生地黄18g，生白术15g，党参15g，淫羊藿15g，补骨脂15g，生薏苡仁15g，蒲公英30g，土茯苓30g，玉米须30g，黄柏12g，漏芦12g，猪苓9g，茯苓9g，通关丸（分吞）9g。1日1剂，水煎服。14剂。

【二诊】 药后病情无明显变化，药用白花蛇舌草30g，金钱草30g，生薏苡仁30g，玉米须30g，生黄芪30g，半枝莲18g，石见穿18g，开金锁18g，生白术15g，虎杖15g，天冬12g，麦冬12g，黄柏12g，龙胆12g，木香9g，茴香9g。14剂。

【三诊】 药后复查尿常规，尿蛋白（＋），颗粒管型未见；丙氨酸氨基转移酶降至100U/L，但面浮足肿未消，腰酸仍见，故上方去黄柏、龙胆，续服7剂。另取生黄芪30g，生白术30g，玉米须30g，煎汤代茶。

【四诊】 药后面浮消失，足肿明显改善，上方又连服3个月，尿蛋白为微量，感冒明显减少，肝功能仍有反复。药用白花蛇舌草30g，金钱草30g，生薏苡仁30g，玉米须30g，生黄芪30g，半枝莲18g，开金锁18g，生白术15g，黄芩15g，天冬12g，麦冬12g，北沙参12g，五味子9g。14剂。另用蟾蜍肉煎煮后服食，每日1只或隔日1只。

【五诊】 多次复查尿常规，尿蛋白均为阴性，丙氨酸氨基转移酶复查已正常。后因劳累，尿蛋白（±），颗粒管型微量，上方去五味子，加苍耳子15g，改生黄芪60g。并嘱其注意劳逸结合。

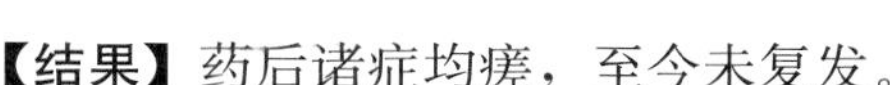

【结果】药后诸症均瘥，至今未复发。

【按】此案裘老先以黄芪合四君子汤为主方以健脾化湿，加猪苓、生薏苡仁、玉米须、土茯苓以增强化湿利尿之功，生地黄、漏芦、蒲公英清热凉血，并用淫羊藿、补骨脂、黄柏、通关丸既可补肾壮阳、祛风化湿，又可利尿消肿。但服药14剂，症状未见好转，裘老考虑系湿毒热邪较盛，因此选用了大量的清热解毒、化湿利尿的药物，如半枝莲、白花蛇舌草、石见穿、金钱草、开金锁、虎杖、玉米须、黄柏、龙胆等，其中大多数药物具有利尿消肿作用；同时加用补气养阴的黄芪、白术、天冬、麦冬；最后加用疏肝气、化癥结之木香及温中健脾、兼祛肾胃之寒的茴香，药后患者蛋白尿明显减少，丙氨酸氨基转移酶也明显降低，但浮肿及腰酸未改善，故去黄柏、龙胆苦寒败胃之品，以改善药味的苦涩而增加食欲，同时又用黄芪、白术、玉米须煎汤代茶，频频饮用。故药后水肿及蛋白尿、丙氨酸氨基转移酶均恢复正常，患者持续服用3个月，后因肝功能反复，再投四诊方，方中仍以清热解毒化湿，佐以益气健脾利水、养阴益气等为主。裘老还配合用蟾蜍肉食用，取其清热解毒、开窍止痛之功，故收佳效。

参考文献

王庆其，李孝刚，邹纯朴，等．国医大师裘沛然之诊籍（十二）[J]．浙江中医杂志，2012，47（1）：20-21

2. 脾气亏虚、湿热内蕴、瘀血阻络案（路志正医案）

患者，男，42岁。

【初诊】2008年11月19日。

［主诉］双下肢凹陷性水肿6个月。

［临床表现］自述今年6月发现双膝至踝部出现凹陷性水肿，睡觉后减轻，在某医院检查心、肝、肾未见明显异常，服过中药未见好转，每当喝酒后出现腿胀，水肿明显。观其形态偏胖。刻下见双下肢水肿，距小腿部不肿，平时怕热，汗多，汗后又怕风怕冷，纳眠可，小便黄，大便可。11月13日在我院门诊检查发现尿酸、载脂蛋白、总胆固醇、LDL升高，CEA 6.26，B超示胆囊息肉多发，双下肢深静脉瓣功能不全，尿常规（一）。既往有腰椎间盘突出史，饮酒多。舌边尖红、苔薄白。脉沉细小弦。

［诊断］水肿，证属脾气亏虚，湿热内蕴，瘀血阻络。

［治法］清化湿热，佐以和血。

［方药］防己黄芪汤合四妙丸加减：生黄芪20g，防风12g，防己15g，萆薢15g，土茯苓30g，苦杏仁（炒）9g，薏苡仁（炒）30g，青风

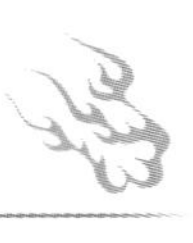

藤 15g，忍冬藤 18g，苍术（炒）12g，黄柏 10g，川牛膝 12g，益母草 15g，泽泻 12g，虎杖 15g，莱菔子（炒）15g。14 剂。水煎服。

嘱清淡饮食，忌肥甘厚味，适寒温，怡情志。

【结果】药后来诊诉下肢水肿已减大半，小便量多，身轻无不适。遂继服原方 14 剂以固疗效，注意以后饮食起居调摄，随访至今未犯。

【按】患者平素嗜好饮酒，酒家素体多湿热内蕴，中焦脾胃为营卫气血生化之源，湿热蕴脾，阻碍中焦气机升降，影响脾胃纳运，营卫不和，开阖失司，故而汗出多，卫气失以温煦，故而汗出后又怕风怕冷。湿热阻滞于中，阻碍水液气化，输布障碍，聚集于下肢，形成水肿。气虚无力推动血行，湿浊内阻于中，热毒煎熬津液，瘀血内停。此案脾气亏虚，湿热内蕴，瘀血阻络，虚实夹杂，病情复杂，实为难治。肺、脾、肾三脏与水液气化输布密切相关，宜宣上、畅中、渗下。防己黄芪汤健脾利水，方出自《金匮要略》，“风湿，脉浮，身重，汗出，恶风者，防己黄芪汤主之”，“风水，脉浮身重，汗出恶风者，防己黄芪汤主之”。四妙丸清热活血、健脾利水，方出自《成方便读》，原治疗肝肾不足，湿热下注之痿证。防己黄芪汤适用于体态偏胖而有水肿的患者，可以为下肢水肿，亦可以为头面部。湿热内蕴体质之人多面色浑浊，汗多，口渴，湿热在上多头目昏蒙，或头重如裹，五官不明。湿热阻于中，多影响中焦脾胃气机的升降和运化出现痞满、呃逆、腹胀，纳差。湿热在下多出现小便黄，或小便不利，大便黏腻不爽。湿热蕴于内，气机不能外达，营卫不周，可出现怕风怕冷之象。湿与热相合如油裹面，顽固难驱，缠绵难愈，湿热常常阻碍脾胃健运，气机升降失常。裘老用生黄芪、薏苡仁健脾益气，利水消肿；苍术燥湿健脾；防风升脾阳，使气机上达；莱菔子降胃阴，使气机下行；苦杏仁宣发上焦气机，气机升降相因，湿从小便而去，使邪有出路，为疗湿的重要法门；以防己、萆薢、土茯苓、黄柏、泽泻清热利湿，利尿消肿；牛膝、益母草、虎杖活血祛瘀，通经活络；二藤通络止痛。全方以中焦脾胃为主，宣上、畅中、渗下，使中焦脾胃健运，气机畅达，邪有出路，水肿得瘥。

参考文献

杜辉，黄梦媛，陈祎，等. 路志正教授“持中央、调升降”辨治水肿［J］. 中华中医药学刊，2011，29（4）：698－699

3. 脾肾阳虚、水湿停运案（颜正华医案）

患者，女，46 岁。

【初诊】2000 年 4 月 20 日。

［主诉］水肿3个月。

［临床表现］全身水肿、下肢尤甚，下午及晚上加重，腰酸痛，足跟痛，尿量减少，脱发，心悸，胸闷气促，面青唇紫，纳少，眠差，大便不爽、2～3日1行。舌暗苔薄白有齿痕、舌下青紫，脉沉细滑。末次月经日期：4月12日，此次月经提前10日，量少色暗，有痛经史。

［诊断］水肿，证属脾肾阳虚，水湿停运。

［治法］健脾温肾，利水渗湿。

［方药］党参15g，生黄芪18g，生白术12g，防己10g，茯苓30g，酸枣仁（炒）15g，远志10g，当归15g，薏苡仁15g，泽泻12g，冬葵子15g，丹参15g。7剂，水煎服，1日1剂。

【二诊】4月27日。患者服上方7剂后，症状明显改善。现全身水肿减轻，纳可，眠安，二便调。舌质暗、边有齿痕、苔薄白、舌下青紫，脉沉细滑。守上方改薏苡仁30g，7剂，水煎服，1日1剂。

【结果】患者服药后，水肿症状消失，随访半年未复发。

【按】此案中阳不振，健运失司，气不化水，以致下焦水邪泛滥，故全身水肿，下肢尤甚。水气上凌心肺，故见心悸、胸闷、气促。腰为肾之府，肾虚而水气内盛，故腰酸痛。肾与膀胱相表里，肾阳不足，膀胱气化不行，故尿量减少。舌质暗，舌下青紫显示体内水血互结，瘀血凝滞。其治疗宜以健脾温肾、利水渗湿为基本治法，以防己黄芪汤为基本方加减。方中党参、生黄芪、白术均为常用补气药，且黄芪、白术兼有利水之功，三药合用共奏补气行水消肿之功；茯苓、防己、泽泻、冬葵子利水消肿；酸枣仁、远志养心安神；当归、丹参养血活血。诸药合用，证症结合，以求药到病除之效。二诊时，患者水肿症状已得到了改善，故在守方的基础上加大了薏苡仁的量，以求健脾渗湿而速消水肿，收到良好治疗效果。

参考文献

吴嘉瑞，张冰．国医大师颜正华诊疗水肿辨证思路与典型医案探析［J］．中华中医药杂志，2012，27（11）：2851-2853

急性肾炎（2案）

1. 风热犯肺、肺气失宣案（任继学医案）

患者，男，11岁。

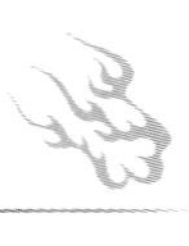

【初诊】1975年9月16日。

［主诉］咽痛2周，面部浮肿3日。

［临床表现］患者于2周前发热、咽喉肿痛，经治疗后热退，但仍感咽痛，3日前面部出现水肿，尿色红而来就诊。舌质偏红、舌苔薄白，脉浮滑。检查：血压150/106mmHg，咽部充血明显。尿常规：蛋白（＋＋＋），红细胞（＋＋）/HP。

［诊断］西医诊断：急性肾炎。中医诊断：水肿（风水），证属风热犯肺，肺气失宣。

［治法］疏风清热，宣肺利水。

［方药］麻黄（水炙）5g，生白术9g，生石膏（先煎）15g，甘草（水炙）3g，忍冬藤30g，连翘12g，白茅根30g，浮萍9g，桑白皮（水炙）15g。10剂，水煎服，日2次。

【二诊】11月9日。浮肿轻减，咽痛消失。舌苔薄白，脉濡滑。血压130/90mmHg，尿常规：蛋白（＋）、红细胞（＋）/HP。上方去麻黄、生石膏，加小蓟15g，石韦15g，大蓟根30g，薏苡仁根30g。15剂。

【三诊】12月14日。诸症尚平。脉细，苔薄。血压110/70mmHg，尿常规：蛋白（＋）、红细胞2～3/HP。前法加减。药用太子参15g，白术（炒）9g，山药9g，甘草（水炙）3g，忍冬藤30g，连翘12g，白茅根30g，桑白皮（水炙）15g，小蓟15g，续断（炒）15g，大蓟根30g，薏苡仁根30g，石韦15g。15剂。

【结果】随访2年，症情稳定无反复，而获全愈。

【按】此例急性肾炎患者，根据其临床表现，属于中医的水肿、风水范畴。其发病多六淫外邪，或皮肤疾病内侵所致。此例为风邪挟热外袭，内舍于肺，肺之宣发和肃降功能失调，不能通调水道，下输膀胱，风水相搏，风遏水泛，而成水肿。治疗当以清利为主，即使在疾病恢复期见到一些虚象，也只可平补为宜，切忌温热滋腻峻补。

参考文献

任玺洁．任继学临床遣方用药经验举隅［J］．中医杂志，2004，45（6）：22－28

2. 脾虚湿盛案（颜正华医案）

患者，女，51岁。

【初诊】2000年2月14日。

［主诉］全身水肿20日。

［临床表现］20日前无明显诱因的情况下出现晨起颜面及眼睑水肿，后出现全身水肿。现全身水肿、双下肢尤甚，尿量减少、色黄，口干不欲饮，干咳无痰，动则喘，腰酸，便干、日1行，纳呆，眠差。2月10日

尿常规示：尿蛋白（＋＋＋）。舌质红苔微黄、舌下青紫，脉弦滑。有糖尿病病史。

［诊断］西医诊断：急性肾小球肾炎。中医诊断：水肿，证属脾虚湿盛。

［治法］补气利水。

［方药］生黄芪 30g，防己 10g，桑白皮 15g，茯苓皮 30g，大腹皮 12g，陈皮 10g，冬瓜皮 30g，葶苈子 10g，赤小豆 30g，麦冬 10g，丹参 30g，益母草 30g。7 剂，水煎服，日 1 剂。

【二诊】2 月 21 日。患者服上方 7 剂后，诸症缓解。上方去冬瓜皮，加泽兰 12g，泽泻 12g，7 剂，水煎服，日 1 剂。

【结果】患者服上方 7 剂后双下肢水肿基本消失。

【按】此案证属气虚水泛之水肿。气虚无以输布体内津液，而致水邪内停，泛溢肌肤，则全身水肿。脾气虚，健运失司，气不化水，以致下焦水邪泛滥，故下肢尤甚。腰为肾之府，肾气虚而水气内盛，故腰酸痛。肾与膀胱相表里，肾阳不足，膀胱气化不行，故尿量减少。肺肾气虚，肾不纳气，气不归元，则动则喘。其治疗宜以补气利水为主，以防己黄芪汤加五皮饮为基本方加减。方中生黄芪补气；防己、桑白皮、茯苓皮、大腹皮、陈皮、冬瓜皮、葶苈子、赤小豆、益母草行气利水消肿；麦冬养阴，以防利水太过而伤及津液；丹参养血活血。诸药合用，证症结合，以求药到病除之效。二诊时，患者病情得到了很好的控制，为巩固疗效，在守方的基础上加泽兰、泽泻等利水消肿。经过近 14 剂的治疗，水肿全消，收到了很好的临床疗效。

参考文献

吴嘉瑞，张冰. 国医大师颜正华诊疗水肿辨证思路与典型医案探析［J］. 中华中医药杂志，2012，27（11）：2851－2853

慢性肾炎（3 案）

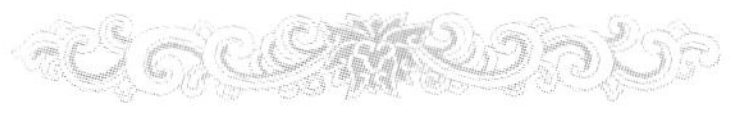

1. 湿热下注、伤及气阴、肺肾同病案（周仲瑛医案）

患者，女，12 岁。

【初诊】2000 年 6 月 5 日。

［主诉］颜面及下肢水肿 3 个月。

［临床表现］患者于 2000 年 3 月初，因颜面双下肢水肿就诊某医院确诊为：肾小球肾炎、肾病综合征。尿检：蛋白（＋＋＋＋）和隐血（＋＋

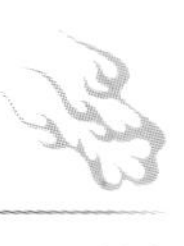

＋）呈持续状态。来诊时仍服用泼尼松 60g/d。查体：神志清楚，颜面及双下肢凹陷性水肿，咽红，乳蛾肿大，满月脸，稍咳无痰，双肺呼吸音粗，可闻及散在性湿性啰音。尿少，大便日行 2 次。舌质偏红、苔薄黄，脉滑。

［诊断］西医诊断：慢性肾炎。中医诊断：证属湿热下注，日久伤及气阴，肺肾同病。

［治法］养阴益气，清热利湿，佐以利水消肿。

［方药］南沙参 12g，北沙参 12g，麦冬 10g，玄参 10g，生地黄 12g，大黄炭 6g，大蓟 15g，石韦 15g，鹿衔草 15g，六月雪 20g，黄柏 10g，白茅根 15g，金樱子 15g，雷公藤 5g，生黄芪 15g。7 剂，水煎服，日 2 次。

【二诊】 6 月 12 日。患者水肿减轻，大便日行 1 次，尿黄量多，微混有泡沫，每日约 2000mL。伴口干，舌质红苔薄黄，脉滑数。尿常规检查示：蛋白（＋），隐血（＋）。守上方改生地黄 15g，加知母 10g，7 剂，水煎服，每日 2 次。

【结果】 上方再续 7 剂后，每 7 日复诊 1 次，均在原方基础上随症加减，并逐步将泼尼松按每 2 周以 10％量递减并规范使用。复诊时，尿、血压均正常。随访 1 年未见复发。

【按】 此案患儿年幼，形体未充，本为阴虚阳亢之体，复受下焦湿热煎熬，加之在治疗过程中，用西药泼尼松助阳化热，使内热更甚，阴精更伤，肺肾阴虚日甚，单纯运用西药更难以奏效。周老所拟方中，以南沙参、北沙参、麦冬、生地黄、玄参大补阴液，滋养肺肾，以治其本；黄柏、知母清热泻火，石韦、大蓟、白茅根、六月雪、益母草、雷公藤清利下焦湿热，凉血止血，以治其标；黄芪益气升清，护正固卫；金樱子、鹿衔草固摄止遗，以辅其功。综观全方，组方严谨，标本同治，体现了金水相生，肺肾同治治疗本病的原则。

参考文献

尹振祥，郭立中，金妙文. 周仲瑛肺肾同治法治疗肾小球肾炎的经验［J]. 湖北中医杂志，2009，31（11）：30－31

2. 肺中燥热、肾阳不足、上热下寒、气化不利案（张琪医案）

患者，男，30 岁。

【初诊】 1989 年 5 月 29 日。

［主诉］水肿尿少反复 2 年余。

［临床表现］患慢性肾小球肾炎 2 年余，近日病情加重。周身水肿，尿少，尿量 400mL/24h，腰酸乏力，下肢冷，口干，时有咽痛。舌质红

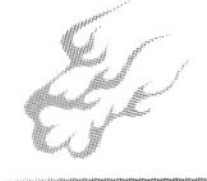

苔白，脉滑无力。尿检蛋白（++），曾服泼尼松及利尿药，未见疗效。

［诊断］西医诊断：慢性肾炎。中医诊断：水肿，证属肺中燥热，肾阳不足，上热下寒，气化不利。

［治法］清上温下利湿。

［方药］瓜蒌瞿麦丸加减：天花粉20g，瞿麦20g，附子15g，山药20g，茯苓15g，泽泻20g，熟地黄20g，黄芪30g，蒲公英30g，甘草15g。12剂，水煎服，每日2次。

【二诊】6月14日。共服上方12剂，尿量增至2000mL/24h，水肿消，余症明显好转，尿蛋白（++）。略乏力，纳呆。舌质淡红，脉滑。遂改用健脾益气利湿热之剂调治。

【按】慢性肾病病程较长，病根沉痼，临床表现差别很大，轻者可无明显症状，重者表现为高度水肿、高血压、肉眼血尿、大量蛋白尿等，甚则危及生命。其病变范围广，常涉及肺、脾、肾、三焦等不同脏腑，且多迭经中西药治疗，每呈虚实并见、寒热错杂之势。此案亦以标实为主，张老拟急则治标，顾护脾胃，认为慢性肾病急性发作，见周身水肿（或有胸腹腔积液）、尿少等症。在辨证利水消肿的同时，即使无脾胃症状，常于大剂利水剂中伍以黄芪、党参、茯苓、白术等健脾益气之品，以利水祛邪而不伤正，调中扶正而不碍邪为度。

参考文献

曹洪欣. 张琪从脾胃论治慢性肾病的经验［J］. 云南中医杂志，1994，15（6）：13－14

3. 脾虚肾亏、湿浊壅盛、蕴久化热案（裘沛然医案）

患者，男，21岁。

【初诊】

［主诉］蛋白尿、水肿、腰酸反复发作2月余。

［临床表现］患者经常易患感冒，乏力身软。今年初感冒发热，2日后热退，但逐渐出现面目水肿，足肿。在外院就诊，发现尿蛋白（+++），伴有少量颗粒管型；肝功能检查示：ALT 150IU/L。用各种中西药物治疗效果欠佳，经人介绍转诊于裘老。症见面色白无华，面浮足肿，按之没指，小溲黄赤短少，舌质淡红苔薄白，脉濡细。

［诊断］水肿，证属脾虚肾亏，湿浊壅盛，蕴久化热。

［治法］健脾温肾，清热化湿。

［方药］生黄芪18g，生白术15g，党参15g，猪苓15g，茯苓15g，生地黄18g，淫羊藿15g，补骨脂15g，漏芦12g，蒲公英30g，土茯苓30g，黄柏12g，玉米须30g，生薏苡仁15g，滋肾通关丸（分吞）9g。14

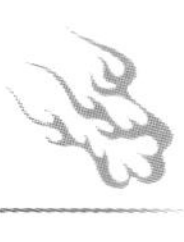

剂，水煎服。

【二诊】服药后症情无明显变化。药用白花蛇舌草 30g，半枝莲 18g，石见穿 18g，金钱草 30g，生薏苡仁 30g，虎杖 15g，开金锁 18g，天冬 12g，麦冬 12g，生白术 15g，玉米须 30g，生黄芪 30g，黄柏 12g，木香 9g，小茴香 9g，龙胆 12g。14 剂。

【三诊】尿蛋白（+），颗粒管型未见，ALT 100IU/L。仍有腰酸、面浮、足肿。再拟上方去黄柏、龙胆，7 剂。并另处一方：生黄芪 30g，生白术 30g，玉米须 30g。煎汤代茶，7 剂。

【四诊】服药后面浮已除，足肿明显消退。嘱前方连服 3 个月。嗣后复查尿蛋白微量。平素易患感冒亦明显好转，惟肝功能 ALT 指标时高时低，时有反复。再处一方：白花蛇舌草 30g，半枝莲 18g，金钱草 30g，生薏苡仁 30g，开金锁 18g，天冬 12g，麦冬 12g，生白术 15g，玉米须 30g，生黄芪 30g，黄芩 15g，北沙参 12g，五味子 9g。14 剂。另嘱食用蟾蜍肉，用水将其煮烂，每日或隔日食用 1 只蟾蜍。

【五诊】经上法连续服药 2 个月，经多次尿常规复查，蛋白均为阴性，颗粒管型微量，肝功能 2 次复查 ALT 均在正常范围。再予第四诊方去五味子，加苍耳子 15g，生黄芪改为 60g，并嘱其恢复工作后劳逸适当。

【结果】以后每年均随访，未见复发，健康良好。

【按】此案初诊时，患者面色无华，面浮足肿，故先投黄芪合四君子汤为主方以健脾化湿，并加猪苓、生薏苡仁、玉米须利尿化湿以退肿，再以生地黄、漏芦、蒲公英清热凉血，并用淫羊藿、补骨脂、黄柏、滋肾通关丸等以补肾利水消肿。后虑其肝功能异常，小溲黄赤短少，湿毒热邪较盛，而加用白花蛇舌草、半枝莲、石见穿、金钱草、开金锁、虎杖、玉米须、黄柏、龙胆等，多为清热解毒、利尿退肿之剂；方中用黄芪、白术、天冬、麦冬益气养阴以扶正，并加木香、小茴香，意在理气助运化湿。第三诊方中去清热泻火之黄柏、龙胆，而加用黄芪、白术、玉米须煎汤代茶，重在益气化湿退肿。值得一提的是，嘱患者煮服蟾蜍肉，重在清热解毒化浊，这对消除湿浊，恢复肾功能有一定辅助作用。最终服药半年余而康复。

参考文献

裘端常. 裘沛然临证验案举隅［J］. 上海中医药杂志，2008，42（3）：4-5

肾病综合征（1案）

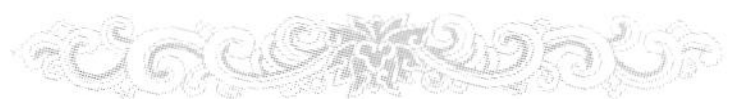

脾肾两虚、气不化湿案（周仲瑛医案）

患者，男，49岁。

【初诊】2010年10月22日。

［主诉］蛋白尿反复发作4年余。

［临床表现］4年前患肾病综合征，激素治疗控制，尿蛋白持续阳性，目前尿蛋白（+），尿沫较多，大便正常，食纳知味。舌质偏红苔黄，脉细滑。

［诊断］肾水，证属脾肾两虚，气不化湿。

［治法］健脾利湿，补肾涩精。

［方药］党参12g，生黄芪15g，苍术（炒）6g，白术（炒）10g，猪苓12g，茯苓12g，泽泻10g，淫羊藿10g，菟丝子10g，生薏苡仁15g，土茯苓20g，六月雪20g，熟地黄10g，山茱萸10g，黑豆衣10g，金樱子15g。14剂，水煎服。

【二诊】11月26日。下肢水肿不显，腰不酸，舌质红苔黄薄腻，口唇暗，脉细滑。用上方改生黄芪25g，加鬼箭羽15g，水蛭（炙）3g。30剂，水煎服。

【三诊】2011年1月7日。尿检：蛋白（+）。无自觉不适，尿沫稍多，舌质红中裂、苔黄薄腻，脉小滑。用一诊方去淫羊藿、熟地黄，加生地黄12g，覆盆子12g，芡实12g，黄柏9g，知母9g，鬼箭羽15g，水蛭（炙）3g。30剂，水煎服。

【四诊】4月15日。复查尿常规隐血（±），蛋白（±），红细胞60.7μL。尿沫不重，下肢浮肿稍轻，大便正常，食纳知味。舌质红中裂苔黄，脉小滑。辨证为脾肾两虚，气不化湿，久病络瘀。药用党参15g，生黄芪25g，白术（炒）12g，猪苓12g，茯苓12g，泽兰10g，泽泻10g，生薏苡仁15g，土茯苓25g，六月雪20g，生地黄10g，山茱萸10g，金樱子15g，覆盆子12g，鬼箭羽15g，水蛭（炙）3g，地锦草15g，墨旱莲12g，大蓟20g。30剂，水煎服。

【五诊】5月13日。劳累过度后腿足轻度水肿，尿有泡沫。舌苔黄薄腻质红，脉濡滑。用四诊方加黄柏6g，知母6g，龟甲（炙）10g，玉米须20g。21剂，水煎服。

【六诊】6月10日。生化：三酰甘油4.12mmol/L，高密度脂蛋白

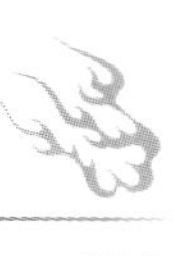

0.88mmol/L。尿常规：尿蛋白（—），尿隐血（—）。近来下肢浮肿基本消退，尿沫减少，食量知味。舌质红中裂苔薄黄腻，脉小滑。守法巩固，用五诊方改黄柏9g，知母9g。28剂，水煎服。

【按】周老认为，蛋白尿是脾肾亏虚，肾失封藏，脾不摄精，精微下泄所致，并可兼夹水湿、火热、瘀血证候。并且指出，新发之病标实以湿热多见，病久湿热、瘀血并见。湿热、瘀血相互胶结，加重了脏腑功能的失调，脾肾更亏，形成恶性循环，终使蛋白尿经久难消。此例患者就诊时自觉症状不多，长期尿蛋白阳性，周老从此病的基本病机出发，辨为脾肾两虚，气不化湿，投石探路，以参芪地黄汤合大补阴丸、水陆二仙丹加减而来。用熟地黄质润入肾，古人云其“大补五脏真阴”，“大补真水”；山茱萸补益肝肾，收敛固涩；菟丝子为补阳药中的阴品，淫羊藿为补阳药中的燥烈之品，润燥相济，补而不腻；黄芪、党参、苍术、白术益脾胃之中州，补气燥湿；生薏苡仁、猪苓、茯苓、泽泻淡渗利湿；土茯苓、六月雪清利湿热；黑豆衣补益肝肾，善治虚性水肿。早期在益气的基础上，出现口唇暗加用鬼箭羽、水蛭；随诊中患者舌苔黄薄腻、舌质红中裂，脉小滑，周老认为此为湿热伤阴之端倪，去淫羊藿、熟地黄温热滋腻之品，恐助湿生热，加用生地黄、黄柏、知母养阴清热燥湿；再次复诊周老辨证为脾肾两虚，气不化湿，久病络瘀。以补益脾肾为主，活血化瘀清热燥湿为辅，尿蛋白隐血逐渐转阴。全方补中有泻，以泻助补，患者长期服用而无胃肠不适，故治守原意，续服中药巩固疗效。周老指出此病案之所以取效，全在于抓住了湿热、血瘀这两个病理因素。虽然患者长期蛋白尿，需补益脾肾为主，但湿热、血瘀之机早已暗伏其中，且症状隐匿不典型。湿热不去，瘀血不除，纵使补益脾肾也难收其效。周老观其“口唇紫”，断其为瘀象；察其“舌苔黄腻舌质红中裂，脉小滑”，推其有湿热，亦佐证了湿热、血瘀为肾病蛋白尿病机演变过程中的重要病理因素。

参考文献

贾晓玮，李英英，李安娜，等. 周仲瑛教授辨治肾病蛋白尿验案一则 [J]. 中国中西医结合肾病杂志，2012，13 (1)：4-5

弥漫性系膜增生性肾小球肾炎（1案）

肾阴亏虚、下焦不固案（裴沛然医案）

患者，女，25岁。

【初诊】 2004年8月26日。

［主诉］蛋白尿反复发作多年。

［临床表现］患者弥漫性系膜增生性肾小球肾炎4个月。刻下症见腰痛，面色晦暗，下肢水肿，神疲乏力，偶有眩晕，经常耳鸣，小便泡沫量多。舌质暗灰、苔薄，脉濡。实验室检查：24小时尿蛋白4.8g/24h。

［诊断］肾水，证属肾阴亏虚，下焦不固。

［治法］补肾益气健脾，淡渗利湿。

［方药］生黄芪30g，当归18g，生地黄24g，熟地黄24g，黄连9g，黄芩18g，黄柏15g，牡蛎30g，泽泻15g，龟甲（炙）18g，补骨脂18g，白薇15g，漏芦15g。14剂。煎服，1日1剂。

【二诊】 10月3日。上方加减调治月余，症情渐有好转，面色转华，眩晕、耳鸣消失，脉舌同前。24小时尿蛋白：1.9g/24h。药用黄芪45g，羌活20g，白术20g，黄连9g，牡蛎40g，泽泻15g，黑豆20g，龟甲（炙）20g，黄柏18g，淫羊藿18g。28剂。

【三诊】 11月4日。患者腰痛明显减轻，面色转润，浮肿减轻，自觉精神转佳。24小时尿蛋白：1.5g/24h。上方加山楂（炒焦）15g，神曲（炒焦）15g，玉米须15g。继服28剂。

【结果】 上法加减调治半年余，诸症平稳，精神较佳，面色红润，24小时尿蛋白：1.2g/24h。

【按】 该患者发现症状及明确诊断时正读大学，急求救于裘老，拟当归六黄汤加淡渗利水药治之，效果较好。24小时蛋白尿由最初的4.8g/24h下降到1.2g/24h，尿蛋白由（＋＋＋）降到（＋）。以后又经1年多诊治，尿蛋白为阴性，24小时尿蛋白多在正常范围，感冒之后，或过于劳累，会出现蛋白尿。其间虽有反复，但经裘老诊治症情逐渐减轻、稳定。该患者病情初期较重，病机错综复杂，给治疗增加了难度。裘老用药灵活变通，药随症变，加减以金樱子、芡实、泽泻、黑豆利涩同用以止蛋白尿，山药、淫羊藿、女贞子等补肾健脾，先后天兼顾，而主方则根据肾阴亏虚，阴不制阳之病机，施以补泄并用，疗效满意。

参考文献

邹纯朴，梁尚华．裘沛然治疗慢性肾病验案3则［J］．上海中医药杂志，2009，43（2）：3-4

肾小球节段硬化性病变（1案）

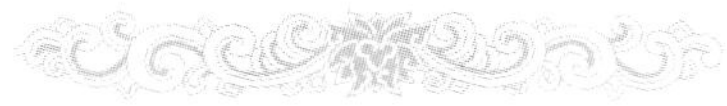

邪热迫血妄行案（裘沛然医案）

患者，女，36岁。

【初诊】2005年8月25日。

［主诉］血尿反复发作5年。

［临床表现］慢性肾病5年，经上海某三甲医院病理诊断为“肾小球节段硬化性病变”。现患者腰酸痛，神疲乏力，偶有吐酸。舌质暗红、苔白腻，脉细。尿常规示：尿蛋白（++），红细胞（+++）。

［诊断］血证（尿血），证属邪热迫血妄行。

［治法］清热凉血止血为主，兼扶脾肾，利湿化浊。

［方药］黄芪35g，牡蛎30g，泽泻15g，莪术18g，知母15g，黄柏15g，西红花1g，海金沙（包）15g，生蒲黄（包）15g，生地黄30g，生槐花（包）15g，大蓟15g，小蓟15g，夏枯草15g，土茯苓30g，土牛膝30g。28剂，水煎服，1日1剂。

【二诊】复查尿常规：尿蛋白（+），红细胞5～6/HP，白细胞2～3/HP。腰酸略有减轻，余症减而未除。药证合拍，前方续进。

【结果】病情明显减轻，后长期治疗，尿红细胞仅少量存在，肾功能基本正常。

【按】此案从化验检测来分析，为长期尿血，辨证为邪热迫血妄行，因此急则治其标。方中用大蓟、小蓟、生槐花凉血止血，蒲黄、西红花化瘀止血，莪术活血化瘀，黄芪、生地黄补益脾肾，土茯苓、泽泻、牡蛎等利水退肿，知母、黄柏、海金沙、夏枯草、土牛膝清泄热毒。全方以清热凉血止血为主，兼扶脾肾，利湿化浊收功。

参考文献

邹纯朴，梁尚华．裘沛然治疗慢性肾病验案3则［J］．上海中医药杂志，2009，43（2）：3-4

微小病变肾病（1案）

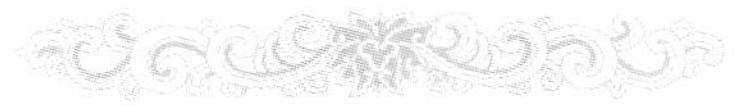

肾虚、气阴不足案（邓铁涛医案）

患者，46岁，美籍华人。

【初诊】 1997年5月20日在加拿大温哥华就诊。

［主诉］确诊微小病变性肾病9年。

［临床表现］患者于9年前在美国医院诊断为微小病变性肾病。症见水肿兼尿有蛋白，一直用激素治疗，用量随病情轻重而增减。如此反复9年，不能根治。诊见面色少华，无任何不适，脚微肿，舌体瘦嫩、有齿印、苔薄白，脉细尺弱。

［诊断］证属肾虚、气阴不足。

［治法］益气补肾。

［方药］鳖甲（先煎）30g，玉米须30g，西洋参（另炖兑服）9g，牡丹皮9g，生地黄12g，熟地黄12g，山茱萸12g，太子参15g，薏苡仁15g，山药24g，茯苓皮24g。嘱其脚肿消后，以茯苓12g易茯苓皮，并嘱其逐步减少激素用量。

【结果】 服药1年半，泼尼松减至4mg，3个月后再减至3mg。1999年来电话告知，病已痊愈。

【按】 此例患者远在美国，复诊不易，故一方到底。其间只于脚肿消失时以茯苓易茯苓皮并减其量。此方即六味地黄汤去泽泻，加薏苡仁、鳖甲、玉米须。邓老以薏苡仁配鳖甲，治蛋白尿颇有效验，视之为药对。太子参、西洋参益气培元，合六味地黄汤以治本，玉米须利尿而不伤阴，近人研究，此药能治肾炎水肿，故以为使。

参考文献

邓铁涛. 医案2则［J］. 新中医，2001，33（4）：13

糖尿病肾病（3案）

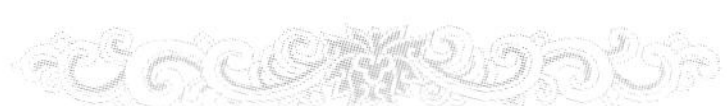

1. 气滞水蓄、三焦气化不通案（张琪医案）

患者，男，42岁。

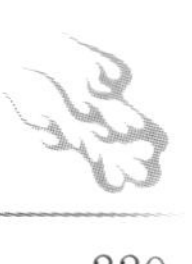

【初诊】2004年5月。

［主诉］水肿反复发作6个月。

［临床表现］有糖尿病病史20余年。反复水肿半年余，加重4个月。患者周身高度水肿，按之没指，身体困重，胸闷气短，难以平卧，腹部膨隆，食少纳呆，口渴，尿少，便秘。舌质淡，舌体胖大、边有齿痕，舌苔白厚，脉沉细。体重较病前增加30kg，血压155/100mmHg，胸腔积液、腹腔积液征（＋），右侧肢体较左侧肿甚，尿蛋白“＋＋”，空腹血糖7.39mmol/L，白蛋白18.7g/L，血肌酐298.1μmol/L，血尿素氮14.85mmol/L。心脏彩超：左心增大，心包积液。眼底检查：双眼糖尿病视网膜病变。西医诊断：糖尿病肾病，慢性肾衰竭（氮质血症期）。经降糖、降压、扩容、抗凝、利尿、改善微循环等中西医结合治疗半月余，疗效不显。

［诊断］水肿，证属气滞水蓄，三焦气化不通。

［治法］软坚行气，攻逐利水。

［方药］海藻30g，牡蛎20g，牵牛子10g，槟榔20g，郁李仁20g，泽泻15g，猪苓20g，茯苓30g，车前子30g，王不留行20g，肉桂10g，枳实15g，厚朴15g，木香10g。1日1剂，水煎分2次服。

【结果】服用40剂后，尿量增至2000～3000mL/24h，水肿基本消退，体重由85kg降至56kg，唯腹部气胀，双下肢轻度水肿。又在原方基础上加减，连服10余剂，水肿尽消。门诊随访病情稳定。

【按】该患者病程日久，病机错综。虽以脾虚为本，但水湿泛滥，大腹水肿，一般健脾利水之药很难取效。其病机之焦点在于气滞水蓄，三焦气化受阻，水湿不得输布，水瘀互结，水肿日见加重，病趋恶化。此时，必须急夺其水为首务，当以软坚开郁、行气利水，辅佐以健脾温阳之剂，方能取效。张老治以软坚化湿、开瘀利水法，适用于水湿壅结三焦所致慢性肾脏病。症见水肿日久不消、周身浮肿、面目肿，重者皮毛出水，手按其肤如泥，喘息口渴，口干咽干，小便不利，大便秘结，脘腹胀满，舌苔白厚，脉象沉或沉滑有力。张老常以此方增减治疗难治性肾病综合征、糖尿病肾病、乙肝相关性肾炎等重度水肿患者，临床均收到显著疗效。此方亦适用于肝硬化腹水及其他疾病出现腹腔积液者。方中海藻为治腹腔积液之要药，《备急千金方》治大腹水肿、气息不通、危在旦夕之大腹千金散即以此药为君；海藻、牡蛎、牵牛子软坚散结、攻逐水饮，治大腹水肿，其效甚佳；槟榔、郁李仁下气利水；泽泻、猪苓、茯苓、车前子清热利水使水从小便而出；水与气同出一源，气滞则水停，气顺则水行，故用木香、枳实、厚朴行气导滞利水；王不留行善于通利血脉，行而不住，走而不守，且有利尿作用，故有活血利尿消肿之功；茯苓、泽泻淡渗健脾利湿，水气除、脾气健，则运化功能复常，水湿得以正常分布，自无停蓄为患之虑；辅以肉桂温肾阳，肾阳充则恢复其开阖功能，小便自利。诸药相伍，消中寓补，邪去正安，水湿除则脾气健。

参考文献

黄彦彬，张佩青，张玉梅，等．张琪辨治泌尿系疾病经验举隅［J］．中国中医药信息杂志，2009，16（7）：84－85

2. 肾虚阴伤、湿热内郁、久病络瘀案（周仲瑛医案）

患者，男，58岁。

【初诊】2005年8月22日。

［主诉］确诊糖尿病12年。

［临床表现］患者1993年8月出现尿频尿急、小便不畅，诊为前列腺增生、尿潴留，同时发现有糖尿病，起初服用优降糖、二甲双胍等控制血糖，2005年5月开始用胰岛素，血糖控制尚可，空腹血糖7.5mmol/L，餐后2小时血糖12.5mmol/L。曾发现尿蛋白阳性、尿素氮偏高，查食管、胃、直肠有慢性炎症。目前形体渐瘦，腿软乏力，口干唇燥，咳嗽痰多，小便不畅，尿黄有沫，大便偏溏，日行3次。舌苔黄腐腻、舌质暗紫、中有裂纹，脉弦。B超示：双肾、输尿管无明显异常。

［诊断］西医诊断：糖尿病（糖尿病肾病）。中医诊断：消渴（肾消），证属肾虚阴伤，湿热内郁，久病络瘀。

［治法］滋肾养阴，化湿清热，活血通络。

［方药］生地黄12g，泽兰12g，泽泻12g，玉米须15g，地骨皮15g，桑白皮15g，山药15g，牡丹皮9g，茯苓10g，南沙参10g，北沙参10g，山茱萸10g，桑叶10g，玄参10g，僵蚕（炙）10g，天花粉10g，黄柏10g，鬼箭羽20g，水蛭（炙）3g，知母6g，苍术（炒）6g。

【二诊】9月12日。二便通畅，但大便不成形，咳嗽隐痛，咯白色块状样痰、量多，口干，咽痛，胃脘嘈杂，腿软无力，背痛。舌苔黄薄腻、舌质暗紫，脉细弦。检查空腹血糖6.7mmol/L，餐后2小时血糖8.6mmol/L，尿素氮8.1mmol/L。用8月22日方加蒲公英15g，麦冬10g，桔梗5g。

【三诊】9月26日。二便通畅，咳嗽痰多，胃脘嘈杂基本缓解，腰酸，腿软乏力。舌质暗红，舌苔薄黄腻，脉小细滑。餐后2小时血糖7.1mmol/L，尿素氮6.5mmol/L。服药4周，湿热、燥热消减，气阴本虚渐复，血糖基本控制，守方再进。用8月22日方去泽泻，改玄参15g，

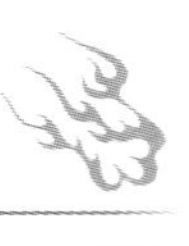

加丹参12g，鸡血藤15g。

【按】 此例见口干唇燥，为阴虚火旺，上炎肺胃伤津；舌有裂纹为阴虚之相，符合消渴“阴虚为本，燥热为标”之基本病理；阴虚燥热，耗伤津血，无以充养肌肉，故形体消瘦；苔黄腐腻，大便偏溏，日行3次，为内有湿热。此案以六味地黄汤（生地黄、山茱萸、山药、牡丹皮、泽泻、茯苓）为主方滋阴固肾。合南北沙参、天花粉、麦冬、知母滋阴润肺，以治燥热；苍术、黄柏、泽兰、玉米须等清中化湿醒脾，以治湿热；鬼箭羽、玄参、水蛭、鸡血藤、丹参凉血活血，化瘀通络，以治瘀热（水蛭仅3g，旨在活血，不在破血）；桑叶、蒲公英、桔梗、桑白皮、地骨皮化痰清热，以治痰热。纵观治疗全过程，用药仅1月余，气阴双补，湿热、燥热、瘀热、痰热同治，咳嗽痰多、尿黄有沫、大便偏溏、腿软乏力、舌苔黄腐腻等症状及血糖、尿素氮等指标明显好转，体现了中医辨证论治的优势。

参考文献

苏克雷，朱垚，郭立中．国医大师周仲瑛治疗糖尿病肾病经验［J］．中华中医药杂志，2012，27（11）：2854－2857

3. 脾肾两虚、湿浊瘀血互结案（张琪医案）

患者，女，52岁。

【初诊】 1997年10月12日。

［主诉］尿少、水肿反复发作1个月。

［临床表现］患者患2型糖尿病10余年，其间不规则服用降糖药。半年前出现腰痛、乏力症状，休息后症状好转。1月前尿少，水肿，纳差腹胀，周身乏力，当地治疗无效来门诊求治。查体见面色㿠白，肢体轻度水肿，脘腹胀闷，不思饮食，口中秽味，大便秘结，3～4日1次，腰膝酸软，夜尿频多，脉沉细。BP 172/90mmHg。尿蛋白（＋＋）～（＋＋＋），Hb 70g/L，BUN 28mmol/L，Cr 489μmol/L，CO_2CP 17mmol/L。

［诊断］西医诊断：糖尿病肾病，慢性肾衰竭，尿毒症早期。中医诊断：虚劳，关格，证属脾肾两虚，湿浊瘀血互结。

［治法］补脾肾以助化源，佐活血化湿浊解毒。

［方药］红参15g，山药15g，淫羊藿15g，桃仁15g，红花15g，赤芍15g，甘草15g，白术20g，何首乌20g，丹参20g，菟丝子20g，黄连10g，草果仁10g，半夏10g，大黄7g。水煎服。

【结果】 服上方14剂，大便1日1次，食欲增进，脘腹胀闷消除，全身较前有力，但仍腰酸痛，夜尿多，但较治疗前大减，脉沉滑。连服上方40剂后，诸症俱除，复查BP 158/86mmHg。尿蛋白（＋），Hb 9.0g/L，

BUN 8.5mmol/L，Cr 224μmol/L，CO_2CP 23 mmol/L。后以该方加减治疗 6 个月后复查：Hb 10.5g/L，BUN 9.6mmol/L，Cr 183μmol/L，CO_2CP 25mmol/L，精神体力俱如常人。

【按】 此案为晚期糖尿病肾病，乃因脾肾两虚，阴阳俱伤，湿毒贮留，瘀血互结，虚实夹杂所致。其治应补泻兼施，必以宜补脾肾，泻湿浊，解毒活血法。补与泻熔于一炉，扶正不留邪，祛邪不伤正。方中红参、白术、山药、甘草合用，益气健脾，助气血生化之源；何首乌、菟丝子、淫羊藿补肾益精养血；黄连、大黄合草果仁、半夏解毒泻热化浊；桃仁、红花、丹参、赤芍活血化瘀。

参考文献

王晓光，王亚丽．张琪教授治疗糖尿病肾病经验［J］．陕西中医，2004，25（12）：1116－1118

狼疮性肾炎（1 案）

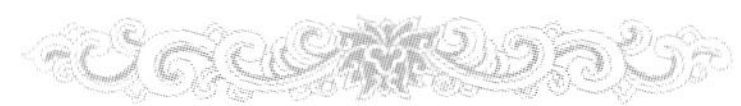

脾肾两虚、水湿内停案（裘沛然医案）

患者，男，22 岁。

【初诊】 1994 年 1 月 23 日。

［主诉］下肢水肿伴经常发热 2 年。

［临床表现］患者因下肢水肿 2 年到我院检查：尿蛋白（＋），少量红细胞，且有经常发热史，经相关检查发现抗核抗体等阳性，血中找到狼疮细胞，诊断为狼疮性肾炎。经用激素等西药治疗，效果不明显。诊见患者反复发热、咽痛，下肢水肿，腰酸膝软，精神疲乏。尿常规检查：蛋白（＋＋＋）～（＋＋＋＋），红细胞、白细胞均少量。舌质红、边有齿印、苔薄白，脉细软带数。

［诊断］水肿，证属脾肾两虚，水湿内停。

［治法］健脾益肾，利水退肿。

［方药］生黄芪 30g，熟地黄 30g，党参 20g，白术（炒）15g，当归 15g，黄柏 15g，墨旱莲 15g，茯苓 12g，甘草（炙）12g，龟甲（炙）18g，鹿角 4.5g，生姜 4.5g，红枣 5 枚。1 日 1 剂，水煎服。

【二诊】 服药 4 周后，腰膝酸软明显减轻，精神大振，下肢水肿稍退，发热感冒次数较前减少。尿常规检查：蛋白（＋＋），红细胞少量。效不更方，续服 14 剂。

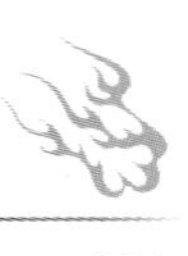

【结果】2周后下肢水肿明显减退，发热亦除，尿常规检查：蛋白（+）。上方再服3个半月，下肢肿消，发热咽痛未作，尿常规：蛋白微量，红细胞、白细胞均消失。

【按】此例患者罹患狼疮性肾炎，且有明显的下肢水肿，大量蛋白尿及反复发热，已达2年，属疑难顽症。裘老在此不用利水、逐水、温阳等消肿常法，独以补脾肾为主，运中焦以散水湿，补水脏以调开合。方中黄芪、党参、白术、茯苓、甘草益气健脾、利水退肿、固表卫外和固摄尿蛋白；熟地黄、龟甲、黄柏、墨旱莲益肾坚阴、止血，且重用熟地黄以补肾水、疗虚损；鹿角益肾温补，又寓阳中求阴之意；当归补血，与黄芪合用，则气血互生；生姜、大枣调营卫、运中焦。此法裘老常用，多获桴鼓之效。

参考文献

王庆其，李孝刚，邹纯朴，等．国医大师裘沛然之诊籍（十二）[J]．浙江中医杂志，2012，47（1）：20－21

紫癜性肾炎（3案）

1. 毒热蕴结、迫血妄行案（张琪医案）

患者，男，15岁。

【初诊】2006年5月7日。

［主诉］皮肤紫癜反复发作3月余。

［临床表现］3个月来患儿皮肤反复出现紫癜，前医诊断为过敏性紫癜。给予激素治疗8日，用药则紫癜消，停药复出。为求中医治疗而来我院，诊断为“紫斑；过敏性紫癜性肾炎”。症见皮肤紫癜，不痒，大便日一行，紫癜出则胃痛，紫癜消则痛止。查其双下肢皮下出血，咽部充血，舌质红、苔薄白，脉滑数。实验室检查：尿常规示：Pr（+）；BLD（+++）；RBC 10～15/HP。

［诊断］血证（紫斑），证属毒热蕴结，迫血妄行。

［治法］清热解毒，凉血止血。

［方药］紫草15g，牡丹皮15g，侧柏叶20g，茜草20g，仙鹤草30g，白茅根30g，生地黄15g，栀子（炒焦）10g，小蓟30g，蒲黄15g，海螵蛸15g，白芍20g，当归15g，桂枝15g，玄参15g，麦冬15g，金银花30g，连翘20g，甘草15g。14剂。水煎700mL，每服100mL，早晚各1

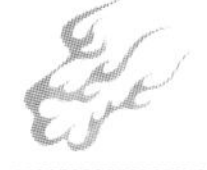

次。嘱其忌海鲜、鸡蛋等，避免外感。

【二诊】服药14剂后，紫癜未出，晨起服药后胃脘不适。舌质红苔薄白，脉滑。尿常规：RBC 10～15/HP；BLD（++），Pr（-）。患者脾气虚，胃中寒，故服寒凉药后胃脘不适。治以健脾温中为主，兼凉血收敛止血，药用白术15g，茯苓15g，砂仁10g，陈皮15g，仙鹤草20g，茜草20g，蒲黄15g，桂枝10g，白芍15g，三七粉10g，小蓟30g，水牛角20g，栀子（炒焦）10g，炮姜10g，藕节15g，地榆炭15g，贯仲炭15g，棕榈炭15g，当归20g，甘草15g。14剂。水煎200mL，每服100mL，早晚各1次。

【三诊】服药14剂后，皮肤紫癜新出3～4日，散在分布，较以前少。舌质红苔薄白，脉滑。尿常规：RBC 24～30/HP；BLD（+++）；Pr（-）；WBC 2～4/HP。此病病程较长，紫癜反复出现，乃气血亏虚，气不摄血，脾不统血，血溢脉外所致。故治拟于清热凉血治标的基础上，益气养血治本，标本同治。方拟小蓟饮子合黄芪建中汤。药用侧柏叶20g，藕节20g，小蓟30g，白茅根30g，生地黄15g，蒲黄20g，栀子（炒焦）15g，仙鹤草30g，地榆20g，牡丹皮15g，黄芪30g，桂枝10g，白芍15g，当归20g，甘草15g。14剂。水煎200mL，每服100mL，早晚各1次。

【四诊】服药14剂后，无明显自觉症状，紫癜未复出，耳根部有红斑、渗出。尿常规：RBC 1～3/HP；BLD（+++）；Pr（-）；WBC 0～1/HP。病情好转，但耳根部有红斑、渗出，表明患者热毒之邪未去，上攻于耳。治拟清热凉血解毒，佐以养血。药用侧柏叶20g，藕节20g，小蓟30g，蒲黄15g，仙鹤草30g，金银花30g，连翘20g，栀子（炒焦）15g，牡丹皮15g，桔梗15g，白芍15g，甘草15g，当归20g，蒲公英20g，天花粉15g。水煎200mL，每服100mL，早晚各1次。

【按】此病属于中医血证中的紫斑、葡萄疫范畴，初期多为血热妄行，属于实证。《济生方·血病门》曰："夫血之妄行也，未有不因热之所发。盖血得热则淖溢，血气俱热。"故治以清热解毒，凉血散瘀。也即叶桂所言："入血就恐耗血动血，直须凉血散血。"叶桂之所以强调"散血"，一方面针对血分证中的热瘀病机，另一方面也为了避免凉血之品过于寒凝有碍血行，导致留瘀之弊。由此案可以看出，毒热蕴结，迫血妄行为发病的关键。毒热迫血妄行，损伤脉络，血溢于脉外，渗于肌肤，则发为皮肤紫癜；毒热循经下侵于肾，损伤脉络，而见尿血；毒热上攻于咽部，则咽部充血；舌质红、苔薄白，脉象滑数，为热盛之象。脉证合参，属实证热证。因此，张老本着治病求本的原则，方中用紫草、牡丹皮、生地黄、侧柏叶、仙鹤草、白茅根、小蓟清热

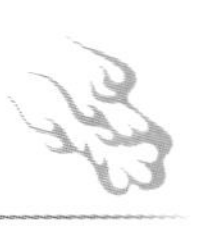

凉血；栀子、金银花、连翘清热解毒；茜草、海螵蛸、蒲黄止血；为防血止留瘀，方中蒲黄、当归、茜草、仙鹤草、白茅根、紫草又具有理血滞、散瘀血之功；热伤津液，故方中又伍以桂枝、白芍、玄参、麦冬、当归、甘草以酸甘化阴，养血生津。如此相伍，则热毒得解，血止瘀散。服药14剂后，患者诸症大减，几近痊愈，唯觉胃脘不适。此乃寒凉药直折病势，中气受伤而致。故张老药随证变，标本同治。治以健脾温中，兼以凉血收敛止血。故方中用白术、茯苓、陈皮健脾；砂仁、炮姜、桂枝、白芍、甘草温中健中；仙鹤草、小蓟、水牛角、栀子清热凉血；茜草、蒲黄、藕节、三七粉止血；地榆炭、贯众炭、棕榈炭收敛止血。随着病情发展，三诊时患者紫癜复出，提示热邪虽退，但余邪未清，属热病后期，耗气损阴，气血亏虚。由于气不摄血，脾不统血，血溢脉外。此时，病变的性质已发生质的变化，由实转虚。故张老改由以治本为主，方用《金匮要略》之黄芪建中汤（黄芪、桂枝、白芍、甘草），功擅益气建中，健脾益胃，辅以养血止血之药调理而愈。

参考文献

刘淑红. 国医大师张琪教授辨治小儿过敏性紫癜验案赏析 [J]. 光明中医，2011，26（2）：212－214

2. 血热内瘀案（张琪医案）

患者，男，8岁。

【初诊】2008年8月。

［主诉］紫癜、血尿反复发作5个月。

［临床表现］2008年3月发现下肢紫癜，初起两腿尤甚，后延及胸背，1周内消失，继而出现肉眼血尿，经中西药治疗未见明显好转，故来门诊求治。尿常规：尿蛋白（＋＋），镜下红细胞满视野。舌质尖红，脉滑有力。

［诊断］血证（肌衄，尿血），证属血热内瘀。

［治法］清热凉血止血。

［方药］桃仁15g，大黄5g，大蓟30g，白茅根30g，侧柏叶20g，生地黄20g，牡丹皮15g，茜草20g，蒲黄15g，黄芩10g，栀子（炒焦）10g，甘草10g。水煎服。

【结果】上方略事加减连服30余剂，症状消失，尿常规转阴，病情痊愈。

【按】此例紫癜性肾炎初起表现为肌衄，继为尿血，据舌质尖红、脉滑有力辨证为血热妄行，病位在肾与膀胱。《素问·气厥论》“胞移

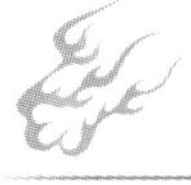

热于膀胱，则癃、溺血”，故以清热凉血为法则。

参考文献

王宇光，张琪．张琪治疗过敏性紫癜性肾炎经验［J］．中医杂志，2011，52（10）：824－825

3. 湿热蕴结、伤及血络案（张琪医案）

患者，男，13 岁。

【初诊】 2010 年 6 月。

［主诉］紫癜、尿血反复发作 3 月余。

［临床表现］患紫癜性肾炎 3 个月余，经中西药治疗效果不佳，现尿蛋白（＋＋），镜下红细胞 30～40/HP，手心热，尿黄赤。舌质尖红、苔白，脉滑有力。

［诊断］血证，证属湿热蕴结，伤及血络。

［治法］泄热凉血止血。

［方药］大黄 7.5g，桃仁 15g，牡丹皮 15g，茜草 20g，小蓟 30g，白茅根 50g，藕节 20g，阿胶（烊化）10g，生地黄 15g，侧柏叶 15g，甘草 10g。水煎服。

【二诊】 服上方 7 剂，略有腹泻，每日 3 次，手心热，脉滑。尿常规：镜下红细胞 2～3/HP，蛋白（＋）。前方大黄改为大黄炭 5g，加白花蛇舌草 30g。

【三诊】 服上方 3 周，尿常规：蛋白转阴，镜下红细胞 4～5/HP。略感腰酸乏力，舌质淡红润，脉缓。改用益气补肾，凉血止血法。药用黄芪 30g，党参 20g，枸杞子 15g，熟地黄 20g，大黄炭 5g，侧柏叶 20g，白茅根 50g，小蓟 30g，白花蛇舌草 30g，阿胶（烊化）10g，甘草 10g。

【结果】 服药 12 剂，诸症消失，尿化验无异常而痊愈。

【按】 该患者初以清热凉血法而见效，之后用少量大黄即出现腹泻，说明脾气有亏虚之象，故后加党参、黄芪益脾气，熟地黄、枸杞子滋肾阴，增强收摄精微之力。

参考文献

王宇光，张琪．张琪治疗过敏性紫癜性肾炎经验［J］．中医杂志，2011，52（10）：824－825

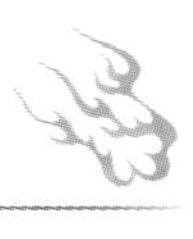

IgA 肾病（3 案）

1. 热迫血行、伤精耗气案（裘沛然医案）

患者，男，7 岁。

【初诊】 2005 年 6 月 30 日。

［主诉］家长代诉：肉眼血尿半月余。

［临床表现］6 月 12 日因肉眼血尿、蛋白尿住院治疗，诊断为 IgA 肾病。经中西医治疗后蛋白尿消失，但仍见肉眼血尿，无腰酸及其他不适。舌质暗红、苔黄，脉细。

［诊断］血证（尿血），证属热迫血行，伤精耗气。

［治法］清热凉血为先，佐以益气健脾补肾。

［方药］生黄芪 30g，牡蛎 30g，泽泻 15g，淫羊藿 15g，龟甲（炙）20g，黄柏 18g，土茯苓 30g，土牛膝 30g，生蒲黄（包）18g，生槐花（包）15g，生地黄 30g，仙鹤草 15g。水煎服，1 日 1 剂。

【二诊】 7 月 14 日。服上方 14 剂后，症减不显，小便泡沫多，见肉眼血尿。查尿蛋白（一）。舌质红、舌苔腻、根厚黄，脉细。以清热凉血、养阴益气为治。方药调整如下：生黄芪 30g，当归 18g，生地黄 24g，熟地黄 24g，黄柏 15g，黄芩 15g，黄连 6g，大蓟 15g，小蓟 15g，生蒲黄（包）18g，土茯苓 30g，土牛膝 30g。水煎服，1 日 1 剂，连服 14 日。

【三诊】 7 月 30 日。肉眼血尿消失，偶有两腿酸软。尿常规示：红细胞 2～4/HP，白细胞 1～3/HP，蛋白（一）。舌质边红、苔薄。上方加麦冬、连翘各 15g。水煎服，1 日 1 剂，再服 14 剂。

【结果】 随访半年，症情稳定。

【按】 该患者初诊时裘老以清热凉血止血、补气健脾之法治之，证治合拍，但症状减轻不明显。裘老认为是凉血之力不足，遂改用当归六黄汤加味，药后效果明显，月余后肉眼血尿消失，至 2006 年 6 月底未见明显反复。当归六黄汤是裘老擅用之方，临床治疗各种疑难杂症，凡见阴虚阳亢、气阴两虚之证者皆喜加减化裁用之。

参考文献

邹纯朴，梁尚华．裘沛然治疗慢性肾病验案 3 则［J］．上海中医药杂志，2009，43（2）：3－4

2. 阴虚血热案（张琪医案）

患者，女，36 岁。

【初诊】2005年1月22日。

［主诉］腰痛、镜下血尿反复发作8个月。

［临床表现］自述8个月前出现明显腰痛，腿膝无力，活动后腰痛加重。曾在北京某医科大学经病理活检确诊为IgA肾病，对症治疗后病情有所减轻。就诊时患者面色苍白，咽部无充血，扁桃体无肿大，心肺听诊未闻及异常，双下肢无浮肿，舌质淡、苔白，脉弱。尿常规示RBC（＋＋＋），Pro（－）。

［诊断］西医诊断：IgA肾病。中医诊断：血证（尿血），证属为阴虚血热。

［治法］滋补肾阴，清热凉血。

［方药］生地黄20g，山茱萸20g，枸杞子20g，续断20g，杜仲20g，泽泻20g，川芎20g，小蓟30g，茜草20g，藕节20g，桑椹20g，桑寄生10g，茯苓20g，白花蛇舌草30g，薏苡仁25g，甘草10g。

【二诊】服上方2个月后，患者腰痛明显减轻，腿膝乏力也有所好转。复查尿常规示RBC（＋），Pro（－）。于上方去川芎、杜仲、茜草、薏苡仁，加党参20g，白茅根30g，小蓟改为20g。

【结果】继服3个月后复查，患者腰痛、腿膝乏力基本好转，复查尿常规示RBC（±），Pro（－）。

【按】此案乃阴虚血热所致。既因肝肾阴虚，失荣于肾之外府，故见腰痛、腿膝无力；又因血分热盛，迫血妄行，故见镜下血尿；且因阴血不足，上不能荣于面、舌，外不能充于脉，故见面色苍白、舌质淡脉弱。其治疗用生地黄、山茱萸、枸杞子、桑椹滋补肝肾，续断、杜仲、桑寄生补肾壮骨，小蓟、藕节凉血止血，茜草化瘀止血，白花蛇舌草清热解毒，泽泻、茯苓、薏苡仁渗湿泄浊，甘草调和诸药。

参考文献

林启展，马育鹏，潘碧琦，等．张琪教授辨治IgA肾病尿血证经验［J］．广州中医药大学学报，2006，23（3）：234－236

3. 气阴两虚案（张琪医案）

患者，28岁。

【初诊】2011年2月。

［主诉］镜下血尿反复发作4个月。

［临床表现］自诉2010年10月于体检中发现尿PRO（＋＋＋），BLD（＋＋＋），行肾活检术，病理诊断为：IgA肾病Ⅲ级。未服用糖皮质激素及细胞毒药物。症见小便色赤，腰酸痛，手足心热，纳呆。舌质红、苔薄白，脉细数。尿液分析：PRO（＋＋），BLD（＋＋＋），RBC

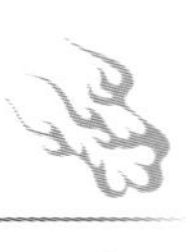

10～15/HP；肾功能：BUN 5.15mmol/L，Cr 136μmol/L。

［诊断］西医诊断：IgA 肾病Ⅲ级。中医诊断：血证（尿血），证属气阴两虚。

［治法］益气养阴止血。

［方药］益气养阴汤（张氏自拟方）加减：黄芪 40g，太子参 20g，麦冬 15g，玄参 15g，石莲子 20g，地骨皮 15g，车前子 15g，茯苓 15g，柴胡 15g，生地黄 20g，山茱萸 20g，金樱子 20g，阿胶 15g，三七 10g，墨旱莲 20g，甘草 15g。水煎，1 日 1 剂。

【二诊】连服 21 剂。小便色赤消失，腰酸减轻。尿液分析：PRO（＋），BLD（＋），RBC 7～8/HP；肾功能：BUN 5.08mmol/L，Cr 101.5μmol/L。上方黄芪加至 50g 益气固表，加血余炭 20g 凉血止血。

【三诊】连服 21 剂，尿色淡黄，尿液分析：PRO（＋），BLD（＋），RBC 1～2/HP；肾功能：Cr 90μmol/L。继服 14 剂。

【结果】观察 6 个月，尿化验 PRO（±），RBC 2～3/HP，肾功能稳定。

【按】IgA 肾病患者一般以素体肾阴虚为本、为先，是发病的中心环节，气阴两虚是发病过程的病变基础和必然结果。血尿的特点是缠绵不愈，反复发作。血乃水谷精微所化生，血尿迁延日久必气虚体弱，精血下泄日久必耗气伤阴，肾病及脾。脾主统血，脾虚失于固摄，脾不统血而血溢脉外。方中黄芪、太子参补气为主，气为血之帅，气能统血，凡是气虚不统之血尿，必须用参芪益气以统摄；血尿日久耗伤阴液，予麦冬、玄参、生地黄、地骨皮、阿胶以清热滋阴；石莲子清热固涩；山茱萸、金樱子补肾固摄；茯苓、车前子淡渗利湿；柴胡、墨旱莲凉血止血；三七化瘀止血；甘草通淋止痛。

参考文献

于卓，李莲花，于梅，等. 张琪教授辨证治疗 IgA 肾病血尿［J］. 实用中医内科杂志，2012，26（2）：12－13

泌尿系感染（5 案）

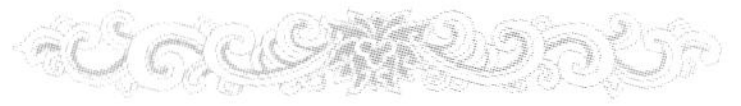

1. 湿热下注、热留伤阴案（路志正医案）

患者，女，39 岁。

【初诊】2006 年 8 月 19 日。

［主诉］尿频、尿急、尿痛反复20余日。

［临床表现］患者在20日前因尿频尿急尿痛，在某医院诊断为“急性膀胱炎”，给予抗感染治疗2周，效果不明显。现腰酸作痛，少腹坠胀隐痛，小便频涩，小便后尿道有灼热感，夜寐不安，心烦性急，头晕，两目干涩，视物昏花，下肢乏力。舌质暗红、苔薄白，脉沉弦小数。尿常规示：白细胞（＋＋）、红细胞（＋）、蛋白质（－），血常规、肾功能、泌尿系B超均未见异常。

［诊断］西医诊断：急性膀胱炎。中医诊断：热淋，证属湿热下注，热留伤阴。

［治法］标证为主，先渗湿清热。

［方药］桑寄生12g，苍术9g，萆薢12g，土茯苓15g，白花蛇舌草15g，连翘12g，龙胆12g，乌药9g，川牛膝9g。6剂，水煎服，日1剂。忌食辛辣食物。

【二诊】8月25日。进上药后尿频、尿急、尿痛，小便后尿道烧灼感均见轻减，腰酸已缓，少腹依然坠胀作痛，下肢较前有力，夜寐不安，两目干涩，视物昏花，干咳无痰，心烦怕热。舌质暗红、苔薄白，脉沉弦小数。治宗前法，佐以清肺。前方去连翘、龙胆以免苦寒化燥伤阴，加枇杷叶12g，苦杏仁9g，芦根24g。6剂。

【三诊】9月1日。进上药后尿频，尿急较前好转，仍夜寐不安，梦多，心烦怕热。舌苔薄白有齿痕，脉沉弦。二诊方去乌药、川牛膝，加首乌藤15g，莲子肉12g，远志12g。10剂。

【四诊】9月12日。小腹坠胀作痛，尿频，腰痛，小便后尿道灼痛，夜寐不安，倦怠，溲黄量多，口干，夜间为甚，须起床饮水。舌质暗、苔薄白，脉细数。现湿热见清，气阴两虚之证显露，治拟养阴利湿，药用太子参9g，玉竹12g，石斛9g，山药12g，杜仲（炒）9g，墨旱莲12g，莲子肉12g，地骨皮9g，猪苓9g，泽泻9g，阿胶（烊化）6g。6剂。

【五诊】9月20日。上述症状明显减轻，尚有咽干，不须起床饮水，舌脉如前，续以前方加减，再予6剂续治。

【结果】服药后症状消失，复查尿常规未见异常。继以麦味地黄丸，每次6g，每日2次，连服10日以巩固疗效。

【按】肾藏精而司五液，与膀胱相表里。肾虚开阖失司，湿热下注州都，膀胱宣化失司，出现小便不畅。对淋证辨证论治，张介宾在《景岳全书·淋浊》中提出“凡热者宜清，涩者宜利，下陷者宜升提，虚者宜补，阳气不固者宜温补命门”的治疗原则。正确掌握标本缓急，在淋证治疗中尤为重要。对虚实夹杂者，又当通补兼施，审其主次缓急，杂合以治。此案虽有尿频、尿急、尿痛、尿后有灼热感等热淋之

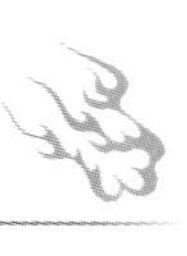

证，尚有腰酸作痛肾虚之候，纵观其证，为本虚标实，循六腑以通为用，治先拟渗湿清热，通利膀胱以治其标，待病情好转，再以养阴益肾以治本，患者服药30剂后以丸剂缓图而收功。

参考文献

张凤云，张凤莲，马学英．路志正教授同病异治尿道感染验案2则［J］．光明中医，2010，25（8）：1342－1343

2. 气阴不足、脾肾两虚、湿热稽留案（路志正医案）

患者，女，44岁。

【初诊】 2006年4月3日。

［主诉］腰痛、尿急反复发作4年，复发20日。

［临床表现］患者于4年前突然出现腰痛，尿急，腹部坠胀，在某医院诊断为“急性肾盂肾炎”，给予抗感染治疗，当时症状缓解，之后上述症状反复发作，每遇外感、受凉、劳累或情绪不佳时诱发。20日前因劳累复发，现症见腰酸，少腹坠胀感，尿急，尿频，尿后余沥不尽，心悸，咽干，烦躁，失眠，手足心烦热，食欲不振，四肢倦，神乏，语声无力，口渴喜饮，畏冷。白带量少，有腥味。舌体胖舌质淡、苔中部白腻，面色少华，脉细弱迟甚。查尿常规示：白细胞（＋）、红细胞（＋）、蛋白质（±）；血常规、肾功能、泌尿系B超均未见异常。

［诊断］西医诊断：慢性肾盂肾炎。中医诊断：劳淋，证属气阴不足，脾肾两虚，湿热稽留。

［治法］益气养阴补肾，健脾利湿。

［方药］沙参15g，石斛9g，麦冬9g，山药12g，生白术9g，土茯苓15g，鸡冠花12g，白芍9g，熟地黄12g，砂仁13g，菟丝子9g，泽泻9g。6剂，水煎服，每日1剂。

【二诊】 4月13日。咽干稍减轻，余症如前，舌脉同上，原方续进7剂。

【三诊】 4月25日。小便较为畅通，仍尿频，尿急，烦躁失眠。舌质红、苔薄白，脉细弱。药用沙参9g，石斛9g，麦冬9g，山药9g，白术9g，山茱萸9g，泽泻9g，远志9g，五味子9g，菟丝子9g，鸡冠花12g。6剂。

【四诊】 5月2日。诉尿频、尿急明显好转，但仍腰酸，神疲乏力，食欲不振，咽干。舌质红、苔白腻，脉细滑。此乃脾肾不足，以三诊方加薏苡仁15g，党参12g，谷芽12g，麦芽12g。6剂。

【五诊】 5月11日。小便通畅，少腹坠胀减轻，胃纳增加，仍有腰酸腰痛，手足心热。舌质红、苔薄白，脉细。以三诊方加薏苡仁再进10剂。

【结果】症状基本消失，复查尿常规未见异常。随访至2010年未再复发。

【按】此案发病日久，湿热下注膀胱，致膀胱气化不利，湿邪久困伤脾，热羁伤及气阴，久病及肾，肾气不足，失其固摄。故虽有膀胱不利的证候，亦表现有明显气阴亏虚，脾肾不足的证候。正如《诸病源候论·诸淋病候》中指出淋证的发病原因："诸淋者，由肾虚而膀胱热故也。"故治以益气养阴补肾，佐以健脾利湿为治则，而不拘于淋证忌补之说。方选无比山药丸之义化裁，药用党参、山药、生白术补气健脾；沙参、石斛、麦冬滋脾阴；熟地黄、山茱萸滋肾阴；菟丝子温阳，宗"善补阴者，必于阳中求阴"，实践证明适时加入补肾助阳药物治疗劳淋，不仅起效迅速，而且远期疗效巩固，复发率低；土茯苓、薏苡仁、泽泻、鸡冠花淡渗利水而不伤阴；谷芽、麦芽顾护脾胃；远志、五味子交通心肾，宁心安神。经辨证施治1个月余，发病4年的顽疾告愈。

参考文献

张凤云，张凤莲，马学英．路志正教授同病异治尿道感染验案2则［J］．光明中医，2010，25（8）：1342－1343

3. 脾虚湿困案（邓铁涛医案）

患者，女，67岁。

【初诊】1999年7月7日。

［主诉］镜下血尿反复发作9个月。

［临床表现］患者于1998年10月尿检查红细胞（＋），白细胞（＋＋），无明显症状。经用抗生素治疗，11月复查尿常规正常。12月24日尿常规红细胞（＋＋＋＋），白细胞（＋），收住院治疗。经B超等检查排除泌尿系结石，诊断为泌尿系感染，经中西药物治疗，1999年1月8日痊愈出院。3月11日查尿常规红细胞（＋），复用抗生素治疗后正常。5月28日因旅途劳累，发热，尿检红细胞（＋＋＋＋），白细胞（＋），又用抗生素治疗而正常。7月6日小便又出现红细胞、白细胞各（＋）。因小便异常，反复发作乃于7月7日来诊。诊见形体稍胖，面色少华，唇稍暗，舌体胖嫩、苔白润，脉沉细。

［诊断］血证（尿血），证属脾虚湿困。

［治法］健脾去湿。

［方药］桑寄生30g，太子参30g，茯苓12g，白术12g，百部12g，白及10g，山药20g，黄芪15g，小叶凤尾草15g，珍珠草15g，甘草6g，大枣3枚。

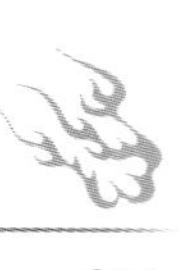

【二诊】药后尿检查正常，继续服药至10月5日。因过度劳累，外加精神刺激等因素，复查尿常规白细胞（+），舌象同前，脉细稍弦。仍守法续进，佐以疏肝理气。药用黄芪30g，桑寄生30g，太子参30g，茯苓15g，白术15g，小叶凤尾草15g，珍珠草15g，百部12g，素馨花10g，三叶人字草20g，山药20g，甘草6g。

【三诊】药后复查小便正常，续服上药巩固疗效。11月1日至15日因感冒、出差停药，尿检查又见白细胞（+）。诊见其面色转华，舌体胖嫩、少苔，脉沉细、尺弱。此正虚邪却，治宜扶正稍为侧重。药用太子参30g，山药30g，桑寄生30g，三叶人字草15g，黄芪15g，茯苓12g，白术12g，百部12g，薏苡仁12g，甘草（炙）6g，鳖甲（先煎）20g，大枣4枚。

【结果】共服60多剂至春节停药。患者于2000年1～3月，每月尿复查2～3次均正常。停药1年，于2000年12月复查尿常规未见异常。

【按】此例患者不仅有湿邪，更兼脾虚，故治疗首用四君子汤以健脾，加山药、桑寄生、大枣以固脾肾，用百部、珍珠草、小叶凤尾草等以祛邪，白及补肺止血，又能治痈疽肿毒，用之既能扶正，又可祛邪。拟第2方时因患者过劳复发，故黄芪倍用，鉴于情绪因素故加素馨花以疏肝，三叶人字草善止泌尿系之出血。拟第3方时因舌嫩、少苔，故加鳖甲以补肝益阴，以薏苡仁易珍珠草、小叶凤尾草，重在扶正气。

参考文献

邓铁涛. 医案2则［J］. 新中医，2001，33（4）：13

4. 肾亏脾弱、湿热留滞案（何任医案）

患者，女，21岁。

【初诊】2005年10月18日。

［主诉］尿频不畅反复发作1年。

［临床表现］患者尿意频仍，排出点滴，不净不畅，腰痛并有下坠感。尿检有红细胞、白细胞、蛋白及隐血。已历一年多，每月发作一两次。发作则去医院输液及用抗生素，数日方愈。不久，略有疲劳又复作，未能根治。面色憔悴，大便偏溏，足微肿，甚感痛苦。舌苔白满，脉弦而虚。

［诊断］淋证，证属肾亏脾弱，湿热留滞。

［治法］益肾渗湿，兼理脾土。

［方药］杜仲10g，续断10g，生地黄20g，茯苓皮30g，泽泻10g，牡丹皮（炒）10g，山药30g，山茱萸10g，芡实20g，薏苡仁20g，黄芪15g，黄芩10g，冬瓜皮30g，白扁豆20g，车前子10g。

【二诊】上方连续服用14剂后，腰痛、尿频、尿急已痊愈。尿检已全

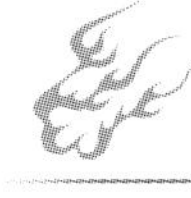

部正常。上方去薏苡仁、黄芪、黄芩、冬瓜皮、白扁豆，续服 14 剂。

【结果】数月后，患者诉药后腰痛、尿频急未曾再复发。

【按】此病例腰痛、尿频、尿急，反复发作年余，每作则以抗生素等药治疗，其本虚标实终不能除。肾虚而脾亦渐虚，宜治其本，故何老以六味地黄丸为主，酌加补肾健脾之品，不单用清利而其症自解。

参考文献

何若苹. 何任临证经验研究：杂病诊治医案举隅［J］. 上海中医药杂志，2006，40（6）：1-2

5. 肾阳不足、脾气失约、膀胱气化不利案（张琪医案）

患者，女，55 岁。

【初诊】2010 年 9 月 6 日。

［主诉］尿频、尿急、尿血反复发作 3 年，复作 2 周。

［临床表现］近 3 年来反复尿路感染 5 次，已使用抗生素 2 周，仍受凉后有小便意，尿频，尿急，小便带血。手指肿胀，手脚凉，有心律不齐病史。脉沉，舌体胖大有齿痕。查尿白细胞满视野，尿隐血（+++），尿蛋白（+），脓细胞（++）。

［诊断］淋证，证属肾阳不足，脾气失约，膀胱气化不利。

［治法］温肾健脾，养阴化湿。

［方药］熟地黄 25g，山茱萸 20g，山药 20g，茯苓 20g，牡丹皮 15g，泽泻 15g，桂枝 15g，附子（制）10g，天花粉 15g，麦冬 15g，桔梗 15g，甘草 15g，小茴香 15g，太子参 15g，黄芪 20g。

【二诊】服用 14 剂后，患者尿频、尿急明显改善，查尿隐血（+），尿白细胞 20/HP，脓细胞未见。继用前方附子改为 15g。

【结果】再 14 剂后加女贞子、墨旱莲各 15g，30 剂。随访诸症痊愈，化验正常。

【按】复发性尿路感染属于劳淋范畴，劳淋的核心病机是本虚标实、虚实夹杂。初期多为湿热毒邪蕴结下焦，致膀胱气化不利；若久则暗耗气阴，阴损及阳，肾阴阳两虚。肾阳不足则膀胱气化失司，易出现尿频、尿急。若脾气失约，则气不摄血，出现血尿。治疗应抓住劳淋的疾病核心病机，温肾健脾以复膀胱气化。故采用桂附地黄丸，加小茴香温肾；太子参、黄芪益气健脾，运化水湿；天花粉、麦冬、桔梗宣肺养阴，益水之上源。全方无一味清热解毒药，不治淋而淋自除。

参考文献

潘峰，郭建文，朱良春，等. 辨治疑难重病应重视核心病机与辨病论治［J］. 中医杂志，2011，52（14）：1173-1176

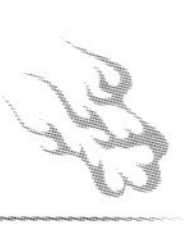

尿道综合征（1案）

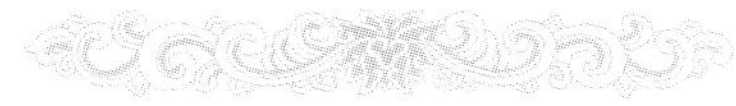

阳气不足案（张琪医案）

患者，女，42岁。

【初诊】2005年6月。

［主诉］尿频、尿痛反复发作10年。

［临床表现］患者20年前新婚期间曾患泌尿系统感染，出现血尿，经及时治疗后痊愈。10年前无明显诱因出现尿频，尿检正常，此后反复多次发作尿频，尿检及尿细菌培养均为阴性，曾到某西医院就诊，诊断为“尿道综合征”，曾给予调节排尿动力的药物口服后，症状反而加重，出现小腹疼痛、尿痛、尿道有抽缩感，并伴有腰痛，眼睑浮肿，排尿无力，尿难出、时有点滴而出。舌质淡红、苔薄白，脉虚数。

［诊断］淋证，证属阳气不足。

［治法］温阳化气，活血通淋。

［方药］桂枝15g，小茴香15g，花椒15g，炮附片10g，泽泻20g，猪苓20g，茯苓20g，白术15g，土茯苓30g，白芍30g，甘草20g，乌药15g，桃仁15g，丹参15g。1日1剂，水煎，分2次服。

【二诊】6月20日。患者服药7剂，排尿难、尿细流好转，腰痛及小腹下坠感减轻，小腹畏寒亦减轻。现有午后发热（体温37.2℃），腹部及右侧胁下胀痛，会阴部胀痛，时欲大便，大便稀溏，仍有尿频。舌质淡红、苔白，脉象转缓。药用桂枝15g，小茴香15g，花椒15g，炮附片10g，橘核15g，石韦20g，茯苓30g，白术15g，土茯苓30g，黄芪30g，甘草15g，川楝子15g，桃仁15g，丹参20g，萹蓄20g，瞿麦20g，车前子30g。继服14剂。

【三诊】7月8日。患者本人电话述其服药22剂后排尿通畅，腰痛及小腹下坠抽缩感消失，无发热，腹部及右侧胁下胀痛消失，会阴部胀痛消失，全身有力，小腹部仍有畏寒感。药用桂枝15g，小茴香15g，花椒15g，炮附片10g，橘核15g，石韦20g，茯苓30g，白术15g，土茯苓30g，黄芪30g，甘草15g，川楝子15g，桃仁15g，丹参20g，萹蓄20g，瞿麦20g，车前子30g，乌药15g，王不留行20g。

【结果】继服14剂后痊愈。

【按】此案患者虽经多家医院中西医诊治，但仍小便不利，小腹部疼痛，排尿痛，尿道有抽缩感，痛苦异常，久治不效。张老观其所用之药，皆清热利水通淋之剂，询问其少腹寒凉，腰冷，虽至夏季炎热季节，仍然比平常人畏寒，舌润，脉象虚数，因而认为此案属寒淋。因肾阳虚，故平时小便频。经过用西药调节膀胱动力的药物则出现小腹痛，尿痛，尿道抽缩感，腰痛，小便无力难出，时有点滴而出，属于膀胱气化不利，无力排尿。因“膀胱为州都之官，津液藏焉，气化则能出矣”，必以温阳化气、活血通淋之剂方可治之，故予寒淋汤与五苓散增减。寒淋汤出自张锡纯《医学衷中参西录》，原书谓其“治寒淋证。生山药一两，小茴香二钱炒捣，当归三钱，生杭芍二钱，椒目二钱炒捣”。先以五苓散加小茴香、花椒、附子以温阳利尿为主；桃仁、丹参、乌药活血行气；更用白芍、甘草以治拘挛紧缩。服药 7 剂，症状减轻，加重温阳之剂如炮附片、花椒、桂枝、小茴香、橘核；因小便无力，故重用黄芪、白术、茯苓以益气健脾；会阴部胀痛又用桃仁、丹参、川楝子；增强利尿之品如瞿麦、萹蓄、车前子、土茯苓，连服 22 剂后诸症状痊愈。后在原方基础上加乌药、王不留行以行气通络，巩固疗效。

参考文献

黄彦彬，张佩青，张玉梅，等. 张琪辨治泌尿系疾病经验举隅［J］. 中国中医药信息杂志，2009，16（7）：84－85

淋　痹（1 案）

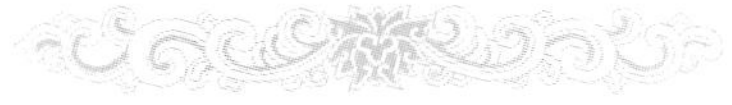

湿浊蕴结、伤及气阴、兼肾虚血瘀案（邓铁涛医案）

患者，女，32 岁。

【初诊】 1987 年 9 月 15 日。

［主诉］产后尿频涩、滴沥不尽反复发作 4 年。

［临床表现］患者于 1983 年因分娩导致尿道裂伤，瘢痕与尿道粘连，以致产后尿频涩不适，滴沥不尽，苦不堪言。曾先后六次行尿道造型术，最后行尿道修整术，术后小便淋涩症状仍未见明显改善，后经介绍求诊邓老。诊见小便不利，尿频，点滴不尽，口干渴，腹胀，腰重。舌质暗红、苔浊腻花剥，脉濡。

［诊断］淋痹，证属湿浊蕴结下焦，日久伤及气阴，兼肾虚血瘀。

［治法］益气养阴，补肾祛瘀，利浊通淋。

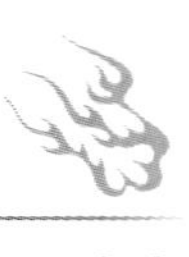

［方药］五爪龙 30g，太子参 30g，桑寄生 30g，茯苓 15g，丹参 15g，山药 10g，柴胡 10g，小叶凤尾草 12g，珍珠草 12g，麦冬 6g，甘草 6g。水煎服，1 日 1 剂。

【结果】服药 1 周，小便淋涩诸症好转，守方加减续服，约调理半年而愈。

【按】尿道裂伤瘢痕粘连修整术后小便淋涩，中医文献未有类似的论述，邓老名之曰淋痹。此病经反复尿道修整手术，脉络受损，瘀血阻络，湿浊蕴结，故曰淋痹。日久耗损气阴，肾气亦伤。治以益气养阴，补肾祛瘀，利浊通淋。方以五爪龙、太子参、山药、黄芪益气，性温和而不燥，少佐麦冬养阴而不腻滞，桑寄生固肾，丹参活血祛瘀，茯苓、小叶凤尾草、珍珠草利湿通淋，柴胡疏通气机，甘草调和诸药。诸药合用，共奏奇功。

参考文献

冯崇廉. 邓铁涛教授临证验案 2 则［J］. 新中医，2003，35（4）：15

尿　血（2 案）

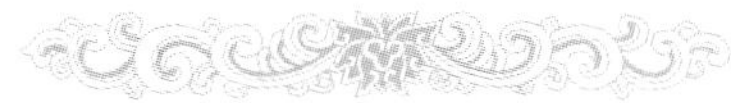

1. 瘀血阻络案（张琪医案）

患者，女性，71 岁。

【初诊】2000 年 5 月 19 日。

［主诉］血尿反复数月。

［临床表现］肉眼血尿半个月，伴有轻度腰部酸痛，乏力，但无浮肿，无尿路刺激症状。舌质红、苔黄厚，脉和缓。尿常规：蛋白（＋＋＋），RBC 满视野，WBC（－）。肾脏 B 超示：右肾积水。西医按急性肾炎治疗半个月，无明显效果。中医诊断为尿血，以清热凉血止血法，用水牛角、血余炭之类治疗 2 周，肉眼血尿消失，尿常规：RBC 仍满视野。嘱患者做双肾 CT 检查，膀胱镜及逆行造影，均未见异常。尿培养：大肠埃希菌 G（－）。又静脉滴注抗生素 1 周，偶见肉眼血尿。此时患者面色萎黄，轻度贫血貌，无尿路刺激症状。

［诊断］血证（尿血），证属瘀血阻络。

［治法］活血化瘀止血。

［方药］龟甲 20g，三七 15g，刘寄奴 30g，栀子 10g，蒲公英 30g，金银花 30g，藕节 20g，乌梅炭 20g，赤芍 15g，桃仁 15g，儿茶 10g，蒲

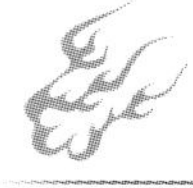

黄 15g，甘草 15g，龙骨 20g，茜草 20g，海螵蛸 20g。

【结果】 服药 2 周，尿常规：蛋白（－），RBC 20～30/HP，前方加减出入治疗 20 余日，血尿止，尿常规正常。

【按】 此例患者为老年无痛性血尿，初治无好转，张老为医谨慎，嘱患者进行了进一步检查，除外有占位性病变，便大胆用药。因患者症状单一，久病入络，凉血止血效果欠佳，故改立活血化瘀止血法。虽尿培养有细菌生长，但感染征象不明显，西药抗感染治疗效果亦欠佳。因血尿重且久，方中用赤芍、桃仁、藕节、茜草活血化瘀；三七、蒲黄活血止血；儿茶、乌梅、龙骨、海螵蛸收敛止血；舌质红，辨有热象，用龟甲、栀子滋阴清热，蒲公英、金银花清热解毒。立法准确，处方丝丝入扣，使顽固性血尿得以治愈。

参考文献

王少华，朱海燕．张琪教授治疗肾系疾病验案四则［J］．上海中医药大学学报，2001，15（3）：31－32

2. 肝肾阴虚、相火偏胜案（张大宁医案）

患者，女，37 岁。

【初诊】 2007 年 7 月 30 日。

［主诉］血尿反复 6 年。

［临床表现］诊见腰背酸胀，尿色深红，时发潮热，舌质红、苔薄黄，脉沉细数。尿常规：潜血（＋＋＋），镜检红细胞 30～50/HP。尿相差镜检红细胞 24.3 万/mL，90％肾小球性。

［诊断］西医诊断：肾性血尿。中医诊断：血证（尿血），证属肝肾阴虚，相火偏胜。

［治法］补肾柔肝，滋阴降火。

［方药］二至丸合蒲黄散加减：仙鹤草 30g，女贞子 15g，墨旱莲 15g，蒲黄（炒）15g，生地黄（炒炭）15g，茜草 15g，蒲公英 15g，冬葵子 10g，栀子 10g，知母 10g，阿胶珠 10g。14 剂，1 日 1 剂，水煎，分 2 次服。

【二诊】 8 月 21 日。腰背酸胀感觉明显缓解，尿色正常，潮热发作次数明显减少，不适症状大幅改善。尿常规：潜血（＋），镜检红细胞 5～10/HP。尿相差镜检红细胞 2.9 万/mL。治疗见效，守上方减冬葵子，加杜仲（炭）10g，太子参 10g，以加强益气健脾比血之力。14 剂，如法煎服。

【三诊】 10 月 5 日。无不适症状，二便均正常。尿常规：潜血（－），镜检红细胞 0～2/HP。尿相差镜检红细胞 7000/mL。守上方加黄芪 15g，山茱萸10g。继服14剂以巩固疗效。

【按】 此案乃素体阴虚，加之后天耗气伤阴日久，肝肾阴虚，相火偏胜，灼伤肾络所致。其治疗宜补肾柔肝，滋阴降火，用二至丸合蒲黄散加减治疗。方中女贞子为清补之品，补益肝肾；墨旱莲滋阴补肾，凉血止血，尤宜于阴虚火旺的肾性血尿；炒蒲黄行血化瘀，止血不留瘀；生地黄清热凉血，养阴生津，炒炭存性而凉血止血；冬葵子利水通淋，《千金方》载其治疗虚劳尿血，单味药煎服有效；配伍仙鹤草、茜草凉血止血活血，止血不留瘀；阿胶珠滋阴止血，培本固元；因其阴火上炎明显，故加蒲公英、栀子、知母以增强清热作用。

参考文献

孙亚南. 张大宁教授治疗肾性血尿经验简介［J］. 新中医，2012，44（8）：206-207

尿　频（1案）

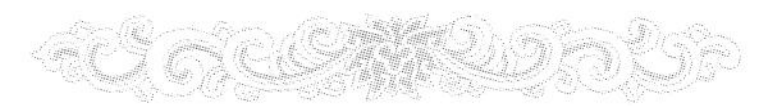

心肾两虚、心肾不交案（张琪医案）

患者，女，45岁。

【初诊】 2000年4月12日。

［主诉］尿频、尿急反复发作1年余。

［临床表现］尿频、尿急1年余，曾服用过中药治疗（药物不详），症状无好转。神疲乏力，自汗，双下肢酸痛无力，无尿痛，受寒则症状加重。尿常规：WBC 0～1/HP。舌质尖红、苔白，脉弦细。

［诊断］西医诊断：尿道综合征。中医诊断：淋证，证属心肾两虚，心肾不交。

［治法］补肾养心。

［方药］桑螵蛸20g，龙骨20g，太子参20g，茯苓15g，龟甲20g，石菖蒲15g，远志15g，益智仁20g，当归20g，覆盆子20g，枸杞子20g，淫羊藿15g，熟地黄20g，山茱萸20g，金樱子20g，甘草15g。7剂，1日1剂，水煎服。

【二诊】 用药1周，白天尿频、尿急明显好转，但夜尿多而频数，每晚7～8次，睡眠欠佳。前方减益智仁、覆盆子、枸杞子、淫羊藿、熟地黄、山茱萸，加酸枣仁（炒）20g，五味子20g，柏子仁20g，首乌藤30g，肉桂10g，肉苁蓉15g，巴戟天15g，知母15g，黄柏15g。

【结果】 治疗20日排尿正常，乏力、自汗、腰痛消除，睡眠正常。

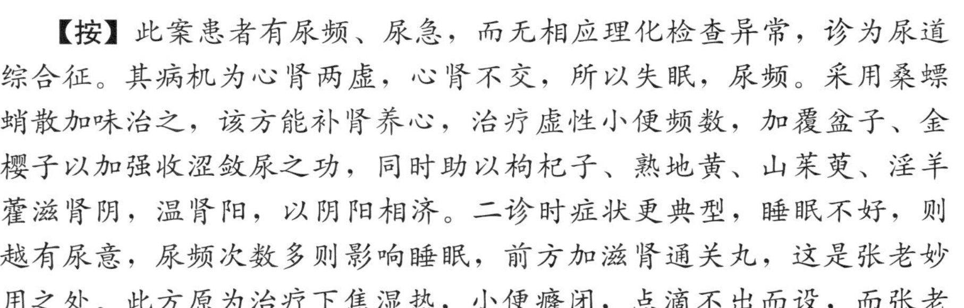

【按】此案患者有尿频、尿急，而无相应理化检查异常，诊为尿道综合征。其病机为心肾两虚，心肾不交，所以失眠，尿频。采用桑螵蛸散加味治之，该方能补肾养心，治疗虚性小便频数，加覆盆子、金樱子以加强收涩敛尿之功，同时助以枸杞子、熟地黄、山茱萸、淫羊藿滋肾阴，温肾阳，以阴阳相济。二诊时症状更典型，睡眠不好，则越有尿意，尿频次数多则影响睡眠，前方加滋肾通关丸，这是张老妙用之处。此方原为治疗下焦湿热，小便癃闭，点滴不出而设，而张老却用其治疗尿频。小便频数、癃闭均为膀胱气化不行、失常，方中黄柏、知母苦寒清热燥湿兼滋阴，肉桂温养命门之阳蒸水化气，则小便正常通利。

参考文献

王少华，朱海燕．张琪教授治疗肾系疾病验案四则［J］．上海中医药大学学报，2001，15（3）：31－32

遗　尿（1案）

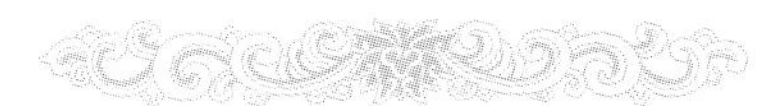

脾肾亏虚、固涩无权案（邓铁涛医案）

患者，女，75岁。

【初诊】2000年1月10日函诊。

［主诉］遗尿反复发作多年。

［临床表现］患者旅美多年，来函求邓老诊治。自诉遗尿频频，每夜3～4次，白天时有自遗，故不敢外出。函诊无法诊其舌脉。

［诊断］遗尿，证属脾肾亏虚，固涩无权。

［治法］升阳益气，温肾固涩。

［方药］黄芪30g，党参24g，菟丝子15g，白术15g，当归12g，柴胡6g，川芎6g，升麻6g，五味子6g，甘草（炙）6g，陈皮1g，巴戟天18g。

【结果】连服1个月，患者不再遗尿，偶尔半夜起床小便1次。

【按】此案患者年老，脾肾虚弱，脾阳运化不力而致水道失调，不能制约水液；肾气不足，膀胱之气不固，水液无制而成遗尿。治疗上效仿张介宾“治水必治气”的原则，以补中益气汤为主，加菟丝子、巴戟天温肾阳，固精气，缩小便，以使药性直趋病本，再适加固涩药五味子，达标本兼治的目的。《景岳全书·遗溺》云：“凡治小便不禁者，古方多用固涩，此固宜然，然固涩之剂，不过固其门户，此亦治标之意，而非塞源之道也。”所谓固涩者，约束膀胱也；所谓塞源者，脾肾同治也。此案通过补益脾肾之气以塞其源，约束膀胱水道以强固涩之能，开阖有度，遗尿得控，可谓以补来涩，寓涩于补之中。

参考文献

邱仕君，李辉．邓铁涛教授医案2则［J］．新中医，2002，34（8）：14

乳糜尿（2案）

1. 脾虚气陷、清浊泌别失常、脂液下流案（周仲瑛医案）

患者，男，34岁。

【初诊】

［主诉］小便白浊反复发作1年。

［临床表现］患乳糜尿病1年，稍疲劳或食油脂后即发作，形体消瘦，精神不振，舌苔薄白，脉细软。乙醚试验阳性。

［诊断］膏淋，证属脾虚气陷，清浊泌别失常，脂液下流。

［治法］益气升清。

［方药］补中益气汤加减：党参12g，山药12g，当归10g，白术10g，黄芪15g，陈皮6g，升麻4g，柴胡3g，甘草（炙）3g。

【结果】上药共服30余剂，尿浊转清，活动及食油脂亦无影响。小便乙醚试验：3次均为阴性。

【按】此例为脾虚气陷，清浊泌别失常，精微下泄，致成尿浊，证候单一，故予益气升清即效。若兼有湿热，还当补中寓清，通补兼施，久病脾虚及肾，肾失固摄，又当脾肾同治，补肾固摄。

参考文献

周仲瑛．补中益气汤临床新用［J］．浙江中医药大学学报，2006，30（2）：156－157，162

2. 脾肾两虚、兼湿热内阻案（裘沛然医案）

患者，女，38岁。

【初诊】1989年7月8日。

［主诉］乳糜尿反复发作10余年。

［临床表现］10余年前，患者发现小便时有混浊，常于进食动物蛋白后明显，此后逐渐加重，常常小便混浊如米泔水，平时腰膝酸软，乏力神

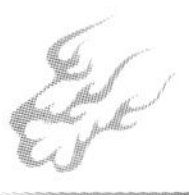

疲，曾去数家医院就诊，西医均诊为“乳糜尿”，服用多种西药均无效，并去多处中医诊治，也没有效果。诊时面色萎黄，体态丰满，舌质淡、苔淡黄腻，脉细。

［诊断］膏淋，证属脾肾两虚，兼湿热内阻。

［治法］扶正固摄，兼利湿热。

［方药］金樱子 15g，覆盆子 12g，黄柏 12g，知母 12g，生黄芪 30g，熟地黄 30g，生白术 18g，生蒲黄 15g，黄芩 24g，茯苓 12g，补骨脂 15g，杜仲 12g。10 剂。

【二诊】服药 5 剂后，小便即转清，试食猪肉等动物蛋白后也未见尿混；10 剂后，腰酸膝软、神疲乏力等症大见好转。乃以前方加粉萆薢 30g，莲须 20g，黄精 20g。10 剂。

【三诊】小便已清，诸症皆安，苔腻也化去大半，唯有时头晕目糊，再以二诊方加何首乌 20g，决明子 30g，14 剂。

【结果】2 年后随访，尿清体健，诸症悉善。1 年前，曾因过于劳累加之饮食不慎复作 1 次，自服前方 10 剂，旋即康复，至今未发。

【按】此案历经 10 余年，曾经多处中西医治疗而无效，可谓疑难杂证。裘老认为，其病因为脾肾两虚，固摄无权为主因，故投大量熟地黄，以益肾固本；配以杜仲、补骨脂，温肾补阳；黄柏，既有清下焦热，利小便之功，与知母合用，又有滋肾助阴的作用，阴阳配用，生化无穷；黄芪、白术、茯苓，益气健脾利水湿；金樱子、覆盆子，摄纳固精；黄芩清热燥湿；至于蒲黄，临床多用于止血活血，在此则以利水道相使。二诊时加莲须、黄精，益脾肾以固摄；粉萆薢分清浊；三诊时加何首乌、决明子，扶正清肝明目。证治拍合，多年宿疾竟除。

参考文献

裘端常. 裘沛然临证验案拾遗［J］. 辽宁中医杂志，2001，28（3）：139－140

肾衰竭（4 案）

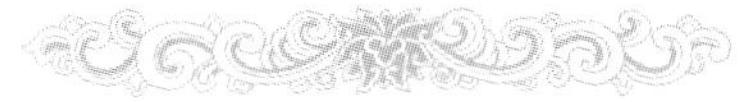

1. 热毒蕴于血分、损伤及肾案（张琪医案）

患儿，女，9 岁。

【初诊】1994 年 10 月。

［主诉］发热水肿 10 余日。

［临床表现］该患儿因感冒发热，在某医院用抗生素治疗，体温下降，

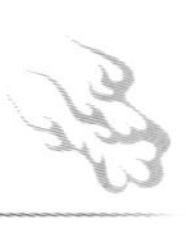

但出现肉眼血尿，周身水肿，尿少，精神委靡，10日后遂转某医院儿科住院。经检查诊断为“急进性肾小球肾炎，急性肾衰竭”，建议透析治疗，后转入黑龙江省某医院肾内科住院治疗。来院时患儿已少尿3日，尿量200～300mL/24h，肉眼血尿，周身浮肿，恶心呕吐，大便溏、呈柏油状。体温37.4℃，精神委靡、倦怠，目不欲睁，鼻衄少许，下肢肿较甚，舌质紫少津，脉滑数。查：血肌酐521.2μmol/L，尿素氮23.07mmol/L，血压79/48mmHg。按急性肾衰竭给予西药对症治疗后，小便量增多，浮肿大消，然恶心呕吐不止。

［诊断］关格，证属热毒蕴于血分，损伤及肾。

［治法］清热解毒，活血泄浊。

［方药］大黄10g，桃仁20g，连翘20g，葛根20g，赤芍20g，生地黄20g，红花15g，当归20g，柴胡15g，丹参20g，牡丹皮15g，甘草15g，藕节20g，栀子（炒焦）15g，黄连10g。1日1剂，水煎分2次服。

【二诊】2剂后，患儿体温转为正常，恶心、呕吐明显减轻，肉眼血尿消失，尿量增加，24小时达800～1000mL。守方继服3剂。

【结果】患儿恶心呕吐已止，24小时尿量增至1500mL，已能进食，大便色黄，精神好转。继用上方调治20余日后，恶心呕吐止，水肿全消，小便增多。复查肾功能：血肌酐110.6μmoL/L，尿素氮6.8mmol/L，大便每日2次，食欲正常，由少尿转为多尿，尿量最高达3000mL/24h，持续2日，后尿量转为正常，唯尿蛋白“（±）～（+）”，红细胞20～30/HP。改用清热凉血止血之剂治疗2个月，镜下血尿转阴，痊愈出院。远期随访2年，疗效巩固。

【按】此案患儿经西医诊断为“急进性肾小球肾炎”，出现急性肾衰竭，势甚危笃。系因外感六淫疫毒，邪热炽盛，入于血分，损伤肾络，气化失司，湿浊毒瘀不能排出体外，壅滞三焦，水道不利，故出现浮肿少尿、血尿、呕吐等症状。初始用西药对症治疗后，虽小便量增多，水肿大消，但恶心呕吐不止，血尿不减。检查血肌酐、尿素氮俱高于正常值数倍。脉象滑数，舌质紫少津，辨证为热毒蕴于血分，损伤及肾，进一步发展可危及生命。故急以清热解毒、活血泄浊法加凉血止血之品，以截断其病势之发展。予以加减解毒活血汤治疗。经服药获得完全缓解。方中用连翘、葛根、柴胡、甘草清热解毒；桃仁、红花、赤芍活血散瘀；生地黄养阴清热凉血；气为血帅，气行血行，故复佐少量枳壳理气，以助活血之力；又加入牡丹皮清血中之热、大黄解毒化浊。全方共奏清热解毒、凉血活血之效。据张老经验，肾衰

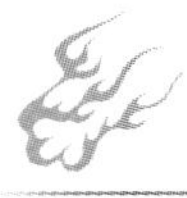

竭的高凝血症还必须用大黄、丹参、葛根。瘀血既是肾衰竭病理产物，又是致病因素，长期作用于机体，使病机复杂化，迁延难愈。病理实验表明，毛细血管内皮细胞增生，血小板聚集，纤维蛋白渗出，最后新月体形成均与瘀血有关，使用活血药确能改善肾实质内的瘀滞，延缓病情发展，改善血液供应，抑制间质纤维化，延缓肾衰竭进展，甚至可以中止肾脏病变。对急性肾衰竭治疗不论用芳化湿浊或清热解毒，甚至补肝肾、益脾胃、补气血等，都要辅以活血祛瘀，可提高疗效。

参考文献

黄彦彬，张佩青，张玉梅，等. 张琪辨治泌尿系疾病经验举隅［J］. 中国中医药信息杂志，2009，16（7）：84－85

2. 肾脾两虚、毒瘀互结案（刘尚义医案）

患者，男，78岁。

【初诊】 2009年11月30日。

［主诉］反复双下肢水肿伴恶心欲呕4个月。

［临床表现］患者4个月前无明显诱因出现双下肢水肿，恶心欲呕，下肢水肿，按之凹陷，眼睑轻度水肿，求治于某医院。查血肌酐328μmol/L，尿素氮15.2mmol/L，诊为慢性肾衰竭。刻下双下肢及眼睑轻度水肿，恶心欲呕，纳呆乏力，尿少，大便可，舌质红苔黄，舌底脉络紫暗，脉细弦。血红蛋白98.8g/L；尿常规蛋白（＋＋）、潜血（＋）；肾功能：尿素氮11.2mmol/L，肌酐328μmol/L。

［诊断］西医诊断：慢性肾衰竭。中医诊断：关格，证属肾脾两虚，毒瘀互结。

［治法］补肾健脾，清热解毒，活血化瘀。根据标本缓急原则，先予清热解毒泄浊，活血化瘀为主。

［方药］萆薢20g，六月雪20g，丹参20g，川芎10g，莪术10g，槐花20g，百合20g，桃仁20g，生大黄5g，熟大黄5g。14剂，水煎服，1日1剂，分3次温服。

【二诊】 12月14日。服上方半个月余，水肿已明显减轻，恶心欲呕症状好转，小便增多，大便稀溏，初服药时每日5～6次，现每日2～3次。查尿素氮11.6mmol/L，上方再进7剂，水煎服，每2日1剂。

【三诊】 12月28日。一般情况好，纳增神旺，水肿消失，诸症锐减，上方去莪术、槐花、桃仁，加黄芪、白术、防风、猫爪草益气扶正固表。

【结果】 后以此方为基本方随症加减。舌苔厚腻，加苍术、厚朴；肾虚腰痛，加巴戟天、续断、狗脊。现患者病情平稳，精神、饮食、二便自调，水肿消退。复查肾功能：尿素氮10.2mmol/L，肌酐187μmol/L。坚

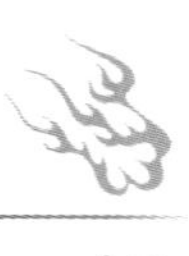

持服药2个月余，蛋白（—），病情稳定。

【按】该患者年老体弱，脾肾两虚，脾虚运化失职，水湿内停，肾虚气化不利，升清降浊功能紊乱。湿浊内蕴，日久化为浊毒，湿浊毒邪内蕴日久，致血络瘀阻为患。湿浊中阻，气机升降失调，而见恶心欲呕。根据标本缓急原则，先予解毒泻毒、活血化瘀为治疗大法。方中用萆薢、六月雪清热解毒，丹参、川芎、桃仁、莪术活血化瘀消肿，槐花消除白蛋白，消氮作用，生、熟大黄可涤荡阴霾之气，泻毒导滞，给毒邪以出路。三诊虽肌酐下降，诸症缓解，但浊毒阻滞中焦，影响气机升降，进一步影响脾气健运，加黄芪、白术、防风益气，扶正固表。后加巴戟天、续断、狗脊补肾固本。

参考文献

卫蓉，杨柱，刘华蓉，等. 刘尚义慢性肾病诊治经验[J]. 中医杂志，2013，54(20)：1730-1731

3. 肾阴不足、邪浊稽滞案（何任医案）

患者，男，66岁。

【初诊】2008年1月7日。

［主诉］少尿并下肢水肿反复发作2个月，加重伴恶心1周。

［临床表现］患者2007年12月因“下肢水肿、少尿反复发作2个月，加重伴晨间恶心1周”来某三甲医院就诊，检查发现血钾5.8mmol/L，肌酐725μmol/L，尿素氮25.08mmol/L，尿酸609μmol/L。当即诊断为尿毒症，建议立即行血液透析治疗，患者拒绝。入院第3日，患者出现急性心力衰竭，经过医院积极抢救才转危为安。患者遂接受血液透析治疗。但是治疗2周以后，患者由于经济原因，再次拒绝血透，并要求出院。出院后，转中医治疗。1月4日检查肌酐706μmol/L，尿素氮19.2mmol/L，面色憔悴，胃纳不馨，时有胸口闷胀感，并有恶心，夜尿仍频，夜寐不安，舌质红苔白，脉弦。

［诊断］西医诊断：尿毒症，心力衰竭。中医诊断：关格，证属肾阴不足，运化失司。

［治法］益肾化浊。

［方药］生地黄30g，茯苓30g，牡丹皮（炒）10g，山茱萸10g，山药30g，泽泻10g，半夏（姜制）10g，竹茹（姜制）12g，北秫米30g，积雪草30g，金樱子30g，杜仲10g，丹参30g，川芎15g，白茅根30g，生大黄6g，车前子10g。

【二诊】1月21日。患者服上方14剂，自觉症状改善，夜寐转安，夜尿渐少。复查肌酐508μmol/L，尿素氮17.1mmol/L，未进行血液透析，胃纳较前明显增加。唯乏力时有，夜寐安，大便尚调。上方基础上去半夏、竹茹、北秫米、杜仲，加黄芪 30g，白花蛇舌草 30g。共 21 剂。

【三诊】2 月 25 日。复查肌酐 455μmol/L，尿素氮 16.5mmol/L，偶有神疲力乏。面色较前明显好转，苔白脉弦，仍守益肾阴，排浊毒法。二诊方去白花蛇舌草，加蒲公英 30g，继进 21 剂。

【结果】患者情况进一步好转，肌酐再降至 387μmol/L，尿素氮 17.6mmol/L，未用血液透析治疗。后患者守服上方，除面色稍偏黑，余无所苦，病若失。2008 年 12 月 6 日复查肌酐 397μmol/L，尿素氮 15.4mmol/L，病情稳定。

【按】何老认为，尿毒症的主要病位在肾，肾主水而为气化之源。肾虚为本病的主要机制，肾虚则水泛。水湿之邪反困中土，浸渍脾胃，而致脾不能分清，终致水湿浊毒留置体内而发病。病机错综复杂，常呈现虚实互见、五脏并损之局面，但仍以肾脏虚衰为根本之所在。所以治疗还是着眼根本，以补益肾阴为先，同时辅以泄浊。此案患者表现为肾阴不足，邪浊稽滞，故治疗以六味地黄丸为主，同时加用黄芪、丹参、积雪草，并加用大黄通腑泄浊，使毒邪由肠道而走。全方以补为先，补中兼泻，切中病机而病得愈。

参考文献

何若苹，徐光星，顾锡冬. 何任教授扶正祛邪思想研究［J］. 天津中医药，2009，26（4）：268－270

4. 肾虚血瘀、湿浊内蕴案（张大宁医案）

患者，男，69 岁。

【初诊】2012 年 9 月 28 日。

［主诉］颜面水肿、恶心反复 14 年。

［临床表现］患者于 1998 年 7 月无明显诱因出现腹胀，颜面水肿，伴恶心、呕吐。于当地某医院查尿常规：蛋白（＋＋），BLD（＋＋＋＋）。血肌酐 300μmol/L，诊断为肾衰竭，予以药用炭（爱西特）、雷公藤等治疗。于 2000 年初慕名来张老门诊治疗，8 年中坚持服用院内制剂及中药治疗，肾功能恢复正常（自 2003 年），至今肾功能指数正常，为巩固疗效于今日再来。现症见乏力，腰酸，纳可，偶有恶心，舌质淡暗、苔白，脉沉细。实验室报告：血尿素氮 761mmol/L，肌酐 118μmol/L。既往有慢性肾炎病史。

［诊断］西医诊断：慢性肾衰竭。中医诊断：肾劳，证属肾虚血瘀，湿浊内蕴。

［治法］补益脾肾，活血化瘀，利湿化浊。

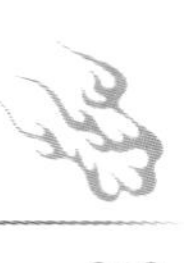

［方药］肾衰方（张老自拟方）加减：生黄芪 120g，升麻 60g，土茯苓 30g，荠菜花 30g，丹参 30g，川芎 60g，三棱 30g，莪术 30g，黄芪（炒炭）30g，车前子 30g，车前草 30g，大黄 30g，大黄炭 60g，五灵脂 30g，蒲黄炭 30g，海藻（炒炭）30g，茵陈 60g，半枝莲 60g，白术 30g，补骨脂 30g，大腹皮 30g，覆盆子 60g，仙茅 30g，淫羊藿 30g。10 剂。水煎服，每次服 300mL，每日 2 次，每 3 日 1 剂。嘱饮食清淡，优质低蛋白饮食为宜，禁食海鲜、羊肉、辛辣刺激之品。

【二诊】 10 月 25 日。乏力、腰酸缓减，偶有恶心。血尿素氮 695mmol/L，肌酐 112μmol/L。尿 Pro（＋＋），BLD（＋＋）。症状及其他理化指标均有改善，故守方治疗。

【三诊】 2013 年 4 月 16 日。患者守方治疗半年再来，精神佳，乏力、腰酸不明显，但睡眠欠佳，时有心慌，舌质暗苔白，脉细弦。复查血肌酐 96μmol/L，尿素氮 625mmol/L。尿 Pro（＋），BLD（＋）。用原方加远志 30g，生龙骨 30g，生牡蛎 30g，以养心安神，重镇潜阳。

【按】 从此案患者乏力腰酸、时恶心及舌脉分析，乃为肾虚血瘀湿浊内蕴之证。患者慢性肾脏病史多年，久病必虚，久病入络，因虚致瘀，而为肾虚血瘀之证。肾虚气化不利，脾虚运化无权，水湿不运，湿浊内蕴，终为肾虚血瘀，浊邪内阻之症候。舌质暗淡、脉沉细为肾虚血瘀之象。张老认为脾肾衰败、湿毒潴留、瘀血阻络是此病病机之关键，以补肾活血、降逆排毒为基本治疗大法，主张以升清降浊法为基础，将适量升麻加入大剂量生黄芪及丹参、川芎、三棱、五灵脂、蒲黄炭、黄芪炭、茵陈、半枝莲等为主药组成肾衰方，临床取得很好临床疗效。此案患者曾于 2000 年查肌酐 300mmol/L，服张老方药后，肾功能指标恢复正常。多年来，患者守方加减，坚持用药至今，肾功能指标基本正常。

参考文献

赵怡蕊，陈磊，侯燕琳，等. 张大宁教授应用“升清降浊”法治疗肾脏病的“理”与“效”[J]. 世界中医药，2013，8（9）：1006－1009

肾移植后慢性排异反应（1 案）

风湿热浊下注、脉络瘀滞、气机不利案（郭子光医案）

患者，男，26 岁。

【初诊】1999 年 04 月 13 日。

［主诉］肾移植术后 2 年。

［临床表现］患者于 1997 年 2 月 18 日，因四肢水肿去某附属医院就诊，查小便发现蛋白尿（＋＋＋），随即住院至 5 月 28 日。因肾衰竭而做同种异体肾移植手术（双病肾未摘除）。随后出现程度较重的急性排异反应，经西医药治疗而缓解。出院后一直服用环孢素 A 等。半年前出现蛋白尿，血压升高，血红蛋白及血液黏度、浓度等均显著增高。西医认为是慢性排异反应，一直给予环孢素 A、雷公藤制剂、降压等治疗，病情未见好转。遂来就诊。现症时时头晕，腰胁轻度胀痛，手足心烦热，下肢轻度水肿，口苦口腻，饮食乏味，小便短黄浑浊恒多泡沫。检查结果：尿相对密度 1.010，尿蛋白（＋＋），白细胞 4～7，红细胞 3～5，并查见脓细胞和上皮细胞（与此前多次小便检查报告大致相同）。察其体质壮实，精神尚可，面色及全身皮肤深赤，面部及颈部密布痤疮小疖，发须粗黑，舌体胖大满布黄白相兼的滑腻厚苔、其根呈腐苔，脉洪大滑数而有力。

［诊断］证属风湿热浊之邪下注，郁久而致脉络瘀滞，三焦气机升降不利。

［治法］升清降浊，祛风通利，芳化湿浊，兼清热活血。

［方药］升降散、二妙散、藿朴夏苓汤化裁：僵蚕 15g，蝉蜕 15g，黄柏 15g，苍术 15g，豆蔻 15g，藿香 15g，法半夏 15g，厚朴 15g，茵陈 20g，薏苡仁 20g，桃仁 10g，郁金 10g，石菖蒲 10g，通草 10g。1 日 1 剂。

【二诊】每周复诊 1 次，均以上方或去通草、石菖蒲、郁金，或加谷芽、神曲之类，服至 5 月 4 日，各症均有所缓解，尿相对密度 1.015，尿蛋白（＋）。之后至 5 月 24 日复诊，没有继续改善，察其皮肤仍呈深赤，舌苔薄白而滑腻，小便转清仍有泡沫，脉滑数。此是湿浊缓解，脉络瘀滞太盛，一般活血之药鞭长莫及，非虫类破血难竟其功。仍本上方化裁，药用水蛭（洗，同煎）3g，防风 15g，僵蚕 15g，蝉蜕 15g，黄柏 15g，牡丹皮 15g，苍术 15g，豆蔻 10g，郁金 10g，石韦 18g，茵陈 20g，薏苡仁 30g。

【结果】每周复诊 1 次，皆本上方，唯有水蛭每周增加 1g，加至 6g 为止，尿色未见异常，各症明显改善，面色、肤色由原来之深赤转为浅赤透白。直至 8 月 2 日复诊，小便检查结果：尿相对密度 1.015，尿蛋白、尿胆原等全部阴性。效不更方，嘱其再服 10 日停药观察。至 8 月 30 日，小便检查：pH7.0，尿相对密度 1.015，其他各项指标均为阴性，血常规及肝功能检查各项指标均在正常范围内。追踪观察至 2000 年 3 月，一切

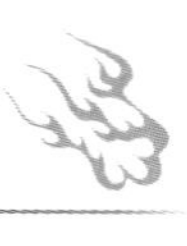

正常。

【按】此案即多种实邪夹杂致病，乃因湿热浊邪郁久，必致络脉瘀滞，瘀滞不除，则湿热浊邪亦难化解。湿热下注，见小便短赤，口苦，舌质红苔黄厚腻，故选用茵陈、黄柏、苍术、石韦。湿浊内蕴，则见小便浑浊，口中腻，舌苔白厚腐腻，故选用茵陈、藿香、厚朴、法半夏、豆蔻、通草、薏苡仁、石菖蒲；风湿外袭，见小便泡沫甚多，舌苔白厚，选用防风、蝉蜕、僵蚕、苍术、葛根；脉络瘀滞，见小便有血或实验室检查见小便有红细胞，或颜面皮肤呈深赤色，舌有瘀点瘀斑，或舌下紫脉怒张，常选用桃仁、郁金、水蛭、红花、丹参、当归等。其中水蛭能深入络道，善解积久之瘀滞，郭老尤喜用之。临床证明，蛋白尿存在往往有血流动力学改变，而引起肾脏血流瘀滞。对于一些久治不愈的病例，即使没有瘀滞的外证，适当配用活血化瘀治疗，于消除或减少蛋白尿也有作用。

参考文献

郭子光. 辨治蛋白尿重在实与虚［J］. 成都中医药大学学报，2000，23（2）：1-3，8

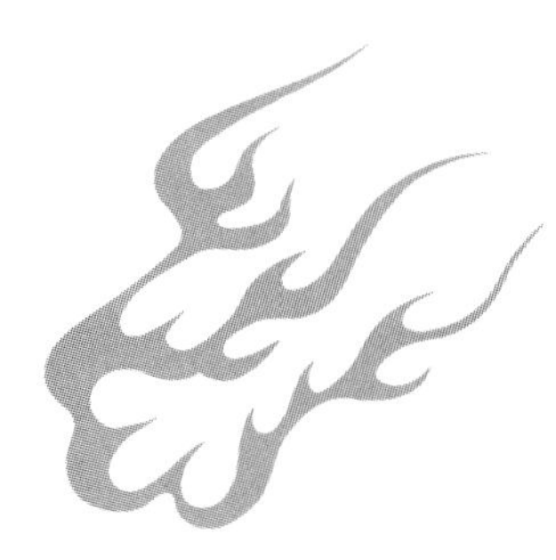

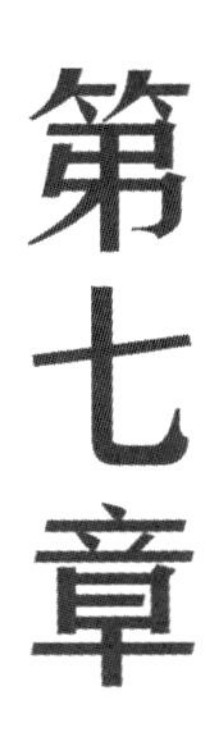

第七章 血液病科医案

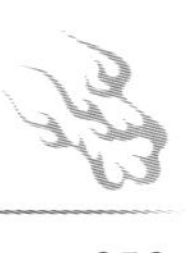

缺铁性贫血（1案）

心脾血虚案（郭子光医案）

患者，男，26岁。

【初诊】2000年5月18日初诊。

［主诉］头晕心悸反复发作2个月。

［临床表现］2个月前因晕倒、乏力、心悸去某医科大学附属医院诊治，经血常规、骨髓等检查诊断为“缺铁性贫血”，给予维生素B_{12}、铁剂等治疗。因服药后胃部不适，而未坚持正规服药，以致效果不明显，前来要求中医治疗。现症见头晕眼花，时时耳如蝉鸣，一身倦怠，不想做事，两足乏力，上三楼也需歇息1次，常感心悸动不安，长太息，睡眠不佳，多噩梦，健忘，注意力不集中，饮食不香，进食稍多则腹胀满，甚至腹泻，只有主动减少食量。察其形体中等，面色苍白无华，唇甲淡白，眼睑淡白，精神委靡，毛发不荣，舌质淡苔白润，脉细促而乏力。前日检查血红蛋白50g/L。

［诊断］虚劳，证属心脾血虚。

［治法］调补心脾，益气养血。

［方药］归脾汤、炙甘草汤合方化裁：红参15g，白术15g，茯苓15g，当归15g，龙眼肉15g，生地黄15g，酸枣仁15g，阿胶（烊化）15g，生姜15g，桂枝15g，麦冬15g，砂仁10g，甘草（炙）10g，黄芪30g，党参30g，谷芽30g。1日1剂，浓煎2次，分3～4次服。

【二诊】6月2日。上方服用10剂，诸症缓解，精神转佳，两足有劲，头晕眼花、睡眠明显改善，食欲、消化也有好转，昨日查血红蛋白上升至95g/L。察其面有血色，舌质淡红而润，脉细略数，未见促象。药证相对，不必更方，以原方去甘草，以免过用甘缓碍中之弊，继续与服。

【结果】6月18日复诊，血红蛋白量升至130g/L，自觉已无不适，面色红润，精力充沛，舌正脉平，已如常人。以首诊方去桂枝、生姜，加陈皮15g，炼蜜为丸，嘱其坚持服用3～6个月以巩固疗效。

【按】此案是较重的一种血虚证候，其血红蛋白量低至50g/L。其证候表现除血虚本证的脉症外，同时兼见脾虚和心血不足所致的各种症状，由于心、脾两方面的证候均突出，在治疗上只有二者兼顾，用归脾汤、炙甘草汤合方化裁，既重视健脾益气，又强调养血补心，齐头并进，以全其功。同时郭老认为，红参以补心气为主，党参侧重于补脾气。此案患者属心脾两虚，故红参、党参同用。

参考文献

郭子光. 慢性贫血所致血虚的辨证论治探讨［J］. 成都中医药大学学报，2001，24（4）：1－5

巨幼细胞性贫血（1案）

肝脾血虚气弱案（郭子光医案）

患者，女，41岁。

【初诊】1999年3月16日。

［主诉］发现贫血3个月。

［临床表现］3个月前因1次晕倒住入当地医院，经检查认为“贫血”，服中药8剂病情缓解即出院，因经营事务繁忙，未做进一步检查和治疗。此后仍有体力欠佳，头目眩晕之感。半个月前，因商务洽谈，几次因头目眩晕而欲倒，手足发麻，乃就近去医院住院，经骨髓穿刺等检查，确诊为“巨幼细胞性贫血”，准备输血等治疗。因患者全家笃信中医，遂经友人介绍前来求治。现症见头晕目眩耳鸣，一身软弱无力，站则想坐，坐则想睡，手足时时发麻难受，下肢常发抽筋疼痛，长期食欲不振，食量很少，不喜肉食蔬菜，仅好麻辣凉粉之类，常感消化不良。月经显著减少，似将停闭之状。曾患“甲亢”治愈。察其形体虚胖，精神不振，面色萎黄无华，口唇、眼睑淡白，两眼微突，爪甲苍白不荣，舌质淡苔薄白湿润，脉濡弱。

［诊断］虚劳（血虚），证属肝脾血虚气弱。

［治法］第一步以健运脾胃为重点。

［方药］香砂六君子汤加味：党参30g，红参12g，茯苓15g，白术15g，陈皮15g，山药15g，白扁豆15g，鸡内金15g，神曲15g，法半夏10g，木香10g，砂仁10g，谷芽30g。浓煎，1日1剂，3次分服。

另用食疗：大枣15～20g，红皮花生仁15～20g，莲子15～20g，糯米适量，熬粥，每日1餐。改善饮食内容，鼓励进食牛乳、鸡蛋、肉类、绿叶蔬菜、水果等，以能消化为度。

【二诊】1999年4月2日来电，上方服10剂后，胃口好转，精神、体力增加，其余各症也有所缓解。根据既定治疗方案，改为以补肝血为

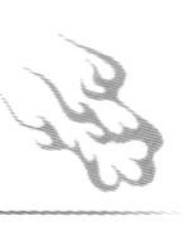

主，以十全大补汤加味，药用红参 15g，党参 30g，茯苓 15g，白术 15g，当归 15g，熟地黄 15g，白芍 15g，川芎 15g，阿胶（烊化）15g，枸杞子 15g，黄芪 40g，谷芽 20g，大枣 20g，陈皮 12g，甘草（炙）5g。1 日 1 剂，食疗同前。

【三诊】 1999 年 5 月 1 日来电，上方服 16 剂（其中因出一次短差，有 3 日未服药）后去医院查血各项指标正常（未做骨髓检查），诸症缓解，又继续服完 6 剂。嘱其仍以上方炼蜜为丸，每服 10～15g，1 日 3 次，坚持服用 3 个月巩固疗效。

【结果】 半年后专程到门诊部探访，自谓一切正常。

【按】 该患者由于长期脾胃虚弱，纳运低能，加之偏食等不良习惯，以致气血生化乏源，形成肝脾血虚气弱之证。由于脾虚突出，不任滋补，当先改善脾胃功能，以健脾和胃，推动运化为法，用香砂六君子汤调治，待其食欲、消化好转，继进十全大补之类以补肝血，肝脾同补。与此同时，纠正偏食习惯，配合食疗辅助，预期不难治疗。如不按此步骤进行，一开始即峻补气血，不仅因为脾不运化补之不受，反而滋腻滞脾，更伤运化功能，以致病深莫解。

参考文献

郭子光. 慢性贫血所致血虚的辨证论治探讨 [J]. 成都中医药大学学报，2001，24（4）：1－5

珠蛋白生成障碍性贫血（1 案）

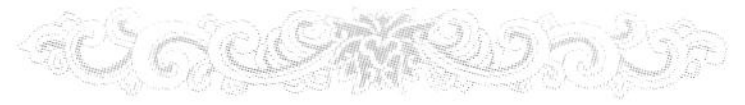

脾肾两虚案（邓铁涛医案）

患者，女，14 岁。

【初诊】 1986 年 12 月 29 日。

［主诉］体检发现贫血半年。

［临床表现］患者于 1986 年 6 月体检时发现患有珠蛋白生成障碍性贫血，HbA_2 4.8%。血常规检查示：血红蛋白 96g/L。曾在当地医院服用中药，治疗效果欠佳，遂求诊于邓老。诊见唇色苍白，时有头晕、心悸，月经量少、色淡。舌质淡白，脉细弱。

［诊断］虚劳（血虚），证属脾肾两虚。

［治法］益气养血，补肾培元。

［方药］党参 9g，白术 9g，茯苓 9g，枸杞子 9g，补骨脂 9g，黄芪

12g，当归 12g，川芎 3g，甘草（炙）3g，巴戟天 6g，肉桂（冲服）0.5g。1 日 1 剂，水煎服。

另配丸剂：鹿茸 1.8g，高丽参 30g，白术 45g，黄芪 60g，干姜 18g，锁阳 18g，巴戟天 18g，当归头 30g，川芎 24g，鸡内金 24g，甘草（炙）12g。将高丽参、鹿茸另研末，其他药均为细末。以紫河车 1 具，10 碗水煎浓汁约半碗，调上药末，烘干再研细末，放高丽参及鹿茸末研匀，炼蜜为小丸。早晚各服 3g，开水送服。

【结果】治疗约 100 日后，复查血常规示：血红蛋白 118g/L，唇色红润，头晕、心悸症状消失，舌质淡红，脉濡。随访半年疗效稳定。

【按】珠蛋白生成障碍性贫血属中医学虚劳、血虚范畴。邓老认为此病之血虚乃属虚损，非寻常益气补血之品所能奏效。中医学理论认为精血同源，故于益气养血的基础上，以鹿茸峻补肾之精血，高丽参补气健脾，固本培元，加肉桂以温肾，枸杞子、补骨脂、巴戟天、锁阳、紫河车补肾益精生血。考虑到此病病有宿根，难图速效，故汤剂、丸剂并用，守方有恒，竟获全功。

参考文献

冯崇廉. 邓铁涛教授临证验案 2 则 [J]. 新中医，2003，35（4）：15

再生障碍性贫血（4 案）

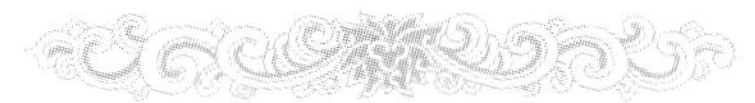

1. 正虚气弱、运血无力、瘀阻气机、生化受阻案（颜德馨医案）

患者，男，10 岁。

【初诊】1982 年 7 月 10 日。

［主诉］头晕齿衄反复发作 1 月。

［临床表现］头晕心慌、牙龈出血频发 1 个月，入院查血红蛋白 50g/L，白细胞 2.8×10^9/L，血小板 22×10^9/L，网织红细胞百分比 0.001。骨髓检查：红细胞系、粒细胞系增生均低下，诊断为再生障碍性贫血。经激素、输血等治疗，病情时轻时重。患者睑唇苍白，巩膜瘀斑累累，眶周青紫，齿衄色暗，头晕目花，胸闷心悸，动则尤甚，胃纳不馨。舌质淡紫苔白腻，脉细涩。

［诊断］虚劳（血虚），证属正虚气弱，运血无力，瘀阻气机，生化受阻，气血日衰。

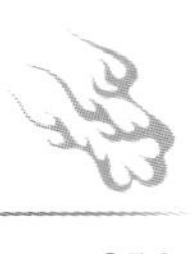

［治法］祛瘀生新。

［方药］生地黄 12g，熟地黄 12g，当归 9g，赤芍 9g，红花 9g，桃仁 9g，苍术 9g，白术 9g，牛膝 9g，升麻 4.5g，虎杖 15g。

【二诊】服药 2 周，齿衄渐止，胃纳见开。乃于原方加黄芪 9g，党参 9g，鹿角 9g，补骨脂 30g。另取牛骨髓粉 30g，蒸服，1 日 1 次。

【结果】上方出入治疗 5 月余，患者睑唇转红，诸症均减，血常规稳步上升。复查血红蛋白 83g/L，白细胞 5×10^9/L，血小板 80×10^9/L，网织红细胞百分比 0.012，病情缓解而出院。随访多年，疗效巩固。

【按】血盛则流畅，虚则鲜有不滞者，故再生障碍性贫血每每兼夹瘀血。因血液耗损，血脉空枯，无余以流，则艰涩成瘀。由于瘀血作祟，致使气血循环受阻，脏腑经络失养，生化无权，久之则出现种种虚劳之候。此案所表现的巩膜瘀斑、眼眶青紫、齿衄血暗、舌青脉涩等，均为瘀血之象。颜老认为，瘀血不去则新血难生，故方用桃红四物汤活血祛瘀，辅以升麻升提清阳，虎杖化瘀降浊，升清降浊，鼓舞气血生长；气为血帅，气旺则血盛，气行则血畅，故取黄芪、党参、苍术以健脾气；鹿角、补骨脂、牛骨髓粉以壮肾气。通补兼施，而获祛瘀生新之效。

参考文献

颜乾珍. 颜德馨运用桃红四物汤治疗难治性疾病的经验［J］. 江苏中医药，1997，18（7）：5－6

2. 脾虚血弱案（徐景藩医案）

患者，男，42 岁。

【初诊】1984 年 8 月 24 日。

［主诉］头晕乏力反复发作 2 年。

［临床表现］病起于 2 年前，神疲乏力，头晕耳鸣，腹胀纳少。面色萎黄无华，舌质淡，脉细。实验室检查，外周血常规三系减少，又经骨髓穿刺，诊为“再障”。经补肾、益气、养血之中药调治，并辅以输血等疗法，如是治疗 3 个月，症状无明显改善，血红蛋白仍波动于 30～50g/L。

［诊断］虚劳（血虚），证属脾虚血弱。

［治法］补脾胃益气生血。

［方药］补中益气汤合当归补血汤化裁：太子参 10g，生山药 15g，生黄芪 15g，白术（炒）10g，当归身 10g，升麻（炙）3g，柴胡 5g，鸡内金（炙）10g，山楂（炒焦）10g，神曲（炒焦）10g。

【二诊】服 10 剂后，头昏乏力显减，诸症改善，胃纳有增。复查血红蛋白已上升至 80g/L。继则停止输血，续投原方去升麻、柴胡，加补骨脂、肉苁蓉、鹿角、淫羊藿、紫河车等。

【结果】 调治3个月逐渐向愈，随访5年，未见复发。

【按】 徐老独有见地，认为肾虽主骨、生髓化血，但必以脾胃功能为基础；又血属阴，脾为气血生化之源，肾虽主藏精，然精血同源，二者全赖脾胃之气健旺始得化精生血，故治疗再生障碍性贫血，诚然既要补肾又要补脾。

参考文献

成建山. 徐景藩教授从脾胃论治疑难病经验举隅 [J]. 江苏中医药，2001，22（10）：15－16

3. 肾虚精亏案（郭子光医案）

患者，女，48岁。

【初诊】 1998年6月2日。

［主诉］头晕及皮下紫癜反复发作1年余。

［临床表现］患者1年前自觉头晕，乏力，体力不支，胃纳欠佳，睡眠差，下肢出现紫癜，去某市级医院检查，血压低，全血皆低，服中西药无效。继则转省级医院做进一步检查，4月7日血细胞检查报告显示骨髓增生低下。又转某医科大学附属医院诊治，5月4日病理科诊断报告提示：骨髓造血细胞增生低下。随即使用“白细胞介素6”等治疗，白细胞由$3.6\times10^9/L$上升至$5.6\times10^9/L$，血小板由$21\times10^9/L$上升至$91\times10^9/L$，其他血细胞也升至正常，但随着“白细胞介素6”的停用，血小板、白细胞等又迅速下降，尤以血小板下降最速。准备使用雄激素治疗，但病者拒绝而求治于郭老。现症见头晕，一身乏力，腰脊酸软，两腿无力，畏寒神怯，衣服较常人穿得多，且易感冒，睡眠差，胃纳尚可，口和，小便清长，大便正常。察其形体偏瘦，精神困顿，面色苍暗少华，呼吸平匀，唇甲淡白，上下肢皮肤均有少许针尖样紫癜，下肢不温，舌质淡苔白润，六脉沉细缓弱。

今日检验：血小板$37\times10^9/L$，白细胞$4.3\times10^9/L$，其余血细胞尚在正常范围内。

［诊断］虚劳（血虚），证属肝脾虚损。

［治法］补肝血，益脾气。

［方药］党参40g，黄芪40g，鸡血藤40g，白术20g，谷芽20g，阿胶（烊化）20g，墨旱莲20g，山药15g，生地黄15g，枸杞15g，龙眼肉15g，大枣60g，仙鹤草30g，甘草（炙）6g。1日1剂，浓煎，日3夜1与服。

【二诊】 7月9日。上方已服1月余，未能抑制血细胞下降趋势，尤

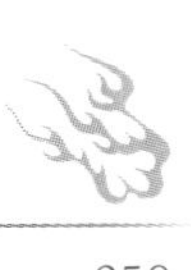

以血小板为甚。查血小板 22.8×10^9/L，其余均有所下降，而脉证如前。考虑到五脏之虚，穷必及肾，肾藏精、主骨、生髓，“精血同源”也。其病不在肝脾而在肝肾虚损，皆因肝血不足，肾精亏乏所致。当大补肝血，温肾填精兼顾脾气，仿右归加味治之。药用党参 40g，黄芪 40g，鸡血藤 40g，大枣 60g，熟地黄 20g，墨旱莲 20g，阿胶（烊化）20g，枸杞子 20g，龙眼肉 20g，淫羊藿 20g，续断 20g，巴戟天 20g，仙鹤草 30g，红参 15g，白术 15g，补骨脂 15g，仙茅 15g，菟丝子 15g。1 日 1 剂，浓煎成膏，日 3 夜 1 与服。

【三诊】 7 月 16 日。各种症状均有好转，体力增加。查全血细胞均有上升，血小板 35.6×10^9/L，白细胞 5.6×10^9/L，但上升缓慢。认为病至肾精、骨髓深层，草木之品是鞭长莫及，非血肉有情之物难以毕功。又患者陈述服药后有腹胀满之感，是大队滋补碍脾之故。二诊方加砂仁 12g，服法同前。另用鹿茸 5g，龟甲 5g，鸡蛋 1 枚，冰糖适量，同蒸至鸡蛋熟，每晨空腹服。嘱服鹿茸期间，忌食青菜、萝卜，以免降低疗效。

【四诊】 10 月 27 日。一直服上方，患者体力大增，精神好转，体重增加，抵抗力增强，家人多次感冒均未被传染，半个月前已恢复全日上班工作。前两日在某医科大学附属医院查全血，结果显示：血小板升至 115×10^9/L，白细胞 5.7×10^9/L，其余均在正常范围。为巩固疗效，嘱其必须服药至骨髓检查正常，才可缓慢减药。于是以上方继续与服。

【结果】 上方服至 1999 年 4 月 20 日，某医科大学附属医院骨髓检查报告显示：全片巨核细胞 30 个，生成血小板好，BM 未见特殊异常；4 月 26 日病理科诊断报告提示：骨髓造血组织增多活跃，与前次活检比较，增生增加，仍以红系统增生为主。于是，撤除汤药，只服用鹿茸食疗方以巩固疗效。

【按】 肾藏精、主骨、生髓，“而血即精之属也”（《景岳全书·血证》），故“精血同源”。病久不治，穷必及肾，引起肾精亏损，使精以化血的功能低下，而形成精血亏虚证。故精亏血虚证通常是血虚的深层次发展，大多表现为全血皆低。其证候表现除血虚本证的脉症外，肾精亏虚的各种症状比较突出。此案患者系以贫血为主要表现的慢性型再障，当属中医血虚范围。初诊以肝脾血虚论治，认为肝血不足，疏泄不及，故血小板等减少，加之脾虚不统血，故有紫癜等发生。及至补益肝脾无效时，才认识到肾虚精亏是其主要病机。由于肾虚精亏，不能“归精于肝而化清血”（《张氏医通》），故全血降低，以血小板为甚。由此可见，血滋生于脾，藏化于肝，而本源在肾；一般的血虚，补脾养肝即可，而久病再障之血虚，更深一层，非补肾填精，促其精以化血，难竟其功。补肾气、温肾阳，草木之品就能收效，而填精、补髓则非血肉有情之物不可，故加入鹿茸等药之后显著地提高了疗效。其二诊方实为左归丸、右归丸与归脾汤三方化裁而成，其中以巴戟天代附子，鸡血藤代当归，又去肉桂，加龟胶与鹿茸同服等措施，均有防其辛温动浮火之意。更因患者脾胃运化尚可，能胜任滋补，又通力合作，故疗效满意。

参考文献

郭子光. 慢性贫血所致血虚的辨证论治探讨［J］. 成都中医药大学学报，2001，24（4）：1-5

4. 肝肾不足、气血两伤案（周仲瑛医案）

患者，女，21岁。

【初诊】2008年7月24日。

［主诉］确诊再生障碍性贫血9年。

［临床表现］患者多次行骨髓穿刺检查确诊为“再生障碍性贫血”已9年。近于江苏省某医院再次行骨穿，符合再生障碍性贫血，并输血2次。血常规示：红细胞 1.38×10^{12}/L，白细胞 2.2×10^{9}/L，血红蛋白50g/L，血小板 24×10^{9}/L。腹部B超检查示肝损害。血清检查：乙肝、丙肝病毒指标（-），甲状腺功能正常。目前症见头晕，疲劳乏力，心慌，常有腹痛，下肢浮肿，纳可，月经基本正常，间有齿衄。口干欲饮，夏季多汗，怕热。面浮色黄无华。舌质暗苔薄黄腻，脉细滑。

［诊断］虚劳（血虚），证属肝肾不足，气血两伤。

［治法］凉血化瘀，滋养肝肾。

［方药］党参15g，枸杞子12g，龟甲（炙）10g，鹿角10g，黄芪（炙）30g，当归12g，山茱萸10g，菟丝子15g，鸡血藤20g，仙鹤草15g，熟地黄10g，女贞子10g，墨旱莲12g，红景天10g，灵芝5g，白术（炒焦）10g，茯苓10g，甘草（炙）3g，生地榆12g，肿节风20g，花生衣15g，石斛10g，黑豆10g。14剂，1日1剂，水煎，早晚分服。

【二诊】8月28日。近来疲劳乏力，天热饮水多，自觉肿胀不舒，大便干结如栗，口干，肌肤出现皮疹瘙痒。脉细滑。血常规示：白细胞 2.7×10^{9}/L，血红蛋白40.5g/L，血小板 28×10^{9}/L。拟从肝肾不足，气阴两伤治之。药用鳖甲（炙）15g，龟甲（炙）10g，枸杞子10g，生地黄15g，地锦草12g，墨旱莲12g，仙鹤草15g，鸡血藤20g，阿胶珠10g，女贞子（炙）10g，肿节风15g，花生衣20g，石斛10g，地榆15g，生黄芪15g，当归10g，菟丝子10g，淫羊藿10g，太子参12g，黑豆10g，楮实子10g，黑芝麻20g，桑椹15g。煎服法同前。

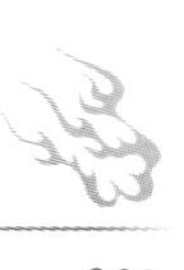

【三诊】10 月 27 日。代诊：怕热，颈侧多汗，口干，全身有肿胀感，胸闷心慌，牙龈肿痛出血，便秘，手足心发热，经潮量少。转从肝肾阴虚，营血伏热治之。药用水牛角片（先煎）15g，赤芍 12g，牡丹皮 10g，生地黄 15g，女贞子（炙）10g，墨旱莲 12g，肿节风 20g，花生衣 20g，仙鹤草 15g，生地榆 12g，鸡血藤 15g，石斛 10g，羊蹄根 10g，大黄（制熟）5g，紫草 10g。煎服法同前。

【四诊】2009 年 1 月 15 日。诉上周曾感冒，最近基本缓解，但有咳嗽，劳累后睡眠不酣，仅睡 2～3 小时，午睡后目胞浮，下肢肿，右下侧齿龈肿胀，夜晚躁热，手足心汗多，大便干，面浮色黄无华。舌质淡苔淡黄，脉细滑。血常规示：红细胞 2.7×10^{12}/L，血红蛋白 60g/L，血小板 26×10^{9}/L。用三诊方加蜂房 10g，黄精（制）10g，红景天 10g，灵芝 6g，何首乌（制）12g。

【五诊】3 月 21 日。代诉：口干腿肿近减，便秘严重，数日一行。用脑感觉头痛，疲劳，腹胀，不能耐热。血常规示：白细胞 2.4×10^{9}/L，血红蛋白 55g/L，血小板 22×10^{9}/L。仍从肝肾阴虚，营血伏热治之。药用水牛角片（先煎）20g，赤芍 12g，牡丹皮 10g，生地黄 20g，玄参 10g，楮实子 10g，石斛 10g，首乌藤 25g，酸枣仁（炒熟，杵）25g，鬼箭羽 15g，肿节风 20g，花生衣 20g，羊蹄根 12g，大黄（制熟）5g，枸杞子 10g，蜂房 10g，仙鹤草 15g，墨旱莲 12g。

【结果】此后均以此方加减治疗，基本用药为水牛角、赤芍、牡丹皮、生地黄、女贞子（炙）、墨旱莲、首乌藤、酸枣仁（制熟）、鸡血藤、花生衣等。至 2009 年 7 月底之前，每次复查血常规，红细胞 $(2.3\sim2.9)\times10^{12}$/L，白细胞 $(2.2\sim3.2)\times10^{9}$/L，血红蛋白 36.4～70g/L，血小板 $(22\sim35)\times10^{9}$/L。至 2010 年患者一般情况良好，仍继续服用中药。

【按】此例患者病情迁延日久，初诊时根据其面色萎黄不华，头晕心慌，疲劳乏力，下肢水肿，舌苔薄腻，脉细滑，辨证当属肝肾不足，气血亏虚，从补益气血，滋养肝肾入手。二诊时根据患者口干，大便干及皮肤瘙痒等，考虑为气阴两伤。然效果均不显著。复诊时周老再三思量，根据患者怕热，时有全身躁热，手足心热，口干等特点，认为其是以肝肾不足，阴血亏虚，阳气外浮，血分有热，其病根在于肝肾阴虚，营血伏热，治疗当抓其病根，故转从凉血化瘀、滋养肝肾治疗，乃以犀角地黄汤为基本方加减化裁。药用水牛角、生地黄、牡丹皮、赤芍等凉血活血为主，配以女贞子、墨旱莲滋补肝肾，紫草活血凉血，玄参、生地黄养阴清热；地骨皮、功劳叶、白薇凉血，退虚热；首乌藤、酸枣仁、灵芝、何首乌养心安神；花生衣、鸡血藤、楮实子

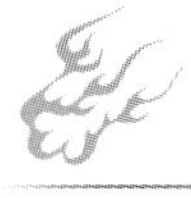

补血养血等。周老辨证精当，故患者服药后感觉良好，药后能效。此案之中，一直应用中药花生衣，此药味甘、微苦，性涩、平，归脾、肝经，具有养血止血、散瘀消肿结之功。现代实验研究也证实，花生衣能对抗纤维蛋白的溶解，促进骨髓造血功能，改善血小板的质量，加强毛细血管的收缩功能，对出血以及出血引起的贫血有明显疗效。

参考文献

李柳，朱垚，吴勉华，等. 国医大师周仲瑛教授辨治再生障碍性贫血验例［J］. 光明中医，2010，25（5）：762－763

白细胞减少（1案）

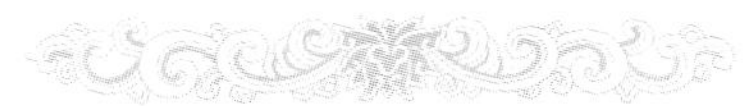

肝肾不足、脾虚挟湿案（裘沛然医案）

患者，男，14岁。

【初诊】 1993年8月15日。

［主诉］白细胞减少2个多月。

［临床表现］结肠癌术后，化疗1月余，血白细胞逐渐下降，至化疗2个多月后，白细胞已降至$2\times10^9/L$，面色发白，神疲气怯，头晕，足软无力，步履维艰，弱不能支，常常感冒，纳差泛恶。舌苔腻，脉细。

［诊断］虚劳，证属肝肾不足，脾虚挟湿。

［治法］补肾养肝，健脾化湿。

［方药］生黄芪30g，巴戟天20g，白术（炒）20g，淫羊藿15g，熟黄地24g，全当归15g，龟甲（炙）18g，茯苓12g，黄柏18g，厚朴（制）9g，西党参20g，山楂（炒焦）12g，神曲（炒）12g，麦芽（炒）12g，山茱萸15g，补骨脂18g，仙茅15g，小茴香12g，车前子（包）12g。

【二诊】 14剂后复诊，诸症均有改善，纳已增，白细胞$3.2\times10^9/L$，遂以原方为主，略作增减。

【结果】 服药2月余，白细胞升至$7\times10^9/L$，面色明显好转，头晕泛恶均除，胃纳如常，苔腻已化、根略腻，已无感冒等症情，且无须家人搀扶，可自行来诊。半年后随访，症情稳定，一般良好。

【按】 癌症手术后化疗，最常见的是白细胞下降、严重的消化道症状等不良反应，以至甚者不堪继续化疗。裘老以大剂量熟地黄、龟甲、山茱萸、黄柏、当归，益肾养肝固本；仙茅、巴戟天、淫羊藿，温肾补虚，阴阳互生，相得益彰；黄芪、白术、茯苓、车前子，益气健脾

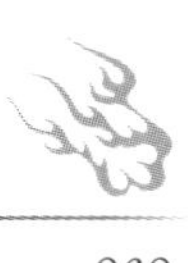

利水湿；厚朴、山楂、神曲、麦芽、小茴香，调中化湿开胃。临床上遇此类患者时，多以化湿和中为先，而不敢用滋腻补品，殊不知患者正气大虚，已不堪化疗，运中开胃已无以为济。故裘老峻用补药扶正，兼以和中化湿，终使正气恢复，病体安康。

参考文献

裘端常．裘沛然临证验案拾遗［J］．辽宁中医杂志，2001，28（3）：139－140

血小板减少性紫癜（8案）

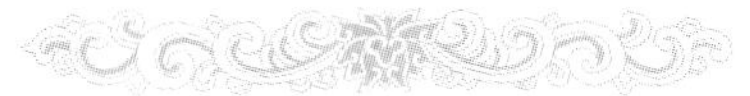

1. 络热血瘀、迫血妄行、痰热壅肺、肺失清肃案（周仲瑛医案）

患者，女，50岁。

【初诊】1998年9月30日。

［主诉］确诊血小板减少10个月，神昏发热咳喘10日。

［临床表现］1997年11月因头晕、乏力就医，检查发现血小板减少（2.0×10^9/L），诊断为“原发性血小板减少症”，使用大剂量激素、免疫抑制剂，病情未能好转，血小板持续下降，最低时仍为2.0×10^9/L。1998年8月住本市某医院，予曲安西龙、长春新碱等，因口腔溃疡反复不愈、尿路感染而停药。9月20日因感冒发热、肺部感染继发呼吸衰竭。虽经消炎、抗感染、给氧、气管切开等抢救，病情仍难控制，遂要求中医会诊。症见周身肌肤大片出血瘀斑（腹部最大处约20cm×15cm），神志不清，呼吸急促，咳嗽痰多，喉中痰鸣。体温38.2℃，血小板3.7×10^9/L。

［诊断］血证（肌衄），证属络热血瘀，迫血妄行，痰热壅肺，肺失清肃。

［治法］凉血止血，清化痰热。

［方药］犀角地黄汤加减：水牛角片（先煎）15g，赤芍12g，牡丹皮10g，生地黄15g，茜草根15g，栀子（炒黑）10g，大黄（制）5g，瓜蒌15g，葶苈子12g，桑白皮（炙）15g，知母10g，远志（炙）6g，石菖蒲10g。5剂。

【二诊】10月5日。皮下出血斑点明显减少，未见新生瘀斑，神志稍清，咳嗽痰多，舌苔黄腻，脉弦滑数。凉血止血，清化痰热再进。上方再服3剂。

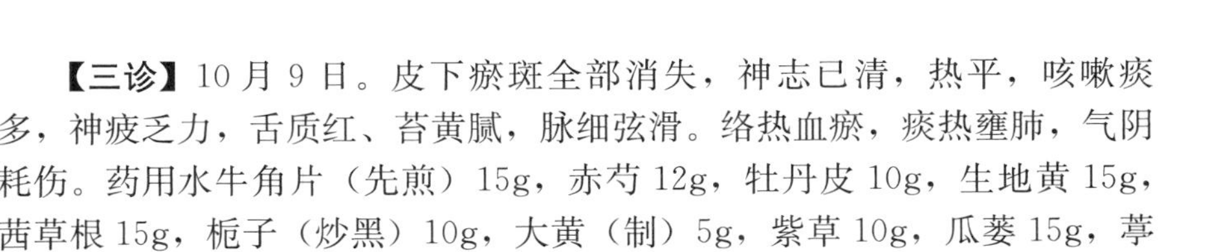

【三诊】10 月 9 日。皮下瘀斑全部消失，神志已清，热平，咳嗽痰多，神疲乏力，舌质红、苔黄腻，脉细弦滑。络热血瘀，痰热壅肺，气阴耗伤。药用水牛角片（先煎）15g，赤芍 12g，牡丹皮 10g，生地黄 15g，茜草根 15g，栀子（炒黑）10g，大黄（制）5g，紫草 10g，瓜蒌 15g，葶苈子 12g，桑白皮（炙）15g，知母 10g，远志（炙）6g，石菖蒲 10g，麦冬 12g，南沙参 12g，北沙参 12g，西洋参（另煎）6g。5 剂。

【四诊】10 月 13 日。瘀点瘀斑未见新起，痰黄，便溏，日行 4～5 次，寐差。复查血常规：白细胞 4.5×10^9/L，红细胞 3.30×10^{12}/L，血小板 16×10^{12}/L（今日输血小板），原法继进。10 月 9 日方去远志、石菖蒲，加墨旱莲 15g，阿胶珠、黄芩（炒）各 10g。7 剂。

【五诊】10 月 20 日。患者已由急诊监护室转入普通病房，咳嗽，夜晚尤甚，痰多，余无明显不适，苔黄腻。仍当益气养阴，清化痰热，凉血化瘀。药用西洋参（另煎）6g，天冬 12g，麦冬 12g，南沙参 12g，北沙参 12g，知母 10g，黄芩（炒）10g，桑白皮（炙）15g，天花粉 15g，鱼腥草 15g，水牛角片（先煎）15g，赤芍 12g，牡丹皮 10g，生地黄 15g，茜草根 15g，栀子（炒黑）10g，大黄（制）5g，紫草 10g，墨旱莲 15g，阿胶珠 10g。另：竹沥水 20mL，1 日 2 次。7 剂。

【六诊】10 月 26 日。咳嗽减少，痰黏，口干欲饮，背后有汗，便溏，日 2～3 行，下肢瘀点散发，舌苔黄薄腻。听诊肺部湿啰音减少。阴虚血热，瘀热动血，痰热壅肺，肺失清肃，气阴两伤。药用西洋参（另煎）6g，天冬 12g，麦冬 12g，南沙参 12g，北沙参 12g，知母 10g，生地黄 15g，玄参 12g，天花粉 15g，黄芩 10g，栀子（炒黑）10g，桑白皮（炙）15g，水牛角片（先煎）15g，赤芍 12g，牡丹皮 10g，大黄（制）5g，紫草 10g，紫珠草 20g，墨旱莲 15g，阿胶珠 10g，仙鹤草 15g，谷芽（炒）10g，麦芽 10g。另：竹沥水 20mL，1 日 2 次。7 剂。

【七诊】11 月 3 日。病情稳定好转，精神良好，外观呼吸平稳，间有咳嗽，痰少，自觉口干明显，肌肤灼热，皮肤未见紫斑，大便溏烂，日 3～4 次，食纳欠佳，苔灰黄、质红，脉细滑。肝肾不足，阴虚血热，痰热蕴肺。药用水牛角片（先煎）15g，赤芍 12g，牡丹皮 10g，生地黄 15g，玄参 12g，南沙参 10g，北沙参 10g，麦冬 12g，天花粉 15g，知母 10g，黄芩（炒）10g，栀子（炒黑）10g，墨旱莲 15g，紫珠草 12g，紫草 10g，白茅根 20g，谷芽（炒）15g，麦芽 15g，山楂（炒焦）10g，神曲（炒焦）10g。另：竹沥水 20mL，1 日 2 次。7 剂。

【八诊】11 月 10 日。复查血常规有改善，血小板 33×10^{12}/L，白细胞 5.6×10^9/L，临床情况稳定，呼吸平稳，少有咳嗽，痰不多，口干明显，大便转实，食纳知味，舌苔薄黄腻，脉细滑数。再予滋阴凉血，清肺

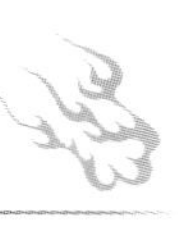

化痰。11 月 3 日方去紫草、山楂、神曲，加桑白皮（炙）12g，阿胶珠 10g。续服 7 剂以巩固疗效。

【按】此病来势凶猛，肌衄成片，窍闭神昏，一派险象。审证求机，其病机特点在于络热血瘀、痰热壅肺，针对这个主要矛盾，方用犀角地黄汤凉血止血，合清化痰热之品，窍开衄止。犀角地黄汤加大黄、茜草根凉血祛瘀止血，功专力强，在内伤瘀热血证中具有独特的功效。此后，一直以凉血止血、清热化痰为基本大法，后期阴伤气耗明显，加重益气养阴之品，终于取得良好的近期效果，达到急则治标的救治目的。

参考文献

周仲瑛. 急症验案一束（1）[J]. 南京中医药大学学报，2004，20（1）：5-8

2. 脾虚失统、气血亏虚案（李振华医案）

患者，女，24 岁。

【初诊】1991 年 12 月 21 日。

［主诉］肌肤时常出现红点、紫癜 3 年余。

［临床表现］患者 3 年来肌肤时常出现红点及紫癜，先后于多家医院诊治，血常规检查提示血小板始终在 $80\times10^{9}/L$ 左右，诊断为原发性血小板减少性紫癜，给予酚磺乙胺、泼尼松等西药及补血清热类中药均疗效不佳。现症见双下肢多发片状紫癜，色淡，按压色泽无变化，头晕，心悸，纳差，身倦懒言，面色萎黄，腰膝酸软，时时自汗。舌体胖大、质淡红、苔薄白，脉虚细缓。

［诊断］西医诊断：原发性血小板减少性紫癜。中医诊断：肌衄，证属脾虚失统、气血亏虚。

［治法］健脾益气，养血补血。

［方药］四君子汤合当归补血汤加味：生黄芪 30g，红参（另煎）6g，白术 10g，茯苓 18g，当归 10g，白芍 15g，熟地黄 15g，阿胶（烊化）10g，山茱萸 15g，枸杞子 15g，酸枣仁（炒）15g，杜仲（炒）15g，地榆炭 15g，陈皮 12g，甘草（炙）6g。1 日 1 剂，水煎服。同时嘱患者忌食生冷、油腻及辛辣食品。

【二诊】服药 27 剂，患者紫癜部分消失，精神好转，食欲增加，头晕、心悸减轻，舌体稍胖大、质淡红，苔薄白，脉细缓。血常规检查提示血小板 $86\times10^{9}/L$。上方去杜仲，加三七粉（冲服）2g。1 日 1 剂，水煎服。

【结果】服药 35 剂，诸症消失，血常规检查提示血小板 $130\times10^{9}/L$。效不更方，继服 30 剂，每 2 日 1 剂，以兹巩固。

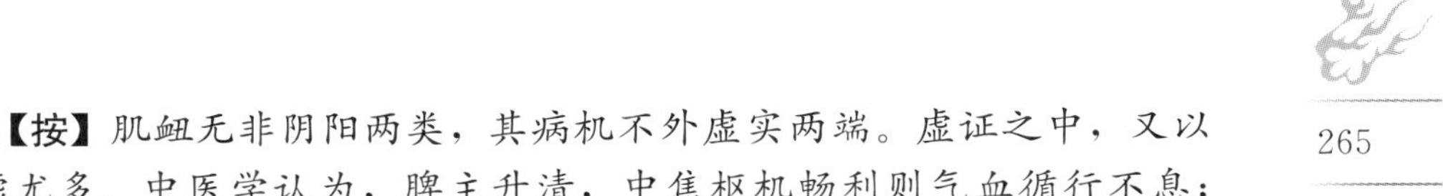

【按】肌衄无非阴阳两类，其病机不外虚实两端。虚证之中，又以脾虚尤多。中医学认为，脾主升清，中焦枢机畅利则气血循行不息；脾主运化水谷、化生气血，脾气旺盛则可统摄滋养血脉而不外渗。倘若脾气虚弱，既可使清气壅遏而不升，浊气横逆而不降；又可失却统血之权，使血失裹约溢于肌肤而发为“脾不统血”之证。《感证宝筏》曰：“凡劳倦内伤，损及于脾，亦有淡红斑点。”《内科临证录·虚斑》曰：“斑之一证，有阳斑、阴斑、虚斑之辨，而虚斑之中，又有气虚不能摄血。”此病例所见诸症当为脾虚失统、气血亏虚之象，故治疗以补养心脾、益气补血为大法。用四君子汤合当归补血汤加味，方中红参、黄芪大补元气，取“阳生阴长”之意，互相资助，使气充足以摄血；白术、茯苓、甘草健脾益气，使脾健以统血；当归益气生血；熟地黄、白芍、阿胶补血生血，补精益髓；山茱萸、枸杞子、杜仲、酸枣仁滋养心肾，止汗安神；地榆炭味涩收敛止血；陈皮理气开胃，使补而不滞。全方大补元气，健脾益肾，养心敛汗，补气而不伤阴，养血而不滋腻，使脾气旺盛、形神得充，血循经脉而紫癜痊愈。

参考文献

李永泉，郭淑云．国医大师李振华教授从脾论治紫癜验案 2 则［J］．中医研究，2012，25（5）：43－45

3. 心脾两虚、肝肾不足、气血亏耗案（周仲瑛医案）

患者，女，25 岁。

【初诊】2009 年 3 月 13 日。

［主诉］衄血反复 2 年。

［临床表现］2 年前夜晚睡觉时口中流血，肌肤黏膜有出血点，去医院血查血小板减少，多年来查血小板最低 3×10^9/L，最高达 10×10^9/L，诊断为特发性血小板减少性紫癜，常用泼尼松维持。自觉疲劳乏力，腿软，经潮后期，血量偏多，舌质暗紫苔淡黄薄腻，脉细滑。

［诊断］肌衄，证属心脾两虚，肝肾不足，气血亏耗。

［治法］益气养血。

［方药］党参 12g，黄芪（炙）15g，当归 10g，白芍（炒）10g，甘草（炙）3g，何首乌（制）10g，黄精（制）10g，白术（炒焦）10g，熟地黄 10g，枸杞子 10g，鸡血藤 15g，仙鹤草 15g，肿节风 15g，花生衣 20g，红枣 4 枚。1 日 1 剂，煎服 2 次。

【二诊】10 月 30 日。守法守方加减，曾经配伍过山药、山茱萸、茯苓，或生地黄、地锦草、墨旱莲，或枸杞子、鸡血藤、甘草，观察至 9 月底。先后半年，血小板不升。10 月中旬，腹痛 2 日，检查黄体破裂，住

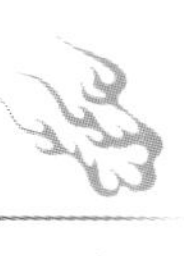

某医院输血小板、激素治疗。现仍有腹痛腰酸，月经7～8日不尽，晨起鼻衄，口干，手心热有汗，齿衄，下肢有瘀斑，面红目赤，胸背下肢瘙痒。舌质暗红、舌苔黄苔薄腻，脉细滑。查血小板 11×10^9/L。转从肝肾阴虚，络热血瘀治疗。药用水牛角片（先煎）20g，赤芍12g，牡丹皮10g，生地黄20g，肿节风20g，地锦草15g，墨旱莲12g，花生衣20g，羊蹄根9g，紫草10g，仙鹤草15g，地肤子15g，地骨皮12g。1日1剂，煎服2次。

【三诊】 11月28日。药服月余，近查血小板 116×10^9/L，地塞米松已从原先每日5片减少至1片，牙龈出血基本控制，皮肤未见紫癜，经潮量少，手心热转平，面红目赤，舌质暗苔黄，脉细。守法观察。药用水牛角片（先煎）20g，赤芍12g，牡丹皮10g，生地黄20g，肿节风20g，地锦草15g，墨旱莲12g，花生衣20g，羊蹄根9g，紫草10g，仙鹤草15g，鸡血藤15g，地肤子15g，地骨皮12g，女贞子（炙）10g。1日1剂，煎服2次。

【按】 此例初从心脾两虚，肝肾不足，气血亏耗辨治，仿归脾汤、八珍汤意，守法守方，观察半年，血小板不升（11×10^9/L），审其除齿鼻出血，下肢瘀斑外，并见面红目赤，口干，手掌心热，肌肤瘙痒，经潮后期，结合舌脉，转从肝肾阴虚、络热血瘀、瘀热动血治疗，用犀角地黄汤加味，滋阴凉血，化瘀止血，并逐步撤减激素。药服月余，血小板上升，稳定在正常值以上。

参考文献

周仲瑛. 同病异治、异病同治血小板增多/减少症案例探析［J］. 天津中医药，2010，27（6）：441-444

4. 气虚血少、摄血无力案（方和谦医案）

患者，女，34岁。

【初诊】 1991年12月7日。

［主诉］指尖、皮下瘀点反复发作半年。

［临床表现］半年前发现指尖、皮下有瘀点，在当地医院就诊，化验血小板 80×10^9/L，查体浅表淋巴结无明显肿大，肝脾未触及。在院外做骨髓穿刺，诊为巨核细胞成熟障碍，诊断为原发性血小板减少性紫癜。经用卡巴克络、氨肽素等药物效果不明显，故请方老诊治。目前手指尖均有散在瘀血点，伴晨起刷牙时牙龈渗血。现月经已行7日，经血量多，色淡无块，曾肌内注射丙睾酮，病情无好转。面色㿠白，腰酸乏力，纳食一般。舌质淡苔白，脉沉细。

［诊断］血证（肌衄），证属气虚血少，摄血无力。

［治法］益气温阳，摄血调血。

［方药］党参 15g，白术（炒）10g，生黄芪 15g，熟地黄 15g，山药 15g，石斛 10g，当归 10g，知母 6g，牡丹皮 6g，淫羊藿 6g，山茱萸 10g，墨旱莲 10g。6 剂，水煎服。

【结果】药后患者症状减轻，月经已净，仍晨起刷牙时牙龈渗血，手指尖瘀血点未散，仍用上方加减诊治 3 个月，化验血小板 120×10^9/L，牙龈渗血消失，效果明显，效不更方，继续治疗半年余，服药时间改为服药 2 日，停 1 日，至 1992 年底病情基本控制，追访 2 年未复发。

【按】此案出血证属于中医衄血范畴，月经量多属于中医崩漏，但其实质均责之于气虚血少，血失统摄，即病机是相同的。方老认为此例患者主要因于气虚，又因病史较长，病情较重，加上反复失血，造成气随血脱，使气虚进一步加重。气虚必然导致统血功能减弱，血溢脉外，出血衄血；气虚累及冲任，冲任不固，月经量多，色淡无块。方老根据脾为气血生化之源的理论，用党参、白术、生黄芪、山药益气健脾，剂量约占全方用量三分之一，通过益气以摄血，气足则能促进血循脉道，且中气充沛，则新血旺盛，达到气血双补的目的。对已经形成的血少，以熟地黄、当归、山茱萸养血行血，偏重补肾养肝，促进精血互化。方中酌加石斛，于津中化气，从阴中求阳。用少量淫羊藿益肾助阳，取其阳生阴长之意。为避免用药过于温燥，用牡丹皮、知母清热化燥。墨旱莲用于经期在于固冲止血。方老本意并非单纯止血，而是通过补气生血，养血育阴，促进气血功能的恢复。

参考文献

胡青懿. 方和谦老中医治疗出血证验案举隅［J］. 北京中医，1995，14（5）：53

5. 气虚阴亏案（李振华医案）

患者，女，28 岁。

【初诊】2007 年 8 月 2 日。

［主诉］皮肤发斑 1 年余。

［临床表现］患者平素身体羸弱，1 年多前出现皮肤紫斑，于某医院查血常规提示：白细胞 3.0×10^9/L，红细胞 3.1×10^{12}/L，血红蛋白 98g/L，血小板 45×10^9/L，给予中、西药（具体不详）口服及输液（具体不详）等治疗，病情时轻时重，紫斑时消时现。现症见皮肤紫癜，双下肢多发，大者如掌，皮肤时时作痒，神疲乏力，头晕心烦，急躁易怒，失眠多梦，自汗盗汗，时作干呕，月经量多、夹有少量血块，纳可，二便正常。舌质稍红、体稍胖、苔少，脉沉弦细。

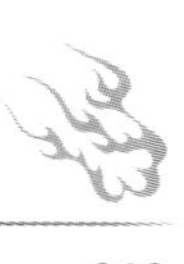

［诊断］西医诊断：原发性血小板减少性紫癜。中医诊断：肌衄，证属气虚阴亏。

［治法］健脾益气摄血，养阴止血消斑。

［方药］归脾汤加减：生黄芪 25g，党参 18g，白术 10g，茯苓 15g，当归 12g，白芍 15g，生地黄 15g，酸枣仁（炒）15g，山茱萸 15g，枸杞子 15g，黄精 15g，阿胶（烊化）10g，地榆（炒黑）15g，侧柏叶（炒黑）15g，地骨皮 12g，牡丹皮 10g，何首乌（制）15g，仙鹤草 15g，麻黄根 10g，甘草（炙）5g。20 剂。1 日 1 剂，水煎服。

【二诊】2007 年 8 月 23 日。患者皮肤紫癜面积减小，体力有所增加，头晕稍轻，睡眠好转，出汗大减，但时作干呕。舌质稍红、体稍胖、苔少，脉沉弦细。血常规检查提示白细胞 4.1×10^{9}/L，红细胞 3.6×10^{12}/L，血红蛋白 102g/L，血小板 48×10^{9}/L。上方去酸枣仁、枸杞子、地骨皮、仙鹤草、麻黄根，加鸡血藤 30g，熟地黄 15g，豆蔻仁 10g。20 剂。

【三诊】2007 年 9 月 14 日。患者诸症略有减轻，干呕已止，紫癜颜色稍淡，精神稍有好转，但仍神疲乏力，不能从事体力劳动。舌体稍胖、苔少，脉沉弦细。二诊方去生地黄，加山药 30g，川芎 8g，丹参 15g，仙鹤草 15g。20 剂。

【四诊】2007 年 10 月 6 日。患者紫癜明显减少，神疲乏力，睡眠不佳，舌体稍胖，脉沉弦细。药用生黄芪 30g，白参 10g，白术 10g，茯苓 15g，当归 12g，白芍 15g，川芎 8g，熟地黄 15g，鸡血藤 30g，山茱萸 25g，阿胶（烊化）10g，地榆（炒黑）15g，生地黄（炒炭）15g，莲子肉 18g，酸枣仁 15g，甘草（炙）6g。20 剂。

【结果】2007 年 10 月 27 日，患者皮肤紫癜基本消失，余症俱已不显，唯体力不佳，舌体稍胖，脉沉细。复查血常规提示白细胞 6.2×10^{9}/L，红细胞 4.2×10^{12}/L，血红蛋白 119g/L，血小板 140×10^{9}/L。效不更方，继服 20 剂，每日半剂，以资巩固。

【按】《景岳全书·血证》曰："血本阴精，不宜动也，而动则为病；血主营气，不宜损也，而损则为病。盖动者多由于火，火盛则逼血妄行；损者多由于气，气伤则血无以存。"然临床热盛、阴亏、气虚常相兼出现，或相互转化。李老认为，临证时应根据其侧重点不同，采取相应的兼治方法。此例患者身体羸弱，素体不足，气阴两虚，阴亏虚火内生，灼伤脉络，迫血妄行，气虚不能摄血，溢于肌肤，发为肌衄紫癜；形体失养，故头晕、神疲乏力；虚火内扰，则心烦、急躁易怒、失眠多梦；气虚则腠理不固、营卫不和，阴虚则虚火蒸腾、迫津外泄，故出现自汗盗汗；胃阴不足，胃失濡降，则时作干呕；气阴亏虚，血失统摄，故月经量多、夹有血块；舌质稍红、舌体稍胖、苔

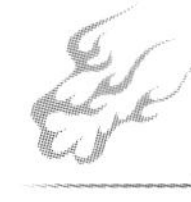

少、脉沉弦细，皆为气阴两虚之象。脾胃为气血生化之源，主统血，故治宜健脾益气摄血、养阴止血消斑。归脾汤为补气健脾摄血之名方，气血并补，重在补气健脾，气旺则血自生，脾健则血有统。因此例病机乃气阴俱虚，故李老在归脾汤基础上配合养阴凉血止血、活血化瘀消斑之药，并随症加减，药中病机。至二诊时，脾气渐复，虚火渐清，气阴得充，气盛则血有所摄，热消则血行归经，故紫癜减小、诸症减轻。然此病本属难治，非一时可复。因患者睡眠好转、出汗减轻，故去酸枣仁、枸杞子、地骨皮、仙鹤草、麻黄根，加鸡血藤补血调经、舒经活络，熟地黄养血滋阴；因时作干呕，再加豆蔻仁温中行气止呕。三诊时，患者紫癜进一步消退，干呕止，故去豆蔻仁；观其舌脉，阴虚内热之症已好转，故去生地黄；因患者神疲乏力、紫斑色淡，脾虚尤待恢复，故在养气补血之基础上加山药健脾益气，川芎、丹参行气活血消斑，仙鹤草增止血之力。四诊时，由于患者长期紫癜导致气血两虚、根本不固，虽药中病机，但易反复，故仍采用归脾汤补气养血摄血，加莲子肉、酸枣仁补脾养心安神以治心烦失眠，易党参代之以白参以增补脾益气之力。五诊时，患者诸症基本消失，效不更方，继服以资巩固。

参考文献

李永泉，郭淑云．国医大师李振华教授从脾论治紫癜验案 2 则［J］．中医研究，2012，25（5）：43－45

6. 肝脾虚损、统血失权、血不归经、瘀滞化热案（郭子光医案）

患者，女，46 岁。

【初诊】 2006 年 9 月 21 日。

［主诉］体检发现血小板下降 3 年，皮下紫癜 1 年半。

［临床表现］患者自述 2003 年 5 月一次感冒后查血常规发现血小板降至 8×10^9/L，服升血小板西药而效果不佳。2003～2005 年春，先后住院频频应用泼尼松、丙种球蛋白等，血小板升而又降，药量未减，多次反复。到 2005 年 4 月血小板降至 8×10^9/L，全身针尖样紫癜，月经 25 日不止，住某大学医院，加服中药效果亦不明显，于 8 月 7 日做脾切除术，激素、中药等继续不减，血小板仍不稳定。并有“乙肝”携带史（小三阳）。经人介绍前来就诊。现症常感倦怠乏力，胸胁不舒，口苦咽干，饮食差，睡眠欠佳，二便尚可，月经已停。察其形体中等，郁郁寡欢，皮肤可见少量针尖样紫癜，舌质红苔淡黄，脉细数。就诊前日查得血小板 51×10^9/L。

［诊断］肌衄，证属为肝脾虚损，疏泄不及，统血失权，血不归经，

瘀滞化热。

［治法］调补肝脾，凉营活血。

［方药］薯蓣丸、犀角地黄汤化裁：山药 50g，甘草 15g，白蔹 10g，干姜 3g，大枣 50g，川芎 10g，防风 10g，党参 30g，阿胶 15g，苦杏仁 10g，白术（炒）15g，麦冬 15g，生地黄 15g，神曲 10g，大豆黄卷 20g，桂枝 5g，桔梗 10g，茯苓 10g，当归 10g，柴胡 15g，白芍 15g，水牛角粉 30g。浓煎，1 日 1 剂。

【二诊】9 月 28 日复诊，已服药 1 周，门诊当日查的血小板已升至 214×10^9/L。守方守法治之，嘱其原方继续，并嘱患者用枸杞子、山药、大枣煮粥食养，1 周后逐渐减少激素用量。

【结果】2 个月后随访，病情稳定。

【按】肝主疏泄，又主藏血。如果肝气血阴阳的不足常导致肝的疏泄不及，表现于气分，因升发无力而见倦怠乏力，因肝气郁滞而见胸胁不适、郁郁寡欢；表现于血分，则因疏泄不及以致气血瘀滞，可见胁肋胀满疼痛等，若因肝藏血不足引起疏泄不及，则见月经失调，其微观检查则可见血小板减少。此案即乃肝之疏泄不及，导致脾运不健，统血无权所致。其治疗宜肝脾同调。郭老多以薯蓣丸加减化裁治疗，维持血小板水平，逐步减少激素用量，直至撤除激素，再配以食疗，药食并进，坚持服药。后期则肝脾肾同调以期稳固疗效。薯蓣丸药虽 21 味，而法度严谨，方中山药、大枣、茯苓、党参、白术、干姜、甘草、大豆黄卷、神曲以补脾气，温脾阳，健脾运，实脾以助肝生血；当归、川芎、白芍、阿胶、麦冬、生地黄补肝血，养肝阴，助其藏血，而复其疏泄之功；柴胡、防风疏肝达木以助疏泄；桂枝、甘草辛甘发散以升肝阳而助疏泄，桔梗、苦杏仁宣降肺气而使气机通达，木不受制；白蔹清营郁之热，散郁结之气；神曲、大豆黄卷消食导滞，除湿宣通。全方气血同调，以助疏泄，肝脾同治，通补兼施，诸药合用从不同角度增强肝疏泄之功，实乃治虚损之良方。而加水牛角粉（代犀角）以增强清解营热之功用。

参考文献

常名空，侯德健．郭子光教授发挥肝主疏泄学说治疗血小板疾病［J］．四川中医，2007，25（12）：3－4

7. 肾精虚损案（任继学医案）

患者，男，20 岁。

【初诊】2002 年 12 月 27 日。

［主诉］血小板减少 6 个月。

［临床表现］6 个月前曾有鼻衄 1 次，未予注意，10 余日后，突然前胸及上臂出现少量散在出血点，遂就诊于当地医院，经骨髓穿刺后确诊为“原发性血小板减少性紫癜”，给予糖皮质激素治疗，血小板曾一度上升至 $400\times10^9/L$ 左右，后又经 3 个月，激素逐渐减量而停用。停用激素后，血小板又开始下降，因患者惧怕激素的副作用，故求治于任老。现症见身无紫癜，唯时有手足心热。舌质红体大、苔薄白，脉虚数。血小板 $30\times10^9/L$。

［诊断］西医诊断：原发性血小板减少性紫癜。中医诊断：肌衄，证属肾精虚损。

［治法］填精调血。

［方药］①岷当归 10g，熟地黄（砂仁拌）15g，白芍（桂枝炒）15g，龙眼肉 15g，鹿角胶（烊化）10g，龟甲胶（烊化）10g，黄精 15g，生白术 5g，枸杞子 20g，脐带 1 条，茯苓 15g，肉桂 2g。水煎服。②生血膏：龙眼肉 100g，大枣肉 100g，牛脊髓 100g，红花 15g。上 4 味熬膏。每次 5g，1 日 3 次，口服。

【二诊】2003 年 1 月 11 日。症状同前。血小板 $24\times10^9/L$。此病为慢性之疾，治疗贵在有方有守，虽血小板仍有下降，但辨证不误，故仍以原方续进。

【三诊】1 月 18 日。手足心热稍有好转，舌质红体大、苔薄白，脉虚数。血小板 $55\times10^9/L$。药用：①岷当归 15g，熟地黄（桂枝、附子制）20g，红花 2g，龙眼肉 20g，鹿角胶（烊化）10g，龟甲胶（烊化）10g，何首乌 15g，枸杞子 30g，脐带 1 条，淡菜 15g，党参 15g，牡丹皮 15g。水煎服。②生血膏。每次 5g，1 日 3 次，口服。

【四诊】1 月 31 日。无手足心热，舌质淡红、舌体大、苔薄白，脉沉弦有力。血小板 $86\times10^9/L$。患者明显好转，故停用汤剂，改服下方：冬虫夏草 50g，藏红花 40g，岷当归 60g，牡丹皮 40g，紫河车 1 具，海马 50g，熟地黄（砂仁拌）80g，黄精 60g，淡菜 50g，枸杞子 70g，白首乌 50g，龟甲胶 30g，鹿角胶 30g，沉香曲 20g。上药共为细面，每次 5g，1 日 3 次，口服。

【结果】服完上方后，血小板 $175\times10^9/L$，后又服上药 2 料以巩固疗效，共治疗 1 年余而痊愈。

【按】该患者手足心热，已有阴虚火旺之势，脉象虚数，更需细查其病机。张介宾指出：“数脉之病，惟损最多，愈虚则愈数，愈数则愈危，若以虚数作热数，则无不败矣。”故该病虽为血证，但亦不可苦寒直折、凉血止血，而应以填精调血为治法。方中熟地黄、龟甲胶、鹿角胶、脐带、黄精、枸杞子峻补精髓；岷当归、龙眼肉活血养血；白

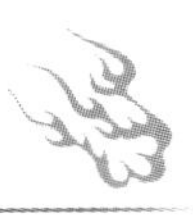

芍入营卫而调血；白术、茯苓补气健脾，补而不滞；更稍佐肉桂为使，引药直入命门，化滋腻养阴之物为源头活水。如此肾命有守，内乱可平。配合生血膏口服以填精生血。该案以填精调血为治疗大法，填精即是扶助命门正气以祛邪，调血即是补血活血使好血归经，配合调理脾胃之药，使血有化源，整个治疗过程是一个调节机体混乱状态的过程，故而痊愈。

参考文献

刘艳华，任喜洁，宫晓燕．任继学治疗虚损性疾病验案二则［J］．辽宁中医杂志，2008，35（6）：928－929

8. 肝肾亏虚、阴血不足、血失归藏案（周仲瑛医案）

患者，女，28岁。

【初诊】2009年5月20日。

［主诉］衄血反复发作10余年。

［临床表现］患者出现鼻腔、牙龈出血，皮肤瘀斑反复发作至今已10年余，确诊为“特发性血小板减少性紫癜”，曾用大剂量激素、免疫抑制剂等治疗，有所控制，但病情反复难愈。2009年3月因全身皮肤瘀斑、紫癜，血小板计数12×10^9/L。曾在当地医院使用大剂量激素泼尼松治疗2月余，血小板计数仅升至35×10^9/L。肌肤散见瘀斑，偶有齿衄，月经量多，神疲乏力，腰酸腿软，夜寐梦多，口干欲饮，二便尚调。舌质暗红苔薄黄，脉细数。

［诊断］衄血，证属肝肾亏虚，阴血不足，血失归藏。

［治法］补肝益肾，宁络止血。

［方药］生地黄15g，山茱萸10g，何首乌（制）10g，阿胶珠10g，白芍10g，黄精10g，女贞子10g，墨旱莲12g，地锦草15g，牡丹皮10g，肿节风20g，鸡血藤15g，茜草根10g，仙鹤草15g，血余炭10g，花生衣20g，甘草（炙）3g。1日1剂，煎服2次。

【二诊】12月23日。上方连续服用2月余，并停用激素，皮肤瘀斑消失，月经正常。2009年10月16日血小板103×10^9/L，诸症已平，无出血及瘀斑，今查血小板134×10^9/L，三酰甘油5.48 mmol/L。继守原法巩固。原方加山楂10g，决明子10g，泽泻12g。每日1剂，煎服2次。

【按】此案从肝肾阴虚，阴血不足，血失归藏入手，以《类证治裁》六味阿胶饮、《景岳全书》茜根散、《简便方》二至丸加减，补肝益肾，宁络止血。方中生地黄、白芍、山茱萸、墨旱莲、女贞子、何首乌、黄精、阿胶珠补益肝肾，填精益髓，滋阴养血，生地黄、墨旱莲又具凉血止血之功，牡丹皮、地锦草、茜草根既可凉血止血，又可活血散瘀，花生衣、血余炭止血化瘀，肿节风祛风活血、清热解毒，鸡血藤祛瘀血、生新血、流利经脉，仙鹤草养血活血止血，甘草益气补中，调和诸药。综观全方，以补益肝肾，促进髓海生血为主，兼以散瘀、宁络。止血，且能一药多用，又结合了现代研究配以花生衣、肿节风治疗血小板减少。标本兼治，以治本为主，故能收桴鼓之效。

参考文献

周仲瑛. 同病异治、异病同治血小板增多/减少症案例探析［J］. 天津中医药，2010，27（6）：441-444

血小板增多症（3案）

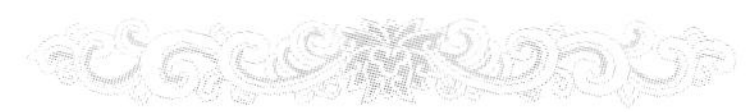

1. 肝热亢旺兼风热案（郭子光医案）

患者，女，38岁。

【初诊】2006年11月9日。

［主诉］头晕乏力反复发作2年余。

［临床表现］患者自述2004年6月因头昏、乏力就近去某医院就诊，发现血小板增多，未予介意。11月因乳腺增生就诊又查得血小板增多，服用阿司匹林、银杏叶片等药未效，且出现月经过多。2005年6月去某大学医院就诊，正式确诊为“原发性血小板增多症”，予以西药未服。患者鉴于西药不良反应大，而慕名前来求治。现症头昏、一身疲软乏力较甚，月经量多，时时牙龈出血，每晨起口中有血腥味，睡眠不佳。近日受凉引起头痛身痛，鼻塞，咽喉干痛。察其形体丰满，面色少华，情绪偏激，唇红干燥，舌质红、苔微黄腻，脉滑数。门诊当日查得血小板为390×10^9/L。

［诊断］血证，证属肝热亢旺，疏泄太过，兼风热上感。

［治法］标本兼顾，清肝凉血以平其疏泄，兼辛凉清解以散风热。

［方药］①青黛3g，每日3次，温开水冲服。

②金银花20g，连翘15g，防风15g，羌活10g，薄荷10g，牡丹皮15g，生地黄15g，板蓝根25g，桔梗10g，甘草6g。水煎服，日1剂，日3次。

【二诊】11月21日。诸症缓解，舌质红苔薄黄干腻，脉沉细数。风热已解，肝热未平，青黛继续，上方去羌活、防风、桔梗、板蓝根、薄荷，加黄芩15g，赤芍15g，谷芽30g。每日1剂。

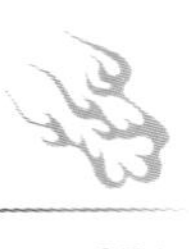

【三诊】 12 月 5 日。月经来潮，经量正常，查得血小板为 $320\times10^9/L$。原方继续。

【结果】 随访两次，患者于 12 月 15 日因子宫腺肌症入院手术，检查血小板已基本正常，不影响手术治疗。

【按】 肝既主疏泄，又主藏血。若肝疏泄太过，则可引起肝血不藏，血不归经，出现血瘀或出血症状，微观检查则可见血小板增多。此案患者症状不重，其情绪急躁、唇干、齿衄、经量多，以及舌脉等，均为肝热亢旺，疏泄太过之征象，而其头昏、乏力则为气随血耗所致。其鼻塞、咽痛、身痛则为风热上感引起。根据“留得一分血，少损一分气”和“外证不解，当先解外”的原则，采取本表兼顾，双管齐下的治法。用青黛咸寒，清泄肝热以抑其疏泄太过，用银翘散加减以疏风清解。复诊时去疏风药加重凉血之力，由于病属轻症，又用药得当，故见效迅速。

参考文献

常名空，侯德健．郭子光教授发挥肝主疏泄学说治疗血小板疾病［J］．四川中医，2007，25（12）：3－4

2. 热瘀营血、肝肾阴虚案（周仲瑛医案）

患者，男，30 岁。

【初诊】 2007 年 6 月 4 日。

［主诉］确诊血小板增高 9 年余。

［临床表现］1998 年因反复感冒，去某医院检查发现血小板增多，住院确诊为“原发性血小板增多症”。曾服用羟基脲治疗，停药又复增多。现查血小板 $851\times10^9/L$。症见面色潮红，偶有肢麻，两胯常有酸胀疼痛。舌苔黄、中部腻，脉右细、左细滑。

［诊断］证属热瘀营血，肝肾阴虚。

［治法］凉血化瘀。

［方药］犀角地黄汤加味：水牛角片（先煎）20g，生地黄 15g，白薇 15g，漏芦 15g，鬼箭羽 15g，茜草根 15g，赤芍 10g，牡丹皮 10g，紫草 10g，地龙 10g，川牛膝 10g，玄参 10g，水蛭（炙）3g，生甘草 3g。1 日 1 剂，煎服 2 次。

【二诊】 11 月 7 日。两胯胀痛能平，偶有肢麻，口干不显，大便日行 1～2 次、偏烂。舌质红苔薄黄腻，脉细。复查血小板 $681\times10^9/L$，仍守原法出入。原方加葛根 15g，丹参 15g，泽兰 15g，鸡血藤 15g，木贼草 10g，石斛 10g，穿山甲（炮，先煎）6g，去漏芦、茜草根、甘草。1 日 1 剂，煎服 2 次。

【结果】此后患者来诊，均以二诊处方随症加减，多次复查血小板渐趋下降，但尚时有波动，动态观察到 2009 年 3 月降至正常，无反跳现象，临床症状亦不明显。

【按】此病临床多见头胀痛，面红目涩，口苦咽干，五心烦热，手足胀，失眠多梦，大便干结，舌暗红、脉络有瘀、苔少微黄，脉弦细沉数，重者可伴有胸腹痞满、肝脾大。根据此例的临床表现，病由肝肾阴虚，络热血瘀所致。针对这一发病机制，治以犀角地黄汤为主方凉血化瘀，配伍凉血之紫草、白薇、漏芦，因瘀重于热加水蛭、地龙、川牛膝、穿山甲、鬼箭羽、泽兰、鸡血藤、丹参等以消瘀，配以木贼草、茜草根凉血化瘀。瘀热伤阴佐以玄参、石斛养阴清热。

参考文献

周仲瑛. 同病异治、异病同治血小板增多/减少症案例探析［J]. 天津中医药，2010，27（6）：441－444

3. 气虚血瘀案（周仲瑛医案）

患者，女，29 岁。

【初诊】2003 年 5 月 27 日。

［主诉］确诊血小板增多 2 个半月。

［临床表现］2003 年 3 月突觉胸闷，呼吸困难，稍有心慌，查血小板计数最高 1300×10^9/L。当即住院，服用羟基脲（0.5mg，2 次/d），注射干扰素 1 个月余，因反应较大难以续用，并做多次血小板分离术，血小板计数仍难稳定下降。近两年来，月经逐渐减少，目前 1 日即尽，有块，色暗。形寒、怕风、畏寒、腰冷，大便日行 2～3 次、成形，纳差，厌油腻。半个月来体重下降 3～3.5kg，舌质暗红、苔薄黄腻，脉细。

［诊断］证属气虚血瘀。

［治法］益气温阳，活血化瘀。

［方药］生黄芪 20g，当归 10g，赤芍 10g，川芎 10g，桃仁 10g，红花 6g，泽兰 15g，水蛭（炙）5g，鬼箭羽 20g，川牛膝 10g，熟地黄 10g，山茱萸 10g，桂枝（炙）10g，砂仁（后下）3g。1 日 1 剂，煎服 2 次。

【二诊】6 月 24 日。骨髓活检：符合原发性血小板增多症改变，纤维组织增多明显。并查见脾大。复查血小板 676×10^9/L，白细胞 4100×10^9/L。近期未再做血小板分离术。面黄欠华，气短不能多言，稍有胸闷，头昏，周身酸胀，尿频，纳可，月经过期 6 日不潮。舌质暗有齿印、苔薄黄腻，脉细。气虚血瘀，脾肾阳衰。治予温阳益气，活血化瘀。药用党参 15g，鹿角（先煎）10g，枸杞子 10g，肉桂（后下）3g，生黄芪 25g，当归 15g，牡丹皮 10g，丹参 15g，鸡血藤 20g，桃仁 10g，

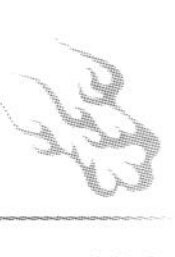

红花 10g，砂仁（后下）3g，山茱萸 10g，菟丝子 15g，牛膝 10g，山药 15g，淫羊藿 10g，补骨脂 10g，熟地黄 10g，鬼箭羽 20g，水蛭（炙）6g。1 日 1 剂，煎服 2 次。

【三诊】8 月 12 日。仍觉头昏心慌，气短减轻，四肢发软，感觉迟钝，食纳平平，大便偏烂。查血小板 576～666×10^9/L，白细胞 4200×10^9/L。舌质暗、苔黄薄腻，脉细数。气虚血瘀，肾阳不振。药用生黄芪 25g，当归 10g，党参 15g，鹿角（先煎）10g，枸杞子 10g，淫羊藿 10g，桃仁 10g，红花 10g，鬼箭羽 20g，水蛭（炙）4g，肉桂（后下）3g，穿山甲（炮，先煎）6g，山茱萸 10g，菟丝子 15g，补骨脂 10g，熟地黄 10g，山药 12g。每日 1 剂，煎服 2 次。

【四诊】9 月 16 日。病情稳定，头稍昏，前日受凉，自觉腹部不适，纳谷一般，胃部怕冷，脱发，多言气短，两臀怕冷。复查血小板 534×10^9/L，白细胞 3500×10^9/L。舌质暗红、苔薄黄，脉细。再予益气活血，温养肝肾。药用党参 15g，生黄芪 20g，当归 12g，淫羊藿 10g，肉桂（后下）4g，鹿角（先煎）10g，桃仁 10g，红花 6g，水蛭（炙）4g，土鳖虫 6g，泽兰 15g，鬼箭羽 20g，生蒲黄 15g，鸡血藤 15g，补骨脂 10g，菟丝子 12g，川芎 10g，熟地黄 10g。每日 1 剂，煎服 2 次。

【五诊】11 月 4 日。因头昏心慌不能支撑，住某医院半个月，经颅多普勒：脑血管痉挛。经治症状改善，出院时查血小板 571×10^9/L。目前头昏不著，胸闷压塞不舒，稍有气短，头皮知觉迟钝，有紧缩感，口稍干。舌质暗、苔黄薄腻，脉细。经潮量少，质暗，1 日即停。仍从肝肾不足，气虚血瘀治疗。药用党参 15g，生黄芪 25g，当归 10g，赤芍 10g，川芎 12g，葛根 20g，淫羊藿 10g，熟地黄 10g，山茱萸 10g，菟丝子 12g，鬼箭羽 20g，桃仁 10g，红花 6g，石菖蒲 9g，水蛭（炙）5g，生蒲黄（包）15g，川牛膝 10g。1 日 1 剂，煎服 2 次。

【六诊】2004 年 1 月 31 日。自觉症状良好，早晨鼻涕带有血丝，食纳知味，腰臀部冷减，双足仍冷，月经过期半个月，左上腹痛。舌质偏红苔黄，脉细。面色红润。血小板从 390×10^9/L 下降至 189×10^9/L。守法出入。药用附子（制）6g，肉桂（后下）4g，熟地黄 10g，山茱萸 10g，生黄芪 30g，山药 15g，补骨脂 10g，鹿角片（先煎）10g，党参 15g，当归 10g，炮姜 4g，白术（炒焦）15g，桃仁 10g，红花 6g，水蛭（炙）5g，淫羊藿 10g，丹参 15g，鬼箭羽 15g，葛根 20g，川芎 10g，菟丝子 10g，甘草（炙）3g。1 日 1 剂，煎服 2 次。

【结果】其后病情稳定，去南方恢复工作。

【按】根据四诊所见，此例患者以气虚、阳虚症状突出，因肾主骨生髓，髓生血，故病源于肾；舌质暗红，周身酸胀，感觉迟钝，经潮后期，量少色黑，脾大等则属于中医的血瘀证。与西医学认为血小板增多使血液黏度增加，颇为符合。故采用益气温阳，活血化瘀治法，方中党参、黄芪益气，鹿角、淫羊藿、补骨脂、菟丝子、肉桂温阳，熟地黄、山茱萸、枸杞子等补肾，当归、赤芍、川芎、桃仁、红花、川牛膝、泽兰、水蛭、鬼箭羽活血化瘀。药证相合，疗效显著。

参考文献

周仲瑛. 同病异治、异病同治血小板增多/减少症案例探析［J］. 天津中医药，2010，27（6）：441－444

POEMS 综合征（1案）

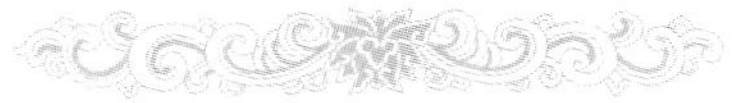

脾肾两虚案（何任医案）

患者，男，45岁。

【初诊】2008年4月14日。

［主诉］麻木无力、皮肤粗糙10年。

［临床表现］患者双下肢麻木，四肢无力，皮肤粗糙，皮肤黑色素沉着，毳毛黑长，杵状指，乳房发育，于上海某医院诊断为POEMS综合征。患者患病已10余年，每年由于症状加重而住院3～4次。刻诊除上述症状以外，尚有眼睑下垂，视物模糊，大便溏薄。尿微量白蛋白243.1mg/L。舌苔白，脉虚。

［诊断］证属脾肾两虚。

［治法］健脾益肾。

［方药］生晒参9g，黄芪30g，白术15g，甘草（炙）10g，升麻6g，当归15g，陈皮10g，枸杞子20g，菊花10g，山药20g，茯神20g，山茱萸10g，牡丹皮10g，泽泻10g，生地黄30g，白扁豆衣30g，木香10g，平地木10g，大枣30g。1日1剂，水煎服。

【二诊】患者服药14日后，自谓明显乏力感消失，夜寐亦转安，续服上方。

【结果】继续服用半年余，迄今病情稳定，精神体力明显恢复，已可参加半天工作。

【按】POEMS综合征为浆细胞瘤或浆细胞增生而导致多系统损害的一种综合征。该患者发病日久，源于先天禀赋不足，后天失于调养。脾主四肢，脾虚则从四肢无力，脾不运化则大便溏薄；患者下肢麻木，

视物模糊，乳房发育均显示肾气不足；而尿蛋白更表明脾不能散布精微，肾不能藏精；舌苔白、脉虚皆为脾肾两虚之象。故投以补中益气汤合六味地黄汤而达到脾肾并治，枸杞子、菊花明目，达到标本兼治。

参考文献

何若苹，徐光星，顾锡冬，等．何任辨治疑难杂症经验［J］．中医杂志，2010，51（1）：14－16

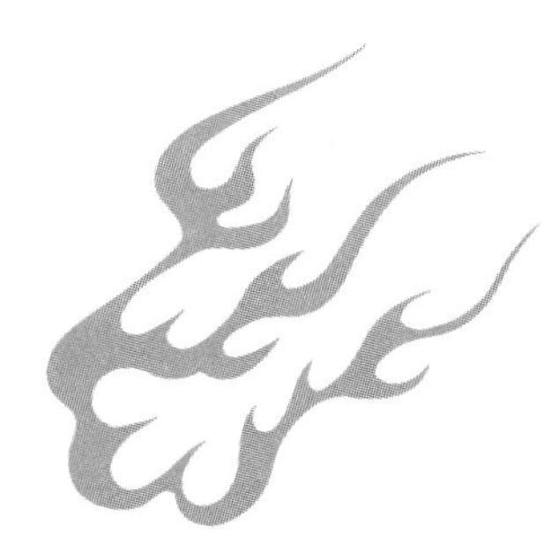

第八章

内分泌科医案

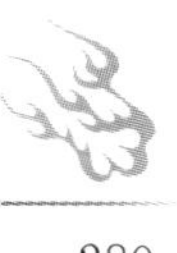

消　渴（1案）

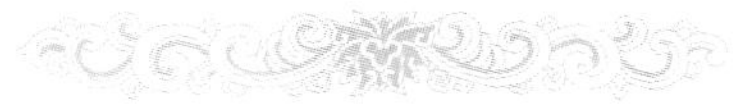

阳虚水泛、气不化津案（路志正医案）

患者，女，56岁。

【初诊】 2004年5月16日。

［主诉］烦渴多饮反复1年余，加重1个月。

［临床表现］患者烦渴多饮1年余，近1个月加重，每昼夜饮5～6暖瓶水，渴仍不解，经某三级甲等医院检查除外糖尿病、尿崩症，但诊断未明。前医曾用六味地黄丸、增液承气汤、白虎汤、沙参麦冬汤、生脉饮、消渴方等滋阴清热、益气生津止渴等方百余剂，而渴依然，故请路老诊治。症见烦渴多饮，喜热恶凉，饮下不解渴，食纳一般，尿频量多，头晕目眩，周身酸重，腰腿疼痛，尤其下肢膝以下怕冷发凉，且有轻度水肿，伴见心慌易烦，失眠多梦，大便干结、3日一行。舌质红苔黄，脉沉细略数。

［诊断］消渴，证属阳虚水泛，气不化津。

［治法］温阳利水，化气生津。

［方药］真武汤加味：附子（制，先煎）8g，白芍12g，茯苓15g，白术（炒）15g，太子参10g，麦冬10g，山药10g，芡实12g，金樱子12g，生姜3片为引。7剂。

【二诊】 药后口渴大减，每昼夜喝1～2暖瓶水即可，大便通畅，下肢肿消、且转温暖。是证肾阳渐复，气化得行，仍宗原方出入，附子减量为6g，再进10剂。

【结果】 后用金匮肾气丸缓缓调理，诸症得以减轻，血糖维持在正常范围。后随访10个月，病未复发。

【按】 此例患者烦渴引饮，饮不解渴，乃肾阳衰微，气不化津所致。阳虚失于固摄，故小便频数而量多；少阴阳虚不能制水，故见水气泛滥于上下内外，如水气凌心则心悸，上犯清阳则眩晕，泛溢肌肤则周身酸困，足跗水肿；阳虚失于温煦故膝下寒冷。舌质红苔黄，心烦失眠，乃肾阳虚衰、虚阳上越之象；大便干结为阳虚寒凝之征。患者烦渴不解，舌质红苔黄，大便干结，脉略数，乍看似属阳明热证，但用清热泻火、生津止渴及增液通便法不效，加之脉来沉细，显非实证可知，是为假象，若重蹈覆辙，未免犯虚虚之戒；患者虽烦渴不解，

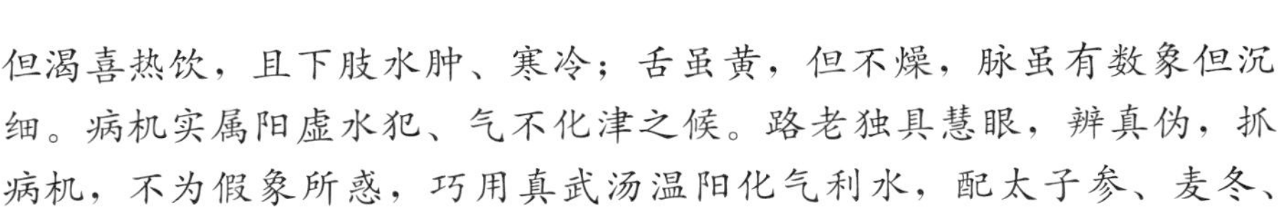

但渴喜热饮，且下肢水肿、寒冷；舌虽黄，但不燥，脉虽有数象但沉细。病机实属阳虚水犯、气不化津之候。路老独具慧眼，辨真伪，抓病机，不为假象所惑，巧用真武汤温阳化气利水，配太子参、麦冬、山药益气生津，加芡实、金樱子益肾固摄，故收效颇捷。

参考文献

路洁，魏华，边永君. 路志正教授运用经方治疗疑难病证举隅［J］. 中医药学刊，2006，24（2）：216－217

糖尿病（1案）

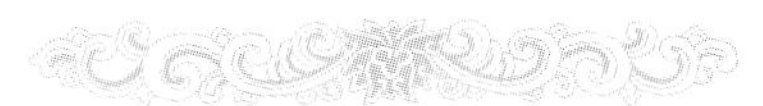

肾阳虚衰案（任继学医案）

患者，男，40岁。

【初诊】 2002年8月3日。

［主诉］多饮多尿乏力反复发作3年。

［临床表现］患者3年前多饮、多尿、乏力，在某医院诊断为2型糖尿病，口服多种降糖药，效果不佳。诊见口渴喜热饮，小便清长，腰酸乏力，四肢欠温。舌质淡红、苔白润，脉沉虚。空腹血糖11.2mmol/L，尿糖（＋＋）。其父患消渴病。

［诊断］西医诊断：2型糖尿病。中医诊断：消渴，证属肾阳虚衰。

［治法］温补肾阳，化气生津。

［方药］生黄芪20g，炮附片5g，肉桂10g，熟地黄（炒）20g，山茱萸20g，茯苓15g，牡丹皮15g，缫丝（煎汤代水）50g，知母15g，山药15g，五味子10g，枸杞子20g。水煎服。

另服复元散（任老自拟方）：猪胰1具、羊胰1具，海狗肾2具，生地黄100g，玄参50g，知母120g，海马50g，黄精50g，干姜40g，鸡内金80g，西红花50g，血竭30g，海参50g，金钗石斛50g，胎盘1具，野山参40g，天冬50g。共研为细末。每次5g，每日3次，饭前30分钟白开水送下。

【结果】 连服8剂后尿糖（－），8个月后空腹血糖降至7.5mmol/L，诸症好转，继续巩固治疗。

【按】 猪胰入药始见于《药对》，甘补肺脾，滋阴润燥，临床可用于肺损咳嗽咯血、肺胀喘急等。任老使用猪胰治疗消渴，疗效肯定。消渴发病，禀赋为本，燥热为标，散膏（胰腺）为其核心。部分消渴

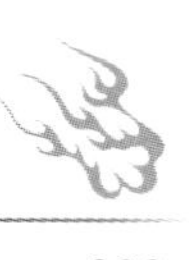

患者，其父精母血遗有先天消渴之因，是谓禀赋之毒。它植根于肾命，潜伏于散膏。散膏为元真精气所化，乃肾命体用之延伸。内虚外患削伐肾命，正气虚衰无力镇摄伏毒，致水火失衡，水亏火盛则伤精耗液，阴盛阳虚则气不化精，二者均可导致散膏精液衰乏，温润无力，燥象虚张声势，而致消渴。消渴病久，阴阳莫辨，痰瘀浊毒，内乱丛生，使病情复杂加重。因此，消渴禀赋之毒必须从肾命化解，任老认为：猪胰甘温滋润，血肉有情，体属阴精，涵养真阳，以脏补脏，峻补肾命，俾阴阳水火协调冲和则消渴自止。临床常水烫后焙干研末服，任老自创之复元散即以猪胰为君。

参考文献

任宝巍，任宝琦，任喜尧，等．任继学教授治疗消渴验案 2 则［J］．吉林中医药，2012，32（7）：739

单纯性肥胖（1 案）

脾胃气虚、痰湿阻滞案（李振华医案）

患者，男，45 岁。

【初诊】2005 年 8 月 12 日。

［主诉］患肥胖症 3 年。

［临床表现］3 年前无明显诱因出现肥胖，以致行走困难，不能工作。3 年来，经多方检查，仅发现三酰甘油轻度升高，余无异常，按内分泌紊乱治疗亦未取效。有慢性胃炎病史 7 年余。现症见身体肥胖，头昏沉，倦怠乏力，动则易汗，多梦健忘；食后腹胀，大便溏薄，每日 2～3 次。舌质淡、舌体胖大、边有齿痕、苔白腻，脉濡缓。查体：面色白，身体呈对称性肥胖，体重 92.5kg，身高 175cm，血压 150/100mmHg；甲状腺无肿大，心肺无异常，皮肤无紫纹；腹壁脂肪厚，下肢轻度凹陷性浮肿。肝肾功能检查无异常。

［诊断］西医诊断：单纯性肥胖，特发性水肿。中医诊断：肥胖，证属脾胃气虚，痰湿阻滞。

［治法］健脾益气，祛湿化痰。

［方药］健脾豁痰汤（李老自拟方）加味：白术 10g，茯苓 20g，泽泻 18g，玉米须 30g，桂枝 6g，半夏 10g，厚朴 10g，砂仁 8g，木香 6g，山楂 15g，鸡内金 10g，橘红 10g，郁金 10g，节菖蒲 10g，甘草 3g。25 剂。

水煎服，1日1剂，分2次服。

忌食生冷肥甘之品，调理饮食，适当运动。

【二诊】 9月10日。头昏沉、多梦、乏力、腹胀等症减轻；大便成形，1日1次；体重90.5kg，稍有减轻。舌质淡红、舌体胖大稍减、边有浅齿痕。今诸症减轻，大便成形，减祛湿化痰之玉米须、橘红，加活血化瘀之桃仁、丹参、莪术以增强消瘀祛脂之力。药用白术10g，茯苓20g，泽泻12g，桂枝6g，半夏10g，厚朴10g，砂仁8g，木香6g，山楂15g，鸡内金10g，郁金10g，节菖蒲10g，桃仁10g，丹参15g，莪术10g，甘草3g。30剂，水煎服。

【三诊】 10月15日。体重减至82kg，双下肢凹陷性水肿、头晕头沉、多梦、倦怠等症状消失，饮食增加，无胀满感，行走有力。舌质淡红、舌体胖大、苔薄白，脉沉细。血压130/90mmHg。今体重再减，浮肿、头昏沉等症消失，纳食佳，血压正常，舌脉亦趋正常，提示脾虚湿阻之象已解，于二诊方加党参15g补中益气，扶正固本，连服20剂，进一步巩固疗效。

【结果】 6个月后随访，体重未再增加。

【按】 李老认为，造成肥胖症的主要原因是饮食不节，嗜食肥甘，损伤脾胃，导致脂肪存积体内，日久形成脂浊痰湿，壅滞中焦，肚腹先胖，继而出现全身肥胖。《内经》曰“脾为胃行其津液”，“脾主运化水谷之精微”，“诸湿肿满，皆属于脾”。可见水谷饮食经过胃之受纳、腐熟，其精微营养物质在人体的运化、吸收、排泄，均依靠脾的健运功能方可完成。如过食脂膏厚味，尤其是年逾四十之人，机体功能逐渐下降，活动消耗量少，体内脂肪沉积超过了脾的运化功能，以致膏脂充斥肌腹，气机郁滞，经络血脉不畅，转化为痰湿脂浊。中医学认为，“肥人多痰而经阻气不通也”。肥人多痰多湿，多气虚。此例患者素体脾虚，胃病日久不愈，结合脉症分析，其病机为脾失健运，水谷精微输布排泄失常，精微留着而成痰湿，发为肥胖、水肿。痰湿阻滞，清窍被蒙，则头晕头沉，梦多健忘；脾胃气虚，湿邪下趋，则大便溏薄；脾运无力，则食后腹胀。治以健脾益气，祛湿化痰法，以自拟经验方健脾豁痰汤。方中白术、茯苓、泽泻、玉米须健脾利湿；桂枝振奋脾阳，并助膀胱之气化以通阳利湿；半夏、橘红、厚朴、砂仁、木香理气燥湿，祛痰导滞；山楂、鸡内金消肉积，化瘀滞，与节菖蒲配郁金豁痰行气，相得益彰。临床对脾虚致胖应用本方，有增强机体代谢功能，消瘀祛脂之功。

参考文献

李合国. 李振华辨治单纯性肥胖症验案1则［J］. 上海中医药杂志，2009，43（2）：13－14

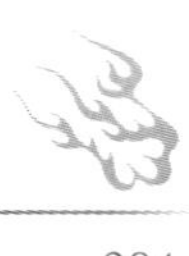

痛　风（5案）

1. 浊毒瘀结案（朱良春医案）

患者，男，49岁。

【初诊】2008年5月18日。

［主诉］右侧跖趾关节及内距小腿关节肿痛反复发作4年，复作并加重10小时。

［临床表现］患者平素工作应酬较多，嗜酒。2004年开始，时感右侧跖趾及内距小腿关节疼痛，无红肿，常在休息后自行缓解，未予重视。2006年某日，因长跑后原来疼痛部位突发肿痛明显，局部皮肤发红，并发现皮下硬块，逐渐加剧，不能走路，遂来本院急诊，测血尿酸：896μmol/L，诊断为痛风性关节炎。予秋水仙碱治疗，随后发生腹痛，伴呕吐、解黑便。经胃镜检查，发现胃溃疡（活动期），只能终止口服抗痛风类药治疗，随后对症治疗好转。本次发作10小时来诊，症状如前。查血尿酸857μmol/L，红细胞沉降率28mm/h。患者因2年前有服抗痛风类药致胃溃疡合并出血病史，拒服西药，故来本院寻求中医药治疗。查体：右侧内距小腿及大跖趾关节皮肤红肿，右内距小腿关节皮肤高凸，皮温升高，触及皮下硬块约2cm×3cm。舌质淡胖有瘀斑、苔黄腻，脉细弦。

［诊断］西医诊断：痛风性关节炎。中医诊断：浊瘀痹，证属浊毒瘀结。

［治法］急则治其标，治以泄化浊瘀，蠲痹通络。

［方药］土茯苓120g，生薏苡仁30g，威灵仙30g，葎草30g，虎杖30g，寒水石30g，萆薢20g，泽兰15g，泽泻15g，赤芍15g，桃仁15g，蚕沙15g，地龙15g，土鳖虫12g，三妙丸（包煎）10g，蜂房（炙）10g，全蝎（研末冲服）3g。5剂，每日1剂，水煎服。

【二诊】5月23日。服上方第2剂时，疼痛即减半。现不觉跖趾及距小腿关节疼痛，局部硬块缩小为1cm×2cm，质变软。舌质淡胖瘀斑已消、苔薄白腻，脉细弦。复查尿酸468μmol/L。此乃急症渐去，效不更方，原方继进，3剂。

【三诊】5月26日。已不觉足跖及距小腿关节疼痛，局部无红肿，硬块消失，舌质淡胖、苔薄白稍腻，脉细濡。要求巩固治疗。随守缓则治其本，调益脾肾为法。药用土茯苓60g，薏苡仁（炒）30g，威灵仙30g，山

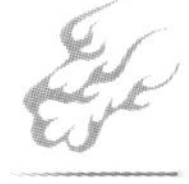

药 30g，萆薢 12g，泽兰 12g，泽泻 12g，白术 12g，茯苓 12g，桃仁 12g，蚕沙 12g，地龙 12g，陈皮 10g，熟地黄 10g，何首乌 10g，女贞子 10g，山茱萸 10g，补骨脂 10g，骨碎补 10g。15 剂，每日 1 剂，水煎服。

【结果】6 月 12 日电话随访，患者药已服完，未有症状反复。嘱其少食高嘌呤食物，注意生活调摄。12 月 12 日随访，疼痛未再发作，复查血尿酸 385μmol/L，红细胞沉降率 12mm/h。

【按】此案患者痛风之为患，朱老认为乃缘浊毒瘀结，又与脾肾二脏清浊代谢的紊乱有关。其治疗则宜恪守泄化浊瘀法则，且贯穿于始终，并择时调益脾肾，标本施治。首诊为急性期，宜重用土茯苓、蚕沙、萆薢、薏苡仁清热祛湿泄浊；因关节红肿热痛，故配伍三妙丸、葎草、虎杖、寒水石、地龙等清热通络；因其痛甚，故加全蝎、威灵仙、赤芍、桃仁、土鳖虫化瘀定痛；因其皮下肿甚，形成硬块，故加泽兰、泽泻、蜂房等化痰消肿。全方泄化浊瘀为主，以达排泄尿酸、消肿止痛目的。三诊时症状已缓解，则在此基础上配合调益脾肾，以恢复和激发机体整体的功能，达到抑制尿酸生成的效果。两者共起降低尿酸、改善内环境的作用。朱老指出：此病乃嘌呤代谢紊乱所引起，中医学认为系湿浊瘀阻，停着经隧而致骨节肿痛、时流脂膏之症，应予搜剔湿热蕴毒，故取土茯苓健胃、祛风湿之功；脾胃健则营卫从，风湿祛则筋骨利。朱老治此证，恒以土茯苓为主药，剂量突破常规，一般每日用量 60～120g，配伍萆薢，多获良效。如此可以泄降浊毒，通利关节，激浊扬清，宣通气化。朱老治痛风，常在处方中加入虫类药，如蚕沙、地龙等，往往药力倍增，收效显著。朱老云：痛风日久，绝非一般祛风除湿、散寒通络等草木之品所能奏效，必须借助血肉有情之虫类药，取其搜剔钻透、通闭解结之力。

参考文献

田华，顾冬梅．朱良春教授治疗痛风性关节炎经验介绍［J］．新中医，2010，46（9）：132－133

2. 湿浊化热、瘀血阻络案（朱良春医案）

患者，男，63 岁。

【初诊】2008 年 4 月 16 日。

［主诉］左蹋趾红肿疼痛 5 日。

［临床表现］近 5 日因左蹋趾红肿疼痛，在当地医院检查：血尿酸 545μmol/L，空腹血糖 6.23mmol/L，三酰甘油 2.50mmol/L。1 日前自服 1 次剂量秋水仙碱、新癀片后疼痛稍缓。患者素来饮酒，喜肥腻。症见左蹋趾红肿热痛，体胖，纳可，二便正常，舌质衬紫、苔黄腻，脉弦滑。

［诊断］浊瘀痹，证属湿浊化热，瘀血阻络。

［治法］清热泄浊化瘀，蠲痹通络。

［方药］三妙丸（包煎）10g，虎杖 30g，葎草 30g，土茯苓 60g，萆薢 20g，威灵仙 30g，泽兰 15g，泽泻 15g，秦艽 15g，土鳖虫 12g，地龙 15g，凤凰衣 8g。

嘱低嘌呤饮食，忌酒。

【结果】服药后 2 剂止，7 剂愈。1 年后患者因酒后复发来诊，症候相似，继以上法收效。

【按】痛风多以中老年、形体丰腴，或有饮酒史，喜进膏粱肥甘之人为多，因此湿浊瘀滞内阻往往是主要病机，且此湿浊之邪，不受之于外，而生之于内，湿浊滞阻于血脉，难以泄化，与血相结合而为浊瘀，故朱老称之为“浊瘀痹”。浊瘀由于胶结难解，常常郁闭化热，聚而成毒，此时使用清泄法切合病机，予三妙丸、虎杖、葎草清热利湿，土茯苓、萆薢、威灵仙、泽兰、泽泻、秦艽等泄浊解毒，伍以土鳖虫、地龙等活血化瘀，则可使湿热得以清泄，瘀结得以溶解，推陈致新，从而增强疗效。

参考文献

许正锦，陈进春，邱明山，等．国医大师朱良春应用“清泄法”的经验［J］．中华中医药杂志，2011，26（7）：1526－1528

3. 湿热痹阻案（李济仁医案）

患者，男，45 岁。

【初诊】2006 年 6 月 20 日。

［主诉］左足距小腿关节及双膝关节红肿、疼痛反复发作 6 年，加重 1 个月。

［临床表现］患者左足距小腿关节及双膝关节、足大趾关节反复发作性红肿、疼痛 6 年余，曾在多家医院多次检查，血尿酸高达 810μmol/L，诊断为痛风，曾服别嘌醇、布洛芬等药物，病情好转，但易反复。患者有潮湿环境接触史，自述每次发病间隔为 1 个月左右，这次发病缘于饮酒过度，嗜好厚味。刻下症见双膝关节红肿明显，痛而拒按，夜间加重，步履艰难，时伴恶寒发热，饮食及二便正常。舌质红、苔黄腻，脉细数。形体丰腴，双膝关节红肿。血尿酸 725μmol/L，血抗“O”620U/mL，红细胞沉降率 41mm/h，血尿素氮 12.5mmol/L，类风湿因子阴性。

［诊断］痹证，证属湿热痹阻。

［治法］泻热利湿，通络止痛。

［方药］清络饮加味：苦参 9g，青风藤 15g，知母 15g，黄柏 9g，萆

薢15g，苍术15g，威灵仙15g，秦艽15g，鸡血藤15g，大血藤15g，络石藤20g，海桐皮12g，虎杖15g。7剂，水煎服。

【二诊】6月27日。守上方加生地黄20g，寒水石20g，忍冬藤25g，以增清热通络之功。

【三诊】7月3日。上药服后自觉关节疼痛明显减轻，足大趾疼痛基本消除，步履稍艰，复查血尿酸498μmol/L，血抗“O”210U/mL，红细胞沉降率21mm/h，血尿素氮8.5mmol/L，类风湿因子阴性。上方奏效，继服。

【结果】半年后随防病情稳定，未见复发。

【按】此案患者乃因素嗜膏粱厚味，湿热内蕴，加之外感湿邪，稽留痹阻经络所致。其治疗用苦参、黄柏、虎杖清热利湿；青风藤、萆薢、秦艽、络石藤、海桐皮祛风胜湿；知母清热除烦；苍术芳香化湿；鸡血藤、大血藤养血通络。全方以清热利湿为主，湿热清则痹痛止。

参考文献

李艳. 国医大师李济仁辨治痹证经验集粹［J］. 中医药临床杂志，2010，22（9）：806－808

4. 脾虚湿盛、郁久化热、湿热阻滞案（路志正医案）

患者，男，29岁。

【初诊】2003年5月31日。

［主诉］周身关节疼痛反复发作3年，加重3日。

［临床表现］患者自3年前左足距小腿关节突发肿痛，夜痛甚，需服芬必得、百服宁止痛。此后距小腿、肘、膝关节游走性疼痛反复发作，时感周身重滞不舒。与气候变化无明显关系。常于劳累、饮食不慎时发作。3日前左膝关节肿痛，色红，皮温高，不能行走。体查见面部及前胸有散在性暗红色皮下结节。食欲尚佳，但时有腹胀、大便溏薄，因关节肿痛而夜眠不安。舌质暗、苔薄黄而腻，脉沉涩。

［诊断］西医诊断：痛风性关节炎。中医诊断：痛风，证属脾虚湿盛，郁久化热，湿热阻滞。

［治法］健脾祛湿，清热助阳化气。

［方药］紫苏叶10g，藿香梗10g，荷梗10g，苍术（炒）15g，薏苡仁（炒）30g，苦杏仁（炒）10g，厚朴12g，土茯苓18g，泽泻12g，山慈菇10g，益母草10g，防风12g，防已12g，萆薢15g，豨莶草15g，益智仁9g，砂仁6g。7剂。

【二诊】服药后关节疼痛明显缓解，红肿已消，胸背疼痛症状减轻，现仍感关节乏力，僵涩，纳谷尚馨，脘闷腹胀，睡眠尚安，大便溏薄，小

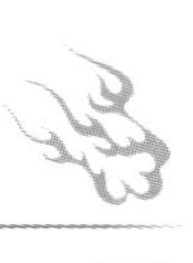

便短黄。舌质暗红、苔薄黄、根腻，脉沉细而涩。治宗上法，稍事加减，上方去紫苏叶、豨莶草、益母草、益智仁、藿香梗，以免祛风过而伤正，加大腹皮 12g，枳实（炒）15g，车前子（布包）15g，紫苏梗 10g，荷梗（后下）10g，半夏（姜制）10g，以增行气祛湿之力，继服 14 剂。同时给予中药局部外洗，药用防风 15g，防己 15g，当归 12g，乳香（炙）6g，没药（炙）6g，穿山甲（炮）10g，络石藤 10g，地肤子 20g，忍冬藤 15g。14 剂。

【三诊】药后膝关节红肿疼痛已除，唯站立久则肢体酸软，纳可，大便时溏。舌体胖、舌尖红、苔薄白，脉沉滑。证属湿热渐去，而正虚日显。治宜健脾扶正，祛湿通络。药用太子参 15g，苍术（炒）12g，薏苡仁（炒）20g，苦杏仁（炒）10g，厚朴花 12g，半夏（姜制）10g，土茯苓 20g，砂仁（后下）6g，萆薢 15g，防风 12g，防己 12g，山慈菇 10g，青风藤 15g，首乌藤 15g，益母草 15g，虎杖 15g，牡丹皮 10g。12 剂。

【四诊】此后，时因工作紧张，痛风复发，左膝关节活动不利，微红肿，夜间疼痛为甚，发热，汗出，伴乏力。饮食可，夜寐差，多梦，腹胀，大便溏，小便黄。舌苔薄黄、尖边红、有齿痕，脉沉滑小数。则治守前法、方剂，重在清热利湿，通络止痛，加用黄柏 10g，松节 15g，地龙 12g 等。并辅以茶饮方以增强疗效，茶饮处方：太子参 10g，薏苡仁（炒）30g，赤小豆 30g，厚朴花 12g，玫瑰花 20g，玉米须 40g。10 剂。

【五诊】药后关节肿痛已消，唯站立久，无力而紧缩感，胃脘不适已除，纳可，大便每日晨起一行。舌体胖暗有齿痕、苔薄黄且腻。属湿热清而寒湿之象显露，治宜益气健脾，疏风利湿通络。药用生黄芪 20g，茯苓 18g，薏苡仁（炒）20g，泽泻 10g，苍术（炒）10g，白术（炒）10g，青风藤 15g，络石藤 15g，萆薢 15g，桃仁 10g，苦杏仁 10g，鹿衔草 12g，松节 15g，防己 12g，忍冬藤 15g，车前草 15g，砂仁（后下）6g，全蝎 4g。20 剂。

【六诊】药后病情平稳。大便每日 1～2 次，偶不成形。舌质淡尖红、苔薄白根微腻，脉沉滑。即见效机，治宗前法，守方增减再进 14 剂。并嘱注意饮食宜忌，调理巩固之。

【七诊】至 2005 年 11 月，患者尿酸、血脂正常，未再复发。

【按】此案患者形体丰腴，痰湿素盛之质，平素嗜食生冷，损伤脾肾，纳化失健，肾气不足，分清泌浊失职，且工作紧张，常加夜班，缺乏运动，则湿浊内停，日久蕴热，加之肥人多气虚，风湿之邪又乘虚而入。风为阳喜动，湿为阴邪重浊，内外相合酿成湿热，痹阻经脉关节，蓄于骨节之间，故见肘、膝、距小腿关节游走性疼痛，周身重滞不舒。湿热下注膀胱，气化不利，则见小便短黄；湿热阻滞大肠则致便溏，或黏滞不爽。其治采取中药内服与外洗以及茶饮和适度功能锻炼等综合疗法，内服以芳化、畅中、淡渗三法为主，仿三仁汤、藿朴夏苓汤之意加减以调理脾肾功能，而药物外洗可直接作用于局部，以提高疗效，故痛风缓解明显，红肿消退快速。而标证稍缓之后，气虚等他经之象显露，故加重黄芪、苍术、白术、砂仁以益气健脾温中之力。治疗中主要以益气疏风、健脾祛湿、活血通络为大法。盖取前人治风先治血，血行风自灭之意，先后迭治七诊，三年之痛风得以缓解和控制。

参考文献

路洁，魏华．路志正教授论治痛风的学术思想［J］．浙江中医药大学学报，2005，29（6）：30－31

5. 脾虚湿热下注案（李振华医案）

患者，男，23岁。

【初诊】2009年6月9日。

［主诉］足距小腿部热痛反复发作2年。

［临床表现］患痛风2年余，期间反复发作5次，此次发作已6个月，症见足距小腿部疼痛，局部发热烫手，时轻时重，曾服用激素、别嘌醇片、塞来昔布（西乐葆）等药，效果不佳，血尿酸值波动在360～680μmol/L，类风湿因子（—），有足癣病史。现踇跖趾关节内侧有皮疹，发痒，舌质红少苔、右侧有齿痕，右下肢肌肉轻度萎缩。查血尿酸527μmol/L。

［诊断］痹证，证属脾虚湿热下注。

［治法］健脾除湿，清热通络。

［方药］白术（炒）10g，茯苓20g，泽泻18g，薏苡仁30g，桂枝6g，知母15g，生石膏20g，丹参18g，鸡血藤30g，木香18g，苍术10g，穿山甲10g，蜈蚣3条，马钱子（制）1g，牡丹皮10g，香附12g，延胡索10g，乌梢蛇15g，黄柏10g，甘草3g。7剂，水煎服，1日1剂，分两次早晚温服。

【二诊】6月16日。足距小腿部发热肿胀疼痛减轻，皮疹发痒已经消失，复查血尿酸已降至477μmol/L，效不更方，继服上方14剂，水煎服。

【结果】6月30日来诊，足距小腿部发热肿胀疼痛消失，周身无不适，复查血尿酸407μmol/L，病已缓解，嘱其注意饮食，勿食海鲜、动物内脏，禁喝啤酒。随访4个月未复发。

【按】李老认为，此病发病之本乃中焦脾虚，发病之标乃湿浊痰瘀为患，病机乃先天不足，正气亏虚，脾运失司，加之酗酒厚味，损伤

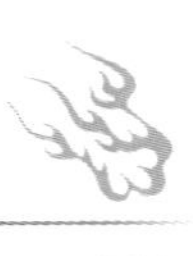

脾胃，化生湿热，湿热之邪阻滞经脉，故局部红肿热痛、功能受限。湿性重着黏滞，故常发于下焦足部，且反复发作缠绵难愈。治疗上的特点是消除急性症状较易，控制反复发作较难，故治本之法在于健脾以绝湿浊之源。治疗上以四君子汤、桂枝白虎汤、桂枝芍药知母汤、三妙散加减组方，方中白术、茯苓、薏苡仁、苍术等健脾祛湿治本，其余三方清热除湿治标。李老强调，治热痹非石膏不能清其热，治疗湿浊痹非桂枝不能通阳而祛湿，方中生石膏清热泻火，桂枝温经通脉；知母苦寒滋润泻三焦之火，石膏、知母配伍清热之功相互协同。牡丹皮、黄柏相伍凉血燥湿清热，使热邪无可容之地。丹参、鸡血藤、穿山甲通血脉化瘀滞、祛瘀生新，通经活络。茯苓、牡丹皮、泽泻三味取六味地黄丸三泻之意，泻肾中湿浊之邪加速尿酸排泄。现代药理研究证实，泽泻、薏苡仁、牡丹皮、白术、茯苓、黄柏等是降尿酸泄浊解毒良药，可促进湿浊泄化，溶解瘀结，明显改善症状增强疗效。蜈蚣、乌梢蛇泄浊化瘀通络。香附、延胡索、木香理气止痛，取其治湿理气使气行则湿行，湿行则热无所存之意。马钱子通络止痛快速缓解患者疼痛以治标，全方共奏健脾除湿，泄浊化瘀，清热通络止痛之功，诸药合用使脾运化功能正常，则湿浊无化生之源，肾司二便功能正常，大量湿浊之邪得以快速排泄而病告痊愈，且通过调理脾肾使脾运肾泄功能正常，则愈后病不再复发。

参考文献

李沛，郭会卿．李振华治疗痛风经验［J］．中医药临床杂志，2010，51（10）：875－876

尿崩症（1案）

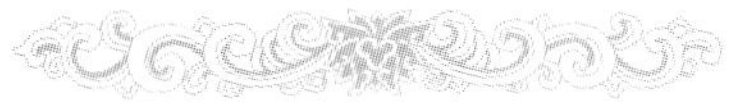

肺胃热炽、耗伤津液、肾阳衰微失于固摄案（张琪医案）

患者，男，47岁。

【初诊】2004年9月17日。

［主诉］口渴多饮、小便频多反复多时。

［临床表现］患者曾在某医院住院，经确诊为中枢性尿崩症，治疗无效，来我院门诊。现症见口狂渴，大量饮水，喜冷水，每日饮水量最多10L，小便频多，夜间尤甚7～8次，不能入睡，小便量大于饮水量（患者未做测量），消瘦，体重下降3kg，周身乏力，下肢凉。舌质红、苔白

厚腻，脉滑数。

［诊断］西医诊断：尿崩症。中医诊断：消渴，证属肺胃热炽，耗伤津液，肾阳衰微失于固摄，上消与下消并见。

［治法］上则清肺胃生津液以止渴，下则温肾阳固摄缩尿。

［方药］西洋参 15g，生石膏 150g，知母 15g，生地黄 20g，麦冬 20g，石斛 20g，玄参 20g，沙参 20g，乌梅 20g，五味子 15g，龙骨 30g，牡蛎 20g，山药 20g，益智仁 20g，覆盆子 20g，菟丝子 20g，桑螵蛸 20g，甘草 15g。水煎服，1 日 1 剂，分 2 次服。

【二诊】服上方 13 剂，日饮水 7L，日尿量 8L，仍口渴，两下肢酸乏无力，舌苔白干厚，脉象滑数，继服上方 7 剂。

【三诊】日饮水 6L，小便量 5L，小便量少于饮水量，但仍口渴口黏，喜流食，两下肢畏寒乏力，舌质红、苔白厚转薄，脉象滑数。已服药 20 剂，口渴引饮与小便量虽无明显改善，然饮水量多于小便量，饮一溲二，有了初步转机，说明药已对症，无须变方，仍继服上方 7 剂。

【四诊】小便量 3L，饮水量亦明显减少，能控制不饮，但仍口干，喜进液体食物，病症明显好转。继以上方 14 剂。

【结果】诸症均大减，饮食能进一般固体食物，饮水量 2000～3000mL，尿量 1500～1800mL，全身较前有力，体重增加 1.5kg，面色红润，精神亦佳，大便日 1 次，尿色微黄，脉象沉。自述恢复正常。

【按】尿崩症是因下丘脑-神经垂体功能减退，抗利尿激素分泌过少所引起的，以大渴引饮，多尿，尿相对密度低渗尿为特征。西医学对此病主要采用激素替代疗法，患者常需终身服药，停药则反复。此病属于中医消渴病的上消和下消范畴。根据其大渴引饮，喜冷饮，舌苔干厚无津，舌质红，脉象滑数，张老辨证为上热下寒之证，上则肺胃燥热，灼伤津液，下则肾阳衰微，治疗纯寒纯热之剂皆非所宜。方中以白虎加人参汤合生脉饮“壮水之主以制阳光”，上则清肺胃之热生津止渴；桑螵蛸、覆盆子、龙骨、牡蛎下以温肾助阳固摄缩尿；益智仁、菟丝子温助肾阳，所谓“益火之源以消阴翳”；生地黄、石斛、玄参、沙参养阴润燥；山药益肾健脾；乌梅、五味子则是取其敛阴止渴之功。应用全方后，诸症明显减轻，疗效甚佳，经 1 月余治疗终获痊愈，且远期追踪观察疗效巩固。

参考文献

李淑菊. 张琪治疗尿崩症二则［J］. 山东中医杂志，2009，28（8）：586－587

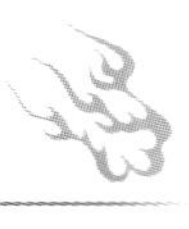

瘿　瘤（2案）

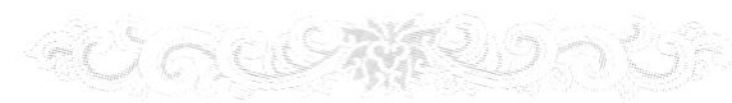

1. 气郁痰结案（方和谦医案）

患者，女，43岁。

【初诊】 1998年3月12日。

［主诉］颈部硬结5个月。

［临床表现］患者发现右颈部硬结5个月，1997年10月5日甲状腺扫描提示“右叶甲状腺冷结节”。自觉颈部不适，无明显触痛，时有胸胁胀闷感，食纳佳，睡眠可，二便调。舌苔薄白，脉平缓。

［诊断］西医诊断：右叶甲状腺冷结节。中医诊断：瘿瘤，证属气郁痰结证。

［治法］理气解郁，化痰散结。

［方药］和肝汤（方老自拟方）加减：当归12g，白芍12g，白术9g，柴胡9g，茯苓9g，生姜3g，薄荷（后下）3g，甘草（炙）6g，党参9g，紫苏梗9g，香附9g，大枣4枚，蒲公英15g，金银花15g，连翘10g，石斛6g。8剂。

【二诊】 4月6日。服药后舒畅，自觉结节缩小，食纳可，睡眠佳，二便调和。舌苔薄白，脉平缓。继用上方去石斛，加瓜蒌15g。8剂。

【三诊】 6月29日。服药后舒畅，自觉胸胁不舒，食纳佳，二便调。用和肝汤加郁金6g，谷芽（炒）15g，神曲（炒焦）10g，麦芽（炒）10g。8剂。

【四诊】 7月30日。已无不适，右甲状腺结节未触及。再投和肝汤加蒲公英15g，藿香6g，佩兰6g。8剂。

【结果】 随访病愈。

【按】 瘿瘤之病，多因情志内伤、忧愁思怒或受惊吓，使气机郁滞，经气不畅，津血失于正常循行输布，凝集成痰，痰气壅结于颈部而成。《诸病源候论·瘿候》曰：“瘿者由忧恚气结所生。”故治法为理气化痰、消瘿散结，且此原则需贯穿治疗之始终。方老谨守病机，运用和肝汤疏理气机，再加蒲公英、金银花、连翘清热解毒消肿，瓜蒌化痰宽胸，桔梗理气载药上行。患者坚持服药30～50剂，达到瘿消病愈的效果，免去手术之苦。

参考文献

李文泉，权红，高剑虹，等．方和谦创“和肝汤”的组方原则和临床应用［J］．上海

中医药杂志，2008，42（2）：1-3

2. 肝气郁滞、痰湿挟瘀、凝阻经络案（张镜人医案）

患者，女，42岁。

【初诊】1996年5月20日。

［主诉］颈部结块1月余。

［临床表现］1月余前发现颈部可触及结块，按之坚硬，表面凹凸，推之不移，略有疼痛。B超提示甲状腺多发结节。脉濡细，舌质淡红、苔薄腻。

［诊断］西医诊断：甲状腺结节。中医诊断：瘿瘤，证属肝气郁滞，痰湿挟瘀，凝阻经络。

［治法］化痰软坚，开郁祛瘀。

［方药］海藻12g，昆布12g，当归9g，川芎9g，浙贝母9g，半夏（制）9g，陈皮9g，连翘9g，三棱9g，莪术9g，八月札15g，香附（制）9g。水煎服，日1剂，早晚分服。

【二诊】服用14剂后，颈部肿块，按之坚硬，表面凹凸不平，推之不移，压痛消失，舌苔薄腻，脉濡细。守前法加减，药用海藻12g，昆布12g，当归9g，川芎9g，浙贝母9g，半夏（制）9g，陈皮6g，香附（制）9g，连翘9g，三棱9g，莪术9g，夏枯草9g，八月札15g。28剂。

【三诊】颈部结块，按之渐软，表面仍凹凸，推之不移，无疼痛。脉濡，舌苔薄腻。药症相符，治守前法。药用海藻12g，昆布12g，当归9g，川芎9g，浙贝母9g，半夏（制）9g，陈皮9g，连翘9g，栀子9g，莪术9g，夏枯草9g，八月札15g，香附（制）9g。

【结果】上药加减治疗2月余，颈部结块已软，痰瘀渐化，以夏枯草膏收功。

【按】瘿瘤总因气血结聚所致，而气血结聚实痰浊瘀血使然，仿海藻玉壶汤加减。浙贝母、半夏、陈皮、香附具化痰理气之效；海藻、昆布、八月札有散结软坚之功；当归、川芎、三棱、莪术则活血化瘀。化痰散结活血配合，则瘿瘤消矣。

参考文献

张存钧，王松坡，张镜人. 张镜人痰瘀同治临床经验［J］. 山东中医杂志，2008，27（6）：418-419

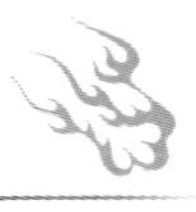

甲状腺功能亢进症（1案）

肝气郁结、脾虚失运案（张琪医案）

患者，女，58岁。

【初诊】 2002年9月10日。

［主诉］颈前瘿瘤多时。

［临床表现］患者颈部有瘿瘤，触之软，全身疲倦乏力，心悸自汗，大便溏，每日2～3次，已诊断甲状腺囊肿合并甲亢。彩超回报，甲状腺体积增大，被膜饱满，右侧叶囊实性占位4.30cm×3.60cm×5.62cm，左侧叶1.88cm×1.92cm×4.31cm，右侧叶4.00cm×3.40cm×5.49cm；甲状腺功能检查：FT_3 8.4pmol/L（3.2～6.8pmol/L），FT_4 4.54pmol/L（10.5～25.7pmol/L），TSH 0.02mIU/L（0.3～5mIU/L），某医院建议手术治疗，患者不同意，求治于张老。

［诊断］瘿瘤，泄泻，证属肝气郁结，脾虚失运。

［治法］疏肝解郁，软坚散结，健脾益气。

［方药］海藻30g，昆布30g，夏枯草30g，浙贝母20g，三棱15g，青皮15g，生牡蛎30g，白术20g，茯苓20g，山药20g，太子参20g，何首乌20g。水煎，日2次服。

【结果】 连续服药50剂，颈部瘿瘤明显见小，大便正常，日1次，全身有力，精神体力均恢复正常，面色转润，饮食正常，体重增加5kg，脉象有力。复查彩超：甲状腺左侧叶1.73cm×1.90cm×4.20cm，右侧叶3.90cm×2.90cm×5.39cm；甲状腺功能：FT_3 5.236pmol/L（3.2～6.8pmol/L），FT_4 20.8pmol/L（10.5～25.7pmol/L），TSH 12mIU/L（0.3～5mIU/L），甲状腺体积有所缩小，甲状腺功能均恢复正常，甲亢已愈，但甲状腺囊肿尚未完全消除。

【按】 通过此案例治疗，张老认为甲亢不宜用海藻、昆布之说法值得商榷。中医用海藻、昆布等药系取其软坚散结消瘿，《备急千金方》治瘿有效方皆用海藻。可以认为瘿包括甲状腺肿，也包括甲亢在内。随瘿之消，甲亢亦随之痊愈。两者既有不同的一面，又有不可分割的一面，因此不能认为海藻可以治甲状腺肿瘤而不能治甲亢。方中用消补兼施之法，海藻、夏枯草、昆布、三棱、莪术、生牡蛎软坚消积散结，白术、茯苓、山药健脾补中，太子参、何首乌益气补肾，消与补合用则消坚之力可增强，而不伤正气，补得消药相伍，则补而不壅。

参考文献

孙元莹，吴深涛，姜德友，等. 张琪教授治疗甲状腺病经验［J］. 中华中医药学刊，2007，25（1）：23－25

甲状腺功能减退症（2案）

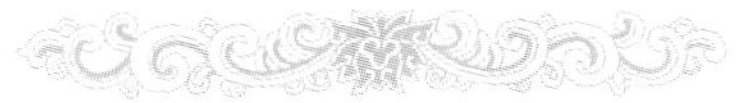

1. 脾肾阳虚、血运瘀阻案（张琪医案）

患者，男，53岁。

【初诊】 1998年3月25日。

［主诉］全身肿胀半年余。

［临床表现］近半年多来全身肿胀（黏液性水肿），周身沉重难支，有僵硬感，神疲倦怠，乏力自汗，嗜睡，头眩晕，手足厥冷，面浮。舌质紫黯、苔白厚，脉沉。查 T_3 1.09nmol/L，T_4 33.46nmol/L，TSH 49.6mIU/L，经北京某医院诊断为“甲状腺功能减退症”，历经中西药治疗，疗效不佳，求治于张老。

［诊断］阴水，证属脾肾阳虚，血运瘀阻。

［治法］温补脾肾之阳气，以化水湿，辅以活血化瘀，改善气血之运化。

［方药］真武汤、附子汤为主加减：附子15g，红参15g，茯苓20g，白术20g，白芍20g，赤芍20g，桃仁20g，红花15g，丹参20g，益母草20g，牡丹皮15g，麦冬15g，五味子15g。

【二诊】 服药7剂，水肿明显减退，周身僵硬感转为疏松濡软，精神大好，眩晕嗜睡，四肢厥冷均明显减轻，病情大有转机。予上方加防己20g，防风15g，车前子15g。

【三诊】 再服7剂，浮肿全消，全身轻松有力，已无僵硬感，四肢转温。查：T_3 2.00nmol/L，T_4 52.767nmol/L，TSH 12.2mIU/L。嘱其继服若干剂以善后。

【结果】 又继续服药15剂已痊愈，远期疗效巩固。

【按】 张老发现甲状腺功能减退症（甲减）患者，一般以全身肿胀，精神委靡，肢体酸痛，倦怠嗜睡，心悸气短，畏寒纳呆，手足厥冷，舌润，脉沉弱或沉迟为主症。中医辨证多为脾肾阳衰，治疗一般以补肾为主，效果满意。研究发现，肾阳虚患者，T_3、T_4、TSH 水平

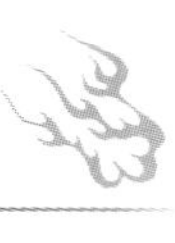

明显降低，而温肾助阳药可以促进甲状腺合成、分泌甲状腺素，稳定调节血液中 T_3 的含量。

参考文献

孙元莹，吴深涛，姜德友，等．张琪教授治疗甲状腺病经验［J］．中华中医药学刊，2007，25（1）：23－25

2. 脾肾阳虚、水湿不化、血脉瘀阻案（张琪医案）

患者，女，48岁。

【初诊】

［主诉］水肿、肢冷反复发作3年。

［临床表现］甲状腺功能亢进术后，引起甲低3年。中西医多方治疗，效果不佳。患者肢体水肿，四肢厥冷，面色苍白，毛发干枯脱落，心悸气短，纳呆腹胀，尿少，每24小时400mL。舌体大、有齿痕，舌质淡紫、苔白厚，脉沉而无力。实验室检查，T_3 1.06nmol/L，T_4 31.79nmol/L，TSH 63.8mIU/L。

［诊断］阴水，证属脾肾阳虚，水湿不化，血脉瘀阻。

［治法］温阳利水，渗湿活血。

［方药］附子（先煎）15g，茯苓20g，白术20g，泽泻20g，麦冬20g，丹参20g，益母草20g，桃仁20g，猪苓20g，红花20g，赤芍20g，白芍20g，红参15g，五味子15g。

【二诊】服药28剂，水肿基本消退，加五加皮20g，防己20g，防风20g。

【结果】患者先后服药60余剂，诸症消除，一如常人，复查甲状腺功能，T_3 2.06nmol/L，T_4 55.21nmol/L，TSH 11.8mIU/L。遂停药。

【按】此例患者为典型脾肾阳虚，不能运化水湿，同时伴有血脉瘀阻，故方用真武汤、附子汤为主，加丹参、赤芍、益母草等活血化瘀之品，佐以麦冬、五味子滋阴敛阴，同时防止术、附刚燥伤阴。刚柔并用，故收效满意。

参考文献

孙元莹，吴深涛，王暴魁．张琪教授治疗水肿的经验［J］．吉林中医药，2006，26（12）：14－16

单纯性甲状腺肿（1案）

气郁痰阻案（段富津医案）

患者，男，58岁。

【初诊】

［主诉］甲状腺肿大5月余。

［临床表现］患者素有高血压史，甲状腺肿大5月余。现伴左胸胁胀闷不舒，心烦易怒。舌苔白，脉弦滑。

［诊断］西医诊断：单纯性甲状腺肿。中医诊断：瘿瘤，证属气郁痰阻。

［治法］疏肝理气，佐以化痰散结。

［方药］柴胡疏肝散加减：柴胡15g，白芍（酒制）15g，枳实15g，郁金15g，法半夏15g，川芎15g，香附20g，青皮15g，生牡蛎30g，甘草（炙）15g，丹参20g。7剂。

【二诊】胸胁胀减轻，上方加厚朴15g，姜黄10g，木香10g。7剂。

【结果】肿块明显渐消，精神状态良好，继服上方1月余，肿块基本消失，嘱其精神愉快，避免复发。

【按】该患者素有高血压，心烦易怒，左胸胁胀闷不舒，乃肝气郁滞之证。《内经》云："木郁达之。"治宜疏肝理气之法，以柴胡疏肝散为基础方治疗。方中柴胡疏肝解郁，香附理气疏肝，川芎行气活血，三药相合，行气止痛之力益增。方中陈皮易为青皮，取其走胸胁，疏肝气之功。佐以白芍、甘草柔肝缓急止痛；枳实理气解郁，泄热破结，与柴胡为伍，一升一降，调畅气机，并奏升清降浊之效；与白芍相配，又能理气和血，使气血调和；法半夏、生牡蛎以化痰软坚散结。甘草兼调诸药，为使药之用。诸药相合，疏肝行气，化痰散结，使肝气条达，血行通畅，痛止而肿块亦除。

参考文献

段凤丽，段富津．段富津教授治疗瘿病效案探析［J］．中国中医药现代远程教育，2011，9（9）：10－11

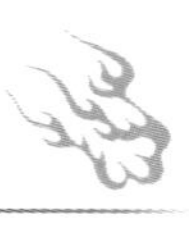

亚急性甲状腺炎（1案）

热郁上焦、痰凝气结案（方和谦医案）

患者，女，50岁。

【初诊】

［主诉］右颈部结节肿痛反复3个月。

［临床表现］3个月来右颈部肿痛，可触及一1cm×2cm大小结节。夜间低热，体温在37.4℃～37.7℃。汗出烦热，纳便尚可。舌质淡红苔薄白，脉弦平。半个月前在我院做甲状腺B超，报告为：弥漫性炎症。确诊为亚急性甲状腺炎。住院1个月，服激素治疗。现仍有低热，症状改善不明显，求治于方老。

［诊断］瘿瘤，证属热郁上焦，痰凝气结。

［治法］清热散结通络。

［方药］金银花15g，连翘15g，桔梗10g，橘叶6g，瓜蒌15g，泽兰叶10g，白芷3g，当归6g，陈皮10g，甘草6g，天花粉10g，蒲公英10g。10剂，水煎服。嘱禁食海鲜等发物。

【二诊】体温已正常，右颈部仍肿大，疼痛缓解。继服前方加川贝母5g，20剂。

【三诊】患者右甲状腺结节已消，疼痛偶发。继服前方10剂而病愈。

【按】亚急性甲状腺炎属中医瘿瘤范畴，但方老没有用治疗瘿瘤的软坚散结的常用治法，而是把其当作疮疡来对待，以仙方活命饮加减。立法独到，疗效独特，令人赞叹！方中金银花、连翘、蒲公英、甘草清热解毒，白芷疏散外邪，天花粉、川贝母清热散结，当归、泽兰活血散瘀，瓜蒌、橘叶理气化痰，陈皮理气和中。前后服药2月余，获祛毒、散结、消肿、止痛之效。

参考文献

高剑虹．方和谦治疗疑难杂症验案4则［J］．北京中医，2004，23（4）：206-207

肾上腺皮质功能减退症（1案）

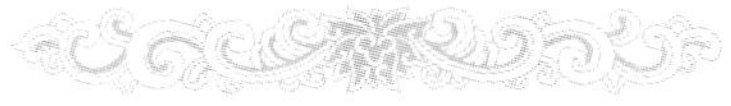

真元亏损案（任继学医案）

患者，男，24岁。

【初诊】 2002年9月17日。

［主诉］心悸反复发作10余年，加重1年。

［临床表现］10余年前无明显诱因而时有心悸，未予重视。近1年症状加重，曾至北京某医院系统检查，诊断为“肾上腺皮质功能减退症”，因惧怕激素的副作用，遂求治于任老。症见时有心悸，余无明显不适。舌质淡红、苔薄白，脉沉缓无力。血压96/58mmHg。理化检查：血皮质醇：上午8时：66.33nmol/L；下午8时：44.22nmol/L。尿皮质醇：110.56nmol/24h。

［诊断］西医诊断：肾上腺皮质功能减退症。中医诊断：虚劳，证属真元亏损。

［治法］滋阴填精，益气壮阳，安神止悸。

［方药］仙茅15g，淫羊藿10g，巴戟天15g，当归15g，鹿角胶（烊化）10g，龟甲胶（烊化）10g，丹参10g，茯神15g，远志10g，黄精15g，白术10g，韭菜子15g。水煎服。另服龟灵集，1g/次，每日2次，口服。

【二诊】 11月15日。已无心悸，但全身无力，夜尿频。舌质淡红、苔薄白，脉沉无力。血压80/60mmHg。药用生晒参15g，生黄芪10g，仙茅10g，淫羊藿15g，巴戟天20g，丹参10g，韭菜子15g，核桃（打碎）1个，鹿角胶（烊化）10g，熟地黄20g，砂仁15g。水煎服。另服龟灵集，1g，每日2次，口服。

【三诊】 12月7日。药后症状改善不明显。全身乏力，汗出，遗精。舌质嫩红苔白，脉沉弱无力。血压90/60mmHg。尿皮质醇：88.45nmol/24h。药用生晒参15g，黄芪10g，山茱萸25g，桂附熟地15g，淫羊藿15g，巴戟天20g，黄精15g，白首乌15g，鹿角胶（烊化）10g，龟甲胶（烊化）10g，红花10g，凌霄花15g。水煎服。另服龟灵集，1g/次，每日2次，口服。

【四诊】 12月21日。药后汗出减少，体力稍增，但觉浑身燥热，仍有遗精。舌质淡红苔少，脉沉弱无力。血压100/60mmHg。有阴虚火旺之象，故去淫羊藿、巴戟天，加白薇15g，珍珠母15g，以滋阴清热。

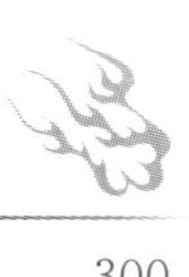

【五诊】2003年1月5日。药后已无汗出，仍偶有乏力。舌质淡红苔少，脉沉弱无力。血压110/80mmHg。药用：生晒参10g，黄芪20g，山茱萸25g，熟地黄（砂仁拌）20g，黄精15g，白首乌15g，鹿角胶（烊化）15g，龟甲胶（烊化）15g，红花10g，凌霄花15g，乌梢蛇10g，岷当归15g。水煎服。另服龟灵集，1g，每日2次，口服。

【六诊】2月22日。偶有乏力，体重明显增加。舌质淡红苔少，脉沉弱无力。血压120/70mmHg。尿皮质醇：168.60nmol/24h。效不更方。

【七诊】3月8日。口渴，余症同前。续用前方。

【八诊】3月22日。患者已明显好转，故停用汤剂，改用下方。药用西洋参40g，白首乌50g，海马30g，柴胡（醋制）30g，桂附熟地40g，生地黄（酒）30g，枸杞子50g，砂仁40g，生白术30g，淡菜40g，生黄芪50g，鹿角胶30g，龟甲胶20g，红花30g，山茱萸50g。上药共为细末，每次5g，每日3次，口服。

【结果】该患者服上方2料，共治疗1年余而痊愈。

【按】该患者幼年起病，系因先天禀赋薄弱，真元亏损。遵《内经》“劳者温之”、“精不足者，补之以味”之旨，故治疗以滋阴填精、益气壮阳、安神止悸为法。方中仙茅、淫羊藿、巴戟天、当归化裁于二仙汤，合韭菜子用以温补肾阳。鹿角胶甘咸而温，温肾壮阳，益精补血；龟甲胶甘咸而寒，填精补髓，滋阴养血，二者以血肉有情之体，峻补阴阳气血精髓。丹参、茯神、远志养血安神止悸。黄精平补肺脾肾以养先天，白术补气健脾以调后天。龟灵集以大队血肉有情之品温肾填精。二诊时已无心悸，故去茯神、远志；加生晒参、生黄芪补气；核桃合韭菜子固肾缩尿；熟地黄配砂仁则滋阴而不腻膈。三诊时药后症状改善不显，故仍用龟甲胶填补真阴；山茱萸补肾涩精敛汗；桂附熟地阴阳并补；黄精、白首乌调补先天；红花活血养血，加于大群补药中，使静中有动，补而不滞；凌霄花引药入肾。第八诊改用大剂血肉有情之品填精补肾，温壮元阳，以培先天之虚弱，则“天行健而自强不息”；配伍参、芪、砂、术补气健脾，行气温中，以补后天之不足，则“地势坤而厚德载物”，如此先后天并补而燮理阴阳，更用柴胡醋制散中有收，鼓舞少阳生发之气，使真气涌动，生生不息；又加红花疏其腻滞，活其血脉，则何虚损之有？

参考文献

任喜洁，刘艳华．任继学教授治疗肾上腺皮质功能减退症验案例析［J］．中医药学刊，2005，23（2）：224

特发性水肿（1案）

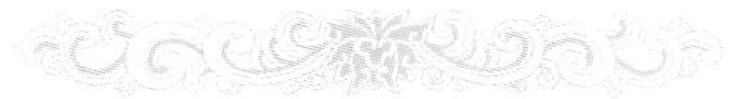

脾气亏虚案（任继学医案）

患者，女，49岁。

【初诊】2004年6月28日。

［主诉］双下肢反复水肿35年。

［临床表现］患者35年前无明显诱因出现双下肢水肿，曾多次理化检查未见异常，自服“双氢克尿噻”可利尿消肿。现症见双下肢水肿，按之凹陷如泥，晨起肿消，活动后至下午逐渐加重，夏季加重，冬季缓解，小便量少。舌质淡红苔薄白，脉沉濡。血压95/60mmHg。

［诊断］西医诊断：特发性水肿。中医诊断：溢饮，证属脾气亏虚。

［治法］补气健脾，温阳利水。

［方药］党参15g，黄芪（炙）15g，柴胡5g，升麻5g，茯苓50g，白术20g，桂枝15g，白芥子3g，大腹皮15g，泽泻15g，豆蔻皮15g。3剂，水煎服。

【二诊】7月1日。药后双下肢水肿减轻。舌质淡红、苔薄白而干，脉缓滑。血压100/70mmHg。药用党参（米炒）15g，黄芪皮15g，柴胡5g，升麻5g，赤茯苓50g，白术20g，桂枝15g，泽泻15g，大腹皮15g，豆蔻皮15g，清半夏15g，金星草15g。7剂，水煎服。

【三诊】7月8日。药后双下肢水肿已消，乏力。舌质淡红、苔薄白而干，脉沉虚无力、两尺尤甚。血压110/80mmHg。药用党参15g，苍术15g，麦冬（米炒）15g，黄芪皮15g，柴胡5g，茯苓20g，陈皮15g，佩兰15g，生姜皮15g，神曲15g，豆蔻皮15g。4剂，水煎服。

【结果】患者服上方4剂后，诸症消失，未再复发。

【按】该患者双下肢水肿反复发作35年，而多次理化检查未见异常，治疗似乎无从下手。但中医治病的灵活性就在于“观其脉证，知犯何逆，随证治之”。《金匮要略》指出：“饮水流行，归于四肢，当汗出而不汗出，身体疼重，谓之溢饮。”确定了该病病位在皮肤与四肢，同时亦指出“病痰饮者，当以温药和之”，把温化法确立为治疗痰饮的重要法则。劳则气耗，该患者活动后消耗脾气，故而双下肢水肿加重，脉沉濡亦是脾虚不能运化水湿之象。故立补气健脾、温阳利水为治疗大法。方中党参、黄芪、柴胡、升麻取义于补中益气汤，用以补气健

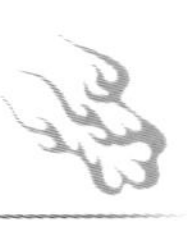

脾；茯苓、白术、桂枝、泽泻化裁于五苓散，用以温阳化气利水；白芥子祛皮里膜外之痰，大腹皮行气利水，更用柴胡伍泽泻，升降相因而加强利水之功。该方补气健脾以治本，温阳利水以治标，标本兼治，因而可奏效。二诊时药已有效，故原法不变，稍微调整用药。用米炒党参使补而不滞；黄芪皮、大腹皮、豆蔻皮诸皮走表而利皮肤水湿；茯苓“白化痰涎，赤通水道”，故改用赤茯苓加强利水；清半夏化痰，金星草利湿，诸药合用搜剔皮肤水湿。三诊时水湿已除，故以补气健脾扶正为主，兼化水湿，本正源清以善后。

参考文献

刘艳华，任喜洁. 国医大师任继学治疗杂病医案 4 则 [J]. 中华中医药杂志，2010，25 (1)：74－76

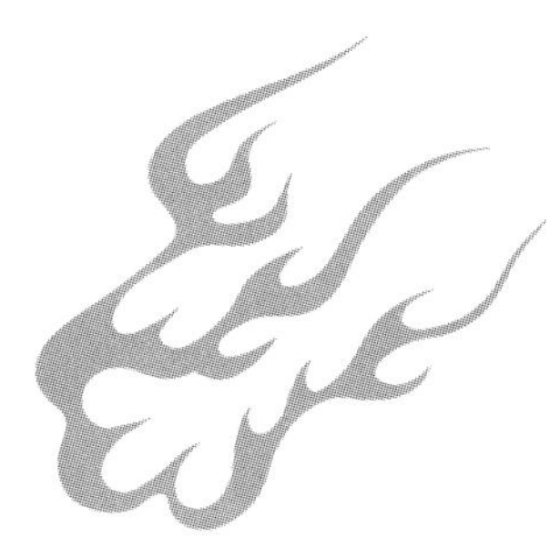

第九章

风湿科医案

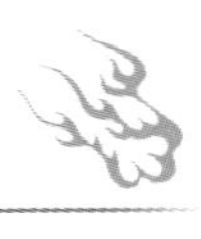

痹　病（6案）

1. 风湿阻络、脉络不和案（李济仁医案）

患者，女，62岁。

【初诊】 2009年7月15日。

［主诉］周身关节疼痛4年，加重10日。

［临床表现］周身关节呈游走性疼痛4年余，曾在当地医院就诊，诊断为类风湿关节炎，服用布洛芬、泼尼松等治疗后缓解，自行停药后症状反复。2009年5月22日在本院查红细胞沉降率65mm/h，类风湿因子777.5IU/mL，抗O、C反应蛋白均正常。近10余日双手指间关节疼痛伴肿胀。刻下精神差，乏力，双手指间关节肿胀，疼痛，晨起僵硬，双手不能握起，纳差，便秘。舌质红苔腻，脉弦。

［诊断］行痹，证属风湿阻络，脉络不和。

［治法］祛风胜湿，活血通络。

［方药］秦艽15g，苦参15g，黄柏（炒）12g，粉萆薢15g，青风藤12g，海风藤15g，忍冬藤15g，络石藤15g，鸡血藤15g，活血藤15g，全蝎8g，土茯苓30g，片姜黄10g，桂枝10g，蜈蚣（炙）2条，黄芪60g，火麻仁（捣）30g。14剂。

【二诊】 8月5日。精神状态较前好转，双手指关节疼痛、肿胀明显减轻，但仍有周身关节游走性疼痛，晨僵，余无不适。舌质淡红、苔薄白，脉沉细。守上方去火麻仁，加雷公藤（先煎）10g，蒲公英30g。14剂。

【三诊】 8月19日。服上药后周身关节游走性疼痛渐缓，仍有晨僵，纳差，余无其他不适。舌质淡红、苔薄白，脉细弦。守7月15日方去火麻仁，加藿香15g，佩兰15g，延胡索15g，山楂（炒焦）20g，神曲（炒焦）20g，麦芽（炒焦）20g。

【四诊】 9月2日。四肢关节仍时有痛感、晨僵，纳可。舌质淡红、苔薄白，脉细弦。守7月15日方去火麻仁，加雷公藤（先煎）12g，八楞麻12g，乌梢蛇15g。

【五诊】 9月16日。四肢关节疼痛好转，晨僵减轻，纳可，舌质淡红、苔薄白，脉细弦。守9月2日方加制川乌（先煎）12g，制草乌（先煎）12g，片姜黄加至25g，乌梢蛇减至12g。

【六诊】 9月30日。四肢关节无明显疼痛，无肿胀、晨僵等症状，纳可，二便调。复查类风湿因子587.5IU/mL，红细胞沉降率20mm/h。守9月16日方去粉萆薢，加木香（后下）15g，片姜黄减至10g。

【结果】患者服药后已无明显疼痛，继服上方巩固疗效，随访至2012年疼痛未发作。

【按】痹证的形成非单一因素，其临床表现为多个部位多个症状的综合。李老在把握诊断关键的同时，亦对其成因及部位的错综之态有所倚重。行痹者，痛处行而不定。此例患者以游走性疼痛为特点，用藤类药物以达其四肢。青风藤、海风藤作为常用药对，二者均可以祛风湿、通经络，治疗风湿痹痛，但二者又有差异，前者镇痛之功著，后者善治络中之风，阻游走性疼痛。配伍忍冬藤以祛络中之热毒；络石藤通络祛风以通络中之滞；鸡血藤通络舒筋，活血补血，专通络中之血；活血藤祛风活络，散瘀消痈，以除关节之肿胀。刻下上肢关节疼痛较显，故用片姜黄、桂枝以引经达其病所。久病必伤其正，用大剂量黄芪益气固表为其扶正护本，补而不滞，治疗痹证尤为适宜。土茯苓亦能入络，不仅利湿而且通络，搜剔湿热之蕴毒，依证型而定其用量，有时可用至200g，亦无不良反应。李老之所以用蜈蚣2条，是因为患者晨僵明显，蜈蚣对于僵挛肿痛功效颇佳。患者日久不愈，病情反复，又加雷公藤、制川乌、制草乌等药以止痛，加乌梢蛇用其走窜之性，引诸药至病所，自脏腑而达皮毛。祛风湿药往往易伤及脾胃，李老对于患者的饮食、二便、睡眠情况毫不怠慢，常用木香、陈皮、砂仁等药以理气健脾。另外，于暑湿之际，根据患者情况酌加藿香、佩兰等药以清热化湿解暑、和胃醒脾。总结此患者用药，以祛风通络为主，兼顾健脾利湿，随证辅用补气养血、引经药，各司其职，面面俱到。

参考文献

舒春，李振怡，李艳. 国医大师李济仁治疗痹证验案举隅[J]. 国医论坛，2012，27(6)：10-12

2. 风寒湿痹案（李济仁医案）

向某，女，34岁。

【初诊】2010年12月2日。

[主诉] 周身关节疼痛反复发作2年余。

[临床表现] 患者周身关节疼痛反复发作，双手晨僵明显，双中指关节轻度肿胀，恶寒。于2009年1月在本院风湿免疫科确诊为类风湿关节炎，曾多处求治，疗效不佳。2010年10月查类风湿因子187IU/mL，C反应蛋白9.32mg/L。现时值冬令，上述症状逐渐加重，纳可，二便调，

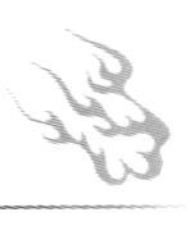

夜寐尚可。舌质淡红苔薄白，脉细弦。

［诊断］痛痹，证属风寒湿痹。

［治法］祛风散寒，利湿通络止痛。

［方药］秦艽 15g，羌活 15g，独活 15g，八楞麻 12g，制川乌（先煎）12g，制草乌（先煎）12g，雷公藤（先煎）12g，黄芪 60g，苦参 15g，黄柏（炒）12g，粉萆薢 15g，青风藤 15g，忍冬藤 20g，鸡血藤 12g，活血藤 12g，全蝎 8g，制乳香 12g，制没药 12g，土茯苓 30g，山楂（炒焦）20g，神曲（炒焦）20g，麦芽（炒焦）20g，蜈蚣（炙）2 条。

【二诊】2011 年 3 月 24 日。服上药后周身关节疼痛稍缓解，诉偶有胃胀不适，纳食尚可，二便调，寐安。舌质淡红苔薄白，脉细。守 12 月 2 日方去苦参，加鹿衔草 20g，豨莶草 20g。

【三诊】4 月 21 日。药进 15 剂后周身关节疼痛较前明显缓解，无胃胀，恶寒已不显，纳可，二便调，夜寐可。守初诊方去山楂、神曲、麦芽、苦参，加路路通 15g，豨莶草 20g，乌梢蛇 9g。

【四诊】6 月 2 日。周身关节疼痛减轻，余无明显不适。舌质淡红苔薄白，脉细弦。守三诊方去路路通，加老鹳草 30g，片姜黄 20g。

【五诊】7 月 7 日。药后周身关节疼痛进一步缓解，无其他不适。舌质淡红苔薄白，脉细弦。复查类风湿因子 91IU/mL。守四诊方去制乳香、制没药，加山药 20g，宽筋草 20g，乌梢蛇加至 12g。

【六诊】7 月 28 日。服药后周身关节疼痛较稳定，晨僵减轻，睡眠、饮食、二便正常。舌质淡红苔薄白，脉细。守初诊方去雷公藤，加老鹳草 30g，乌梢蛇 12g。

【结果】之后以上方为基础加减治疗，至 2012 年仍坚持服药。病情稳定，能正常工作学习。

【按】此例患者以全身关节疼痛为主，又肢冷畏寒，舌质淡红、苔薄白，脉细弦，可谓痛痹。系因络脉感受外邪，寒湿蕴阻，气血不得宣通，筋无所养，不能束骨所致，以寒为重，兼夹风、湿二邪。李老拟温经羌独汤散寒除湿，祛风通络止痛。方中羌活、独活皆为辛苦温燥之品，为一常用药对，其辛散祛风，味苦造势，性温散寒，故皆可祛风除湿、通利关节。其中羌活药力雄厚，比较峻猛，能直上巅顶、横行手臂，故善祛上部风湿；独活药力稍缓，能通行胸腹、下达腰膝，善祛下部风湿，两药相合，能散一身上下之风湿，通利关节而止痹痛。川乌、草乌有温经散寒、通络止痛之功，且具有明显镇痛和局部麻醉作用。同时，配用雷公藤祛风除湿、消肿止痛、通经活络，对疼痛以关节周围组织，尤其是肌肉疼痛，疗效较好。八楞麻又名接骨草，有良好的舒经活络之效。鸡血藤、活血藤养血活血、祛瘀舒筋止痛，鸡血藤养血之功优于活血藤，而活血藤更适于活血，李老喜二味并用，以冀补血而不滋腻，活血而不伤气。全蝎、蜈蚣祛风止痉、攻毒散结，其功专力雄，为治久痹、顽痹之要药，为防其耗血散血，配伍黄芪补气养血。秦艽祛风湿、舒经络而利关节。土茯苓泄浊解毒。用鹿衔草、豨莶草加强祛风湿、强筋骨而利关节。青风藤、粉萆薢、忍冬藤等功擅祛风除湿、舒筋活血、通络止痛。为减轻祛风湿药对胃肠道的刺激，加用山楂、神曲、麦芽消食和胃。李老认为痹证难在短时间内完全治愈，故治疗时应以某方为主，大法基本不变，辅药随证加减，以体现变中不变、不变中有变的规律。并指出守法守方相当重要，切不可主方、大法变动不休，他针对痹证的每一证型，均确定了大法、主方。治疗上除针对寒热分治外，多兼以祛瘀、化痰、通络、扶正。且一再强调辨病一定要与辨证相结合，才能发挥中医特色。

参考文献

舒春，李振怡，李艳．国医大师李济仁治疗痹证验案举隅［J］．国医论坛，2012，27（6）：10－12

3.寒湿痹阻案（任继学医案）

患者，男，28岁。

【初诊】2003年11月4日。

［主诉］腰腿疼痛反复发作6年。

［临床表现］患者6年前无明显诱因引起腰部及右下肢剧烈疼痛，难以忍受，曾在多家医院系统检查而未见异常。疼痛难忍时则自服止痛片，初时有效，后无效。现症见腰腿疼痛难忍，患肢怕冷。舌质红苔白，脉沉弦而缓。

［诊断］腰腿痛，证属寒湿痹阻。

［治法］温经散寒除湿，祛风通络止痛。

［方药］炮附片5g，肉桂10g，蜂房10g，乌梢蛇15g，土鳖虫5g，全蝎2g，蜈蚣1条，千年健10g，追地风10g，没药5g，木瓜10g，甘草5g。10剂。水煎服。

【二诊】11月14日。药后腰腿痛明显减轻，但夜间稍重，大便干硬如羊屎，3日一行。舌质淡红隐青、苔薄白而干，脉沉弦无力。药用炮附片10g，肉桂15g，蜂房15g，乌梢蛇15g，蜣螂5g，千年健10g，追地风10g，白芍20g，甘草10g，当归15g，青风藤15g，蚕沙20g。10剂。

【三诊】11月25日。药后腰腿痛愈，但全身无力，双下肢沉重，大便干好转。舌淡红、少苔，脉沉弦而迟。药用生黄芪15g，西洋参10g，

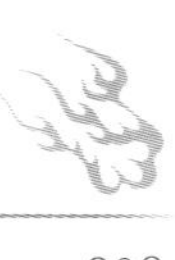

蜂房15g，乌梢蛇15g，淫羊藿15g，仙茅15g，穿山龙80g，鸡血藤15g，青风藤15g，当归15g。10剂。

【结果】获愈。

【按】该患者腰腿疼痛在多家医院系统检查未见异常，久服止痛药不但不良反应大，且效果差。推究患者证候，乃属寒湿痹阻。此必因患者起居不当，感受寒湿之邪，若正气不足，未能及时清除邪气，或邪气潜伏于正虚之所，则致邪气留连，潜伏于人体，待机而作。初诊以炮附片、肉桂温经散寒；蜂房、乌梢蛇、土鳖虫、全蝎、蜈蚣祛风通络，破血逐瘀而止痛；千年健、追地风祛风湿，健筋骨；没药活血止痛；木瓜舒筋活络，善治久风顽痹，为下肢疾患引经药；甘草调和诸药。二诊加大炮附片、肉桂的用量，用蜣螂破瘀通便；白芍、甘草酸甘化阴，缓急止痛；青风藤、蚕沙祛风湿，通经络；当归养血润肠。三诊以参芪益气、虫类搜剔、诸藤通络、二仙温阳、当归养血而善后。6年顽疾痊愈。

参考文献

刘艳华，任喜洁．任继学教授治疗痛证医案4则［J］．长春中医药大学学报，2010，26（5）：678－679

4. 寒湿内蕴、闭阻经络、气血瘀滞案（李振华医案）

患者，女，30岁。

【初诊】2007年11月15日。

［主诉］关节疼痛肿胀1年余。

［临床表现］自述2006年10月间因居处潮湿，复感外寒，致左髋关节疼痛，当时未予重视，两个月后延及腰椎、两距小腿、肘及指关节疼痛肿胀，遇寒加重，手足沉重，活动不便。至2007年3月份，诸关节疼痛愈甚，转侧不利，行走困难，在区、市级医院辗转服中药200余剂并配合针灸治疗效不佳。查红细胞沉降率42mm/h，抗O＞500U，类风湿因子阴性。初诊见肢体关节肿胀重着，屈伸不利，触之发凉，家人搀扶行走。舌质淡苔白腻，脉弦紧。

［诊断］痹证，证属寒湿内蕴，闭阻经络，气血瘀滞。

［治法］温经散寒，健脾除湿，通经活络。

［方药］温经除痹汤（李老自拟方）：白术20g，茯苓18g，泽泻12g，桂枝9g，防己15g，香附12g，制川乌5g，千年健15g，苍术10g，黄柏5g，穿山甲10g，木瓜18g，薏苡仁30g，马钱子（制）1g，甘草3g。6剂，水煎服。

【二诊】服上方后关节疼痛、肿胀减轻，肢体稍可活动，可自行缓慢

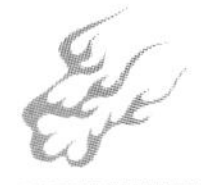

行走，提示体内寒湿之邪稍已温散，经络得以舒畅。病久邪痼已深，非短时可奏大效，宜循其所治，守法守方，持之以恒，以待转机。原方继服30剂。

【三诊】关节疼痛肿胀基本消失，行走自如，皮肤已无发凉感，并可操持一般家务。说明病邪去之八九，须中病即止，然久痹正气必虚，祛邪应予以扶正。故原方减除湿活络之防己、黄柏及散寒湿蠲痹之穿山甲、马钱子，加黄芪30g，当归15g，何首乌（制）15g，杜仲15g，以补益气血，补肝肾，强筋骨。继服20剂，以资巩固。

【结果】半年后电话随访，知其3月下旬复查：红细胞沉降率7mm/h，抗O<200U，类风湿因子阴性，现做家务及农活与常人无异，关节疼痛未再发作。

【按】该患者初因受湿，复感外寒，显系寒湿之邪杂而痹阻经络。因寒湿皆为阴邪，其性凝滞重浊，气血为寒湿阻遏，经脉不利则关节疼痛，肿胀重着；寒邪阴凝于内，遇热而流通，遇寒则愈凝，故皮肤触之发凉，遇寒增剧；寒主收引挛缩，故关节屈伸不利。李老紧扣病机，立温经散寒，健脾除湿，通经活络之法，方用白术、苍术、茯苓、泽泻、薏苡仁、木瓜、防己、黄柏、千年健以健脾除湿、舒筋活络、强筋壮骨；制川乌、桂枝、穿山甲温经止痛、祛除寒湿、活血通经；配入香附行气止痛。其中重点用走窜之穿山甲以通达脉络；用搜风活络之马钱子散结止痛，以“搜筋骨之风湿”（《外科全生集》）。

参考文献

于鲲，董树平，郭淑云．李振华治痹证验案一则［J］．光明中医，2009，24（6）：1023

5. 湿热痹阻案（李济仁医案）

患者，女，55岁。

【初诊】2010年11月25日。

［主诉］全身多关节疼痛4年，加重半个月。

［临床表现］患者4年前于劳累后出现下肢及足底疼痛，未予重视。自2010年初开始出现双手晨僵明显，指间关节疼痛、肿胀变形，间断服药（具体用药不详），疗效不佳。半个月前出现双手腕、手指及双膝关节对称性疼痛、肿胀、活动受限，局部有热感，皮温稍高，时有头晕、乏力，自汗，口干欲饮，纳食欠佳，二便调，夜寐安。舌质红、苔薄黄，脉弦数。查红细胞沉降率125mm/h，类风湿因子207.04IU/mL，C反应蛋白47.60mg/L。

［诊断］痹证，证属湿热痹阻。

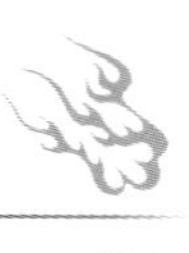

［治法］清热利湿通络，益气活血止痛。

［方药］清络饮加味：萆薢 20g，黄柏 12g，苦参 12g，青风藤 12g，生黄芪 45g，蒲公英 30g，当归 15g，鸡血藤 15g，活血藤 15g，雷公藤（先煎）10g，生地黄 25g，山楂（炒焦）15g，神曲（炒焦）15g，麦芽（炒焦）15g，土茯苓 25g，全蝎 6g。

【二诊】 12 月 15 日。服药后各关节肿胀减轻，局部热感好转，仍有晨僵，疼痛，活动受限，口干，食欲渐增，舌质红苔薄黄，脉弦数。病情逐渐缓解，正气渐复，痹闭已获宣通。守上方去山楂、神曲、麦芽，加乳香（制）10g，没药（制）10g。

【三诊】 2011 年 1 月 16 日。服药以后关节肿痛好转，仍有晨僵，无明显头晕、乏力，轻度口干，纳可，二便调，舌质红苔薄黄，脉弦。复查红细胞沉降率 38mm/h，类风湿因子 131IU/mL，C 反应蛋白 28.08mg/L。守上方加木香 15g，插插活 10g，土茯苓加至 30g。

【四诊】 2 月 19 日。服上药后周身关节疼痛不显，轻度晨僵，纳食尚可，二便调，夜寐安，舌质淡红苔薄黄，脉弦。守初诊方去青风藤、生地黄、山楂、神曲、麦芽、全蝎，加片姜黄 25g。

【结果】 继续服药，巩固疗效，现病情稳定。

【按】《素问·痹论》篇中提出“风寒湿三气杂至，合而为痹也”，其强调了外邪致病的重要性，李老根据多年的临床观察认为，痹证除以上致病因素外，其发病机制与脾虚外湿易侵，血虚外风易感，阳虚外寒易入，阴虚外热易犯，正虚外邪易干有关。邪气的侵入只是痹证发生发展的外部条件，正气虚弱才是本病发生演化的根本原因。此案痹病，系因禀赋不足，劳逸失度，正气不足而致湿热之邪内侵，阻于经脉，阻遏气机，流注骨节，表现为以上诸症。故李老以清热利湿通络、益气活血止痛立法。方中予清络饮清热除湿，通络开痹。李老重视应用苦参一药，苦参有清热燥湿、祛风解毒之良效。黄柏性味苦寒而清热燥湿、泻火解毒。萆薢性味苦、甘、平，功善清热利湿泄浊，性能流通脉络而利筋骨，质轻气清，色味皆淡，其效多入气分，少入血分。《本草正义》谓：“萆薢……惟湿热痹着，最为合宜。若曰风寒，必非此苦泄淡渗者，所能幸效。”青风藤，性味苦、平，《浙江天目山药植志》谓为苦、辛、寒，祛风除湿，舒筋活血，通络止痛。清络饮中诸药合伍，共奏清热除湿、通络开痹之功。加用黄芪甘温以补无形之气、有形之血，气为血之帅，气足则引血滋润骨节；土茯苓入络，不仅利湿而且通络，并且善搜剔湿热之蕴毒；雷公藤祛风除湿、消肿止痛、通经活络，对疼痛以关节周围组织，尤其是肌肉疼痛，疗效较

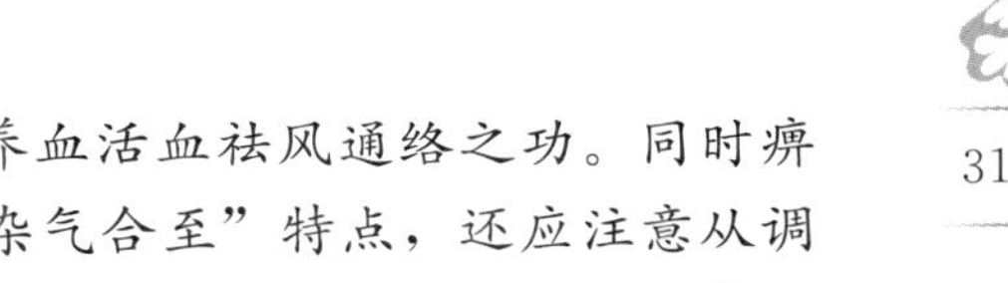

好；加当归、鸡血藤、活血藤以加强养血活血祛风通络之功。同时痹病治疗时不仅应重视痹病成因中的“杂气合至”特点，还应注意从调整人体内脏功能、气血功能入手，综合施治，以助祛除邪气。此案治疗兼具祛风除湿、清热通络、益气健脾、消食和胃等治法，即治病必求于本，辨证施治，方能获效。

参考文献

舒春，李振怡，李艳．国医大师李济仁治疗痹证验案举隅［J］．国医论坛，2012，27（6）：10－12

6. 湿热痹阻案（路志正医案）

患者，男，39岁。

【初诊】 1997年3月22日。

［主诉］腰部、距小腿关节疼痛4月余。

［临床表现］患者于4个月前无明显诱因致腰部及右距小腿、左足背肿痛，伴低热，最高体温38℃，活动受限，不能正常工作。曾先后在本地医院，北京某医院就诊，诊断不明确，中西药治疗，体温虽然稍退，但关节肿痛依然，故来门诊治疗。现患者腰腿酸痛，右距小腿关节红肿，疼痛部位不固定，窜及两胁，伴自汗出，体倦乏力，夜间低热，纳食可，大便溏薄，日2～3次，小便微黄。舌体瘦小、质红、苔黄厚腻，脉沉细而数。血液检查：白细胞总数11.6×10^9/L，红细胞沉降率40mm/h，抗O＜500U/L，类风湿因子（＋）。腰椎CT：未见异常。

［诊断］痹证，证属湿热痹阻。

［治法］清热除湿，祛风通络。

［方药］四妙散合独活寄生汤意加减：独活9g，桑寄生15g，续断12g，木防己12g，桂枝9g，苦杏仁（炒）12g，薏苡仁（炒）12g，海桐皮12g，青风藤15g，忍冬藤15g，苍术（炒）12g，黄柏9g，川牛膝12g。7剂。

【二诊】 药后腰部酸痛沉重减轻，四肢骨关节酸楚，全身汗出，怕风，二便已调。舌质红苔薄黄，脉沉弦而数。风属阳邪，易随汗出而解，而湿性重浊黏腻，不易速去，故仲景有湿病忌汗之戒。湿热蕴结，阳明热盛，拟清泄阳明，则痹阻渐通，原方去独活、金钱草，加生石膏（研，先煎）40g，蚕沙（布包）20g，木防己加至15g，忍冬藤加至30g，加重清热除湿之力。

【三诊】 进上方10剂，诸症减轻，偶有距小腿关节处烧灼感。舌质暗、边尖红、苔中部黄厚，脉沉弦小数，方以吴鞠通之宣痹汤合二妙散加减，药用独活10g，桑寄生15g，续断10g，狗脊10g，防风10g，木防己

15g，生石膏（先煎）60g，蚕沙（布包）15g，苦杏仁（炒）12g，薏苡仁（炒）12g，半夏9g，苍术（炒）12g，黄柏10g。12剂。并配合食疗，予赤豆三米粥：生薏苡仁60g，木瓜12g，忍冬藤20g，赤小豆20g，丝瓜络30g，粳米20g，小米20g。先以木瓜、忍冬藤、丝瓜络煎水去渣，再以水煮粥食之。以健脾和胃化湿，纳化健旺，则湿去热孤。

【四诊】腰腿酸痛，右距小腿关节及左足背红肿，热痛明显减轻，已无烧灼感。舌边红、苔薄黄，脉沉滑。查右距小腿内侧青紫，无红肿，湿热之邪虽蠲，而病久入络，筋脉失养，上方去二妙散，加全蝎4g，地龙6g，片姜黄9g，以活血通络。

【结果】服15剂后，复查血液检查：白细胞总数5.6×10^9/L，抗O＜500U/L，类风湿因子（－），红细胞沉降率11mm/h。生化全项正常。此后在上方基础上，加减进退服药76剂，诸症消失，行走自如，恢复正常工作，随访至1998年6月，未复发。

【按】随着人们生活条件的改善和饮食结构的变化，湿热痹发病有增多的趋势。湿热痹湿热痹阻，经脉关节不利，不通则痛，步履维艰。路老对湿热痹有独到的见解，认为湿热久羁于经脉关节，阳气不能宣散，湿热与阳气相抟，闭阻不通，发为湿热痹。单纯清热利湿，痹阻不能宣达，必借辛温宣散，则热邪能透，湿邪蠲除，痹病易愈。此例湿热痹病，路老在清热利湿的基础上，借桂枝为反佐，桂枝本为辛温之品，原非湿热所宜，但湿为阴邪，非温不解，且有通血脉，调营卫之功，以化血脉中阴浊之气，血气和则痹邪宣散、发越。重用生石膏，因全身汗出涔涔，虽有恶风，与卫虚不固不同，石膏是清解气分之要药，与桂枝合用，内清外疏，湿去热孤，邪热自解。

参考文献

梁宝慧. 路志正验案二则［J］. 光明中国，1998，13（6）：47-48

类风湿关节炎（3案）

1. 风寒入络、痹阻不通案（张琪医案）

患者，女，52岁。

【初诊】2002年8月7日。

［主诉］颈、肩、腰、膝、髋关节疼痛反复7年。

［临床表现］类风湿关节炎病史7年，近日加重。以颈肩、腰膝、髋

关节疼痛及屈伸不利为主，手指关节呈梭形变型，晨僵明显，手部发凉。因诸关节疼痛，活动不利，不能胜任家务劳动。舌质淡红、苔白滑，脉沉。

［诊断］骨痹，证属风寒外侵，痹阻不通。

［治法］驱风散寒，活血通络。

［方药］牛膝 15g，地龙 15g，羌活 15g，秦艽 15g，香附 15g，苍术 15g，五灵脂 15g，桃仁 15g，红花 15g，川芎 15g，制川乌 15g，穿山甲（炮）15g，乌梢蛇 15g，甘草 15g，当归 20g，黄芪 30g，鸡血藤 30g，黄柏 10g，全蝎 10g，土鳖虫 10g。水煎服，1 日 1 剂。

【二诊】服前方 14 剂，颈肩、腰膝及手指关节疼痛减轻，屈伸较前灵活，唯髋关节疼痛缓解较慢。守原方继服 30 剂。

【三诊】10 月 13 日。诸关节疼痛显著减轻，髋关节疼痛已好转，关节屈伸较前灵活，伴有汗出、身痒、乏力、肌肤甲错。宜加强补肝肾、强筋骨之品，扶正祛邪兼顾治疗。药用当归 20g，生地黄 20g，鸡血藤 20g，川芎 15g，赤芍 15g，牛膝 15g，地龙 15g，秦艽 15g，羌活 15g，苍术 15g，千年健 15g，钻地风 15g，乌梢蛇 15g，狗脊 15g，制川乌 15g，甘草 15g，黄芪 30g，穿山龙 30g，青风藤 30g，穿山甲（炮）10g，土鳖虫 10g，全蝎 10g。水煎服，1 日 1 剂。

【四诊】服药 14 剂，关节疼痛继续好转，已能适当做家务，但胃纳不佳，胃脘胀满。于前方加砂仁 15g，半夏 15g，陈皮 15g。

【结果】连续服药 14 剂，诸疼痛消失，周身较前有力，已经胜任家务劳动。随访半年未复发。

【按】此例类风湿关节炎日久，以关节变形僵直、关节疼痛为主证，属痹症中之骨痹，辨证为风寒之邪侵袭，深入骨骱，血络痹阻所致，以王清任身痛逐瘀汤为主，加用虫类搜剔之药，如全蝎、土鳖虫、乌梢蛇等而收到明显效果。治疗过程中患者出现汗出、乏力、身痒、肌肤甲错，乃邪气见除，血络稍通，风寒之邪未尽，肝肾虚已显，故加入狗脊、杜仲、当归、黄芪等补肝肾、益气血之品而获良效。

参考文献

张玉梅，李淑菊，张琪. 张琪教授治疗骨痹验案 2 则［J］. 中医药信息，2003，20（4）：36

2. 风寒湿痹案（李济仁医案）

患者，女，55 岁。

【初诊】2006 年 5 月 15 日。

［主诉］双手腕、手指及双膝关节疼痛 1 年。

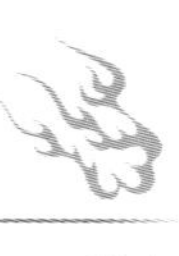

［临床表现］患者1年前于劳累后出现双手腕、手指及双膝关节对称性疼痛、肿胀、活动受限，晨僵明显，曾到当地医院就诊不效。于2006年2月至我院风湿科就诊，查红细胞沉降率94mm/h，抗O 102U/mL，类风湿因子1007IU/mL，C反应蛋白60.69mg/L，诊断为类风湿关节炎，服用非甾体类消炎药鲜效，遂于2006年5月15日来中医科治疗。患者证同上述，伴神疲乏力，形体消瘦，面色无华，纳差。舌质淡红苔薄白，脉沉细。

［诊断］痹证，证属风寒湿痹。

［治法］温经散寒，祛湿通络，活血止痛。

［方药］黄芪桂枝五物汤加减：生黄芪30g，桂枝10g，赤芍15g，当归15g，淫羊藿15g，鸡血藤15g，活血藤15g，制川乌（先煎）10g，草乌（先煎）10g，雷公藤（先煎）10g，苦参9g，山楂（炒焦）15g，神曲（炒焦）15g，麦芽（炒焦）15g，青风藤10g。14剂。

另予美诺芬0.1g，早晚各服1次。

【二诊】6月1日。药后疼痛及关节肿胀减轻，仍有晨僵，活动受限，食欲渐增，舌脉同前。方已奏效，前方加威灵仙15g，三七10g，继服14剂。

【三诊】7月2日。服药以后诸症明显好转，关节肿痛消失，时见晨僵，复查红细胞沉降率28mm/h，抗O 160U/L，类风湿因子233 IU/mL，C反应蛋白8.18mg/L，病情逐渐缓解，正气渐复，痹闭已获宣通。原方加秦艽15g，以善其后。

【结果】继服3个月后，随访其病未见复发。

【按】此案患者乃因素体禀赋不足，加之操劳过度，感受风寒湿邪，稽留痹阻经络所致。其治疗用黄芪、当归、鸡血藤、淫羊藿健脾补肾，益气养血；桂枝温经散寒；川乌、草乌、青风藤祛风胜湿；赤芍、活血藤、雷公藤活血化瘀，舒筋通络；苦参燥湿，监制诸药之燥性；山楂、神曲、麦芽和胃助运。并配合美诺芬解热镇痛。药与证合，见效甚捷。

参考文献

李艳. 国医大师李济仁辨治痹证经验集粹［J］. 中医药临床杂志，2010，22（9）：806－808

3. 气虚血少、筋脉失濡案（路志正医案）

患者，女，39岁。

【初诊】2009年6月。

［主诉］双肩、双膝、双髋关节疼痛反复半年。

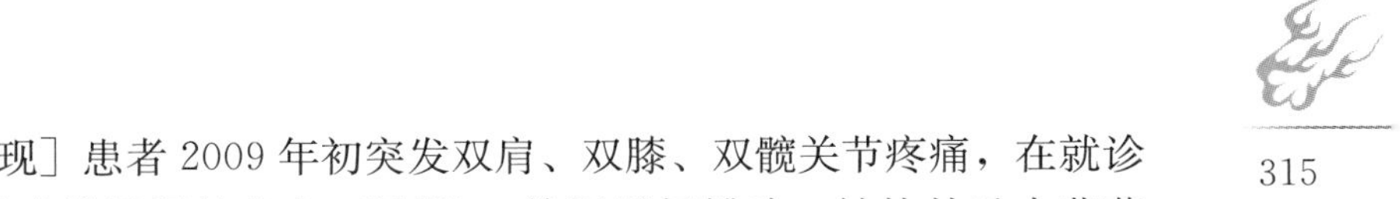

［临床表现］患者2009年初突发双肩、双膝、双髋关节疼痛，在就诊协和医院确诊为类风湿关节炎（早期），曾服甲氨蝶呤、帕扶林及中草药治疗，症状无明显缓解，疼痛部位增多。就诊时症见双肩关节疼（左侧为重），双膝及双髋关节痛，无红肿，遇寒加重，喜温喜按，纳寐可，二便正常。近2年来经期延长，持续约半个月，开始暗红，有血块，白带不多。舌体瘦色淡、边有齿痕、苔薄，脉沉滑尺弱。

［诊断］痹病，证属气虚血少，筋脉失濡。

［治法］健脾和胃，益气养血，调和营卫。

［方药］党参12g，生黄芪20g，白术（炒）15，当归12g，桑枝（炒）30g，桂枝8g，白芍15g，莲子肉15g，防风12g，防己15g，苦杏仁（炒）9g，薏苡仁（炒）30g，仙鹤草15g，阿胶珠（烊化）6g，山楂（炒）12g，神曲（炒）12g，麦芽（炒）12g，首乌藤18g，生龙骨（先煎）30g，生牡蛎（先煎）30g，生姜1片，大枣2枚为引，水煎服。

【二诊】患者服药1个月后复诊，诉双肩关节疼减轻，膝关节疼痛亦减，唯左侧髋关节及腰部大腿根部疼痛仍较重，纳寐可，患者自觉精神好转，精力较前旺盛，此次月经来潮持续1周，双肩关节超声可见积液，舌脉同前。既见小效，前方去莲子肉、阿胶珠，加炮附片（先煎）6g，补骨脂12g，改桂枝10g，以加强温肾通经之力。并予茶饮方：萆薢15g，蚕沙（包）20g，独活12g，车前草15g，白芥子（炒）12g，益母草15g，白茅根15g，代茶饮以增强祛湿之功。

【结果】之后患者复诊2次，诉诸症均较前有所减轻，效不更方，故继宗前法原方增损，以巩固疗效。

【按】此案患者中年女性，虽有肢体关节疼痛，然疼痛关节无红肿，且遇寒加重、喜温喜按，为一派阳虚之象，实乃患者正气不足，风寒湿邪乘虚而入，流注关节，阻滞经络气血，令关节筋脉失养所致。阳虚气弱，气不摄血则见经期延长；推动无力，血行不畅则见经血暗红有块。患者舌脉亦为气虚血少之佐证，故此案患者证属气血两虚，筋脉失濡。因此，在治疗上，应以益气养血为主旨，调和营卫，兼以除湿通络。方中白术、党参、黄芪益气健脾实卫，当归、阿胶养血补虚，益气养血，气通血活则风散，只有机体气血充盈才能令营卫充实，以抵御外邪；桂枝、白芍更为调和营卫之经典配伍；桑枝性平，祛风湿而擅达四肢经络，通利关节，痹证新久寒热均可配伍应用；防己、防风除湿而疏风；苦杏仁、薏苡仁宣上和中，并配以山楂、神曲、麦芽助脾胃运化，以助化源；仙鹤草、莲子肉、首乌藤、生龙骨、生牡蛎补虚安神。全方共奏益气养血、祛风除湿、荣筋通络之功。

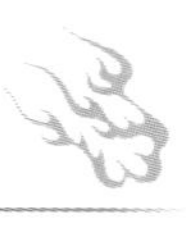

参考文献

黄梦媛，张华东，陈祎，等．路志正教授益气养血蠲尪痹［J］．中医药学报，2011，39（1）：25－27

系统性红斑狼疮（2案）

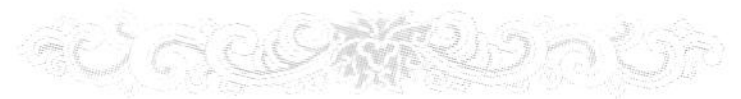

1. 热毒浸淫、由气入血、瘀热交结案（颜德馨医案）

患者，女，23岁。

【初诊】 1980年10月4日。

［主诉］发热持续1周。

［临床表现］高热持续不退1周。血中连续3次查到狼疮细胞，血免疫复合物和抗核抗体阳性。肝功能：ALT 70U/L，γ-GT 65U/L，LDH 700U/L。诊断为系统性红斑狼疮、狼疮性肝炎。患者高热不退，平均体温达39.5℃，两颧有红色蝶形红斑，烦躁不安，咽干唇燥，肢体困重，右胁胀痛，恶心纳减，小溲短赤。舌质紫干、苔黄腻，脉弦数。

［诊断］蝶疮流注，证属热毒浸淫，由气入血，熬血致瘀，瘀热交结。

［治法］清营活血。

［方药］生地黄15g，水牛角（先煎）45g，赤芍9g，红花9g，桃仁9g，金银花15g，黄芩9g，青黛9g，紫草9g，黄连6g，甘草6g。1日1剂。

【二诊】 服药1周，高热趋降，体温波动在37.8°C～38°C。舌干缓解，苔黄已退，脉转细数。患者神疲乏力，动则汗出，五心烦热，此瘀热初化，气阴已伤，原方加玄参9g，麦冬9g，生黄芪15g，另服知柏地黄丸9g，1日2次。

【结果】 1月后体温正常，诸症均减，复查狼疮细胞3次均阴性，血免疫复合物和抗核抗体转阴，肝功能正常。随访2年，病未复发。

【按】 临床所及，系统性红斑狼疮有诸多瘀血见症，如颜面蝶形红斑、肌肤紫癜或瘀斑、舌质青紫、肝脾大等。颜老认为此病多由热毒之邪入侵，伏于血分，煎熬血液致瘀，瘀热熏灼，内伤及脏腑，外阻于肌肤所致。病初多呈瘀热交结之象，若绵延不愈，耗气伤阴，后期则每兼气阴两亏之症。故此例初诊用桃红四物汤活血化瘀，配水牛角、黄连、金银花等，乃取清营汤之意，以清营凉血；佐以青黛、紫草、黄芩、甘草以清热解毒。诸药合方，共奏活血化瘀、清营解毒之功。

二诊针对瘀热退而未尽、气阴已伤之候，及时加入玄参、麦冬、生黄芪等益气补阴之品，攻补兼施，标本同治而奏效。

参考文献

颜乾珍．颜德馨运用桃红四物汤治疗难治性疾病的经验［J］．江苏中医药，1997，18（7）：5－6

2. 肝肾阴虚案（禤国维医案）

患者，男，42岁。

【初诊】2003年12月7日。

［主诉］面颊部红色斑片5年。

［临床表现］患者面颊部出现红色斑片5年。外院确诊为系统性红斑狼疮，每日口服泼尼松40mg，病情有缓解，但时有低热，心烦乏力，手足心热，视物不清，脱发，要求中医治疗。诊查：面色暗红，神疲，颜面部可见边界不清的浸润红斑，双侧近、远端关节均肿胀，指尖瘦削，关节处可见火山口样溃疡。舌质红无苔，脉细数。ANA 1∶640，尿蛋白（＋＋），红细胞沉降率66mm/h，血红蛋白63g/L。

［诊断］红蝴蝶疮，证属肝肾阴虚。

［治法］滋阴补肾。

［方药］知柏地黄丸加减：熟地黄15g，山药15g，茯苓15g，黄柏15g，牡丹皮15g，崩大碗15g，墨旱莲15g，泽泻12g，知母12g，徐长卿12g，山茱萸9g，鸡血藤30g，甘草10g。同时服用泼尼松20mg和适量火把花根片。

【二诊】服上方1个月，症状明显减轻，低热消退，自觉精神转佳，手指关节溃疡控制，呈愈合趋势，去崩大碗、徐长卿，加女贞子15g，菟丝子15g，白术10g，继续治疗，并逐渐减激素至10mg/d。

【三诊】半个月后病情明显好转，ANA 1∶80，血红蛋白97g/L，红细胞沉降率11mm/h，不适症状基本消失。嘱其口服泼尼松5mg/d，继续服中药1个月。

【结果】随访半年未见复发。

【按】中医对红斑狼疮无明确记载，根据其临床表现多归属于红蝴蝶疮、鬼脸疮等范畴。其发病主要由先天禀赋不足，肝肾亏损而成。对于本病的治疗，禤老主张在急性发作期应以激素为主，迅速控制病情，保护重要脏器，同时辅以清热解毒，凉血护阴之中药。病情控制后，由于病变的破坏和消耗，加之大剂量激素引起的副作用，患者将出现神疲乏力、心烦低热，自汗盗汗，舌红少苔等症状，中医认为是病邪、药物伤及津液，而致气血两伤、阴阳失调之故。此时运用中药

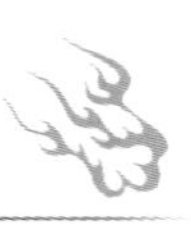

扶正祛邪，益气养阴，调和阴阳，既可减少激素的副作用，又可稳定病情，恢复患者体质。如此例用六味地黄丸滋阴补肾，肾阴得充，上济于心，虚火得降；方中知母、黄柏共助降火；崩大碗清热解毒、止痛宁疮，助溃疡愈合；徐长卿祛风解毒、活血止痛，助面部皮疹及四肢关节疼痛消退；墨旱莲、女贞子、菟丝子滋肾；白术健脾；鸡血藤活血通络；甘草补脾益气，调和诸药。

参考文献

金培志，汪玉梅. 禤国维教授补肾法治疗难治性皮肤病经验［J]. 河南中医，2005，25（2）：18－19

白塞病（3案）

1. 心脾积热案（路志正医案）

患者，女，24岁。

【初诊】 2004年6月4日。

［主诉］反复口腔溃疡7年，伴头身疼痛1年。

［临床表现］患者1997年开始出现口腔溃疡，反复发作，伴外阴溃疡，发热，体温波动在37.5℃～38.0℃，最高可达40℃，于某医院诊断为“白塞病”，予激素及免疫抑制剂治疗，口腔及外阴溃疡改善。1年前又出现头痛，后背疼痛，常于月经前后发作，双膝以下无力，食纳可，夜眠欠安，尿急失禁，大便干。查见满月脸。面色晦暗有瘀斑。舌体瘦、舌质红绛、苔薄少，脉沉弦小数迟弱。

［诊断］狐惑，证属心脾积热。

［治法］清心泻脾，祛除湿热。本患者服用激素4年，已有化燥伤阴之虞，故以养阴退热为主。

［方药］南沙参15g，麦冬10g，玄参10g，生石膏（先煎）30g，牡丹皮10g，防风10g，栀子6g，知母10g，藿香（后下）10g，升麻8g，白芍12g，甘草6g。1日1剂，水煎分服。

【二诊】 6月18日。无发热，昨日又新发口腔溃疡一处，仍尿急，有时尿失禁，有时排尿不畅，大便偏干，腰膝酸软，满月脸。舌质暗红、苔薄白，脉沉细小数。治宗前法，药用藿香（后下）10g，栀子6g，防风10g，生石膏（先煎）30g，牡丹皮10g，玄参10g，黄芩10g，天竺黄6g，石斛10g，枇杷叶12g，茵陈10g，山药（炒）15g，土茯苓15g，益智仁

9g。服法同上。

【三诊】7月2日。服上方14剂，无发热，无新发口腔溃疡，无尿失禁，大便仍干，周身乏力，腰膝酸软。舌质暗红、苔黄腻，脉沉细小数。已见效机，仍需巩固善后。予太子参15g，莲子肉15g，麦冬10g，地骨皮10g，柴胡10g，茯苓18g，竹叶6g，车前子（包煎）12g，芡实12g，墨旱莲12g，女贞子15g，生牡蛎（先煎）30g，莲须8g，牛膝12g。用14剂巩固治疗。

【结果】随访2年溃疡未复发。

【按】路老认为，白塞病起因多端，病机复杂，多系统、多脏器受戕，然其本在脾胃，以湿为主，湿性黏滞，加之病久中西药杂投，亦伤害脾胃，导致病情缠绵，久久频发，寒热错杂，虚实兼夹。故治病应探本求源，《素问·标本病传论》曰："知标本者，万事万当，不知标本者，是谓妄行。"在治疗选药上，避免苦燥劫阴伤正，而多用甘淡平和，味轻气薄之品，不急不躁，缓缓调之，以使祛湿而不伤正，五脏和谐耳。此例患者证属心脾积热，但连续服用激素4年有余，已经有化燥伤阴之虞，故治以清心泻脾、祛湿除热，使中焦斡旋，升降得复，脾胃健运，湿郁得化，热毒得清，清气得升，湿浊得降；待病情控制后以益气阴、清虚热、固肾气治本而愈。

参考文献

岳树香. 路志正教授从湿论治白塞氏病经验［J］. 中国中医急症，2009，18（7）：1114－1115

2. 湿热内蕴、心肝郁热案（张学文医案）

患者，男，38岁。

【初诊】2005年12月12日。

［主诉］口舌溃疡、牙龈肿痛反复7年余。

［临床表现］患者近7年多来反复口舌生疮，牙龈肿痛，颜面、口周、头颞侧发际内，项部及背部常出疖子，上眼睑易出红斑且发痒肿胀，反复外阴溃疡。自服"三黄片"等药后，症状有所缓解，但由于工作繁忙，稍有劳累则可反复发作。故请张老诊治。症见口舌生疮，疮面直径2～3mm，疮面发白，周围红肿，牙龈肿胀，颜面、口周、项背部长有疖子，伴见口臭，食纳可，二便调。舌质红、舌体胖大有齿痕、舌苔根部黄腻，脉弦数。

［诊断］狐惑，证属湿热内蕴，心肝郁热。

［治法］清心泻肝，清热解毒。

［方药］黄连解毒汤加味：黄连6g，甘草6g，大黄6g，黄柏10g，栀

子10g，僵蚕10g，赤芍10g，玄参10g，川牛膝15g，连翘15g，麦冬15g，金银花15g，山楂15g，重楼12g，生地黄12g。7剂。并嘱药渣再熬待温后泡洗双脚。

【二诊】12月22日。药后诸症均较前明显好转，口疮溃疡较前减轻，右眼睑潮红，食纳可，夜寐安，二便调。舌质红苔薄黄，脉细数。既切中病机，仍宗前法，原方去重楼、黄柏，加野菊花12g，黄芩10g，15剂。

【结果】药后口腔溃疡明显减轻，眼睑潮红消失。宗原法，以上方略有进退，再进15剂。带药回家调养。

【按】心主火，其苗窍在舌，肝主筋脉，其经脉循二阴。故张老认为此病病因为湿热，而病变部位在心肝。因此辨证为湿热内蕴，心肝郁热。治以清利湿热，清心泻肝。以黄连解毒汤加味。方中连翘、金银花、黄连、栀子清解上焦郁热；黄柏清利下焦湿热；川牛膝、大黄清热解毒，引药下行，直折火势；重楼、玄参、生地黄、赤芍凉血解毒；恐寒凉燥湿之剂伤胃耗阴，故加用山楂、麦冬以和胃养阴。全方清热化湿与凉血解毒并重，使邪去有路，故湿热渐去，病趋向愈。

参考文献

张红艳，潘忍宜，张学文．张学文教授运用古方治疗疑难病症举隅［J］．四川中医，2006，24（11）：3－4

3. 湿毒内蕴、气阴两伤案（路志正医案）

患者，女，26岁。

【初诊】2010年1月9日。

［主诉］口腔溃疡反复发作10余年，外阴部溃疡1年。

［临床表现］患者10余年前无明显诱因出现口腔溃疡，黏膜糜烂，伴两膝关节疼痛，活动困难，在当地医院检查诊为“关节炎”，经治疗后关节疼痛好转，但口腔溃疡反复发作，近1年来出现外阴部溃疡，多在经前发作，两眼酸痛，时有视物模糊，2009年12月到北京某医院诊治，诊为“白塞病”，治疗1个月，病情未见明显缓解而来就诊。现口腔溃疡，两眼酸痛，眼眵较多，时有视物模糊，关节疼痛以两膝关节为著，稍有肿胀，夜寐不实，易醒多梦，脱发，纳食尚可，大便偏干，每日一行，外阴有一点状溃疡，月经量少，周期尚调。形体中等，颈部稍增粗，面色稍暗，有痤疮。舌及口腔黏膜各有一处溃疡，舌体适中、质红、苔薄白腻。右脉弦、左脉细弦、尺稍弱。13岁时曾患青春期甲亢，经治疗痊愈。

［诊断］西医诊断：白塞病。中医诊断：狐惑，证属湿毒内蕴，气阴两伤。

［治法］益气养阴，化湿解毒。

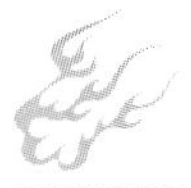

［方药］甘草泻心汤合半夏泻心汤化裁：生甘草 12g，甘草（炙）12g，半夏（竹沥制）12g，干姜 10g，黄芩 12g，黄连 10g，藿香（后下）12g，防风 12g，桔梗 12g，木蝴蝶 12g，枇杷叶 12g，苦杏仁（炒）9g，茵陈 12g，决明子 12g，薏苡仁（炒）30g，密蒙花 12g，桃仁 10g，娑罗子 10g，生姜 1 片。水煎服，14 剂。

茶饮方：西洋参（先下）6g，麦冬 10g，桔梗 10g，青果 10g，川贝母 10g，凤凰衣 10g，甘草 6g。水煎服代茶频饮，14 剂。

痹消散浴足，每晚 1 次。建议调情志，适劳逸，忌辛辣油腻饮食。

【二诊】1 月 26 日。服药后口腔溃疡较前减轻，外阴溃疡消失，关节疼痛好转，膝关节肿胀消失，夜寐转安，眼眵较多，纳食可，大便转软，每日一行。舌体适中、舌质暗红、边有齿痕、苔薄白腻，脉弦细滑。既见效机，上方加减。上方黄芩改黄芩（炒）12g，枇杷叶改 15g，去茵陈、决明子、桃仁、苦杏仁，加苍术（炒）15g，川牛膝 15g，黄柏 10g。水煎服，28 剂。茶饮方加素馨花 9g，改西洋参（先下）2g，水煎服代茶饮，每 2 日 1 剂，14 剂。痹消散浴足，每晚 1 次。

【三诊】2 月 27 日。药后口腔溃疡消失，关节疼痛好转，膝关节肿胀消失，夜寐多梦，面颊、口周、胸背泛起粉刺，纳食可，大便成形，每日一行，小便气味重。月经量少，经前乳房胀痛，阴部瘙痒。舌体胖、质暗红、苔薄白，脉弦细滑。治拟养阴益气，清热解毒，健脾化湿。药用生甘草 12g，甘草（炙）12g，麦冬 12g，干姜 10g，黄芩（炒）10g，黄连 10g，藿香（后下）10g，防风（炒）12g，密蒙花 12g，苍术（炒）12g，枇杷叶 12g，苦杏仁（炒）9g，椿皮 15g，决明子 10g，薏苡仁（炒）30g，牛膝 15g，川牛膝 15g，知母 10g。水煎服，14 剂。

茶饮方：西洋参（先下）6g，麦冬 10g，桔梗 10g，青果 10g，川贝 10g，凤凰衣 10g，甘草 6g。水煎服代茶饮，每 2 日 1 剂，7 剂。痹消散浴足，每晚 1 次。

【四诊】3 月 13 日。服药后口腔及外阴溃疡未作，关节疼痛减轻，膝关节肿胀消失，夜寐转安，面颊粉刺减轻，口周、胸背粉刺消失，纳食可，大便转软，每日一行，小便气味减轻。月经量少，有少量血块。舌体适中、舌质暗红、边浅齿痕、苔薄白腻，脉弦细滑。上方加减续用，以巩固疗效。药用前方去麦冬、苍术、决明子、椿皮、黄芩，知母改 12g，枇杷叶改 15g，加生石膏 30g，牡丹皮 12g，当归 12g，紫草 12g，白芍（炒）15g，陈皮 9g。水煎服，21 剂。

茶饮方：西洋参（先下）6g，麦冬 10g，桔梗 10g，青果 10g，川贝母 10g，凤凰衣 10g，甘草 6g，玫瑰花 10g，荷叶 12g，水煎服代茶饮，每 2 日 1 剂，10 剂。浴足同前。

【结果】 5月10日随访，治后口腔及外阴溃疡未作，一般状况良好，现在巩固中。

【按】 此案患者发病已10年，一诊时患者已有口腔、外阴溃疡，眼部症状已初现，并有关节肿痛，已近中晚期，郁火内扰，气阴两虚，湿毒熏蒸，烽烟欲起，有眼目化脓失明之虞。路老以甘草泻心汤合半夏泻心汤化裁，加藿香、防风、枇杷叶、苦杏仁、茵陈、川贝母、薏苡仁化湿解毒，加桔梗、木蝴蝶、桃仁、娑罗子理气活血，西洋参、麦冬、决明子、密蒙花益气养阴、明润眼目。尤甘草生、炙各半，独具匠心，清邹澍《本经疏证》谓："甘草之用生、用炙确有不同……如《本经》《别录》主治，大率'除邪气，治金疮，解毒'皆宜生用；'缓中，补虚，止渴'宜炙用。消息意会之可矣。"加之调和诸药，和百药之长，一药两用，一举三得，为方中主将，一贯到底；益气以西洋参之清润易人参之温燥，非大师不能洞察秋毫也。二诊时口腔溃疡较前减轻，外阴溃疡消失，关节疼痛好转，膝关节肿胀消失，大便转软，舌质暗红，边有齿痕，苔薄白腻，表现为脾虚湿滞证，去决明子、桃仁、杏仁，加苍术、黄柏、川牛膝，与薏苡仁成四妙散，加强健脾化湿，清化湿热。三诊口腔溃疡消失，以清热解毒、健脾化湿，养阴益气为法治疗而建功。四诊时去麦冬、苍术、决明子、椿皮、黄芩，加生石膏、牡丹皮、紫草、白芍、当归、陈皮清热凉血，活血养阴固本收功，巩固疗效。茶饮方代茶频频饮服，连绵不断，配合汤药，益气养阴，谓久病不可急攻，欲速不达。

参考文献

毛宇湘. 路志正教授治疗白塞病临床经验管窥［J］. 世界中西医结合杂志，2012，7（4）：285－286

皮肌炎（1案）

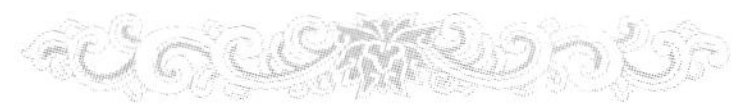

气阴两虚、湿热郁结肌肤、痹阻经络案（邓铁涛医案）

患者，男，14岁。

【初诊】 1993年2月12日。

［主诉］四肢无力伴疼痛、触痛5个月，面部皮肤蝶形红斑9年。

［临床表现］患者5岁时因发热后，左侧脸部近颧骨处皮肤出现一小红斑，无痛痒，未系统治疗。后渐向鼻梁两侧颜面扩展，7岁时红斑已形

成蝴蝶状。某医院皮肤科经血、尿等相关检查排除红斑狼疮病变。当年回乡下生活20余日，进食清凉之品，红斑曾一度消失，后又复发。1992年9月发热（体温38℃）后出现四肢无力，伴肌肉疼痛，登高困难，双腿疼痛。1993年1月住入某医院，经检查诊为皮肌炎，并以激素治疗（泼尼松15mg，每日3次），症状未改善，兼见颈肌疼痛，要求出院。现颜面对称性红斑，四肢肌力减弱，下蹲起立无力，需用上肢支撑，伴大腿肌肉疼痛，上楼困难缓慢，需双手攀扶扶栏，双大腿肌肉瘦削，四肢肌肉压痛，颈肌疼痛，低热。体重下降，舌质嫩红、苔白厚，脉细稍数无力。

实验室检查：血清抗核抗体阳性，补体 C_4 0.7g/L，红细胞沉降率34mm/h。肌电图示：肌源性损害。

［诊断］西医诊断：皮肌炎。中医诊断：肌痹，证属气阴两虚，湿热郁结肌肤，痹阻经络。

［治法］养阴益气，健脾祛湿，活络透邪。

［方药］青蒿10g，牡丹皮10g，知母10g，鳖甲（先煎）20g，地骨皮20g，太子参24g，茯苓15g，白术15g，甘草6g。每日1剂，水煎服。

【二诊】2月19日。自觉下蹲活动时腿部肌肉疼痛减轻，体力增加，能独自登上六楼，但感气促，大便每日1次。颜面部皮肤红斑色变浅，舌边嫩红、苔白稍厚，脉细重按无力。效不更方，前方中太子参、地骨皮、鳖甲用量各增至30g，白术减为12g。

【三诊】3月12日。经1个月治疗，面部红斑逐渐缩小、色变淡，双臂力及下肢肌力均增强，肌痛减，腿部肌肉增粗，唯下蹲稍乏力，泼尼松用量由半个月前每次15mg减为10mg，每日3次，现再减为早上10mg，中午、晚上各5mg。近4日来伴鼻塞、咳痰，舌质嫩红、苔白，脉细右尺沉、左尺弱。守初诊方加苦杏仁10g，桔梗6g，橘络6g。

【四诊】4月9日。上方加减治疗又服1个月，面部红斑渐消失，肌肉复长，体重比入院时增加7kg，肌力增强，下蹲时肌痛消失，动作灵便，行走不觉疲乏，泼尼松减至每次5mg，每日3次。满月脸消减，半夜易醒，口干多饮，痤疮反复发作。舌质略红、苔白，脉细尺弱。药用青蒿10g，牡丹皮10g，鳖甲（先煎）20g，地骨皮30g，五爪龙30g，太子参30g，知母12g，生地黄12g，白术12g，茯苓12g，山药18g，甘草6g。

【五诊】6月19日。共服中药133剂，泼尼松减至每次5mg，每日1次。肌肉疼痛及面部红斑消失，四肢肌力已恢复，体重53kg（符合标准体重），唯面部痤疮较多，口干，梦多。舌质淡红而嫩、苔白，脉细。复查血、尿常规及相关检查，除红细胞沉降率27mm/h外，余未见异常。守初诊方去白术、茯苓，加紫草10g，墨旱莲10g，女贞子16g。

【结果】以后患者坚持服四君子汤合青蒿鳖甲汤为基本方，酌加太子

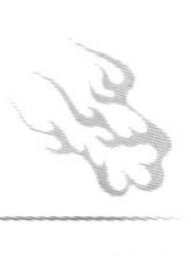

参、五爪龙以益气；何首乌、首乌藤、楮实子以养心、肝、肾；或佐以丹参、鸡血藤活血养血；暑天选西瓜皮、冬瓜皮、苦参、紫草解暑清热治疗痤疮、毛囊炎。服药至1994年1月1日，停用泼尼松，症状消失，无复发，病告痊愈。其父母恐复发，让患者间断治疗至1996年，曾做多项相关检查无异常。

【按】邓老认为皮肌炎在发病过程中以皮损为主症者，应以皮肤红斑论治；如以四肢肌肉疼痛为主，则以痹证论治；若以肌肉无力为主者，应以痿证论治；若病变向深重发展，形体受损延及内脏者，则可按虚损论治。此病多虚实夹杂，患者多见禀赋不足，气血内虚，病邪侵袭，致湿热交结，气血凝滞，经络痹阻而病发。急性发病者，多见于儿童，儿童为稚阴稚阳之体，形体娇嫩，加之禀赋不足，正气内虚，不足以抗病，致使发病急剧，发生全身中毒症状，很快累及脏腑，数周内危及生命。慢性发病者，病程缠绵难愈，严重者日久内虚，形体受损，活动不能，终至危及生命。因此病多为虚实夹杂症，治疗应时时顾护正气，扶正祛邪，有利于疾病的康复。此案患者5岁时因发热出现面部红斑，不痛不痒，如《诸病源候论·瘿瘤等病诸候》所云："面及身体皮肉变赤，与肉色不同，或如手大，或如钱大，亦不痒痛，谓之赤疵。此亦是风邪搏于皮肤，血气不和所生也。"加上失治，患者正气虚弱不足以御邪，故使病邪留恋，经久不愈，日渐加重，至7岁时形成蝶形红斑。关于经久不愈的蝶形红斑，《中医症状鉴别诊断学》在"皮肤红斑"条中归类为"虚斑"，病机属阴虚火旺。由于正气受损，病邪郁于肌表，延至13岁时，又复感外邪发热，时值9月，暑湿与内热相搏，使病由表及里，痹阻经脉，侵犯肌肉，致使肌肉疼痛，疾软无力，发为肌痹。初诊见患者面部红斑，肌肉酸痛，痿软无力，舌质嫩红，脉细数无力，此乃气阴亏损，阴虚内热之候，舌苔白厚为湿邪内蕴之见证。病邪日久缠绵，肌肉萎缩无力，直接影响患者的生长和活动力，所以治疗肌肉病成了关键。根据"脾主肌肉四肢"、"脾主运化"理论，治疗以健脾为主，执中央以运四旁，生化气血以充养肌肤，运化水湿以祛湿邪，达到扶正祛邪目的。方选四君子汤健脾祛湿，化生气血。方中以太子参易党参，切合小儿稚阳之体补气而不助火。因邪热深伏，日久伤阴，故选青蒿鳖甲汤养阴搜络透热，取青蒿芳香性散，能透络诱邪外出，鳖甲直入阴分，滋阴入络搜邪，地骨皮、牡丹皮、知母凉血滋阴，清退虚热。诸药合用，共奏滋阴透邪之功。在整个治疗过程中，均以四君子汤合青蒿鳖甲汤为基本方，并针对病变过程中气阴的变化，虚热湿邪孰多孰少，四时气候变化，标本缓急的不同，灵活加减。因药证相合，故获效。

参考文献

邓中光. 邓铁涛教授治疗皮肌炎验案1则［J］. 新中医，2002，34（12）：15-16

硬皮病（1案）

气阴两虚案（邓铁涛医案）

患者，男，48岁。

【初诊】1978年4月函诊。

［主诉］皮肤局限性增厚2个月。

［临床表现］患者2个月前经当地医院皮肤活检确诊为硬皮病，症见双乳至下腹皮肤局限性增厚，硬如皮革，伴心悸，曾用激素治疗无效。经人介绍按邓老治疗硬皮病验方自行服药，自觉症状好转，遂与邓老函诊治疗。

［诊断］皮痹，证属气阴两虚。

［治法］补益肺脾，养阴活血。

［方药］黄芪（炙）45g，党参30g，何首乌30g，当归15g，熟地黄15g，山药15g，茯苓15g，丹参15g，红花6g，川贝母6g，牡丹皮9g，泽泻各9g，山茱萸12g，白术10g。

【二诊】用上方加减治疗近2年，患者局部皮肤明显软化。于1980年3月5日来广州初次面诊。诊见精神、体力增加，局部皮肤变软，心悸消失，咳嗽，痰多质稠，脐周及腰背出汗多，纳食、睡眠均可，大便稍结、3～4日1次。面色红润，胸腹部皮肤较正常略硬，可捏起皱褶。舌嫩有齿印、苔白厚，脉虚右大尺弱。续上方加减，药用黄芪60g，党参30g，熟地黄15g，茯苓各15g，牡丹皮10g，当归10g，麦冬10g，五味子10g，生地黄10g，泽泻9g，橘络5g，川贝母（为末冲服）3g，山茱萸12g，红花6g，山药18g。

【结果】此后患者仍函诊治疗，以上方随症加减，酌加桑寄生、沙苑蒺藜或女贞子养肝肾，兼腹胀、纳差加大腹皮、砂仁或蚕沙，咳嗽、咽痒加桔梗、玄参。1980年8月函告："服药2年有余，病症基本消除。"

【按】肺主皮毛，肺之气阴亏损，皮肤失其柔润，变硬如革、干燥、无汗。脾主肌肉、四肢，若脾气虚亏，脾失健运，气血衰少，津液不能濡养肌肤，肌肉萎缩而四肢活动困难。肾主水液，为人体元阴

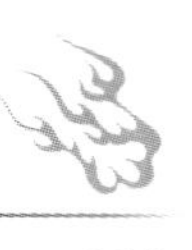

元阳之本，此病皮肤干枯变硬，为阴液不足，病虽在皮毛与肺，其本在肾。故病机以肺、脾、肾气阴不足为主，形成多脏同病，多系统、多器官受损害的局面。此案患者虽仅皮肤肌肉受损，但久病可损及骨，患者可有骨质脱钙，头骨凹凸不平等。治疗上，邓老以补益肺脾，养阴活血为法则，基本方以六味地黄丸培补元阴为主，加黄芪、党参、白术益气健脾，其中黄芪又能走肌表输布津液，是为要药；加何首乌养阴润燥；皮肤干硬如皮革，是久病兼有血瘀，故在养阴血时可配合红花、当归或丹参等活血而不燥的药物。兼痰多加橘络、川贝母等，化痰而不燥烈伤阴。此病病位在肺，而其本在肾，以阴液不足为基本病机。

参考文献

郑洪．邓铁涛教授治疗硬皮病验案2则［J］．新中医，2002，34（5）：10

干燥综合征（2案）

1. 气阴两虚案（路志正医案）

患者，女，43岁。

【初诊】2003年12月12日。

［主诉］反复发热、口眼干燥10余年。

［临床表现］10年前在北京某医院诊为“干燥综合征”，咳嗽，痰易咳出、色白已年余。经常感冒、发热（T 37.8℃～38.0℃）、咳嗽，伴双下肢疼痛，畏寒，多于午后出现，自服退热药可退，持续2日左右，无汗出，食纳可，夜眠差，大便3～4次/日、便质稀不成形。口、眼、鼻、阴道干燥。自去年3月份即每日服用泼尼松片15mg未见明显效果而自行停药。月经提前10余日，量少色红无血块，带下正常。舌体胖舌尖红无苔，脉沉细。

［诊断］燥痹，证属气阴两虚。

［治法］益气养阴，化痰止咳。

［方药］太子参10g，南沙参12g，麦冬10g，百部12g，桃仁9g，苦杏仁9g，黄精12g，紫菀10g，枇杷叶15g，旋覆花（包）10g，百合15g，佛手10g，僵蚕8g，清半夏9g，前胡10g，生白术10g，甘草6g，水煎服7剂，每日2次。

【二诊】2004年1月14日，小寒。服用上方30剂，药后发热即退，

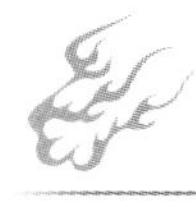

咳嗽大减，现觉口、眼、鼻、阴道干燥，失眠，胃脘部堵闷感，食纳可，大便日行数次，不成形，畏寒，关节时痛。舌质黯淡少苔，脉沉细尺弱。治以益气养阴，和血通络。药用太子参 12g，南沙参 15g，麦冬 10g，石斛 10g，密蒙花 10g，丹参 12g，玉竹 10g，酸枣仁（炒）12g，桑枝 20g，赤芍 10g，白芍 10g，何首乌 10g，墨旱莲 12g，女贞子 12g，豨莶草 15g，牛膝 12g。水煎服 14 剂，每日 2 次。

【三诊】2004 年 3 月 31 日，春分。口、眼、鼻、阴道干燥症状缓解，头晕消失，偶有咳嗽，咳痰色白质黏，咽痛，食欲差，小便时有灼热感，大便稀溏，畏寒胶冷，关节时痛，失眠。月经一月两至，量少。舌体胖、质淡、苔薄少，脉沉细。治以益气润燥，补肝明目，佐以理脾。药用太子参 12g，麦冬 10g，木蝴蝶 6g，紫菀 10g，枇杷叶 12g，苦杏仁（炒）10g，生黄芪 15g，白术（炒）12g，白芍 10g，密蒙花 10g，谷精草 10g，山楂（炒）10g，神曲（炒）10g，麦芽（炒）10g，乌梅炭 8g，墨旱莲 12g，首乌藤 18g，生龙骨（先煎）20g，生牡蛎（先煎）20g，丹参 10g，当归 10g，乌梢蛇 6g。水煎服 14 剂，每日 2 次。

【结果】服药 1 个月后，诸症缓解，无不适症状而停服所有药物。随访 1 年，病未复发。

【按】纵观 3 诊，路老注重肺、脾、肝、肾 4 脏，多以沙参、麦冬、苦杏仁等养肺阴，通过太子参、白术、生黄芪等补脾而达到益肺的作用；清半夏、枇杷叶等宣肺布津化痰，补而不腻；白芍、丹参、当归等养血而补肝阴，且可养心，旋覆花、佛手等疏肝；石斛、密蒙花、谷精草等清肝明目，补而不燥；二至丸、牛膝等益肾之阴阳；赤芍、乌梢蛇等养血活血而不燥的药物祛除关节痹证；此外路老还采用了乌梅、何首乌、甘草等酸甘化阴的方法。干燥综合征是一种多系统损害的自身免疫性疾病，路老用药缜密周全，照顾到各个脏腑系统及其相互关系，注重先天与后天的互补关系，顾全气与血、阴与阳之间关系，疗效满意。在选药上考虑到滋阴药易滋腻碍气且有润便的作用，加用理气药补而不腻，用益气药既可阴阳互补又可健脾止泻如生白术等，甚至还用少量收涩药如乌梅炭等。益气药多选用性味温和不燥之品，且注意在全方中的比例如太子参等。活血药大多用性温不燥且有养血通经的药物当归、乌梢蛇等。考虑到燥者常有炼液成痰，常选用清半夏等少量化痰药。在整个治疗过程，辨证准确精准，选药得当，剂量精准，由此可见，路老用药，既崇古训，又立新意，考虑周全，思维缜密。

参考文献

张华东，边永君，路洁，等. 路志正教授从气阴两虚论干燥综合征发病机制［J］. 中

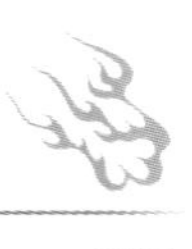

华中医药学刊，2008，26（9）：1903－1905

2. 脾肾阴虚、阴津亏耗、络脉痹阻案（朱良春医案）

患者，女，41岁。

【初诊】2009年4月6日。

［主诉］口干伴四肢关节疼痛反复10年。

［临床表现］10年前曾在当地医院确诊为干燥综合征，予泼尼松等治疗，因效不显而停用。刻诊患者口干，易出汗，双目干涩，四肢关节疼痛。手指皮肤发红，散在红斑，时隐时现。舌质红、苔薄，脉细弦。查ENA阳性，SSA阳性。

［诊断］燥痹，证属脾肾阴虚，阴津亏耗，络脉痹阻。

［治法］滋养脾肾，蠲痹通络。

［方药］穿山龙50g，生地黄20g，石斛20g，鬼箭羽30g，枸杞子20g，蜂房10g，地龙15g，女贞子20g，玄参20g，赤芍15g，白芍15g，甘草6g。20剂。

【二诊】4月27日。服药后口眼干燥及全身关节疼痛较前明显好转，唯双膝关节疼痛明显。舌质红、苔薄腻，脉细弦。守前法治之，佐以益肾通络之品。上方加淫羊藿15g，延胡索（炒）30g。继服14剂。

【结果】5月11日来诊，口眼干燥基本消失，膝关节疼痛缓而未平。舌质红、苔薄白，脉细弦。继予前法调治两月余，病情明显改善。

【按】干燥综合征诸症中，干是其突出的特征。《素问·阴阳应象大论》中就有"燥胜则干"的论点，刘完素认为"风热胜湿为燥"，"诸涩枯涸，干劲皴揭，皆属于燥"，均道出干燥综合征的病因为燥邪。朱老认为此病之燥，虽有燥证之象，非外感燥邪所致，又非一般内燥可比，有其特殊性。故推崇近代中医大家冉雪峰"燥甚化毒"之说，认为此病为燥邪日盛，蕴久成毒，燥毒煎灼阴津，伤及胃、脾、肝、肾等脏腑，导致诸多症状。津伤成燥，燥盛伤津，互为因果，终致病情日益加重，缠绵难愈。此患者为脾肾阴亏，阴血不足，虚热内生，络脉痹阻。方中穿山龙与生地黄相伍，是治疗"虚性疼痛"属不充、不荣、不润、不温等因的药对。张介宾云"凡属诸痛之虚者不可以不补也"，燥痹证乃因虚而致的全身关节疼痛，当属津血不充、不荣、不润上之因无疑。大剂量穿山龙、生地黄一通一荣，荣中寓通，可寒可热，可气可血，相得益彰。朱老在燥痹的治疗中推崇张锡纯"淡养脾阴"的观点，注重补脾阴，养胃津，行中气，通腑气，而石斛既能清热生津，滋养胃阴，更能荣枯起朽，有补虚除痹之殊功，是朱老治疗阴虚痹证的首选药。生白芍泻肝以伐木横，合甘草缓急止痛，酸甘化阴以制燥毒。枸杞子甘寒润燥解毒，益金水二脏，能制风木之横。玄参养胃生津，女贞子滋养肝肾而生脾阴，蜂房、地龙、赤芍活血通络。鬼箭羽，现代药理研究证明有调节免疫之效，朱老常以之配穿山龙为主药用于自身免疫性结缔组织病的治疗，认为该药擅解阴分之燥热，结合辨证论治，常获佳效。一诊服药后患者口眼干燥改善，唯膝关节疼痛，舌质红、苔薄腻，脾胃阴津渐复，络脉未通，加用淫羊藿、延胡索以益肾通络。二诊服药后患者诸症均较前改善明显，继予原法巩固。

参考文献

李靖. 朱良春治疗痹证验案 2 则 [J]. 江苏中医药，2012，44（10）：51－52

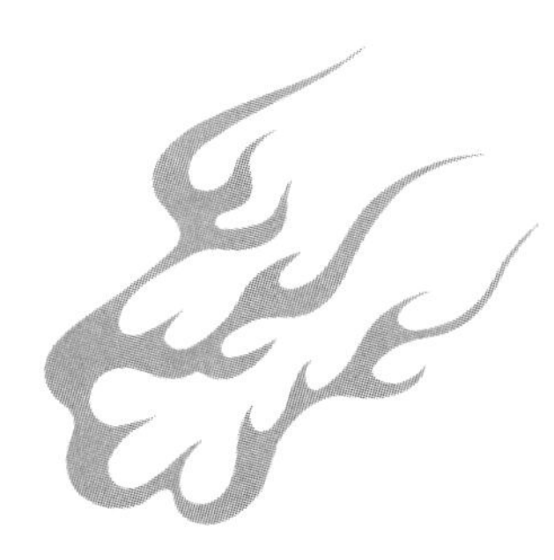

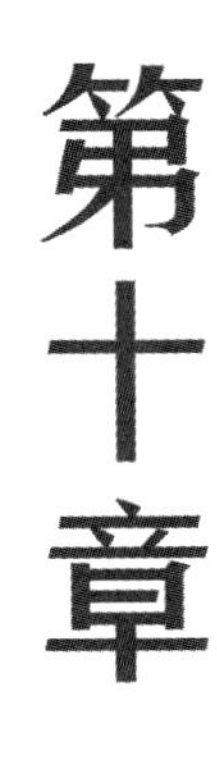

第十章 肿瘤科医案

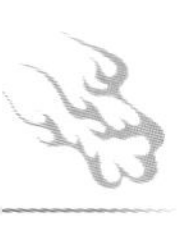

肺癌术后（2案）

1. 癌毒犯肺、痰瘀阻肺、气阴两伤案（周仲瑛医案）

患者，男，56岁。

【初诊】 2010年4月3日。

［主诉］肺癌术后6个月。

［临床表现］经西医检查确诊为左下肺中分化鳞癌，去年10月9日手术，术后化疗4个疗程。刻下症见咳痰带血，不咳，稍有胸闷气短，吞咽时食管有疼痛感，食纳知味。有高血压病史，长期服降压药控制。舌质暗红、苔黄薄腻、中有裂纹，脉细弦滑。

［诊断］肺癌，证属癌毒犯肺，痰瘀阻肺，气阴两伤。

［治法］益气养阴，清解癌毒，化痰祛瘀。

［方药］鳖甲（炙。先煎）15g，南沙参12g，北沙参12g，太子参12g，麦冬10g，生黄芪15g，仙鹤草15g，薏苡仁15g，泽漆15g，山慈菇15g，猫爪草20g，僵蚕（炙）10g，夏枯草12g，肿节风20g，冬凌草20g，白花蛇舌草20g，半枝莲20g，女贞子（炙）10g，墨旱莲10g。21剂，日1剂，煎服2次。

【二诊】 5月1日。近来口干明显，呼吸不畅，咳少，咳痰不多，偶有胸部闷痛，大便欠实。舌质暗红、苔薄腻、有裂纹，脉小弦滑。守原方加旋覆花（包煎）5g，地骨皮12g，茜草根10g，天冬10g，白术（炒焦）10g。服21剂。

【三诊】 5月25日。口干仍明显，多言费力，汗多梦多，大便日解1～2次、不稀，矢气多，足底怕冷，小腹隐胀痛。舌质暗紫、苔薄腻，脉弦。守4月3日方，改生黄芪10g，加红景天12g，灵芝5g，党参10g，白术（炒焦）10g，茯苓3g，瘪桃干20g。40剂。

【结果】 7月12日复诊，诸症减轻。仍守4月3日基本方依兼证加减继续治疗中，远期疗效有待进一步观察。

【按】 此案主证为痰瘀阻肺、气阴两伤。癌毒为病，最伤人正气。去得一分毒邪，便留得一分生机。周老选用祛毒化痰作用强的中草药如泽漆、山慈菇、猫爪草、僵蚕、肿节风、冬凌草等组成基本方，在清解癌毒的同时，选用鳖甲、沙参、太子参、麦冬等益气养阴药物。纵观全方，扶正、祛邪并重，既解决当前症状，又兼顾长远疗效。

参考文献

兰承祥，李柳，周仲瑛．国医大师周仲瑛辨治癌症四则［J］．中医药通报，2011，10（5）：11－13

2. 气阴两虚、痰热壅肺案（周仲瑛医案）

患者，男，63岁。

【初诊】1999年10月9日。

［主诉］肺癌术后6个月。

［临床表现］1999年4月胸部CT检查发现右肺下叶有一圆形组织影，边界清楚，周围有短毛刺。后经气管镜检查诊断为右叶鳞癌。于4月14日行右中下叶切除术，术后病理报告：右肺下叶腺癌，右肺中叶鳞癌，无淋巴结转移。术后切口愈合良好。同年8月11日始行EP方案化疗6个周期，同时给予止吐药物及免疫调节剂。请周老会诊，诊见咽干口燥，五心烦热，夜间盗汗，干咳少痰，胸闷气短，疲乏无力。舌质淡、苔黄腻，脉弦细。

［诊断］肺癌，证属气阴两虚，痰热壅肺。

［治法］清肺化痰，益气养阴，兼祛邪抑癌。

［方药］鳖甲（炙）10g，知母10g，僵蚕（炙）10g，生蒲黄（包）10g，泽漆10g，半枝莲10g，天冬12g，麦冬12g，南沙参12g，北沙参12g，女贞子12g，山慈菇12g，枸杞子12g，苦参12g，太子参15g，仙鹤草15g，墨旱莲15g，金荞麦20g，蜈蚣（炙）2条。水煎服。1日1剂。口服西黄丸，每次3g，每日2次。

【二诊】服上方14剂后，胸闷缓解，体力渐增，但仍咳少量黄痰，无血丝及胸痛，舌质淡红、苔薄稍腻，脉弦细。原方加天花粉15g，鱼腥草15g，泽泻20g。

【三诊】服上方1月余，患者自感痰量明显减少，痰色转白，体重增加约3kg。继服原方加丹参10g，白茅根30g。

【结果】后随症稍作加减，坚持服用中药至2011年，一般情况尚可，生活自理，定期来院检查，未发现远处转移灶，局部未见复发。

【按】此案乃因本虚标实所致，气阴两虚为本，痰瘀毒交结为标，故治疗宜标本兼顾。故方中用太子参、枸杞子合用益气养阴，润肺生津为君药。天冬、麦冬、南沙参、北沙参、知母、鳖甲、女贞子、墨旱莲合用，养阴生津，益胃润肺为臣药。泽漆、山慈菇、金荞麦、苦参、半枝莲清热解毒，软坚散结；蜈蚣、僵蚕、生蒲黄、仙鹤草合用解毒散结，祛瘀止痛共为佐药。诸药合用，共奏扶正固本，抑毒抗癌之功。

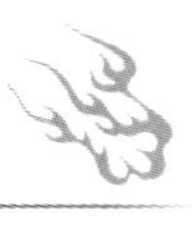

参考文献

高尚社. 国医大师周仲瑛教授辨治肺癌验案赏析［J］. 中国中医药现代远程教育，2011，9（12）：4－6

食管癌术后（2案）

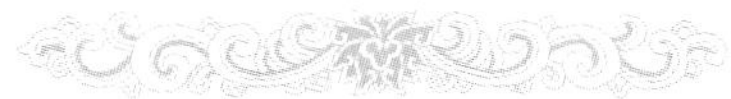

1. 浊毒瘀结案（朱良春医案）

患者，男，56岁。

【初诊】1991年7月22日。

［主诉］进食梗塞感2个月。

［临床表现］患者平日嗜酒及喜食辛辣，有胃痛史，因忙于劳作，未予重视。近2个月来，食物下咽时有梗塞感，胸背刺痛，泛呕黏液，乃去某医院门诊，经X线钡餐透视及纤维食管镜检查，诊断为食管中段鳞状细胞癌。近呕吐日剧，不能进食，形体日渐消瘦，赖止痛剂及输液以维持。其亲戚之子带病历前来求治。

［诊断］隔证，证属浊毒瘀结。

［治法］降逆化痰，益气和胃。

［方药］汤剂方：赭石（煅。先煎）30g，太子参20g，旋覆花（包）12g，半夏（姜制）12g，刀豆子（炙）15g，半枝莲30g，白花蛇舌草30g，仙鹤草30g，延胡索20g，陈皮6g，甘草3g。煎取汁分多次缓缓服下。共10剂。

散剂方：水蛭20g，全蝎（炙）20g，蜈蚣（炙）20g，壁虎（炙）30g，僵蚕（炙）30g，蜂房（炙）30g，海藻（制）30g，西洋参30g。共研细末。每服5g，1日3次。

【二诊】8月7日。药后吞咽困难减轻，痛呕稍缓，能进流质。患者自觉痛苦大减，信心增强，派其子续来求方。汤方中加入北沙参12g，石斛10g，太子参改为30g。散剂亦续服。

【三诊】8月19日。患者已能进烂面、稀粥，并能下床稍作走动。嘱其散剂续服3月，汤方以益气养阴和胃为主，药用太子参20g，山药30g，石斛10g，玉竹10g，北沙参10g，仙鹤草30g，生黄芪30g，甘草6g。共20剂。并嘱戒酒，忌辛辣。

【结果】嗣后未来就诊，2年后因腰椎骨质增生又派其子来求医，谓其父曾去医院复查，食管病灶已消失。

【按】朱老认为，食管癌在病理上有鳞癌、腺癌之不同，在辨证上有虚实之分。早中期多表现为气滞、痰聚、血瘀、毒踞的实证，晚期则因病程缠延日久，进食困难，频繁呕吐而致气阴两亏，呈现邪实正虚、虚实夹杂之证。此案朱老仍从痰治，先用汤剂降逆化痰，益气和胃，方取旋覆代赭汤之意，用赭石、旋覆花重镇降逆；佐以刀豆子、半夏降逆化痰止呕；伍以半枝莲、百花蛇舌草、仙鹤草解毒化瘀；复入延胡索行气止痛；更用太子参、陈皮、甘草益气和胃扶正。另配合通膈利咽散剂，方中选用具有消坚破结、解毒化瘀的虫类药：蜈蚣、水蛭、全蝎、壁虎、僵蚕、蜂房；化痰软坚散结的海藻；更用益气阴、培本元，增强机体免疫功能、抗病能力的西洋参，同研细末，用粥汤调成流质状饮服，达到攻不伤正，补不壅中之目的。药后患者呕吐缓解，能进流质。虑其呕吐伤阴耗液，朱老在汤方中加入北沙参、石斛养胃阴，太子参加重剂量以气阴双补。继以散剂祛邪实，终获殊效。

参考文献

朱建华. 朱良春疑难医案选析［J］. 江苏中医，1994，15（6）：3－4

2. 余毒未清、气阴两伤、痰热胶结案（周仲瑛医案）

患者，男，48岁。

【初诊】2010年6月20日。

［主诉］食管癌术后胸痛1个月。

［临床表现］患者食管癌术后左侧胸部疼痛难忍1月余，一直用止痛药控制，停药即发。已置气管支架，咳嗽有痰，色白量多，痰质黏稠，动则咳甚，失眠多梦，大便结呈栗状、3～4日1次。形体消瘦，精神疲倦，纳差食少。舌质暗红、苔黄薄腻，脉细兼滑。

［诊断］食管癌，证属癌病术后，余毒未清，气阴两伤，痰热胶结。

［治法］清热解毒，化痰散结，益气养阴。

［方药］鳖甲（炙。先煎）15g，南沙参12g，北沙参12g，太子参12g，麦冬10g，白术（炒焦）10g，茯苓10g，甘草（炙）3g，仙鹤草15g，薏苡仁15g，法半夏15g，山慈菇12g，天南星（制）15g，僵蚕（炙）10g，冬凌草20g，肿节风20g，泽漆15g，猫爪草20g，海浮石10g，鱼腥草20g，白花蛇舌草20g，羊乳15g，凤凰衣6g，九香虫5g，八月札10g，旋覆花（包煎）6g，赭石（先煎）20g，公丁香4g，延胡索（炒）15g，石打穿20g，片姜黄10g，鸡血藤15g，茜草根10g。15剂，日1剂，煎服2次。

【二诊】半个月后复诊，药后诸证减轻，停用止痛药，胸痛可忍受，舌脉同前，效不更方，守上方再进。

【结果】以此方为基础，随证加减服药3月余，诸症告愈。患者体力

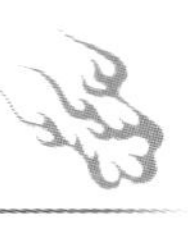

恢复，生活自理。

【按】 此案主症为胸部疼痛及咳嗽，究其根源乃癌毒未清，痰热胶结，气阴两虚导致筋脉失养、闭塞不通而疼痛；痰热内蕴，肺气不宣而咳嗽。治法上以清热解毒，化痰散结为主，注重益气养阴。方中用鳖甲、沙参、太子参、麦冬、白术、茯苓益气养阴；鱼腥草、白花蛇舌草、冬凌草、肿节风、猫爪草清热解毒；法半夏、山慈菇、天南星、僵蚕、泽漆化痰散结；同时旋覆花、赭石、公丁香、八月札疏理气机；片姜黄合鸡血藤活血通络；延胡索合九香虫加强通络止痛之效。诸药合用，达到治疗目的。

参考文献

兰承祥，李柳，周仲瑛. 国医大师周仲瑛辨治癌症四则［J］. 中医药通报，2011，10（5）：11－13

胃癌术后（1案）

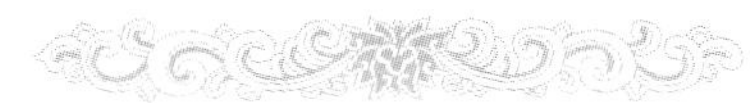

瘀热夹湿、脾胃气虚案（张镜人医案）

患者，男，68岁。

【初诊】

［主诉］胃癌术后1年半。

［临床表现］1999年11月10日在复合麻醉下行胃癌根治术。术中见胃窦部肿瘤约4cm×3cm，浸润至浆膜层，幽门下淋巴结数个，最大如小核桃。术后病理示，胃窦部低分化腺癌，大弯淋巴结1/8转移。术后行LFM方案化疗6个疗程。2000年11月23日，查CT示：胃癌术后，胰头前后方均见肿大淋巴结，考虑转移所致。予静脉化疗3个疗程。2001年3月21日，复查CT示：胃癌术后，胰头后方肿大的淋巴结有所增大，其余情况同前。停止化疗，予放疗，仅做1次，患者不能耐受而放弃。2001年3月29日，某医院PET（正电子发射计算机断层显像）示：中上腹部FDg代谢异常增高灶，结合病史，考虑胃癌术后转移所致。来张老处求治，刻下症见精神疲乏，动则气粗，胃纳不馨，头晕腰酸，背脊酸楚。白细胞总数3.5×10^{9}/L。舌苔薄黄腻，脉濡细。

［诊断］胃癌，证属癥积术后，瘀热夹湿，脾胃气虚。

［治法］健脾化湿，兼清瘀热。

［方药］白术（炒）10g，白芍（炒）10g，甘草（炙）3g，郁金10g，

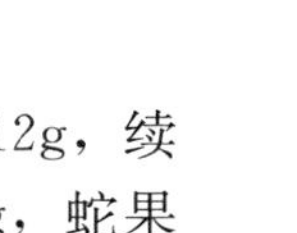

黄精 10g，陈皮 5g，灵芝 10g，白扁豆 10g，山药 10g，生薏苡仁 12g，续断（炒）15g，杜仲（炒）15g，丹参 10g，天麻 10g，蜀羊泉 15g，蛇果草 15g，谷芽（炒）12g，猪殃殃 30g，白花蛇舌草 30g。1 日 1 剂，水煎服。

另外，每日冬虫夏草 4 只炖服。

【结果】以后 2 周复诊 1 次，随症加减。2001 年 6 月 18 日，复查 CT 与 2001 年 3 月 21 日片比较，胰头后方淋巴结明显缩小。坚持服药随访，2001 年 12 月 3 日复查 CT 示：胃癌术后，脂肪肝，肝内钙化灶。随访至 2011 年未见复发，生活起居如常人。

【按】此案病机为脾胃气虚，瘀热挟湿所致。治宜健脾益气，清热解毒，祛瘀化湿。故方中用白术、白芍、灵芝、山药、生薏苡仁归经脾胃，益气健脾祛湿；辅以黄精、续断、杜仲归经肝肾，滋补肝肾扶正；丹参、郁金、陈皮、天麻合用归经肝脾，行气活血，导致化瘀；蜀羊泉、蛇果草、谷芽、猪殃殃、白花蛇舌草清热解毒，破结抗癌；甘草味甘性温归经脾胃，益气健脾，调和诸药。诸药合用，共奏健脾益胃，滋补肝肾，祛瘀清热，解毒抗癌之功。综观张老组方用药，有两大特点：①平补五脏，扶正固本。此患者年高体衰，复因病邪久羁，术后损气伤血，累积五脏亏虚。调治之法，宜轻灵通透，平补缓图。故张老在方中所用补益之药，均为平和轻灵之品。尤其是黄精一味，本品气味平和，味甘纯正，能为滋阴之妙品。故《本经逢原》曰："黄精，宽中益气，使五脏调和，肌肉充盛，骨髓强坚，皆是补阴之功。"如此相伍，则胃气不伤，五脏安固，自然有力抗邪。②行而不破，攻不伤正。此案虽有瘀血内阻，但张老考虑正虚为本，为防破血逐瘀药好气损阴。所以张老在方中伍以续断、杜仲两味，用意尤深。此二味均为味辛性温之品，气味俱厚，既能补益肝肾，又能行百脉、调气血、消痈肿、行瘀血、生新血，行而不破，补而不滞，攻不伤正。

参考文献

高尚社. 国医大师张镜人教授辨治胃癌验案赏析 [J]. 中国中医药现代远程教育, 2011, 9 (13): 3-4

结肠癌术后（1 案）

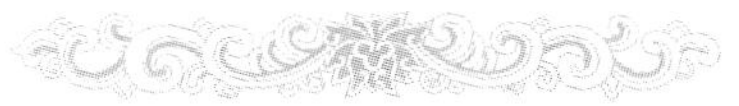

脾肾两虚、湿浊凝聚案（刘志明医案）

患者，女，56 岁。

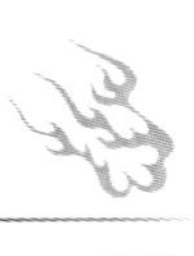

【初诊】1989年5月3日。

［主诉］结肠癌术后3个月。

［临床表现］患者1989年1月开始出现阵发性腹痛，便后疼痛仍不缓解，大便呈脓血样，每日6～10次，无明显里急后重感；食量急剧减少，由每日450g减少至150g，体重也随之下降；伴体倦乏力，面色苍白。同年2月10日在某医院就诊，经乙状结肠镜检查发现肿块，经肿瘤病理活检，确诊为结肠腺癌（混合型，中分化Ⅱ级）。3月14日行手术治疗，术中见直肠与乙状结肠交界处有1个2.5cm×2.5cm大小的肿块，呈环状增大；肠腔变窄、出血、溃烂，肠旁淋巴结转移。因病已属晚期，故仅行肿瘤姑息手术。术后合用化疗，用丝裂霉素、氟尿嘧啶治疗1次后，出现头晕、呕吐、严重耳鸣、脱发，食量进一步减少，白细胞总数降至2.7×10^9/L，被迫停止化疗；经过输血等治疗，病情略有好转而出院。出院后仍感到腹部不适，隐隐作痛，大便时干时稀，伴有黏液；全身乏力，精神倦怠，形体消瘦，食欲欠佳。遂求治于刘老。症见精神倦怠，声音微弱，形体消瘦，面色萎黄，纳差。舌质淡、苔白腻，脉沉细。

［诊断］肠癌，证属脾肾两虚，湿浊凝聚。

［治法］补肾健脾利湿。

［方药］太子参24g，当归9g，白芍9g，白术12g，生黄芪21g，麦芽（炒焦）27g，山楂（炒焦）27g，神曲（炒焦）27g，茯苓12g，甘草6g，陈皮9g，厚朴12g，何首乌9g。1日1剂，水煎服。

【二诊】5月24日。上方服用20余剂后，患者自觉腹痛明显减轻，食欲、精神有所好转，体力逐渐恢复；大便调畅，日行1次，无黏液。前方加赤芍9g，桑椹15g。

【三诊】6月23日。服上方30剂后，患者精神、体力基本恢复正常，食欲与体重也相继增加。前方去桑椹，加山药15g，枳壳9g。同时予西黄丸每日2g，分2次服。

【结果】1992年11月10日行CT、B超及癌胚抗原等检查，均无异常。1993年5月来信告知，一直坚持服用中药，健康状况良好。此后患者每年均来京1～2次复诊，2008年4月10日再次来诊，自诉每年复查各项指标：肿瘤标记物正常，腹部超声和CT均未见异常肿块。患者面色红润，精神佳，纳可；微有腹胀，劳累后稍感乏力。舌质略红、苔薄黄稍腻，脉细滑、尺脉小弱。辨证为脾虚气滞，治拟健脾行气。药用党参30g，茯苓12g，山药15g，陈皮9g，麦芽（炒焦）18g，山楂（炒焦）18g，神曲（炒焦）18g，厚朴9g，白术12g，当归9g，薏苡仁（炒）24g，砂仁（后下）6g，甘草6g。10剂，水煎服，1日1剂。患者服上方10日后来电告知：药后腹胀消失，食欲增加，体力渐复如常。嘱继服上方。

【按】《内经》云："正气存内，邪不可干；邪之所凑，其气必虚。"此例为晚期结肠癌广泛转移、局部姑息术后，久病穷必及肾，而致脾肾两虚。脾为后天之本，后天受损，运化失司，无力将水谷之精微化为气血，形体失荣则消瘦，面色失气血之荣润则苍白，舌质淡、苔白腻、脉沉细均为气血亏虚之象。目前医者治疗肿瘤，一般多采用白花蛇舌草、半枝莲、白英等苦寒解毒之药，而此案治疗起始阶段，刘老未用一味清热解毒药，乃虑及苦寒之品更伤脾胃。患者病本在肠，涉及脾、胃、肾，证属脾肾两虚，故先投以异功散加味，以四君子健脾益气，使后天之本得复；并以当归补血汤养血和血，重用黄芪更益脾气；伍用厚朴、陈皮以理气醒脾，使补而不滞；佐以何首乌补肾益髓，善先天之本。全方配伍共奏健脾益肾之功，从而使机体正气渐复，有力抗邪外出，抑制了肿瘤的复发和转移。待患者临床症状改善、病情稳定、正气渐复、抵抗力增加之时，刘老在继用扶正方药基础上少佐西黄丸以清热解毒祛瘀，助正气驱邪外出，进一步加强了抗肿瘤作用，起到扶正祛邪之妙。患者自经刘老治疗以来，一直坚持服用中药，生存至今已 19 年余，临床几无不适，生活质量较高；复查肿瘤各项生化指标均在正常范围，腹部超声和 CT 检查均未见异常肿物，突显出刘老辨证用药之精妙以及中医药在肿瘤治疗中的优势。

参考文献

刘如秀，展慧慧，魏军平，等．刘志明治疗结肠癌验案 1 则 [J]．上海中医药杂志，2009，43（6）：15－16

肝癌术后复发（1案）

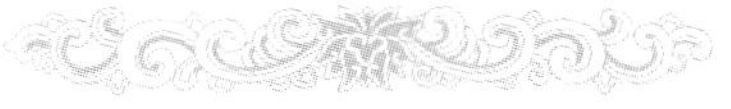

肝气郁滞、湿热瘀毒内结、脾胃虚弱、气血不足案（周仲瑛医案）

患者，男，46 岁。

【初诊】2001 年 9 月 9 日。

［主诉］肝癌术后 1 年 3 个月。

［临床表现］患者有肝癌家族史，2000 年 6 月 8 日发现右叶高分化小肝癌，手术切除，术后介入化疗。8 月 15 日紧邻病灶处又见肝癌病灶，未能手术化疗。检查肝功能、甲胎蛋白、乙肝两对半均为正常。刻下肝区隐痛，自觉症状不多，纳少，面黄不华，疲劳乏力。舌苔淡黄腻、质暗，

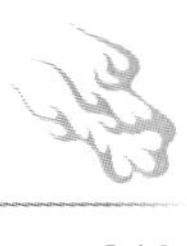

脉细弦数。

［诊断］肝癌，证属肝气郁滞，湿热瘀毒内结，脾胃虚弱，气血不足。

［治法］扶正抗癌，清热解毒，化痰消结。

［方药］鳖甲（炙，先煎）10g，土鳖虫5g，莪术10g，白花蛇舌草25g，石见穿25g，半枝莲25g，漏芦12g，山慈菇15g，鬼馒头15g，蜈蚣3条，薏苡仁20g，天南星（制）10g，生黄芪15g，生白术15g，天冬12g，枸杞子10g，灵芝6g，仙鹤草15g。50剂。

【二诊】10月31日。肝区隐痛，大便偏干，口干，腹胀气，寐差多梦。舌质暗、苔后黄薄腻，脉小弦滑。2001年9月9日方加蟾皮（炙）3g，鸡血藤15g，八月札12g。40剂。

【三诊】12月12日。CT复查肝右叶病灶从4.5mm×5.0mm缩至3.0mm×4.0mm，甲胎蛋白、肝功能正常。自觉肝区隐痛，梦多。舌质淡紫、苔黄腻，脉小弦滑。原方继进。上诊方加泽漆12g，枸杞子12g，改生黄芪20g。

【结果】自2002年1月23日至2003年3月13日先后7次复诊，经治肝区疼痛渐消，肝右叶肿块缩至2.7mm×3.3mm，再至2.0mm×1.9mm，其后完全消失。唯血脂、血糖稍高，血小板较低。在原方基础上加减，配合使用生地黄12g，地骨皮15g，合欢皮15g，薏苡仁20g，茜草根15g，墨旱莲12g，女贞子12g，花生衣10g，生山楂肉15g，阿胶（烊化，分冲）10g等药物，服用约50剂。病情稳定，生活质量良好。

【按】患者正值中年，有肝癌家族病史，先天禀赋不足。B超查及肝内实质占位，肝区肿块、时作隐痛，腹部胀气，说明肝气郁滞、痰凝血结；大便干结、口稍苦、口干、黄腻苔红紫暗舌，说明湿热瘀毒内结、阴液暗耗；纳少，面黄不华、疲劳乏力，证属脾胃虚弱，气血不足。治疗当抗癌扶正，清热解毒，化痰消结，补益气血，养阴生津。患者经约1年半调治，眠食俱佳，无不适主诉。配合乙醇注射，肝区肿块消失，病情稳定。

参考文献

叶丽红，彭海燕，程海波，等．原发性肝癌临证备要［J］．中华中医药杂志，2010，25（10）：1616-1619

膀胱癌术后（1案）

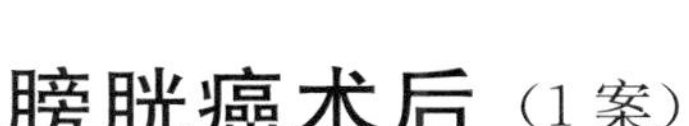

肾虚阴伤、热毒积留下焦、湿热浊瘀互结案（周仲瑛医案）

患者，男，74岁。

【初诊】2010年6月3日。

［主诉］膀胱癌术后半个月。

［临床表现］因发现肉眼血尿就诊，经检查确诊为膀胱癌1个月，伴有前列腺增生、膀胱结石病变。半个月前行经尿道电切术，清除癌症肿瘤组织与结石，病理检查：膀胱癌Ⅱ～Ⅲ级。术后用抗癌西药每周膀胱灌注1次，现要求中医配合治疗。刻下症见尿痛、尿频、尿急。镜下血尿（＋＋＋＋）。大便偏稀，每日2～3次，下腹胀满，压痛明显。舌质暗、苔黄腻、中裂，脉细滑。

［诊断］膀胱癌，证属肾虚阴伤，热毒积留下焦，湿热浊瘀互结。

［治法］清热解毒散结，滋阴利湿化瘀。

［方药］鳖甲（炙，先煎）15g，萆薢15g，土茯苓25g，鬼馒头20g，白花蛇舌草20g，半枝莲20g，龙葵子20g，生地黄15g，石上柏10g，黄柏10g，苍术（炒）6g，仙鹤草15g，生薏苡仁15g，土鳖虫5g，蜂房10g，泽漆15g，泽兰12g，泽泻12g，地锦草12g，墨旱莲10g，女贞子（炙）10g。21剂，每日1剂，煎2次服。

【二诊】6月26日。自觉症状尚平稳，左足肿痛，有热感，昨日忍尿后，小便前段有红赤，尿频、尿急，大便不实、每日3次。舌质边尖暗红、苔黄腻、中裂，脉滑濡。守原方去土鳖虫，加牛膝10g，六月雪20g，冬凌草15g，老鹳草15g。21剂。

【三诊】7月18日。近来仍有尿频、尿急，但解尿通畅。尿检：隐血（＋），白细胞（＋＋＋）。因常有尿路感染，抗生素输液治疗。两侧少腹酸胀感，大便偏稀，每日2～3次，夜尿4次。口不干。舌质暗紫、苔中后部黄腻，脉小弦滑。守初诊方加老鹳草20g，苦参6g，荔枝草15g，冬凌草15g。21剂。

【结果】8月13日复诊，经中西医结合治疗2个多月，临床症状明显改善，复查尿常规：红细胞、白细胞消失，已停西药膀胱灌注。小便通畅，无尿急尿痛，夜尿频2～3次，大便2日1次、质不稀偏干。饮食、睡眠正常，精力有所恢复，生活能自理。嘱其常服知柏地黄丸，定期复查。

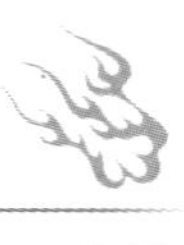

【按】 周老在诊治此例癌病患者过程中，首先重视治疗患者主要症状，清热解毒，祛邪为主，缓患者之急；二是重视中草药的作用，方中使用大量清热利湿作用的草药败邪毒、化湿热、清利下焦；三是重视观察大便性状次数、通畅情况，以判断湿热特别是湿邪的消长去留。周老指出：肾司二便，二便同属下焦，同排糟粕，生理上互相呼应，病理上互相影响。所以诊断时多方位观察，治疗上综合考虑。正所谓利小便可实大便，邪有出路则症状自愈。

参考文献

兰承祥，李柳，周仲瑛．国医大师周仲瑛辨治癌症四则［J］．中医药通报，2011，10（5）：11－13

恶性淋巴瘤（1案）

气阴不足、邪浊滞留案（何任医案）

患者，女，14岁。

【初诊】 2006年10月5日。

［主诉］左侧颈部肿块5个月。

［临床表现］2006年5月，患者因“左侧颈部肿胀1周”至当地医院检查，多方诊治无果后于6月7日在局麻下取颈部淋巴结活检，病理切片经过北京、上海多家专业机构诊断，考虑淋巴结经典型霍奇金淋巴瘤，混合细胞型。由于其后免疫检查显示EB病毒（＋），提示肿瘤EBV相关性，可能会出现对治疗反应不佳的现象。即便如此，患者连续接受5次化疗，一度虚弱不支，不能耐受化疗而放弃，出院调养。化疗中，患者的肿大淋巴结有所减小，但未全消，左颈部淋巴结肿大，张口困难，遂来中医治疗。患者面色萎黄，张口疼痛，时有鼻血，咽喉欠利，无痰。

［诊断］恶核，证属气阴不足，邪浊滞留。

［治法］益气养阴，扶正祛邪。

［方药］栀子（炒焦）10g，黄芪15g，女贞子15g，猪苓30g，茯苓15g，藕节15g，三叶青10g，人参20g，白花蛇舌草15g，薏苡仁15g，桔梗4g，夏枯草15g，仙鹤草15g，红枣20g，牡丹皮（炒）10g。

【二诊】 11月16日。服药以后咳嗽减少，咽喉已畅爽，面色稍好转，已能够顺畅张口，肿块明显缩小变软。前日复查肝功能异常，估计缘于化疗。现患者口干口苦，汗出，大便结。舌质红苔少，脉弦。治以扶正祛邪，益气养阴。药用山海螺15g，黄芪20g，女贞子15g，猪苓30g，茯苓30g，土贝母10g，天冬10g，乌毛豆30g，猫人参30g，无花果20g，平地木15g，火麻仁10g，红枣30g，薏苡仁（另包）60g。

【三诊】上方治疗开始，由于患者病情明显好转，医院建议进行放射治疗，遂一边放疗，一边按上方加减治疗。3个月之后，放疗结束，期间自我感觉均较先前化疗时舒服很多。在2007年2月22日三诊时，患者胃纳不开，恶心呕吐不甚明显，唯感头晕严重，甚则不愿起坐。颈部肿块不明显，舌质淡苔厚腻，脉濡，证属气阴受损，伤及脾胃，导致气血不生，予扶正祛邪并和胃。药用山海螺15g，天冬15g，黄芪30g，女贞子15g，猪苓30g，枸杞子30g，茯苓30g，平地木10g，三叶青20g，神曲10g，鸡内金（炙）10g，麦芽（炒）30g，猫人参30g，白花蛇舌草30g，红枣30g，薏苡仁（另包）60g。

【四诊】其后以益气养阴法为主，扶益正气，而颈部淋巴结肿大得以全部消除。到2008年3月13日四诊时，患者确诊为霍奇金淋巴瘤以来首次月经初朝，其母代述认为量偏少，持续4日，诸证无恙。舌质淡，脉虚。气血渐复，邪浊亦渐消，再以扶正祛邪，益气养血。药用人参6g，黄芪30g，女贞子15g，枸杞子20g，猪苓30g，茯苓30g，猫人参40g，白花蛇舌草30g，连翘10g，神曲10g，黄精（炙）30g，甘草10g，小麦30g，红枣30g，薏苡仁（另包）60g。

【结果】上方治疗后，患者诸证无恙。2008年3月初潮之后，患者6月份以后月经开始正常，每月按时到来，无痛经，历时6日而净。目前患者续服中药，未再做化疗和任何其他治疗。中药主方以扶正祛邪为主，加以对证处理。

【按】此案患者在确诊霍奇金淋巴瘤，并经过手术、化疗、放疗等治疗之后，导致体内气血亏损，脾胃失调，肝肾亏虚，因此其治疗以扶正为主，即补气养血，健脾和胃，滋补肝肾，有热象时酌加清热解毒之品。从二诊开始，何老紧紧抓住正气不足、气阴两亏的矛盾出发，予黄芪、人参、女贞子、枸杞子、茯苓、猪苓等药，同时注意顾护胃气，终于使得肿块得消，而体质得健。由于治疗之初，患者正处于“天癸”萌动之时，扶益正气，补益气血尤其重要。方中人参、白术、茯苓、甘草补脾益气，并麦芽、鸡内金等和胃；枸杞子、女贞子、猪苓、茯苓补泻肝肾。

参考文献

何若苹，徐光星，顾锡冬. 何任教授扶正祛邪思想研究［J］. 天津中医药，2009，26（4）：268－270

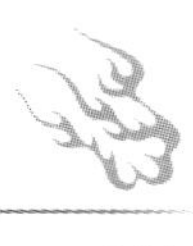

卵巢肿瘤术后（1案）

正虚邪滞案（何任医案）

患者，女，29岁。

【初诊】 1992年7月13日。

［主诉］卵巢肿瘤术后38日。

［临床表现］患者因小腹两侧持续性剧烈疼痛10日，伴发热（体温39℃），于1992年6月5日到某妇幼保健医院急诊。经妇科等检查，确诊为右侧卵巢肿瘤扭转伴感染，即住院做手术治疗。术中发现为右卵巢胚胎瘤破裂，大出血，伴感染。手术后做化疗1次，体力明显不支。血常规、生化检查示：白细胞总数 1.12×10^9/L，血红蛋白78g/L。AFP＞3000μg/L（正常值＜40μg/L）。医院认为暂不宜再化疗，要求中医治疗。刻诊神倦、虚乏，面色灰白，腹胀、少腹疼痛，口干、纳呆，夜寐不安。舌苔中厚腻，脉濡。

［诊断］癥瘕，证属正虚邪滞。

［治法］扶正祛邪，消癥抗瘤。

［方药］西洋参（另煎）3g，黄芪18g，生地黄18g，猪苓18g，冬虫夏草（另炖）4g，霍山石斛5g，半枝莲15g，重楼15g，石见穿15g，蒲公英30g，藤梨根30g，延胡索9g。14剂。

【二诊】 7月27日。腹胀、腹痛减轻，口干、寐差、面色不华等好转。血常规、生化检查：白细胞总数 3.12×10^9/L，血红蛋白105g/L，AFP 600μg/L。药已奏效，原方加薏苡仁60g（薏苡仁另煮，空腹服汁）。15剂。

【三诊】 8月31日。自感效果较好，连服31剂，体征明显改善。血常规、生化检查：白细胞总数 4.12×10^9/L，血红蛋白110g/L，AFP 40μg/L。效不更方，续服。

【四诊】 10月8日。体征基本消失，身体恢复较佳，血常规、生化检查均已正常。前方续服，以期巩固。

【结果】 1993年3月5日复诊，体征消失，体力恢复良好。血常规、生化及CT、B超等检查均正常。其坚持服药，于1993年11月初再次复查，一切正常，即于1993年11月中旬上班工作。1994年3月又复查，病情稳定。

【按】何老认为，癌症的形成，是人体正气已虚衰的严重表现，而临床上中医接诊的患者，其正气更是虚衰有加。这些患者，或者是已经发展为中晚期而不可手术者，或者是手术后需要康复者，或者是放、化疗后出现严重毒副反应者，正气虚衰尤为明显。此案患者即因正虚邪滞所致，虚在气阴，故用黄芪、西洋参、冬虫夏草、生地黄、石斛、藤梨根益气养阴；邪在湿热瘀结，故用猪苓利其水湿，半枝莲清利湿热，重楼、蒲公英清其热毒，石见穿、延胡索散其瘀结。

参考文献

徐光星，何若苹．辨证治癌　扶正为先：何任治疗癌症学术经验探究（上）[J]．浙江中医杂志，2007，42（5）：249－250

乳腺癌术后（1案）

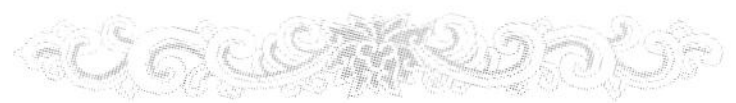

血瘀气滞、水湿潴留、瘀热入络案（周仲瑛医案）

患者，女，33岁。

【初诊】2010年6月11日。

［主诉］乳腺癌术后1个月。

［临床表现］患者右侧乳腺癌根治术后1月，刻下症见右手臂肿胀、僵硬、粗大，不能高抬，皮肤灼热。舌质暗红、苔黄薄腻，脉细濡。

［诊断］证属术后血脉损伤，局部血瘀气滞，水湿潴留，瘀热入络。

［治法］化瘀热通经络，祛风湿清热毒，滋养阴血。

［方药］穿山甲（炮，先煎）10g，片姜黄10g，白薇15g，泽兰15g，泽泻15g，鸡血藤20g，天仙藤15g，路路通10g，僵蚕（炙）10g，全蝎（炙）5g，地龙10g，石斛10g，玄参10g，忍冬藤15g，海藻10g，夏枯草10g，天南星（制）10g。30剂，每日1剂，煎服2次。

【二诊】7月13日。服中药1月余，右手臂变软，肘部以下仍有肿胀，右臂抬举仍困难。近查有糖尿病，伴头昏，下肢麻木。舌质暗红、苔黄腻，脉细滑。守原方去夏枯草，加柴胡（醋制）5g，青皮10g，鬼箭羽15g。30剂。

【三诊】8月15日。药后右手臂肿胀消退明显，疼痛减轻，肌肉变软有弹性，关节活动较灵活，但右肘关节以下仍时有肿胀，伴头昏，足麻。舌质暗红、舌苔黄薄腻，脉细数。既效，守6月11日方加鬼箭羽15g，伸筋草15g，青皮10g，威灵仙12g。再进15剂。

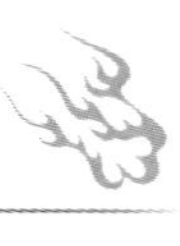

【结果】守方服药30余剂，诸症俱减，时有手足麻木，右手臂发胀，无明显肿胀，无肌肉关节僵硬，嘱其加强锻炼，间断服药。

【按】此案患者所苦之右手臂肿胀疼痛，乃乳腺癌术损伤血脉，热毒阻滞经络引起，既有手术因素，也有癌病本身影响。故治疗上祛风湿、解热毒、化瘀热以祛邪，滋阴养血以扶正。方中路路通、天仙藤配伍使用为周老经验用药之一，两者合用能“通行十二经”、“宣通经隧，导达郁滞”，具行气活血、疏通经络、利水消肿之功，尤宜气血不调、络阻水停之病证。

参考文献

兰承祥，李柳，周仲瑛. 国医大师周仲瑛辨治癌症四则［J］. 中医药通报，2011，10（5）：11-13

舌癌术后（1案）

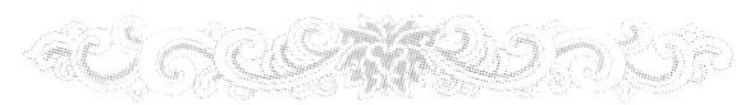

正虚湿毒未撤案（干祖望医案）

患者，女，33岁。

【初诊】1991年7月2日。

［主诉］舌癌术后1个月。

［临床表现］因长期口腔溃疡，确诊舌癌后于6月份切除3/5的右侧舌体，手术相当成功，但舌体肿胀充血无法消退，张口困难，掌心灼热。刻诊检查：张口1指，舌体肥胖，正中傍线（左），纵行缝合线前端（舌尖部）有肉芽组织，齿龈肿胀，舌苔厚腻敷粉，右颊比对侧明显丰腴。右颈手术区组织结实韧硬。右手脉细（左手割去肌肉已移植到舌头）。体温38.3℃。

［诊断］舌菌，证属正虚湿毒未撤。

［治法］化湿解毒。

［方药］青蒿10g，生地黄10g，竹叶10g，灯心草3扎，石上柏10g，牡丹皮6g，赤芍6g，地骨皮10g，白扁豆10g，白花蛇舌草10g。

【二诊】上药服14剂后，舌部诸恙较平稳，尚有低热37.5℃（下午），口干，口气很重。检查：舌右侧肿胀在收敛中，齿龈肿胀消退，张口1.5指多，舌苔由厚腻如敷粉样转为舌薄苔，脉细。治以清化祛暑，原方去赤芍、竹叶、灯心草、白扁豆，加藿香10g，佩兰10g，金银花10g，马勃3g，六一散（包煎）12g，自加西瓜翠衣1团。

【三诊】10剂后，舌病基本痊愈，体温正常，刻下所苦，掌心灼热依然，左智齿疼痛，口气仍很重，夜寐不佳。舌苔薄，脉细。干老认为：诸症平稳，唯掌心灼热者内热，口臭者胃火。方拟清胃中浊气，制肾中相火，药用黄柏3g，知母20g，金银花10g，藿香10g，佩兰10g，青蒿10g，牡丹皮10g，芦根30g，石膏15g，鳖甲10g。

【四诊】该方进20剂后，舌体平稳良好，智齿疼痛已止；掌灼已退，但口气仍重，口腔干燥。干老说：刻下宜于轻清胃火，淡扫积浊，毋用峻方重药以自扰。药用藿香10g，佩兰10g，生地黄10g，竹叶10g，灯心草3扎，金银花10g，绿豆衣10g，牡丹皮6g，地骨皮10g，白茅根10g。

【结果】7剂后，一切正常。唯为口咽之干所苦，以太子参10g，生地黄10g，麦冬10g，7剂泡水代饮。于12月28日访问，一直很平稳。

【按】此案舌癌术后诸症，干老认为，病发于心苗之舌，虚起于磨折之亏，正是峻补之证，但骨蒸苔腻，虚不受补，而且时临季夏，滋腻之品，正在投鼠忌器之例。并且患者既有湿浊，又有毒邪，反映术后湿毒未彻，同时体质较弱，故用轻清轻养，佐以化浊解毒，因湿毒缠绵，加之湿性黏滞，故疗程较长，但最终由于用药与病证相符合，使患者诸症消失，一切正常告愈。

参考文献

徐轩，陈国丰．干祖望教授治疗口腔黏膜顽症验案［J］．江西中医药，1993，24（3）：22－27

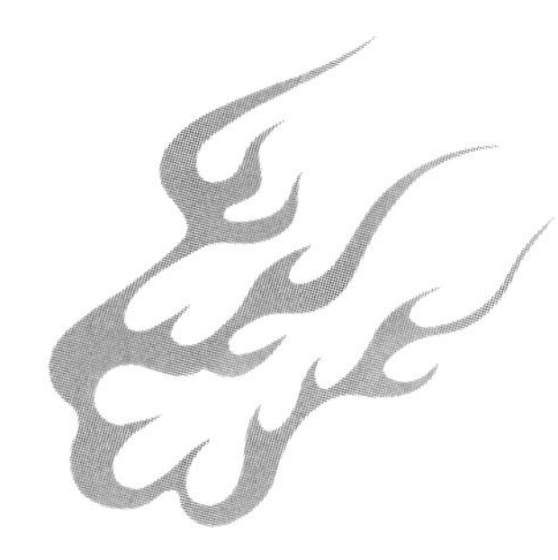

第十一章 脑病科医案

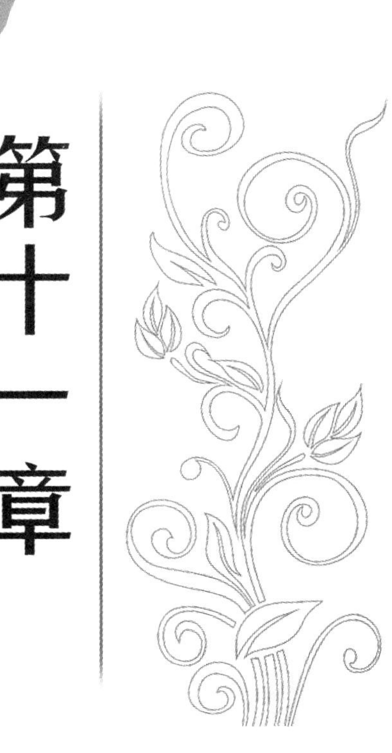

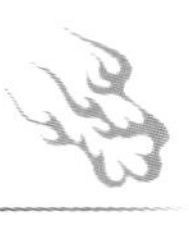

中　风（5案）

1. 风痰阻络案（何任医案）

患者，男，69岁。

【初诊】1998年7月30日初诊。

［主诉］手麻1个月，右半身不遂、口㖞1日。

［临床表现］夙有头眩，月前因操劳受风，始则手麻木抖动，不能持筷。昨起口㖞斜，右半身不遂，略有寒热。舌苔白腻，脉浮滑。

［诊断］中风，证属风痰阻络。

［治法］先予祛风化痰通络。

［方药］秦艽9g，全蝎4g，甘草（炙）9g，白芍12g，白芷9g，生地黄12g，熟地黄12g，细辛3g，僵蚕（炒）9g，茯苓12g，白附子6g。

【二诊】8月13日。服药7剂后，又自行续服7剂，口㖞手抖略减轻，流涎亦减少，寒热已除，大便能日下略干。舌苔白，脉浮滑。仍以祛风化痰通络为续。药用豨莶草18g，桑寄生12g，络石藤15g，全蝎4g，川芎12g，当归12g，白附子9g，僵蚕（炒）9g，羌活9g，独活9g，防风9g，白芷9g，生地黄12g，熟地黄12g，细辛3g。7剂。

【三诊】8月27日。药后证情日见好转，仍循原旨进方，药用豨莶草18g，桑寄生12g，络石藤15g，全蝎3g，川芎12g，当归12g，白附子6g，僵蚕（炒）9g，桃仁9g，羌活9g，独活9g，白芷9g，生地黄12g，熟地黄12g，石菖蒲9g。7剂。另小活络丹14粒（每日上午、下午各服1粒）。

【结果】经治1个多月来，半身不遂渐见活动，可以自行移步，后适当活动肢体而渐痊复。

【按】此例患者见口眼㖞斜、言语不清、肌肤麻木，均为中经络之证。中风之在经络者，大致有风痰阻络、肝阳上逆、气滞血瘀之分。此案乃风痰阻络所致，其治以大秦艽汤去石膏、白术，酌加牵正散之白附子、僵蚕、全蝎，以祛风痰、止拘麻、纠面口㖞斜。复诊据原方加减，增豨莶草、桑寄生、络石藤促其患肢恢复。三诊时已可自行移步，故再加入小活络丹日服2次。小活络丹出自《太平惠民和剂局方》，用药精炼，只川乌、草乌、地龙、天南星、乳香、没药等数味而已。其功能温经通络，搜风除湿，祛痰逐瘀，方名活络者，《素问》所谓“留者攻之”、“逸者行之”之谓也。

参考文献

何任. 略论心脑疾病的临床治疗(续)[J]. 浙江中医学院学报, 2001, 25 (1): 45-46

2. 脾虚湿盛、风痰上逆案(李振华医案)

患者,男,68岁。

【初诊】 1993年9月17日。

[主诉] 右侧肢体麻木不遂半年。

[临床表现] 患者素有高血压病史20余年,半年前打麻将时突然半身不遂,言语不利,右侧肢体麻木,随即送至济源市人民医院,又见昏迷。经CT诊断为:脑内囊基底核出血,住院治疗。曾用甘露醇、利血平等药物治疗2周,后出院。现症见头晕头痛,双下肢及面部浮肿,右侧肢体麻木,口角流涎,面部浮肿,下肢重沉无力,兼有肿胀,形体肥胖,语言不利。舌质淡、体胖大、边有齿痕、苔薄白,脉弦滑。血压:195/118mmHg。

[诊断] 西医诊断:高血压性脑出血。中医诊断:中风,证属脾虚湿盛,风痰上逆。

[治法] 豁痰利湿,健脾通络。

[方药] 祛湿通络汤(李老自拟方):白术(土炒)12g,茯苓20g,泽泻15g,郁金10g,石菖蒲10g,丹参18g,鸡血藤30g,地龙12g,半夏10g,桑枝30g,乌梢蛇12g,木瓜18g,蜈蚣3条,豨莶草20g,穿山甲10g,甘草3g。20剂,水煎服。

嘱忌食生冷油腻,多活动肢体。

【二诊】 1993年10月7日。语言较前流利,右侧肢体麻木得减,口角已不流涎,面部及下肢浮肿减轻,仍有头晕头痛,舌象脉象同前。水湿未得去,故仍见肢体肿胀,应继续加强健脾渗湿利水之功,豨莶草性苦微寒,久用易伤阳气,原方去之,加薏苡仁30g,玉米须30g,20剂,水煎服。

【三诊】 1993年10月28日。右侧肢体麻木基本已愈,言语正常,口角已不流涎,面部及下肢浮肿消失,仍有头晕。舌质淡苔薄,脉滑。水湿尽去,浮肿消失,然脾气仍虚,肝风内动,治疗应以益气健脾化痰为主,酌加天麻、白芷、菊花等平肝熄风。15剂,水煎服。

【四诊】 1993年10月22日。头晕消失,血压152/100mmHg,精神饮食正常,行走自如,语言流利。舌质淡红、苔薄白,脉滑。方证相合,肝脾得调,诸症已去,守上方继服,以资巩固疗效。

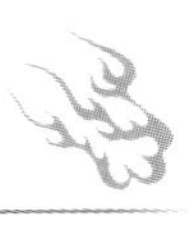

【结果】 半年后随访未再复发。

【按】 此案患者平素脾虚，痰湿内盛，痰湿郁阻化热，复因打麻将时心情激动，导致心肝火盛，火动生风，风痰上逆，痰随气升，上蒙于清窍，故见中风昏迷。痰湿阻于廉泉之络，故见言语不清；横窜经络，故见肢体麻木；经络不通，水湿停滞，故面部及下肢可见浮肿。口角流涎，舌质淡、体胖大、边有齿痕、苔薄白，脉弦滑，均系脾虚湿盛，风痰上逆之征。其治疗以豁痰祛湿，熄风通络为法。李老自拟经验方祛湿通络汤治之：方中白术益气健脾燥湿，配橘红、半夏、茯苓、薏苡仁、泽泻以增健脾渗湿之力，佛手、枳实破气健脾开郁，郁金、石菖蒲芳香开窍、化湿豁痰，丹参、鸡血藤补血活血、疏筋活络，木瓜祛湿通络，桑枝、地龙、乌梢蛇、蜈蚣、穿山甲等搜风通络。

参考文献

华荣. 国医大师李振华教授治疗中风病临床经验［J］. 辽宁中医药大学学报，2011，13（12）：26－28

3. 脾气亏虚、痰瘀阻络案（李振华医案）

患者，男，59岁。

【初诊】

［主诉］右侧肢体活动不遂、言语謇涩1个月。

［临床表现］患者病前因生气，情志不畅。发病当日于凌晨4点起床小便时出现行走不稳，随之右侧肢体活动不遂，心慌胸闷。速至当地医院就诊，测血压160/100mmHg，头颅MRI提示脑梗死。即入院治疗，2周后病情基本稳定，心慌消失，但血压时高时低，遂出院进行针灸治疗，同时服用降压西药。刻下见右侧肢体活动不遂，右上下肢肌力Ⅲ级，言语謇涩，头晕乏力。面色萎黄，舌体胖大、舌质暗、苔白腻，脉弦滑。

［诊断］西医诊断：脑梗死、原发性高血压。中医诊断：中风，证属脾气亏虚，痰瘀阻络。

［治法］健脾益气，化痰通络，兼以活血化瘀。

［方药］复瘫汤（李老自拟方）加减：生黄芪30g，白术10g，陈皮10g，半夏10g，茯苓12g，薏苡仁30g，木瓜18g，泽泻10g，节菖蒲10g，郁金10g，丹参20g，川芎10g，乌梢蛇12g，穿山甲（炮）10g，甘草3g。10剂，水煎服。继续服降压西药，并嘱保持心情舒畅，饮食清淡，加强患肢功能锻炼及言语训练。

【二诊】 身体转侧较前灵活，右上下肢肌力Ⅲ$^{+}$级。头晕减轻，言语稍感有力，舌苔腻已趋变薄，舌体仍胖大，舌质暗，脉沉滑。身体较前灵活，发音稍感有力，苔腻趋薄，为痰湿渐化，脾气亏虚有所改善；舌暗未见好转，络脉瘀滞之象仍较明显，治应加强祛瘀通络之力。上方去陈皮、半夏、茯苓、薏苡仁，加土鳖虫 10g，鸡血藤 30g，破血逐瘀，行血补血；远志 10g 祛痰开窍，以助节菖蒲、郁金开窍利音之功。10 剂，水煎服。

【三诊】右侧肢体肌力恢复至 4 级。走路较长时间后右下肢有酸软感，言语发音正常。血压稳定在 130/85mmHg 左右，余无异常。舌体稍胖大、舌质稍暗红、苔薄白，脉沉细。经脉已然通畅，诸症基本消失，唯行走久则下肢酸软，为病久肝肾亏虚，筋骨失养，故以补益肝肾，益气活血通络善后。加用杜仲（炒）15g，川牛膝 15g，续断 20g。10 剂，水煎服。

【结果】后电话随访，知其每日步行 2km 左右下肢无酸软感，其他一切正常。

【按】此案患者情志不舒，肝郁克土，气血逆乱，并走于上，闭塞清窍，而骤发中风之半身不遂、言语謇涩。经救治后仍半身无力，行动不便，为脾虚不能运化水湿，聚湿为痰，风痰流窜经络，血脉痹阻，经隧不通，气不能行，血不能濡。风痰血瘀，阻滞舌本脉络则见言语不清；上盛下虚，故见头晕。舌质暗、苔白腻，脉沉细滑皆痰湿阻滞、血瘀阻络之象。依据脉症，其病机为脾虚失运，痰湿内郁，瘀血阻络。故治以健脾益气，化痰通络，兼以活血化瘀。方用李老自拟经验方复瘫汤治之。方中生黄芪、白术补气健脾；白术、陈皮、半夏、茯苓、甘草取六君子汤之意，配薏苡仁、泽泻健脾化痰利湿以治本；同时加以活血通络之品共凑全功。二诊、三诊时，补气健脾之品仍为基础用药，随证加减，终获良效。

参考文献

刘向哲. 国医大师李振华教授从脾胃论治中风病经验［J］. 中华中医药杂志，2011，26（12）：2884－2886

4. 气虚血瘀案（何任医案）

患者，女，49 岁。

【初诊】

［主诉］左半身不遂 1 周。

［临床表现］既往有高血压史。1 周前突然左半身不遂，行动迟钝，手足均极冷。神志清，口角流涎，大便较干燥。舌苔淡白，脉濡缓。CT 诊为右脑干栓塞。

［诊断］中风，证属气虚血瘀。

［治法］益气活血。

［方药］补阳还五汤加减：黄芪 40g，赤芍 20g，地龙 15g，天麻 10g，女贞子 15g，当归 10g，川芎 10g，桃仁 15g，火麻仁 15g，豨莶草 20g，

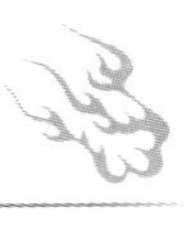

秦艽 10g，伸筋草 15g，木瓜 10g，藏红花 3g。15 剂。

【二诊】 服上方后，流涎已少，大便通顺，手足冷较轻，神情舒快，能自己缓慢行走。续予上方改川芎 12g，加牛膝 10g。15 剂。

【三诊】 诸症再见轻舒。由于家住山区，外出欠便。将二诊处方又自行购服 15 剂。

【结果】 服上方 30 剂后，神情清朗，左侧臂腿活动已明显改善，手足已温，左臂持物已正常。舌苔微黄，脉濡。用上方去木瓜、秦艽，加神曲 10g。续服 15 剂以巩固疗效。

【按】 此案卒中，造成半身不遂者，即《灵枢·刺节真邪篇》所说："虚邪偏客于身半，其入深，内居荣卫，荣卫稍衰，则真气去，邪气独留，发为偏枯。"偏枯乃半身不遂。此案所采治则是依《灵枢》所指，具体用王清任补阳还五汤加减为治。王清任《医林改错》认为：元气分布周身，左右各得其半，人之行动，全仗元气。若元气亏损，半身无气，气虚血瘀，故证见半身不遂、口舌㖞斜；气虚血瘀，舌本失养，故语言謇涩；气虚不能固摄津液，故口角流涎；气虚则大肠传导无力，日久不行，大便自然干燥；气虚不能固摄升提，故小便频数，遗尿不禁，其色清白。舌苔淡白，脉缓无力，亦为元气大伤之象。此案方药以黄芪补益元气，使气旺则血行，为主药。辅以当归活血，佐以川芎、桃仁、赤芍、红花助活血和营，地龙通经活络。再以豨莶草、秦艽、伸筋草、木瓜更使之血脉和通，经络舒利。助以女贞子者，以之入肝肾经，对此案患者素有高血压，长期肝肾之虚有一定效益。红花采藏红花者，乃取其性味甘平，活血化瘀之用。此案即是《金匮要略·中风历节病篇》所说的"中经"、"中络"的中风证。故用补阳还五汤补益元气、活血通络起到了明显而快捷的治疗效果。

参考文献

何任. 从医案看辨证 [J]. 浙江中医学院学报，2005，29（2）：13－14

5. 气阴亏虚案（李振华医案）

患者，男，66 岁。

【初诊】 1991 年 4 月 26 日。

［主诉］右侧肢体无力 9 个月余。

［临床表现］患者于 1990 年 7 月 5 日因情绪激动，加之饮酒过量，突发神志昏糊，肢体软瘫，语言不利，经 CT 诊断为"脑血栓形成"，曾在当地医院用西药治疗 8 个月余。就诊时症见右侧肢体无力，语言欠流利，头晕耳鸣。神志清晰，语言声低欠流利，形体肥胖，面色红。舌质红、苔

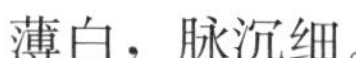

薄白，脉沉细。

［诊断］西医诊断：脑梗死。中医诊断：中风，证属气阴亏虚。

［治法］益气养阴，通经活络。

［方药］黄芪 30g，党参 20g，当归 12g，赤芍 15g，何首乌（蒸）20g，枸杞子 15g，山茱萸 15g，黄精 15g，郁金 10g，节菖蒲 10g，穿山甲 10g，乌梢蛇 15g，桑枝 30g，地龙 15g，鹿筋 10g，蜈蚣 3 条，土鳖虫 10g，甘草 3g。

嘱加强肢体锻炼，情绪不宜激动，饮食忌生冷、油腻、辛辣刺激之品。

【二诊】1991 年 5 月 8 日。头晕耳鸣大减，言语较前流利，右侧手能伸开，足能抬举，精神饮食好。舌质红、苔薄白，脉沉细。上方显效，但脉象沉细，阳气亏虚，故用上方黄芪改用 50g，12 剂，水煎服。

【三诊】1991 年 5 月 21 日。头晕耳鸣基本消失，语言有力且流利，已能自己行走，但觉右侧肢体无力。舌质淡红、苔薄白，脉沉细。仍有气血亏虚之象，以益气养阴、强壮筋骨为法。方中加西洋参 6g，丹参 15g，川牛膝 12g，鸡血藤 30g。黄精性滋腻，土鳖虫有小毒，均不宜久用，故去之。12 剂，水煎服。

【四诊】1991 年 6 月 4 日。右侧肢体较前有力，已能自己上楼，语言流利，睡眠好，偶感头晕。舌质淡红、苔薄白，脉弦细。继续加强益气养阴、强筋骨之功，在三诊方基础上去当归、乌梢蛇、桑枝、赤芍、蜈蚣、地龙，加决明子 15g，黄精 15g，山楂 15g，泽泻 10g。12 剂，水煎服。

【结果】患者因去外地，半年后来信告知，上方随证加减治疗，共服 100 余剂，右侧肢体康复，无明显不适症状，病获痊愈。

【按】中风之病，其病变在脑，其病理形成与心、肝、脾、肾有关。尤其与肝肾关系密切。此案患者年事已高，平素肝肾阴亏，复因情绪激动，饮酒过量，以致阴虚阳亢，肝阳暴涨，引动心火，肾水虚衰不能制之，阳浮阴衰，血与气并走于上，壅塞清窍，气血逆乱，心神昏冒，筋骨不用，卒倒无知。上盛下虚，阴虚阳浮，故头晕耳鸣。风痰流窜经络，故语言欠流利。舌质红、苔白，脉沉细，均为气阴亏虚之象。李老自拟方中重用黄芪、党参益气；何首乌、山茱萸、枸杞子、黄精、当归等滋阴补血，滋养肝肾；赤芍、牡丹皮清热凉血；郁金、节菖蒲豁痰开窍；地龙、蜈蚣、土鳖虫、乌梢蛇、穿山甲熄风通络；黄芪、党参益气活血化瘀。服药后患者诸症明显减轻，方药显效，黄芪加量以加强补气，但恐滋腻碍脾，故去黄精，改予西洋参补气养阴，牛膝滋补肝肾，鸡血藤补血活络。

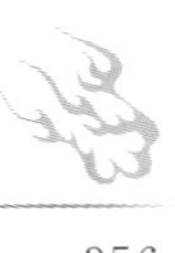

参考文献

华荣. 国医大师李振华教授治疗中风病临床经验［J］. 辽宁中医药大学学报，2011，13（12）：26－28

脑梗死（4案）

1. 气虚血瘀、风中经络案（张学文医案）

患者，男，63岁。

【初诊】1993年4月10日。

［主诉］左半身麻木、无力3月余。

［临床表现］患者左半身麻木，无力3月余，伴疲乏无力，气短，健忘，无精神。在西安住院1个月，诊断为脑梗死，颈椎病，高血压。舌质淡、苔白，脉弦缓。

［诊断］中风，证属气虚血瘀，风中经络。

［治法］益气活血通络，兼以平肝熄风。

［方药］黄芪30g，当归10g，赤芍10g，川芎10g，桃仁10g，红花10g，地龙10g，丹参15g，生山楂15g，天麻10g，远志10g，水蛭5g，路路通15g，桑寄生15g，川牛膝15g，天竺黄10g。

【二诊】上方共服20多剂，初服时自觉效果很好，久服则效差，症状如前。1993年6月6日复诊时，去天竺黄、远志，加葛根、伸筋草、太子参。

【结果】至1993年9月6日复诊时，经2个月服药，病情大为好转，半身麻木消失，气短乏力改善，半身功能无障碍。嘱平时常服复方丹参片，定期检查并仍按上方加减常服，以巩固疗效。

【按】此患者是一个比较典型的风中经络的患者，以半身麻木、乏力、神疲、健忘等为主要症状。患者既有脑血栓形成，又有高血压，还有颈椎病等，张老从中找出其病机要点为气虚血瘀，风中经络。故以补阳还五汤为主化裁，取其补气以通络。此种活血通络法，化瘀而不伤正气，再加丹参、生山楂、水蛭、路路通等化心脑瘀血，桑寄生、川牛膝补肝肾之虚，天麻、天竺黄、远志等平肝熄风化痰。坚持以此方加减，常服近3个月，终使病情得以控制。老年人中风病情复杂，风、痰、瘀、虚交织于一体，辨治有一定困难，且病情虽突然出现而得病却非一日，故不少人欲图速效，却往往欲速则不达。对此证，只要辨证用药无误，坚持用药，持久论治，常常可显奇功。

参考文献

张宏伟，刘东霞．张学文中医世家经验辑要［M］．西安：陕西科学技术出版社，2004：283－284

2. 气阴两虚、痰瘀阻络案（刘祖贻医案）

患者，男，60岁。

【初诊】 2005年3月18日。

［主诉］右半身不遂1年余。

［临床表现］患者诉1年前突发右半身不遂，语言謇涩，经某省级医院CT扫描，诊断为脑梗死。现症见：右手指活动不灵活，语言欠流利，记忆力减退，计算力减退，心烦，入睡困难。舌质暗红、苔厚腻，脉沉细。

［诊断］西医诊断：脑梗死后遗症。中医诊断：中风，证属气阴两虚，痰瘀阻络。

［治法］滋阴益气，活血化痰通络。

［方药］黄芪30g，枸杞子50g，何首乌（制）30g，巴戟天10g，合欢皮15g，酸枣仁（炒）30g，葛根30g，丹参30g，川芎15g，水蛭7g，灵芝15g，龙齿30g，山楂30g，全蝎6g，白芍30g，钩藤15g。7剂，1日1剂，水煎，早晚分服。

【二诊】 服上方7剂后右手活动较前灵活，言语较清楚，记忆力、计算力好转，心烦减轻。舌质淡白、苔白腻，脉细。继续以上方加减，药用黄芪60g，枸杞子50g，何首乌（制）30g，巴戟天10g，酸枣仁60g，合欢皮15g，葛根30g，丹参30g，赤芍15g，川芎15g，水蛭10g，全蝎6g，钩藤15g，桑寄生30g，石决明30g，山楂30g。继服7剂。

【结果】 随访1个月，诸症好转。

【按】 中风属顽症之一，尤其在后遗症期，病程日久，虚实错杂，缠绵难愈。刘老在长期的临床实践中认识到，中风后遗症病因病机虽然复杂，但不外气虚、阴亏、肝风、痰阻、血瘀致脏腑功能失调，气血逆乱。此例右半身不遂1年余，属中风后遗症，辨证为气阴两虚，痰瘀阻络。治疗上以黄芪益气；枸杞子、何首乌、白芍补肝肾养阴；丹参、川芎、水蛭、全蝎、山楂、葛根活血痛络；钩藤、石决明化痰熄风；灵芝、龙齿、合欢皮、酸枣仁养心安神。全方共奏滋阴益气，活血化痰通络之效。

参考文献

刘芳，周慎．刘祖贻医案精华［M］．北京：人民卫生出版社，2014：38

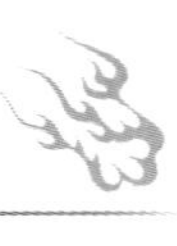

3. 窍闭神匿案（石学敏医案）

患者，男，52岁。

【初诊】1992年4月10日。

［主诉］右半身不遂4日。

［临床表现］4日前突然右侧半身不遂，头颅CT片示“左侧基底核区脑梗死”。就诊时神清，语涩，表情呆板，右侧肢体肌力2～3级，需人搀扶始能行步，右手无力持物。舌质淡苔薄，脉弦。

［诊断］中风中经络，证属窍闭神匿。

［治法］醒脑开窍，滋补肝肾，疏通经络。

【治疗】取内关、人中、三阴交、极泉、尺泽、委中穴。按醒脑开窍手法，即先针双侧内关穴，直刺1～1.5寸，施捻转提插相结合的复式手法（泻法）1分钟；继刺人中穴，进针5分后，采取雀啄手法，以患者眼球湿润或流泪为度；三阴交穴沿胫骨后缘与皮肤呈45°角，进针1～1.5寸，用提插之补法使下肢抽动3次；极泉穴直刺1～1.5寸，用提插泻法，使上肢抽动3次；尺泽穴操作及量及要求同极泉穴；委中穴采取仰卧位，直腿抬高取穴，进针1寸，用提插泻法，使下肢抽动3次即可。立即施治1次。

【结果】次日即持棍步行来针灸治疗，诉右侧肢体较前明显有力，续治1周后行走基本正常。

【按】石老提出窍闭神匿为中风病的总病机。认为脑窍闭塞则神无所附，肢无所用，语无所出，进一步揭示了中风病的本质，在继承的基础上加以发展，并立醒脑开窍为治疗大法。在此方中，内关穴为八脉交会穴之一，通于阴维脉，属手厥阴心包经之络穴，有养心安神，疏通气血之功；人中穴为督脉、手足阳明之会穴，而督脉起于胞中，上行入脑，可健脑醒神，开窍启闭；三阴交穴系足太阴脾经、足厥阴肝经、足少阴肾经交会穴，有滋阴益肾、生精填髓的作用，髓海充余则神有所附；极泉穴、尺泽穴、委中穴分别位于肩、肘、膝等肢体活动的枢纽，为经气聚集之处，具有较强的通调经气的作用。纵观全方，神、精、气兼顾，且主次分明，可谓苦心精设，匠心独运。

参考文献

姜华琦，苗德振．石学敏针治中风病经验［J］．安徽中医临床杂志，1995，7（4）：38－39

4. 瘀热阻窍案（周仲瑛医案）

患者，女，78岁。

【初诊】2007年4月22日。

［主诉］突发右侧肢体麻木无力，言语不能 5 小时。

［临床表现］初诊时见躁扰不宁，手足心热，腹胀满，3 日未解大便。面色暗红，右侧半身不遂，右上下肢肌力 1 级，口舌㖞斜，舌质暗红、苔黄厚腻，脉弦滑细数，血压 200/120mmHg。既往有高血压病史 30 年，急查 CT 见左侧额颞叶模糊低密度影，头颅磁共振增强弥散见左额颞叶新发长信号梗死灶。

［诊断］西医诊断：脑梗死急性期、原发性高血压。中医诊断：中风中脏腑，证属瘀热阻窍。

［治法］凉血通瘀。

［方药］凉血通瘀方（周老自拟）：熟大黄 6g，生大黄 6g，水牛角 30g，赤芍 15g，生地黄 20g，牡丹皮 10g，地龙 10g，三七 5g，石菖蒲 10g。水煎服，1 日 1 剂，分早晚两次鼻饲。并用降压药及拜阿司匹林常规服用。

【二诊】半个月后患者意识清楚，能含糊言语，瘫痪肢体肌力明显提高，达到 3 级，二便通调。舌质红苔微黄，脉弦。继续原方服用 20 日。

【结果】患者言语较前又有所转清，已能在搀扶下行走，复查头颅磁共振见病灶稳定，后转为功能康复。

【按】此案乃因内伤久病，气火偏盛，逆乱脏腑，湿热痰瘀，壅塞脉道，热郁血瘀而致瘀热阻窍之中风。由此而拟凉血通瘀方。方用大黄为君，苦寒清热泻火，凉血化瘀，通腑泄热；水牛角为臣，其咸寒之性，功类犀角，长于清热泻火，凉血止血。两药相合互补，更能加强凉血化瘀作用。佐以生地黄甘寒滋阴生津，清热凉血，以治瘀热相搏所致之伤阴耗血。再佐三七、赤芍、牡丹皮，凉血活血，和营泄热以增药效；更佐地龙舒筋活络通瘀，并引诸药直达病所。并入石菖蒲为使，芳香走窜，开窍醒神，引药上行。诸药配伍具有凉血化瘀、通腑泄热之功。

参考文献

杨宁，过伟峰．周仲瑛从瘀热论治缺血性中风急性期的学术思想［J］．北京中医，2007，26（12）：775－777

脑出血（2 案）

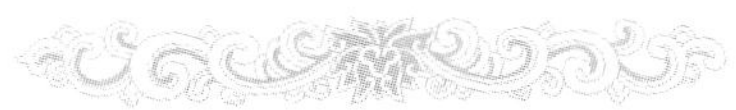

1. 风火上扰、络损血溢、闭阻脑窍案（任继学医案）

患者，男，57 岁。

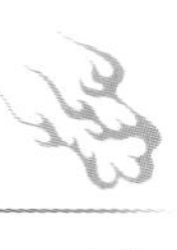

【初诊】1994 年 11 月 7 日。

［主诉］头痛、呕吐、嗜睡 3 小时。

［临床表现］患者 3 小时前正在做饭，突然剧烈头痛，头晕，呕吐，呕吐物为胃内容物，继之左侧肢体欠灵活，约 30 分钟后，出现嗜睡、鼾声，立即送至我院诊治。现症见嗜睡、鼾声，但呼之能应，面色潮红，形体丰满，舌质红、苔薄黄，左侧鼻唇沟变浅，左侧肢体轻瘫，左巴宾斯基征阳性，脉弦滑有力。急查头颅 CT 示：右侧基底核脑出血，出血量约 20mL。既往高血压史 15 年，现血压 160/105mmHg。

［诊断］西医诊断：脑出血（急性期，右侧基底节）。中医诊断：中风，风头眩。证属风火上扰，络损血溢，闭阻脑窍。

［治法］平肝潜阳，开窍醒神。

［方药］羚羊角粉 0.6g（分 2 次冲服），玳瑁 10g，水蛭（烫）3g，虻虫 3g，豨莶草 30g，白薇 15g，石菖蒲 15g，川芎 10g，地龙 10g，胆南星 5g，珍珠母（先煎）50g。水煎服，1 日 1 剂，3 剂。

另用清开灵注射液 40mL，加入 5％葡萄糖 500mL，每日 1 次静脉滴注；安宫牛黄丸 1 粒，每日 2 次，口服。

【二诊】3 日后，患者神志清醒，对答切题，但反应迟钝，鼻鼾，大便较干、2～3 日一行。左侧肢体肌力上肢 3 级、下肢 4 级，左侧巴宾斯基征阳性。舌质红苔黄厚，脉弦滑。阳明腑气欠畅，上方加生大黄（后下）6g，天竺黄 10g，继服 3 剂。

【结果】患者药后明显好转，大便已畅行，神清，反应灵敏。舌质较前转淡，舌苔薄白，脉弦细。肝火渐熄，转以填精滋肾、清肝和胃、化痰通络为法治疗 1 个月，患者肌力恢复正常，血压 130/80mmHg，CT 复查脑出血完全吸收。

【按】该患者素体肝肾阴虚，肝阳失敛，阳动生热，热盛化风，肝风内动，引动内在之痰火，正邪相争，沿其经络传导之能、反射之力上犯于脑脉，致使经络不利，脉络受伤，络破血溢而为出血性中风，故任老拟用平肝潜阳、开窍醒神为大法。张山雷《中风斠诠》指出："潜阳之法，莫如介类为第一良药"，方中玳瑁、珍珠母平肝潜阳、清热熄风；羚羊角粉"平肝舒筋，定风安魂，散血下气"（《本草纲目》）；地龙性寒下行，清热平肝熄风；此四者合用则阳定风熄热消。水蛭、虻虫专入血分，不走气分，破瘀血而不伤新血，为活血通络之佳品；川芎乃血中气药，"其特长在能引人身清轻之气上至于脑"（《医学衷中参西录》）；豨莶草祛风平肝降压；白薇清热凉血，《神农本草经》谓其"主暴中风，身热肢满，忽忽不知人"，《神农本草经疏》指出："凡治

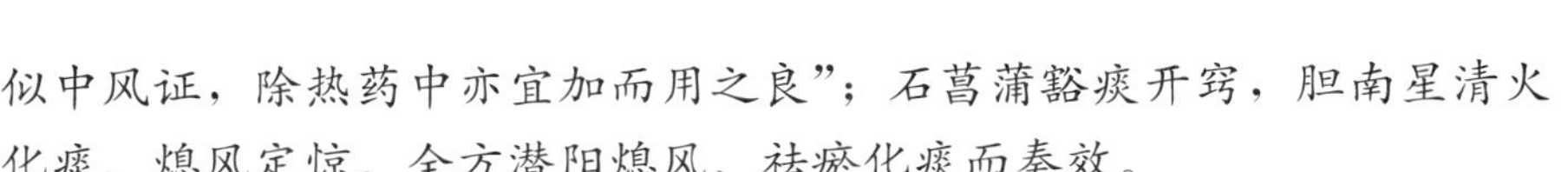

似中风证，除热药中亦宜加而用之良”；石菖蒲豁痰开窍，胆南星清火化痰、熄风定惊。全方潜阳熄风、祛瘀化痰而奏效。

参考文献

樊冬梅，任宝琦．国医大师任继学救治危急重症验案三则［J］．湖北民族学院学报（医学版），2012，29（2）：54－55，58

2. 痰热内阻、腑实不通、清窍闭塞案（张琪医案）

患者，男，59岁。

【初诊】2002年10月27日。

［主诉］神志昏迷、右侧肢体瘫痪1周。

［临床表现］冠心病史20年，糖尿病史15年。此次因情志刺激导致脑出血，出血部位以内囊、基底核区为主，MRI回报为壳核出血，出血量大约35mL，不适于手术，行内科抢救1周，无明显效果，请张老会诊。患者神志昏迷，右半身瘫痪，颜面红赤，口角㖞斜，双唇干燥脱皮，牙关紧闭，呼吸气粗，喉间痰声响如曳锯，双手握固，小便自遗、颜色黄赤，大便7日未行，腹部拒按。舌质红绛、苔黄厚而干，脉弦滑数而有力。体温一直在39.5℃以上，常规退热体温一度降至39℃以下，1～2小时后又升至39℃以上。心率105～120次/min，心电监护示下壁有明显心肌缺血。

［诊断］出血中风，证属痰热内阻，腑实不通，清窍闭塞。

［治法］化痰清热，通腑泄浊，活血祛瘀，开窍醒神。

［方药］生大黄10g，半夏（姜制）20g，胆南星15g，陈皮20g，黄连20g，黄芩15g，生栀子15g，石菖蒲20g，郁金20g，水蛭5g，生地黄15g，玄参20g，麦冬20g，菊花（后下）15g，蒺藜15g，甘草10g。水煎鼻饲，4小时1次。

【二诊】服药3剂，意识有所清醒，仍处于嗜睡状态，但对话偶尔可以回答1～2句，体温基本保持在36℃以下，牙关已开，小便已基本自知，大便仍然未排。舌质红、舌苔黄厚，脉弦滑数而有力。此为痰热与内结之实热稍减，清窍渐利，继以前方加减化裁。药用生大黄15g，芒硝（烊化）15g，枳实20g，厚朴15g，半夏（姜制）25g，胆南星20g，陈皮20g，黄连25g，黄芩20g，生栀子15g，石菖蒲20g，郁金25g，水蛭10g，生地黄15g，玄参20g，麦冬20g，菊花（后下）15g，蒺藜15g，甘草10g。水煎鼻饲，6小时1次。

【三诊】又药3剂，大便行下3次、量多、色棕黑、坚硬成块，意识逐渐转为清醒，已能对话。体温在38℃左右，舌质红苔黄白而干，喉间痰鸣已基本消失。再进3剂。

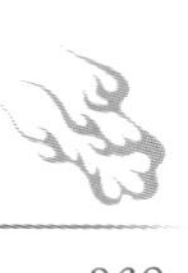

【结果】神志基本清楚，语言表达基本流利，但右侧半身不遂无明显变化，以大秦艽汤、补阳还五汤、地黄饮子交替加减化裁，又服药50余剂而基本痊愈。随访至今，病情稳定。

【按】中风多见于中老年人，与肾虚密切相关。肾气能助胃腐熟水谷，助脾化气行水，助膀胱蒸腾化气。肾虚水谷精微不能正常运化，反而酿为痰浊，阻滞于内，因此肾虚与痰浊并见是目前中风病的又一特点。经过大量临床实践，张老发现在治疗急性出血性中风时，适当及时选用活血祛瘀药，如水蛭、三七、桃仁等，不仅不会致其再出血，而且具有活血止血，活血祛瘀的理想作用。究其原因在于，颅内出血基本上是封闭在颅腔之内的，与外界隔离不通，难有出路排出，出血即为瘀血，瘀血留内必然为患，或瘀停血阻，破坏临近组织，或瘀停水蓄，导致脑水肿的发生；瘀血不去，阻滞新血不得归经，从而引起再出血。因此虽然是急性出血，仍然有必要采取活血化瘀之法。

参考文献

孙元莹，吴深，王暴魁．张琪教授治疗老年病经验介绍［J］．时珍国医国药，2007，18（6）：1527－1528

厥　证（2案）

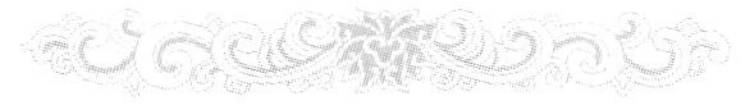

1. 肝风内动夹痰气上逆案（郭子光医案）

患者，男，68岁。

【初诊】1988年7月30日。

［主诉］发作性昏倒不省人事10年。

［临床表现］患者10余年来，每于咳喘之际，随即昏倒不省人事，1月发作数次，或数月发作1次。近月来咳喘气逆而昏迷，1日发作数次之多，其咳嗽呈痉挛性连续频咳，以致颜面通红，气逆不转，随之昏迷，历时数分钟至10余分钟不等，气息平缓方才慢慢苏醒，吐少量稠痰。近日来发作频繁，服中西药无效。形体丰满，唇甲微紫，舌苔白滑，脉弦滑，血压不高。

［诊断］厥证，证属肝风内动，夹痰气上逆。

［治法］平肝熄风解痉，降气豁痰通络。

［方药］全蝎8g，地龙15g，僵蚕15g，半夏15g，天竺黄10g，茯苓15g，甘草5g，厚朴15g，苦杏仁15g，前胡20g。

【二诊】上方服后症状大减，仅在服第 1 剂后轻微发作 1 次。效不更方，再进 3 剂。

【三诊】8 月 7 日三诊，咳嗽昏迷完全停止，乃以柴芍六君子汤调理善后收功，服 4 剂。

【结果】随访 2 年余未复发。

【按】古今文献对咳喘的讨论多多，外感内伤皆可致咳，五脏六腑皆令人咳，就是没有肝风内动引起咳喘的记载。此案乃肝风内动所致咳喘，其特点是咳嗽呈痉挛性阵咳，咳剧时发生昏厥，年事较高。其发病机制是肝风内动，夹痰气上逆，阻闭气道，引起一时性气机失调所致。由于风善行而数变，夹痰为患，上壅气道则痉咳气逆而昏迷，直当痰降风平、气息缓和之时又苏醒。患者原服之方药尽是祛痰止咳降气之品而无效，加入平肝熄风、豁痰解痉通络之品，如全蝎、地龙、僵蚕、天竺黄等，一举奏效。从中可体会到，平肝熄风解痉有利于降气化痰，否则不会如此速效。

参考文献

刘杨. 郭子光对几种“肝风内动”治验［J］. 中医杂志，2004，45（10）：739-740，783

2. 郁痰作祟、清窍被扰案（路志正医案）

患者，男，54 岁。

【初诊】1991 年 10 月 10 日。

［主诉］发作性晕厥半年。

［临床表现］半年前因家务事大怒之后于夜间 1 点左右，突然四肢强直，牙关紧闭，且双目上视，约半小时后自行缓解，醒后头昏沉，面色苍白，全身倦怠，大便干结，未遗留肢体及语言障碍。之后反复发作，多方求医求药，夜间偶发作昏厥不除，平时大便干。舌质暗红、苔黄腻，脉弦滑。

［诊断］厥证，证属郁痰作祟，清窍被扰。

［治法］祛痰为主，佐以疏肝。

［方药］半夏 9g，橘红 9g，胆南星 6g，厚朴 12g，僵蚕 10g，苦杏仁 5g，瓜蒌 12g，枳实 12g，甘草 10g，山慈菇 12g，石菖蒲 15g。

【二诊】服 5 剂药后自感头清脑爽，精神好转，大便已解，夹杂黏液状。服药期间发作 1 次，约数分钟，仅出现神志模糊，牙关紧闭，四肢稍僵。续服上方加入紫苏子、茯苓。续服 10 剂。

【结果】诸症未作，遂访 1 年余未发作。

【按】痰症多见，但因痰致厥于夜发作而少见，治疗上也甚为棘

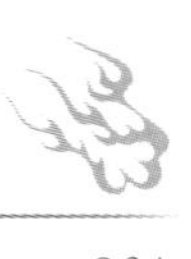

手，患者恼怒气逆，气机逆乱，痰随气升，上窜清窍，而突发厥证。路老从痰入手，痰湿性阴，夜晚属阴，阴盛之极，扰于阳位。《石室秘录·厥症》云："人有忽然发厥，口不能言，眼闭手撒，喉中作鼾声，痰气甚盛。此多犯神明，然亦因素有痰气而发者。"当以行气祛痰，痰祛则正复。可见路老治病用药精专，调配得当，主次分明的特点。

参考文献

张守林. 路志正教授疑难病治疗经验集萃［J］. 光明中医，2009，24（7）：1234－1235

高血压脑病（1案）

痰热内结阳明、腑气不通、浊热上扰案（路志正医案）

患者，男，66岁。

【初诊】2004年5月13日。

［主诉］眩晕、头痛月余。

［临床表现］已患眩晕（高血压）20余年，常服复方降压片等维持血压在150～170/90～100mmHg。4月6日过生日时，心情愉悦并饮酒助兴。下午5时在送别亲友时，突感头痛加剧，伴眩晕、呕吐，随即意识不清，牙关紧闭，四肢抽搐，当时血压240/120mmHg。立即肌内注射硫酸镁等药，抽搐控制，急住某医院，诊为"高血压脑病"，静脉滴注甘露醇、呋塞米、硝普钠、清开灵等药，6小时后意识转清，头痛好转，但仍眩晕，时有恶心呕吐，用甘露醇、呋塞米可缓解，停用则病复如初。经用天麻钩藤饮、镇肝熄风汤、泽泻汤等中药，效果不著。特请路老会诊，症见眩晕，目不敢睁，天旋地转，时有恶心、呕吐，心胸烦闷，脘腹胀满，口出浊气熏人，大便10余日未行，小便短赤。面红目赤，舌质红苔黄厚腻，脉沉弦有力。血压180/110mmHg。

［诊断］厥证，证属痰热内结阳明，腑气不通，浊热上扰。

［治法］通腑泄热化浊，佐以平肝熄风。

［方药］小承气汤合小陷胸汤加味：大黄（后下）10g，厚朴15g，枳实12g，瓜蒌20g，法半夏15g，黄连6g，天麻10g，钩藤（后下）15g，蔓荆子12g。3剂，水煎服，嘱频频服用。

【二诊】1剂后患者腹中矢气频转；2剂后恶心呕吐止，眩晕减，矢气仍频，味极臭；3剂后下大便10余枚，腹胀顿减。建议停用静脉输液，上方大黄减为 6g，再进 3 剂。

【三诊】诸症皆去，察舌质微红、苔薄微腻，脉弦细滑，血压 150/95mmHg。热势见去，腑气已通，易以健脾化痰、平肝熄风之半夏白术天麻汤善其后。

【结果】半年后随访，患者饮食起居及血压如常。

【按】此例高血压脑病患者属中医学“眩晕”、“头痛”范畴，用甘露醇、呋塞米等有短暂效果，服泽泻汤合小半夏加茯苓汤效果不佳，可见与前者脱水利尿机制并不相吻合。天麻钩藤饮、镇肝熄风汤虽为治疗高血压之常用方，然此例用之无效，可见病机有异。观其脉症，路老认为，患者胸腹胀满，呼吸急促，面目俱赤，口中浊气熏人，大便十余日未行，舌苔黄厚腻，脉沉有力，显为阳明痰热内结，腑气不通之候；眩晕、头痛、时有呕恶，乃浊热上蒸清窍之征。《素问·至真要大论》曰：“诸风掉眩，皆属于肝。”眩晕亦为浊热上扰、引动肝风之象，故以小承气汤合小陷胸汤清热通腑，导痰浊邪热从大肠而出；加天麻、钩藤、蔓荆子以平肝熄风。药后腑气通，浊热除，诸症随之而愈。

参考文献

魏华，路洁，王秋风. 路志正教授运用脏腑相关理论救治心脑血管病经验举要［J］. 中国中医急症，2006，15（12）：1369－1370

头　痛（5 案）

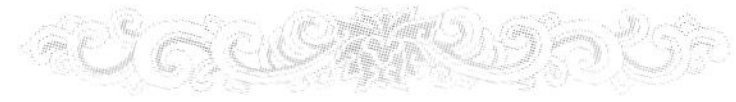

1. 肝经郁热案（何任医案）

患者，男，46 岁。

【初诊】2008 年 7 月 28 日。

［主诉］头晕头痛 10 个月。

［临床表现］患者 10 个月前因巅顶部的畸胎瘤在当地医院手术治疗。术后 1 周，患者开始出现头晕头痛，当时以为手术后创口所致而未予重视。出院后，头晕头痛持续存在，并逐渐加重，多次去各地医院求治未果。刻诊头晕头痛，双手捂头，转侧闭眼，面红目赤，右胁肋部疼痛不适，易激易怒，怒则痛剧。小便黄赤，大便干结，夜寐不安，纳食尚可。舌质红苔黄，脉弦劲。

［诊断］头痛，证属肝经郁热。

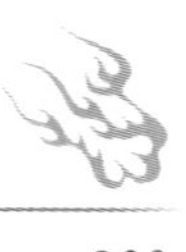

［治法］清肝泄热。

［方药］龙胆泻肝汤加减：龙胆 10g，车前子 10g，通草 15g，黄芩 10g，泽泻 10g，当归 6g，生地黄 30g，柴胡 10g，生甘草 6g，栀子（炒焦）10g，淡豆豉 30g，淡竹叶 30g，首乌藤 30g，生大黄 6g。

【结果】服用 7 剂，病去大半，服用 21 剂，诸症若失。

【按】此案病在畸胎瘤术后，其手术部位在巅顶，而“肝足厥阴之脉……上出额，与督脉会于巅”（《灵枢·经脉》），正值肝经分野；其症状一派肝经郁热表现，由此知其病位在肝，治疗上当泻肝经实火，以龙胆泻肝汤加味，亦治病求本之意。

参考文献

何若苹，徐光星，顾锡冬，等．何任辨治疑难杂症经验［J］．中医杂志，2010，51（1）：14－16

2. 肝阳上扰、兼夹瘀滞案（路志正医案）

患者，男，46 岁。

【初诊】1992 年 3 月 15 日。

［主诉］头痛反复发作数年。

［临床表现］患者头痛反复数年，以右侧头痛为主，发作时伴左侧肢体麻木，头晕，头颤动，血压偶尔偏高，失眠多梦，食欲欠佳，以前求医多以外感头痛用荆芥、防风之类。症见头痛以右侧明显，血压 135/85mmHg，梦多眠差，每于工作忙乱而加重，溺黄便干。舌质红苔薄黄，脉弦数。

［诊断］头痛，证属肝阳上扰而夹瘀滞。

［治法］平肝熄风，通络止痛。

［方药］白芍 30g，川芎 15g，天麻 15g，蒺藜 12g，菊花 10g，蔓荆子 12g，郁金 10g，枳壳 15g，竹茹 10g，桑寄生 30g，丝瓜络 5g，僵蚕 10g，羚羊角粉（冲服）1g。

【二诊】服上药 5 剂，头痛明显好转，头晕半身麻木减轻，食欲增加。舌质红苔薄白，脉弦。续服上方加沙参 15g，全蝎 5g，钩藤 10g。

【三诊】又服 5 剂，头痛肢麻消失，但精神欠佳，睡眠欠安。舌质稍红，脉弦细。此乃肝阳渐平，气阴未复，再以滋阴，平肝熄风之法，巩固疗效。上方去竹茹、郁金、枳壳，加何首乌、女贞子、茯神、石菖蒲。

【结果】连服 10 剂，诸症皆祛。

【按】头痛为临证常见之症状，素来难以治愈。此例久病不愈，乃因平素烦劳过度，以致肝失条达，肝阳上亢，上扰清窍而头痛。《内经》云：“阳气者，烦劳则张。”又云：“诸风掉眩，皆属于肝。”肝阳

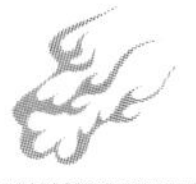

亢盛，火升风动，经脉阻塞则引起肢麻。路老审证求因，治法有节，首以平肝潜阳使肝阳渐平，再以滋阴熄风，佐以活血，使正气渐复，邪气乃去，久病自愈。

参考文献

张守林. 路志正教授疑难病治疗经验集萃［J］. 光明中医，2009，24（7）：1234－1235

3. 肝阳上亢、痰湿阻于经络、气血运行不畅案（裘沛然医案）

患者，女，43岁。

【初诊】 1983年5月8日。

［主诉］头痛反复发作10年，加重1年。

［临床表现］患者头痛10年，近年来发作加剧。以往每年2～3个月头痛发作1次，近年来发作较前转频，发作时视力模糊，不欲睁眼，时有泛恶，面目虚浮、胸闷烦躁，精神恍惚，每次发作均需送急症处理，外院诊断为“血管性头痛”“神经症”“中枢神经紊乱”。舌苔薄白，脉沉细。

［诊断］头痛，证属肝阳上亢，痰湿阻于经络，气血运行不畅。

［治法］益气活血，平肝潜阳，化痰通络。

［方药］川芎9g，生黄芪18g，防风12g，小麦15g，生白术12g，珍珠母（煅）30g，生甘草9g，生牡蛎（先煎）30g，泽泻9g，当归12g，半夏（制）9g，生姜6g，红枣5枚。10剂。水煎服。

散剂：炮附片9g，生黄芪12g，生白术6g，全蝎9g，细辛4.5g，当归9g，枸杞子9g，酸枣仁9g，白芍4.5g，川芎6g，山药4.5g，茯苓4.5g，熟地黄9g，蜈蚣2条。4剂，共研细末。每次1.5g，每日3次，吞服。

【结果】 服上药20余剂，头痛、头晕显著减轻。工作繁忙时虽有反复，但头痛消失，仅觉头晕，持续半年头痛未发。后因3日未能入睡，头痛又作，继服上药4剂后，头痛显著减轻，头晕也瘥，7剂后头痛消除，头晕也较前明显好转，后改服散剂，服用1料后病瘥。

【按】 血管性头痛因反复发作而使患者颇感痛苦，其病因病机较为复杂，故此病较难痊愈，减少发作，减轻疼痛即是有效。裘老在治疗上以川芎上达巅顶，散血中之风，血行风平，为治头痛的主药，配当归、防风通络搜风止痛；以珍珠母、牡蛎平肝潜阳熄风，半夏、泽泻、生姜祛痰化湿止呕；黄芪、白术、小麦、甘草、大枣健脾气，鼓舞阳气，以助血运，况甘麦大枣汤还能治脏躁、精神恍惚等症。诸药合用收益气活血、化瘀通络、祛风止痛之功。头痛缓解后，裘老改用散剂缓图其功，其中蜈蚣、全蝎、细辛等，以散剂细末服之，疗效更佳。方中附子、黄芪、白术专治头晕；全蝎、蜈蚣、细辛辛温通络祛风；白芍、甘草养血缓急，和络止痛；川芎、当归活瘀通络；熟地黄、枸杞补肾养阴；山药、茯苓健脾化湿；酸枣仁安神。诸药配伍，共奏祛风通络、养血补肾、和络止痛之功。

参考文献

李孝刚. 裘沛然临证验案举要[J]. 辽宁中医杂志，2008，35（9）：1406－1407

4. 阳气亏虚、痰瘀阻络案（裘沛然医案）

患者，男，56岁。

【初诊】 2008年2月23日。

［主诉］头痛20多年，发作频繁，疼痛加剧2月余。

［临床表现］素有头痛病史，以前颈部、两侧颞部疼痛为主，伴眼眶胀痛，不欲睁目，多在劳累后诱发，疼痛剧烈，痛如刀劈，无法正常工作。常服止痛药控制病情，且服用量逐渐增大才能缓解，每次发作均需在颈项部、背部经刮痧后疼痛才明显减轻。每次严重发作后全身疲软。舌质黯红、苔薄，脉弦。

［诊断］头痛，证属阳气亏虚，痰瘀阻络。

［治法］益气温阳，活血通络。

［方药］炮附片30g，龙胆15g，生黄芪45g，当归30g，川芎30g，白芷24g，茯苓15g，茯神15g，半夏（制）24g，天麻18g，细辛35g，藁本24g，延胡索35g，蜈蚣40g，酸枣仁24g，西红花10g，全蝎24g，羌活15g。上药共研极细末，每次3g，每日3次。

【二诊】 4月30日。每日按时服药3次，半个月后，头痛发作次数减少，头痛程度明显减轻，每在劳累后偶有轻微头痛，尚能耐受，已停服西药。药已中的，稍作加减。将上方去藁本，天麻改为20g，羌活改为18g。再服1料。

【结果】 1个月后随访，头痛已明显缓解减轻，偶有轻微胀痛，心情舒畅。嘱减少药量，每次为1.5g，以资巩固。多年顽症逐渐向愈。

【按】 此患者头痛病迁延20多年，病情逐渐加重，甚至无法工作，严重影响日常生活，服用镇痛药亦是不断升级，用量逐次增加，自知药物毒副作用大，但无可奈何。裘老临床治疗此类病患，一般多用汤剂，用药时间稍长则考虑改用散剂。对于严重头痛患者，治疗则以大剂量散剂服用，从1.5g/次增至3g/次，每日3次。裘老认为蜈蚣、全蝎、细辛等，散剂服用效果明显好于汤剂。这是裘老数十年治疗“头风”的经验总结。

参考文献
李孝刚. 裘沛然临证验案举要[J]. 辽宁中医杂志，2008，35（9）：1406-1407

5. 脑脉瘀滞兼气虚案（刘祖贻医案）

患者，女，45岁。

【初诊】 1998年7月16日。

［主诉］头痛反复发作12年，加重4个月。

［临床表现］患者12年来头痛反复发作，常因劳累或情绪波动而诱发，平均6～10日发作1次。近4个月来症状加重，曾服"镇脑宁"、"氟桂利嗪"等效果不显。症见发作时头痛如针刺，持续2～3小时，以右额颞为主，部位较固定；伴昏眩、失眠、乏力，头痛明显时伴恶心、眼胀等。舌质暗淡、有瘀斑，脉细弦。体格检查：心率85次/min，血压140/80mmHg。经颅多普勒检查示：右侧大脑中动脉流速增快，血管轻度痉挛。

［诊断］西医诊断：头痛。中医诊断：头痛，证属脑脉瘀滞兼气虚。

［治法］益气活血，通络止痛。

［方药］黄参通络汤（刘老自拟方）加减：黄芪30g，丹参15g，生蒲黄（布包）15g，川芎10g，延胡索（醋制）10g，白芷10g，羌活5g，酸枣仁（炒）30g，首乌藤30g，生龙骨（先煎）30g，生牡蛎（先煎）30g，全蝎（研兑）3g，甘草5g。7剂，1日1剂，水煎，早晚分服。

【二诊】 服上方7剂后患者头痛、昏眩、失眠等症状明显减轻，效不更方，继服14剂。

【三诊】 服上方至第3周，头痛及昏眩、失眠等症状消失。复查心率、血压等均在正常范围，经颅多普勒检查已基本正常。

【结果】 患者偏头痛治疗显效，随访半年，头痛及昏眩未作。

【按】 此案因虚致瘀，故治以益气活血、通络止痛，方用黄参通络汤加减。方中黄芪益气扶正，丹参活血通络，二药相合，气旺则血行有力，血脉通畅，通则不痛；生蒲黄、川芎、延胡索活血化瘀，通络止痛；酸枣仁、首乌藤养心宁神，又有镇静止痛之效；生龙骨、生牡蛎、全蝎潜阳宁神、平肝通络而止痛。全方气血同治，形神俱调，心肝同治，共奏益气活血、平肝安神、通络止痛之效。适用于血管性头痛、脑震荡、脑动脉硬化症等所出现的头痛如针刺、痛处固定不移者。

参考文献
卜献春，刘芳. 刘祖贻临证精华[M]. 北京：人民卫生出版社，2013：224

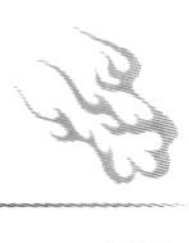

偏头痛（2案）

1. 风热上攻案（张琪医案）

患者，男，32岁。

【初诊】 2007年10月24日。

［主诉］头痛反复发作多年。

［临床表现］主诉头痛每日发作1～2次，每逢春季、秋季易犯头痛，突然发作，4～5分钟后恶心呕吐，泄泻，汗出如洗后好转，10分钟后手足出汗，周身发热，心烦，自觉头胀。现头痛偏于右侧，有时睡觉可痛醒，痛时流泪，平素口苦，手心热，易汗，大便先硬后溏。曾静脉滴注葛根素注射液、丹参注射液，针灸治疗，口服血府逐瘀汤均不见效。舌质紫、苔薄，脉沉数。

［诊断］头痛，证属风热上攻。

［治法］散风清热，解痉止痛。

［方药］芎芷石膏汤加减：川芎30g，白芷15g，生石膏50g，菊花15g，钩藤15g，全蝎10g，荆芥10g，细辛5g，黄芩10g，生地黄15g，白术15g，山药20g，甘草15g。

【二诊】 口服中药汤剂14剂，头痛减轻，现症状手心汗出，口苦，背痛，舌质暗红、苔滑。前方加黄芪30g，五味子15g，益气固表敛汗；当归20g，牡丹皮15g，养血凉血以清热。

【三诊】 药进14剂，头痛症状消失，手心汗出减轻，晨起口苦，口干，睡眠不佳。舌质紫、苔少，脉细，前方去当归，加地骨皮15g，远志15g，清虚热安神。

【结果】 药进14剂，病告痊愈，随访半年未复发。

【按】 此案乃风热上攻所致，其治用钩藤平肝熄风；白术、山药健脾和胃，体现见“肝之病，当先实脾”以防传变的治未病思想；张老谓此类病为偏头风，症状见口苦为热，汗出恶风为热象，必用川芎、石膏、菊花等养血清热，痛可方止。

参考文献

郑佳新，张玉梅，张琪．张琪教授治疗偏头痛经验［J］．内蒙古中医药，2008，27（14）：63

2. 邪风久羁入络、血瘀阻于清窍案（颜德馨医案）

患者，女，42岁。

【初诊】1991 年 8 月 6 日。

［主诉］头痛反复发作 18 年。

［临床表现］患偏头痛 18 年，每于气候变化或劳累时诱发，月经前后加剧，一月数次，甚为痛苦。曾做脑电图、脑血流图、X 线摄片检查均正常，迭用药物及针灸医治，虽稍能缓解，但仍时常发作。诊时适值经期，头痛剧作，右侧颞部跳痛，痛连目眶，痛如针刺，遇冷更甚。患者精神疲乏，面色暗滞，经来不畅，色暗夹块，伴有腹痛。舌质紫苔薄白，脉沉涩。

［诊断］头痛，证属邪风久羁入络，血瘀阻于清窍，不通则痛。

［治法］祛风活血。

［方药］生地黄 9g，赤芍 9g，川芎 18g，红花 9g，桃仁 9g，羌活 9g，当归 9g。

【二诊】5 剂后经来见畅，色亦较鲜，旋即腹痛减轻，头痛小安，唯脉沉涩未起，舌紫未退。宿瘀久伏之证，故于上方加蜂房 9g，乌梢蛇 9g，石楠叶 9g，全蝎粉（吞）1.5g，蜈蚣粉（吞）1.5g。

【三诊】再服 1 周，头痛止，脉沉涩亦起，舌质紫淡。乃改用川芎茶调散 4.5g，每晨服 1 次；益母八珍丸 9g，每晚服 1 次。

【结果】调理 2 个月，病告痊愈。随访多年，痛未复发。

【按】高颠之上，唯风可至。故头痛之疾，多责之于风。颜老认为：治风之法，初得之祛风可也；及其久者，即当活血，乃祛风先治血之意。此例头痛年久，经期加剧，证属风邪入络，潜窍为瘀，以致血气不通，当以散风化瘀调经并进。先取桃红四物汤活血调经，重用川芎，旨在祛血中之风，配以羌活散风止痛，引药上行头目。二诊加入蜂房、乌梢蛇、全蝎、蜈蚣搜剔经脉宿瘀；再佐石楠叶疏散风邪，专治头痛，李时珍谓其能“治头风”，验之临床，确有佳效。痛缓则用川芎茶调散合益母八珍丸善后，扶正达邪，固本清源。此案分段论治，层层剥茧，使十余载顽疾得以根治。

参考文献

颜乾珍. 颜德馨运用桃红四物汤治疗难治性疾病的经验［J］. 江苏中医药，1997，18（7）：5-6

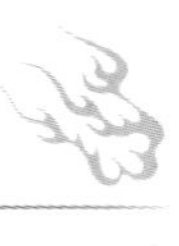

眩　晕（5案）

1. 肝胆湿热蕴遏、气火内郁、窍络痹阻、神明失司案

（裘沛然医案）

患者，男，81岁。

【初诊】

［主诉］头晕目眩反复发作多年。

［临床表现］近来头晕目眩，活动不利，行走需人搀扶。就诊时症见神情淡漠，反应迟钝，嗜睡，口干、口淡、口黏，纳差嗳气，大便干结、数日一行。血压84/60mmHg。舌质稍暗、苔厚腻色黄，脉弦滑。

［诊断］眩晕，证属肝胆湿热蕴遏，气火内郁，窍络痹阻，神明失司。

［治法］清肝胆湿热，开窍通络，宣通气机。

［方药］龙胆6g，柴胡15g，栀子（炒黑）12g，黄芩24g，石菖蒲15g，郁金15g，琥珀屑（冲服）3g，黄连9g，桃仁（捣为泥）15g，西红花1g，牡丹皮12g，胆南星12g，茯苓12g，枳壳15g。14剂，水煎服。

【二诊】头晕稍减，腻苔渐化，能对答如流，余症同前。药用生黄芪35g，蜈蚣2条，川芎15g，石菖蒲12g，西红花1g，生地黄30g，桃仁（捣为泥）15g，黄连6g，吴茱萸9g，全当归18g，生牡蛎（先煎）30g，桂枝9g。14剂。

【三诊】血压120/75mmHg，眩晕明显好转，动作反应等已较敏捷，精神较佳，纳食有增，大便通畅，腻苔基本已化。再以原方略有增损继续服药数月，诸症日趋改善。

【结果】后随访老人，生活基本正常，行走自如，谈笑如常。

【按】首诊时见舌苔黄腻，脉弦滑，则以清肝胆湿热为主，投龙胆泻肝汤化裁先治其标，同时用石菖蒲化痰开窍，以黄连清痰郁之火，以琥珀屑及西红花活血祛瘀以安神宁心，并以郁金、枳壳互通气机。服药2周后，湿热渐除，症有好转，则转以病根入手，设益气活血开窍为主而治其本。用补阳还五汤加减出入，以蜈蚣代地龙，旨在开通脑窍；加用黄连、吴茱萸，一寒一热，一辛一苦，同治厥阴气火有余之嗳气泛酸，吴茱萸一味，有古贤认为“可直除脑郭凝寒，开通道路，以灌输气血于脑”；以牡蛎益阴潜阳镇惊，且又有和胃止酸之功；再以桂枝行血通脉，以助开窍，故诸症消除而收功。

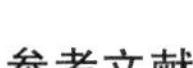

参考文献

裘端常. 裘沛然临证验案举隅 [J]. 上海中医药杂志，2008，42（3）：4-5

2. 痰浊阻滞、清阳不升案（路志正医案）

患者，女，67岁。

【初诊】2006年11月22日。

［主诉］头晕反复发作1年半。

［临床表现］患者1年半前无明显诱因出现头晕，视物旋转，恶心呕吐，无头痛，于当地医院住院，诊为“椎-基底动脉供血不足”，予川芎嗪、葛根素等静脉滴注，3日后症状改善，1周后于改变体位时即发头晕，遂住院治疗1个月。出院后仍觉头晕，无视物旋转，步态不稳，而后先后数次住院治疗，现仍觉头晕，无视物旋转，恶心欲吐，口干不思饮，伴周身乏力，纳谷不馨，夜寐欠安，不易入睡，大便稍干。既往糖尿病4年，并发眼底出血。否认高血压、冠心病病史。2005年9月经某市中心医院MRI提示“脑萎缩”。刻下症见舌体略胖边有齿痕、舌质淡暗、苔白腻，脉沉细滑、左兼弦滑。

［诊断］眩晕，证属痰浊阻滞，清阳不升。

［治法］燥湿化痰，升清降浊。

［方药］天麻12g，菊花10g，蔓荆子8g，丹参15g，苍术12g，白术12g，瓜蒌18g，半夏（姜制）10g，茯苓20g，僵蚕8g，胆南星10g，郁金10g，旋覆花（包）9g，桃仁10g，紫苏子（炒）12g，川牛膝12g。

【二诊】11月29日。服上方7剂，症状平稳，眩晕晨起缓解，午后加重，休息、闭目后减轻，偶有视物旋转，体位变化时明显，睡眠稍有改善，周身乏力，纳食有增，大便尚可，小便午后开始次数增多，时见腰酸楚。舌体略胖、质淡、苔白微腻、少量裂纹，脉细滑、左小弦。上方去紫苏子、桃仁、丹参、瓜蒌，加珍珠母（先煎）30g，夏枯草15g。

【三诊】12月13日。服上方14剂后，头晕明显减轻，无视物旋转及恶心呕吐，翻身时及午后头晕偶作，数秒即可缓解，口干减轻，周身乏力，食纳欠佳，夜间偶有腹胀，入睡难，多梦，易醒不易复眠，大便尚可、1～2日1行，腰腿凉，小腿微肿，易汗出。舌质淡红、苔薄白根稍腻，脉沉细小弦。药用太子参15g，黄精12g，石斛12g，生山药15g，枇杷叶12g，桑寄生15g，杜仲（炒）12g，枸杞子10g，黑豆15g，白术10g，女贞子15g，何首乌（制）12g，茯苓15g，牛膝12g，生龙骨30g，生牡蛎（先煎）30g。

【按】此例患者眩晕病程长久，年事已高，脾胃虚弱，痰湿内生，风痰交阻上扰清空，发为眩晕。首诊以调理脾胃为法，燥湿化痰、升

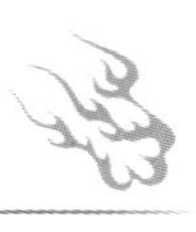

清降浊。二诊见其舌淡而不暗，纳食有增，大便能畅，左脉小弦不滑，瘀邪渐去，升降趋于相宜，津液渐复，故上方去桃仁、丹参、紫苏子、瓜蒌，偶发视物旋转，为肝风内动，经云“诸风掉眩，皆属于肝”，故加入珍珠母及夏枯草增加平肝熄风之力。三诊时，患者诸症大减，出现腰腿凉、腿肿、多汗，考虑消渴宿疾已4年，当培元固本为法，佐以降浊潜阳，以进一步巩固疗效。

参考文献

于晓东，路志正. 路志正教授调理脾胃法治疗眩晕经验［J］. 四川中医，2007，25（12）：11－12

3. 痰湿内蕴案（路志正医案）

患者，女，45岁。

【初诊】2004年7月23日。

［主诉］眩晕耳鸣反复发作14年，伴听力下降1个月。

［临床表现］患者14年前开始出现阵发性头晕，伴耳鸣如蝉、呕吐，每次持续2～3日，症状逐渐加重，曾服多种中西药物，10余年来每年发作2次，多于夏季发作。本次自3个月前发作频繁，一月数次，伴耳鸣，呕吐，腹泻，1个月前双耳听力下降显著，1周前于某医院诊为“梅尼埃病”（内耳神经水肿）。曾治以糖皮质激素、中药、针灸等疗法，疗效欠佳。平素胃健，夜眠尚安，二便正常。舌尖红、舌质黯滞、苔薄白水滑，脉细弦右寸弦滑、关尺沉细。

［诊断］眩晕，证属痰湿内蕴。

［治法］燥湿化痰，和胃降逆。

［方药］藿香梗10g，紫苏梗（后下）10g，厚朴花12g，半夏（姜制）12g，茯苓30g，白术（炒）15g，泽泻15g，桂枝10g，杏仁（炒）10g，薏苡仁（炒）20g，天麻10g，车前子（包）18g，六一散（包）20g，陈皮10g，胆南星6g，生姜（为引）3片。

【二诊】8月13日。仍觉头晕，耳鸣减轻，呕恶止，右耳听力明显改善，左耳听力仍差。舌体瘦、质黯、苔薄白腻，脉细滑尺沉。前以苓桂术甘汤合藿朴夏苓汤加减而获小效，现苔仍薄白而腻，再以原方加减。药用葛根15g，蝉蜕10g，僵蚕10g，半夏（姜制）12g，茯苓30g，白术（炒）15g，泽泻15g，桂枝10g，杏仁（炒）10g，薏苡仁（炒）20g，茵陈12g，天麻10g，车前子（包）15g，六一散（包）20g，陈皮10g，胆南星6g，生姜2片为引。

【三诊】9月3日。头晕基本消失，左耳偶有耳鸣，听力改善，右耳听力基本恢复。既已奏功，原法续进，上方去六一散、茵陈，加当归

10g，益母草 15g。

【结果】 2005 年 4 月 1 日，患者陪同他人前来就诊，诉现双耳听力正常，无头晕耳鸣发作。

【按】 此例患者眩晕病程已久，近 1 个月又突发耳聋，追其病因，乃平素喜食生冷、甜腻之品，致脾湿壅盛、痰饮内生之故。仲景云"病痰饮者，当以温药和之"，首诊以苓桂术甘汤治之，见其舌尖偏红，已有化热之征，为防燥化太过，又加入胆南星、茵陈、六一散等味以清热利湿。患者服 3 剂后即觉症状改善，右耳听力恢复大半。三诊时，患者诸症大减，白腻之苔已除，湿热渐去，故去六一散、茵陈，添入养血、活血、熄风之品，以进一步巩固疗效。

参考文献

王秋风，路洁，边永君. 路志正教授调理脾胃治疗眩晕经验［J］. 中医药学刊，2005，23（12）：2142－2143

4. 肝旺脾虚案（路志正医案）

患者，女，69 岁。

【初诊】 2008 年 5 月 28 日。

［主诉］头晕反复发作 10 余年。

［临床表现］患者头晕反复发作，约每周发作 1 次，每次晨起即发作 2 小时，有时天旋地转伴恶心，耳鸣如蝉。多方服中药治疗，遍尝镇肝熄风、益气聪明汤等方药，仍头晕耳鸣，平素心悸、无力、视物模糊，口干渴，但不敢多饮，纳少，稍多食易脘胀、泛酸，大便不成形、日一二行，尿频，以后半夜为著。舌质红少苔，脉左沉弦、右弦细弱。血压 120/60mmHg。

［诊断］眩晕，证属肝旺脾虚证。

［治法］柔肝养血以抑木，运脾和胃以扶土。

［方药］党参 12g，葛根 15g，菊花 10g，蒺藜（炒）12g，天麻 10g，防风 8g，僵蚕 10g，丹参 15g，白芍 15g，半夏（姜制）9g，茯苓 20g，陈皮 10g，白术（炒）15g，酸枣仁（炒）18g，枳壳（炒）12g，生龙骨（先煎）30g，生牡蛎（先煎）30g。水煎服，14 剂。

【二诊】 6 月 27 日。患者服药后头晕减轻，每周发作 1 次，但持续时间缩短，程度减轻，耳鸣如前，仍食欲不振，食后泛酸，自觉食物皆呈酸味，阵发性心慌，尿频，视物模糊，大便已正常。舌质红少苔，脉沉弦小滑。方已中病，大法仍守抑木扶土为主，随症加减，去丹参、茯苓、枳壳，加瓦楞子（煅）18g，生山药 15g，桑椹子 12g，以制酸和胃，并加强养阴之力。水煎服，14 剂。

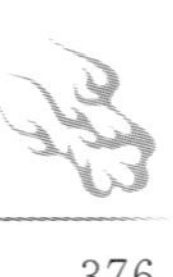

【结果】其后患者以本方加减，服至2008年8月底来诊，诉头晕已未发作，饮食、二便均调，仍有视物模糊，眼科检查为白内障，拟行手术治疗。

【按】此案肝木过旺而脾胃虚弱，前医镇肝熄风仅治肝旺，且方中滋阴之品易碍胃、重镇之品则伤脾；益气聪明汤则升脾阳有余，而有增肝阳上亢之弊。因此路老立法调和肝脾之刚柔以复其常，已是棋高一着。选药方面平肝而不碍脾胃、健脾而不过升提，更具匠心。方取痛泻要方以抑木扶土，更伍天麻、菊花、蒺藜、僵蚕、龙骨、牡蛎以助平肝熄风之力，药味不过重浊则不伤脾胃。六君子汤法以运脾和胃，参入葛根升发清阳，《本草备要》谓本品“辛甘性平，轻扬升发……为治脾胃虚弱泄泻之圣药”，因其性平而能生津，故升而不燥。因其心悸故合酸枣仁汤意以养心肝而安神。选药惬当，故刚柔相济，肝脾调和，多年之疾，霍然而瘳。

参考文献

杨利，路志正. 国医大师路志正活用名方的经验举隅［J］. 湖北民族学院学报（医学版），2012，29（2）：56－58

5. 心脾阳虚、寒饮中阻案（路志正医案）

患者，女，41岁。

【初诊】1974年3月28日。

［主诉］头晕脑涨，眼花目暗反复发作6年。

［临床表现］患者平素面青肢凉，神倦乏力，心悸，胸闷，耳鸣不绝，眠差梦多，纳谷不馨，口干不欲饮，眩晕频作，发则头晕脑胀涨，眼花目暗，恶心呕吐，视物旋转，身体晃动，站立不稳。每次发作需数日后才能缓解。久治无效。望其舌质淡苔白，脉细缓。

［诊断］眩晕，证属心脾阳虚，寒饮中阻。

［治法］温阳蠲饮，健脾化湿。

［方药］茯苓15g，桂枝10g，白术15g，甘草4.5g，党参12g，厚朴10g，酸枣仁10g，远志10g，泽泻6g，红枣4枚。3剂。

【二诊】上方尽剂，诸症好转，精神渐复。原方又进2剂，诸症大减，仅食欲欠佳，身倦乏力，大便时溏。舌质淡苔白，脉沉缓。寒湿虽化，脾运未健，拟益气健脾，以杜复萌。党参15g，白术12g，茯苓15g，甘草5g，陈皮10g，砂仁6g，法半夏10g，山楂（炒焦）12g，神曲（炒焦）12g，麦芽（炒焦）12g，莲子肉15g，山药15g，生姜3片，红枣4枚。

【结果】又进3剂而愈。

【按】《伤寒论·辨太阳病脉证并治》云：“若吐若下后，心下逆

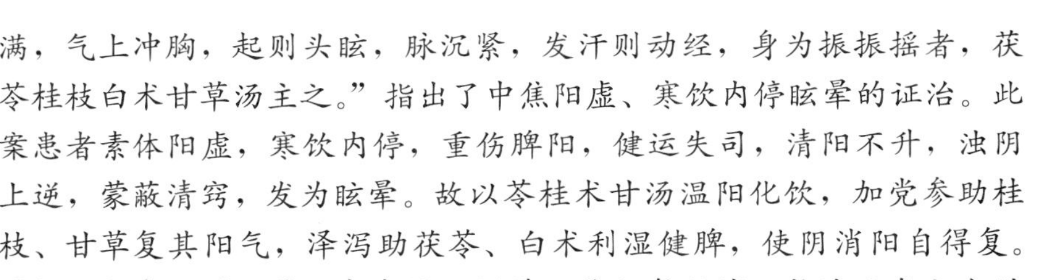

满，气上冲胸，起则头眩，脉沉紧，发汗则动经，身为振振摇者，茯苓桂枝白术甘草汤主之。”指出了中焦阳虚、寒饮内停眩晕的证治。此案患者素体阳虚，寒饮内停，重伤脾阳，健运失司，清阳不升，浊阴上逆，蒙蔽清窍，发为眩晕。故以苓桂术甘汤温阳化饮，加党参助桂枝、甘草复其阳气，泽泻助茯苓、白术利湿健脾，使阴消阳自得复。厚朴、大枣一刚一柔，宽中燥湿悦脾，使阳复阴消。长达 6 年之久的眩晕已杳，再以四君、香砂剂增损，补脾化湿，理气祛痰，健运中土，以杜痰无再生之患。

参考文献

李平，提桂香，高荣林. 路志正教授调理脾胃法在内科临床运用经验［J］. 北京中医药大学报（中医临床版），2003，10（1）：23－28

原发性颅内压减低综合征（1 案）

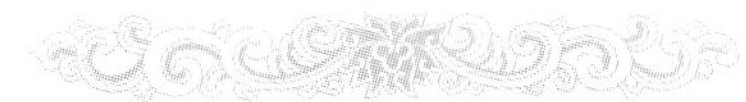

脾气虚弱、清阳不升、痰浊上蒙、郁而化火案（周仲瑛医案）

患者，女，30 岁。

【初诊】2000 年 2 月 28 日。

［主诉］头痛反复发作 3 个月。

［临床表现］患者于去年 12 月份，无明显诱因出现头痛，睡后缓解，站立加剧，且疼痛难忍，遂往南京某脑科医院就诊。经腰椎穿刺测压为 20mmH_2O，诊为原发性颅内压减低症。迭经西药治疗，至今罔效，故来我处求治。当时患者由人搀扶而来，哭诉病情，自觉后脑疼痛明显，痛不欲生。伴有头部重压感，头昏，颈僵，烦躁欲哭，且怕冷，出冷汗，口干口苦口黏，恶心欲吐，纳差，大便偏烂。舌苔腻色黄，脉细滑。

［诊断］头痛，证属脾气虚弱，清阳不升，痰浊上蒙，郁而化火。

［治法］益气升清，化痰降逆，兼以清心除烦。

［方药］补中益气汤加减：党参 12g，生黄芪 15g，苍术（炒）10g，白术（炒）10g，甘草（炙）3g，石菖蒲 10g，半夏 10g，葛根 15g，陈皮 10g，当归 10g，山药 10g，黄精（制）10g，砂仁（后下）3g，炮姜 3g，苦丁茶 10g。7 剂，清水煎服，1 日 1 剂。

【二诊】上药仅进 1 剂，即已头胀不痛，但背有火辣感，嘱原方加黄连 3g，清心降火，续服。

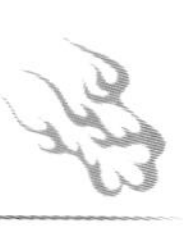

【三诊】头痛已平，谈笑风生，与初诊时判若两人。食纳改善，烦躁有减，偶有头昏不清，目花，左耳听力不佳，有搏动感，寐差。舌苔薄黄腻，脉细滑。治守原法。原方加黄连 3g，蒺藜 10g，首乌藤 15g。14 剂。

【结果】病愈，续予调理善后。

【按】患者头痛历时 3 个月，虽屡经治疗无效。考虑其病起多日，可首先排除外感头痛，其头痛睡后缓解，站立活动后加剧，显与气虚清阳不升有关；且有纳差、便溏、怕冷、出冷汗等表现，不难辨为脾气亏虚。痰浊内生，上蒙清阳，则见头部有重压感，头昏，颈僵，口黏，恶心欲吐等。痰浊郁久化热，心肝火旺，则烦躁欲哭，寐差，口干口苦。舌苔黄腻，脉细滑为痰浊化热之征。治当补气升清，兼以化痰清火。仿补中益气汤意。方中党参、生黄芪、白术、甘草益气升清，葛根升发清阳，苍术、法半夏、炮姜、陈皮、砂仁化浊和中，当归、山药、黄精补益阴血，苦丁茶苦泄清上以散郁火。药后，因后背出现火辣感，且烦躁紧张，痰郁化火之象显现，嘱原方中加黄连，7 剂后头痛明显缓解，表明黄连与炮姜配合既能苦降辛通，和胃降逆，又能及时缓解痰郁化火之势，故药效甚彰。

参考文献

周仲瑛. 补中益气汤临床新用［J］. 浙江中医药大学学报，2006，30（2）：156－157，162

癫　痫（5 案）

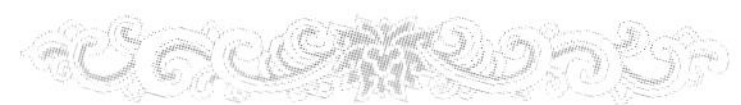

1. 气郁痰阻案（何任医案）

患者，男，25 岁。

【初诊】1998 年 9 月 6 日。

［主诉］确诊癫痫 9 年。

［临床表现］患痫症已 9 年，多方医治未能控制，每日服苯妥英钠，仍每隔 20 日发作 1 次，发作时大叫一声，然后昏倒，口吐白沫，抽搐。

［诊断］痫证，证属痰气扰心。

［治法］理气化痰，清心宁神。

［方药］补心宁志丸：天竺黄（另研碎细）15g，沉香 9g，天冬 60g，白芍 90g，茯神 120g，远志（蒸熟）60g，麦冬（去心）60g，甘草（炙）18g，旋覆花 45g，紫苏子 30g，香附（制）90g，半夏（姜制）30g，猪牙

皂（去黑皮、去子，炒酥）60g。以上药研细末，山药适量研粉糊丸，朱砂为衣。1 日 1 次，每次 9g。

【二诊】10 月 12 日。服药后，痫症一直未发作过。按上方再配一料续服。

【三诊】11 月 7 日。述前药共服用 2 料，病至今未发，也未有任何不适副作用。续服 2 料，以期巩固。

【按】通常治痫症，在发作时，多采用豁痰宣窍，熄风平痫；平时则以培补脾肾为主。临诊常以此为治疗准则。然痫之发作常突然而起，何老认为不可将痫症发作之治与平时之治截然分开，应整体统筹议治。此病除波及肝、脾、肾外，亦不宜忽视心，故宁神清心亦为不可或缺，乃治痫重要着眼处。清人林佩琴所说“痫证，肝、胆、心、肾病”，此之谓也。古人分痫证虽有五痫之说，然其要则在火与痰通治。发作止后，断根颇难，但能使发作间距逐渐拉长，显然是有益于患者的。此案患者，用补心宁志丸原方，全方理气、化痰、镇静多方面照顾到，故痫证得以控制，且疗效巩固。

参考文献

何任. 略论心脑疾病的临床治疗（续）[J]. 浙江中医学院学报，2001，25（1）：45－46

2. 风痰内闭、心肝火盛、肝肾阴伤案（周仲瑛医案）

患者，女，20 岁。

【初诊】1979 年 3 月 4 日。

［主诉］昏厥抽搐反复发作 10 余年。

［临床表现］10 余年来反复发作昏厥抽搐，多发于黎明之时，发时突然昏仆，伴有肢体抽搐，口吐白沫，咬破舌肌等症，发作后昏睡，醒如常人。多家医院诊断为癫痫，但服苯妥英钠等抗癫痫药不能控制。平素常苦头角昏痛，口干喜饮，纳可，二便正常。舌质红、苔薄，脉细弦兼数。

［诊断］痫厥，证属风痰内闭，心肝火盛，肝肾阴伤。

［治法］化痰熄风，清心平肝，滋养肝肾。

［方药］钩藤 15g，紫贝齿（先煎）30g，蝉蜕 5g，僵蚕 10g，胆南星 5g，生地黄 15g，白芍 12g，黄芩（炒）10g，阿胶（烊冲）10g，丹参 12g。7 剂，常法煎服。

另：定痫丸，每次 5g，1 日 2 次，口服。

【二诊】3 月 16 日。药后昏厥抽搐发作减少，仅于 3 月 10 日卧时发作 1 次，自觉心慌，内热。舌苔薄、舌质偏红，脉细滑。药已中的，原意再进，佐清虚火。原方加白薇 12g，7 剂，继续口服定痫丸，每次 5g，每

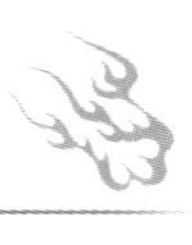

日 2 次。

【结果】 其后患者未再来复诊。2000 年 11 月 2 日，因介绍其他患癫痫病亲友前来求诊，其家属将以前所诊病历带来，转诉服上药后至今 20 余年癫痫未作。

【按】 此例辨证以风痰内闭为标，肝肾阴虚为本，以致风火上炎，痰因火动。故治以钩藤、紫贝齿平肝熄风；蝉蜕、僵蚕、胆南星熄风化痰；黄芩清泻肝火；火郁阴伤，用生地黄、白芍、阿胶养阴熄风；久病络瘀，佐以一味丹参活血化瘀通络，并能安神宁心。诸药合用，共奏熄风化痰、清心平肝、养阴活血之功。《医学心悟》定痫丸一方，用天麻、川贝母、胆南星、半夏、陈皮、竹沥、姜汁、石菖蒲、全蝎、僵蚕熄风化痰，以茯神、茯苓、甘草、丹参、远志、琥珀、朱砂宁心安神，配合麦冬养阴。汤丸并进，相得益彰，协同奏功。故一诊即已显效。二诊又加入清热凉血的白薇，白薇能“主暴中风，身热肢满，忽忽不知人，狂惑邪气，寒热酸痛，温疟洗洗，发作有时”，陶弘景云白薇“疗惊邪、风狂、痓病”。药服 14 剂，治仅 2 周，10 年顽疾竟能蠲除，历二十多年亦不复发。

参考文献

周仲瑛. 癫痫效案二则 [J]. 环球中医药，2011，4 (2)：131－132

3. 风痰内闭、土不栽木、瘀阻清空案（周仲瑛医案）

患者，男，14 岁。

【初诊】 2008 年 4 月 12 日。

［主诉］发作性抽搐 2 年。

［临床表现］患者癫痫 2 年，查见脑电图异常。发无定时，旬前发作频多，曾见日发 7 次，每次发作历时 70～80 秒，多作于夜寐之中，抽搐，啼叫有声，咬牙吐沫。近周发作 2 次，发后精神委靡，头昏，食纳不馨，大便溏烂、日 2～3 次。面黄欠华，舌质暗、苔淡黄薄腻，脉细弦滑。

［诊断］癫痫，证属风痰内闭，土不栽木，瘀阻清空。

［治法］祛风化痰，培土栽木，化瘀通络。

［方药］天麻 10g，蒺藜 10g，钩藤（后下）15g，全蝎（炙）5g，地龙 10g，僵蚕（炙）10g，天南星（制）10g，法半夏 10g，远志（炙）5g，川芎 10g，郁金 10g，丹参 10g，党参 10g，白术（炒）10g，生黄芪 15g，石菖蒲 10g。

【结果】 药服 2 周，癫痫未作，此后守法守方，随症加减，预防复发，服药观察，至今 3 年。

【按】 此例辨证重在风痰瘀，治在肝脾心。既用天麻、钩藤、蒺

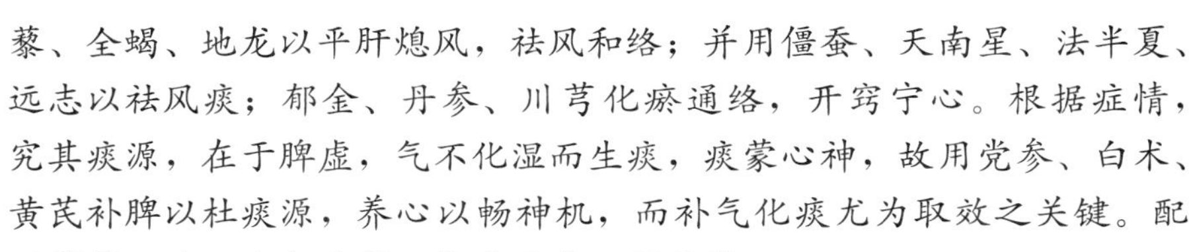
藜、全蝎、地龙以平肝熄风，祛风和络；并用僵蚕、天南星、法半夏、远志以祛风痰；郁金、丹参、川芎化瘀通络，开窍宁心。根据症情，究其痰源，在于脾虚，气不化湿而生痰，痰蒙心神，故用党参、白术、黄芪补脾以杜痰源，养心以畅神机，而补气化痰尤为取效之关键。配石菖蒲一味，上行头巅，化痰开窍，醒脑神。

参考文献

周仲瑛. 癫痫效案二则［J］. 环球中医药，2011，4（2）：131－132

4. 痰瘀互结、上蒙清窍、引动肝风案（朱良春医案）

患者，女，15 岁。

【初诊】 1992 年 9 月 20 日。

［主诉］发作性卒倒抽搐反复 6 年。

［临床表现］6 年前因跌伤头部，头昏胀而痛，以后经常出现突然昏厥，不省人事，口吐涎沫，手足轻度抽搐，约七八分钟渐苏，自觉疲乏头昏，需睡半日始复。初则一两月发作 1 次，近年来发作较频，1～2 周即发作 1 次，甚至 1 周 2 次，影响学习，甚感苦闷，因之郁郁寡欢，懒于参加各种活动。曾先后服用多种镇静剂，有一定控制作用，但头昏困乏，神情呆滞，其父母殊为焦虑，而来求治于朱老。诊见面色晦滞，双目乏神，寡言少语，口中黏腻，精神有压抑感，月经尚正常，眠食一般。舌苔薄腻、舌质衬紫，脉细弦。

［诊断］癫痫，证属头部外伤，气血不利，痰瘀互结，上蒙清窍，引动肝风。

［治法］涤痰化瘀，熄风定痫。

［方药］汤剂：天麻 10g，钩藤（后下）15g，地龙 15g，参三七末（另吞）2g，青礞石（煅）8g，全蝎（炙。研末分吞）3g，僵蚕（炙）10g，胆南星 8g，远志（炙）8g，生龙骨 15g，生牡蛎 15g，郁金 10g，甘草 6g。水煎服。1 日 1 剂，共 15 剂。

涤痰定痫散：全蝎（炙）60g，蜈蚣（炙）60g，僵蚕（炙）60g，地龙 60g，胆南星 45g，石斛 45g，天麻 45g，青礞石 45g，白芥子 30g，化橘红 30g，石菖蒲 30g。共研极细末。每服 3～5g，开水调服，1 日 2 次。

【二诊】 10 月 6 日。药后自觉头目较爽，昏厥发作 1 次。其势较轻，仅 2～3 分钟即苏，此佳象也。舌苔腻稍化、舌质衬紫亦减，脉细。药既奏效，毋庸更张，原汤剂方中去龙骨、牡蛎，加枸杞子 10g，菊花 10g，再服 15 剂。散剂继服之。

【三诊】 10 月 25 日。药后昏厥未再作，舌苔薄、质紫渐消，脉细。可停服汤药，续予涤痰定痫散 1 料巩固之。

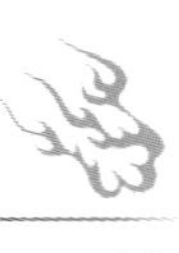

【四诊】 12月5日。近日颇安，精神亦佳，学习成绩上升，病情已趋稳定，嘱散剂每日服1次，继服3个月进一步观察。

【结果】 1993年6月随访，患者昏厥未作，精神状态良好，能正常学习。

【按】 癫痫是一种短暂性发作性脑系疾病。朱老治疗此病强调从痰、瘀着手。尝云"痰为百病之源"、"怪病多痰"，而癫、狂、痫等脑系疾病更与痰有密切关系。正如《丹溪心法·痫》中所指出："痫证有五……无非痰涎壅塞，迷闷孔窍。"凡痰在外有形可见者，甚易诊断；而痰在内无形可见者，则较难辨识。朱老认为痰有其明显的特征，在临床上可表现为眩晕、头胀重，咽窒胸闷，或喉中痰鸣，或口黏而腻，泛恶呃逆，呕吐痰涎，嗜睡或烦躁不眠。痰的体征还可见形体丰腴，掌厚指短，手足作胀，眼神呆滞，面色黯晦，或眼眶周围明显青暗，面部油垢异常，或光亮如涂油，手足心及前阴、腋下等处常见润湿，神志恍惚或抑郁或烦躁不宁，甚至昏厥、抽搐、口吐白沫，神志失常，舌体胖大、苔白腻如积粉，或灰腻而厚，脉沉或弦或滑或濡缓。以上辨痰的要点，不必悉具，只要见其一二，即可采用治痰之法。此案患者6年前头部外伤，其后发生癫痫，此乃瘀血阻于脑窍，痰瘀互结，气血逆乱，窍闭神昏，故兼从瘀血治疗亦很重要。汤方中青礞石、僵蚕、胆南星、远志祛风痰，熄风止痉；天麻、钩藤平肝熄风定痉；参三七通脉行血；全蝎、地龙熄风解痉，且化瘀通络；郁金行气活血，辅助化痰药以开窍，助活血药以解瘀；龙骨、牡蛎镇心安神，平肝潜阳。全方着眼于涤痰化瘀，熄风定痉，镇心平肝。同时兼服涤痰定痫散以增强疗效。该方中以大队虫类药为主，化痰瘀，熄肝风，定痉搐，其中蜈蚣一药，走窜之力最速，内而脏腑，外而经络，凡气血凝聚之处，皆能开之；同时伍以胆南星、青礞石、白芥子、化橘红、石菖蒲豁痰开窍，且石菖蒲亦能理气活血；复入天麻熄风定惊；石斛养阴益肾，可防上药性燥，久服损伤胃阴之弊。全方研为细末，服用方便，有利于巩固疗效。

参考文献

朱建华. 朱良春疑难医案选析［J］. 江苏中医，1994，15（6）：3-4

5. 心脾亏虚、痰瘀闭阻案（何任医案）

患者，男，33岁。

【初诊】 1995年3月22日。

［主诉］发作性卒倒、抽搐一个半月。

［临床表现］今年2月2日突然发作抽搐，继则神志不清，口吐白沫，

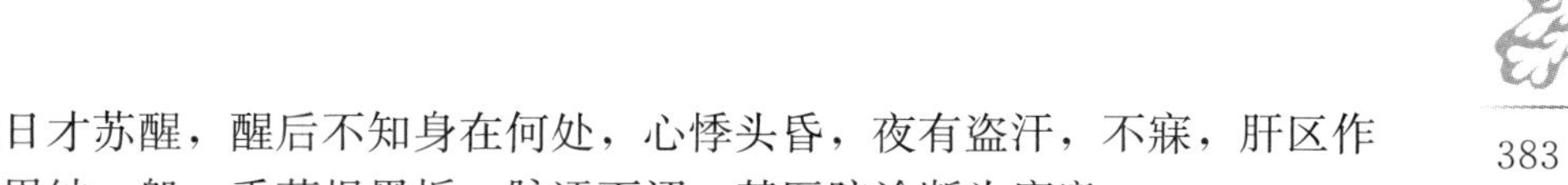

五六日才苏醒，醒后不知身在何处，心悸头昏，夜有盗汗，不寐，肝区作痛，胃纳一般。舌苔根黑垢，脉濡而涩。某医院诊断为癫痫。

［诊断］癫痫，证属心脾亏虚，痰瘀闭阻。

［治法］养心宁心。

［方药］丹参 12g，茯神 12g，甘草（炙）9g，小麦 30g，石菖蒲 4.5g，桂枝 4.5g，龙骨（煅）9g，牡蛎（煅）9g，胆南星 4.5g，生铁落 60g，大枣 7 枚。10 剂。

【二诊】4 月 3 日。盗汗解，能入寐，神志亦平稳，至今未发作，纳佳便调，唯感脘腹胀，苔根黑转灰。原方加减，丹参 12g，甘草（炙）9g，小麦 30g，降香 3g，神曲 12g，鸡内金 9g，茯神 12g，石菖蒲 4.5g，玫瑰花 4.5g，大枣 3 枚。14 剂。

【三诊】4 月 17 日。眠已安，神志平静，腹胀已解，灰苔亦除。再续下方：丹参 12g，北沙参 9g，甘草（炙）9g，小麦 30g，降香 3g，神曲 12g，茯神 12g，石菖蒲 4.5g，大枣 5 枚。7 剂。

【按】此例患者从发病到就诊，为时一个半月，但痫厥之作五六日始苏醒，可见病程虽短而病势实凶。据脉证则虚实夹杂，初诊以桂枝龙牡汤、甘麦大枣汤加生铁落以滋养镇静，加胆南星、石菖蒲、丹参、茯神以涤痰宁心。治虚不碍实，祛实不妨虚，寓疏化于镇摄滋养，10 剂而痫症控制，余症亦好转。续方去桂枝、龙骨、牡蛎，加神曲、鸡内金以芳香降疏以解其腹胀。

参考文献

何任. 略论心脑疾病的临床治疗（续）[J]. 浙江中医学院学报，2001，25（1）：45－46

颤　振（3 案）

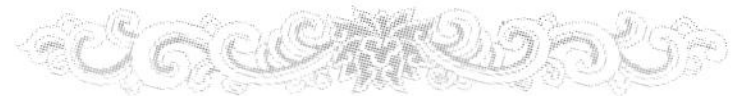

1. 风寒凝滞、营卫不调、痹阻筋脉案（路志正医案）

患者，男，36 岁。

【初诊】2004 年 7 月 16 日。

［主诉］阵发性周身震颤 1 月余。

［临床表现］1 个月来患者阵发性全身震颤，四肢尤重，每日发作 10 余次，每次持续约 30 分钟，伴见畏寒恶风，得衣被而不减，不眠二便如常。已行西医相关检查未见异常，迭经中西药物治疗毫无进步。邀请路老

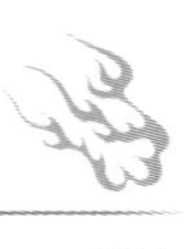

诊治：症如上述，时值盛夏，患者身穿皮大衣仍寒战不止，四肢颤抖。舌质淡红苔薄白，脉弦紧小数。追溯病史，患者于病前两日，因天热洗冷水澡时，自觉寒冷，既之哆嗦而患本病。

［诊断］颤振，证属风寒凝滞，营卫不调，痹阻筋脉。

［治法］解表散寒，祛风柔肝。

［方药］麻黄汤合芍药甘草汤加减：麻黄 12g，桂枝 10g，苦杏仁（炒）10g，荆芥 12g，防风 12g，白芍 15g，甘草（炙）10g。3 剂，水煎服。

【结果】药后得微汗，恶寒除，颤抖之症消失，停药观察半年，一如常人。

【按】此病乃感受寒邪，营遏卫郁，筋脉拘急之候，符合《伤寒论·辨太阳病脉证并治》曰："太阳病已发热或未发热，必恶寒，体痛，呕逆，脉阴阳俱紧者，名曰伤寒。"患者虽以颤抖为主症，但与热极生风、肝风内动之颤振却全然不同。因病起于冷水洗浴，病延月余，而恶寒，无汗，身痛等风寒表实证仍然存在。其脉见弦紧小数，弦主肝脉；肝主筋，寒凝气结，可致筋脉拘急挛缩；紧主寒，寒主收引；而小数，系营遏卫郁，郁久化热之势。故以芍药甘草汤养阴和营以缓急止挛，并防汗多伤阴之弊。路老寻病因，抓兼症，求病机，灵活选用经方麻黄汤加减，发其汗而愈。可见路老探微求源、明辨真伪，园机活法，辨证而施之神。

参考文献

路洁，魏华，边永君. 路志正教授运用经方治疗疑难病证举隅［J］. 中医药学刊，2006，24（2）：216-217

2. 痰瘀交加、引动肝风案（张学文医案）

患者，男，51 岁。

【初诊】1979 年 4 月 25 日。

［主诉］头不自主抖动反复发作 10 个月。

［临床表现］患者从 1978 年 6 月以来每晚睡觉后（约午夜 12 点许）不自主的点头，随即致醒，连续点 10 余次方止。有时连续不断，得出户外散步，辅以揉按颈部后可再行入睡。但有时控制不住，严重影响休息。曾经西安市某医院多次诊治，未找出病因，实验室检查也无异常，服西药治疗一直未见效。遂向张老求治，刻诊见胸闷气短，心前区时疼，记忆力差（西医检查排除心血管疾患）。面色少华，眼眶周围色暗，颈项肌肉触之稍板滞，舌质暗红、苔白腻，舌下脉络紫暗，脉沉涩。

［诊断］颤振，证属痰瘀交加不解，阻络引动肝风。

［治法］活血祛瘀，化痰熄风，佐以升津解肌。

［方药］丹参30g，川芎15g，山楂15g，瓜蒌15g，茯苓15g，天麻12g，钩藤12g，菊花12g，葛根12g，川牛膝10g，薤白10g，僵蚕10g，水蛭6g。水煎分2次早晚服，1日1剂。并配丹参注射液，每2支，分2次肌内注射。

【二诊】服药8剂，点头基本痊愈，气短胸闷大减。原方去茯苓，加降香10g，桂枝6g，再续服7剂，诸症悉除而愈。半年后随访未再复发。

【按】不自主点头症实属少见。张老抓住其眶周色暗，颈项肌肉稍板滞，舌质暗红，舌下脉紫暗，脉沉见涩之客观指征，从痰瘀论治。全方共奏化痰活血、熄风止痉、解肌舒筋之功，药证合拍，故服药10余剂怪病见愈。

参考文献

李桥．张学文辨治瘀血证经验摭要［J］．江西中医药，1994，25（1）：6－7

3. 肝风内动、痰热上扰、腑气不通案（邓铁涛医案）

患者，女，63岁。

【初诊】1999年10月21日。

［主诉］不自主咀嚼磨牙、弄舌、腰腹摇摆3年余。

［临床表现］患者1996年下半年无诱因出现不自主地咀嚼磨牙，伤及牙齿，曾在当地（香港）诊所治疗无效。于1997年初经脑专科检查，疑为帕金森病，服用西药治疗半年未效。同年下半年至1998年间，先后转诊于内科、神经科及精神病科，曾进行脑部CT、MRI等多项检查均未见异常。加服精神科药物后，上症未减，并出现思睡，不能持续进行简单数学运算，逐渐出现吐舌、弄舌，右上肢前臂掌腕部震颤摇摆。1999年4月因白内障行左眼玻璃体摘除术，术毕护士更衣时发现其腹部不自主运动，坐起时伴腰腹前后轻微摆动，后日渐加重，凡坐或立均腰腹不自主地前后摆动，行走或平卧时得以减缓。西医又增加治疗癫痫药物，内服药增加至6～7种（药物不详），但症状仍未控制，患者苦不堪言，不思饮食，日渐消瘦。1999年9月，前往澳大利亚某医院诊治，经专家会诊，排除帕金森病，对咬牙、吐弄舌头、手震、腰腹摇摆未能确诊。并认为以往所服药物过多且剂量过大，建议减停所服西药，保留服药1种，手震逐渐缓解。10月中旬患者回家后对服西药失去信心，遂转中医诊治。诊见患者除有上述症状外，兼见口腔溃疡，言语不畅，思睡，记忆力下降，不能写字及加减运算，纳呆，消瘦，大便秘结，情绪低落，时而烦躁，眼花，头痛，气促，喉间有痰。舌质暗红、苔黄浊稍腻，脉弦稍数。神经科检查肌张力、腱反射均正常，未引出病理性神经反射。脑部CT、MRI检查未见异常。

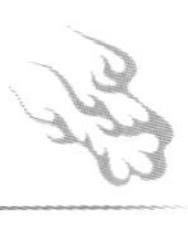

［诊断］颤振，证属肝风内动，痰热上扰，腑气不通。

［治法］平肝熄风，清热通腑，除痰开窍。

［方药］钩藤（后下）12g，蒺藜 12g，防风 12g，天麻 10g，蝉蜕 10g，石菖蒲 10g，丹参 10g，天竺黄 10g，大黄（后下）6g，琥珀末（冲服）6g，木香（后下）6g，黄连 3g，甘草 3g。21 剂，1 日 1 剂，水煎服。

【二诊】11 月 11 日。口腔溃疡接近愈合，疼痛缓解，大便已通、唯时有干结，咬牙弄舌减轻，腰腹部摇摆幅度减小，情绪转佳，纳增。药已对症，效不更方，以赤芍 12g 易丹参，加僵蚕 10g 助疏肝熄风之力。

【三诊】12 月 20 日。其间因宗教信仰自去僵蚕，又因睡眠不佳，曾电话联系调整部分药物，丹参易赤芍，并加龙齿 30g。经 1 个月治疗，患者咬牙弄舌、腰腹摇摆等症状减轻接近缓解，口腔溃疡愈合无复发，对答主动切题，精神转佳，胃纳正常，体重增加，已无眼花，唯觉眼矇，气短，睡眠不宁。舌质稍暗红、苔白浊，脉稍弦数。药用天麻 12g，钩藤（后下）12g，蒺藜 12g，防风 12g，丹参 12g，楮实子 12g，天竺黄 10g，白芍 10g，蝉蜕 10g，太子参 30g，象牙 15g，磁石（先煎）15g，大黄（后下）6g，甘草 6g。

【结果】患者坚持服上方至 2000 年 3 个月初，间或感冒时停服，经过 3 个月的治疗，弄舌咬牙、身摇等症状消失且无复发，言语思维如常人。于 2000 年 10 月前往澳大利亚医院复查，经颅脑 CT 及血液相关项目等检查均未见异常，病已痊愈，随访至 2002 年无复发。

【按】此案以咬牙弄舌、腰腹摇摆为主症，西医诊断不明，实属罕见病例。患者身摇、咬牙及手震等症乃“风胜则动”之候，《素问·至真要大论》曰：“诸风掉眩，皆属于肝。”掉，即摇摆振动貌，可见患者腰腹摆动，咀嚼咬牙，头痛眼花，心烦气躁，皆因肝气郁结，肝风内动所致。患者舌头上下左右不停伸缩，中医学称之为“弄舌”，弄舌症多见于小儿，成人间有发生。《中医临证备要》曰：“小儿时时伸舌，上下左右，有如蛇舔，多因心胃蕴热，挟有肝风。”《小儿卫生总微论》：“弄舌者，其证有二，一者心热，心系舌本，热则舌本干涩而紧故时时吐弄舒缓之。二者脾热，脾络连舌，亦干涩而紧，时时吐弄舒缓之，皆欲饮水。因心热则发渴，脾热则津液耗，二者虽引饮相似，惟心热面赤，睡即口中气热，时时烦躁，喜冷咬牙，治宜清心经之热。脾热者，身面微黄，大便稠硬，赤黄色，治宜微导之。”以此分析，此病例不但夹有肝风，且有心脾胃热。此外，脾胃蕴热，故患者口腔溃疡，大便秘结，腑气不通，反之又更阻碍脾胃的受纳与运化，故见纳呆，消瘦；而湿聚成痰，可见苔黄浊腻；心有热，肝有风，风火相煽，

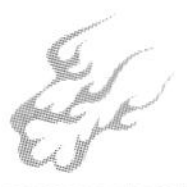

引动痰湿上扰神明，则见语言不畅，神疲思睡，运算不能，舌质红，脉弦数。此例病位在肝，与心、脾、胃相关，病理变化为肝风内动，夹痰上扰，湿热内蕴，腑气不通。治法则根据上述辨证，以平肝熄风、清热通腑、除痰开窍之法。方中钩藤、天麻同入肝熄风，缓肢体挛急，前人认为："钩藤，去风甚速，有风症者必宜之"，"天麻为治风之神药"，"风虚内作，非天麻不能治"，钩藤兼清肝热，"舒筋除眩，下气宽中"（《本草征要》），两者合用，相得益彰。再加蒺藜、蝉蜕、防风疏肝明目，祛风通络，助钩藤、天麻平肝熄风，兼治患者目疾。针对痰热上扰之病机，方中选用天竺黄，既清化热痰，又安神镇惊；石菖蒲除湿豁痰，通心辟浊，《重庆堂随笔》："石菖蒲，舒心气、畅心神、怡心情、益心志，妙药也。清解药用之，赖以祛痰秽之浊而卫宫城；滋养药用之，借以宣心思之结而通神明。"两药合用，除痰开窍相得益彰。根据"痰瘀相关"的理论，除痰不忘理血，故用丹参活血通心，琥珀安神化瘀。腑气不通，也是本病不可忽视的病理变化环节，热难清泻，气失流畅，肝失疏泄，风痰外煽内窜，易生他变，故选用泻下力宏之大黄，能走气血而推陈出新。此外，方中黄连与木香合用为香连丸，乃治痢之方，根据邓老经验，此方可治急慢性口腔溃疡，黄连能清心火，木香理气止痛，配甘草为佐使之品。后期以太子参益气健脾；楮实子滋水涵木，柔肝熄风；象牙、磁石镇惊安神。此案病在肝，辨证用药不离治肝。

参考文献

邓铁涛，邓中光．弄舌身摇验案［J］．新中医，2003，36（2）：15

帕金森病（2案）

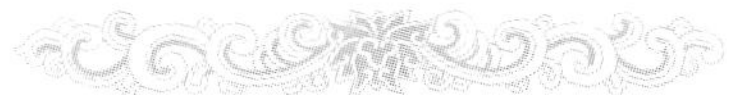

1. 阴津枯涸案（何任医案）

患者，男，70岁。

【初诊】1994年4月28日。

［主诉］手指抖动反复发作多年。

［临床表现］患"帕金森病"已久，口无津液，极度口干，手指抖动，行动迟缓，言语少，情绪激动时更觉颤抖或舌唇僵硬，关节活动不灵便，坐位站起时困难，须以两手支撑桌椅或别人扶持方能站直，表情淡漠，大便困难。舌质红绛，脉细数。

［诊断］颤证，证属阴津枯涸。

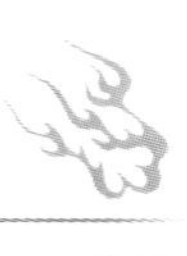

［治法］滋润为主。

［方药］天花粉 20g，天冬 20g，麦冬 20g，生地黄 20g，肉苁蓉 12g，当归 9g，生大黄 4g，火麻仁 15g，玄参 30g，知母 15g，霍山石斛 20g，桃仁 15g，百合 20g，玉竹 15g，鲜芦根 30g，西洋参 4g。7 剂。

另以西洋参 4g，北沙参 4g，霍山铁皮石斛 20g。沸水冲泡汁，代茶润口频饮，7 剂。

【二诊】7 日后口干较前略减，大便亦能下，又续服原方 7 剂。

【三诊】5 月 13 日。口津缺如，行动欠利，言语謇涩，大便干结，舌质红苔少，脉细，再予滋益养润，用上方去肉苁蓉、大黄，加莲子心 9g，余药稍微调整剂量，续服 7 剂。

【四诊】5 月 20 日。口干已减，已能自己站立，行动亦较平稳。初诊方去大黄，加黄芪 20g。泡水代茶方中加乌梅 6g。7 剂。

【结果】药后证情日见轻减，6 月份基本按原方继续服，断断续续服药到 10 月份，症状又减轻，唯时有沉默忧郁之象。再予下方：百合 20g，生地黄 15g，熟地黄 15g，黄芪 30g，肉苁蓉 15g，生大黄 4g，五味子 9g，枳实 9g，甘草（炙）9g，小麦 30g，红枣 15g，西洋参 5g。上方服 15 剂以后，忧郁感轻减，心宽神安，诸证亦痊，又续服若干剂。入秋以后证情日见好转。至 1994 年 12 月，口津已润，言语亦清，手抖早已痊愈，无何异常。工作、开会、议事，均已如常，不仅已能自己单独行动，而且还能独自骑自行车。此例从初诊开始到康复如常人，约 1 年时间。

【按】此例患者中医辨析为阴津枯涸，自当重用育阴，适当滋肝。症状重，故用药亦不轻。且于服药之外，还不断辅助养阴、清热、润下之品。当出现忧郁少言时，投以清热去烦、益气生津药。此例所用之方药，在平淡无奇之中见根底，得效在于对证。

参考文献

何任. 杂病医案二则述议［J］. 浙江中医学院学报，1995，19（6）：9－10

2. 肝肾阴亏、气虚血瘀案（颜德馨医案）

患者，男，62 岁。

【初诊】2002 年 10 月 24 日。

［主诉］肢体震颤反复发作 2 年。

［临床表现］患者有高血压病史近 30 年。2000 年 9 月起出现右侧肢体震颤，1 年后病情逐渐加重，行走乏力，言语含糊不清，血压 170/120mmHg，诊断为帕金森病。近因肢体震颤加剧，伴有紧掣，步行无力，甚则萎而不举，语謇不清楚，视物不清，形体较胖。舌质红苔薄，脉细数。

［诊断］颤证，证属肝肾阴亏，气虚血瘀，筋失所养。

［治法］养血柔肝，化瘀养筋。

［方药］当归 9g，白芍 9g，木瓜 9g，磁石（先煎）30g，龙骨（煅）30g，牡蛎（煅）30g，蚕沙 9g，千年健 9g，伸筋草 9g，牛膝 9g，丹参 15g，络石藤 9g，豨莶草 15g，红花 9g，白术 9g，地龙（制）4.5g。水煎服。

【二诊】2 周后，震颤小止，语謇已轻，头昏，举步无力，神萎多痰，舌质红苔白，脉细弦。此乃肝风与痰瘀交搏，治拟益气化瘀、补血滋阴。上方去磁石、龙骨、牡蛎、蚕沙、牛膝、豨莶草、地龙，改丹参 30g，伸筋草 15g，加虎杖 30g，黄芪 30g，钩藤 9g，熟地黄 15g，龟甲（先煎）15g，山药 20g，健步虎潜丸（吞）9g。

【结果】又服 2 周，震颤减轻，随证加减，病情稳定。

【按】此例为肝肾阴亏，气虚血瘀。方中龟甲、熟地黄、当归、白芍育阴填精为主；肺主一身大气，故加黄芪大补元气，并冀气旺生血；丹参、红花、虎杖等活血化瘀，疏通经脉。诸药合用，使气血得充，髓海得养，筋得濡润。

参考文献

张小燕，颜乾麟．颜德馨治疗颤证经验［J］．中医杂志，2006，47（7）：494

痉挛性斜颈（1 案）

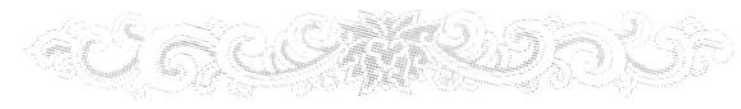

阳气虚衰、精柔失调、虚邪入侵、筋脉失养案（石学敏医案）

患者，男，52 岁。

【初诊】1986 年 4 月 6 日。

［主诉］痉挛性斜颈 2 周。

［临床表现］患者于 1985 年 10 月患脑出血而半身不遂，经针灸中药治愈，其 2 周前突然出现颈部不自主向右侧扭转，走路活动加重，休息略好转。诊时休息时亦呈扭转姿势，严重影响工作生活，痛苦异常，伴眠差，纳差。舌质暗少苔，脉弦数。查体：脉率 55 次/min，血压 150/90mmHg，颈项向右侧痉挛性扭转约 90°，病理反射未引出。

［诊断］筋挛，证属阳气虚衰，精柔失调，虚邪入侵，筋脉失养。

［治法］振奋阳气，舒达经络。

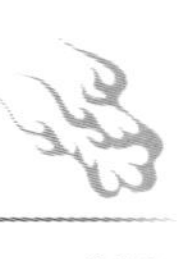

【治疗】 取穴：第一组为后溪、申脉、人迎、印堂，第二组为风池、天柱、太冲、三阴交，隔日交替使用。方中后溪、申脉用捻转补法，人迎、印堂用提插补法，风池、天柱用捻转补法，太冲、三阴交用提插泻法。配合颈项部刺络拔罐。

【结果】 经治疗1个月后，患者走路时以手托下颌骨，可保持颈项正常位置，休息时基本恢复正常。连续治疗5个月症状消除而愈。1987年2月患者曾来医院拿药，颈项完全正常，已恢复工作。

【按】 此案属中医筋挛范畴，即《灵枢·刺节真邪》："虚邪之中人也，洒淅动形，起毫毛而发腠理……抟于筋，抟为筋挛……"《素问·生气通天论》云："阳气者，精则养神，柔则养筋。"患者为阳气虚表，复感虚邪，二虚相得，筋脉失养发为此病。取后溪通于督脉，督脉总督一身之阳，其病脊强反折，故补之振奋阳气，申脉通于阳跷，其病阴缓而阳急，补之缓阳之急。配印堂以调神通阳，人迎属足阳明胃经，具通经活络，濡养筋脉之功。风池、天柱醒脑开窍，活血通经，大冲、三阴交通经活络祛邪，阳气虚则瘀血滞，配以刺络拔罐使邪祛而不伤正，如此筋脉得养，筋挛缓解而愈。

参考文献

杨敬，张玲. 石学敏院长针灸医案四则［J］. 天津中医学院学报，1987，6（4）：39－41

多发性硬化（2案）

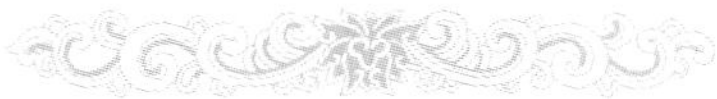

1. 气血失养、痰瘀痹阻经脉案（朱良春医案）

患者，女，72岁。

【初诊】 2009年3月30日。

［主诉］诊断多发性硬化症多年。

［临床表现］多年来已确诊多发性硬化，现颈部以下发麻，左下肢肌力0级，右下肢肌力1级，行走困难。舌质淡、苔薄，脉细。已用泼尼松15mg，1日1次，口服。

［诊断］痿病，证属气血失养，痰瘀痹阻经脉。

［治法］补益气血，和畅经脉。

［方药］穿山龙40g，当归10g，赤芍15g，白芍15g，豨莶草30g，蜂房10g，土鳖虫10g，桃仁10g，红花10g，鸡血藤30g，天南星（制）

20g，穿山甲（炮）10g，蜈蚣 6g，水蛭 6g，甘草 6g。14 剂。

另用蕲蛇粉 2g，1 日 2 次，口服。

【二诊】4 月 6 日。药后下肢已能活动，麻感减轻，自觉较适。用上方天南星改为 30g，续服 14 剂。

【三诊】4 月 20 日。症情改善，泼尼松减为 10mg，1 日 1 次，口服，能稍坐。上方加熟地黄 20g，鹿角 10g，淫羊藿 15g，续服 14 剂。

【四诊】5 月 4 日。症情又有好转，仅感右腿以下麻木，双足有困着感，纳可，便调口干，易汗出，舌质红、少苔，脉细弦。目前泼尼松已减为 2.5mg，1 日 1 次，口服。从气阴两虚，经脉痹阻论治。药用穿山龙 50g，当归 10g，生地黄 15g，熟地黄 15g，石斛 15g，蜂房 10g，土鳖虫 10g，桃仁 10g，红花 10g，豨莶草 30g，天南星（制）30g，赤芍 15g，白芍 15g，甘草 6g。另用蕲蛇粉 2g，1 日 2 次，口服。续服 14 剂以巩固疗效。

【按】此病多乃先天禀赋不足，后天失调，或外邪所伤；或内伤劳倦，情志刺激；或疾病失治误治，病后失养，导致脾胃受损，累及他脏以致气血亏虚，筋脉失养；或痰、瘀、风邪、湿热阻滞经络所造成。多以气血亏虚为本，风、湿、痰、瘀等邪实为标。此案患者病程日久，当责之气血亏虚，不能濡养腠理、分肉与筋脉所致，在治疗上朱老强调在补益气血、滋养肝肾的基础上加入祛风通络之品，方能奏强壮起废之功。蕲蛇为首选药物。《开宝本草》云其主治“脚弱不能久立”，朱老用其治疗瘫痪、痿软之症，验之有效。因蛇类不仅有搜剔之性，而且含有动物异体蛋白，对机体的补益调整起到特殊作用。方中穿山龙性平，所以不论寒热虚实，均可用之，是一味对风湿类疾病标本同治的妙药，具有扶正气、祛风湿、通血脉、蠲痹着之功效。《本草纲目拾遗》谓鸡血藤可：“壮筋骨，已酸痛，和酒服……治老人气血虚弱，手足麻木，瘫痪等证……”故与当归、白芍相伍治疗血虚不养筋之肢体麻木、瘫痪。朱老强调久病多瘀，亦多痰，痰瘀既是病理产物，又是病情缠绵的主要因素。患者痿症日久，肌力丧失，活动完全受限，多是病邪与痰、瘀凝聚经隧，胶结难解，故常规用药，恒难奏效，必须采用透骨走络，涤痰化瘀之品，故加用蜈蚣、土鳖虫、穿山甲、水蛭、蜂房、天南星等，始能搜剔深入经隧骨骱之痰瘀，痰去瘀消，浊去凝开，经行络畅。一诊服用 14 剂后患者双下肢肌力明显改善，麻木感减轻，效不更方，将天南星加至 30g 以增加涤痰化瘀之效。三诊时患者泼尼松已减量为 10mg，1 日 1 次，麻木感基本消失，下肢已能下床稍坐，朱老谓患者气血渐复，痰瘀渐祛，但长期服用激素的患者易

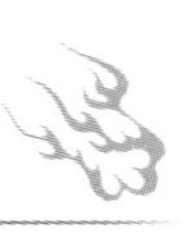

损及肾阴肾阳，肾气匮乏，督脉阳虚，精血不足，筋骨失充，故加用鹿角，可气血俱充，不仅温阳益气，而且益阴而填精补髓，与熟地黄、淫羊藿配对，则滋培调育之力更大。诸药相伍，而收佳效。

参考文献

李靖. 朱良春医案研读［J］. 中国实验方剂学杂志，2011，17（3）：238－239

2. 脾肾亏虚、痰瘀阻络案（邓铁涛医案）

患者，女，45岁。

【初诊】1998年6月9日。

［主诉］视力下降、肢体麻木无力5个月。

［临床表现］年初患者出现视力下降，眼痛，继之四肢麻木、疼痛、无力，活动障碍。经某医院CT、MRI扫描，脑白质内见多个脱髓鞘病灶，遂确诊为多发性硬化，求治于邓老。诊见四肢麻木，疼痛，抬举无力，视力下降，眼痛，焦虑、心烦不寐，大便难。舌体胖、质淡红、苔白，脉滑、重按无力。

［诊断］痿病，证属脾肾亏虚，痰瘀阻络。

［治法］先以祛痰安神为主，继以健脾益气、养肝肾。

［方药］①方：法半夏10g，白扁豆花10g，竹茹10g，枳壳6g，橘红6g，酸枣仁18g，甘草5g，茯苓15g，丹参15g，大枣（去核）4枚。5剂，水煎服。②方：鸡血藤24g，太子参24g，茯苓12g，白术12g，柴胡12g，白芍15g，枳壳6g，甘草（炙）6g，郁金10g，素馨花10g，桑寄生30g，黄芪60g。7剂，水煎服。

【二诊】7月5日。先后服上方20多剂，肢体麻木、疼痛减轻，烦躁多虑明显减轻，睡眠好转。但仍肢软无力，口干痰黏。舌体胖、质淡红、苔白，脉细。治以健脾益气、活血通络，兼养肝肾。药用威灵仙18g，宽筋藤18g，酸枣仁18g，丹参18g，太子参18g，五爪龙60g，黄芪60g，甘草5g，桑寄生30g，胆南星10g，郁金10g，茯苓12g，菟丝子12g。

【三诊】1999年6月26日。服上方近1年，睡眠佳，四肢麻木疼痛明显改善，自觉体力恢复，精神舒畅。舌质淡、苔薄，脉细弱。治以健脾补肾、益气活血为主。药用太子参18g，威灵仙18g，宽筋藤18g，丹参18g，甘草6g，墨旱莲10g，胆南星10g，女贞子10g，郁金10g，桑寄生30g，首乌藤30g，赤芍12g，茯苓12g。调理善后。

【按】此病的病理特征为中枢神经系统内散在的多发性脱髓鞘“硬化”斑块，临床以视力障碍和肢体瘫痪为主要表现。根据其临床上既有功能性障碍又有实质性损害，病情多呈复发且有虚损性的特点，邓老认为此病应属于虚损性疾患，以正虚为本，邪实为标。结合脾主肌

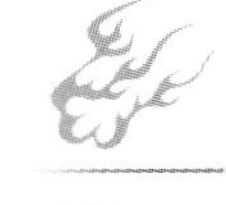

肉的理论认识和临床运用，其病机主要为脾胃虚损，气血亏乏。脾胃为后天之本，气血化生之源，为气机升降出入之枢机。脾主肌肉四肢，脾虚生化濡养不足，故四肢抬举无力；脾胃虚损，气血生化乏源，肝血不足，肝窍失养，故见视力下降、眼痛；久病入络，病情反复发作，缠绵日久，正虚邪恋，五脏气血衰少，周流不畅，经脉凝滞不通，痰瘀互结，胶着不去，凝塞脉道，故见四肢麻木，疼痛；痰郁扰神，故心烦不寐；舌胖淡红、脉重按无力，乃脾肾两虚之征象。根据“虚则补之，损者益之”之旨，当以补中益气，养血益精为治疗大法，同时祛痰活血、祛邪通络治其标。并且此病常有复发-缓解交替出现，因此，治疗必须耐心，凡临床治愈后需要继续服药1～2年，以巩固疗效，防止复发。

参考文献

邱仕君. 邓铁涛教授对多发性硬化的辨治经验［J］. 新中医，2000，32（8）：9-10

运动神经元病（3案）

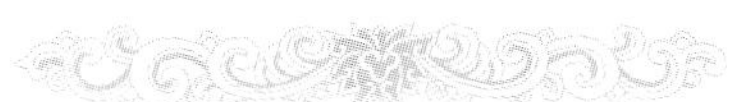

1. 脾胃亏虚、筋脉失养案（邓铁涛医案）

患者，男，36岁。

【初诊】 2003年12月10日。

［主诉］双手无力、肌肉萎缩1年余。

［临床表现］缘患者既往较多使用电脑，去年10月装修房屋后出现双手无力，握筷子不稳，并渐见肌肉跳动，双手轻微颤动，消瘦。于2003年4月份在美国当地医院诊治，诊断为运动神经元病，诊治效果不理想。既往有胃痛病史3年余。2003年12月2日入院，症见神清，双手无力，以大拇指为甚，双手大小鱼际萎缩，双下肢乏力，行走10余分钟即感疲劳，偶有左上腹部隐痛，无泛酸嗳气，略有头晕，纳可，口干，大便略干。略瘦，咽充血，语言清晰准确，舌无颤动，舌体无萎缩。肩胛部及双上臂可见肌肉跳动，四肢消瘦，无水肿，双手大小鱼际肌萎缩，手指略弯曲，可见颤动。舌质暗红、苔薄白，脉细弱。西医诊断：肌萎缩侧索硬化症；慢性浅表性胃炎。中医辨证属脾胃亏虚，筋脉失养。入院后予强肌健力胶囊、奥美拉唑（洛赛克）、氯化钾控释片（补达秀）、维生素B_1、维生素AD、肌苷片、辅酶Q_{10}、艾司唑仑（舒乐安定）、邓氏药膏等对症支持治疗，口服葡醛内酯（肝泰乐）以保肝，静脉滴注黄芪注射液、生脉注

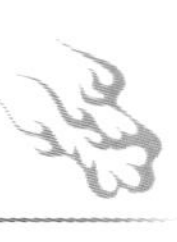

射液以益气活血通络，肌生注射液肌内注射双足三里穴。2003年12月10日邓老查房，双手乏力依旧，行走较多则双下肢乏力明显，自觉肌跳减少，咽不适减轻，晨起有少许痰、色黄，口苦，纳一般，大便略干。舌质暗红苔白腻，脉右沉缓弱、左细弱。双上肢肌肉萎缩，以大小鱼际肌、指间明显，双下肢略有消瘦。

［诊断］痿病，证属脾胃亏虚，筋脉失养。

［治法］补气利湿，活血通络。

［方药］全蝎12g，僵蚕12g，薏苡仁30g，黄芪30g，五爪龙60g，柴胡10g，升麻10g，鸡血藤30g，茯苓15g，白术20g，秦艽20g，甘草5g，陈皮5g，桑寄生30g。

【二诊】12月15日。患者病情尚稳定，症如前述，舌质淡苔腻，脉缓。湿阻脾胃，故加强健脾化湿。药用茵陈30g，薏苡仁30g，茯苓皮30g，五爪龙30g，千斤拔15g，牛大力15g，巴戟天15g，龙骨30g，青天葵10g，砂仁6g，鸡内金10g，太子参20g，黄精10g，甘草（炙）5g，山药15g。

【三诊】12月24日。乏力，纳食一般，眠欠安，口略干，无咽痛，大便调，肌跳明显。属肝风内动范畴，宜柔肝熄风，可加鳖甲等养阴潜阳柔肝熄风。药用五爪龙90g，黄芪30g，太子参40g，鳖甲（先煎）30g，僵蚕10g，全蝎10g，防风6g，白术30g，赤芍12g，何首乌30g，菟丝子15g，楮实子15g，茯苓15g，玄参10g，桔梗10g，木蝴蝶6g，甘草5g，陈皮3g。

【四诊】2004年1月6日。患者病情有所好转，精神较好，肌跳减少，肌力略有增强，面部少许痘疖，纳眠好转，二便调。舌质黯红、苔略黄腻，脉缓。病情有所缓解，原治疗有效，上药加用茜草根以凉血。

【五诊】1月12日。神清，精神好，面部痘疖较前好转，纳眠可，二便调，腿乏力较前略有好转，肌跳略有改善，舌质黯红、苔略白腻，脉缓。邓老查房后认为：病情有所缓解，原治疗有效，继以补中益气，活血通络为法施治，病情稳定，可出院，嘱患者去当地医院继续接受治疗，在家注意休养。

【结果】随访至2004年9月，病情稳定。

【按】此案辨证为脾胃亏虚，筋脉失养所致，为本虚证。脾为后天之本，主四肢肌肉、主运化；胃主受纳，脾胃虚弱，气血生化不足，无以生肌，四肢不得禀水谷之气，无以为用，故出现四肢肌肉萎缩，肌肉无力。肾为作强之官，脾虚及肾，骨枯髓虚，形削肉萎，又可出现腰脊四肢痿软无力。肝藏血，主筋，肝血不能濡养筋脉，虚风内动，可见肌束颤动，肢体痉挛。治以补后天，实先天。方中五爪龙乃邓老遣方中常用的草药，补气而不燥，有南芪之称，常配合黄芪以益气健脾；加用全蝎、僵蚕等虫类药物以熄风除颤；用太子参、茯苓、菟丝子、楮实子等健脾补肾。

参考文献

刘小斌，刘成丽，邱仕君，等．邓铁涛教授治疗疑难重症案例剖析［J］．现代医院，2004，4（9）：7－9

2. 脾肾阳虚夹瘀案（邓铁涛医案）

患者，男，54岁。

【初诊】2002年10月。

［主诉］双下肢无力反复2年。

［临床表现］患者两年前无明显诱因相继出现双下肢乏力，肌肉跳动，无肌肉萎缩，尚可行走，乏力进行性加重。10个月前开始出现双上肢乏力，肌肉跳动，右上肢不能进行持碗、持筷、系纽扣等精细活动。相继在广州各大医院治疗，诊断为运动神经元病（肌萎缩侧索硬化症），均于病情稳定后出院。出院后坚持中药治疗。6个月前尚能右手持笔写字，但4个月前肢体乏力再次加重，右手不能持笔。言语尚清晰，舌肌萎缩，可见肌束颤动，伸舌不能，咽反射迟钝，右侧胸锁乳突肌肌力下降，双侧大鱼际肌及冈上肌萎缩，双上肢肌张力正常，双下肢肌张力高，左上肢肌力2级，右上肢肌力1级，双下肢肌力1级，深浅感觉无异常。腱反射亢进，双侧罗索利莫征（+），双侧髌阵挛、踝阵挛（+），双下肢病理征未引出。肌电图示：右下神经及右正中神经运动传导波幅偏低，其余所查神经传导未见异常改变。所查肌肉见神经电位，轻收缩明显延长，波幅高，重收缩募集少，峰值可；双股四头肌、右第一骨间肌、右胸锁乳突肌示神经源性损害，右正中神经运动传导周围性损害，以轴突损害为主。请邓老会诊。

［诊断］痿病，证属脾肾阳虚夹瘀。

［治法］健脾益气，补肾益髓，祛风通络。

［方药］用补中益气汤加减口服，静脉滴注黄芪注射液，加服强肌健力口服液，配合艾灸百会、足三里、三阴交。

内服方：黄芪120g，党参30g，五爪龙30g，桑寄生30g，鸡血藤30g，白术20g，巴戟天12g，当归头12g，赤芍15g，川芎10g，水蛭10g，全蝎10g，僵蚕10g，柴胡9g，升麻9g，陈皮6g。水煎服。每日2剂，每次久煎至1小时。

【二诊】经治疗后患者有肌肉跳动感，纳食尚可，二便调，守上方加地龙10g，土鳖虫10g，以活血通络。2002年11月复诊，患者出现外感咳嗽，咽痛，恶风。邓老辨证为体虚外感风寒，药用豨莶草12g，杏仁

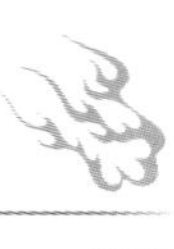

10g，桔梗10g，紫苏叶6g，薄荷叶6g，防风6g，甘草6g，大枣6枚，五爪龙30g。一日服2剂，诸症消失后，续以初诊方治本。

【三诊】2002年12月。患者出现吞咽困难、痰黏难咯等症，邓老根据病情变化，选加化痰行气之品。药用黄芪150g，五爪龙60g，党参30g，白术30g，巴戟天15g，续断12g，僵蚕12g，茯苓12g，全蝎12g，当归头12g，紫菀10g，百部10g，桔梗10g，甘草（炙）10g，柴胡9g，升麻各9g，陈皮6g。每日1剂。悬灸百会，每日2次。

【四诊】药后患者痰涎减少，吞咽困难改善，食量增加。至12月底患者可自行抬腿，肌力增至2级。此后，维持原治疗方案，选用巴戟天、杜仲、菟丝子、肉苁蓉等补肾之品交替使用。2003年1月至6月随诊，病情稳定，每餐进食2碗流食。服用中药基本方：黄芪120g，五爪龙60g，党参30g，熟地黄24g，茯苓15g，白术15g，白芍15g，巴戟天15g，当归15g，川芎10g，僵蚕10g，土鳖虫10g，全蝎10g，陈皮5g。

【按】邓老根据此病首发症状为渐进性手足痿弱无力，结合中医学脾主四肢、肌肉，先天禀赋不足等理论，认为其基本病机是以脾肾亏虚为本，虚风内动、痰瘀阻络为标。《素问·太阴阳明论》曰："四肢皆禀气于胃，而不得至经，必因于脾，乃得禀也。今脾病不能为胃行其津液，四肢不得禀水谷气，气日以衰，脉道不利，筋骨肌肉，皆无气以生，故不用焉。"脾胃居中，运转上下，统阳明脉，脾胃虚则阳明虚，不能奉养先天肾精，亦不能行气血、营阴阳、濡筋骨、利关节，故发为痿证。然而脾之健运，化生精微，需借助肾中元阳的推动，故有"脾阳根于肾阳"之说。肾气旺，助脾健运，脾胃纳化有权，四肢肌肉不断得到气血精津的充养，则健壮有力。若肾气亏虚，无力助脾健运，脾胃纳化失职，气血精津化生乏源，脾不主四肢肌肉，四肢肌肉失养而痿弱无力。脾肾亏虚，纳化失职，精血化生乏源，肾精不能化生肝血，加之病程日久患者多见情志抑郁，化火伤阴耗血，致水不涵木，肝失所养，肝阳亢逆而致虚风内动，患者可出现肌束颤动，肢体关节僵硬，肌肉痉挛，腱反射亢进和锥体束病理征阳性等，此时虚风内动之征是标，其根本原因在于脾肾亏虚。此临床表现类似中医的"肌肉瞤动"，缘于"肝主筋"、"风性主动"，这是此病又一特有且与一般痿证的不同之处。这些症状和体征越明显，表明病情进展越快。脾虚运化失职，水湿内停反为痰浊，肝风夹痰走窜经脉，痹阻经脉窍道，则可出现舌謇不能言、吞咽不利、喉间痰鸣等。脾虚日久，气血化生乏源，胸中宗气日渐亏虚，无力司呼吸和行气血，从而呼吸和行血功能减退，瘀血内停，痹阻经脉，可见气短、少气和舌质紫暗等，终至呼吸肌麻痹而亡。可见，脾肾亏虚是此病的基本病机，贯穿病程始终；虚风内动、痰瘀阻络是病变不同阶段所派生的标象。在治疗上邓老以补益脾肾统治其本，随症加减，权衡其标。常用黄芪、五爪龙、白术、茯苓等健脾益气，桑寄生、杜仲、菟丝子、肉苁蓉、熟地黄、巴戟天等补肾益髓，陈皮理气消滞，选用虫药如全蝎、僵蚕、地龙、土鳖虫祛风通络。

参考文献

汪双双，杨晓军，邓铁涛，等. 邓铁涛教授治疗肌萎缩侧索硬化症经验整理［J］. 广州中医药大学学报，2010，27（3）：310－312

3. 脾肾阳虚夹痰夹瘀案（邓铁涛医案）

患者，男，46 岁。

【初诊】 1999 年 6 月 26 日请邓老会诊。

［主诉］手无力 3 年。

［临床表现］自 1996 年起，患者由左上肢无力渐发展至全身肌肉进行性萎缩，在马来西亚、新加坡等医院确诊为肌萎缩侧索硬化症，经利鲁唑治疗 1 疗程后，病情加重，转送我院综合病区请邓老诊治。入院诊见全身肌肉萎缩，四肢无力，肌束震颤，吞咽困难，只可进食少量流质饮食，饮水反呛，痰多难咯，张口困难，舌缩不能伸，眼眵多，口臭，烦热不渴，排便困难靠泻药或灌肠。舌质淡嫩、苔少、中根腻，脉右手反关、左脉轻取浮弦、沉按弱而无力。被动体位，四肢肌力 2 级，肌张力增强，腱反射亢进，双踝阵挛（＋）。血乳酸 3.49μmol/L。肌电图：神经元损害。

［诊断］痿病，证属脾肾阳虚夹痰夹瘀。

［治法］健脾补肾，化湿活血。

［方药］补中益气汤加减，静脉滴注黄芪注射液，配合悬灸百会、足三里、三阴交，并取黄芪注射液，在脾俞、肾俞、大肠俞、足三里、三阴交、阳陵泉等穴位交替进行穴位注射。

内服方：黄芪 60g，党参 30g，桑寄生 30g，白术 30g，五爪龙 30g，鸡血藤 30g，地龙 12g，半夏 12g，巴戟天 12g，当归头 12g，赤芍 15g，川芎 10g，水蛭 10g，全蝎 10g，僵蚕 10g，柴胡 9g，升麻 9g，陈皮 6g。1 日 1 剂，水煎服。

外洗方：海桐皮 12g，生川乌 12g，吴茱萸 15g，细辛 3g，艾叶 9g，当归尾 9g，续断 10g，羌活 10g，独活 10g，防风 10g，荆芥 6g，红花 6g，生葱 4 条，米酒 40g，米醋 40g。1 日 1 剂，外洗并用药液浸左上肢 2～3 次。

灌肠 1 方：五爪龙 60g，枳实 10g，玄明粉 6g。煎汁取 200mL，保留灌肠，1 日 1 次。

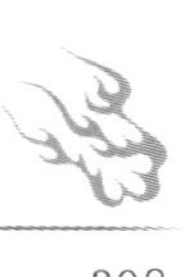

【二诊】服药1剂，眼眵除，饮水反呛止，口臭、痰多症亦减，进食量增，可进2碗流食。继续上法治疗，黄芪渐递增至90g、120g、150g、180g，温阳药如巴戟天、杜仲、桑寄生、续断、菟丝子、肉苁蓉等交替使用，白术增至60g，水蛭、全蝎、蜈蚣、土鳖虫、僵蚕等虫类化痰祛瘀药交替使用。

【三诊】同年9月，患者四肢肌力增加，张口自如。曾于9月24日、10月21日2次外感，出现鼻流清涕，咳嗽，痰多。邓老辨证为体虚外感，以桂枝汤合止嗽散加五爪龙治愈后续以上法治疗，症状明显改善，肌张力由亢进渐减弱，至12月可在他人的搀扶下站立5～10分钟。11月，灌肠1方枳实增至15g。另拟灌肠2方：桃仁10g，石菖蒲10g，川芎10g，牡丹皮10g，当归尾6g，红花6g，地龙12g，川牛膝15g，赤芍15g，大黄（后下）5g，朴硝（冲）3g，冬瓜子30g。两方交替使用。2000年1月，停用灌肠方。此后大便畅通，2～3日排便1次。复查血乳酸1.98μmol/。

【四诊】2000年4月11日。患者又出现吞咽困难，晨起痰涎多等症。正值春夏之际，雨多湿重，邓老根据病情变化，选加化湿行气之品。药用黄芪150g，五爪龙60g，党参30g，白术30g，巴戟天15g，续断12g，僵蚕12g，茯苓12g，全蝎12g，当归12g，甘草（炙）10g，柴胡9g，升麻9g，陈皮6g。1日1剂，水煎服。悬灸百会，1日2次。

【结果】药后患者痰涎减少，吞咽困难改善，食量增加。至7月患者可自行抬腿，肌力增至3级。此后，维持原治疗方案，选加蜂房、益智仁等温阳之品交替使用。

【按】此案患者来自海外，工作环境差，长期接触农药化学之品，起病后拖延日久，致脾肾虚损，痰瘀内生，元阳大虚且有虚阳外越之势。见气短懒言，四肢萎缩，纳呆，大便秘结，舌质淡嫩、苔薄滑等脾肾虚症状，有大虚似实之处；见口臭、眼眵多，齿缝流血，为真阳失司，运转力弱，兼有积滞内停；脉轻取弦大有力、沉取微，为元阳大虚，虚阳外越之势。邓老治疗该病临床用药有明显特点，黄芪从60g增至90g、150g、180g。初期脾虚便秘白术用30～60g，后期便秘改善后用20g。初期便秘用温阳药肉苁蓉30g，并且多种温阳药交替使用，如桑寄生、菟丝子、杜仲、续断等，此类温阳药温而不燥。化瘀用虫类药，取其入络，如土鳖虫、水蛭、全蝎、僵蚕、蜈蚣等交替使用。并结合四季气候选药，如广东春夏多雨季节，化痰祛湿之品选用苍术、法半夏、陈皮、橘络、胆南星、白芥子，秋冬干燥少雨之季，上述化痰湿之品酌减，加用山药30～90g，以补脾之阴，取阴中求阳

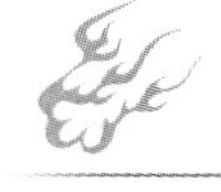

之意。邓老还重视外用药及艾灸、穴位注射、按摩等多种方法，如用外洗方熏洗化痰通络；便秘配合灌肠方；穴位注射、悬灸取阳明经穴、督脉穴等，以提升阳气；用捏脊疗法，行补手法按摩等。

参考文献

贾晓林. 邓铁涛教授治疗肌萎缩侧索硬化症验案［J］. 新中医，2001，33（12）：14－15

吉兰-巴雷综合征（3案）

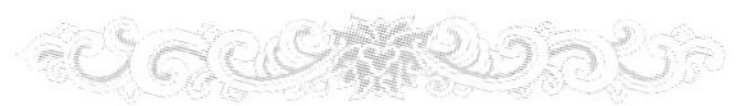

1. 风痰湿热痹阻、气血不能外荣、久病肝肾亏虚案（周仲瑛医案）

患者，女，42岁。

【初诊】 2005年7月4日。

［主诉］手指发麻、下肢无力5个月。

［临床表现］当年春节始觉手指发麻，胸闷心慌，下肢无力，行走不利，曾在外院诊断为“吉兰-巴雷综合征”，用“泼尼松”、“甲钴胺”等治疗，病情仍有发展，现每日服用泼尼松40mg。刻诊：肌肉萎缩，周身筋脉拘紧，行走不能，四肢感觉迟钝，食后即有饱胀感，胸闷心慌，气喘，口干严重，大便干结，肛门火灼感。舌质红、苔黄腻，脉小滑。查血糖高。

［诊断］痿病，证属风痰湿热痹阻，气血不能外荣，久病肝肾亏虚。

［治法］先予清热化瘀，利湿通络。

［方药］白薇煎合四妙散加味：穿山甲（炮，先煎）9g，白薇15g，泽兰15g，鬼箭羽15g，胆南星（制）10g，僵蚕（炙）10g，全蝎（炙）5g，石斛12g，生地黄15g，知母10g，防己12g，黄柏6g，苍术（炒）6g，薏苡仁15g，赤芍15g，牛膝12g。70剂，1日1剂，水煎服。

【二诊】 9月21日。撤除泼尼松2周，腿与足掌麻感，颈部两侧出汗交替出现，周身酸痛，头晕，口干。舌质红、苔黄薄腻，脉细滑。药用白附子（制）10g，胆南星15g，僵蚕（炙）10g，全蝎（炙）15g，蜈蚣3条，白薇15g，泽兰15g，穿山甲（炮，先煎）9g，桃仁10g，苍术（炒）6g，黄柏10g，防己15g，蚕沙（包煎）12g，石斛10g，生地黄15g，牛膝10g，大黄（制）15g，枳壳（炒）6g，槟榔10g，土鳖虫6g，赤芍12g。继服120剂。

【三诊】 2006年2月15日。近来两膝以下仍然麻木，酸楚不适，行走不利，手指麻木，大便时硬，尿黄，疲劳乏力。舌质黯、苔薄黄腻，脉细滑。证属肝肾亏虚，湿热下趋，痰瘀阻络。药用苍术（炒）10g，黄柏10g，薏苡仁15g，黑豆10g，防己12g，黄芪25g，牛膝10g，僵蚕（炙）10g，蜈蚣（炙）3条，土鳖虫6g，大黄（制）10g，桃仁10g，水蛭（炙）4g，胆南星15g，蜂房10g，石斛10g，桑枝15g，路路通10g，千年健15g。继服100剂。

【四诊】2007年5月30日。病情向愈，但右足趾及前掌稍觉麻木，天阴稍有酸胀，行路有力，夜寐多梦。人流后经潮1次，量不多。舌质红略黯、苔薄黄腻，脉细。药用苍术（炒）10g，白术（炒）10g，黄柏10g，防己12g，薏苡仁15g，牛膝10g，黄芪20g，当归10g，鸡血藤15g，红花6g，五加皮6g，桑寄生15g，续断15g，千年健15g，鹿衔草10g，黑豆10g，僵蚕（炙）10g。继服100剂。

【五诊】2008年2月29日。近来颈部出汗，右足趾麻，有硬胀感。舌质黯红、苔薄黄，脉细滑。证属肝肾阴伤，络热血瘀。药用鳖甲（炙。先煎）15g，苦丁茶10g，地骨皮15g，赤芍10g，僵蚕（炙）10g，地龙10g，玄参10g，牡蛎（煅，先煎）25g，防己12g，黄柏9g，百合12g，知母10g，瘪桃干20g，浮小麦30g，鸡血藤15g，黑豆10g，牛膝10g，桑寄生15g。继服100剂。

【六诊】10月24日。饮食良好，入秋下肢转凉，稍有软弱，行走无力，不耐劳累，睡眠尚可。舌质偏红、苔黄薄腻，脉细滑。再予调补肝肾、益气养血、清化湿热为主。药用熟地黄12g，石斛10g，枸杞子10g，何首乌（制）10g，桑寄生15g，鸡血藤15g，薏苡仁15g，苍术（炒）6g，黄柏6g，防己12g，牛膝10g，黄芪15g，当归10g，黑豆10g。

【结果】以该方加减治疗7个月，病情基本稳定。

【按】此案乃肝肾亏虚，瘀热与风痰湿一同致病。瘀主要表现为经脉不利症状，如手指发麻、感觉迟钝、筋脉拘紧、行走不能等；热表现为口干严重、大便干结、有火灼感、苔黄等。初诊方用白薇煎合四妙散加味组成。方中用穿山甲、泽兰、鬼箭羽、赤芍等化瘀；白薇、生地黄、知母、黄柏等清热；而胆南星、僵蚕、全蝎祛风化痰止痉；防己、苍术、薏苡仁利湿除痹舒挛；石斛、牛膝养阴培肾。二诊时，集牵正散合白薇煎、三妙散、桃仁承气汤加减，组成复法大剂，药物多达21味，意在集结药力，突出重点，兼顾全面，攻克顽疾。三诊时改以四妙散合抵当汤加减，并加强熄风化痰通络之力；四诊又配以五加皮、桑寄生、续断、千年健、鹿衔草、黑豆等补益肝肾之品。此案治疗灵活，不拘一法一方，审证而治，或大范围拆方组方，或适时快速转方，是周老治病用方一大特点。

参考文献

赵智强. 周仲瑛从瘀热论治精神神经疾病经验介绍［J］. 中国中医药信息杂志，2011，18（12）：88－89

2. 气血亏虚、血虚生风、兼外邪入络案（邓铁涛医案）

钟某，男，50岁。

【初诊】 2011年5月1日入院。

［主诉］四肢乏力、麻木20余日。

［临床表现］患者近3个月工作压力大，思虑过度，饥饱失常，20余日前因恶寒、发热，伴有咳嗽，在当地医院就诊，经治疗后恶寒、发热症状缓解（具体用药不详），继而出现四肢乏力，伴右侧手指麻木，皮肤如针刺感，渐由远端向近端延伸。入院症见精神疲倦，形体偏瘦，四肢乏力、麻木感，以右侧为甚，伴右侧肢体感觉迟钝、乏力，行走不稳，无胸闷、气促，无恶心、呕吐，无恶寒、发热，纳、寐均可，二便调。舌质淡红、苔薄黄，脉弦滑。右侧肢体末端触、痛觉减退。西医诊断为脑脊髓神经根神经炎，中医辨证属风热湿痹。西药以营养神经为主；中药以清热疏风通络为法。治疗1周后患者四肢乏力加重，短气，不能起身行走，麻木感上升至大腿，大便秘结。体查右下肢肌4级，双膝反射减弱，提睾反射减弱，下肢由远到近至大腿、腹股沟皮肤触觉减弱，胸部、腹部皮肤触觉正常。舌质淡边有齿印、苔薄白，脉细。

［诊断］痿病，证属气虚血瘀。

［治法］治以补气活血化瘀为法，予补阳还五汤加减。再治1周后，症状缓解不明显。请邓老会诊后指示，应加强补气通络、养血活血，兼以祛风。

［方药］活络效灵丹加减：黄芪60g，五指毛桃50g，丹参20g，当归20g，川芎15g，乳香10g，没药10g，生地黄10g，郁李仁10g，生姜10g，黑枣30g，火麻仁30g。

【二诊】 服上方15剂后，患者症状明显缓解，四肢乏力明显改善，右上肢肌力正常，只余留右手指及掌部稍有麻木感，拟出院。出院带药，守上方去火麻仁、郁李仁，30剂。

【结果】 30日后随访，患者右侧肢体仍有乏力，右侧手掌时有麻木感，四肢肌力正常，肌张力正常，坚持早晚散步运动。药用黄芪60g，五指毛桃50g，丹参15g，川芎15g，黑枣15g，当归10g，生地黄10g，生姜10g，乳香5g，没药5g。坚持服药6个月，已无肢体乏力麻木感及其他不适，日常生活正常。

【按】 此案患者以一侧肢体乏力、站立不稳、四肢远端麻木、软弱无力等为主要症状，故邓老诊断为痿证。中医药治疗痿证多遵循《内经》“治痿独取阳明”的治则。邓老抓住患者思虑过度，饥饱失常，损伤脾胃，致气血亏虚，血虚生风，加之外邪入络，虚实夹杂之病机，治以补气通络、养血活血，兼以祛风为法。在活络效灵丹的基础上，加用大剂量补气药黄芪、五指毛桃；兼用活血且具有祛风之川芎，姜枣和胃，防乳香、没药攻瘀伤胃；“盖治风先治血，血行风自灭也”，故用当归补血活血，“生新兼能化瘀，故能治周身麻痹、肢体疼痛、疮疡肿疼”；再加上功同四物的丹参，从而组成简炼有效、寓攻于补的养血活血、补气通络祛风法。此病是在人体脾胃内伤的情况下，才易因外邪侵袭而发病。治疗应抓住本虚这一特点，顾护脾胃，扶正以祛邪。

参考文献

罗川晋，吴伟．邓铁涛教授运用活络效灵丹治疗脑脊髓神经根神经炎 1 例［J］．新中医，2012，44（6）：214－215

3. 脾胃气虚、兼感风寒案（邓铁涛医案）

患者，男，43 岁。

【初诊】 1999 年 3 月 11 日入院。

［主诉］四肢麻木乏力 2 日，双眼睑下垂 1 日。

［临床表现］患者于 2 日前感冒后出现双下肢麻木乏力，双膝以下明显，走路如踩棉花。随后又出现上肢麻木无力，以肘关节以下明显，今晨出现双眼睑下垂，无四肢肌肉疼痛、关节红肿热痛及发热，神志清楚，胃纳一般，大小便调。四肢肌力正常，双肘以下、双膝以下痛觉减弱。入院后经服中药祛风除湿通络剂，配合静脉滴注黄芪针、清开灵等，症状无明显改善，于 3 月 15 日请邓老会诊。患者仍感四肢麻木乏力，双眼睑下垂，面色晦滞，无发热恶寒，纳可。舌质淡红、苔薄白，脉寸浮。

［诊断］西医诊断：吉兰-巴雷综合征。中医诊断：痿病，证属脾胃气虚，兼感风寒。

［治法］补脾益气，祛风散寒。

［方药］豨莶草 15g，茯苓 15g，白术 15g，薏苡仁 30g，黄芪 30g，党参 18g，防风 10g，柴胡 10g，升麻 10g，五爪龙 60g，甘草 3g。1 日 1 剂。

【二诊】 上方服 7 剂后复诊，患者精神好转，四肢乏力减轻，仍感肢体麻木，眼睑下垂，呼吸、饮食正常。舌质淡红、苔浊，脉弦数。药已对证，仍以健脾益气，祛风除湿，续守上方加泽泻 15g，桃仁 12g，桂枝 10g，忍冬藤 30g，桑枝 30g。

【结果】 守方共服 10 余剂，患者四肢有力，可独立行走，眼睑下垂明

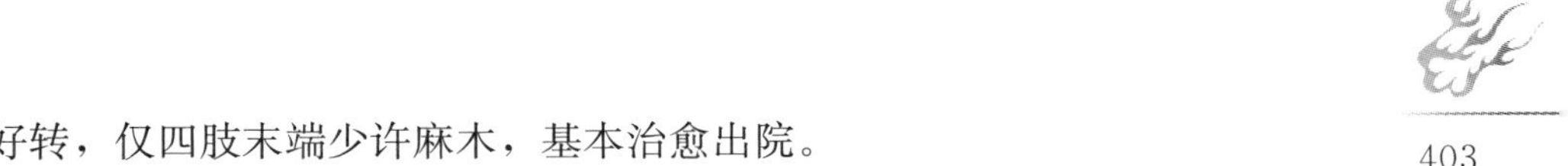

显好转，仅四肢末端少许麻木，基本治愈出院。

【按】此案发病特点为内外合病，内有脾虚湿盛，外感风寒邪气，单解其外则里不和，单治其里则外不解。邓老审证察因，先以补中益气汤加豨莶草、防风，内补脾胃，外散风寒，再以五苓散加祛风除湿通络之品，以解内外之湿邪而获病愈。此案辨证精当，治法切中病机，故能取得显著疗效。

参考文献

徐云生．邓铁涛教授验案 2 则［J］．新中医，2001，33（1）：67

三叉神经痛（2 案）

1. 热结经络案（任继学医案）

患者，女，56 岁。

【初诊】2003 年 11 月 5 日。

［主诉］左侧面部疼痛 1 个月。

［临床表现］患者 1 个月前无明显诱因出现左侧面部颊车处疼痛，痛如电掣，每次持续 1 分钟左右，但疼痛剧烈难忍，反复发作。现症见时有左侧颊车处疼痛，遇热则剧，冷敷则缓。舌苔薄黄，脉弦数。

［诊断］西医诊断：三叉神经痛。中医诊断：面痛，证属热结经络。

［治法］酸甘化阴，清热缓急。

［方药］生白芍 50g，甘草 15g，葛根 20g，花椒（炒）5g，生地黄 15g，天竺黄 15g，全蝎 3g。4 剂。水煎服。另用细辛 2g，白芍 10g，甘草 5g，川芎 5g，没药 3g，冰片（后下）0.3g。4 剂。水煎取汁，用纱布浸药液，敷于痛处。

【结果】用药后疼痛未再发作而痊愈。

【按】该患者疼痛遇热加剧，冷敷则缓，是为热结经络证。此乃温热火邪作用于肌表筋骨，温主散，热主蒸，火主灼，致使分肉之间津液受灼，津亏液少，筋、肉、骨失养，血脉干涩，脉络绌急，经络不畅，神机受阻，发生疼痛。治疗应以酸甘化阴、清热缓急为大法。内服方中，芍药甘草汤酸甘化阴，缓急止痛；生地黄、葛根滋阴生津，以润血脉之干涩，活血通络；花椒止痛力强；天竺黄清热化痰通络；全蝎虫类善行，解毒散结，通络止痛。全方配伍，酸甘缓急，络透痛止。外用药中，除用白芍、甘草缓急止痛外，川芎、没药活血通络，行气止痛；加入细辛止痛力量更强；冰片辛寒透络，清热止痛。外用药中，酸甘化阴与辛润温通并用，可达镇静止痛之效。如此内外兼施治疗痛证，效果显著。

参考文献

刘艳华，任喜洁．任继学教授治疗痛证医案 4 则［J］．长春中医药大学学报，2010，26（5）：678－679

2. 肝风夹瘀案（刘祖贻医案）

患者，女，61 岁。

【初诊】2008 年 4 月 21 日。

［主诉］左侧面颊疼痛 2 年。

［临床表现］患者于 2 年前无明显诱因突发左侧面颊疼痛，痛剧如刀割，甚则面肌痉挛掣痛，在当地医院诊断为原发性三叉神经痛。用止痛药仅能短时间缓解疼痛，须增大药物剂量，但又出现头晕、行走不稳，特来求治。刻下症见：左面颊疼痛阵作，如刺如灼，刷牙、洗脸即可诱发；面色暗红，口干不欲饮。舌质红、有瘀斑、苔薄白，脉弦细数。患者素有高血压史。

［诊断］面痛，证属肝风夹瘀。

［治法］柔肝通络。

［方药］芍药甘草汤加减：白芍 30g，甘草 10g，全蝎 10g，蜈蚣 2 条，三七 10g，延胡索（醋制）15g，泽泻 10g。7 剂，水煎，早晚分服。

【结果】服药后，面痛明显缓解；以此方加减，坚持服用 1 个月余，面痛消失，其病告愈。

【按】此病发病部位在颜面一侧之口－耳－鼻－眶区域，为少阳胆经及足阳明胃经在头面部的循行部位，而足厥阴肝经与胆、胃二经经气相通。《灵枢·经脉》曰："肝足厥阴之脉……挟胃，属肝，络胆。"故肝胆火盛，或肝肾阴虚，虚风内动，引胃胆二经之气血升腾上逆，夹痰瘀等伏邪阻于面部，发为面痛。此例患者年过六旬，肝肾已亏，素有高血压史；面色暗红，舌有瘀斑，疼痛如刺如灼，乃血瘀之象；面痛忽作忽止，风也。故辨为肝风夹瘀证，治以芍药甘草汤柔肝缓急，三七、延胡索活血化瘀止痛，全蝎、蜈蚣缓解面肌痉挛。患者口干不欲饮，服止痛药头晕，舌苔薄白，虑有湿邪，故取五苓散之意，加用泽泻 10g。

参考文献

刘芳，周慎．刘祖贻医案精华［M］．北京：人民卫生出版社，2014：36－37

面　瘫（1案）

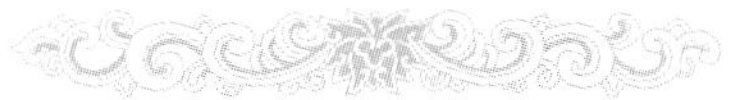

营卫虚弱、风中经络案（邓铁涛医案）

患者，男，36岁。

【初诊】1999年6月29日入院。

［主诉］左侧面部麻木3日，口眼㖞斜1日。

［临床表现］患者形体偏胖，3日前因工作时坐在空调机风口，被冷风直吹面部4小时许，突觉左侧面部麻木，继而面部肿胀、瘙痒，服氯雷他啶（克敏能）无效。又去某医院静脉滴注清开灵，亦未见改善，遂住院治疗。症见左侧面部麻木，无肿胀，口眼㖞斜，左侧额纹消失，鼻唇沟变浅，左眼闭合不全，眼轮匝肌肌力减弱，口角向右歪斜，鼓气不能，伸舌不歪，余无异常。舌质淡红、苔薄白，脉浮。入院后经服中药牵正散加清热解毒之品，静脉滴注清开灵、香丹注射液及地塞米松，配合针灸治疗，未见明显效果。于7月9日请邓老会诊。症状如前，舌质淡胖嫩、有齿印、苔薄白，脉浮。

［诊断］西医诊断：Bell面瘫。中医诊断：面瘫，证属营卫虚弱，风中经络。

［治法］益气健脾，祛风通络。

［方药］黄芪24g，党参24g，白术15g，茯苓15g，薏苡仁30g，五爪龙30g，全蝎10g，僵蚕10g，川芎10g，地龙12g，防风6g，甘草5g。

【结果】上方服8剂。诸症悉除，痊愈出院。

【按】此案患者形体偏胖，营卫不固，复加冷风直吹，风中面部经络而致口眼㖞斜。邓老辨证为营卫虚弱，风中经络，治以益气固表，祛风通络，予玉屏风散合四君子汤、牵正散加味。药后营卫得固，风邪得除，故8剂而病愈。邓老经常强调，凡遇此类病证，定要按中医理论辨证论治，切忌清热解毒、苦寒败胃之剂，否则正气一伤，外邪深入，病难治矣。

参考文献

徐云生．邓铁涛教授验案2则［J］．新中医，2001，33（1）：67

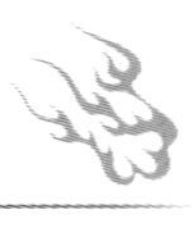

面肌抽搐（2案）

1. 营卫失和、风邪侵袭案（程莘农医案）

患者，女，62岁。

【初诊】 1992年8月3日。

［主诉］右侧面肌瞤动10余年。

［临床表现］症见右侧面部肌肉瞤动频作，抽搐牵动口眼，致口眼㖞斜，夜卧流涎，右眼视力已下降，遇风、情绪紧张或劳累等则诱发瞤动。面晦少华，汗出恶风，肩背酸楚不适。舌质淡、边有齿痕、苔白，脉象细缓。患者因病奔波医治多年，效果不显。

［诊断］面风，证属营卫失和，风邪侵袭，气血虚弱，筋脉失养。

［治法］疏散风邪，调和营卫，兼益气血。

［方法］针灸治疗。大椎、风池、四白、颧髎、左太阳、左巨髎、左地仓、左颊车、承浆、外关、合谷、足三里、三阴交。患侧用补法，健侧用泻法。

【结果】 治疗8次（1个疗程），面肌瞤动次数明显减少，抽搐强度减弱，面色由晦暗不泽转黄而明净，右侧面肌偶尔出现瞤动。后共治疗3个疗程，疾病痊愈。

【按】 患者营卫失调，卫外不固，风邪乘虚而入。治取大椎、风池、外关、合谷，疏散风邪；内关、足三里、三阴交，调和营卫，兼益气血；四白、颧髎、左太阳、左巨髎、左地仓、左颊车、承浆，系局部取穴。程老治疗面肌瞤动，患侧面部取穴宜少，针刺手法用补法，健侧面部取穴宜多，针刺手法用泻法。临床效果甚佳。

参考文献

常宝琪. 程莘农教授医案3则［J］. 山西中医，1994，10（4）：16－17

2. 肝风内动夹痰阻络案（郭子光医案）

患者，女，61岁。

【初诊】 2000年11月14日。

［主诉］右眼睑跳动反复发作1个月。

［临床表现］患者1个月多来发生右眼跳动但痛，其初是间断性的跳动，继则越来越频繁，目前是整天几乎不停止的跳动，以致使人心烦不安。曾服几种镇静药都无效，而且越发越频繁，乃请针灸科医生配以针刺

治疗，针刺时跳动减轻，起针后不久又跳动如故，已针刺10次没有改善。经介绍前来求治。现症右眼不断跳动，不胀不痛，晚间睡后则跳动停止，时有头晕，心烦易怒，眠食二便均可，血压不高。形体略矮而偏胖，性情偏急，面色白润，舌质略淡而苔白润，脉弦细沉。

［诊断］面风，证属肝风内动，夹痰阻络。

［治法］平肝缓肝，祛风豁痰，辛咸通络。

［方药］三虫药合芍药甘草汤加味：全蝎10g，僵蚕15g，地龙15g，天南星（制，先煎30分钟）15g，白芍30g，菊花30g，石决明30g，甘草（炙）10g。

【二诊】11月21日。上方服2剂后跳动停止，又自配1剂服用以巩固疗效。

【结果】察其舌正脉平，阴阳和调，告之不必服药，注意不要过分用眼即可。

【按】眼睑痉挛即动眼神经痉挛，其发生之原因，古今医家有谓贼风内侵，或痰火上炎者，有谓邪气闭塞，或气血失调者，有谓劳瞻竭视，阴亏失于濡养者。然而，肝开窍于目，肝主筋，肝风内动引起眼睑痉挛却不被古今医家所重视。郭老认为眼睑痉挛以肝风内动引起者居多。此案即乃肝风内动，夹痰上扰，阻滞络道，使眼部肌肉失于濡养，因而导致抽动的发生。其治疗用白芍、甘草柔肝缓急，全蝎、地龙、石决明平肝熄风，僵蚕、天南星化痰通络，菊花引诸药上升于眼，符合平肝缓肝、祛风豁痰、辛咸通络，与病证相符，故很快见效。

参考文献

刘杨. 郭子光对几种“肝风内动”治验［J］. 中医杂志，2004，45（10）：739－740，783

重症肌无力（3案）

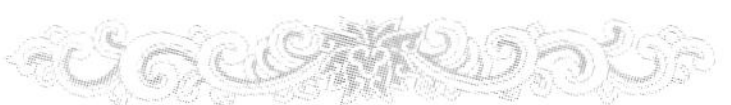

1. 脾胃虚损案（邓铁涛医案）

患者，男，26岁。

【初诊】1998年3月11日。

［主诉］复视、全身乏力半年。

［临床表现］患者于半年前感冒后，渐觉全身乏力，行走易跌倒，上下公共汽车亦困难，伴复视，病情逐渐加重，朝轻暮重。近1个月来出现

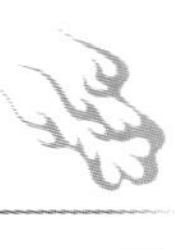

咀嚼无力，无吞咽及呼吸困难。舌质淡边有齿印、苔薄白，脉细弱。肌疲劳试验、新斯的明试验均阳性。

［诊断］西医诊断：重症肌无力（全身型）。中医诊断：痿病，证属脾胃虚损。

［治法］健脾补气。

［方药］黄芪 30g，五爪龙 30g，党参 15g，升麻 10g，白术 12g，当归 12g，橘红 6g，柴胡 6g，甘草（炙）6g。7 剂，1 日 1 剂，水煎服。

配合针灸治疗，取穴以阳明经为主，选伏兔、足三里、阳陵泉、丰隆，采用温针灸，配针睛明、太阳，平补平泻。1 日 1 次，10 次为 1 疗程。

【二诊】自觉症状改善，咽干。以上方为基础，黄芪用至 60g，加麦冬 15g 以养胃阴。

【三诊】后在上方基础上黄芪增至 120g，连续服药半年余，患者全身无力及复视消失，咀嚼正常，肌疲劳试验阴性，恢复正常上班。

【按】《证治准绳》曰："痿者，手足痿软而无力，百节纵缓而不收也。"《素问·痿论》篇曰："阳明者，五脏六腑之海，主润宗筋，宗筋主束骨而利机关也……阳明虚，则宗筋纵，带脉不引，故足痿不用也。"脾主肌肉，主四肢。邓老认为痿证的病位在脾，重症肌无力主要病机为脾胃虚损，中气下陷。根据虚则补之，损则益之的原则，健脾补气举陷为主要治法，而补中益气汤之黄芪用量轻，补气力弱，故邓老重用黄芪从 30g，渐增至 120g。并加用五爪龙，俗称南芪，功能类似黄芪，其性缓，补而不燥，与黄芪合用有相须作用，既能加强补气作用，又能制黄芪之燥热。同时在补气之中少佐行气药，如橘红、陈皮均轻用，取其行气化滞醒脾之功，可见邓老遣方用药之妙。

参考文献

李艳慧. 邓铁涛教授治痿验案 3 则［J］. 新中医，2001，33（11）：20－21

2. 脾气虚弱、肝肾亏虚、清气不能上承案（周仲瑛医案）

患者，男，57 岁。

【初诊】1997 年 4 月 30 日。

［主诉］左眼睑下垂 8 个月。

［临床表现］患者左侧眼睑下垂至今 8 个月，在南京某医院住院诊治，CT、磁共振全身检查无异常发现，经"疲劳试验"、"抗胆碱酯酶药物试验"、肌电图检查确诊为"重症肌无力"，服用"新斯的明"治疗 2 周后一度好转出院。今年 3 月中旬又见复发。刻诊左侧眼睑下垂，舌体不和，语言不清，咀嚼困难，口唇周边肌肉有乏力感，头昏。舌苔两侧花剥、境界

明显，舌质紫暗，脉细。查见语声低微，语言不清，呼吸平稳，心肺正常，睁眼无力，咽反射良好，左上肢握力5级，右上肢握力4级。

［诊断］痿病，证属脾气虚弱，肝肾亏虚，清气不能上承。

［治法］益气升清，培补肝肾。

［方药］补中益气汤加减：生黄芪20g，党参15g，葛根15g，当归10g，甘草（炙）3g，石斛12g，黄精12g，枸杞子10g，陈皮10g，石菖蒲6g，升麻5g，僵蚕（炙）10g，穿山甲（炮）6g。初投7剂。

【二诊】1周后复诊，眼睑下垂稍复，语言清晰，咀嚼功能改善，但不耐劳累。舌苔能化、质光红好转、但尚暗紫，脉细滑，治守原法。原方改生黄芪30g，继服30剂。

【三诊】1个月后续诊，眼睑下垂复常，语言清晰，咀嚼功能恢复，精神改善。舌苔薄腻、质黯紫，脉细有力。效不更方，原方嘱持续服用1个阶段，以资巩固。

【结果】半年后随访未见复发。

【按】脾为后天之本，主运化，为气血生化之源，主四肢、肌肉，五脏六腑之精气皆赖其供养，四肢肌肉均为其主持。脾虚则运化失常，气血生化乏源，四肢肌肉失于濡养，故痿而不用，气不运血，或痰湿阻滞，可见肌肤麻木不仁等瘀证。《素问·痿论》指出："治痿独取阳明。"亦即补益后天之法。故治疗常以益气健脾升清为主，方用补中益气汤之类。因临床上不仅脾虚，且常有兼症，其中最常见者为肾虚，即《脾胃论》中指出的"脾病则下流乘肾，土克水则骨乏无力"。治疗当在健脾益气升清的基础上加补肾之品，辨其阴阳化裁，久病痰瘀阻络者又当兼顾。

参考文献

周仲瑛. 补中益气汤临床新用［J］. 浙江中医药大学学报，2006，30（2）：156-157，162

3. 脾肾两虚案（邓铁涛医案）

患者，男，15岁。

【初诊】1971年12月7日。

［主诉］左眼睑下垂3个月，右眼睑下垂2个月。

［临床表现］患者于3个月前感冒发热后突然出现左眼睑下垂，早上轻，晚上重，继则眼球运动不灵活，上、下、内、外运动范围缩小。约经月余，右眼睑亦下垂，并有复视现象。经某医院检查，X线片示胸腺无增大。经新斯的明试验诊为重症肌无力。经抗胆碱酯酶药物治疗无效而来就诊。症见眼睑下垂，眼球运动不灵活，运动范围缩小，复视，身体其他部

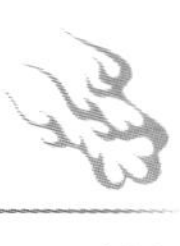

位肌肉未见累及，饮食、睡眠、呼吸、二便、肢体活动均正常，仅体力较差。舌质嫩无苔而有裂纹，脉弱。

［诊断］痿病，证属脾肾两虚，以脾虚为主。

［治法］补脾为主，兼以补肾。

［方药］黄芪 10g，升麻 9g，白术 12g，菟丝子 9g，党参 15g，桑寄生 18g，当归 12g，石菖蒲 9g，柴胡 9g，何首乌 9g，橘红 5g，紫河车 15g，大枣 4 枚。1 日 1 剂。

另每日开水送服六味地黄丸 18g，并配合针刺脾俞、肾俞、足三里等穴。

【二诊】1972 年 3 月 2 日。经上述治疗 3 个月后，病情稍有好转，原晨起后约半小时即出现眼睑下垂，现眼睑下垂时间稍推迟，余症同前。上方黄芪倍量，每周服 6 剂，1 日 1 剂。

另每周服后方 1 剂。药用党参 9g，茯苓 9g，白术 9g，甘草（炙）6g，当归 6g，熟地黄 15g，黄芪 12g，白芍 9g，五味子 9g，肉桂心 1.5g，麦冬 9g，川芎 6g。补中益气丸 12g，另吞服。

【三诊】上法治疗月余，症状明显好转，晨起眼睑正常，可维持至下午 3 时左右，两眼球活动范围增大，复视现象消失。至 6 月 6 日复诊，服前方药 3 个月，除左眼球向上活动稍差外，其余基本正常。舌质嫩苔少有裂纹，脉虚。治守前法。药用黄芪 60g，白术 12g，党参 15g，当归 12g，柴胡 9g，升麻 9g，枸杞子 9g，大枣 4 枚，阿胶 3g，橘红 3g，紫河车粉（冲服）6g。每周 6 剂，1 日 1 剂。另每周服下方 1 剂。药用枸杞子 9g，茯苓 12g，山药 12g，牡丹皮 9g，山茱萸 9g，熟地黄 12g，生地黄 12g，巴戟天 6g。

【四诊】1973 年 3 月四诊，服前方药半年多，两眼球活动及眼裂大小相同，早晚无异。嘱服上方 2 个月以巩固疗效。

【结果】追踪观察 13 年，病无复发。

【按】《灵枢·大惑论》曰："五脏六腑之精气，皆上注于目而为之精。"并指出："精之窠为眼，骨之精为瞳子，筋之精为黑眼，血之精为络，其窠气之精为白眼，肌肉之精为约束。"后世医家据此发展为"五轮"学说，指出目部与脏腑的有机内在联系。其中"肉轮"——眼胞（眼睑）属脾，因脾主肌肉，肌肉之精为约束，脾阳不足，清气不升，故提睑无力。治疗大法宜以大补脾气，使脾阳健运，清阳上升，则眼睑活动可复常。要升发脾阳，应首选李杲之补中益气汤。通过反复的临床实践加减用药，邓老体会要重用黄芪。此病的形成除与脾有关外，尚同肝肾相关，因除眼睑下垂外，还有眼球运动障碍，引起复视、斜视等症状，并多有肾虚或阴虚的脉象、舌象。所以治疗上除大补脾气外，还应根据肝肾同源、肝虚补肾之原则，同时补肾，即既补脾又补肾，使先天（肾）与后天（脾）同补，以图根治。从脾与肾的相互关系来看，此案患者舌质嫩无苔兼有裂纹，脉弱，都是肾阴不足的征象。治疗采用六天补脾阳，一天补脾阴之法，补脾时兼予补肾，养肾时兼予补脾，一法到底，直至治愈。

参考文献

邓铁涛. 重症肌无力治验案［J］. 中国民间疗法，2011，19（5）：1

进行性肌营养不良症（2案）

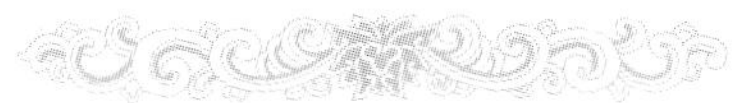

1. 肝肾不足案（李济仁医案）

患者，15岁。

【初诊】 1985年1月31日。

［主诉］进行性双下肢无力2年余。

［临床表现］患者于1982年5月间上楼时忽觉双腿乏力，之后渐感上下楼梯及下蹲后起立困难，疲劳后症状明显，未予重视。其后症状逐渐加重，且两侧小腿发硬，易疲乏，走路左右摇摆。于1984年10月分别在徐州及上海等地医院就诊，诊断为进行性肌营养不良。既往无家族遗传病史。诊见四肢无力，双下肢明显，走路摇摆，易疲劳，自汗，盗汗，纳可，二便调，睡眠多梦。舌质淡红、苔薄白，脉细弦。体格检查：神清，精神疲乏，两臀部及两大腿部肌肉萎缩明显，双侧腓肠肌假性肥大，双上肢肌力5⁻级，双下肢肌力4级；膝反射、跟腱反射减弱，病理反射未引出，无感觉障碍。

［诊断］痿病，证属肝肾不足。

［治法］补益肝肾，舒筋活络。

［方药］玉竹15g，生地黄15g，熟地黄15g，山茱萸15g，杜仲15g，千年健15g，生薏苡仁15g，薏苡仁（炒）15g，狗脊12g，肉苁蓉12g，鸡血藤12g，活血藤12g，补骨脂12g，淫羊藿12g，仙茅12g。40剂，1日1剂，水煎服。

【二诊】 3月18日。服药后精神状态较前稍好转，肌肉萎缩及腓肠肌假性肥大等症同前，纳欠佳，二便调，寐安。舌质淡红、苔白，脉濡。仍守上方去薏苡仁、薏苡仁（炒）、杜仲，加苍术9g，白术9g。继服。

【三诊】 3月28日。疲乏、自汗等症状较前好转，仍有盗汗，四肢肌

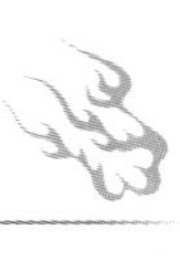

力同前。舌淡红、苔薄白，脉细濡。药用玉竹 15g，枸杞子 15g，生薏苡仁 15g，薏苡仁（炒）15g，肉苁蓉 12g，补骨脂 12g，牛膝 12g，鸡血藤 12g，活血藤 12g，巴戟天 9g，苍术 9g，白术 9g，五加皮 9g。

【四诊】5 月 15 日。双下肢无力、双侧腓肠肌假性肥大较前好转，两臀部及两大腿部肌肉未进一步萎缩，余无不适，纳可，二便调，寐安。舌质淡红、苔薄白，脉细濡。药用生地黄 15g，熟地黄 15g，千年健 15g，当归 15g，枸杞子 15g，路路通 12g，桑寄生 12g，牛膝 12g，木瓜 12g，续断 12g，狗脊 12g，鸡血藤 12g，活血藤 12g，伸筋草 10g，五加皮 9g，桂枝 9g。

【五诊】8 月 7 日。治疗已半年，自觉身体较前舒适许多，无自汗、盗汗。舌质淡红、苔薄白，脉细。四肢较前稍有力、两臀部及两大腿部肌肉未进一步萎缩，走路摇摆较前好转，双上肢肌力 5 级，双下肢肌力 4^{+} 级。守上方续服。

【六诊】10 月 10 日。患者已能自己扶栏杆上下楼，双下肢无力、两侧小腿发硬较前好转。食欲渐增，舌脉同前。药用生地黄 15g，熟地黄 15g，枸杞子 15g，山药 15g，山茱萸 15g，五加皮 15g，千年健 15g，狗脊 15g，鸡血藤 15g，活血藤 15g，牛膝 12g，木瓜 12g，肉苁蓉 12g，苍术 9g，白术 9g。

【结果】患者从 1985 年 1 月至 1998 年 12 月，一直在李老处就诊，并间断服药。因路途遥远，一直用信函交流。患者恢复良好，未耽误学习，于 2000 年结婚，2002 年已育一子。

【按】人体乃禀受先天之精而生，赖后天水谷之精以养。若素体禀赋薄弱，肝肾精血先天不足，则筋骨不得壮养，一旦受邪，则致脏腑、阴阳、气血、津液诸损而生痿疾。此病起病隐袭，发展缓慢，很多患者开始时仅表现为某一肢体或四肢软弱无力，经过数周、数月甚至数年以后才逐渐发展至丧失运动功能，但也有少数患者病势发展较快，这与患者体质、内伤虚损程度以及环境等诸多因素有关。李老治疗此案的用药，体现了守法守方，变中不变、不变中有变的规律。方用六味地黄丸中的“三补”，熟地黄、山药、山茱萸，肝、脾、肾三阴并补，以补肾为主。肝为藏血之脏，腰为肾之府，膝为筋之府，肾主骨生髓，精血互可转化，脾为气血生化之源，气机升降之枢，三脏并调，以补亏虚之躯。又予壮阳与滋阴泻火同用的二仙汤加减，以适应阴阳俱虚于下，而又有虚火上炎的复杂证候。同时李老认为，无论何种痿病，都存在湿邪留滞和脾虚湿困两种病理状态，而薏苡仁俱有健脾利湿，舒利经筋之双重功效，为治疗痿证不可或缺的药物之一。牛膝主

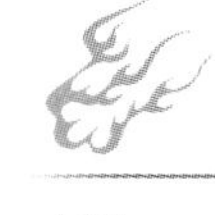

寒湿痿痹，四肢拘挛，膝痛不可屈伸。其原为补益之品，而善引气血下注，是以用药欲下行者，恒以之为引经，故善治肾虚腰疼腿疼，或膝痛不能屈伸，或腿疼不能任地。鸡血藤、活血藤也是李老喜用之药对，冀补血而不滋腻，活血而不伤气。木瓜作用部位亦偏于下肢，专入肝益筋走血，功能祛湿舒筋活络，主要用于腰膝无力及筋痹、骨痹之关节拘挛、筋脉拘急者。李老认为，痹证与痿证，尤其骨痹、筋痹以下肢为主者，无论虚实均可酌用木瓜。五加皮疗小儿行迟，与木瓜配伍，一偏于利湿行水，一偏于舒筋活络，两药合用，取其协同作用，对于双下肢痿软无力者，此配伍又是李老用药特点之一。

参考文献

李振怡，舒春，李艳．国医大师李济仁治疗进行性肌营养不良验案举隅［J］．中医药临床杂志，2012，24（5）：385－387

2. 脾肾亏虚、痰瘀互结案（邓铁涛医案）

患者，男，17 岁。

【初诊】2004 年 3 月 15 日入院。

［主诉］双下肢乏力、肌萎缩 4 年。

［临床表现］患者 2000 年初开始无明显诱因出现双下肢乏力，当时症状较轻而未诊治，以致病情逐渐加重，出现双下肢肌萎缩。2003 年 3 月在某大学附属医院住院治疗，诊为进行性肌营养不良症，经治疗（用药不详）自觉症状无明显好转出院，后在当地医院门诊静脉滴注黄芪注射液及川芎嗪注射液等，亦无明显改善，于 2004 年初出现行走困难，不能坚持上学而前来求治。3 月 19 日邓老查房，诊见全身乏力，步行蹒跚呈鸭步，腰膝酸软，恶寒怕风，无复视及眼睑下垂，构音清楚，无吞咽困难。舌质淡紫而胖、有齿痕、苔白滑，脉细涩。四肢肌肉萎缩，以臀大肌、股四头肌、肱三头肌尤甚，双上肢肌力 3 级，双下肢肌力 2 级，下蹲后不能起立，腓肠肌可见假性肥大，四肢感觉及位置感正常，浅反射存在，膝和跟腱反射稍减弱，病理反射未引出。实验室检查：谷草转氨酶（AST）126U/L，谷丙转氨酶（ALT）112U/L，血清肌酸激酶（CK）3735U/L。

［诊断］痿病，证属脾肾亏虚，痰瘀互结，本虚标实。

［治法］标本兼顾，补肾健脾，祛湿化痰，活血化瘀。

［方药］强肌健力 2 方（邓老自拟方）：黄芪 60g，山药 60g，白术 10g，茯苓 10g，牡丹皮 10g，五爪龙 35g，熟地黄 24g，山茱萸 12g，土鳖虫 6g，菟丝子 15g，楮实子 15g，陈皮 3g，甘草 3g。1 日 1 剂。

【二诊】2004 年 4 月 2 日。患者肌力好转，腰膝酸软减轻，扶床下蹲可缓慢起立。近 3 日因感冒而鼻塞打喷嚏流清涕，舌质淡、苔薄白，脉

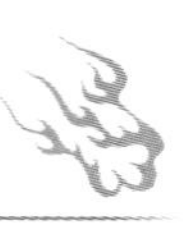

浮。复查：AST 8U/L，ALT 88U/L，CK 2512U/L。守方去熟地黄、山茱萸，加防风 10g，辛夷 10g，豨莶草 12g，7 剂。

【三诊】 4 月 9 日。鼻塞喷嚏、流涕等症消失，肌力改善不明显。舌质淡紫而胖有齿痕、苔白腻，脉细。拟强肌健力 2 方基本方加牛大力 30g，千斤拔 30g，再服 15 剂。

【四诊】 4 月 23 日。肌力及腰膝酸软明显好转，下蹲可站起 2 次，腓肠肌假性肥大有好转。舌质淡红、苔薄白，脉细。效不更方，带三诊方 30 剂出院继续服药治疗。

【结果】 5 月 24 日回院复诊，肌力进一步好转，双上肢肌力 4 级，双下肢肌力 3 级，下蹲后能起立 4 次，步态好转，腓肠肌假性肥大进一步改善，腰膝酸软基本消失。舌质淡红、苔薄白，脉细。实验室复查：AST 50U/L，ALT 63U/L，CK 1912U/L。邓老将治方易为强肌健力胶囊，坚持服用，病情稳定。

【按】 此病辨证属本虚标实，以脾肾虚损为本，痰瘀互结为标，其治宜标本兼顾。治本注重滋肾健脾，使肾精气充，肌肉筋骨得养，肌肉坚实有力。健脾则使气血生化有源，肌肉得益于气血滋养，则丰满健壮。此外，脾健运可绝生痰之源，利于祛痰。治标重化痰消瘀，痰化瘀消，而利于治疗假性肥大，防止肌细胞脂肪变性与脂肪沉积。邓老临证常以自拟经验方强肌健力 2 方治疗。方中重用黄芪补气，白术、茯苓、五爪龙、山药助黄芪补气健脾化湿为君药，脾健则除生痰之源；熟地黄、山茱萸、菟丝子、楮实子补肾益精为臣药，使肾精济脾土；土鳖虫、牡丹皮活血化瘀；陈皮理气化痰为佐药；甘草调和诸药为使药。邓老在诊疗中还善于治疗变症，如兼风寒表证则去滋腻滞邪之熟地黄、山茱萸，加防风、豨莶草、辛夷以疏风散寒，但中病即止，以免气随汗泄；上肢肌无力加桑寄生、千斤拔；下肢肌无力加牛大力、牛膝等。

参考文献

熊文生，刘小斌．邓铁涛教授治疗进行性肌营养不良症经验介绍［J］．新中医，2005，37（11）：9－10

汗　证（3 案）

1. 卫阳不足、表虚不固案（张琪医案）

患者，男，23 岁。

【初诊】 1980 年 5 月 6 日。

［主诉］自汗反复 1 年余。

［临床表现］近 1 年多来经常自汗，尤其在精神紧张时汗出不止，伴有头眩、夜寐不安、多梦健忘等。西医诊为自主神经功能紊乱，曾用中西药治疗 20 日不效，求张老诊治。患者就诊时汗出不止，头面如洗，遍身衣湿，头晕乏力，精神倦怠，四肢厥冷。舌质淡、苔白滑，脉沉。

［诊断］汗证，证属卫阳不足，表虚不固。

［治法］调和营卫，温阳益气，固表敛汗。

［方药］桂枝 15g，白芍 20g，甘草 10g，附子 10g，龙骨（煅）20g，牡蛎（煅）20g，麻黄根 15g，党参 15g，黄芪 50g，五味子 15g，生姜 10g，红枣 5 枚。水煎服。

【二诊】 5 月 14 日。服上方 8 剂后，自汗明显减少，头晕减轻，全身较前有力，但仍手足厥冷。已见成效，继服前方，附子增为 15g。

【三诊】 6 月 4 日。连服上方 20 剂，附子逐渐增量，最后增至 25g，汗出已止，手足转温，睡眠好转，余症悉除。嘱继用原方 10 剂后，停药观察。

【结果】 1 年后随访已不自汗，诸症皆除。

【按】 此例自汗，西医诊断为自主神经功能紊乱，中医称阳虚自汗。张老认为卫阳虚为病之本，卫阳不能固于外，则营阴不能守于内，故汗出淋漓不止。《伤寒论·辨太阳病脉证并治》曰："太阳病，发汗，遂漏不止，其人恶风，小便难，四肢微急，难以屈伸者，桂枝加附子汤主之。"其所述病因和症状与此案虽不完全相符，但汗出遂漏不止的主症相同，病机则一。故张老守其法，活用其方，予桂枝汤调和营卫，加附子温阳固表，再辅以党参、黄芪、龙骨、牡蛎、五味子、麻黄根等，以增益气固表敛汗之效。全方共奏调和营卫、温阳益气、固表敛汗之效。为增温阳固表之力，附子增至 25g，可见张老临床经验之一斑。

参考文献

古风江，张玉梅．张琪教授验案二则［J］．山东中医杂志，1997，16（1）：33－34

2. 肝火偏亢、金水不足案（邓铁涛医案）

患者，男，39 岁。

【初诊】 2000 年 10 月 22 日。

［主诉］多汗反复 18 年。

［临床表现］异常出汗 18 年。遇事易紧张，常心悸神疲，多梦，午后潮热、怕热，与人交谈时易情绪紧张则汗出，汗出前，身热脸红，夏天更

明显。经检查心电图、脑电图、肝、胆、肾均正常，诊断为自主神经功能紊乱。经中西医久治不愈。

[诊断] 汗证，证属肝火偏亢，金水不足。

[治法] 养阴敛汗。

[方药] 黄连阿胶汤加减：黄连 4g，黄芩 10g，阿胶（烊）10g，生地黄 30g，龙齿（先煎）30g，生牡蛎（先煎）30g，浮小麦 30g，甘草（炙）5g，白芍 15g，鸡子黄 1 枚。

【二诊】 10 月 30 日。服药 5 剂后症状明显好转，出汗渐减，睡眠良好，梦少，神安，与人言谈时除脚心、手心、腋下出汗外，其他部位已正常。守上方加糯稻根 30g 以助止汗之力。续服 7 剂。

【三诊】 11 月 6 日。出汗渐减，余症明显好转，下午偶尔面潮红，有时感到下肢乏力，与人交谈时脚心、手心少许汗出，余均正常。前方加牛膝 15g，续服 7 剂。

【结果】 后汗出已愈，唯感下肢酸软，予上方合六味地黄丸调理，症状消失停药。后又出现汗出，怕冷，以桂枝加龙骨牡蛎汤调治而愈。

【按】 汗为心液，肾主五液，心火亢旺，肾水不足，水火失济故汗出、多梦；暑气通于心，逢夏季则病情加剧；肝苦急，紧张、焦急则肝火旺，肝木更助心火，故紧张则加重。此病为木火偏亢，金水因之不足所致。其治用黄连、黄芩、生地黄清心、肝之热，阿胶、白芍、鸡子黄养心、肝、肺、肾之阴，龙齿、牡蛎重镇安神，浮小麦敛阴止汗，甘草和胃益气。阴充则热自降，神安则汗自止。

参考文献

杨利. 邓铁涛教授运用经方治验 4 则 [J]. 新中医，2004，36（6）：11－12

3. 阴阳两虚、津液外泄案（张琪医案）

患者，女，52 岁。

【初诊】 2002 年 8 月 30 日。

[主诉] 自汗反复发作 3 年余。

[临床表现] 1999 年因功能性子宫出血，出血不止，故行子宫切除术。术后周身自汗出，汗出如洗，经多方治疗汗出时多时少，反复发作 3 年余。近日昼夜汗出，汗出如洗，面色苍白，畏寒，心烦，心悸，口苦，口干，身无热感，乏力，气短，大便干结。舌质红、苔白，脉沉滑有力。

[诊断] 汗证，证属阴阳两虚，津液外泄。

[治法] 泻火滋阴，温阳固表，调和营卫。

[方药] 当归 20g，生地黄 20g，黄连 15g，黄柏 15g，黄芪 40g，黄芩 15g，熟地黄 20g，山茱萸 20g，龟甲 20g，五倍子 15g，桂枝 15g，白

芍 20g，甘草 15g，五味子 15g，龙骨（煅）30g，牡蛎（煅）30g，西洋参 15g，麦冬 15g。

【二诊】服上方 7 剂后症状略有好转，出汗量减少，气短，胸闷气憋，舌质红、苔白，脉沉缓。于前方加丹参 15g，附子 10g，续服 14 剂。

【结果】出汗量大减，气短、胸闷气憋、畏寒、口干均消失，后继服 14 剂，巩固疗效，半年后随访未复发。

【按】汗证是人体阴阳失调，营卫不和，腠理开阖不利而引起汗液外泄的病证。阴虚生内热，虚热内扰，灼伤阴津，阳蒸阴分，津液外泄；阴阳互根，阳虚不能敛阴，汗液外泄；营卫不和，腠理不固，卫气失司，津液外泄导致汗证的发生。此案乃阴阳两虚所致，病机错综复杂，为难治之证。《医宗金鉴·删补名医方论》："寤则汗出曰自汗，寐则汗出曰盗汗。阴盛则阳虚不能外固故自汗，阳盛而阴虚不能中守故盗汗。若阴阳平和之人，卫气昼则行阳而寤，夜则行阴而寐，阴阳既济，病安从来?"方中当归、生地黄、熟地黄入肝肾，滋阴养血，具有壮水之主以制阳光之功；黄连、黄芩、黄柏泻火除烦，苦以坚阴；黄芪益气固表止汗，共奏滋阴清热，固表止汗之功；桂枝、白芍调和营卫，桂枝辛甘性温，甘草甘温，两者辛甘合化，阳气乃生，温心阳；龙骨、牡蛎、五倍子、五味子固涩敛汗；附子温阳敛汗；汗为心之液，麦冬、西洋参、五味子益气养心阴；山茱萸酸涩温，收敛止汗，补肝肾，《医学衷中参西录》："萸肉救脱之功，较参、术、芪更胜。盖萸肉之性，不独补肝，凡人身阴阳气血将散者，皆能敛之。"龟甲咸甘寒，滋阴潜阳，养血补心；久病多瘀，加丹参活血化瘀。共奏滋阴清热、温阳固表、调和营卫之功。

参考文献

李淑菊，张玉梅. 张琪教授治疗疑难杂症经验撷菁［J］. 中医药学刊，2004，22（5）：785

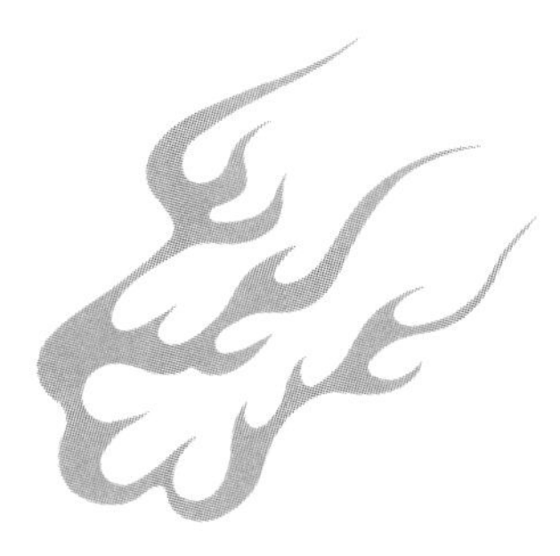

第十二章 神志病科医案

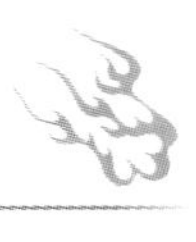

阿尔茨海默病（2案）

1. 气滞血瘀、痰瘀交阻、蒙蔽清窍案（张琪医案）

患者，男，75岁。

【初诊】2001年6月18日。

［主诉］行为异常、认识障碍3年。

［临床表现］患者平素性情急躁易怒，3年前因老伴去世，所受打击较大，逐渐出现行为异常，经常呼号怒骂，打人毁物，事后方知，平常记忆认知障碍，将其女儿呼为“大姐”，独自出门后不能自行回家。CT示：脑萎缩，腔隙性脑梗死。西医诊断：老年痴呆，阿尔茨海默病，腔隙性脑梗死。静脉滴注脑活素、胞二磷胆碱、脉栓通之类均无明显疗效，求治于中医。家属代述，每外出必迷失方向，思维经常无故中断，健忘，反应迟钝，常大声喊骂儿女，打破器具，自觉头重如蒙如裹，有梗死感，身倦喜卧。舌质淡紫、有瘀斑、苔白黄厚腻，脉沉滑数而有力。

［诊断］痴呆，证属气滞血瘀，痰瘀交阻，蒙蔽清窍。

［治法］行气活血，豁痰化瘀，开窍醒神。

［方药］癫狂梦醒汤加减：桃仁30g，柴胡15g，香附20g，木通10g，赤芍15g，半夏15g，青皮15g，大腹皮15g，陈皮15g，桑白皮15g，紫苏子20g，郁金20g，石菖蒲15g，远志15g，丹参20g，川芎15g，青礞石（先煎）10g，胆南星15g，大黄3g，甘草15g。水煎，1日1剂，早晚温服。14剂。

【二诊】狂躁症状明显好转，骂人毁物现象明显减轻，头重如裹明显好转，服药后泄泻明显，每日5～6次。于前方去青礞石、大黄，加入白术20g，天麻15g，又服21剂。

【三诊】神志清楚，家属述其对病中表现深感懊悔，原桃仁减为20g，加地龙20g，葛根20g，水蛭10g。又服药30剂。

【四诊】思维清楚，外出可自行回家，不再迷失方向，能正常进行其力所能及的家务活动，唯过劳后觉腰膝酸软无力，要求继续服药，以巩固疗效，延缓衰老。药用黄芪30g，党参15g，熟地黄20g，山药15g，茯苓15g，牡丹皮15g，泽泻15g，当归15g，山茱萸15g，白芍20g，白术20g，丹参20g，葛根20g，地龙20g，何首乌20g，水蛭5g，鸡内金15g，山楂20g。水煎，2日1剂，早晚温服。

【结果】再服60剂，自觉精力旺盛，思维敏捷，遂停药，随访至今，状态稳定。

【按】张老用癫狂梦醒汤治疗神志不清，邪气亢盛者，每获良效。癫狂梦醒汤出自王清任《医林改错》："癫狂一症，哭笑不休，詈骂歌唱，不避亲疏，许多恶态，乃气血凝滞，脑气与脏腑气不接，如同做梦一样。"联系此病的发生，如头脑发生血瘀气滞，使脏腑化生的气血不能正常地充养元神之府，或因血瘀阻滞脉络，气血不能荣脑髓，则可造成灵机混乱，神志失常发为癫狂。王清任根据气滞血瘀立论，除桃仁、赤芍为活血药之外，其余柴胡、香附、青皮、紫苏子、陈皮、大腹皮皆为疏肝理气之品。在临床辨证时要注意辨其气滞血瘀，除情绪躁扰不安，恼怒多言，临床还可表现为情绪激动，烦躁多言，甚则登高而歌、弃衣而走，或目妄见，耳妄闻，呆滞少语，妄想离奇多端外，经常兼见面色滞暗，胸胁满闷，头痛心烦，妇女痛经，经血色紫暗有块，舌质有瘀点、瘀斑，脉弦数或沉弦。此证由于血气凝滞使脑气与脏腑气不相接续而成，若瘀兼实热，舌苔黄，脉弦数则多表现为狂躁症状；若瘀兼虚寒，舌苔白，脉沉弦而迟，则多表现为痴呆症状。

参考文献

孙元莹，吴深涛，王暴魁. 张琪教授治疗老年痴呆经验介绍［J］. 甘肃中医，2007，20（9）：15－16

2. 心肾两虚、夹痰浊瘀血、痹阻脑络、髓海失充案（张琪医案）

患者，男，73岁。

【初诊】2002年10月13日。

［主诉］智能障碍多年。

［临床表现］家属代述记忆力逐年下降，遗忘明显，性格改变，疑心较大，行为异常，经常担心家中失窃，于午夜时分拨打"110"电话报警，家人为此尴尬不堪。同时出现轻度智力障碍，反应迟钝，语言表达欠清，时常词不达意。CT示：脑萎缩。西医诊断：老年痴呆，阿尔茨海默病。经西医多方治疗无明显效果，求治于中医。现症见头晕头痛，失眠健忘，时有幻觉，近来脱发明显，形体消瘦，语言表达失常，须发皆白，颜面及双手有较多老年斑。舌质紫暗、舌苔白微厚腻，脉沉迟。

［诊断］痴呆病，证属心肾两虚，夹痰浊瘀血，痹阻脑络，髓海失充。

［治法］补肾健脑养心，填精益髓，佐以活血通络。

［方药］熟地黄20g，山茱萸20g，石斛15g，麦冬15g，五味子15g，石菖蒲15g，远志15g，肉苁蓉15g，肉桂5g，附子5g，巴戟天15g，益智仁20g，鹿角胶15g，丹参20g，川芎15g，地龙20g，葛根20g，红花

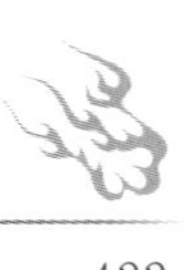

15g，赤芍 20g，甘草 15g，胆南星 15g。水煎，1 日 1 剂，早晚温服。30 剂。

【二诊】语言表达基本清楚，夜间睡眠良好，服药期间情绪稳定。前方加龟甲 15g，加强滋阴之力，续服 60 剂。

【三诊】被窃妄想感消失，疑心明显减轻，精神轻松，饮食、睡眠良好，嘱其停药观察，家属恐其前症复发，不同意停药。又令患者续服药 30 剂。

【结果】精神状态已如常人，面色红润，双手及颜面老年斑明显减少，服药后再生之须发均为黑色，且浓密光泽，家人大喜，遂停药。随访半年，状态稳定，再无复发。

【按】肾为封藏之本，内寓元阴元阳，肾虚虽有阴虚阳虚之别，但阴阳互根，久病常易相互累及，即"阳损及阴，阴损及阳"，转而变为阴阳两虚，为肾病虚损的常见证候。此案即心肾两虚，夹痰夹瘀所致。在治疗上须滋阴与扶阳兼顾，既可促进生化之机，又可避免互伤之弊，同时化痰活血以治其标。方中用熟地黄、山茱萸滋补肾阴；肉苁蓉、巴戟天、鹿角胶补肾壮阳；附子、肉桂引火归元，摄纳浮阳；麦冬、石斛、五味子滋阴敛液，使阴阳相配；石菖蒲、远志交通心肾，开窍化痰；益智仁健脑开智；丹参、川芎、地龙、葛根、红花、赤芍活血化瘀；胆南星燥湿豁痰；甘草调和诸药。全方补肾健脑养心，壮阳滋阴，填精益髓，活血化痰，开窍醒神，适宜于智能障碍之病。

参考文献

孙元莹，吴深涛，王暴魁. 张琪教授治疗老年痴呆经验介绍［J］. 甘肃中医，2007，20（9）：15－16

血管性痴呆（1 案）

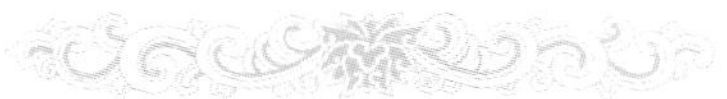

痰瘀互结、蔽阻心窍案（李士懋医案）

患者，男，54 岁。

【初诊】1999 年 9 月 14 日。

［主诉］健忘、智能障碍 1 年。

［临床表现］诉腔隙性脑梗死 2 次，恢复尚可，一年来智力下降，健忘，不识路径，不辨红绿灯，不能继续开车。继之言语减少，答非所问。常呆坐，看电视后不知看的是什么，至不再看电视。脉弦滑有力，舌质

暗红。

[诊断] 西医诊断：血管性痴呆。中医诊断：痴呆病，证属痰瘀互结，蔽阻心窍。

[治法] 活血涤痰开窍。

[方药] 陈皮 100g，半夏 100g，胆南星 100g，枳实 100g，石菖蒲 100g，郁金 100g，白矾 30g，天竺黄 100g，茯苓 100g，川芎 90g，赤芍 100g，桃仁 30g，红花 30g，当归 100g，土鳖虫 100g，水蛭 100g，蜈蚣 60 条，全蝎 90g，牛膝 100g，天麻 100g，乳香 80g，地龙 100g，银杏叶 90g，丹参 120g，珍珠粉 50g，鳖甲（炙）120g，穿山甲（炮）100g，生牡蛎 120g，夏枯草 100g，海藻 100g。一料，共为细面，早晚各 1 匙。

【二诊】2000 年 1 月 17 日。上药共服 4 个月，精神状况明显好转，能简单计数，看电视后故事情节可大致复述，亦可帮助料理家务。脉转缓滑、尺脉较差。当增扶正之品。菟丝子 120g，巴戟天 100g，淫羊藿 90g，肉苁蓉 100g，何首乌 100g，鹿茸 30g，红参 60g，生黄芪 100g，茯苓 120g，半夏 100g，胆南星 90g，天竺黄 100g，枳实 80g，石菖蒲 80g，郁金 80g，川芎 70g，当归尾 90g，赤芍 100g，桃仁 100g，红花 100g，土鳖虫 70g，水蛭 60g，蜈蚣 40 条，全蝎 80g，天麻 100g，牛膝 120g，地龙 100g，珍珠粉 30g，银杏叶 90g，丹参 120g，鳖甲（炙）120g，白矾 20g，海藻 100g，穿山甲（炮）100g。一料，共为细面，服如上法。

【结果】2001 年 3 月 2 日复诊，上药共服两料。现精神、智力与常人无明显差异，其语言及思维近似常人，嘱其继服一料，以巩固疗效。现已上老年大学，能正常听课及与人交流。

【按】关于痴呆，薛生白于《湿热病篇》曾有生动的描述，曰："湿热证，七八日，口不渴，声不出，与饮食亦不却，默默不语，神识昏迷，进辛开凉泄，芳香逐秽，俱不效，此邪入厥阴，主客浑受，宜仿吴又可三甲散。"薛生白注云，此为"阴阳交困，气钝血滞而致，湿不得外泄，遂深入厥阴，络脉凝瘀，使一阳不能萌动，生气有降无升。心主阻遏，灵气不通，所以神不清而昏迷默默也。破滞破瘀，斯络通而邪得解矣"。此脑络被阻，灵机不运。脉弦滑有力，舌质暗红，乃痰瘀互阻脑络。故宗薛生白所云，破滞破瘀，通其脑络，大队涤痰活瘀开窍。一料后脉较缓滑，且尺脉较差，乃痰瘀挫后，虚象渐显。故增益脾肾之品与涤痰破瘀开窍同用。历经 1 年半坚持治疗，竟获殊功。

参考文献

张腾，王四平，张拴成，等. 李士懋教授论血管性痴呆治疗 [J]. 河北中医药学报，2011，26（1）：41－43

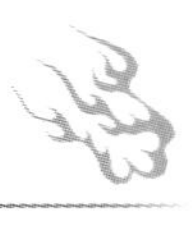

一氧化碳中毒后遗症（1案）

瘀扰脑神案（刘祖贻医案）

患者，男，36岁。

【初诊】 1992年4月10日。

［主诉］煤气中毒后失眠半年。

［临床表现］患者于去年11月因煤气中毒而昏迷，经抢救脱险后一直失眠，曾经高压氧等治疗未能缓解。现仍失眠多梦，伴头昏头痛，耳鸣口干，纳食差，大便可，易疲乏。舌质暗苔白，脉细弦。

［诊断］不寐，证属瘀扰脑神。

［治法］活血安神。

［方药］丹参15g，延胡索15g，酸枣仁15g，首乌藤30g，五味子10g，生龙骨30g，生牡蛎30g，黄芪30g，葛根15g，天麻10g，山楂15g。14剂。

【二诊】 6月1日。服上方后失眠明显好转，心情较前平静，头痛减轻，但出现眩晕恶心，纳差。舌质淡红、苔薄，脉细滑。此乃兼夹痰浊之象，上方去五味子，加法半夏10g，陈皮10g，泽泻15g，钩藤15g，蒺藜15g。再服14剂。

【按】 一氧化碳中毒后遗症乃因一氧化碳中毒后，引起严重低氧血症，导致脑组织缺氧，使脑血管渗透性增加，脑水肿，皮质与基底节的软化与坏死及皮质下广泛的脱髓鞘病变。此病属于中医煤气中毒范畴，乃因煤毒内攻，上蒙清窍，病久毒邪入络，瘀自内生，上扰脑神所致。即《医林改错·血府逐瘀汤所治之症目》所谓："夜不安者，将卧则起，坐未稳又欲睡，一夜无宁刻，重者满床乱滚，此血府血瘀。"故宜丹参、延胡索、葛根活血以治其因，酸枣仁、首乌藤、五味子、龙骨、牡蛎安神以治其症，因去则症宁矣。

参考文献

周慎. 脑病擅从肝肾血瘀辨证的刘祖贻［A］. //邱德文，沙凤桐. 中国名老中医药专家学术经验集2［M］. 贵阳：贵州科学技术出版社，1995：563-564

癫 狂（2案）

1. 气血凝滞、扰及神明案（何任医案）

患者，男，17岁。

【初诊】2005年8月6日。

［主诉］少语懒言半年。

［临床表现］少语懒言已半年有余，学习成绩下降，渐至饮食减少，面色不华，形体消瘦，小便少，大便坚结，言语对答尚属正常。目多红丝，舌下纹紫暗外凸明显、苔白腻，脉涩。病起于一次体育课，扭伤腰腿以后，至今行动迟钝。当地医院诊断为精神分裂症、强迫症、忧郁症。服抗抑郁西药已久，但见效甚微。亦曾服用过中药天王补心丹、归脾汤、导痰汤等均少效。

［诊断］癫狂，证属气血凝滞，扰及神明。

［治法］疏肝理气，活血安神。

［方药］法半夏10g，桃仁15g，紫苏子10g，桑白皮10g，大腹皮10g，青皮10g，柴胡10g，赤芍15g，陈皮6g，甘草10g，神曲（炒焦）10g，鸡内金（炒焦）10g，滑石10g，生大黄（后下）6g，香附（制）10g。7剂。

【二诊】胃纳渐开，二便已常，夜寐较安，舌苔渐化，舌下紫纹转淡渐平。验不变法，原方加淡竹叶10g，麦冬（炒）30g，再服14剂。

【三诊】胃纳渐增，言语渐多，夜寐时间较前为长，学习亦正常，面色渐佳而形体尚瘦。于原处方加益气健脾之白术、茯苓、太子参及滋阴养血之当归、女贞子、首乌藤，调理多剂，以期巩固。

【按】此例为癫狂之癫病。癫狂之主要病因总离不开气、郁、痰、火、瘀。其病机为邪侵机体，阴阳失调、神明受扰所致。一般癫病为喜怒无常，多语或不语，状如痴呆，不能正常处事、学习和工作。此患者起病于运动中伤及身体，乃瘀滞之源也。且其舌下纹暗紫膨凸，足证血瘀之存在为时已久。本虚标实，当地医生用天王补心丹、归脾汤补益心脾，以导痰汤清痰火，虽亦有据，但未中病。何老则首从瘀考虑，选用《医林改错》之癫狂梦醒汤，至于患者有尿少、便艰等症，何老指出此乃服药已久所致，故于处方中酌加清利之滑石、甘草，并以生大黄通腑。经服药后明显改善症状。二诊以后，诸症轻瘥。但仅

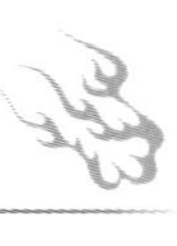

以面色仍未正常，消瘦依然者，何老认为，神志病时日久长，形体受损，此即《内经》所谓“主不明则十二官危，使道闭塞而不通，形乃大伤”是也。故对此本虚标实之第二步即予补气健脾、养血滋阴之品调治而日见痊复。

参考文献

何若苹．何任临证经验研究：杂病诊治医案举隅［J］．上海中医药杂志，2006，40（6）：1－2

2. 胆实痰郁、动扰心神案（李今庸医案）

患者，男，20岁。

【初诊】1966年12月5日。

［主诉］狂走妄行反复发作1年，复作1个月。

［临床表现］数年前曾发狂证多日，1966年11月其病复发，狂走妄行，善怒，甚至欲持刀行凶。同年12月5日就诊于李老。症见哭笑无常，时发痴呆，伴头昏、耳鸣、失眠、多梦、心悸、两鬓有掣动感，两手震颤，淅然畏寒，四肢冷，面部热，口渴喜饮，大便秘结。唇红，舌苔白，脉弦细数。

［诊断］癫狂病，证属胆实痰郁，动扰心神。

［治法］升发胆气，化痰定神。

［方药］柴胡加龙骨牡蛎汤加减：柴胡12g，黄芩10g，法半夏10g，党参10g，生姜10g，大枣（擘）3枚，桂枝10g，茯苓10g，龙骨12g，牡蛎12g，大黄8g。上11味，以适量水煎药，汤成去渣取汁温服，日2次。

【二诊】服药4剂，狂止症退，改以温胆汤加味：竹茹15g，茯苓10g，枳实（炒）10g，陈皮10g，龙骨12g，法半夏（打）10g，牡蛎12g，酸枣仁（炒）10g，石菖蒲8g，龟甲10g，甘草（炙）8g。

【结果】服药数剂，其病痊愈，至今未复发。

【按】《素问·灵兰秘典论篇》说：“胆者，中正之官，决断出焉。”《灵枢·九针论》说：“胆为怒。”胆实痰郁，失其中正之用，无以正常决断，则善怒，甚则欲持刀行凶。胆主筋，司运动，其脉行于头面两侧，绕耳前后，故其狂走妄行，两手振颤，两鬓有掣动感而头昏、耳鸣。肝藏魂，胆为肝之府而为肝用，故失眠多梦。胆气通于心，心神失宁，故其哭笑无常，时发呆痴而心悸。胆气郁而不伸，其阳郁结于内，则面部热、口渴、大便结、唇红、脉弦细数。其阳不达于外，则四肢冷而淅然畏寒。柴胡加龙骨牡蛎汤升发胆气、化痰定神明。服药后怒止症退，再以温胆汤加龙骨、牡蛎、石菖蒲利窍化痰安神而收功。

参考文献

李今庸. 验案二则启示 [J]. 中医药通报，2007，6 (5)：54

精神分裂症（2 案）

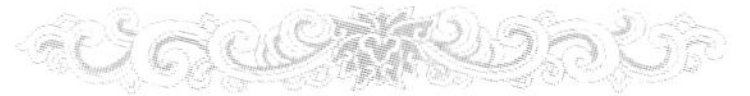

1. 肝气郁结、痰火扰心、气滞血瘀案（张琪医案）

患者，女，28 岁。

【初诊】 2010 年 9 月 15 日。

［主诉］妄想，哭笑无常，有时骂人、打人毁物 11 年。

［临床表现］于 11 年前与同学生气后出现整日不寐、妄想，哭笑无常，有时骂人、打人毁物，在太原市精神病院诊断为精神分裂症，予抗精神病药治疗 3 个月，病情有所缓解，后改服氯丙嗪、地西泮控制治疗至今，但病情时有发作，且逐年加重，全国到处访名医治疗均无效，故于今日来我院求张老诊治。症见自言自语，妄想，哭笑无常，有时骂人、打人毁物，少寐，整日吐痰涎，恶心、纳差。月经量少、色暗。察其神情语无伦次，诊其舌质红紫、苔白腻略黄，脉滑数。

［诊断］癫狂病，证属肝气郁结，痰火扰心，气滞血瘀。

［治法］泻火豁痰开窍，疏肝行气活血，重镇安神。

［方药］礞石滚痰丸合癫狂梦醒汤加减：青礞石 20g，黄芩 15g，大黄 10g，木香 10g，柴胡 15g，香附 20g，青皮 15g，半夏 15g，陈皮 15g，胆南星 15g，石菖蒲 15g，郁金 15g，桃仁 25g，赤芍 20g，生龙骨 25g，生牡蛎 25g，甘草 15g。21 剂，水煎服，1 日 1 剂，早晚温服。

嘱其避免刺激、情绪波动，调节饮食。继服氯丙嗪、地西泮。

【二诊】 10 月 13 日。服药 2 周后，病情有所好转，上述症状均有所减轻，察其神情能正常回答问话，诊其舌质红紫苔黄腻，脉滑数。据舌脉症辨证治法同前，效不改方，故继守前方，21 剂，水煎服，1 日 1 剂，早晚温服。

【三诊】 11 月 3 日。服药 3 周后，病情有所反复，症见妄想，自言自语，哭笑无常，有时骂人、打人毁物，烦躁，睡眠较好，仍经常吐痰涎，纳差，月经量少、色暗，服药至今大便不泻。诊其舌质红紫苔薄黄，脉沉涩。此乃顽痰夹火蒙闭清窍、心窍，扰乱心神，气滞血瘀所致。宗张锡纯之“顽痰非重坠下行之药不能去也”之训，法当泻火豁痰下痰，疏肝行气活血化瘀。方拟礞石滚痰丸合癫狂梦醒汤、荡痰加甘遂汤三方加减治之：

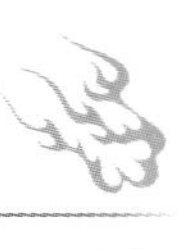

青礞石 20g，黄芩 15g，大黄 10g，沉香 15g，桃仁 40g，赤芍 20g，柴胡 15g，香附 20g，青皮 15g，半夏 20g，陈皮 15g，石菖蒲 15g，郁金 15g，胆南星 15g，大腹皮 15g，栀子（炒焦）10g，赭石 30g，珍珠母 30g，甘遂（炙。另包）5g。14 剂，水煎服，1 日 1 剂，早晚温服。嘱其服药后必泻下数次，若见黏液即停用甘遂，可再重复 1 次使用。

【四诊】 11 月 17 日。服药 2 周后（其中有 2 剂加炙甘遂），病情明显好转，服药后泄下稀便加黏液，每日 7～8 次，伴恶心、呕吐（吐白涎沫），狂躁、妄想等症均明显减轻，且头脑清醒。察其表情正常，诊其舌质淡红有瘀斑、苔薄黄，脉滑数。辨证治法同前，因已泄下痰涎，故前方减甘遂（炙）为 2.5g，加竹茹 15g 以清热化痰止呕，加太子参 30g 扶正以防祛邪伤正，14 剂。嘱其大便若超 3 次即停甘遂，可重复使用。

【结果】 12 月 1 日。服药 2 周后病情稳定，癫狂没再发作，有时妄想、自言自语，无骂人、打人毁物、哭笑无常、烦躁等症，睡眠较好，余无不适感。察其表情正常，能正确回答问题，诊其舌质淡红苔薄略黄，脉缓。嘱其暂停止用药，仍服西药控制病情，注意避免刺激。1 个月后随访，病情稳定，癫狂无发作。

【按】 此案因生气后情志不畅，致肝气郁结，肝郁乘脾，脾失运化，水湿内停，又肝郁化火，火热之邪灼津成痰，而形成痰火，痰火蒙蔽清窍、心窍，使心脑不相通，神明皆乱，故见妄想、自言自语、不寐，严重时骂人、打人毁物、哭笑无常；气为血之帅，气滞则血瘀，使气血不相顺接，心、脑失于濡养，故加重上述症状；痰浊壅肺，肺气上逆，故咯吐痰涎；痰火犯胃，胃气上逆，故恶心、纳差；气血瘀滞，经行不畅，故月经量少、色暗；舌质红紫为瘀热之征；舌苔白腻略黄，脉滑数为痰火之征。综上分析，此案病机为肝气郁结，气滞血瘀，郁而化火，火邪灼津成痰，痰火蒙闭清窍、心窍，扰乱心神，为标实之证，为气、血、痰、火交织，顽痰交痼之征；宗“祛邪方可安正”之训，治宜泻火豁痰开窍，疏肝行气活血化瘀，重镇安神。一诊、二诊用礞石滚痰丸合癫狂梦醒汤加减，共奏泻火豁痰下痰开窍，疏肝行气活血化瘀之功。在此二方基础上加生龙牡重镇安神以治其狂躁。经一诊、二诊治疗，效果不显，究其原因，虽用重坠下痰之青礞石及开痰火之路之大黄，但大便不泻，顽痰无以出路，故三诊、四诊加用荡痰加甘遂汤，即在前方基础上加赭石 30g、甘遂 5g，同时改木香为沉香，加栀子。荡痰加甘遂汤出自《医学衷中参西录》卷上，治癫狂失心，张锡纯谓：“甘遂为下水之圣药，痰亦水也，故其行痰之力，亦百倍于他药。”服后，大便连泻七八次，降下痰涎若干，癫狂顿愈，见者以为奇异，岂不知甘遂之功，远胜于大黄。赭石借其重坠之力，摄引痰火下行，且又能镇甘遂使之专于下行，不至作呕吐也。加沉香助痰下行，且栀子清泻三焦而除痰。经四诊近 3 个月治疗，患者病情稳定，癫狂无再发作。

参考文献

江柏华. 国医大师张琪教授治疗精神分裂症验案 1 则［J］. 中医药通报，2011，10（3）：16－17

2. 心肝阴虚、痰瘀化热扰神案（何任医案）

患者，女，21 岁。

【初诊】2006 年 7 月 2 日。

［主诉］嬉笑怒骂、引吭高歌反复发作 2 年。

［临床表现］患者 2 年前因特殊经历刺激导致精神失常。2 年来终日嬉笑怒骂，忽而引吭高歌，忽而哭泣流泪。西医诊断为精神分裂症，反复出入院已达 8 次，疗效均不理想。患者前来就诊时，难以端坐，其家长代为叙述病情，谓患者记忆力差，易于烦躁，发作时轻则毁物，重则打人，因服用锂剂等西药，口唇、双手颤动不止，月经多瘀块而无腹痛。观之舌质黯苔腻，舌下静脉紫黯明显，脉弦滑。

［诊断］癫狂病，证属心肝阴虚，痰瘀化热扰神。

［治法］安神定志，祛瘀化痰。

［方药］栀子（炒焦）10g，淡豆豉 15g，百合 30g，生地黄 20g，小麦 40g，生甘草 10g，红枣 30g，桃仁 10g，半夏（姜制）10g，紫苏梗 10g，桑白皮 10g，大腹皮 10g，陈皮 10g，青皮 10g。1 日 1 剂，每剂 2 煎，上下午分服。

【二诊】8 月 6 日。服药 1 月余，家长谓其脾气明显好转，狂躁情绪发作由原来每日 2～3 次减少至隔日 1 次，唯歌唱哭泣仍时有发作。“效不变法，验不更方”，故仍按原方治疗。患者再诊时按上方，加泽兰、赤芍续服，病情稳步好转。

【结果】2 年后随访，谓西药镇静剂已减量，2 年中仅住院 1 次，近 1 年已未见高歌哭泣。

【按】心主血脉，藏神；肝主疏泄，藏血；心肝二脏在人的精神、情志治疗中均具有重要的作用。故何老认为，“虚烦不得眠、心中懊恼”的栀子豉汤、《金匮要略》中治疗百合病的百合地黄汤、“妇人脏躁”的甘麦大枣汤，都是治疗精神类疾病的好方剂。因此，在此案的治疗中，基本上都在上述方剂的基础上进行加味。并且“百病多由痰瘀作祟”，精神类疾病多由气郁生痰，影响心神所致。因此何老在此案

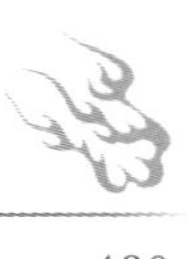

治疗中非常重视理气化痰，活血祛瘀的作用，既应用了疏肝解郁的紫苏梗、桑白皮、大腹皮、陈皮、青皮，又用了化痰的半夏，同时还使用了祛瘀润肠的桃仁，实际上是一剂解郁祛瘀为主兼以化痰的“癫狂梦醒汤”，使气郁散、瘀血去、痰浊清，则心主神明、肝主疏泄的功能自然恢复正常，则精神失常症状随之化解。

参考文献

范雁沙. 国医大师何任治疗精神类疾病经验［J］. 中华中医药杂志，2011，26（1）：90－92

抑郁症（2案）

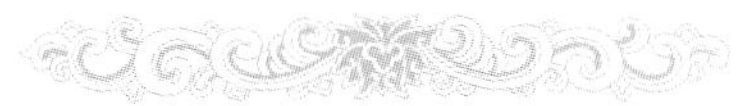

1. 肝气郁结、郁而化热、心失所养案（裘沛然医案）

患者，女，30岁。

【初诊】2006年1月26日。

［主诉］情志抑郁、失眠2年，加重月余。

［临床表现］患者2年前患皮肤湿疹，久治未愈，导致精神紧张、忧愁、失眠，当地医生诊为抑郁症，口服抗抑郁西药（具体用药不详）3个月好转，停药后6个月而复发，继服抗抑郁药6个月未明显缓解，于2005年12月病情反复、症状加重，失眠严重。刻诊见心悸、胸闷，精神易紧张，情绪低落，夜寐不安，仅能睡眠2～3个小时。经当地中医治疗后能安睡4～5个小时，并伴有神疲乏力，眩晕头胀，纳食不馨。月经衍期，40～50日经行一次，量少，大便正常。舌质边尖红、苔薄，脉细少力。

［诊断］郁病，证属肝气郁结，郁而化热，心失所养。

［治法］益气养阴，疏肝解郁，清心安神。

［方药］甘草（炙）18g，桂枝18g，麦冬18g，西红花（后下）1g，黄连9g，生地黄30g，生龙骨30g，生龙齿（先煎）30g，生牡蛎（先煎）30g，常山9g，茯苓12g，茯神12g，郁金15g，党参18g，生姜6g，大枣7枚。水煎服，1日1剂。

嘱心情放松，生活有规律，每日散步活动，避免劳累。

【二诊】2月9日。服上药7剂，睡眠质量明显好转，每晚可入眠6小时左右，精神逐渐振作，信心大增；仍有心悸、胸闷，容易紧张，偶有恐惧感。舌质边尖红、苔薄，脉细。上方去郁金，加磁石（煅，先煎）30g，川芎15g，桂枝改为20g。

【三诊】2 月 23 日。服 14 剂后夜寐转佳，仍有精神紧张感，神疲乏力。舌质黯红、苔薄，脉细。上方续进 14 剂。

【四诊】3 月 4 日。夜寐时好时差，仍有心悸和恐惧感，倦怠乏力，纳食欠馨。经期已过 40 日，未见经讯。舌质暗红、苔薄微腻，脉细少力。药用野山参 1g，生牡蛎（先煎）30g，生龙骨 30g，生龙齿（先煎）30g，藿香 15g，紫苏梗 15g，阿胶（烊冲）9g，甘草（炙）20g，桂枝 24g，生地黄 30g，常山 10g，麦冬 18g，五味子 9g，郁金 15g，益母草 30g，丹参 20g，干姜 15g，生姜 4.5g，大枣 7 枚。再服 14 剂。

【五诊】3 月 19 日。神疲乏力明显改善，行走明显感觉轻松，恐惧、紧张心理进一步好转，心悸亦较前大为改善；近有干咳，寐中有噩梦，偶有胸闷不适，纳食一般。药后 7 日经汛至。舌质黯红、苔薄，脉细较前有力。上方去龙骨、龙齿、五味子、藿香、紫苏梗，加茯苓 15g，川芎 15g，全当归 18g，酸枣仁 20g，细辛 9g。服 7 剂。

【结果】经 2 个月中药治疗，抑郁症完全治愈，患者心情怡悦，精神振奋，寐安纳佳，生活正常。久未见面的亲朋好友遇见她，都称其与以前是判若两人。

【按】裘老根据此患者的病情，治以益气养阴、养心安神的炙甘草汤加减为主方，指出甘草（炙。20g）与桂枝（24g）用量大。若用量小则疗效欠佳，效果不显著，加用常山，取其有镇静安神之功，此乃裘老的经验和特长。第二诊以后，加磁石是增强养心安神之力，加川芎取活血理气之效，加用阿胶与益母草配合，是重在养血调经，加用野山参意在大补气血，加细辛为治咳嗽之良药。

参考文献

李孝刚. 裘沛然临证验案举要［J］. 辽宁中医杂志，2008，35（9）：1406－1407

2. 瘀血阻滞、化热扰神案（何任医案）

患者，男，29 岁。

【初诊】2008 年 11 月 13 日。

［主诉］抑郁多思反复发作多年。

［临床表现］患者自初中始与其父亲关系紧张，情绪压抑，高考后离家求学，情绪方舒展。5 年前大学毕业回家参加工作，仍时常与父亲发生冲突。两年半前开始出现烦躁失眠等焦虑症状，并逐渐加重，西医诊断为“抑郁症”。近日精神疲软，走神多思，少腹作痛，故前来就诊。舌下静脉紫黯。

［诊断］郁病，证属瘀血阻滞，化热扰神。

［治法］祛瘀为先。

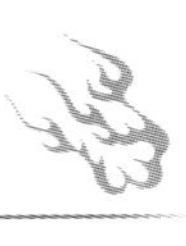

［方药］当归 10g，赤芍 20g，甘草 10g，川楝子 10g，生地黄 20g，川芎 10g，枸杞子 10g，红花 6g，桔梗 9g，川牛膝 10g，栀子（炒焦）10g，淡豆豉 10g，泽兰 15g，小麦 40g，红枣 30g。

【二诊】 11 月 27 日。患者以上方服用 14 剂后，焦虑症状明显减轻，自述仍有小便次数多等，四肢扪之发凉。原方加柴胡 10g，枳实 10g。

【三诊】 12 月 25 日。服上方 1 月余，四肢转温，夜间睡眠明显改善，唯少腹仍时有胀滞及大便溏薄。观之舌下静脉紫纹转淡。拟益肾补气、安肠胃以巩固治疗。药用生地黄 30g，茯苓 30g，牡丹皮（炒）10g，山茱萸 10g，山药 30g，泽泻 10g，太子参 30g，厚朴 10g，白术 10g，苍术 10g，甘草 10g，黄连 3g，桃仁 10g，砂仁 6g，大腹皮 10g，小麦 30g，红枣 30g。1 日 1 剂，每剂 2 煎，上下午分服，服 14 剂，嘱其放松心情，亦需与家人相互体谅。

【结果】 半年后随访，谓诸症皆不复发。

【按】 抑郁症的发病与“主血脉之脏”心、“藏血之脏”肝关系密切，故何老治疗这类疾病非常重视活血祛瘀的作用。此案即乃瘀血阻滞，化热扰神所致。其治疗宜化瘀为主，选方为桃红四物汤、栀子豉汤、甘麦大枣汤三方合用，使瘀血去、热邪清，则心主神明、肝主疏泄功能正常，精神失常症状随之化解。同时在此案的辨治过程中，何老非常重视标、本两方面的互相转化，在起病之始，患者以烦躁失眠为主，故治以宁心安神；待三诊之后神智渐次安定，则其病之本肾虚之象方始显露，则用六味地黄丸益肝肾以收功。

参考文献

范雁沙. 国医大师何任治疗精神类疾病经验［J］. 中华中医药杂志，2011，26（1）：90-92

焦虑抑郁障碍（1 案）

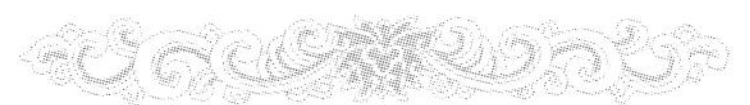

心肝郁热、肝胃不和、三焦郁滞案（路志正医案）

患者，女，45 岁。

【初诊】 2011 年 7 月 10 日。

［主诉］心烦急躁、失眠多梦 5 年，加重 1 年。

［临床表现］患者素性急好胜，近 5 年因儿升学，望子成龙心切，母子沟通欠畅，心烦急躁加重，伴心悸不安，情绪低落，失眠、多梦、健

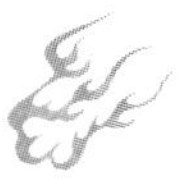

忘，周身酸沉、背痛腰酸，经常胃痛脘闷、偶泛酸烧心，大便黏滞，口干口苦，咽部有痰，面色晦暗，面部及手背多处褐斑，手背湿疹瘙痒，月经量少。有原发性高血压、甲状腺功能亢进症病史5年，5年前甲亢术后诱发甲状腺功能减退症，服用抗高血压药及甲状腺素制剂至今，各项指标控制正常。舌质尖红、苔薄黄腻，脉右弦滑、左沉细滑。

［诊断］西医诊断：焦虑抑郁障碍。中医诊断：郁证，证属心肝郁热，肝胃不和，三焦郁滞。

［治法］疏泄少阳，清心缓急。

［方药］南沙参15g，柴胡10g，黄芩10g，僵蚕6g，蝉蜕6g，黄连3g，竹茹15g，茯苓15g，枳实（炒）10g，生白术10g，生薏苡仁15g，茵陈10g，百合15g，小麦30g，合欢皮15g，甘草（炙）6g，白鲜皮12g。

【二诊】服药7剂诸症改善，遇事仍眠少多梦，大便不畅。舌质淡红苔薄黄腻。上方加酸枣仁（炒）15g，首乌藤15g，丹参15g，砂仁（后下）6g。

【结果】继服药7剂，睡眠好转，口苦减，皮疹改善，胃部舒服，述肠鸣矢气、大便黏滞、腰部酸痛。舌质淡暗尖红、苔薄白腻。继予健脾化湿、疏肝解郁、清心补肾之剂2周，大便黏滞、腰背酸痛减轻，面色明润，褐斑减少，仍月经量少，遂用益气健脾、补肾强腰、佐清胆化湿之剂巩固治疗。

【按】此患者长期处于焦虑和轻度抑郁状态，使心肝肺郁热、肝胆与三焦气机郁滞、横逆脾胃、痰湿瘀阻，进而痰热上扰心神、气阴血耗伤，且心肝亢旺、肝肾精亏，从而导致眠差、健忘、心悸、口干口苦、胃痛脘痞、大便黏滞、皮肤湿疹有褐斑、腰酸背痛、月经减少，乃致甲状腺功能亢进症、高血压心身疾病，促进机体衰退进程。此案在临床控制器质性病变同时，从源头着手：疏泄少阳、和解枢机、清润缓急、健脾补肾、调和阴阳。初诊选用小柴胡汤、升降散、黄连温胆汤、路老自拟方百麦安神饮加减，继予黄连温胆汤、归脾汤加补肾益精之品调补，不仅有利于缓解焦虑或抑郁状态，且延缓心身疾病发生发展与衰老进程。

参考文献

杨凤珍，路志正，烟建华．焦虑与抑郁障碍的中医病机与治疗大法［J］．中华中医药杂志，2012，27（9）：2338－2440

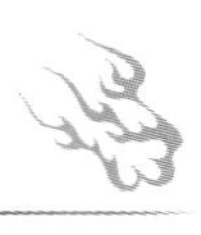

疲劳综合征（3案）

1. 气血亏虚、阴虚阳亢案（朱良春医案）

患者，女，33岁。

【初诊】 2006年11月5日。

［主诉］头晕疲乏反复发作数月。

［临床表现］患者诉头眩心悸，神疲、乏力不支，夜寐欠安，咽痛、口干，喉中有痰咯吐不爽。否认“肝炎、结核”等病。于某大学附属医院检查肝肾功能、血脂、甲状腺功能及血常规均正常。血压130/80mmHg，舌质红绛，脉弦细而数。

［诊断］虚劳，证属气血亏虚，阴虚阳亢。

［治法］益气血，养心肝。

［方药］枸杞子10g，菊花10g，玄参12g，麦冬10g，女贞子15g，酸枣仁（捣）15g，木蝴蝶6g，柏子仁15g，玉竹15g，茯神15g，生牡蛎30g，地龙15g，甘草（炙）6g。14剂。常法煎服。同时服用扶芳参芪口服液15mL，1日2次。

【二诊】 2007年9月16日。服药后，失眠明显好转，头眩减轻，此调补气血之功也。自行停药数月，头昏乏力又作，耳鸣怔忡，休息后略缓解。血压140/80mmHg，舌质红，脉细弦。仍予益气养阴法。药用枸杞子15g，太子参15g，玉竹15g，酸枣仁（捣）20g，柏子仁20g，功劳叶15g，合欢皮15g，生龙骨30g，生牡蛎30g，石斛12g，磁石30g，甘草（炙）6g。14剂。常法煎服。仍配合服用扶芳参芪口服液。

【三诊】 11月4日。自觉体力较前好转，唯胸闷心悸。舌质红绛，脉细小弦。此乃气阴两虚，心失所养。上方加麦冬15g，降香8g，丹参20g。

【结果】 长期化裁服用，以期巩固。

【按】 该患者因工作忙乱，事不遂心，烦劳损心，躁怒伤肝，致心肝火旺，久则五脏积劳，正气受损，而见诸症。辨证属气血亏虚，阴虚阳亢。治以滋阴降火，养心平肝，注重心肝同治，调达气机。方选枸杞子、麦冬、玄参、玉竹、石斛、酸枣仁、木蝴蝶、柏子仁养心血，女贞子、地龙、菊花清热平肝，佐以磁石、茯神、龙骨、牡蛎安神。尤其在二诊时配以合欢皮、太子参二药，以期心肝同治。朱老指出，

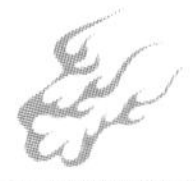

合欢皮，性味平甘，功擅宁心悦志，解郁安神，《神农本草经》谓其能“安五脏，和五志，令人欢乐无忧”。太子参，其用介于党参之补、沙参之润之间，为补气生津之妙品。两味相伍，可调肝解郁，两和气阴，而无“四逆”、“四七”辛香升散、耗气劫阴之弊。尤其适宜于气机郁结、气阴两耗的病症。三诊见舌红绛、胸闷，考虑为阴虚络瘀，加丹参、降香调气化瘀通络。诸药相伍，而获佳效。

参考文献

张侠福．朱良春治疗慢性疲劳综合征验案2则［J］．江苏中医药，2011，43（8）：57－58

2. 肝阳不振、筋失温养案（郭子光医案）

患者，女，36岁。

【初诊】 1995年6月14日。

［主诉］疲乏无力反复发作4年。

［临床表现］自诉全身疲乏，四肢软弱无力，神倦思睡，时轻时重已4年余。曾作过包括CT在内的有关心、肝、肾、肺、脑及血液等各种检测，未发现异常。曾用过复方阿胶浆、康得宁、维生素B_{12}、补钾等治疗无效，当作“风湿病”治疗亦无效。出示中医处方一叠，不外补中益气、十全大补等，均无明显效果。近因业务稍事操劳，自觉全身疲乏更甚，尤其双下肢软弱无力，上二楼都感体重不支，成天思睡，睡不解乏，神怯懒言，头脑昏晕，畏寒，常年总比别人多穿衣盖被，饮食尚可，二便正常。察其体质中等，面色苍暗，头面四肢不浮肿，舌质淡、苔薄白而润，脉沉细弱。

［诊断］虚劳，证属肝阳不振，筋失温养。

［治法］升发肝阳，充养气精。

［方药］四仙解乏方（郭老自拟方）：淫羊藿20g，仙鹤草20g，太子参20g，仙茅10g，麻黄5g，熟地黄15g，威灵仙15g。嘱服6剂，静心将息。

【二诊】 6月21日。服上方后病情好转，一身有轻松之感，上二楼不觉困乏，精神也恢复多了，可以看1小时电视而不瞌睡，头昏晕也减轻多了，舌象正常，脉沉细较有力。继续上方与服。

【结果】 至7月中旬，约服20余剂，一切正常，已恢复商业活动。

【按】《素问·六节脏象论》云：“肝者，罢极之本，魂之居也，其华在爪，其充在筋……”罢，作罴，谓肝为将军之官，有如熊罴之任劳。如劳倦太过，气精暗耗，肝阳亏损，阳刚之气升发不足，不能充筋以任劳，则怠惰乏力矣。此案患者除全身疲乏、嗜睡、懒言外，其

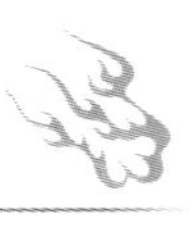

突出特点是四肢特别软弱无力，甚至软得近乎痛，不想动作，血压偏低。治当振奋肝阳，补益气精，用自拟四仙解乏方治疗。方中仙茅、淫羊藿温命门之火以壮肝阳；威灵仙、麻黄宣通经络，升散阳气；人参、熟地黄益气补精。据现代药理研究，仙鹤草有兴奋横纹肌的作用，为脱力神疲之要药。

参考文献

郭子光. 疲劳与劳发证的辨治探讨［J］. 成都中医药大学学报，1998，21（1）：5－6

3. 阴阳两虚、阴虚及阳、三焦气化失司案（朱良春医案）

患者，男，40岁。

【初诊】2009年8月5日。

［主诉］疲乏无力反复发作10年。

［临床表现］患者10年间常感疲劳，讲话即觉乏力，不能多言，活动后尤甚。2007年于上海某医院确诊为慢性疲劳综合征，中西药治疗乏效。故来朱老处求诊，刻下全身乏力，怕冷畏风，言语低、怕噪声，纳可，夜寐尚安，小便时有泡沫。舌质淡、苔薄白、中根黄腻，脉细濡。

［诊断］虚劳，证属阴阳两虚，阴虚及阳，三焦气化失司。

［治法］益气培本。

［方药］党参20g，升麻15g，生白术20g，淫羊藿15g，山茱萸20g，黄芪（炙）30g，巴戟天15g，续断15g，甘草6g。14剂。常法煎服。

【二诊】9月2日。服药后诸症较平，唯身体困重，头昏乏力，四肢欠温。舌苔薄，脉细。前法继进。上方加菟丝子15g，枸杞子15g。20剂。常法煎服。

【三诊】11月4日。服药后疲劳感好转，唯大便溏薄。舌苔根白腻，脉细。上方进之。药用党参20g，升麻15g，白术（炒）30g，淫羊藿15g，山茱萸20g，黄芪（炙）30g，巴戟天15g，续断15g，菟丝子15g，益智仁15g，补骨脂20g，甘草6g。20剂。常法煎服。

【四诊】12月9日。自觉体气已复，舌苔薄，脉平。前法继进。药用党参20g，黄芪（炙）30g，白术（炒）30g，淫羊藿15g，山茱萸20g，山药30g，菟丝子15g，益智仁15g，补骨脂30g，熟地黄15g，甘草6g。20剂。

【结果】嘱长期巩固治疗，饮食、劳逸调理结合。

【按】此患者辨证属阴阳两虚，阴虚及阳，三焦气化失司。孰轻孰重，临证当以脉象、舌苔、精神情绪为辨证关键。在治疗方面，朱老认为：临床上不少劳倦内伤之症，辨证来说有阴虚一面，如专事滋阴补肾，则恢复甚慢；倘以培补肾阳为主，佐以滋肾，则阳生阴长，奏效殊速。主张以淫羊藿、菟丝子、巴戟天、山药、黄芪、党参温补脾肾，升麻、白术健脾升清，助以山茱萸、熟地黄滋养真阴，使阳强阴充，合和绾照，则诸虚百损，自可揆复。且临床擅用淫羊藿，味辛，性温，入肝、肾及命门，常谓其“温而不燥，为燮理阴阳之佳品”。《神农本草经》言其“主阴痿绝伤，茎中痛，利小便，益气力，强志”，功擅补肾壮阳，祛风除湿。

参考文献

张侠福. 朱良春治疗慢性疲劳综合征验案2则［J］. 江苏中医药，2011，43（8）：57-58

脏　躁（2案）

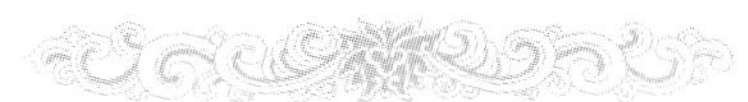

1. 肝郁脾虚、痰火内盛案（李振华医案）

患者，女，47岁。

【初诊】2004年5月9日。

［主诉］悲伤欲哭，善感烦躁反复1年。

［临床表现］患者自述1年前因家庭问题而心情不畅，近半年来渐致急躁易怒，心烦失眠，寐则噩梦纷纭，记忆力减退。长期服用地西泮、谷维素、维生素B_1、脑清片、安神补心片等药物，疗效不佳。曾经做脑血流图、心电图等多种理化检查，未发现异常，患者非常痛苦，甚至多疑善感，悲伤欲哭，烦躁欲死，不能正常工作。现症见头晕头沉，心急烦躁，失眠噩梦，心悸惊恐，哭泣无常，胸闷气短，腹胀纳差，倦怠乏力。舌质边尖红、体胖大、苔黄稍腻，脉弦滑。

［诊断］脏躁，证属肝郁脾虚，痰火内盛。

［治法］疏肝健脾，清心豁痰。

［方药］豁痰宁心汤（李老自拟方）加减：白术10g，茯苓15g，橘红10g，半夏10g，胆南星10g，香附10g，郁金10g，节菖蒲10g，栀子10g，莲子心5g，龙骨15g，砂仁8g，淡竹叶12g，甘草3g，琥珀（分2次冲服）3g。

【二诊】上方服9剂，诸症减轻，可去掉地西泮片睡眠4小时左右。效不更方，继服。

【三诊】上方又服15剂，心急烦躁、悲伤欲哭症状消失，能安睡6小时左右，纳食增加，仍感头晕。舌质偏红、体胖大、苔薄白，脉弦细。方

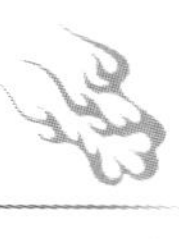

中去淡竹叶，加天麻10g。

【四诊】上方又服12剂，精神好，唯时感心悸气短，其他症状消失。舌质淡红、苔薄白，脉弦细。方用逍遥散加减以调理肝脾，巩固疗效。药用当归12g，白芍12g，白术10g，茯苓15g，柴胡6g，郁金10g，节菖蒲10g，香附10g，远志10g，酸枣仁15g，龙骨15g，枸杞子15g，栀子（炒焦）10g，甘草3g。

【结果】上方服15剂，精神、饮食均好，诸症悉平，病获痊愈，已能正常生活工作。

【按】此案起因于心情不畅所致，因郁怒伤肝，肝气横逆犯脾，脾失健运而痰自内生，痰郁于中，化热上扰于心，心神不宁，故致斯病。其病位主要在肝、脾、心，其病邪主要有郁、痰、热，其治疗重在疏肝健脾，清心豁痰。用橘红、香附、郁金疏肝解郁，白术、茯苓、甘草健脾渗湿，半夏、胆南星燥湿化痰，栀子、莲子心清心除烦，龙骨、琥珀重镇安神，淡竹叶利湿清热，砂仁和胃助化。

参考文献

徐江雁，刘文礼．国医大师李振华教授临证经验点滴［J］．光明中医，2009，24（9）：1652－1653

2. 心肝阴虚、肝郁气滞案（何任医案）

患者，女，38岁。

【初诊】1981年10月5日。

［主诉］郁郁不乐，遇小事则哭闹反复多年。

［临床表现］患者工作劳累，积劳成疾，时有失眠、头痛发生，后因受情志刺激，常年心情不舒，郁郁寡欢，言语稀少，多次因小事哭闹；情绪略兴奋或激动则头痛气促，频作呵欠，心烦倦乏，胃部隐痛。患者自述每在症状发作时手足冰冷，闭目如睡，曾住院治疗。舌质偏红，脉弦细小。

［诊断］脏躁，证属心肝阴虚，肝郁气滞。

［治法］疏肝解郁，益阴缓急。

［方药］四逆散合百合地黄汤、甘麦大枣汤加减：柴胡9g，枳壳9g，白芍12g，甘草（炙）9g，百合15g，生地黄30g，小麦30g，红枣18g。1日1剂，每剂2煎，上下午分服。

【结果】1981年10月12日复诊，患者按上方服5剂后，躁烦减轻，胃脘不舒之状已缓解。又照原方服10余剂后，情志稳定。随访得知，症状长时间未再复发。

【按】此案患者以心肝阴虚，肝郁气滞所致。因其心肝阴虚，故用

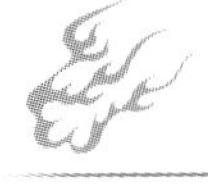

《金匮要略》中治疗百合病的百合地黄汤、“妇人脏躁”的甘麦大枣汤以益阴缓急；因其肝郁气滞，故用《伤寒论》中治疗气郁厥证的四逆散以疏肝解郁。阴得充，郁得解，则心主血脉藏神、肝主疏泄藏血功能自然恢复，精神、情志迅即复常。

参考文献

范雁沙. 国医大师何任治疗精神类疾病经验［J］. 中华中医药杂志，2011，26（1）：90－92

笑 证（1案）

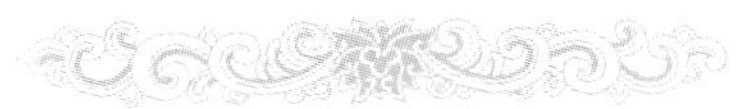

痰涎沃心、神明失守案（李今庸医案）

患者，男，40岁。

【初诊】

［主诉］无故微笑2周。

［临床表现］高血压史10余年，2周前发生时而无故微笑，内心明白却不能控制，形体胖，头部昏闷，口干。舌苔厚腻而黑，脉弦数。

［诊断］笑病，证属痰涎沃心，神明失守。

［治法］化痰涎，泻心火。

［方药］导痰汤加味：胆南星10g，石菖蒲10g，枳实（炒）10g，法半夏10g，陈皮10g，茯苓10g，甘草（炙）6g，浙贝母10g，黄芩10g，黄连10g，玄参10g。

【结果】患者药服7剂而愈。

【按】此案乃因痰热所致。《素问·调经论》曰：“神有余而笑不休。”心邪盛，则见时而无故发笑而不能自控；形体肥胖多痰盛，痰浊郁结，清阳不升，津液不布，则头部昏闷，舌苔厚腻而口干，脉弦；痰郁化火，火极似水，故脉兼数象而舌苔兼黑色；喜则气缓，津聚为痰，痰涎沃心，发为狂证善笑。其治疗用导痰汤化痰行气，加浙贝母、石菖蒲开郁通窍；黄连、黄芩泻心火；玄参咸软，以遂心欲而滋水以制火。痰热清，心火降，其笑自除。

参考文献

杨化冰，张茂林. 李今庸辨治神志病经验［J］. 中医杂志，2013，54（8）：646－647

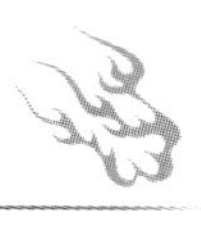

不　寐（6案）

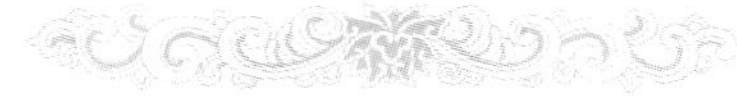

1. 心火内扰、胆胃不和案（路志正医案）

患者，女，46岁。

【初诊】2007年8月27日。

［主诉］失眠4个月。

［临床表现］患者素有胃病。今年4月因工作忙碌，出现睡眠易醒，醒后难以再入睡，伴神疲乏力。某院诊治为焦虑症，予镇静药，服后睡眠改善，停药后症状复发。现心悸加重，善惊，乏力，无精打采，双目暗黑，面色萎黄，食纳不香，二便正常，月经尚正常。舌质红、苔白腻，脉弦细小数。

［诊断］不寐，证属心火内扰，胆胃不和。

［治法］清心温胆和胃。

［方药］太子参12g，黄精12g，八月札12g，橘叶15g，竹茹10g，半夏（姜制）10g，茯苓18g，天竺黄6g，胆南星6g，柏子仁（炒）18g，当归12g，枳实（炒）12g，甘草3g。生姜1片为引，水煎服。

配合茶饮方：小麦30g，甘草6g，大枣4枚，梅花9g。开水冲泡，当茶饮用。

【二诊】药后睡眠改善，饮食有增，仍有时心悸，舌脉同前。上方去八月札，加琥珀粉5g冲服。茶饮方继服。

【结果】服药近月余，睡眠已明显改善，心悸乏力诸症亦消失。

【按】心藏神，阴阳失调，阳不入阴，心神不宁，神不守舍，可发生不寐。明秦景明《症因脉治》认为“心气虚则心无主威，心神失守”，“心血耗尽，则神明内扰，而心神不宁”。清唐容川认为：“血虚火妄动则神不安，阴虚痰扰神不安，盖以心神不安，非痰即火。”清陈良夫亦认为：“五志之火无制，而君火更亢，致有阳不入阴。”此案发病既有心之气血不足，又有心火痰热内扰，还存在胆胃不和所致，其治疗应从心入手。方中以太子参、黄精、当归、柏子仁合茶饮方之甘麦大枣汤，益气和血养心；八月札、竹茹、天竺黄、胆南星清胆宁神；半夏、橘叶、枳实、生姜、茯苓和胃健脾。此案抓住了心神不宁易惊，胃纳不佳，食后腹胀等特点，从胆胃入手，以期胆胃和则心神宁，收到较好效果。

参考文献

苏凤哲，卢世秀. 路志正教授从五脏论治不寐经验［J］. 世界中西医结合杂志，2010，5（1）：1-3

2. 湿热内扰、肝阳上亢案（颜正华医案）

患者，男性，45 岁。

【初诊】2009 年 3 月 14 日。

［主诉］入睡困难半年余。

［临床表现］患者自述入睡困难半年余，每日睡眠 5 小时左右。两侧头痛，头晕，耳鸣，头晕，疲倦，小便无力、混浊、有烧灼感。既往有前列腺炎病史。就诊时舌质红苔黄腻，脉弦。

［诊断］不寐，证属湿热内扰，肝阳上亢。

［治法］清化湿热，平肝潜阳。

［方药］菊花 10g，黄柏（炒）10g，赤芍 12g，鱼腥草（后下）30g，白茅根 30g，枸杞子 15g，牡丹皮 10g，白芍 12g，党参 15g，生龙骨（后下）30g，生牡蛎（后下）30g，首乌藤 30g，酸枣仁（炒）30g，远志 10g，合欢皮 15g，珍珠母（先下）30g，磁石（先下）30g，朱砂 0.5g，何首乌（制）20g，土茯苓 30g。14 剂。水煎服，日 1 剂。

【二诊】4 月 18 日。服药后失眠、耳鸣、头晕等明显改善。服药期间小便症状亦改善，舌红苔黄微腻，脉弦。上方去菊花、远志、合欢皮、朱砂、枸杞子、党参、珍珠母、何首乌，加甘草 6g，车前子（包煎）30g，车前草 30g，萆薢 15g，丹参 15g，泽泻 15g，野菊花 15g。14 剂。水煎服，1 日 1 剂。

【结果】药后诸症均消。

【按】此案证属湿热内扰，肝阳上亢，心神不安，湿热下注。故治以清化湿热，平肝潜阳。方中用生牡蛎、生龙骨、珍珠母、磁石、远志、合欢皮、朱砂、酸枣仁、首乌藤共奏镇心、平肝、养心、安神之功；黄柏、鱼腥草、白茅根、土茯苓清化湿热，利尿通淋；菊花、赤芍、牡丹皮凉血清肝；枸杞子、白芍、党参、何首乌益气扶弱，补益精血。二诊睡眠、耳鸣明显改善，而停药后小便症状加重，出现尿频、尿急、尿灼热，明显以膀胱湿热、气化不利为主，故去补气养阴、益精血之党参、枸杞子、何首乌，以防助邪生长；并去安神之朱砂、珍珠母、远志、合欢皮及散风清肝之菊花。而加用丹参、泽泻、车前子、车前草、萆薢、野菊花、甘草以增强利湿通淋，清热解毒之力。诸药并用，灵活加减，共服 28 剂，诸症皆消。

参考文献

吴嘉瑞，张冰. 国医大师颜正华教授诊疗失眠用药规律及典型医案探析［J］. 中国医

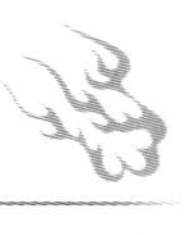

药指南，2012，10（25）：265－267

3. 脾胃亏虚、气机不畅、升降失常案（路志正医案）

患者，女，59岁。

【初诊】2008年3月12日。

［主诉］不寐1年。

［临床表现］患者不寐1年，近期因工作繁忙，情绪不佳，症状加重，刻下症见：难以入眠，寐而不实，寐中易醒，常在凌晨3时被逆气呛醒，伴泛酸，腹胀便溏，日便1～2次，甚至3～4次，近日便后心悸胸憋，畏寒喜暖。面色萎黄，舌体瘦、舌质暗红、苔薄腻，脉弦细。

［诊断］不寐，证属脾胃亏虚，气机不畅，升降失常。

［治法］健脾益气，理气化浊。

［方药］太子参15g，莲子肉15g，生白术18g，山药（炒）15g，半夏（姜制）12g，黄连8g，吴茱萸3g，茯苓30g，素馨花12g，婆罗子10g，白芍12g，甘草（炙）6g。水煎服。

嘱忌生冷油腻，少食多餐，忌恼怒。

【结果】药后睡眠改善，诸症减轻，后半夜气逆之症消失。继用上法调理月余，睡眠恢复正常。

【按】此证脾虚、湿浊、肝郁相互影响，患者脾胃素虚，运化失常，复因劳累，情绪不佳，气机不畅，则脾胃升降失常，致心神不宁，睡眠不安。脾胃虚弱，水湿不运，故腹胀便溏。浊气不降而上逆，故气呛泛酸。故治当健脾和胃、理气化浊。方用四君子汤、左金丸、半夏泻心汤合用，佐疏肝理气之品，兼调气机，故收桴鼓之效。

参考文献

卢世秀，苏凤哲．路志正从脾胃论治失眠［J］．北京中医药，2011，30（1）：15－16

4. 脾胃亏虚、湿浊宿食停滞、胆胃不和案（路志正医案）

患者，男，51岁。

【初诊】2009年1月20日。

［主诉］不寐反复9个月。

［临床表现］患者自去年4月以来因工作紧张而出现入眠困难、眠后易醒，醒后难寐，每晚服用艾司唑仑1片可睡4～5小时，日间头昏沉，记忆力下降，午休时汗出。腹胀便溏30余年，进食油腻或牛奶则加重。舌质红苔薄黄腻，脉左弦细、右弦滑。

［诊断］不寐，证属脾胃素虚，湿浊宿食停滞，气机不畅，致胆胃不和，心神不宁。

［治法］健脾和胃，温胆宁心。

［方药］五爪龙 20g，西洋参（先煎）10g，白术（炒）15g，山药（炒）15g，枳实 12g，竹茹 12g，半夏（竹沥制）12g，黄连 10g，素馨花 12g，藿香梗 12g，紫苏梗 12g，柏子仁（炒）18g，白芍（炒）12g，防风（炒）12g，仙鹤草 15g，苦杏仁（炒）30g，薏苡仁（炒）30g，生龙骨（先煎）30g，生牡蛎（先煎）30g。14 剂，水煎服，1 日 1 剂。

又用天麻 12g，蝉蜕 10g，珍珠粉 5g，黄连 5g，木香 8g，酸枣仁（炒）20g。共为细末。每次 1.5g，冲服，1 日 2 次。

【结果】连续服用上方 41 剂，睡眠明显改善，停用艾司唑仑后，每夜可睡 6～7 小时，中午可睡 40 分钟。

【按】此患者脾胃素虚，湿浊阻滞，气机不畅，胆腑不利，胆胃不和，故食油腻即便溏，精神紧张则症状更重，影响神明则夜不能寐。路老用健脾化湿、温胆和胃之法，一方面健脾和胃化浊，一方面清利胆之郁热，使脾胃调和，肝胆疏利，神能守舍，故睡眠改善。

参考文献

卢世秀，苏凤哲．路志正从脾胃论治失眠［J］．北京中医药，2011，30（1）：15－16

5. 脉络痹阻、心失涵养案（何任医案）

患者，女，57 岁。

【初诊】1989 年 9 月 9 日。

［主诉］不寐多年。

［临床表现］症见失眠烦躁，时见期前收缩，足肿，关节作痛。舌体胖、苔中略有厚腻，脉弦而结代。

［诊断］不寐，证属脉络痹阻，心失涵养。

［治法］宜复脉为法。

［方药］厚朴 9g，甘草（炙）9g，火麻仁 6g，党参 15g，桂枝 9g，干姜 6g，阿胶 12g，生地黄 18g，小麦 30g，百合 15g，红枣 12g，神曲（炒焦）12g。

【二诊】服药 7 剂后，心悸、脉结代偶发，夜寐渐安，腻苔已化。守前法，用前方去厚朴，加麦冬 12g，黄芪 15g。

【结果】再服 7 剂后，夜寐已安，烦躁、关节疼痛及足肿亦瘥，脉转平。嘱按原方再进 7 剂，以冀巩固疗效。

【按】此案因心悸而致失眠，其发病与心血不足、心阳衰微密切相关，其治疗必须两相兼顾。此与《伤寒论》“脉结代，心动悸”之证相合，故用复脉汤为基本方，其中生地黄、麦冬、阿胶、火麻仁等养心血、营心阴，党参、桂枝、甘草、干姜等助心阳、益心气，佐用甘麦大枣汤等以增强养心安神除烦之力。

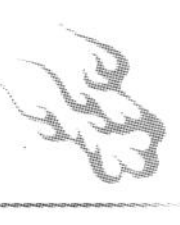

参考文献

郑虹，赵雄龙．何任诊治不寐的经验［J］．浙江中医学院学报，1995，19（1）：31-32

6.瘀血内阻兼有痰浊、心神不安案（何任医案）

患者，女，48岁。

【初诊】2005年9月10日。

［主诉］不寐反复10余年，加重2年。

［临床表现］自诉失眠已十余年，近两年来逐渐加重，每晚只能睡2～3小时，若遇不顺心事则彻夜难寐。先后服用过艾司唑仑等西药，初服有效，但以后即使加大剂量效果也不明显，而且白天亦感精神困倦。病程已久，痛苦不堪，遂要求何老用中医药治疗。患者面容憔悴，身体消瘦，心烦易怒，大便艰结。舌质暗、苔薄腻，脉沉涩。

［诊断］不寐，证属瘀血内阻，兼有痰浊，心神不安。

［治法］祛瘀化痰安神。

［方药］血府逐瘀汤加减：桃仁15g，红花9g，赤芍12g，当归15g，生地黄15g，川芎12g，川牛膝12g，柴胡10g，枳壳15g，首乌藤30g，丹参20g，半夏（姜制）9g，甘草6g，佛手9g。7剂。

【二诊】服药2剂后，睡眠明显好转，每晚能睡4～5小时，心烦亦减轻。服完7剂后，每晚能睡6～7小时，白天精神好转，胃纳转佳，体力亦增，欣喜不已。观其苔腻已退，遂于原方中去半夏，改甘草为甘草（炙），又处方14剂。

【结果】随访半年，患者睡眠一直稳定，十年沉疴由此告愈。

【按】该病例失眠已达十余年，可以预料用一般养心安神法取效不会明显，观其舌质偏暗，又思“久病入络”，乃考虑瘀血为患，方用清代王清任血府逐瘀汤，并加入丹参、首乌藤养心安神。又因患者舌苔薄腻，断其夹有痰浊，故复添入半夏。由于方证相切，7剂药后睡眠大为改善。又续服14剂药，缠绵十余年之失眠沉疴得以治愈。

参考文献

何若苹．何任临证经验研究：杂病诊治医案举隅［J］．上海中医药杂志，2006，40（6）：1-2

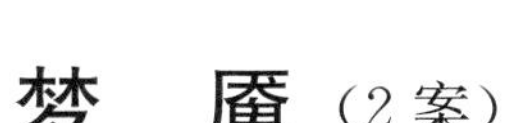

梦魇（2案）

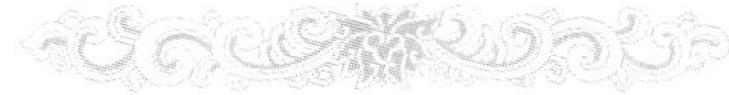

1. 气郁痰火上扰案（何任医案）

患者，女，38岁。

【初诊】 2009年5月21日。

［主诉］夜寐噩梦频作、惊悸不安反复3个月。

［临床表现］患者近3个月来，夜寐噩梦频频，惊悸，突觉紧张，手足冰凉、麻木，面色苍白。舌质正常、苔薄腻、舌下紫纹明显，脉长。

［诊断］不寐，证属气郁痰火上扰。

［治法］化痰活血，理气解郁。

［方药］紫苏子10g，半夏（姜制）10g，桑白皮10g，大腹皮10g，陈皮6g，栀子（炒焦）10g，淡豆豉10g，桃仁10g，丹参30g，青皮6g，柴胡10g，香附（制）10g，当归10g，甘草6g，小麦40g，红枣30g。

【结果】 服药30剂后，噩梦已无，惊觉亦解，手足较温，舌下瘀纹见退。

【按】 此案患者肝气郁结，脾失健运，痰浊内生，痰气郁结，郁久化痰，痰热迫血，瘀血内生，痰瘀气交阻，上扰清窍，迷乱心神。脉长指脉体较长，超出本位，为有余之病，反映气逆火盛，乃气郁痰火上扰之象。方选癫狂梦醒汤化痰活血、理气解郁，配合栀子豉汤及甘麦大枣汤清心除烦、安神定志。

参考文献

陈永灿. 国医大师何任治疗神志病经验拾零［J］. 中医药通报，2011，10（1）：15-16

2. 心虚胆怯、魄不系宅案（何任医案）

患者，女，26岁。

【初诊】 1989年11月12日。

［主诉］失眠、梦魇、惊醒反复2年。

［临床表现］失眠已2年，夜卧梦魇，时易惊醒，恍惚惊怖，情绪紧张，终日惕惕，口干烦恚。月事量多，略延迟。舌质淡、苔净，脉弦细。

［诊断］不寐，证属心虚胆怯，魄不系宅。

［治法］镇惊安神定志。

［方药］酸枣仁（炒焦）12g，首乌藤15g，百合15g，丹参9g，小麦

30g，当归9g，生地黄18g，甘草（炙）9g，红枣18g，琥珀粉3g。

【二诊】服7剂药后，夜寐渐安，梦魇惊怖渐除，但心中烦恚，善太息。治宜疏利肝胆，清心安神。药用柴胡9g，枳实9g，白芍15g，生甘草9g，小麦30g，淡豆豉15g，栀子（炒黑）9g，石菖蒲12g，远志6g，菊花9g，百合15g，生地黄18g，天冬12g，麦冬12g，红枣12g。

【三诊】续服7剂后，夜寐已安，精神舒畅，烦恚已解，月事正常。效不更方，原方再进5剂。

【按】此案乃因肝胆虚则善恐而不敢也。故以甘麦大枣汤安养心神，柔肝缓急，加入归、地等以养血，琥珀等以宁神。继用四逆散疏肝解郁，柔肝藏魄，百合、丹参、麦冬等补心安神，栀子豉汤清心解烦，更加合欢皮、石菖蒲、远志等舒郁安神，化痰定惊。

参考文献

郑虹，赵雄龙. 何任诊治不寐的经验［J］. 浙江中医学院学报，1995，19（1）：31-32

发作性睡病（1案）

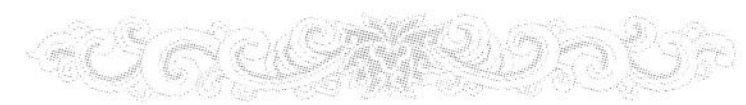

脾气不足、痰湿化热、上蒙清窍案（路志正医案）

患者，男，15岁。

【初诊】1985年4月29日。

［主诉］多寐不可控制反复发作2年。

［临床表现］自述2年来倦怠乏力，头目不清，日间多寐，甚则在课堂上亦不能自制而入睡，纳谷不馨，健忘，头晕，常在情绪激动时感下肢无力，甚至站立不稳，跌仆在地。当地诊为“发作性睡病伴猝倒症”，经服苯丙胺等药罔效，故来京求治。症见面色少泽，伴有咽干疼痛，喉中痰黏咳出不爽。舌体胖有齿痕、舌质边尖红、苔黄稍腻，脉弦滑小数。

［诊断］多寐，证属脾气不足，痰湿内阻，蕴而化热，上蒙清窍。

［治法］健脾益气，清心化痰，开窍醒神。

［方药］太子参12g，白术（炒）10g，半夏曲9g，石菖蒲10g，胆南星6g，莲子肉12g，酸枣仁（研）12g，茯苓15g，郁金10g，薏苡仁15g，枳实（炒）9g，天竺黄6g，竹沥水30mL（分2次冲服）。

嘱忌食油腻、辛辣之品。

【二诊】6剂即见小效，嗜睡稍能控制，纳食有增，咳痰见爽。效不更方，续进7剂。

【三诊】痰热标实之象渐退，咽中清爽，精神好转，唯觉头部有压抑感，头昏，自感有热流从头下窜至胸部，仍夜来梦多。乃心肾不交，神不守舍，魂魄不藏，虚热内扰为患。上方去石菖蒲、半夏曲、白术、胆南星、郁金、薏苡仁，加枸杞子、黄精、何首乌、沙苑蒺藜以补肾柔肝，生地黄、百合、黄柏以养阴清热，生龙骨、生牡蛎、磁石以潜镇浮阳、安神定志，7剂。

【四诊】后宗此治则，酌加枳壳、豆蔻仁行气化湿，醒脾助运，以防柔润太过有碍脾胃。共治疗两个半月，患者诸症均见改善，头脑清晰，记忆转佳，精神充沛，二便正常，未再发生跌仆。考虑到心脾之疾久必及肝肾，虽已见效机，但仍需巩固，遂予丸药缓缓调治。药用太子参30g，沙参20g，黄精30g，黄芪15g，莲子肉20g，酸枣仁20g，枸杞子20g，沙苑蒺藜20g，何首乌30g，枳实15g，紫河车15g，山药20g，墨旱莲15g，楮实子20g，谷芽20g，麦芽20g，玫瑰花15g，合欢花15g，甘草（炙）15g。共研细末，炼蜜为丸，每丸重9g。每次1丸，1日2次，白开水送下。

【结果】半年后随访，得知神充体健，学习成绩优良。

【按】此例是本虚标实之证，始以健脾益气、清心化痰为治，痰热得蠲，标象已除，考虑病久及肾，加之其年未过二八，肾气未充，髓海不足，故加补肝肾之品，冀脾胃健运，气血充盈，诸脏腑、四肢百骸、五官九窍皆得所养，而体健平安矣。

参考文献

李平，提桂香，高荣林．路志正教授调理脾胃法在内科临床运用经验［J］．北京中医药大学报（中医临床版），2003，10（1）：23－28

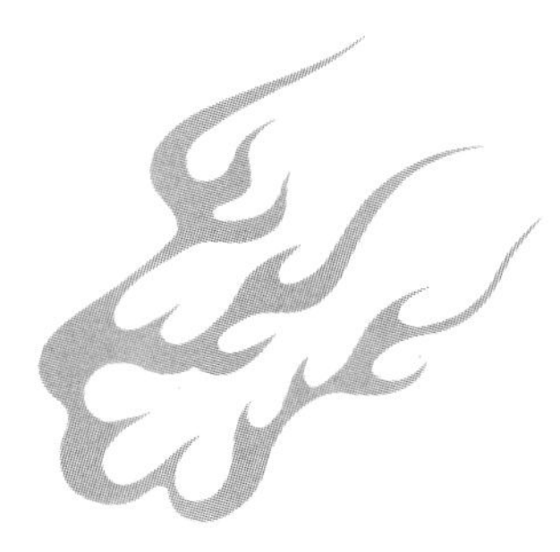

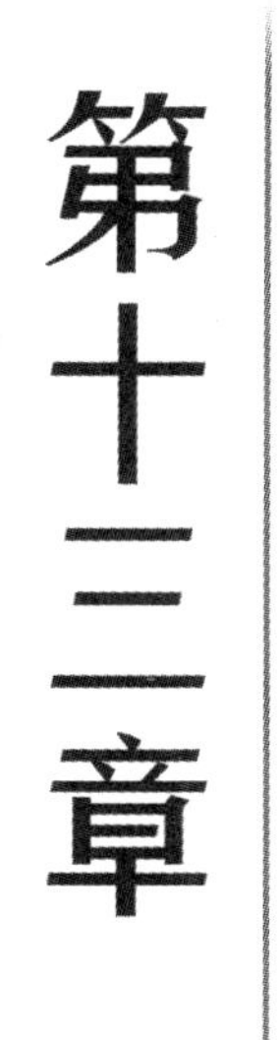

第十三章 外科医案

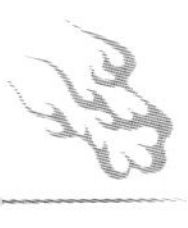

头　疖（1案）

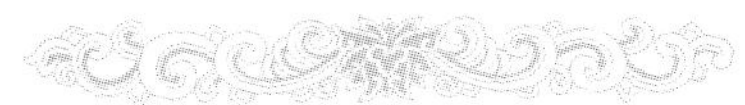

热毒攻冲肌肤案（颜正华医案）

患者，女，12岁。

【初诊】1994年3月16日。

［主诉］头疖反复发作1年。

［临床表现］头疖1年，病情反复发作，每于春、夏季节加剧。曾外涂消炎、止痒及内服中成药，疗效不佳。应诊时额面、发际、颈部有多处散发粟粒状白头小疖，基底潮红，有抓痕、溃破及色素沉着，伴瘙痒、心烦、眠差、口干，纳可，小便稍黄，素有便秘、至诊时已3日未行。舌质红苔薄黄，脉浮滑。

［诊断］疖病，证属热毒攻冲肌肤。

［治法］凉血疏风，清热解毒，通腹泄热。

［方药］野菊花10g，金银花10g，土茯苓10g，栀子10g，赤芍6g，连翘6g，牡丹皮6g，天花粉6g，生大黄（后下）5g，生甘草2g。7剂。水煎服。嘱饭后服药，禁食海鲜、辛辣、油腻食物。

【二诊】药后皮疖消退，未见新皮损出现，残留皮痂、脱屑。其余诸症均明显改善，夜寐已安。大便业已畅通，每日1～2行，便质较软。因仍见心烦、口干，继以清解余热，去连翘、栀子、赤芍、生大黄，改牡丹皮10g，加地肤子5g，苦参3g，郁李仁8g，7剂，调理巩固。

【结果】药后诸症平息，随访数日未见复发。

【按】严用和谓："《素问》云：'大肠者，传导之官，变化出焉'平居之人，五脏之气贵乎平顺，阴阳二气贵乎不偏，然后精液疏通，肠胃益润，则传送如经矣。"反之，肠腑失运，代谢产物不能及时外排，则可致体内毒气攻冲、横逆。不仅脾胃失和，且升降乖违，脏腑气机失调，加重原有疾病或诱发新疾。观此案既往病历，用药每以解毒杀虫、祛风止痒之品，奏效甚缓。颜老详审患儿素有便结，腑气不通，体内浊邪不能及时排出而加剧毒热上攻之势，致使病情迁延，故在疏风凉血解毒的主方中，佐以生大黄泻除体内积滞实热，不但增强了清解热毒疗痈疖之力，而且给邪以出路，果奏神效。

参考文献

张冰，王中凯，邓娟，等．颜正华“通腑为佐”杂证治验［J］．上海中医药杂志，2005，39（6）：8－9

胰腺炎（2案）

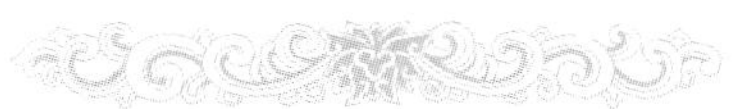

1.肝热气郁、胃腑实热内结案（张琪医案）

患者，男，42岁。

【初诊】 2004年8月19日。

［主诉］上腹剧痛反复发作1个月。

［临床表现］患者素有嗜酒史，1个月前突然上腹剧痛，夜间睡眠中痛醒，入某医院，经B超、CT检查确诊为急性胰腺炎，给予抗生素及阿托品、止痛药，经1周治疗痛稍缓解，但仍时有上腹部剧痛，经家属要求为之会诊。患者身体消瘦，上腹痛，两胁彻后背，恶心，干呕，不欲食，大便秘。体温38.5℃，舌苔白燥，脉象弦数。经抗生素1周治疗，效不明显，病者要求中药治疗。

［诊断］西医诊断：急性胰腺炎。中医诊断：腹痛，证属肝热气郁，胃腑实热内结。

［治法］疏利肝胆，泻热和胃。

［方药］大柴胡汤加减：柴胡25g，黄芩15g，大黄10g，枳实15g，半夏15g，赤芍15g，牡丹皮15g，桃仁15g，金银花30g，连翘20g，甘草15g，生姜15g，大枣3枚。

【二诊】 服药3剂，患者家属来询问，谓现在大便已泻，所泻之便污秽稠黏，上腹痛大轻。体温36.4℃。患者现思食物，嘱继服3剂观察。

【三诊】 再服药3剂后，患者在家属陪同下，自行来门诊，谓大便不仅未再泻下，日仅一行，转为正常便，上腹胁肋后背痛均除，能进饮食。舌苔转润，脉弦滑。原方去大黄，恐苦寒伤胃，加陈皮10g，砂仁10g，继续调理而愈。

【按】 此案辨证属于肝胆气郁，胃腑实热内结，上焦气滞不通。其辨证着重点有三：一是胸胁胃脘痛胀，二是舌苔及脉象，三是大便秘。如果患者大便虽不秘，但下利黏滞不爽，亦可用此方。二诊时大便所下稠黏污秽，乃热邪下行之兆，但未转溏，邪热仍未净，故宜继续下之。

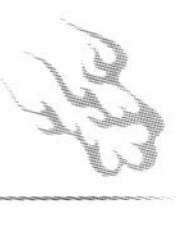

参考文献

李淑菊，张佩青，王今朝．张琪临证抓主证的经验分析［J］．辽宁中医杂志，2007，34（9）：1199－1200

2. 肝脾热蕴案（任继学医案）

患者，男，49岁。

【初诊】2003年6月14日。

［主诉］左上腹疼痛1周。

［临床表现］该患者1周前饮酒后出现左上腹疼痛，遂至当地医院检查，诊断为胰腺炎，曾服用清胰利胆胶囊，效果不明显。现症见时左上腹疼痛，喜温喜按，晨起恶心。舌质红苔薄白，脉沉弦有力。左侧天枢穴压痛（＋）。

［诊断］西医诊断：急性胰腺炎。中医诊断：脾心痛，证属肝脾热蕴证。

［治法］疏肝理气，清热解毒。

［方药］柴胡10g，赤芍15g，败酱草40g，附子3g，生地榆15g，干姜2g，片姜黄15g，蒲公英50g，紫花地丁15g，茯苓15g，枳椇子15g，豆蔻15g。水煎服。西黄丸，每次5g，1日3次，口服。

【结果】服上方10剂，诸症消失，病情缓解。嘱其节饮食，戒酒浆，以防复作。

【按】该患者平素嗜酒，酒毒浸入营血，使脾胰受损，肝胆受伤。酒虽为五谷之精华，但其是大热大毒之品，久则毒热穿肠透脾，侵及于胰，胰为邪伤，则中焦气化不通，胰液不能外泄，经络不畅，不通则痛。同时肝胆脾胃气机不利，则产生恶心。故治疗以疏肝理气、清热解毒为法。方中柴胡、片姜黄疏肝理气；赤芍凉血化瘀；败酱草、地榆、蒲公英、紫花地丁清热解毒；附子、干姜、豆蔻温中健脾；茯苓健脾化痰，以消除胰腺之水肿；更用枳椇子化解酒毒，和润五脏。诸药合用，气机通利，热毒清解，瘀化痰消而奏效。成药西黄丸中用牛黄清热解毒，配以乳香、没药活血消肿，更佐以麝香走窜散结，全方共奏清热解毒、活血散结之功。任老将其移于治疗胰腺炎，效果卓著。

参考文献

刘艳华，任喜洁．任继学教授治疗痛证医案4则［J］．长春中医药大学学报，2010，26（5）：678－679

胆石症（2案）

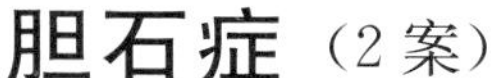
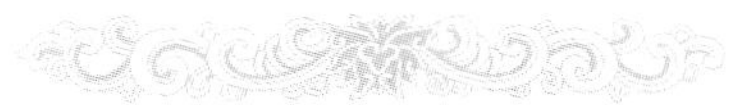

1. 肝气失疏、湿热蕴结、石阻肝内、气血瘀滞案（涂景藩医案）

患者，男，55岁。

【初诊】 1993年4月10日。

［主诉］右胁痛反复半年。

［临床表现］患者因右胁部持续性疼痛半年入院。痛时牵及右肩背部，伴巩膜轻度黄染，胃纳差，夜寐欠安，大便偏干。B超、CT检查均提示肝内胆管多发性结石（最大为0.8cm×0.6cm），肝内胆管轻度扩张。因治疗未效且无法手术而来我院求治。检查：精神不佳，形体偏瘦，面色萎黄，两目微黄，舌质偏红、苔黄腻，脉细弦。右胁部肝区叩击痛（+），肝功能AKP、r-GT、TBil均偏高。

［诊断］胁痛，证属肝气失疏，湿热蕴结，石阻肝内，气血瘀滞。

［治法］疏利肝胆，清化通络。

［方药］柴胡（炙）6g，枳壳（炒）10g，白芍15g，甘草（炙）5g，大黄（制）10g，茵陈20g，金钱草30g，鸡内金10g，青皮6g，陈皮6g，法半夏6g，三棱10g，莪术10g，王不留行10g，皂角刺10g，蜣螂6g。1日1剂，分2次煎服。

【结果】 服药10日，疼痛开始减轻，连续服用1个月后，疼痛缓解，黄疸消退，肝功能恢复正常。复查B超"肝内胆管不扩张，肝内结石减少（与前B超对比），最大的为0.5cm×0.3cm"。患者长期门诊复诊，至今未有大的发作，早已恢复正常工作。

【按】 "肝者干也"，肝内小干密布，肝气不得行其正常之疏泄功能，肝气郁而化热，加之湿热内留，气滞久则血瘀，湿热与瘀相合，渐成砂石，B超、CT所见，补望诊之不足。此案病起半年余，右胁疼痛，痛及肩背，巩膜微黄，胃纳不香，大便偏干，病属胁痛，良由肝气失疏，湿热蕴结，石阻肝内，气血瘀滞。其治疗采用疏利肝胆，清化行瘀通络的治法，配用了活血、软坚、攻窜之品，其目的是使其达到疏通胆道，软坚化石，加速胆汁之排泄，冀其结石变小、崩解，利于排出。从此案来看，确实取得了良好的效果，能减轻症状、缓解病情。

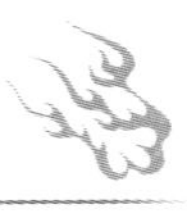

参考文献

邵铭. 徐景藩教授诊治肝内结石经验［J］. 南京中医药大学学报，1998，14（5）：305－306

2. 肝胆湿热、气血瘀滞案（徐景藩医案）

患者，女，30岁。

【初诊】 1997年6月5日。

［主诉］胆结石术后右胁痛1年。

［临床表现］曾因胆囊结石和胆总管结石，于1990年、1994年两度施行手术。术后1年患者自觉右胁部疼痛，继而出现发热、黄疸。B超检查发现左、右肝内胆管结石，经某医院运用大量抗生素，加肾上腺皮质激素后缓解。次年夏季，又出现类似发作情况，患者不愿再度手术。1997年6月5日，患者出现右胁部隐痛即来门诊，检查：一般情况尚可，面色偏白，形体不丰，巩膜不黄，舌苔薄黄，脉细弦。剑突下和右上腹轻压痛，肝区叩击痛阳性，肝功能正常。B超示左右肝内胆管结石。

［诊断］西医诊断：肝内胆管结石。中医诊断：胁痛，证属肝胆湿热，气血瘀滞。

［治法］清化通络，疏利肝胆。

［方药］茵陈15g，青蒿15g，柴胡（炒）6g，白芍15g，甘草（炙）3g，大黄（制）6g，青皮6g，陈皮6g，延胡索10g，金钱草30g，鸡内金（炙）15g，三棱10g，鳖甲（炙）10g，穿山甲（炙）10g，王不留行10g。1日1剂，分2次煎服。

【结果】 连服3日，未出现以往类似发作。9月底复查B超：左肝内胆管未见结石，仅见管壁钙化影，右肝内胆管仍有结石。

【按】 此案肝胆湿热为重，因患者就诊于夏季，且该患者每逢夏季发病，以发热、黄疸为甚，故以清利为主。茵陈、青蒿同用，增强除热利胆的作用。

参考文献

邵铭. 徐景藩教授诊治肝内结石经验［J］. 南京中医药大学学报，1998，14（5）：305－306

泌尿系结石（2案）

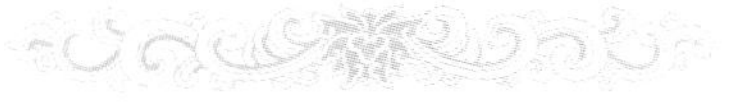

1. 下焦湿热案（郭子光医案）

患者，男，47岁。

【初诊】 1988年11月4日。

［主诉］腰胁痛、小便灼热反复多时。

［临床表现］患者时时腰胁作痛，小便灼热，口苦心烦。出示两次B超检查结果，均发现右侧输尿管末端结石如豆大。尿常规检查白细胞（＋＋）。察其形实体壮，舌苔白厚中微黄而滑，脉弦滑有力。

［诊断］石淋，证属结石在腑，下焦湿热。

［治法］通利清化。

［方药］四金汤加味：金钱草30g，海金沙（布包）20g，鸡内金15g，郁金15g，冬葵子15g，石韦15g，枳壳15g，乌药15g，瞿麦15g，牛膝12g，桃仁12g，茵陈25g。1日1剂，水煎3次分服。

【结果】 上方服12剂，至11月16日复诊，患者陈述近日收集小便有多量沉淀，手指搓之有砂状物。原方继续服至11月25日，已无任何痛苦，唯感乏力，先后去两家医院B超复查，肾区、输尿管、膀胱均未发现结石。乃以知柏地黄丸4剂作善后调理。

【按】 此案结石在输尿管，为在腑属阳，由热灼津液，煎熬而成。因湿多下流，常与热结，故此热多为湿热。本六腑以通为用，“实者泻之”的原则，宜从清热利湿通淋论治，药用金钱草、海金沙、石韦清利湿热，利水通淋；瞿麦、茵陈清利湿热；冬葵子、鸡内金化石通淋；郁金、枳壳、乌药疏肝理气；牛膝、桃仁活血通络。药与证合，很快取效。

参考文献

郭子光. 治疗泌尿系结石的几点经验［J］. 四川中医，1994，17（1）：17－20

2. 肾中阳虚、寒凝冰结案（郭子光医案）

患者，男，50岁。

【初诊】 1990年3月24日。

［主诉］左腰胁及左下腹阵阵绞痛1个月。

［临床表现］患者于2月中旬发生左腰胁联及左下腹阵阵绞痛，时时欲呕，当即去某医科大学附院就诊，X线平片检查未发现结石，而B超检查发现“左肾下盏结石0.8cm”。于2月21日来门诊初诊，要求中医药治疗。自诉症状如前，察其形体壮实，舌苔白滑，脉微弦。投四金汤合芍药甘草汤加金钱草之类，疏肝、利湿、清热、通淋治之，服药12剂，腰胁、下腹疼痛等症状虽已消失，但B超检查结石如故。

［诊断］石淋，证属结石在脏，肾中阳虚，寒凝冰结。

［治法］温肾阳为主，兼以活血、利湿、通淋为辅。

［方药］制附片（先熬30分钟）25g，肉桂（后下）10g，巴戟天

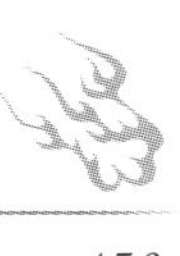

20g，仙茅 20g，石燕 20g，琥珀 20g，鸡内金 20g，海金沙（布包）20g，冬葵子 15g，郁金 15g，桃仁 15g，王不留行 15g，牛膝 15g，乌药 15g，金钱草 30g。

【结果】服 6 剂，于 3 月 31 日排出结石 0.4cm 大，随即 B 超复查，发现左肾下盏还存在一个 0.4cm 大小结石。于是继续上方又服 10 剂，4 月 15 日排出余石，B 超检查正常。

【按】郭氏认为此案结石之在肾者，属阴，为肾中阳虚，阴寒凝聚，冰结而成。肾中阳气，化气行水，表现为“蒸”、“渗”二用，清气非蒸不能升，浊阴非渗不能降。若肾中阳虚，不能行使其“蒸”、“渗”之功用，则清浊不分，凝聚成石。结石已成，必阻碍气机，损伤脉络，于是有绞痛、尿血、积水等标证出现。而治疗之法，重在治本，治本即是治肾，治肾重在温阳。肾中阳旺，阴寒自消，蒸渗有权，则结石或碎解，或溶化，或下降，确是治疗之又一途径。如肾结石又兼湿热者，则温阳与清利兼施，或先清利后温阳，当权衡缓急施宜。此案即先以清利治其标，后用温阳医其本，故速取其效。

参考文献

郭子光. 治疗泌尿系结石的几点经验［J］. 四川中医，1994，17（1）：17－20

癃　闭（3 案）

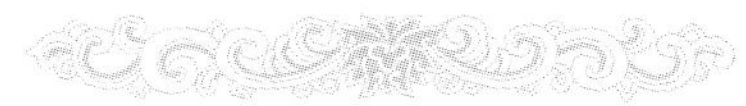

1. 湿热蕴结、气化失司案（段富津医案）

患者，男，41 岁。

【初诊】2010 年 4 月 13 日。

［主诉］小便不利 5 日。

［临床表现］患者于 5 日前出现小便不利、腰痛等症，口服抗生素，效果不佳，今日小便点滴而出，遂来就诊。问之该患平素喜饮酒，嗜食辛辣之物，现小便点滴而出，小腹拘急，腰痛，身微热，便秘，口干。舌质红苔黄腻，脉滑数。

［诊断］癃闭，证属湿热蕴结，气化失司。

［治法］清热泻火，利水通淋。

［方药］八正散与二妙散合方：滑石 30g，瞿麦 20g，萹蓄 20g，通草 10g，车前子 15g，栀子 15g，大黄（后下）15g，苍术 15g，黄柏 15g，白花蛇舌草 25g，甘草 15g。2 剂。

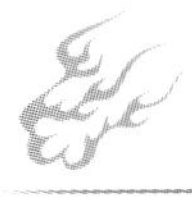

【二诊】 4月15日。服上方1剂，小便得出；2剂后，小腹拘急明显好转，大便日1次，略干，热退，舌质微红，苔微黄而腻，脉滑略数，唯腹时胀。湿属阴邪，易阻遏气机；而气滞不行，又使湿邪不得运化，上方加大腹皮15g，以下气宽中，利气行水，使气化则湿化，大黄减5g，以防寒凉太过。

【结果】 4月22日复诊，服上方7剂，诸恙皆瘳，舌质正常、苔薄白，脉转缓。遂嘱停药。

【按】 此例为患者嗜食辛辣，湿热内生，蕴结膀胱，《医学正传·淋闭》云："原其为病之由，皆膏梁之味，湿热之物。"湿热蕴结膀胱，火性急迫，又兼湿邪阻遏，气化失司，故见小便不利，小腹拘急，便秘；湿热蕴蒸，则身热；腰为肾之府，邪犯于肾，则腰痛；舌脉亦为湿热之象。许东皋曰："主于实热，当利之，八正散之属是也。"方中滑石、瞿麦、萹蓄、通草、车前子、白花蛇舌草诸利水通淋之品，清利湿热；苍术燥湿运脾，以助脾运化水湿之力；黄柏清热燥湿，善祛下焦湿热；栀子清泄三焦；大黄泄热降火通便；甘草调和诸药，且止茎中痛。诸药合用，共奏清热泻火，利水通淋之效。

参考文献

陈宝忠，梁慧，李志强，等. 段富津教授治疗癃闭验案举隅［J］. 中医药信息，2011，28（4）：18

2. 上虚失制、膀胱不能气化案（任继学医案）

患者，女，67岁。

【初诊】 2002年12月22日。

［主诉］小便闭塞、点滴不出半个月。

［临床表现］患者半月前因一氧化碳中毒后，出现小便闭塞，点滴不出。当地医院予导尿及多方诊治，终未获效。诊见导尿管依然留置，小便不能自排，少腹胀满而痛，口不渴，颜面色暗，纳可寐差，大便略干。舌质淡红、苔少而滑，脉弦细。

［诊断］癃闭，证属上虚失制，膀胱不能气化。

［治法］开窍豁痰，通阳化气。

［方药］滋肾通关丸合宣阳汤加减：通草（煎汤代水）25g，知母15g，黄柏15g，肉桂15g，石菖蒲15g，威灵仙15g，地肤子15g，乌药10g，竹叶10g，蝼蛄1只，蟋蟀1只。2剂，每剂煎取600mL，早晚饭后分服。

外用葱熨法：麝香0.1g，葱白（烧）1条，青盐（炒）3g，商陆粉（炒）3g。2剂，每次1剂，共捣为饼，敷脐，上盖热水袋。

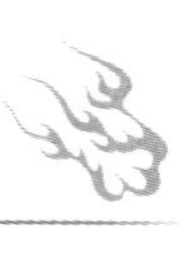

【二诊】自述服1剂后，数小时即有尿意，患者为试药效，自拔取导尿管，随即有小便排出。2剂后，无须尿管小便通利如常。仅大便略干，余症皆消，舌质淡红、苔薄白，脉沉弱无力。为巩固疗效，改方为：党参15g，威灵仙15g，地肤子15g，乌药15g，黄柏15g，知母15g，石菖蒲15g，肉苁蓉15g，肉桂10g。2剂，服法同上。

【按】任老认为此例癃闭病机有二：一是一氧化碳中毒致元神受累，脑窍不利，神机失灵，上不能制下，下不能应上，出现下窍开合不利；二是患者已属老年，坎中真阳已渐衰，阳气虚弱，则水必不利。故治疗拟通阳利水开窍的内治法，同时结合外治法以助开窍和泄闭。方选滋肾通关丸及宣阳汤。滋肾通关丸出自李杲《兰室秘藏》，为治疗癃闭的一首良方。药仅三味，方中肉桂辛甘大热，气厚纯阳，入肾之血分，补命门相火之不足，肾中真阳得补，则膀胱气化得复；黄柏、知母二味，相须而行，下润肾燥而滋阴，肾之阴阳同时得补，则膀胱气化自然通利。宣阳汤为张锡纯《医学衷中参西录》中治疗癃闭的验方。方中威灵仙气味辛咸，“辛泄气，咸泄水，其性善走，能宣疏五脏，通行十二经络”（《本草备要》），为宣通气机的佳品；地肤子入膀胱，补阴利水；石菖蒲芳香而散，能通利九窍；通草煎汤代水，通窍利水；乌药辛温香窜，上入脾、肺，下通肾经，病之属气者皆可用，能通利上、中、下三焦气机，助膀胱气化；蝼蛄味咸性寒，为利水通便佳品；蟋蟀性微温，味辛咸，不仅有较强的利尿作用，且有温肾壮阳之功。蝼蛄、蟋蟀利水功用较峻，因此，二诊小便既通，二药则去，以免伤正。综观内服方，既有通窍之功，又具化气利水之能，证法药相符，故能一剂应效。同时结合脐疗法，药选滑利润下之品，又佐以辛温芳香，使药性透过皮毛，内达脏腑，使气机通畅，窍开尿通，常用药以商陆、青盐利小便，麝香、葱白透达，验之临床，每每奏效。

参考文献

任玺洁，张志强. 任继学教授验案3则［J］. 新中医，2003，35（4）：8-9

3. 年老气衰、气化失常案（段富津医案）

患者，男，73岁。

【初诊】2010年3月4日。

［主诉］小便点滴不出1日。

［临床表现］素体肥胖，患有冠心病，常感气短，四肢无力，心悸，失眠等。昨日突发小便不利，点滴不出，小腹急满，痛不可忍，现已18小时未能排尿。西医诊断为尿潴留。诊其短气不足以息，语言轻微无力，时而痛极则微似汗，口渴而不敢饮水。舌质淡苔白，脉沉而无力。

［诊断］癃闭，证属年老气衰，气化失常。

［治法］益气健脾，利水渗湿。

［方药］保元汤与五苓散合方：人参 15g，黄芪 40g，肉桂 6g，泽泻 25g，茯苓 20g，猪苓 15g，白术（炒焦）15g，甘草（炙）15g，通草 10g。2 剂。当即取药煎服。

【结果】服后 1 时许，小便得通，1 剂尽，排尿如常。

【按】此案乃因年老气衰，气化失常所致。《素问·灵兰秘典论》曰："膀胱者，州都之官，津液藏焉，气化则能出矣。"该患者元气素虚，中气不能运水，膀胱气化不行，故下窍不通，小便不利。方用人参、黄芪、甘草大补元气，三药配伍，《医宗金鉴》称之"黄芪固表气，人参补里气，炙草补中气"，有芪外、参内、草中央之妙用，能大补一身之气。泽泻、茯苓、猪苓、通草淡渗利水，白术健脾燥湿。又用一味肉桂，导引阳气，与参、芪配伍，则温补阳气，取"形不足者，温之以气"之法；与苓、泽配伍，则入膀胱温阳化气，使之"气化则能出矣"。

参考文献

陈宝忠，梁慧，李志强，等．段富津教授治疗癃闭验案举隅［J］．中医药信息，2011，28（4）：18

乳　癖（1 案）

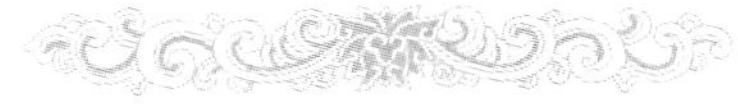

肝脉不和、气血失调案（郭诚杰医案）

患者，女，33 岁。

【初诊】1976 年 3 月 22 日。

［主诉］双乳疼痛有肿块，伴灼热感 3 年余。

［临床表现］患者 3 年来双乳疼痛有肿块，伴灼热感，多在经前生气后疼痛灼热感加剧，经后有所减轻，伴腰腿酸困。在西安多家医院按"乳腺增生"治疗，内服治疗乳腺病类中成药及外贴膏药效果均不明显。体形匀称，面色略黄，舌质略红少苔，脉细。经前 14 日。坐位双乳对称，乳头、乳晕皮肤色泽无异常，触及乳房皮温较邻近皮温略高，双乳外上触及 4cm×4cm×3cm 肿块，质中，边界弥漫，压痛，腋下淋巴结未触及。近红外线扫描见：双乳外上呈灰色均匀影，内上、内下呈透亮影，血管增多，但不增粗、迂曲。意见为乳腺增生。

［诊断］乳癖，证属肝肾阴虚，虚火上扰，乳络不通。

［治法］滋阴清热止痛。

［方药］蒲公英 30g，金银花 20g，乳香 3g，没药 3g，玄参 15g，肉苁蓉 10g。

【二诊】连服 3 剂后，疼痛灼烧感消失，效不更方，继服 3 剂。

【结果】后嘱服六味地黄丸以巩固疗效。数月来患者自述无异常症状。

【按】此例患者乳房疼痛时出现乳房灼热感，经查无乳腺炎征象，并且患者舌质有明显的热象，辨证为阴虚而虚火上扰于乳，致使乳络不通而痛，并有灼热感，证属虚热，因此采用蒲公英、金银花等清热之药泄热以治表，加以补虚泻实，最终热去，乳房疼痛消失，乳癖得以治愈。

参考文献

刘娟，张卫华．郭诚杰教授治疗乳癖伴乳房发热症经验总结［J］．陕西中医学院学报，2013，36（4）：35－36

闭塞性动脉硬化症（5 案）

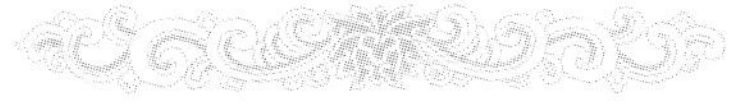

1. 脉络瘀阻案（尚德俊医案）

患者，男，60 岁。

【初诊】1981 年 5 月 11 日。

［主诉］左小腿疼痛 8 个月，右手疼痛半年。

［临床表现］患者以闭塞性动脉硬化症住院治疗。8 个月前左小腿胀痛，间歇性跛行，渐加重，患足不出汗，夜间静息痛。半年前，右前臂及手指发凉、疼痛，皮色变紫。症见双手足皮色发绀，皮温低，泛红试验阳性，肢体位置试验阳性。左侧腘动脉、胫后动脉搏动减弱，足背动脉搏动消失。舌质暗红、苔薄白，脉弦。

［诊断］脉痹，证属脉络瘀阻。

［治法］活血化瘀，通络止痛。

［方药］活血通脉饮Ⅱ号（尚氏自拟方）：丹参 30g，赤芍 60g，当归 15g，川芎 15g，鸡血藤 15g，川牛膝 15g。水煎服，1 日 1 剂。同时服用通脉安片，以活血止痛。白花丹参注射液静脉滴注，以增强活血化瘀之力。

【二诊】用药后右手食指凉痛症状消失，仅中指麻木，轻度发凉怕冷，左下肢活动后酸胀感减轻，间歇性跛行距离为500m，左足恢复汗出，肢体动脉搏动同前。舌质淡红、苔薄白，脉弦。诸症仍为血瘀之象，应用活血通脉饮Ⅱ号继服，白花丹参注射液静脉滴注。

【结果】经过3个月治疗，患者右手麻、凉、疼痛等症状消失，左足发凉、怕冷症状显著减轻，病情显著好转出院。继续服用活血通脉饮Ⅱ号，以活血化瘀巩固疗效。

【按】该案为闭塞性动脉硬化症营养障碍期病变，此为老年男性，嗜好烟酒，气血瘀滞，经络痹阻，血瘀于脉中，四末失于濡养而发病。属于血瘀之证，治以活血化瘀、通络止痛，应用尚老所创活血通脉饮Ⅱ号，同时应用白花丹参注射液静脉滴注，以增强活血化瘀之力，取得临床显著好转之效。

参考文献

陈柏楠，秦红松，刘政. 尚德俊诊治闭塞性动脉硬化症的临证经验［J］. 中华中医药杂志，2010，25（1）：77－79

2. 寒凝气滞、经络不通案（唐祖宣医案）

患者，男，67岁。

【初诊】1991年2月12日。

［主诉］双下肢发凉、麻木、疼痛1年，加重15日。

［临床表现］就诊时症见下肢冰冷，色呈暗黑，左足大趾伤口腐烂，流清稀脓液，面色青黑，表情痛苦，剧痛难忍，入夜加重，心悸气喘。双足背、胫后、动脉搏动均消失，股动脉搏动减弱，舌质淡苔白多津，脉沉迟无力，脉率60次/min。

［诊断］脱疽，证属寒凝气滞，经络不通。

［治法］温阳益气，活瘀通络。

［方药］附子汤加减：炮附片30g，党参30g，茯苓30g，黄芪30g，白芍15g，桂枝15g，白术18g，细辛10g。

【二诊】服药3剂，疼痛减轻，夜能入睡3～5个小时。上方加当归30g。

【三诊】服20剂后，伤口缩小，双脚黑色渐退。继服32剂。

【结果】伤口愈合，静止痛消失，动脉已能触及。

【按】附子汤仲景于少阴篇治虚寒之证，《金匮要略》亦用此方治疗肿胀，实际功能远不限于此。此方于真武汤易生姜为人参，仍有温阳利水之功，内含参附汤有益气回阳之效，取理中之大半，能健脾理中，仲景论述虽简，但从药物的协同分析看，治症尤为广泛，从病机分析，对心、肝、肾之证，辨证属阳虚之疾患用之多效。方中附子为

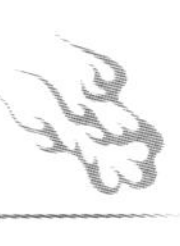

温阳峻品，用以为君，审仲景姜附方中，附子多用1枚，唯此方用至2枚，临床体会，实能破阴回阳，除湿镇痛。心火不足，肾水克伐，附子可建温阳散水之功，土不制水，水气泛滥，附子则可蒸汽化水，温中补土。唐老于临床中附子常大剂量运用，常用15～30g，重则60g，每收卓效。附子虽为辛热有毒之品，以炮附片其毒已去矣。掌握药物的煎服法，是提高疗效的关键，此方附子用量较大，需先煎半小时，再纳诸药，3煎兑于一起，浓煎频服，则无中毒之忧。

参考文献

许保华，唐祖宣. 唐祖宣应用经方治疗周围血管病经验 [J]. 四川中医，2009，27 (9)：9-11

3. 气虚血瘀案（尚德俊医案）

患者，男，61岁。

【初诊】2005年11月24日。

［主诉］四肢发凉、变紫色10年，加重1个月。

［临床表现］因四肢发凉、怕冷，变紫色10年，以闭塞性动脉硬化症来本院治疗。10年前开始右手指发凉，怕冷，变紫色，冬季症状加重。5年前右足出现发凉、怕冷。1个月前双手发凉、怕冷加重，右手指变紫色，麻木不适。双足发凉，行走200m有间歇性跛行。症见右手指呈紫色，冰凉，两侧桡动脉搏动消失；双足皮温低，皮肤干燥，汗毛脱失，胫后动脉搏动减弱。舌质红绛、苔白，无脉。

［诊断］脉痹，证属气虚血瘀。

［治法］益气活血化瘀。

［方药］丹参通脉汤（尚老自拟方）：丹参30g，赤芍30g，黄芪30g，桑寄生30g，当归30g，鸡血藤30g，郁金15g，川芎15g，川牛膝15g。水煎服，1日1剂。中药渣煎汤温洗患肢。同时应用通脉安片、通塞脉片、山莨菪碱片。

【二诊】右手仍凉，手指已现红色。双足皮温仍低，皮肤干燥，汗毛稀疏，胫后动脉搏动减弱。舌质红绛、苔白，无脉。为气血来复，脉络渐通之象。仍治以益气活血化瘀法，口服药及外用药不变，加用丹参注射液20mL静脉滴注，1日1次。

【结果】治疗3个月而愈。

【按】此患者因年老体衰，气虚血运无力，脉络不畅，阳气不达四末而发为本病。初诊属气虚血瘀之证，尚老将活血法与补气法配合应用，以补其不足，攻其瘀滞，攻补兼施，目的在于消除瘀阻，流通血脉，调和气血。活血法与补气法联合应用，使元气健旺，增强和改善

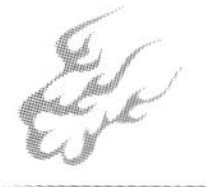

血液循环，提高活血化瘀法的疗效，能够消瘀血而不伤正气。复诊证候明显减轻，诸症渐除，效不更方，同时应用丹参注射液静脉滴注，以增强活血化瘀之力。体现了尚老整体辨证论治与药物静脉滴注相结合，内治疗法与外治疗法相结合，而活血化瘀疗法贯穿治疗始终的临床思辨特点。

参考文献

陈柏楠，秦红松，刘政．尚德俊诊治闭塞性动脉硬化症的临证经验［J］．中华中医药杂志，2010，25（1）：77－79

4. 气虚血瘀、寒邪凝滞案（尚德俊医案）

患者，女，59岁。

【初诊】 2005年11月10日。

［主诉］双足发凉、麻木15年。

［临床表现］患者以闭塞性动脉硬化症来本院治疗。15年前开始双足发凉，怕冷，近来加重，麻木不适，以左足踇趾麻木明显。症见双足皮色苍黄，皮肤干燥，汗毛稀疏，皮温低，双足背动脉、右胫后动脉搏动减弱，左胫后动脉搏动消失。舌质红绛、苔白，脉弦涩。

［诊断］脉痹，证属气虚血瘀，寒邪凝滞。

［治法］温通活血。

［方药］阳和汤加味：熟地黄30g，黄芪（炙）30g，鸡血藤30g，党参15g，当归15g，干姜15g，赤芍15g，牛膝15g，肉桂10g，白芥子10g，熟附片10g，甘草（炙）10g，鹿角霜（冲）10g，地龙12g，麻黄6g。水煎服，1日1剂。同时应用通脉安、四虫片，并以活血止痛散，煎汤趁热外洗患肢。

【二诊】 双足皮温较前升高，发凉减轻，麻木基本缓解。舌质红苔白，脉弦涩。为寒邪渐除，气血来复，脉络复通之象。仍治以温通活血法，续用上法。

【三诊】 双足疼痛减轻，麻木未完全缓解。舌质红苔白，脉弦涩。仍治以温通活血法，续用上法。

【结果】 治疗4个月病症缓解。

【按】 此案主要病机为年老体衰，复感寒邪，寒凝血瘀，脉络不畅，阳气不达四末，失于濡养，终成此病。初诊诸症属气虚血瘀，寒邪凝滞，治以温通活血法，方用阳和汤加味治之。同时应用中成药，并配合中药活血止痛散外洗，内外兼治。体现了尚老同病异治、辨病与辨证相结合、整体辨证与局部辨证相结合的临床思辨特点。

参考文献

陈柏楠，秦红松，刘政．尚德俊诊治闭塞性动脉硬化症的临证经验［J］．中华中医药

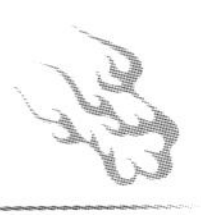

杂志，2010，25（1）：77－79

5. 湿热下注、瘀血闭阻案（尚德俊医案）

患者，男，56岁。

【初诊】 2006年3月16日。

［主诉］右足发凉、疼痛反复3个月。

［临床表现］右下肢发凉，怕冷，疼痛3个月，以闭塞性动脉硬化症来本院治疗。症见右足发凉、怕冷，行走100m小腿疼痛，间歇性跛行。右足第2趾末端破溃，疼痛剧烈，夜间尤甚。体查见右足汗毛脱落，皮温低，第2趾呈潮红色，趾端有溃疡，周围组织红肿，有明显渗液。双足背动脉搏动消失，右胫后动脉搏动消失，左尺、桡动脉搏动减弱。舌质紫暗、苔黄厚，脉弦涩。

［诊断］脱疽，证属湿热下注，为瘀血重证。

［治法］清热利湿，活血化瘀。

［方药］四妙勇安汤加味：金银花30g，玄参30g，当归15g，赤芍15g，牛膝15g，黄柏10g，黄芩10g，栀子10g，连翘10g，苍术10g，防己10g，紫草10g，生甘草10g，红花6g。水煎服，1日1剂。同时服用四虫片、通脉安、通塞脉片、山莨菪碱片。

【二诊】 右足第2趾疼痛减轻，溃疡渗出液减少。舌质紫暗、苔薄黄，脉弦涩。继续以上方案治疗。

【结果】 1个月而愈。

【按】 此案乃闭塞性动脉硬化症并发溃疡，为瘀血重症，兼湿热下注，应用清热利湿、活血通络法，内服四妙勇安汤加味，配合应用虫类药物四虫片、莨菪类药物等治疗，活血化瘀法与莨菪药物疗法相结合，以祛瘀通络、解痉止痛，改善肢体血液循环和微循环状态，促进肢体侧支循环建立。

参考文献

陈柏楠，秦红松，刘政．尚德俊诊治闭塞性动脉硬化症的临证经验［J］．中华中医药杂志，2010，25（1）：77－79

股静脉血栓形成（1案）

寒湿热内郁案（唐祖宣医案）

患者，男，32岁。

【初诊】 2002 年 2 月 23 日。

［主诉］左下肢肿胀热痛、不能行走反复多时。

［临床表现］因腹部手术，合并大量输液，引起左下肢肿胀热痛，不能行走，经某院确诊为髋股静脉血栓形成，服抗生素和中药活血化瘀及清热解毒药物无效，入我院治疗。症见左下肢肿胀，色呈潮红，抬高患肢减轻，下垂时更加严重，不能行走，凉痛，气候变化遇冷加重，身常觉恶寒，四肢无力。形体较胖，面色微黄，舌质淡、苔黄腻，脉滑数。

［诊断］脉痹，证属寒湿热内郁。

［治法］温阳化湿，清热祛风。

［方药］桂枝芍药知母汤加减：白芍 30g，知母 30g，防风 30g，白术 15g，桂枝 15g，防己 15g，炮附片 15g，黄柏 15g，麻黄 9g，生姜 9g，甘草 9g。

【二诊】 上方服 10 剂后疼痛减轻，温度好转，下肢肿胀减轻，但舌仍黄腻，脉滑数。此寒湿好转，热仍内郁，于上方加苍术 15g，薏苡仁 60g，金银花 30g。

【结果】 服 10 剂后舌苔退，脉变缓涩，腿肿全消，已能行走，寒热俱减，改用活血化瘀法，上方先后加桃仁、红花、苏木、刘寄奴、乳香、没药等药物调治而愈，现已参加工作，追访 3 年未复发。

【按】 此病由于术后输液而诱发，病由瘀血阻于脉络，营血受阻，水津外溢，聚而为湿，肿胀乃作。舌苔腻黄，脉滑数，湿热内郁，但肢肿而冷，身觉恶寒者，阳气衰也。尤以气候变冷加重是其辨证的关键，故用此方发散寒邪，温经散寒，表里之湿可去。知母、白芍清热和营，加黄柏、防已以清热利湿，使寒湿去而气血行，湿热除而肿胀消。寒湿热俱减，加化瘀药物疏通其瘀阻之经脉，故能取得较好的疗效。临床体会，脉搏的快慢是预测其病进退的标准，脉搏快是阳热甚，慢则易使气血凝滞，若脉搏快者重用清热解毒之剂，慢者可重用附子、桂枝、麻黄。

参考文献

唐文生，丁卡，薛鹏飞，等. 唐祖宣应用桂枝芍药知母汤治疗四肢关节病经验［J］. 世界中西医结合杂志，2009，4（8）：541－543

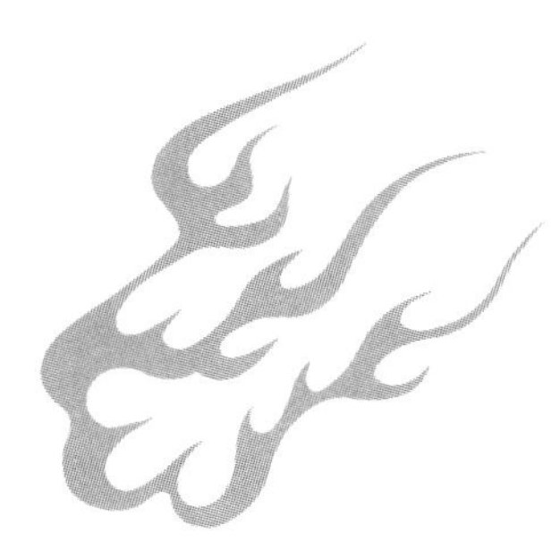

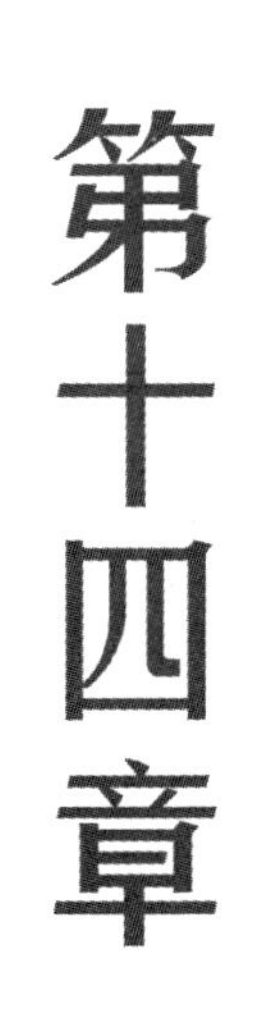

第十四章 皮肤科医案

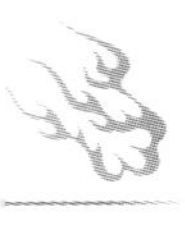

多形红斑（1案）

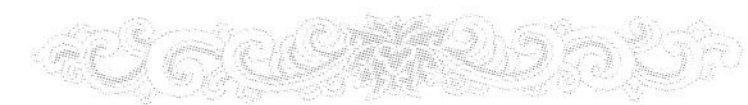

风湿热蕴案（禤国维医案）

患者，女，50岁。

【初诊】 2009年3月31日。

［主诉］全身红斑丘疹伴瘙痒1个月。

［临床表现］患者2009年2月份无明显诱因全身多处起水肿性红斑、丘疹，形似虹膜状，瘙痒剧烈，当时到我院就诊，诊断为“多形红斑”，予激素治疗后症状好转出院。现双下肢红斑，形似虹膜状，少许水疱，丘疹，瘙痒，面部浮肿，无恶风寒。纳可，眠一般，二便调。舌质红苔黄，脉弦。

［诊断］西医诊断：多形红斑。中医诊断：猫眼疮，证属风湿热蕴。

［治法］祛风止痒，去热利湿。

［方药］皮肤解毒汤（禤老自拟方）加减：乌梅15g，莪术10g，红条紫草15g，土茯苓20g，牡丹皮15g，徐长卿15g，防风15g，紫苏叶15g，甘草10g，生地黄15g，白鲜皮15g，珍珠母（布包先煎）30g。7剂，1日1剂，水煎服。

【二诊】 4月7日。下肢红斑变淡，无水疱，瘙痒减轻，面部浮肿消退，加生地黄至20g以清血热，增液通便。7剂。

【三诊】 4月14日。下肢红斑部分消退，颜色较浅变淡，瘙痒缓解，加生地黄至30g以增液通便，增莪术至15g以逐瘀消斑。7剂。

【四诊】 4月21日。下肢斑疹基本消退，已无瘙痒，纳眠可，大便通畅。守方续服7剂。

【按】 此案乃因风湿热蕴蒸于肌肤所致，其治用皮肤解毒汤加减，方中土茯苓清热燥湿解毒，生地黄清热凉血，徐长卿、防风、紫苏叶、白鲜皮疏风止痒，莪术、牡丹皮活血散结，乌梅敛阴，珍珠母潜镇安神，甘草调和药性。全方具清热解毒、凉血泻火之效，药对病机，故获良效。

参考文献

梁家芬，李红毅，刘炽. 禤国维教授解毒法治疗皮肤病经验浅析［J］. 环球中医药，2013，6（12）：926－928

结节性红斑（1案）

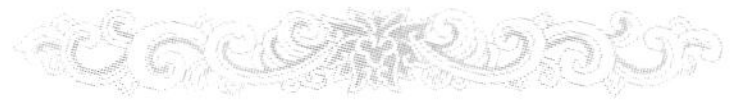

营热络瘀案（朱良春医案）

患者，女，45岁。

【初诊】2009年6月29日。

［主诉］双下肢结节性红斑2年余。

［临床表现］近2年多来双下肢出现结节性红斑，现见结节性红斑散在触痛，呈对称性，按之坚硬，时轻时重，口腔溃疡。舌苔薄，脉细弦。曾在上海某医院查ANA、ds-DNA、ENA、ANCA均为阴性，尿常规阴性，ESR 16mm/h。曾用泼尼松、羟氯喹、双密达莫等口服。现已停服2月余。

［诊断］瓜藤缠，证属营热络瘀。

［治法］软坚化痰，养阴清热，活血通络。

［方药］穿山龙50g，赤芍15g，白芍15g，蜂房10g，僵蚕12g，白芥子（炒）12g，桃仁10g，红花10g，决明子15g，水蛭10g，女贞子20g，豨莶草30g，甘草6g。14剂。

【二诊】7月13日。药后红斑渐消，结节触之疼痛，腰痛，口疮。舌苔薄，脉细弦。仍从营热络瘀调治。用上方加天南星（制）30g，土鳖虫10g，木蝴蝶10g。14剂。

【三诊】7月27日。结节性红斑逐渐消退，触之有痛感，口疮时瘥时发，腰痛已平。舌苔薄，脉细弦。用上方去白芥子、水蛭，加人中黄10g。14剂。

【四诊】8月24日。结节性红斑经治基本渐愈，唯口疮此起彼伏，缠绵未瘥，口干，下肢怕冷。舌苔薄，质红，脉细弦。前法治之。药用生地黄20g，石斛15g，人中黄10g，木蝴蝶8g，决明子15g，赤芍15g，白芍15g，鹿衔草20g，续断12g，甘草6g。

【结果】服用6剂后，结节性红斑及口疮均愈。

【按】此病一般归属于中医风湿热痹范畴，为“湿毒流注”。因其结节如梅核，色红漫肿，有诊断为“梅核丹”“梅核火丹”者，也有诊为“瓜藤缠”者。《医宗金鉴·外科心法要诀·瓜藤缠》就详尽地描述了该病的发生部位及临床特点：“此证生于腿胫，流行不定，或发一二处，疮顶形似牛眼，根脚漫肿……若绕胫而发，即名瓜藤缠，结核数

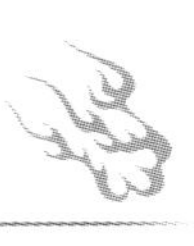

枚，日久肿痛。”也有将此归属于“痰核”范畴。经此病为风寒湿热毒邪入侵，与体内湿热之邪相搏，营卫气血运行失常，经络痹阻，瘀热互结，蕴蒸于肌肤而成；又可因禀赋不足，或饮食不节，嗜食肥甘厚味、辛辣、醇酒之品，蕴湿化燥生热，热结成毒，壅滞于经络，营卫气血运行不畅，日久毒热蕴蒸于肌肤所致。此案患者病程迁延2年余，久病多虚，亦多痰瘀，阴虚生热，因痰、瘀、热等邪阻于经脉所致，治疗当予软坚化痰，养阴清热，活血通络治之。朱老认为“百病多由痰作祟”，结合患者结节性红斑散在下肢，按之坚硬，首应责之于痰无疑。故选用白芥子、僵蚕以化痰软坚，白芥子祛有形之痰核效果最佳，《本草正》曰：“白芥子，消痰癖疟痞，除胀满极速，因其味厚气轻，故开导虽速，而不甚耗气，既能除胁肋上膜之痰，则其近处者不言可知。”僵蚕善于化痰散结，《本草纲目》谓其“散风痰结核”。朱老认为此病在化痰的同时要加强活血化瘀，认为“治痰要治血，血活则痰化”，故活血化瘀通络法应贯穿于治疗的始终，故加用大队活血药，如穿山龙、赤芍、桃仁、红花、水蛭等。豨莶草生用性寒，善清热解毒，化湿热。女贞子养阴清热。一诊经治疗后患者结节红斑渐退，唯口疮反复，加用天南星化痰散结，土鳖虫活血化瘀，木蝴蝶以敛疮生肌以治口疮。四诊患者结节红斑已基本消退。此病从痰、瘀、热三个方面入手，疗效满意。

参考文献

李靖．朱良春医案研读［J］．中国实验方剂学杂志，2011，17（3）：238－239

红皮病（1案）

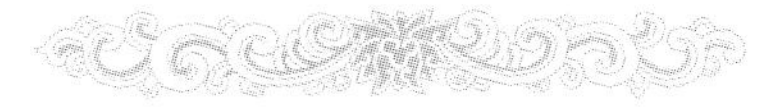

风热伤营案（方和谦医案）

患者，女，61岁。

【初诊】2005年7月1日。

［主诉］皮肤瘙痒伴多皮屑3年，加重1个月。

［临床表现］患者3年前出现皮肤瘙痒，肤色暗红，多皮屑，肤热，遇热瘙痒加重，多方求治，进展不大。1年半前曾在本院皮肤科诊断为红皮病，予以口服激素，外用丁酸氢化可的松（尤卓尔）、硅霜等药物，仍痒、屑俱在。近1个月来天气炎热，病情又有加重。诊见痛苦面容，面部、胸背部及四肢皮肤色暗红，表层有鳞屑，触之皮肤粗糙缺少弹性，皮

温正常。口干，便干，溲黄。舌质暗、舌苔白，脉沉滑数。

[诊断] 游风，证属风热伤营。

[治法] 祛风清营解毒。

[方药] 苦参10g，土茯苓15g，赤芍10g，生地黄15g，玄参10g，桔梗10g，生甘草10g，甘草（炙）10g，防风10g，黄柏10g，牛蒡子10g，生石膏（先煎）15g，薏苡仁（炒）20g。6剂。

【二诊】 自觉瘙痒减轻，口干、便干均有改善，脱皮屑量减少，皮肤尚缺乏弹性。服用前方后已使病情有转机，故效不更方，继续服用6剂，皮疹渐愈。

【按】 此案患者年逾60岁，气阴俱虚，肝肾不足，脾不健运，肌肤失荣，病程三载，久病入络，气血瘀滞不畅，导致肌肤进一步失养，出现肌肤甲错，脱皮屑；又值暑热挟湿较盛之季节，风热之邪外袭，引发痼疾加重；口干、便干、溲黄，均为热病伤阴之象；舌质暗、苔白脉滑则为血瘀湿阻之象。方老遵"治风先治血，血行风自灭"之旨，选用赤芍、生地黄、玄参凉血清营之品，苦参、黄柏、石膏清热燥湿泻火，土茯苓解毒除湿，防风祛风胜湿。方中生甘草取其解毒之功用，配桔梗组成桔梗汤宣散风热，炙甘草健脾补中固本，防苦寒之品伤正，二药合用以达扶正祛邪之目的。

参考文献

权红，李文泉，范春琦，等. 方和谦临床合用生炙甘草的体会［J］. 北京中医药，2008，27（2）：106-107

带状疱疹（1案）

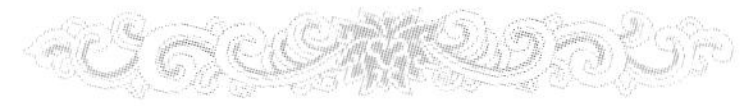

肝郁气滞、湿热熏蒸案（贺普仁医案）

患者，女，52岁。

【初诊】 2002年7月10日。

[主诉] 右侧腰及胁肋部灼热、水疱2日。

[临床表现] 患者2日前右侧腰及胁肋部灼热感，继而出现水疱，每个疱疹约黄豆大小，内容物水样透明，呈簇状分布，疼痛难忍，伴烦躁，口苦，咽干，眠差，小便黄，大便干。舌质黯红、苔黄腻，脉弦滑。

[诊断] 蛇串疮，证属肝郁气滞，湿热熏蒸。

[治法] 疏肝解郁，清热利湿。

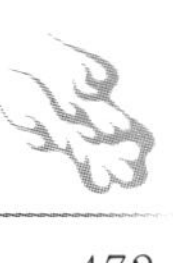

［方法］先用火针点刺水疱处；龙眼、阿是穴三棱针放血，阿是穴放血后拔罐；支沟、阳陵泉以毫针刺之，泻法，留针 30 分钟。患者每日治疗 1 次，阿是穴放血拔罐隔日 1 次。

【结果】治疗当日疼痛减轻；五诊后已感觉不到明显疼痛，疱疹渐干燥、结痂；10 次后皮肤平整，诸症消失，临床痊愈。

【按】贺老认为，此病多由肝郁化火、肝胆火盛、湿热内蕴等因素引发，故治疗宜疏肝解郁、清热利湿解毒为主。此案处方中，支沟为手少阳三焦经穴，阳陵泉为足少阳经的合穴，二者配伍应用，起到疏肝利胆、清热化湿之效，此二穴采用毫针微通治疗。龙眼位于小指尺侧第二、第三骨节之间，握拳于横纹尽处取之，属经外奇穴，是治疗带状疱疹的经验穴，尤以刺血治疗效佳。除上述穴位外，还采取局部放血、拔罐的方法，使恶血出尽，活血通络，祛瘀而生新。此病多属热证，此处采用火针温通之法，以热引热，借火助阳，使血脉通、气血调。若出现后遗神经痛，可取阿是穴点刺放血拔罐，以活血通络、祛瘀泻毒。

参考文献

王桂玲，郭静，谢新才，等. 贺普仁治疗皮肤病验案举隅［J］. 中国中医药信息疗法，2011，18（3）：94－95

湿　疹（3 案）

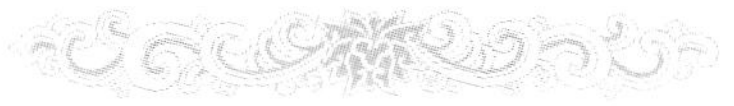

1. 湿热内蕴、风湿热毒外发肌腠案（路志正医案）

患者，女，36 岁。

【初诊】2009 年 3 月 5 日。

［主诉］手足湿疹 2 年。

［临床表现］患者 2 年来无明显诱因出现手足湿疹，反复发作，发作时为小水疱样，有时为脓疱样皮疹，瘙痒明显，10 余日可自愈，每月发作 2 次，上肢关节窜痛，以肩背部为主，汗出少，自觉汗出后症状可减轻，夜寐差，梦多，困倦乏力，纳可，二便如常。形体消瘦，两颧浮红，舌体适中、质暗红、苔黄腻，脉弦数。

［诊断］浸淫疮，证属湿热内蕴，风湿热毒外发肌腠。

［治法］疏风祛湿，清热止痒。

［方药］当归拈痛汤加减：羌活 10g，防风 10g，防己 15g，独活 10g，

升麻 10g，当归 12g，葛根 12g，川芎 10g，生地黄 12g，赤芍 12g，黄芩 10g，连翘 12g，薄荷（后下）10g，蝉蜕 12g，苦杏仁（炒）9g，薏苡仁（炒）30g，莱菔子（炒）15g。14 剂，水煎服。

【二诊】3 月 20 日。服上方后湿疹较前减少，瘙痒减轻，无脓疱样皮疹，局部色暗，抓之有滋水，头部昏沉，口黏口干，大便日 2 次，不成形，小便如常，舌暗红苔白厚腻，脉弦滑。热毒减而湿邪尚存，仍以当归拈痛汤合清震汤化裁：苍术（炒）15g，白术（炒）12g，羌活 10g，防风 10g，防己 15g，升麻 10g，当归 12g，葛根 12g，川芎 10g，黄芩 10g，赤小豆 30g，蝉蜕 10g，苦杏仁（炒）9g，薏苡仁（炒）30g，茵陈 12g，清半夏 12g，猪苓 15g，泽泻 15g，荷叶 12g，地肤子 15g。14 剂，水煎服。

【结果】服上方后诸症减轻，头昏口黏不明显，后患者按上方继服 1 个月，湿疹消失。其后遇饮食不慎仍有轻度发作，服上方 7 剂即能缓解。嘱节制刺激性食物，以防复发。

【按】湿疹中医称“浸淫疮”，随其发生部位又有各自名称，然其病机总因过食腥荤发物动风之品，伤及脾胃，脾失健运，致使湿热内蕴；复感外界风湿热邪，内外两邪相搏，充于腠理，浸淫皮肤，发为本病。当归拈痛汤内调脾胃升降、外祛风湿热毒，恰合湿病的病因病机，故临床上多用于治疗湿疹属湿邪偏重者。此案初诊因热毒较重，故加用连翘、生地黄、赤芍等凉血解毒之品；又兼肌腠闭郁，故汗出症减，遂加薄荷、蝉蜕以开腠理。二诊热象减而湿犹存，故去凉血之药，加清震汤以除湿升清、苓泽以淡渗利湿、赤小豆当归散以利湿解毒，方证丝丝入扣，故奏效颇捷。

参考文献

杨利，路志正. 国医大师路志正活用名方的经验举隅［J］. 湖北民族学院学报（医学版），2012，29（2）：56-58

2. 血燥湿毒、湿热内蕴、热盛案（李辅仁医案）

患者，男，72 岁。

【初诊】1992 年 4 月 10 日。

［主诉］双足内侧起红斑、丘疹及水疱，流水瘙痒 3 日。

［临床表现］3 日前患者双足内侧突然出现红斑、丘疹，瘙痒，皮疹渐增大，出现水疱，流黄水，伴纳呆，口渴心烦，大便干，小便黄。舌质红苔薄白，脉滑数。检查双足内侧可见散在大小不等的红色丘疹，杂有水疱，部分皮损融合成片，表面有渗出，结痂。

［诊断］西医诊断：急性湿疹。中医诊断：浸淫疮，证属血燥湿毒，湿热内蕴，热盛型。

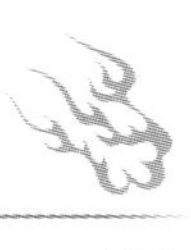

［治法］清热凉血，佐以健脾利湿。

［方药］黄芩 10g，黄柏 10g，茯苓皮 10g，牡丹皮 10g，生地黄 10g，紫草 10g，泽泻 10g，苍术 10g，白术 10g，薏苡仁 30g，连翘 10g。

【二诊】服 5 剂后复诊，大量已愈合，水疱、糜烂面消失，散在淡红色红疹，瘙痒，纳呆，小便黄。舌质淡红苔白，脉滑。治拟清热健脾利湿，前方去黄柏、生地黄，加茯苓 15g，陈皮 10g，浮萍 10g。

【结果】继服 5 剂后，痊愈。

【按】李老认为，湿疹虽然是体内蕴湿与湿热外邪相搏结而发病，其表现有热盛、湿盛、血虚风燥等不同，在治疗上多用清热、利湿、凉血、健脾等法则，但其根本均有脾失健运、水湿内蕴、湿困脾土的一面。此案即乃血燥湿毒，湿热内蕴，热盛所致，其病较急，以标证为重，“急则治其标”，其治宜以清热利湿，凉血为主，少佐健脾燥湿之品。

参考文献

殷曼丽. 李辅仁教授从脾胃治疗湿疹的经验［J］. 中医教育，1994，13（4）：36

3. 脾虚湿盛、复感风邪案（李辅仁医案）

患者，男，67 岁。

【初诊】1993 年 2 月 22 日。

［主诉］四肢起丘疹，流水瘙痒 3 年，加重 5 日。

［临床表现］3 年前四肢皮肤起红色丘疹，瘙痒，抓后流水，结痂，渐加重。经中医多方治疗，好转，常反复发作。近 5 日来皮疹急性发作，融合成片，糜烂流水，瘙痒。伴纳少，全身乏力，二便调。舌质淡苔白腻，脉沉缓。检查四肢伸侧散在钱币大小的浸润性皮损，边界清楚，轻度糜烂，微有渗出，偶见少量鳞屑。

［诊断］西医诊断：慢性湿疹急性发作。中医诊断：浸淫疮，证属脾虚湿盛，复感风邪。

［治法］健脾利湿，散风清热。

［方药］苍术 10g，白术 10g，泽泻 10g，茯苓 15g，浮萍 10g，薏苡仁 20g，黄柏 10g，陈皮 10g，连翘 10g，苦参 10g，白鲜皮 20g。

【二诊】服药 7 剂后复诊，糜烂渗出消失，仍散在色素沉着，少量鳞屑，瘙痒，夜间为甚，上方去泽泻、苦参，加当归 10g，赤芍 10g，白芍 10g。

【结果】继服 10 剂后，瘙痒、鳞屑均消失，基本痊愈。

【按】“治病必求其本”，湿疹之根本原因，在于脾失健运，湿热内蕴。此案即以脾虚湿盛为主，复感风邪，风湿相搏，发为湿疹，以治疗以健脾、利湿、清热、散风为法，随证运用，主次分明，均可取得显著的疗效。

参考文献

殷曼丽．李辅仁教授从脾胃治疗湿疹的经验［J］．中医教育，1994，13（4）：36

银屑病（1案）

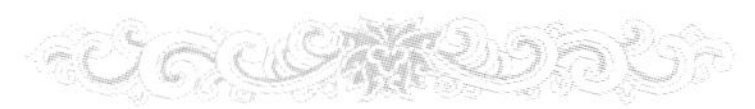

血虚风燥案（禤国维医案）

患者，男，40岁。

【初诊】 2003年6月5日。

［主诉］全身鳞屑性红斑伴瘙痒5年，加重1周。

［临床表现］5年前无明显诱因出现头皮红斑，覆有油腻性厚屑、瘙痒，无脱发，当地医院以头皮脂溢性皮炎予以对症治疗，疗效欠佳。躯干、四肢伸侧出现多处鳞屑性红斑，痒甚，手指、足趾甲出现不同程度变形、凹陷。某医院又诊为银屑病，予皮质激素外用，病情有好转，但易复发，以冬季和饮酒后加重。7日前无明显诱因原皮疹扩大，鳞屑增多，瘙痒加重，同时又出现散在、绿豆大小鳞屑性红斑、丘疹，独立分布，遍布全身，故前来本院皮肤科就诊。患者自起病以来，无关节痛、泛发性脓疱及眼部不适，皮疹与日晒、工作环境无关，饮食正常，体重无明显变化。诊见全身可见广泛对称性分布鳞屑性红斑、斑片、斑丘疹，鳞屑脱落，多数不规则，互相融合成片，边缘稍浸润，以头皮发际、背部和四肢伸侧明显，鳞屑较多，另见较多对称密集分布如绿豆、甲盖大小点滴状鳞屑性红斑、丘疹，散布于全身。皮疹薄膜现象及Auspiz征均阳性；手指、足趾甲不同程度变形、凹陷，并见顶针样改变；头发成束状、油腻，但无脱发、断发。心烦、易怒，口干渴，大便结，小便黄。舌质红、少苔，脉细数。

［诊断］西医诊断：银屑病。中医诊断：白疕，证属血虚风燥。

［治法］养血润燥，凉血解毒，化瘀通络。

［方药］银屑灵片（禤氏自拟方）煎剂：生地黄15g，赤芍15g，紫草15g，金粟兰15g，土茯苓15g，乌梅15g，当归10g，川芎10g，莪术10g，甘草6g。7剂，1日1剂，水煎服。

【二诊】 6月12日。服药7剂，患者红斑颜色变淡，鳞屑变薄，部分皮损消退。舌质暗红、苔薄白，脉细数。效不更方，守原方去乌梅，加丹参30g。

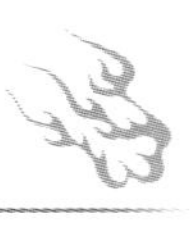

【三诊】 6月19日。上方共服15剂，躯干、四肢红斑鳞屑基本消退，仅留头皮发际处皮损。舌质暗红、苔薄白，脉细数。守方加鸡血藤30g。

【结果】 7月4日复诊，已服14剂，病情稳定未复发。后予六味地黄丸及丹参片口服，以善其后，并以凡士林润泽肌肤，未再用其他外用药。

【按】 禤老认为本病发病多由内外合邪所致，血燥为本，瘀毒为标。因燥、寒为秋冬时令之邪，素体血燥之人外受时令邪气，内外合邪，血燥化风，邪助风势，使病情加重，而血瘀则贯穿银屑病发病全过程。其治疗宜从血分立法，从燥毒瘀辨证，治以养血润燥、凉血解毒为主，佐以化瘀通络。方中生地黄滋阴凉血填精为君药；当归补血养阴、和营养血，赤芍清热凉血，川芎活血行滞，三药相合，补中有通，补而不滞，养血润燥，且能活血通络，故为方中臣药，使营血恢复而周流无阻，肌肤得养而病自愈；紫草凉血解毒，莪术破血散结，金粟兰、土茯苓解毒消肿，乌梅生津润燥，共为佐药；甘草为使药。

参考文献

钟金宝，殷新，卢传坚，等. 禤国维教授治疗银屑病经验介绍［J］. 新中医，2004，36（9）：11－12

荨麻疹（6案）

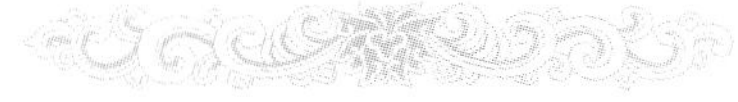

1. 风湿热外郁于肌肤案（禤国维医案）

患者，男，32岁。

【初诊】 2012年12月20日。

［主诉］风团瘙痒反复1年。

［临床表现］患者1年前无明显诱因出现全身起红色风团，伴瘙痒。当地医院给予抗过敏、钙剂等治疗皮疹消失。但以后风团瘙痒反复发作，曾多处求医均未见好转，影响生活、工作，烦躁不安。今来诊，症见皮肤散发红色风团，可自行消退，皮肤划痕征阳性。纳可，眠欠佳，二便调。舌质暗红、苔薄黄腻，脉细弦。

［诊断］西医诊断：荨麻疹。中医诊断：瘾疹，证属风湿热外郁于肌肤。

［治法］疏风清热，利湿比痒。

［方药］皮肤解毒汤（禤老自拟方）加减：防风15g，紫苏叶15g，徐长卿15g，乌梅15g，生地黄15g，甘草10g，苦参15g，地肤子15g，蝉

蜕 15g，地龙 10g，白鲜皮 15g，紫草 15g，莪术 15g，牡丹皮 15g。14 剂，1 日 1 剂，水煎服。

【二诊】2013 年 1 月 4 日。药后风团发作次数稍减少，仍有瘙痒，睡眠质量改善，纳稍差，二便调。舌质红、苔薄黄，脉弦细。上方加白术 15g 以健脾，丹参 15g 以凉血活血泄热，合牡丹皮、生地黄活血凉血使“血行风自灭”。继服 14 剂。

【三诊】1 月 18 日。风团发作明显减少，无明显瘙痒，口干，纳眠可，二便调。舌质红、苔微黄，脉弦细。生地黄加至 20g 以养血凉血滋阴，继服 14 剂。

【四诊】2 月 1 日。未见风团发作，无瘙痒，纳眠可，二便调。舌质红、苔薄白，脉弦细。加黄芪 15g 以益气固表，续服 14 剂以巩固疗效。

【按】此案为慢性期患者，面白、四肢乏力、大便溏、舌质淡、脉细等虚象不著，反见风团颇色红，瘙痒甚，此起彼伏，游走不定，好发于暴露部位，伴舌质红、苔黄等实证表现，此乃风邪与湿热之邪相搏，内不得疏泄，外不能透达，郁于肌肤腠理之间所致。禤老在皮肤解毒汤的基础上加牡丹皮、丹参、生地黄等活血、凉血、补血养血之品，以养血活血凉血解风毒。此因风为百病之长，常兼他邪侵袭人体，易导致络脉痹阻，气血运行不畅，不利于疏散风邪，如《金匮要略方论本义》云：“脉者人之正气之道路也。杂错乎风邪……则脉行之道路必阻塞壅滞。”《玉机微义·血属阴难成易亏论》所言：血“注之于脉，少则涩，充则实”。故在治疗时配伍养血之品，目的在于鼓舞血行，畅达血脉，取“治风先治血，血行风自灭”之义。

参考文献

梁家芬，李红毅，刘炽．禤国维教授解毒法治疗皮肤病经验浅析［J］．环球中医药，2013，6（12）：926－928

2. 血热风盛、风痰瘀胶结案（周仲瑛医案）

患者，女，25 岁。

【初诊】2007 年 9 月 13 日。

［主诉］风团反复发作多年。

［临床表现］患者自记事以来，每年夏季均发皮肤过敏，发则出现风团，严重时散发全身。最近月经先期 1 周左右，口干，大便欠畅，尿不黄，手心不热。舌质黯、苔薄黄腻，脉细滑。

［诊断］瘾疹，证属血热风盛，风痰瘀胶结。

［治法］凉血散瘀，祛风化痰。

［方药］水牛角片（先煎）15g，赤芍 10g，牡丹皮 10g，生地黄 15g，

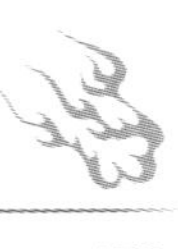

蝉蜕 5g，僵蚕（炙）10g，苍耳草 15g，地肤子 15g，蜂房 10g，玄参 10g，地龙 10g，紫草 10g，甘草 3g，生何首乌 12g。14 剂。

【二诊】 9 月 27 日。皮肤过敏减轻，易汗，舌质红、苔淡黄腻，脉小滑。原方加生槐花 12g，连翘 10g，28 剂。

【三诊】 10 月 25 日。风团消退，皮肤不痒，唇有火疮，二便正常。舌质黯、苔黄薄腻，脉细滑。原方加野菊花 15g，生槐花 12g，连翘 10g，14 剂。

【四诊】 11 月 15 日。风团皮疹未见发作，纳可，月经正常。脸色青黄，舌苔淡黄腻，脉细滑。从养血祛风治疗，以资巩固。药用白芍（炒）10g，生地黄 12g，当归 10g，何首乌（制）15g，黄精（制）10g，牡丹皮 10g，赤芍 10g，女贞子（炙）10g，墨旱莲 10g，野菊花 12g，蝉蜕 5g，生槐花 10g。14 剂。

【按】 此案患者表现为口干、大便不畅、舌苔黄腻等热象，属阳盛之体复感风邪，日久化热化火，煎灼营血而成瘀，进而热与瘀相互胶结，致病情缠绵难愈。患者因血热迫血妄行而表现为月经先期，舌质黯红、苔黄腻皆为瘀热指征。周老选用犀角地黄汤加减化裁的基础上，加用蝉蜕、苍耳草、地肤子、紫草等凉血祛风，何首乌祛风、润肠。考虑风疹日久，风痰瘀胶结，故加用虫类药物僵蚕、蜂房、地龙以加强祛风化痰之功。二诊后风团即消退，经年病情得到控制，四诊时风团皮疹仍未发作，表明瘀热风痰得以消除，转从养血祛风治疗，药用四物汤、二至丸等加减化裁，既能补肝肾阴血，补而不滞、滋而不腻，又佐用野菊花、蝉蜕、生槐花等凉血祛风解毒，全方寒热并进，扶正为主兼顾祛除余邪，经年痼疾得以告愈，足见辨证之准确，用药之精当。

参考文献

吴红娟，叶放．周仲瑛从瘀热论治难治性皮肤病经验［J］．辽宁中医杂志，2010，37（12）：2436－2437

3. 气血虚弱、风湿郁表案（李振华医案）

患者，女，45 岁。

【初诊】 2011 年 5 月 6 日。

［主诉］全身皮肤间断性出现风疹块 10 余年。

［临床表现］患者自诉 10 余年前因淋雨后，皮肤突然瘙痒，愈抓愈痒，继之出现风疹块，到医院诊断为荨麻疹，经西药（具体药物不详）治疗后已无症状。以后每遇冷风和冷空气反复发作，数年不愈，苦不堪言，经多方治疗均不能彻底痊愈。现症见风疹块遇冷即发作，因害怕发病，穿

衣总是要比别人穿得厚，平素怕冷，心慌气短，自汗乏力，食欲不振，睡眠差，容易腹泻。舌质淡、舌质薄白，脉细弱。

［诊断］西医诊断：荨麻疹。中医诊断：瘾疹，证属气血虚弱，风湿郁表。

［治法］益气健脾，活血祛风。

［方药］补气消疹汤（李老自拟方）加减：黄芪 20g，党参 12g，白术 10g，茯苓 15g，当归 12g，川芎 10g，赤芍 15g，桂枝 6g，白芍 12g，防风 4g，羌活 10g，荆芥 8g，地肤子 15g，厚朴 10g，木香 6g，甘草 3g。10 剂，水煎，1 日 1 剂。

【二诊】5 月 20 日。服药后食欲有所好转，精神好转，服药期间没有发作。原方黄芪改为 30g，继服 10 剂。

【结果】2011 年 6 月 3 日，怕冷感消失，已不用多加衣服，睡眠好转，大便正常，精力充沛。上方继服 5 剂，隔日 1 剂，以资巩固。

【按】气血虚弱证多发生在年老或久病体弱之人，此型临床虽比较少见，但可久病缠绵，反复发作难愈。此病是由久病导致气血不足，卫阳不固，风湿之邪郁于肌表，故每遇冷空气而发作。方中黄芪、党参、甘草补气固表，白术、茯苓健脾利湿，当归、川芎、赤芍配黄芪可以补气和血，桂枝、白芍为小建中汤调和营卫，防风与黄芪、白术为玉屏风散固肺卫之表，防风之量不宜过大，以免祛邪伤正；羌活、荆芥、地肤子祛风透表，散皮肤之风湿而治瘙痒，厚朴、木香宽中理气，运化中焦，使补而不滞。诸药合用，理法方药环环相扣，故疗效显著。

参考文献

张正杰，李郑生．国医大师李振华教授治疗荨麻疹学术经验［J］．中医研究，2011，24（11）：56－58

4. 营阴郁滞、化热夹风案（郭子光医案）

患者，女，33 岁。

【初诊】1999 年 6 月 28 日。

［主诉］全身风疹块瘙痒反复发作 1 年。

［临床表现］1 年前发病，周身发风疹块，痒甚，某医院诊断为“荨麻疹”，服息斯敏并打针而缓解，停药又复发。此后反复发作，用中西药可一时缓解，但病情有不断加重趋势。目前一身瘙痒，搔抓后即见红痕，同时周身皆痒，搔抓后满布红痕斑块，甚至身体任何部位碰撞一下即起红色斑块，奇痒殊甚，苦不堪言。同时，最怕冒风，稍冒风即连连喷嚏，多达数十个不等。查其形体偏胖，腠理疏松，神情如常，以手指轻划其上臂

皮肤即产生白线—红痕—风团块，久久不消退，饮食二便无异常。舌质尖红苔淡白，脉浮滑。

［诊断］瘾疹，证属营阴郁滞，化热夹风。

［治法］清营祛风。

［方药］防风20g，蝉蜕15g，僵蚕15g，紫草15g，牡丹皮15g，生地黄15g，连翘15g，玄参15g，地骨皮30g，甘草10g。水煎，服3剂，1日1剂。

【二诊】7月2日。症状已大减，一身基本不痒，唯稍冒风即喷嚏不断，尤以晨起为甚。上方重清营疏风，轻视了风寒外感。仍以上方去玄参，加麻黄10g，以发散营中之郁滞。续进3剂。

【三诊】7月11日。已无任何症状。患者前来索求根治方药，考虑患者腠理疏松，营卫不固，不任风寒外袭是发病之根，以固表实卫，善后调治，或可杜绝复发。予玉屏风散加味，药用黄芪40g，防风20g，白术20g，蝉蜕15g。浓煎，1日1剂，2～3次分服，连服10日为1疗程，服用2个疗程，疗程间休息2～3日。

【结果】后随访数月，未见复发。

【按】此案患者乃因腠理疏松，卫表不固，易遭风寒，致使营阴郁滞，郁久化热，营热夹风，从而导热此病的时时发作。其治疗宜用生地黄、牡丹皮、紫草、连翘、玄参、地骨皮凉营清热，防风、蝉蜕、僵蚕祛风止痒，甘草调和诸药。血热清则风痰止。

参考文献

郭子光. 祛风解毒法治疗过敏性疾病［J］. 中国民间疗法，2011，19（9）：1

5. 肝脾不调、气血失和案（方和谦医案）

患者，女，29岁。

【初诊】1998年5月20日。

［主诉］风疹块瘙痒反复半年。

［临床表现］患者半年前到南方出差受潮湿后出现全身性荨麻疹，瘙痒难耐，在外院间断治疗半年，时发时止，未能治愈。自述疹起常伴胸闷胁胀，腹痛，心中烦闷懊恼，纳差，便溏。舌质淡胖有齿痕，脉弦细。

［诊断］西医诊断：荨麻疹。中医诊断：瘾疹，证属肝脾不调，气血失和。

［治法］疏肝理脾，养血熄风。

［方药］和肝汤（方老自拟方）加减：当归12g，白芍12g，白术9g，柴胡9g，茯苓9g，生姜3g，薄荷（后下）3g，甘草（炙）6g，党参9g，紫苏梗9g，香附9g，大枣4枚，黄芪12g，桂枝6g，防风6g。6剂。

【二诊】6 月 2 日。服药后疹发稀少，腹部略有不适，继守前方 6 剂。

【三诊】6 月 15 日。腹胀便溏已愈，纳食增进，风疹未发，再服 6 剂，善后。

【按】患者在外院所服方剂多为辛透表散、解肌清热、养血祛风之剂，未能获效。方老察其伴有胸闷胁胀，纳差便溏等肝脾不调、气血失和之证，故用和肝汤合玉屏风散，理气与和血、固表与祛邪、健脾与调肝同用而获效。

参考文献

李文泉，权红，高剑虹，等．方和谦创“和肝汤”的组方原则和临床应用［J］．上海中医药杂志，2008，42（2）：1－3

6. 肺肾不足、阴虚血热案（禤国维医案）

郭某，女，42 岁。

【初诊】2002 年 10 月 20 日。

［主诉］全身风团瘙痒反复 5 年余。

［临床表现］患者全身起瘙痒性风团 5 年余。一般遇热风吹加重，遇冷稍减，以往服用过解表疏风、活血清热之剂疗效欠佳，迁延不愈。素有月经不调、子宫肌瘤病史，经期伴有心烦、口渴，平时腰酸困，时有手足心汗出，常有咳嗽，咳剧时常感气少不足以息。检查：身形较胖，全身散布抓痕、血痂，皮肤粗糙肥厚，面、颈、胸背可见多处疹块，皮疹呈淡红色，皮肤划痕征阳性。舌质淡尖红、少苔，脉细。

［诊断］西医诊断：慢性荨麻疹。中医诊断：瘾疹，证属肺肾不足，阴虚血热。

［治法］补肾敛肺。

［方药］麦味地黄丸加减：生地黄 20g，山茱萸 15g，山药 15g，茯苓 15g，牡丹皮 15g，泽泻 15g，麦冬 15g，乌梅 15g，蒺藜 15g，五味子 10g，甘草 10g。水煎服，1 日 1 剂，复渣再煎，分 2 次服。另用人参注射液足三里穴位注射，每周 2 次。

【二诊】服药 7 剂，皮肤瘙痒明显减轻，食欲好转，继服 15 剂。

【结果】已很少出现风团，月经较前好转。再经 1 个月治疗后临床痊愈。3 个月后复诊，未诉复发。

【按】慢性荨麻疹属中医“瘾疹”范畴，其发病与素体禀赋不耐，加之风湿热诸邪侵犯皮肤有关。一般急性瘾疹多为实证，慢性者多为虚证，虚证多从气血不足、血虚受风、心脾两虚等论治。而禤老另辟蹊径，以补肾法治疗肾虚型瘾疹，每每收到意想不到的效果。此案患者本为肺肾不足，阴虚血热，以前又服用一派解表疏风、活血清热之

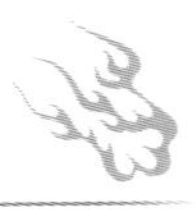

药，药不对证，更伤其阴，故以《小儿药证直诀》八仙长寿丸（麦味地黄丸），取其滋阴补肾、敛肺之用。加入乌梅敛肺肾；蒺藜祛风止痒；甘草调和诸药。更用人参注射液足三里穴位注射，大补元气，诸药相和，而收祛疾健体之功。

参考文献

金培志，汪玉梅. 禤国维教授补肾法治疗难治性皮肤病经验［J］. 河南中医，2005，25（2）：18-19

过敏性皮炎（1案）

血热风盛案（周仲瑛医案）

患者，男，52岁。

【初诊】 2008年4月3日。

［主诉］皮肤粗糙、瘙痒反复多年。

［临床表现］自年轻以来皮肤过敏，近来加重，皮肤粗糙、隆起、瘙痒，手触患处有灼热感，大便偏干，出汗不多。舌质黯苔薄黄腻、舌下青筋显露，脉细。

［诊断］证属血热风盛。

［治法］清热凉血，祛风解毒。

［方药］浮萍15g，荆芥（炒）10g，水牛角片（先煎）15g，赤芍12g，牡丹皮10g，生地黄12g，熟大黄12g，苍耳草15g，地肤子15g，土茯苓25g，地龙10g，生石膏（先煎）20g，紫草10g。28剂。

【二诊】 5月5日。皮肤痒疹缓解，但颈部不消，仍有皮疹，前额消长不定，疼痛，口不干，大便仍干，汗少。舌质红苔黄，脉小滑。4月3日方去熟大黄，加生大黄（后下）5g，紫花地丁20g，野菊花15g，天葵子15g，28剂。

【三诊】 6月12日。近来颈部皮疹瘙痒控制稳定，头额部痒，外发小颗粒、疙瘩，大便正常，尿有臊味，食纳增加。舌质黯、苔薄黄腻、舌下青筋显露，脉细滑。4月3日方去熟大黄，加玄参10g，僵蚕（炙）10g，何首乌（制）12g，生大黄（后下）5g，紫花地丁20g，野菊花15g，天葵子15g，14剂。

【按】 此案为皮肤过敏性疾病，并且局部手触灼热感，大便干燥，尿有臊味，表明热邪入里。故周老在犀角地黄汤的基础上，加用熟大黄、土茯苓、生石膏、紫草等较多清热凉血解毒之品。二诊时症状已缓解，从大便仍干可知其邪热未尽，故进一步加大清热解毒药物剂量。三诊时颈部皮疹已能控制稳定，唯余头额部痒，大便亦能正常，病情趋稳。从此案可知，临证辨证时需仔细辨清瘀和热孰轻孰重，方可取得上佳疗效。

参考文献

吴红娟，叶放. 周仲瑛从瘀热论治难治性皮肤病经验［J］. 辽宁中医杂志，2010，37（12）：2436－2437

过敏性紫癜（2案）

1. 血热风盛案（周仲瑛医案）

患者，男，17岁。

【初诊】 2008年2月14日。

［主诉］皮肤紫癜反复发作4年。

［临床表现］患者4年前始见两小腿皮疹、紫癜，诊断为“过敏性紫癜”，长期服用激素。近月来两下肢见紫癜加重，伴有腹痛，泛酸时作。舌质黯、苔淡黄腻，脉濡滑。检查血小板正常。

［诊断］紫斑，证属血热风盛。

［治法］凉血散瘀，祛风解毒。

［方药］牡丹皮6g，生地黄15g，水牛角片（先煎）20g，紫草10g，羊蹄根9g，赤芍12g，苍耳草15g，地肤子15g，蝉蜕5g，连翘10g，紫苏叶10g，荆芥（炒）10g，海螵蛸（制，先煎）20g，甘草3g。14剂。

【二诊】 3月10日。药后周身皮肤紫斑消退，停用激素，且又自行继续服上药至今，皮疹完全消退。但近日感冒后，皮肤紫癜再次发作，伴有背部皮肤瘙痒，怕热，易出汗，手足冷，面有痤疮，二便正常。舌质黯红苔黄，脉细滑。守法巩固，原方加玄参10g，生槐花12g，14剂。

【三诊】 10月9日。服前药后皮疹消失，停止服药已经6月余。近因劳累，两下肢紫癜又有发作，呈出血性，不痒，伴有腹痛，易汗，怕热。舌质黯、苔黄薄腻，脉小滑。药用水牛角片（先煎）20g，赤芍12g，牡丹皮6g，生地黄20g，紫草10g，地肤子15g，连翘10g，玄参10g，生槐花12g，苍耳草15g，地锦草15g，墨旱莲12g，蝉蜕5g，生甘草5g，海螵蛸（制。先煎）20g，14剂。

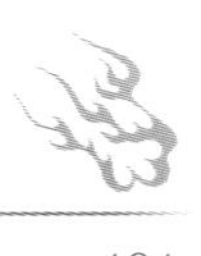

【四诊】 11 月 6 日。两下肢紫癜不多，稍有腹痛，皮肤时有瘙痒，多汗，口不干，大便尚调，舌质黯红、苔黄中薄腻，脉细滑。再予前方出入巩固疗效。药用 10 月 9 日方去海螵蛸，加羊蹄根 6g，僵蚕（炙）10g，14 剂。

【按】 过敏性紫癜可由食物、药物、感染、寄生虫感染及其他因素引起，但致病因素往往不易查明，所以常反复发作，西医治疗多以激素控制病情。中医可归属为《医宗金鉴·外科心法要诀》中所称“血风疮”和“葡萄疫”范畴。周老辨证属血热风盛，风热相搏，壅盛聚毒，迫血妄行，以致血溢脉络，瘀滞凝聚而发斑，治以凉血散瘀、祛风解毒之法，方以犀角地黄汤为主加减。药用水牛角、紫草、牡丹皮、生地黄、赤芍凉血散瘀，羊蹄根、连翘清热凉血解毒，苍耳草、地肤子、蝉蜕、荆芥清热祛风，紫苏叶、海螵蛸理气和胃、制酸止痛。患者首诊病情即得控制，二诊后停药 6 个月后因劳累复发，延用此方仍获佳效。三诊时自诉劳累后复发及易汗，周老认为患者病久瘀热已有伤阴之势，故加用墨旱莲，既能滋补肝肾又能凉血止血，加地锦草既凉血止血又活血散瘀，为治疗皮肤性疾患之佳品。

参考文献

吴红娟，叶放．周仲瑛从瘀热论治难治性皮肤病经验［J］．辽宁中医杂志，2010，37（12）：2436－2437

2. 阴虚血热、热郁发斑案（张学文医案）

患者，女，36 岁。

【初诊】

［主诉］皮肤紫癜多日。

［临床表现］症见皮肤瘀点、瘀斑色红，时轻时重，以下肢多见。牙龈出血。伴头晕，乏力，心烦，手足心热，腰酸。舌质红、苔少，脉弦细数。

［诊断］西医诊断：过敏性紫癜。中医诊断：紫斑，证属阴虚血热，热郁发斑。

［治法］滋阴清热，安络止血。

［方药］茜根散加减：茜草 15g，黄芩 10g，牡丹皮 12g，阿胶（烊化）10g，侧柏叶 12g，女贞子 12g，生地黄 15g，甘草 3g，三七（冲服）3g，丹参 12g，紫草 10g。5 剂。

【二诊】 上方进 5 剂后，齿衄已明显减轻，下肢紫癜未见增加，色转紫暗，他症同前。此血热渐清而血分之瘀未解，再加凉血化瘀为治。在原方中加赤芍 9g，玄参 30g，5 剂。

【三诊】 紫癜渐退，晨间刷牙时偶见少量带血。仍感心烦少寐，腰酸。舌质红少苔，脉细数，治用滋阴清热法。药用知母 9g，黄柏 9g，牡丹皮 9g，丹参 12g，生地黄 9g，熟地黄 9g，五味子 6g，麦冬 12g，侧柏叶 12g，女贞子 12g，甘草 3g，三七（冲服）3g，5 剂。

【按】 紫斑病不论其原因为何，均由血管溢出血液，凝聚皮下而成。此案患者，腰酸、心烦、少寐、手足心热，显系真阴不足而虚火内盛，火迫血分所致。故以茜根散加减，标本兼顾；后则以知柏地黄汤合麦味地黄汤化裁，重在治本以收效。在治疗过程中张老应用丹参，是取丹参活血行瘀、破宿生新之功，张老认为，还可与茜草、鸡血藤、紫草、大枣为伍，治疗过敏性紫癜屡效，此即丹参能“破宿血，生新血”，使离经之血归经是也。

参考文献

周海哲，李军，张学文. 张学文诊治过敏性紫癜思路探讨［J］. 中医杂志，2012，53（9）：733－735

鹅掌风（1 案）

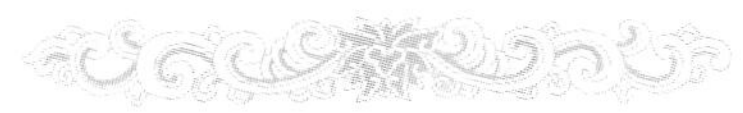

肝肾不足、血热生风案（周仲瑛医案）

患者，女，50 岁。

【初诊】 1998 年 2 月 26 日。

［主诉］两手掌皮肤肿胀、水疱、脱皮、干裂反复 15 年。

［临床表现］从 1983 年起，每年春季，两手掌皮肤红肿胀急，皮下出现水泡，继则脱皮、干燥开裂，形似鹅掌，今春复作。就诊时两手肿胀僵硬，伴有针刺样疼痛，皮下隐有水泡，手心灼热，瘙痒不著。舌质红、苔薄黄腻，脉细。

［诊断］鹅掌风，证属肝肾不足，血热生风。

［治法］滋阴养血，凉血祛风，清热祛湿，复法兼顾。

［方药］生何首乌 15g，黄精（制）12g，生地黄 12g，赤芍 10g，牡丹皮 10g，火麻仁 10g，十大功劳叶 10g，苍耳草 15g，地肤子 15g，紫草 10g，僵蚕 10g，防风 10g，地龙 10g。水煎服，1 日 1 剂。

【结果】 服上方 14 剂，两手肿胀僵硬基本缓解，脱皮复生。再服 7 剂，两手肿胀僵硬消退，指端光滑，诸症告愈。3 个月后随访未发。

【按】 鹅掌风因其皮损表现为掌部粗糙、脱皮，开裂如鹅掌而得

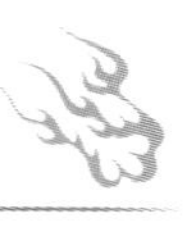

名，西医称之为角化性手癣，是一种较顽固的皮肤病。表现为手掌局部有边界明显的红斑脱屑，皮肤干裂，甚至整个手掌皮肤肥厚、粗糙、皲裂、脱屑，亦可出现水疱或糜烂，自觉瘙痒，或瘙痒不明显，多始于一侧手指尖或鱼际部。包括现代医学的手癣、掌部湿疹、进行性指掌角皮症、剥脱性角质松解症等多种皮肤病。周老认为，按中医辨证论治原则，鹅掌风患者皮肤出现水泡、糜烂症状，故有“湿证”表现；皮肤红斑、脱屑、瘙痒，则为湿郁化热，蕴于营血之“血热风燥证”；皮肤肥厚、粗糙、皲裂，为“阴血不荣证”。其治疗须滋阴养血、凉血祛风、清热祛湿3种治法并用。方中以何首乌、黄精、生地黄、十大功劳叶滋阴养血以治本；以赤芍、牡丹皮、紫草、地肤子清热凉血；以苍耳草、僵蚕、防风、地龙祛风除湿止痒以治标。何首乌生用，有润肠通便之功，兼有解疮毒之功，合润燥之火麻仁，使邪借阳明为为出路。僵蚕、地龙并有解毒散结作用，对皮肤增厚、脱皮有一定效果。如此配伍，方能标本兼顾，滋阴而不助湿，除湿而不伤阴，祛湿而不助热，凉血而不碍湿。因此，药仅21剂，诸症告愈，十余年顽疾得除矣。

参考文献

周仲瑛，陈四清. 复法治疗鹅掌风［J］. 江苏中医药，2006，27（11）：43

皮肤瘙痒症（1案）

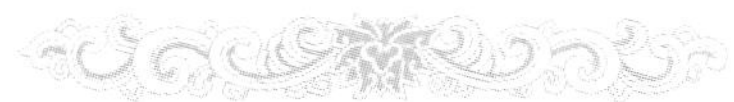

血虚风燥案（孙光荣医案）

患者，男，25岁。

【初诊】 2009年9月11日。

［主诉］背部皮肤瘙痒、蚁行感5年。

［临床表现］患者背部皮肤瘙痒、蚁行感5年。刻下症见背部瘙痒，蚁行感。多梦、易紧张，尿频，口干。舌质淡苔白，脉濡细。

［诊断］西医诊断：皮肤瘙痒症。中医诊断：风瘙痒，证属血虚风燥。

［治法］活血祛风止痒，养心安神。

［方药］内服药：生晒参12g，黄芪10g，丹参12g，郁金10g，降香10g，生龙齿（先煎）15g，茯神15g，酸枣仁（炒）15g，远志（炙）6g，石菖蒲6g，白鲜皮10g，蝉蜕6g，芡实20g，薏苡仁20g，生甘草5g。14剂，1日1剂，水煎服。

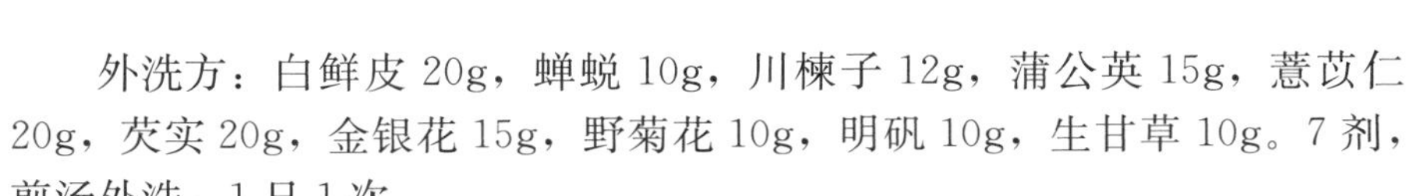

外洗方：白鲜皮 20g，蝉蜕 10g，川楝子 12g，蒲公英 15g，薏苡仁 20g，芡实 20g，金银花 15g，野菊花 10g，明矾 10g，生甘草 10g。7 剂，煎汤外洗，1 日 1 次。

【二诊】服上方后，诸症减轻，但仍多梦，尿频。舌质红苔白，脉弦小。上方去降香、白鲜皮、芡实、薏苡仁，加何首乌（制）15g，灯心草 3g，合欢皮 10g，益智仁 10g。14 剂。

【三诊】服上方后，蚁行感减轻，面红减轻，但仍尿频，多梦，心神不宁。舌质红、苔稍黄腻，脉弦。二诊方去郁金，加金樱子 10g，车前子（包煎）10g。5 剂。

【四诊】病情继续好转，但仍有心神不宁。舌质红、苔黄厚，脉弦有力。三诊方去蝉蜕，加郁金 10g。7 剂。

【五诊】仍有心神不宁，多梦。舌体稍胖大、质淡红、苔少，脉弦。四诊方去金樱子、灯心草、郁金，加天麻 10g，石决明 20g。7 剂。

【结果】服上方后病情好转，临床症状消失，精神好。

【按】《外科证治全书·发无定处证·痒风》记载："痒风，遍身瘙痒，并无疮疥，搔之不止。"中医学认为痒症成因不一，但总之不离乎风，皮肤气血不和是病理基础。《外科证治全书·论痒》中有"痒虽属风，亦各有因"的记载。《诸病源候论·妇人杂病诸候·风瘙痒候》曰："风瘙痒者，是体虚受风，风入腠理，与血气相搏，而俱往来在于皮肤之间。邪气微，不能冲击为痛，故但瘙痒也。"风性又善行，一旦在于体表，或往来穿行于脉络之间，或蠢蠢欲动于皮肤腠理，则有蚁行感。另外，瘙痒性皮肤病因瘙痒剧烈常常影响睡眠，而睡眠不佳又可加重瘙痒。心不能藏神，肝不能藏魂。治疗上先后用茯神、酸枣仁、龙齿等以潜阳安神，神得安则痒自止。金樱子、车前子二者一缩一利，共同调理小便，改善尿频症状。水液输布正常，则可以间接改善血虚风燥之象。方用活血祛风止痒，养心安神之品，并采用内外合治。以内治治其本，外治治其标。

参考文献

李彦知，杨建宇，张文娟，等．孙光荣教授临证验案举隅［J］．中国中医药现代远程教育，2009，7（12）：193－194

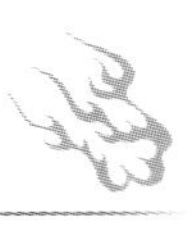

脂溢性皮炎（1案）

肾阴虚案（禤国维医案）

患者，女，24岁。

【初诊】 2000年10月21日。

［主诉］面部红斑、丘疹、瘙痒反复1个月。

［临床表现］患者初起以面部起红斑、丘疹、瘙痒，曾自服维生素B_6，外涂肤轻松软膏1个月无效而来诊。皮肤科检查：前额、面颊、口周可见暗红色斑丘疹，部分融合成片，界限不清楚，其上覆有细薄油腻性鳞屑，脱发明显，伴口干，心烦，失眠多梦。舌质淡红苔薄黄，脉细数。

［诊断］面游风，证属肾阴亏虚。

［治法］养阴清热。

［方药］二至丸加味：桑椹15g，女贞子20g，墨旱莲20g，知母10g，黄柏10g，生地黄15g，丹参（后下）30g，合欢皮15g，茯神20g，白芍30g，生甘草10g。水煎服，1日1剂。配合三黄洗剂（黄连、黄芩、黄柏、苦参）每日外洗1～2次。

【二诊】 7剂后皮脂分泌明显减少，瘙痒明显减轻，脱发减少。上方去合欢皮，加牡丹皮、山茱萸，续进7剂。

【结果】 皮损恢复正常，皮脂分泌接近正常。

【按】 脂溢性皮炎中医称之为“面游风”“白屑风”。此病的发生与内分泌紊乱有关，要控制皮脂分泌过多，必须调整内环境，调整内分泌。中医对脂溢性皮肤病多限于从风、湿、热、血虚辨治，禤老据多年临床观察发现，此病以肾阴虚证多见，采用养阴清热之法常取良效。方用二至丸加味，方中桑椹、女贞子、墨旱莲、知母、黄柏、生地黄、白芍养阴清热泻火；丹参凉血活血去脂；合欢皮、茯神安神解郁；甘草解毒清热并能调和诸药。诸药合用，滋肾阴而调整内环境，清血热而祛脂消炎，从而达到标本兼治的目的。

参考文献

江光明，范瑞强，池凤好．浅谈禤国维治疗脂溢性皮肤病临床经验［J］．深圳中西医结合杂志，2001，11（2）：90－92

脂溢性脱发（1案）

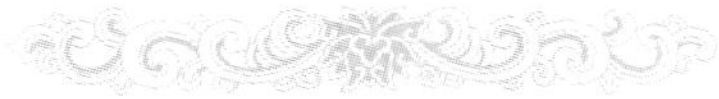

肝肾不足案（禤国维医案）

患者，男，46岁。

【初诊】2000年3月18日。

［主诉］头发稀疏脱落1年。

［临床表现］1年来晨起枕巾落满脱发，最近头发已稀少，可望见头皮，瘙痒、脱屑、油腻，伴精神委靡，眩晕耳鸣，腰膝酸软，失眠多梦。舌质红苔少，脉细数。

［诊断］面游风，证属肝肾不足。

［治法］补肾养肝。

［方药］二至丸加味：蒲公英30g，丹参30g，桑椹15g，女贞子20g，墨旱莲20g，何首乌（制）15g，生地黄15g，土茯苓20g，布渣叶10g，菟丝子10g，生甘草10g。水煎服，1日1剂，复渣再煎，分2次服。外擦祛脂生发酊，另脂溢洗液B外洗。

【结果】经一个半月的治疗而愈，1年后复查，未见复发。

【按】中医认为：精血同源，精血能互生，精足则血旺。“发为血之余”是说明发的调养来源于血；“发为肾之外候”则说明发虽由血滋养，但其生气则根源于肾气，因此发的生长与脱落，润泽与枯槁，均与肾的精气盛衰有关，若肾精亏虚则发枯不荣甚至脱落。禤老用二至丸加味平补肝肾、养血生发，方中女贞子、墨旱莲、桑椹子、何首乌、菟丝子补肝肾、填精血、养发生发；生地黄、丹参凉血活血；土茯苓、布渣叶、蒲公英清热利湿祛脂；生甘草清热生发。诸药合用，使精血充足，毛发得以濡养，故可取得满意疗效。

参考文献

江光明，范瑞强，池凤好．浅谈禤国维治疗脂溢性皮肤病临床经验［J］．深圳中西医结合杂志，2001，11（2）：90-92

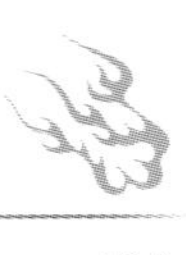

痤　疮（4案）

1. 风湿热邪弥漫上蒸案（路志正医案）

患者，女，22岁。

【初诊】 2010年6月10日。

［主诉］痤疮多发1年余。

［临床表现］患者因类风湿性关节炎服激素类药1年余，关节痛减轻，但痤疮多发。症见颜面、胸背部痤疮丛生，大如黄豆、小如黍米，周围有红晕，有些顶端有脓点，轻度痛痒感，并有困倦乏力，胸闷气短，口黏。舌质暗红、苔黄腻，脉细滑数。

［诊断］粉刺，证属风湿热蕴。

［治法］疏风清热，祛湿解毒。

［方药］拟当归拈痛汤意化裁：羌活9g，防风12g，防己12g，升麻12g，泽泻12g，茵陈15g，黄芩12g，苦参10g，苍术（炒）12g，知母10g，木瓜12g，香橼皮10g。14剂，水煎服。

【二诊】 6月25日。患者服上方关节痛减轻，面部痤疮明显减少，后背仍有，顶端脓点已结痂。效不更方，上方加葛根15g，赤芍12g，继服14剂。

【结果】 后随访痤疮渐退，2个月后已完全消失。

【按】 痤疮《内经》称之为"痤疿"，《医宗金鉴》名为"肺风粉刺"。中医认为此病由于汗出当风，风湿之邪外袭，卫气不宣；或膏粱厚味，酿生湿热，郁而为毒；或起居、七情不节，肝火郁结。均可致毒邪郁结于肌肤发为痤疮。近年激素大量、长期使用引发者渐多，是为药毒也。此例患者除见有脓点的热毒之象外，伴有困倦、口黏，苔黄腻等湿热之征，因病发上焦，外科谓上焦多属风，故病机属风湿热毒互结，与当归拈痛汤证若合符节，故投之辄效。

参考文献

杨利，路志正．国医大师路志正活用名方的经验举隅［J］．湖北民族学院学报（医学版），2012，29（2）：56－58

2. 少阳不和、郁热不宣案（涂经世医案）

患者，女，22岁。

【初诊】 2009年2月10日。

［主诉］面部痤疮反复发作6年。

［临床表现］近6年反复出现面部痤疮，经多次中西药，消炎药、雌激素、针灸放血等治疗，效果不佳。刻下：手足心出汗，夜间躁热，月经提前，量少色粉红，经前腹痛剧烈。有鼻炎、咽炎病史，幼时曾有面瘫3次，已治愈。今慕名请徐老诊治。察其舌红以尖为甚、苔黄腻，脉细微弦。

［诊断］粉刺，证属少阳不和，郁热不宣。

［治法］清宣透热，和解少阳。

［方药］小柴胡汤加减：南沙参12g，桔梗10g，板蓝根10g，黄芩12g，辛夷15g，菊花15g，延胡索15g，柴胡梗10g，茺蔚子15g，牡丹皮（炒）10g，赭石12g，生甘草5g。10剂。水煎服，1日1剂。

【二诊】后又复诊，以上方继服15剂。

【结果】药后痤疮消退，病属痊愈。

【按】此案患者面部痤疮，反复发作多年，经多次治疗无效。按其病证，此乃少阳不和，郁热不宣，郁于面部皮肤腠理而成痤疮。拟予清宣透热，和解少阳法为治，方用小柴胡汤加减。方中柴胡为少阳专药，轻清升散，疏邪透表，故为君药；黄芩苦寒，善清少阳相火，故为臣药，配合柴胡，一散一清，共解少阳之邪；板蓝根清热解毒，菊花清肝明目，共助黄芩清少阳相火；桔梗宣肺气，开腠理，配合甘草，以使面部痤疮向外开泄，有利邪毒排除；辛夷通鼻窍，也宣肺气；牡丹皮清热凉血以治燥热；茺蔚子调气血走上尤佳，并能清热解毒助散风热，还能利尿使湿邪有出路；延胡索活血理气，下以止痛经、上以调面部气血；赭石镇肝潜阳，使肝火不上炎而痤疮无因起，此乃釜底抽薪之举；南沙参滋胃养阴以制火；甘草解毒和诸药。此案用药仅12味，配伍精当，疗效卓著。药后痤疮消除，痛经亦解。

参考文献

王开兴，卓思源，凡巧云，等. 徐经世治疗痤疮临床经验总结［J］. 中医药临床杂志，2010，22（7）：610-611

3. 相火偏旺、血热瘀毒互结案（刘祖贻医案）

患者，女，26岁。

【初诊】2011年11月3日。

［主诉］颜面部丘疱疹反复发作6年余。

［临床表现］患者颜面部丘疱疹反复发作6年余。近2年来加重，用西药未效。刻下颜面密布绿豆大小深红色丘疹，间有小脓疱、黑头粉刺。面红，泛油光，夜寐欠安，月经先期。舌质红、苔薄黄，脉细滑数。

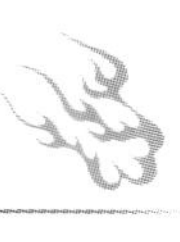

［诊断］粉刺，证属相火偏旺，血热瘀毒互结。

［治法］凉血活血，兼以解毒。

［方药］生地黄 15g，赤芍 10g，牡丹皮 10g，女贞子 10g，蒲公英 15g，金银花 10g，黄芩 10g，酸枣仁（炒）10g，白鲜皮 10g，甘草 7g。7 剂，1 日 1 剂，水煎，早晚分服。

【二诊】粉刺已消退大半，仅隐约可见。续进上方 14 剂。

【结果】粉刺已无，寐安，月事如期。

【按】此案患者见面部红疹、脓疱，且面红而有油光、月经先期，为血热内盛，郁结酿毒，灼营成瘀之征。《灵枢·玉版篇》谓："病之生时，有喜怒不测、饮食不节，阴气不足，阳气有余，营气不行，乃发为痈疽。阴阳不通，两热相搏，乃化为脓。"故营气郁滞、热毒内结为其主要病机。刘老认为，皮肤病有疮疹者，多属血热瘀结所致，以"诸痛痒疮，皆属于心"，而心主营血，故治疗常用凉血活血之法，如此案即以凉血活血、清解热毒为治。方中生地黄、赤芍、牡丹皮凉血活血；伍女贞子养肾阴而除热；蒲公英、黄芩清热解毒；金银花辛凉清热，并开宣卫气，引热毒外出而散；白鲜皮祛风除湿以解毒。诸药合用，兼清血气热毒，则痈疮自消。

参考文献

刘芳，周慎. 刘祖贻医案精华［M］. 北京：人民卫生出版社，2013：104－105

4. 阴虚内热案（禤国维医案）

患者，男，21 岁。

【初诊】1999 年 9 月 18 日。

［主诉］颜面痤疮反复 5 年。

［临床表现］5 年前开始面部起皮疹，反复发作，时轻时重，此起彼伏，曾经中西医治疗，但疗效不显，经友介绍来诊。症见颜面部有 20 余粒红色丘疹和粉刺，伴有结节，胸部亦有散在丘疹、粉刺，部分丘疹融合，有时可出白色豆腐渣样分泌物，伴口干心烦，大便干，小便短赤。

［诊断］肺风粉刺，证属阴虚内热。

［治法］滋阴泻火，清肺泄热。

［方药］女贞子 20g，墨旱莲 20g，知母 12g，黄柏 12g，桑白皮 15g，白花蛇舌草 10g，连翘 15g，生地黄 15g，丹参（后下）30g，甘草 10g。配合外搽痤灵酊。

【结果】服 21 剂后皮疹逐渐减轻，继服 14 剂皮疹基本消退。

【按】痤疮是多发于青少年面部的常见皮肤病，中医传统认为该病是由于肺胃血热上熏头面所致，如《外科正宗·杂疮毒门》曰："粉刺属肺……总皆血热郁滞不散”所致。《医宗金鉴·外科心法要诀》曰："此证由肺经血热而成。”目前国内主要应用清肺热、泻胃火、凉血解毒的中药进行治疗。禤老经长期的医疗实践发现，痤疮患者除了有肺胃血热和肠胃积热的一面外，还有素体肾阴不足、相火过旺的一面。采用滋阴泻火、清肺凉血的中药治疗后可收到较好疗效。上方用女贞子、墨旱莲平补肝肾之阴，知母、黄柏泻相火，一补一泻，调整肾之阴阳平衡；桑白皮、白花蛇舌草、连翘清肺解毒，散结消肿；生地黄、丹参凉血化瘀清热；甘草解毒清热并能调和诸药。诸药合用，滋阴清热泻火，药证合拍，故获良效。

参考文献

江光明，范瑞强，池凤好．浅谈禤国维治疗脂溢性皮肤病临床经验［J］．深圳中西医结合杂志，2001，11（2）：90－92

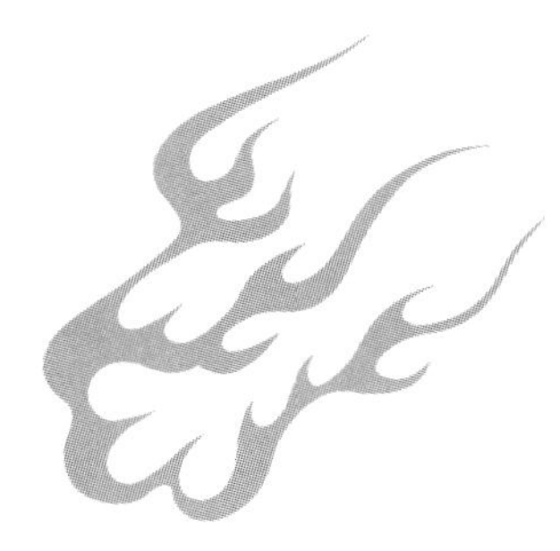

第十五章 骨伤科医案

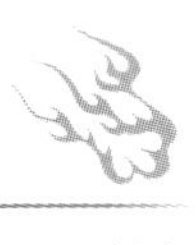

颅脑损伤（4案）

1. 瘀血内阻案（李振华医案）

患者，女，53岁。

【初诊】 1989年10月15日。

［主诉］头痛2月余。

［临床表现］1989年7月骑自行车时两车相撞。跌倒短时失去知觉，苏醒后全身及头部疼痛，数日后，四肢不疼唯头部刺痛不减，局限在头部左侧，同时伴有失眠多梦，记忆力减退。在省医院诊断为脑震荡后遗症，曾服维生素B_1及止疼药无效而来就诊。舌质暗红苔薄白，脉沉涩。

［诊断］外伤头痛，证属瘀血内阻证。

［治法］透窍通络，活血止痛。

［方药］通窍活血汤加味：当归12g，川芎10g，赤芍12g，桃仁10g，红花10g，丹参15g，石菖蒲10g，何首乌（蒸制）20g，麝香（分2次冲服）0.3g，白芷10g，细辛5g，菊花12g，天麻10g，甘草3g，葱白3寸。1日1剂，水煎分2次温服。

【二诊】 10月30日。上方共服12剂，头部刺痛消失，头晕、失眠、健忘、多梦减轻。舌质红苔薄白，脉沉细。治以养血活血，补肾宁神。用补脑汤（李老自拟方），药用当归10g，川芎10g，赤芍12g，熟地黄15g，何首乌（蒸制）20g，山茱萸15g，枸杞子15g，石菖蒲10g，酸枣仁15g，丹参15g，菊花12g，细辛5g，甘草3g。

【结果】 上方共服15剂，诸症消失，精神复原，恢复工作。

【按】 此病属中医学“外伤头痛”范畴，由于突受撞击，损伤头部血络，以致血瘀不通，气血运行不畅而致头痛。因而用通窍活血汤，透窍化瘀，活血理气，使血行流畅，疼痛自止。方中当归、赤芍、川芎、桃仁、红花、丹参活血化瘀，行气通络；石菖蒲、麝香、细辛、白芷、天麻、菊花、葱白，透窍散瘀止痛；何首乌以养血；甘草调和诸药。待头痛基本消失，乃去麝香、白芷、桃仁、红花、天麻等透窍散瘀止痛之品，加熟地黄、山茱萸、枸杞子、酸枣仁滋肾补脑，养血安神以巩固疗效。

参考文献

谢海青. 李振华教授治疗脑震荡后遗症验案两则［J］. 中国医药指南，2008，6

(23)：366－367

2. 积瘀化热内闭案（邓铁涛医案）

患者，男，30岁。

【初诊】

［主诉］外伤后昏迷3日。

［临床表现］患者于1998年4月6日酒后驾车，跌伤头部。诊见神志昏迷，牙关紧闭，肢体强痉，面赤身热，气粗口臭，尿黄赤，大便不行。舌质瘀黑、苔黄腻，脉右滑左涩。双侧瞳仁不等大。CT检查示：脑疝，广泛脑挫裂伤，脑水肿，左侧颞顶叶硬膜下出血，蛛网膜下腔出血，为重型颅脑损伤。西医常规治疗3日，无明显好转，遂请邓老会诊。

［诊断］外伤昏迷，证属积瘀化热内闭。

［治法］祛瘀开窍，佐以清泄里热。

［方药］红花6g，赤芍6g，当归尾6g，川牛膝15g，桃仁10g，牡丹皮10g，地龙10g，生大黄（后下）10g，芒硝（冲）10g，石菖蒲10g，川芎10g，冬瓜子30g。煎汁灌肠，1日1次，辅以安宫牛黄丸溶化涂舌。

【二诊】次日大便得解，但仍发热。守上法治疗1周后热退，痛感刺激见四肢回缩；2周后，刺痛可睁眼，未能言语，可进食果汁等流质。遂守方去大黄、芒硝，加五爪龙30g，黄芪20g，煎汁内服。

【三诊】1周后，可唤醒，但对答错误，躁动。守二诊方加羚羊角30g，水蛭10g。

【结果】再服1周，诸症消失，痊愈出院。半年后随访，无明显后遗症。

【按】此案患者乃暴力损伤脑部，元神受伤，脑受震击，经脉受伤，血不循经，溢于脉外，而成颅内积瘀，内闭心窍，出现神昏、牙关紧闭诸症；面红身热，便结不下，尿赤，舌苔黄，此为积瘀化热，灼伤津液。故治以祛瘀泄热之剂灌肠，为上病下治之法。

参考文献

谢裕华，陈瑞芳，邓铁涛. 邓铁涛教授辨治颅脑损伤验案2则［J］. 新中医，1999，31（10）：51

3. 痰瘀内阻案（邓铁涛医案）

患者，女，59岁。

【初诊】

［主诉］外伤后头痛。

［临床表现］于1998年8月15日因车祸致头部受伤。诊见头痛头晕，目眩，双目紧闭，恶心呕吐，颈项强痛。舌质暗、苔白腻，脉细涩。CT

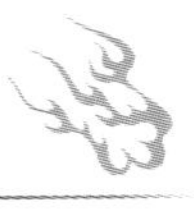

检查显示：脑挫伤，蛛网膜下腔出血，左额顶硬膜下出血。

［诊断］外伤头痛，证属痰瘀内阻。

［治法］豁痰祛瘀。

［方药］枳壳6g，橘红6g，法半夏6g，红花6g，甘草6g，茺蔚子15g，茯苓15g，竹茹10g，桃仁10g，五爪龙20g，豨莶草12g，地龙12g。

【二诊】服药1周，可起坐，目眩、恶心等症缓解，尚有头痛、头晕。遂用上方去茺蔚子、豨莶草，加黄芪40g，白芷10g，川芎10g。

【结果】再服1周，诸症缓解，病愈出院。数月后经MR检查正常。

【按】此案乃外伤颅内积瘀，不能及时排散，血瘀而致气滞，阻碍气机升降，清阳不升，血瘀阻络，则头痛，颈项疼痛，舌暗，脉细涩。患者体质素弱，气血亏损。恐则伤肾，惊则气乱，肺脾肾三脏皆损，气机不畅，津液输布失司，聚而成痰，痰瘀阻闭，则头晕目眩，双目紧闭，恶心呕吐。治以祛瘀豁痰，痰化瘀祛则诸症缓解。

参考文献

谢裕华，陈瑞芳，邓铁涛. 邓铁涛教授辨治颅脑损伤验案2则［J］. 新中医，1999，31（10）：51

4. 肾虚瘀阻案（李振华医案）

患者，男，65岁。

【初诊】1999年4月6日。

［主诉］头痛30余年。

［临床表现］1968年初，头部受机械撞伤，外伤愈合后，留下头痛一症，30年不停，每日上午轻，下午重，如遇感冒受凉疼痛更甚。曾不断四处求医，先后到过台北、北京、上海等地诊治，均不见好转，遂经人介绍来郑州请李老治疗。检查舌质紫苔白，脉沉细涩。

［诊断］外伤头痛，证属肾虚瘀阻证。

［治法］活血化瘀，理气通窍，滋肾补脑。

［方药］通窍活血汤加减：何首乌（蒸）18g，赤芍15g，山茱萸15g，枸杞子15g，牡丹皮10g，川芎10g，郁金10g，石菖蒲10g，白芷10g，羌活10g，天麻10g，细辛5g，桃仁10g，红花10g，香附12g，麝香（冲服）0.1g，穿山甲（炮）10g，土鳖虫10g，甘草3g，葱白3寸，黄酒50mL为引。1日1剂，水煎分2次温服。

【结果】患者3次专程来郑州请李老诊治，共服药250剂，从无间断过一日。一诊90剂，症状减轻；二诊90剂，头痛进一步好转；三诊70剂，头痛彻底痊愈。随访至2008年未再复发，仍健在。

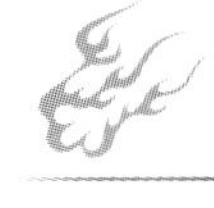

【按】该患者属外伤头痛，乃瘀血阻滞头部血络所致。故用通窍活血汤加穿山甲、土鳖虫、石菖蒲、郁金、天麻、香附活血化瘀，理气透窍；头痛因受风受凉加重，故加入羌活、白芷、细辛疏风散寒以止痛；因久病伤肾，脉象沉细，故加入何首乌、枸杞子、山茱萸滋肾补脑之品；甘草调和诸药。上药合用，肾气得滋，瘀血得活，风寒得散，头疼得除。此案患者从不间断地服药两百多剂，实在难得，这也是此案久病能够痊愈的重要因素。李老认为治慢性病要有方有守，有方是指诊断正确，选准方药；有守就是不轻易大变处方，坚持服药。对照此病例，确有指导意义。

参考文献

谢海青. 李振华教授治疗脑震荡后遗症验案两则［J］. 中国医药指南，2008，6（23）：366－367

颈椎病（1案）

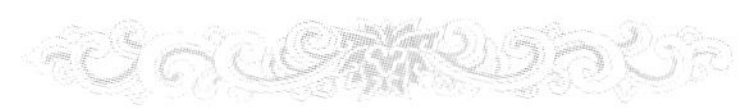

气血失和、脾肾亏虚、痰湿内生案（石仰山医案）

患者，男，47岁。

【初诊】2005年4月29日。

［主诉］颈背、肩臂酸痛1个月。

［临床表现］患者左侧颈背、肩臂酸痛板滞1个月余，头晕，右手指麻木时作，纳呆，曾经外院诊治，但未获效。X摄片显示：颈椎生理弧度变直，C5－6间隙略窄。经颅多普勒示：椎-基底动脉供血不足。体查：颈部活动基本正常，C5－7棘突两侧压痛，无明显放射痛，霍夫曼征（－），右手环、小指痛觉迟钝。舌质淡暗、苔薄白腻，脉弦滑。

［诊断］西医诊断：颈椎病。证属气血失和，脾肾亏虚，痰湿内生。

［治法］和营逐痰，佐以健脾补肾。

［方药］牛蒡子（炒）9g，僵蚕9g，蒺藜12g，独活9g，秦艽6g，白芷6g，半夏9g，桑枝9g，黄芪30g，川芎9g，当归12g，桃仁12g，红花6g，白芍（炒）9g，山药12g，苍术12g，白术（炒）12g，山茱萸12g，续断12g，桑寄生12g。1日1剂，水煎，早晚分服。

【二诊】5月13日。颈背肩臂酸痛板滞及头晕经治较前明显减轻，右手指麻木亦较前减。舌质淡暗、苔薄白腻，脉弦滑。上方加金雀根30g。

【三诊】5月27日。颈背肩臂酸痛板滞已不明显，头晕、手指麻木尚

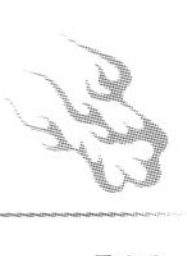

未瘥。舌质淡暗、苔薄白腻，脉弦滑。上方去秦艽、白芷，加党参 9g，鸡血藤 15g。14 剂。

【结果】其后，以上方为基础随症加减，1 个月后复诊，诸症已基本消除。

【按】颈椎病以风寒湿为发病之始，乃致病之外因；气血失和，脾肾亏虚，痰湿内生为致病之内因。其病以气血失和、脾肾亏虚为本，风寒痰湿瘀互阻为标。石老认为，临证辨治颈椎病应针对风寒湿入络、气血失和、脾肾亏虚、痰湿瘀互阻四大病机，其重点应从痰论治。善用石氏家传方牛蒡子汤为主方治疗，方中牛蒡子性凉味辛苦，可祛痰除风，消肿化毒，通行十二经络；僵蚕性平味辛咸，可祛风解痉，化痰散结，为厥阴肝经之药，牛蒡子与僵蚕相合，宣滞破结，善搜筋络顽疾浊邪，是为主药。助以秦艽、独活舒筋和血，通达周身，透阳明之温热，理少阴之伏风；更伍白芷芳香通窍，活血破瘀，化湿排脓而生新；并以半夏燥湿化痰，消痞散结而和胃；配以蒺藜疏肝风，引气血且散瘀结；桑枝养筋透络，祛风湿而利关节。全方以辛取胜，宣达气血，开破痰结，疏肝宣肺，导其壅滞；寒温兼用，温而不燥，寒而不凝，泄风逐湿之力尤捷，从而使痰湿去，筋骨健，其病自除。此案病机为脾肾亏虚，痰湿内生；气血失和，腠理空疏，风寒湿邪乘虚而入；内外湿邪相合，留驻筋脉，脉络瘀滞，痰瘀交阻。其治疗在牛蒡子汤基础上，加苍术以增强燥湿作用，黄芪、山药、白术以健脾益气，川芎、当归、桃仁、红花以活血，白芍以柔肝缓急，山茱萸、续断、桑寄生以补肾壮骨。

参考文献

郭天旻，李浩钢，邱德华，等. 石仰山从痰论治颈椎病经验初探［J］. 上海中医药杂志，2012，46（12）：9－10

强直性脊柱炎（3 案）

1. 风寒湿邪外袭、顽痰湿热痹阻、深入骨骱案（张琪医案）

患者，女，28 岁。

【初诊】2002 年 10 月 9 日。

［主诉］腰痛僵硬反复 1 年余。

［临床表现］该患平素易患外感，于 2001 年 8 月出现腰痛，身痛，曾

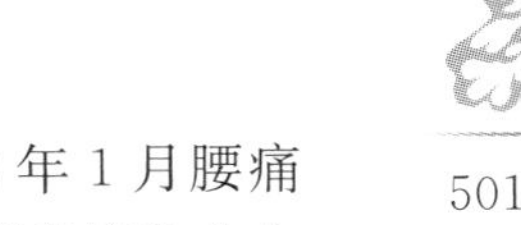

诊为风湿病，用肾上腺皮质激素及青霉素治疗而缓解。2002 年 1 月腰痛加重，在某院诊为强直性脊柱炎。来诊时腰痛较重，以腰骶部疼痛为主向上窜痛，下背部疼痛僵硬，入夜痛重，伴有低热，肢体肿胀感，咽干痛，经血有块。舌有瘀点、舌质淡红、苔白厚，脉滑数。

［诊断］骨痹，证属风寒湿邪外袭，顽痰湿热痹阻，深入骨骱。

［治法］祛风除湿，清热化痰，活血通络，尤宜虫类药透骨搜风。

［方药］黄柏 15g，苍术 15g，天南星 15g，防己 15g，桂枝 15g，威灵仙 15g，秦艽 15g，独活 15g，桃仁 15g，红花 15g，青风藤 15g，地龙 15g，乌梢蛇 15g，狗脊 15g，地风 15g，千年健 15g，川乌（制）15g，薏苡仁 15g，甘草 15g，穿山龙 30g，全蝎 10g，土鳖虫 10g。水煎服，1 日 1 剂。

【二诊】服前方 21 剂，腰骶部及下背部疼痛明显减轻，肢体肿胀感好转，已无低热，仍咽干痛、咽痒，偶有咳嗽。于前方加天花粉 20g，麦冬 20g，桔梗 20g。

【结果】至 11 月 30 日期间 2 次复诊，共服药 30 剂，腰骶部及下背部疼痛已基本消失，僵硬感已不明显，唯劳累后仍有腰酸，咽痛消失，食欲及二便正常。病情已初步缓解，继以补肝肾、强筋骨、祛风通络之剂调理 2 周而停药，随访 5 个月未复发。

【按】此例强直性脊柱炎，以腰骶关节疼痛为主，伴有低热，肢体肿胀感，经血有块，舌有瘀点、苔白厚，脉滑数等症，辨证属风寒湿邪外袭，顽痰湿热痹阻，深入骨骱之骨痹证，治疗以朱震亨上中下通用痛风方祛风除湿、清热化痰，活血通络法，更用乌梢蛇、全蝎、土鳖虫、地龙等虫类药搜风开窍通络；因此病日久，肝肾亏损，督脉失养，又加入杜仲、狗脊、千年健、钻地风等补肝肾，强筋骨，正邪兼顾以取效。

参考文献

张玉梅，李淑菊，张琪. 张琪教授治疗骨痹验案 2 则［J］. 中医药信息，2003，20（4）：36

2. 肾督亏虚、络脉痹阻案（朱良春医案）

患者，男，27 岁。

【初诊】2009 年 6 月 29 日。

［主诉］腰背部疼痛反复发作 6 年余。

［临床表现］近 6 年经常腰背部疼痛，曾在外院查 X 线示：两侧骶髂关节面模糊毛糙，骨质破坏，两髋关节间隙未见明显狭窄，关节面光整，关节在位，各腰椎椎体呈轻度竹节样改变，小关节模糊，各椎体密度均

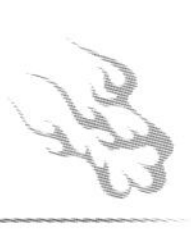

匀，椎间隙未见明显狭窄，生理曲度可。提示骶髂关节及腰椎改变，符合强直性脊柱炎表现。肌酶谱正常。CRP 51.39mg/L，ASO 361IU/mL，ESR 56mm/h，均偏高，RF 阴性，HLA-B 27 阳性。因惧怕西药的副作用，未曾服免疫抑制剂及抗炎镇痛药。6 年来腰骶部及颈部反复疼痛，腰部晨僵明显，弯腰、下蹲均受限，下肢怯冷，乏力。舌苔薄，脉细。

［诊断］骨痹，证属肾督亏虚，络脉痹阻。

［治法］益肾壮督，蠲痹通络。

［方药］穿山龙 50g，当归 10g，淫羊藿 15g，生地黄 15g，熟地黄 15g，蜂房 10g，土鳖虫 10g，补骨脂 30g，骨碎补 30g，鹿角 10g，天南星（制）30g，徐长卿 15g，甘草 6g。28 剂。另益肾蠲痹丸 8g，1 日 3 次。

【二诊】7 月 27 日。服药后腰背部疼痛较前减轻，腰部仍有晨僵感，活动欠利，苔脉同前。原法继进，将天南星（制）改为 35g，继服 28 剂。益肾蠲痹丸继服。

【三诊】8 月 24 日。腰背部疼痛明显好转，唯阴雨天气仍感腰部不适，晨僵改善，偶感嗳气、泛酸，二便调。舌苔薄，脉细弦。前法出入，酌加制酸和胃之品。药用穿山龙 50g，生地黄 15g，熟地黄 15g，淫羊藿 15g，补骨脂 30g，蜂房 10g，土鳖虫 10g，乌梢蛇 10g，鸡血藤 30g，天南星（制）40g，瓦楞子（煅）20g，木蝴蝶 8g，甘草 6g。28 剂。益肾蠲痹丸继服。

【四诊】9 月 21 日。经治疗腰背疼痛已不著，弯腰、转侧等活动基本不受限制，无晨僵，下肢怯冷已愈，无嗳气、泛酸。舌苔薄，脉细。继予原方损益。药用穿山龙 50g，当归 10g，淫羊藿 15g，鸡血藤 30g，蜂房 10g，乌梢蛇 10g，天南星（制）30g，鹿角 10g，徐长卿 15g，甘草 6g。28 剂。益肾蠲痹丸继服。

【五诊】10 月 19 日。服药后症情稳定，腰背疼痛完全改善，活动自如。舌苔根腻，脉细。继予原方加熟地黄 15g 续服。益肾蠲痹丸继服。

【结果】2010 年 1 月 11 日来诊，上药服用 30 剂后已停服，目前长期服用益肾蠲痹丸以巩固。

【按】腰为肾之府，腰以下为尻，尻亦属肾，又脊柱乃一身之骨主，骨的生长发育又全赖骨髓的滋养，而骨髓乃肾中精气所化生，故肾中精气充足，骨髓充盈，若骨髓空虚，则骨质疏松，酸软无力。督脉“循背而行于身后，为阳脉之总督”，“督之为病，脊强而厥”，故此病与肾督密切相关。根据患病的内外因素，应确立益肾壮督治其本，蠲痹通络治其标的治疗大法。在此案患者的治疗上，选用三组药对：穿山龙与当归，可益气养血、祛风除湿、活血通络，调整机体免疫功

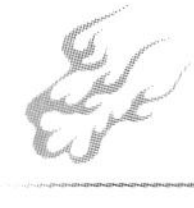

能，改善疼痛等主要症状；蜂房与土鳖虫相伍，祛风搜剔作用更强，又兼活血通络，更能益肾壮督，为顽痹所常用；补骨脂与骨碎补，相伍生地黄、熟地黄、淫羊藿、鹿角等大队壮腰补肾之品，以延缓关节软骨退变，抑制新骨增生，且能巩固疗效，防止复发。久痛多瘀、多痰，凡顽痹久治乏效，必须采用搜剔深入经隧骨骱之品，而天南星功擅燥湿化痰，祛风定惊，消肿散结，尤善治骨痛，用之可使痰去瘀消，有明显的镇痛、镇静之效，李时珍言其“能行血中气滞，气中血滞，故专治一身上下诸痛，用之中的，妙不可言”。且朱老认为天南星应从20～30g起用，少则乏效，若效不著，亦可逐渐增加至50～60g，则止痛、消肿效果更佳。一诊后患者腰背疼痛明显改善，效不更方，仅将天南星增至35g。三诊患者症状进一步改善，加用乌梢蛇，《本草分经》谓其能“内走脏腑，外彻皮肤，透骨搜风……”有镇痛、抗炎作用。鸡血藤行血养血，舒筋活络。因患者伴见嗳气、泛酸，故加用瓦楞子、木蝴蝶以制酸和胃。患者五诊后病情基本平稳，再予原药继续巩固以善其后。纵观患者的诊治过程，补益肝肾是贯穿疾病始终的治法，因强直性脊柱炎属本虚标实之证，除夹有风寒湿邪外，尚有虚劳表现，尤其肾虚症状明显，故加用了大量补肾壮督之药。

参考文献

李靖. 朱良春治疗痹证验案2则［J］. 江苏中医药，2012，44（10）：51－52

3. 肾虚督痹、经脉痹阻、痰瘀凝络案（朱良春医案）

患者，男，29岁。

【初诊】 2007年7月。

［主诉］腰背痛反复发作10年。

［临床表现］患者自10年前出现腰背疼痛，膝关节以下点状疼痛，后出现双髋关节疼痛，X线摄片和血清学检查显示：强直性脊柱炎。来诊时症见全身酸痛，骶髂关节、颈椎为甚。颈椎活动受限，双侧直腿抬高试验（＋），双腿“4”字征（＋），纳可，睡眠正常，伴遗精，牙痛，口干，小便黄、时有涩痛，大便稀薄不成形、一二日1次。舌质衬紫、舌苔薄黄腻，脉细小弦。

［诊断］肾痹，证属肾虚督痹，经脉痹阻，痰瘀凝络。

［治法］益肾蠲痹。

［方药］青风藤30g，穿山龙50g，黄芪30g，泽兰30g，泽泻30g，胆南星30g，制川乌10g，桂枝10g，白芥子（炒）15g，莪术6g，凤凰衣8g，骨碎补20g，补骨脂30g，拳参30g，鹿角10g，半夏（姜制）12g。

【结果】 服用该方加减两年半，2010年1月25日复诊，药后病情稳

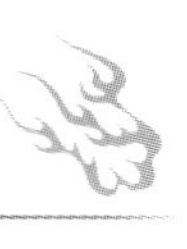

定，现疼痛已减轻，恢复工作和正常生活，偶感颈背部僵硬。胃纳不佳，大便偏溏。舌苔薄腻，脉小弦。前法治之。将胆南星改为天南星（制）40g，加白术（炒）30g，隔日1剂，巩固疗效。

【按】强直性脊柱炎于肾痹范畴，不同于一般痹证，具有久病多虚、久病多瘀、久必及肾之特点。肾督亏虚为本虚，风、寒、湿、热、痰浊、瘀血痹阻经隧、骨骱，留伏关节，为邪实。朱老临证时贯穿这一主线，患者虽无正虚之症、证，也要根据病的基本规律，给与益肾壮督之鹿角、补骨脂、骨碎补等药味；虽无寒、湿、瘀血之症、证，也要给与青风藤、制川乌、桂枝、白芥子、莪术、天南星、半夏、泽兰，活血通督，软坚散结，除痹起废。若仅停留在普通辨证论治层面，或认为该患者有牙痛、口干、尿黄而认为有内热，而忽视了肾督阳虚的病机根本，则不会选用鹿角、川乌、桂枝等药。

参考文献

潘峰，郭建文，朱良春，等．辨治疑难重病应重视核心病机与辨病论治［J］．中医杂志，2011，52（14）：1173－1176

膝骨关节滑膜炎（1案）

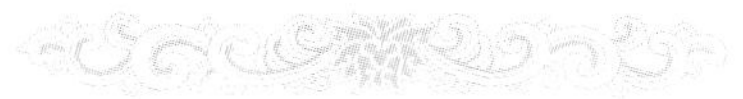

挟伤出血、积瘀与水湿稽留案（刘柏龄医案）

患者，女，46。

【初诊】2000年3月19日。

［主诉］左侧膝关节肿痛半月余。

［临床表现］近半个月左膝关节肿痛，有轻度外伤史，自服滑膜炎冲剂和壮骨关节丸，不见效果。诊查左膝关节肿胀，两膝眼饱满，局部轻度压痛，皮温略高，浮髌试验（＋），关节活动受限。X线摄片示：左膝关节间隙略增宽，胫骨髁间隆起变尖。舌质红苔黄腻，脉滑数。

［诊断］西医诊断：左膝骨关节炎、滑膜炎。证属挟伤出血，积瘀与水湿（渗出滑液）稽留。

［治法］活血化瘀，除湿消肿。

［方药］薏苡仁化瘀汤（刘老自拟方）：薏苡仁（包煎）30g，王不留行（包煎）20g，苍术20g，丹参15g，泽兰15g，穿山甲（炮）15g，赤芍15g，紫草15g，泽泻15g，黄柏15g，川牛膝15g，陈皮15g。1日1剂，水煎服。嘱服1周。

【二诊】3 月 25 日。患膝肿胀渐消，活动进步，痛已减轻，脉濡数，舌质红苔薄白。嘱按前方继服 2 周。

【三诊】患膝肿胀基本消退，已不甚痛，但走路多时仍有轻度疼痛。治仍用前方加延胡索、淫羊藿各 15g，骨碎补 20g，继服 2 周。

【结果】后服壮骨伸筋胶囊 2 周，调理而愈。

【按】膝关节结构复杂，经筋会聚，素有“膝为筋之府”之说。中医学认为此病是由于卫气虚弱，气血痰湿凝滞，经脉痹阻，湿浊瘀血留滞膝部而成。膝关节滑膜炎有急性与慢性之分。多数病例有外伤史。急性期一般在 1～2 小时内发生肿胀，疼痛，活动困难，走路跛行，甚或不能行走，局部皮温略高，浮髌试验阳性；慢性者，多见于老年人，有劳损或关节疼痛（骨关节炎）的病史，遇劳累或受凉后症状加重，膝肿，两膝眼处饱满，皮温不高，浮髌试验亦呈阳性。此病例系膝部挟伤后发病，属亚急性滑膜炎，局部出血与渗液积滞，不得流行，故为肿为痛。此病一般多为无菌性感染，故西药抗生素治疗效果不明显。中药具有温经散寒、活血化瘀、祛风除湿、强筋健骨之功。其治以自拟薏苡仁化瘀汤为主。药用薏苡仁、苍术之益气健脾除湿为君药，配川牛膝、泽兰、丹参、王不留行、穿山甲之活血通经、消肿止痛为臣药；合黄柏、泽泻、赤芍、紫草以清热凉血，除湿化瘀，消肿止痛之功为佐使药。在治疗期间为使其骨性关节炎得到同时治疗，故加入骨碎补、淫羊藿以补肝肾坚筋骨，延胡索之化瘀止痛。后期嘱服壮骨伸筋胶囊更加强舒筋壮骨、化湿通络祛痛的功效。

参考文献

李绍军，郭敏. 刘柏龄教授治疗膝关节滑膜炎经验［J］. 长春中医药大学学报，2009，25（6）：839

骨质疏松症（1 案）

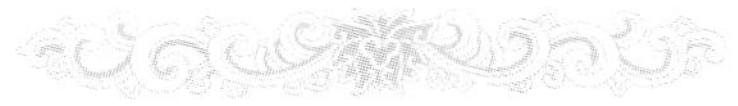

肾虚髓减、脾弱精衰、骨失充养案（刘柏龄医案）

患者，女，55 岁。

【初诊】1999 年 8 月 15 日。

［主诉］腰背痛 2 年余。

［临床表现］无明显诱因，自觉晨僵现象明显，四肢沉重，乏力，腰背酸痛，时轻时重，近 1 个月症状加重。50 岁绝经。服过大量“盖中盖”

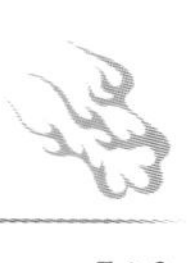

等，无明显效果。诊查：轻度驼背，活动轻度受限，脊柱广泛压痛，直腿抬高试验阴性。X线片示，脊柱（胸腰段）后凸变形，各椎体呈鱼尾状改变，骨质疏松。舌质淡、苔薄白，脉沉弦。

［诊断］西医诊断：骨质疏松症。中医诊断：骨痿，证属肾虚髓减，脾弱精衰，骨失充养。

［治法］补肾、益脾、壮骨。

［方药］补肾壮骨羊藿汤（刘老自拟方）：淫羊藿 25g，肉苁蓉 20g，鹿角霜 15g，熟地黄 15g，鹿衔草 15g，骨碎补 15g，当归 15g，生黄芪 20g，生牡蛎 50g，杜仲 15g，鸡血藤 15g，陈皮 15g，黄精（制）15g，白术（炒）15g。1 日 1 剂，水煎服。

【二诊】8 月 29 日。服上药 2 周，症状逐渐减轻，唯睡眠欠佳。拟前方加首乌藤 25g，生龙齿 25g，嘱再服 2 周。

【三诊】9 月 13 日。晨僵、腰酸背痛明显减轻，步履较前轻松、有力，睡眠好转。嘱仍按前方继续治疗月余。

【结果】后服“健骨宝胶囊”而收功。

【按】此病从其临床表现及骨结构改变上看，当属“骨痿”“腰背痛”等范畴。《素问·痿论》云：“肾气热，则腰脊不举，骨枯髓减，发为骨痿。”腰脊不举，就是腰部不能挺直过伸，此与骨质疏松症主要特征“园背”畸形、腰背不能挺直是一致的。由此可见此病的真正原因是肾虚等内在因素为根本，风寒湿邪以及小外伤的侵袭、积累为外因的发病机制。然此病虽属先天之肾气虚，本在先天，日久势必影响后天之脾胃，运化失职，营养补给不充，气血虚衰等症见。故其治当在补肾益精的同时，必须兼理脾胃以求全功，是治法之大要也。此病例是一绝经后妇女，其病因乃属肾脾俱虚之候。故治以自拟方补肾壮骨羊藿汤。药用淫羊藿入肝肾经，补命门，兴肾阳，益精气，以“坚筋骨”也，主腰膝酸软无力，肢麻，痹痛，为君药；合臣药肉苁蓉、鹿角霜之入肾充髓，补精，养血益阳，与君药相配伍，其强筋健骨之力益著；配熟地黄之滋肾阴健骨；骨碎补、鹿衔草入肾补骨镇痛；当归补血；黄芪、牡蛎、杜仲益气敛精，盖有形之血赖无形之气而生；鸡血藤活血补血，通经活络，止痛，以取“通则不痛”之功；黄精、白术、陈皮益气补精，健脾和胃，且可拮抗本方滋补药腻膈之弊，皆为佐使药。以上诸药相伍，有补命门，壮肾阳，滋阴血，填精髓，通经络，健脾胃，坚筋骨之功效。

参考文献

李成刚，尹红兵，朱琦. 刘柏龄医案选粹［J］. 中医正骨，2007，19（9）：86－87

膝关节骨关节炎（1案）

痰湿入络、气血失和案（石仰山医案）

患者，女，61岁。

【初诊】 2002年7月24日。

［主诉］右膝关节疼痛、活动受限反复2年。

［临床表现］因反复右膝关节疼痛、活动受限2年，复发5日就诊。就诊时患者精神良好，无发热，右膝关节肿胀，疼痛，活动受限，胃纳可，二便调。舌质淡红、苔薄腻，脉细。查患者轻度跛行，右膝关节轻度肿胀，内侧间隙压痛明显，关节活动受限，活动度0°～95°。X线摄片显示：右膝关节骨质增生，关节间隙变窄。

［诊断］西医诊断：右膝骨关节炎。中医诊断：骨痹，证属痰湿入络，气血失和。

［治法］化痰利湿，舒筋活血。

［方药］痰瘀阻络汤（石氏自拟方）加减：牛蒡子9g，土鳖虫9g，僵蚕9g，白芷9g，丹参9g，独活9g，蒺藜9g，天南星（制）9g，法半夏15g，泽泻9g，牛膝12g，威灵仙15g，甘草（炙）6g。水煎服，1日1剂。

【二诊】 服用7剂后复诊，右膝关节肿痛已明显缓解，行走后仍有少许肿痛，关节活动度已明显改善。原方去丹参，加鸡血藤15g。

【结果】 继续服用7剂后，右膝肿痛缓解，活动自如。

【按】 膝关节骨关节炎为中老年人常见病、多发病。石老认为该病在急性发作期多属痰湿入络范畴，痰随气行，循经入络，在经络则肿，在四肢则痹。治疗常用石氏自拟痰瘀阻络汤，方中牛蒡子祛痰消肿、通舒经络，土鳖虫逐瘀破结通络，两者合用，宣滞破结，善搜经络顽痰诸瘀，为主药；佐以僵蚕化痰散结而和气血，助以丹参之微寒，独活之辛温，和血舒筋；更伍白芷之辛温芳香通窍，天南星、半夏、蒺藜辛温燥湿化痰；泽泻利水消肿，威灵仙祛风止痛，牛膝引经下行，甘草调和诸药。全方重在开破痰瘀，导其结滞，宣达气血，通利关节。

参考文献

苏海涛，林定坤．石仰山从痰湿论治骨伤科疾患经验［J］．中医杂志，2005，46（9）：664－665

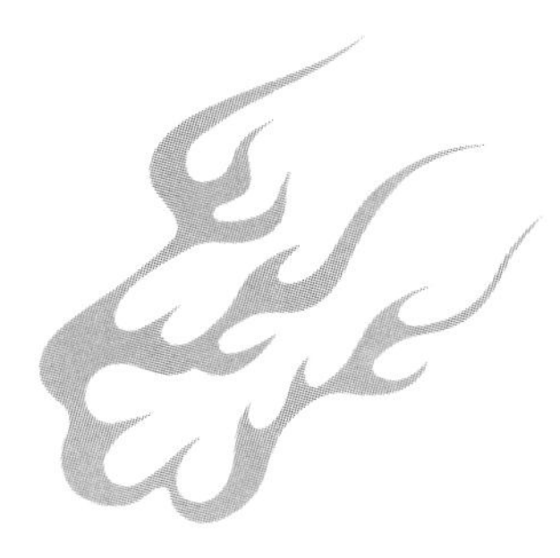

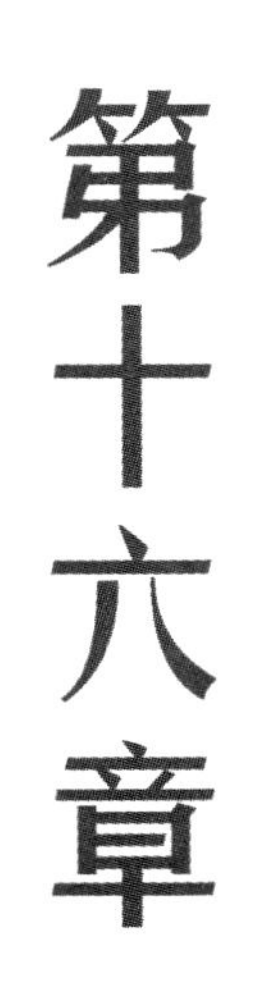

第十六章 男科医案

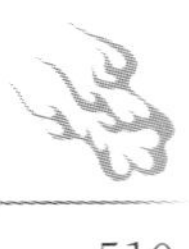

阳　痿（1案）

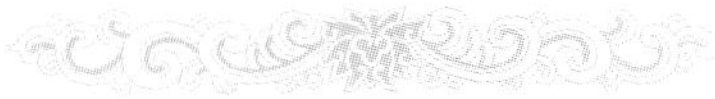

肝脉不和、气血失调案（王琦医案）

患者，男，34岁。

【初诊】

［主诉］阴茎勃起不坚反复1年余。

［临床表现］阴茎勃起不坚1年余。服用安雄及各种补肾中药无效。现性欲低下，偶有晨勃、不坚，性生活时阴茎虽可勃起，但难以维持，以致疲软，心情抑郁，多梦，大小便常。舌质淡、苔薄白，脉弦细。平素身体健康。阴茎彩超示阴茎深静脉关闭不全。性激素：FSH 8.1 IU/L、LH 6.9 IU/L、PRL 118.72 IU/L、T_4 55.34nmol/L。

［诊断］西医诊断：静脉性阳痿。中医诊断：阳痿，证属肝脉不和，气血失调。

［治法］调和肝脉，疏理气血。

［方药］桃红四物汤加减：桃仁10g，红花6g，生地黄15g，当归10g，赤芍10g，川芎10g，香附10g，蒺藜15g，牛膝10g。

【二诊】服上方14剂，晨勃次数增加、不坚。自己续用上方7剂，有性欲要求，但性生活时阴茎勃起无力，不能插入行房，心情抑郁，多梦。舌质淡、苔薄白，脉弦细。药证相符，效不更方。

【三诊】继用上方28剂，晨勃变硬、次数明显增加，性欲增强，有性生活2次，阴茎勃起不坚，勉强插入，心情抑郁，多梦。舌质淡、苔薄白，脉弦细。阴器血液运行渐调，但气郁日久，有碍于肝脉的进一步调和，法以疏理气血为主，用柴胡疏肝散加减：柴胡10g，香附10g，枳壳10g，川芎10g，赤芍10g，当归10g，桃仁10g，红花6g。

【四诊】晨勃良好，性欲明显增强，性生活每周2次，阴茎勃起坚硬，插入至射精3分钟以上，有性高潮，心情愉快，寐安。舌质淡、苔薄白，脉弦。三诊方去桃仁，加蒺藜、丁香，28剂，以巩固疗效。

【按】王老认为，随着现代检测手段的发展及西医关于阳痿的论述，中医治疗阳痿应把阳痿的西医诊断认识和中医辨证结合起来，不能但见阳痿就是肾虚，特别是青壮年患者。此案以阴茎彩超“阴茎深静脉关闭不全”为依据，结合中医辨证认识，认为其病机为肝脉不和，气血失调。治疗以桃红四物汤活血养血、调和肝脉为主，加香附、蒺藜疏理气血，牛膝补肾、引血下行。二诊时患者有性欲要求，晨勃次数增加，药证相符，效不更方。三诊，患者性功能进一步增强，并有性生活2次，但阴茎勃起勉强，肝郁症状未缓，用柴胡疏肝散疏理气血，加桃仁、红花增强活血之功。四诊，患者阴茎勃起功能正常，用柴胡疏肝散加红花、蒺藜进一步疏理气血。在治疗过程中，王老特别强调血管性阳痿疗程较长，要坚持用药，用方用药要进退有序，选药要有针对性。纵观此案，围绕病机变化，先用桃红四物汤调和肝脉，后用柴胡疏肝散疏理气血，有主有次。

参考文献

吴少刚. 王琦教授治疗血管性阳痿的思路与经验［J］. 中国中医药信息杂志，2000，7（4）：80－82

遗 精（3案）

1. 心神浮越、心肾不交案（王琦医案）

患者，男，23岁。

【初诊】1997年11月18日。

［主诉］遗精反复发作1年余。

［临床表现］患者近1年多来反复发作遗精，在学校医院服用谷维素、抗生素及六味地黄丸等多种中西成药均无效。初诊见遗精每月4次以上，常于精神紧张时发生。考试期间遗精频繁，甚则1日1次，心烦，易汗出口干，寐差，大便干，小便正常。舌质淡、苔薄白，脉细重按无力。有手淫史。

［诊断］西医诊断：自主神经功能紊乱。中医诊断：遗精，证属心神浮越，心肾不交。

［治法］安神定志，滋养心肾。

［方药］三才封髓丹加味：天冬10g，生地黄15g，太子参15g，黄柏10g，砂仁3g，鸡内金10g，生龙骨20g，生牡蛎20g。

【二诊】12月2日。服上方14剂，遗精1次，情绪紧张缓解，夜寐渐安，口干，大便干，小便正常。舌质淡、苔薄白，脉渐有力。续以前方加莲子肉10g，天花粉20g，生大黄3g。

【三诊】12月9日。服药7剂，遗精未作。心情愉快，寐可，口不干，大便日1行，小便正常。舌质淡、苔薄白，脉强有力。继以前方去天

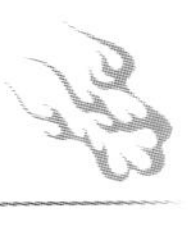

花粉，加芡实 10g，山药 10g，以善其后。

【按】此案遗精常在精神紧张时发生。王老指出，紧张性遗精，大、中学生多见，尤见于考试紧张期间频发。此种遗精，既非相火妄动亦非肾虚不固，而是由于精神紧张，致心神浮越、心肾不交。治疗以安神定志为主，辅以滋养心肾。三才封髓丹出自《医学发明》，是治遗精名方。心神浮越可伤心气，遗精日久亦伤肾阴。是以此案用龙骨、牡蛎安神定志，三才封髓滋养心肾，加鸡内金以止遗。二诊加天花粉、生大黄养阴生津、通腑清热，莲子肉增强止遗之功。三诊，去天花粉，加芡实、山药以固遗。王老指出，清、镇、固是治疗紧张性遗精的三个原则。镇静、清热可宁心安神，复予固涩以加强疗效。

参考文献

骆斌，吴少刚．王琦治疗遗精的思路与经验［J］．北京中医药大学学报，1998，21（4）：42－43

2. 心脾气虚、肾气不固案（张灿玾医案）

患者，男，20 岁。

【初诊】

［主诉］遗精反复发作数月。

［临床表现］患遗精，先以知柏地黄汤加固精药治之不效，后以清肝肾之火及固涩收敛等法亦不效。数月间，面黄肌瘦，不梦亦遗，白日精自滑下。脉弱无力。

［诊断］遗精，证属心脾气虚，肾气不固。

［治法］健脾宁心，敛肾固关。

［方药］遗精方（张老自拟方）：五倍子 30g，茯苓 60g。二药共为细末，为丸或为散。每日 6g，空腹服，早晚各 1 次，温水送服。

【结果】服 1 剂后，大有好转。再服 2 剂，精气已固，肌肤充润，后以丸剂稍加调理而愈。

【按】此案病位在心、脾、肾，其病机的关键为心脾气虚，肾气不固，精液滑泄。治宜健脾宁心，敛肾固涩。根据《医学纲目・梦遗白浊》所载：王元硅虚而泄精，脉弦大，累与加减八物汤，吞河间秘真丸及珍珠粉，其泄不止。后用五倍子一两，茯苓一两，为丸服之良愈。此例五倍子涩脱之功，敏于龙骨、蛤粉也。故张老在方中取《医学纲目》治遗精滑泄方意重用一味茯苓，此品甘淡性平，归经心、脾、肾，能补中气、健脾胃、益中州、化气血，为补中益气之上品；且能益脾气、降痰涎、开心智、安心窍，为宁心安神之良药。人体之精其统化在脾，固藏在肾。脾气强健，则气血有源，血旺精盈，统摄有力，精

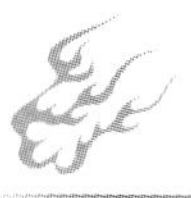

归入肾，其症自愈。患者由于病程日久，肾气虚衰，精关不固，滑泄不止较重。此时无形肾气不能速生，有形之精所当急固。急则治其标，非敛肾固涩之品不能首其功。故张老在方中配以五倍子，酸收而涩，功专固敛，善敛虚散之气，固滑脱之关，能敛肾气、固精关、止遗泄，能降浮火，清精室。肾气敛则关自固，精室清则精自止。如此配伍，肾强关固，精室清静，其症自愈。从此案看，配伍精而不杂，用药简而有要，立法严谨，方简效宏。服药一贴，即见显效，续服2剂，竟收全功。

参考文献

高尚社. 国医大师张灿玾教授辨治遗精验案赏析［J］. 中国中医药现代远程杂志，2012，10（7）：14－15

3. 气血亏损、精关不固案（何任医案）

患者，男，20岁。

【初诊】2005年10月4日。

［主诉］遗精反复发作1年。

［临床表现］神情委顿、少言懒语，谓每夜遗精，无梦而泄，腰肢倦乏。曾服过中西药，效果不显，已历1年余，时感头昏目暗，饮食尚常。舌质淡、苔薄，脉弦紧。

［诊断］遗精，证属气血亏损，精关不固。

［治法］益气养血，固关摄止。

［方药］党参20g，白术15g，茯苓20g，甘草（炙）10g，当归10g，熟地黄20g，川芎10g，白芍20g，芡实20g，金樱子30g，龙骨（煅）15g，牡蛎（煅）15g，五倍子（烘干，研细末，分2次吞服）3g。7剂，水煎服。

【二诊】服药2剂，当夜未遗泄，服完7剂，1周只遗1次。神情渐正，自感有信心治愈。验不变法，效不更方，乃续予上方续服2周。

【结果】后改服金锁固精丸以巩固疗效。

【按】遗泄之症，昔医谓“梦而后泄者，相火之强为害；不梦自遗者，心肾之伤为多”。何老通过临床实践，认为以“有梦治心，无梦治肾”为简要提挈之法。此案患者为一青年学生，专心学业，心力衰亏，气血俱虚，乃使肾精不固，每夜必泄。此“无梦治肾”者，首当益其气血，固其肾关并摄涩之。此案初诊方针对患者气血亏损，精关不固，故着重补气血，同时固肾关摄敛之。方以八珍汤合水陆二仙丹，并龙骨摄敛，且加五倍子末吞服。考五倍子治遗精，见于明代医家楼英方，五倍子与茯苓为丸治遗精滑精，甚为有效。最后以金锁固精丸补肾养

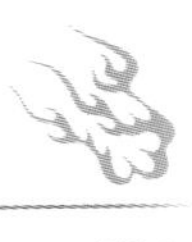

精、固涩止遗。

参考文献

何若苹. 何任治疗疑难病医案3则［J］. 世界中医药，2006，1（1）：34

前列腺炎（1案）

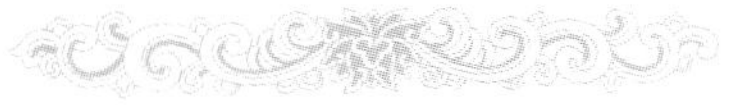

下焦湿热、日久损伤肾阳、阳损及阴案（张琪医案）

患者，男，25岁。

【初诊】2006年7月19日。

［主诉］排尿无力、尿有余沥反复多时。

［临床表现］患者前列腺炎反复发作，现症见排尿无力，尿分叉，尿有余沥，腰酸痛，手心热，阴囊潮湿，阳痿早泄。舌质红苔白腻，脉沉。2006年5月22日前列腺B超：前列腺炎性改变。2006年7月11日前列腺液常规：白细胞满视野，磷脂小体少量。

［诊断］精浊，证属下焦湿热，日久损伤肾阳，阳损及阴。

［治法］平补阴阳，固精，利湿解毒。

［方药］六味地黄汤合薏苡附子败酱散加减：熟地黄25g，山茱萸20g，山药20g，茯苓15g，牡丹皮15g，泽泻15g，鹿角霜20g，枸杞子20g，菟丝子15g，金樱子20g，黄芪30g，败酱草30g，薏苡仁30g，附子10g，白花蛇舌草30g，蒲公英30g，金银花30g，甘草15g。14剂。

【二诊】8月2日，症状缓解不明显，出现阴雨天腰痛考虑为肾阳虚湿热内侵所致，口中有痰为肾虚痰浊上犯之象。在上方基础上加肉桂、巴戟天等温肾制品。

【三诊】服药14剂后于8月16日复查前列腺液常规：白细胞3～4/HP，磷脂小体少量。上方取效，继续守方加减50余剂。

【结果】10月18日复查前列腺液常规：磷脂小体中至大量，白细胞3～4/HP，停药观察。随访至2006年12月7日前列腺液常规未见异常。

【按】患者反复发作下焦湿热证，日久损伤肾阳而见腰酸痛、阴囊潮湿、阳痿，肾阳虚精关不固而见早泄，阳损及阴导致肾阴不足而见手足心热，肾阳虚气化无力而见排尿无力、尿分叉。其治疗以六味地黄汤加鹿角霜以平补肾之阴阳，与菟丝子、金樱子同用以固精；以薏苡附子败酱散加蒲公英、金银花等以利湿解毒。

参考文献

徐鹏．张琪教授从湿热论治前列腺炎经验举要［J］．中医药学报，2011，39（4）：92－93

前列腺增生（1案）

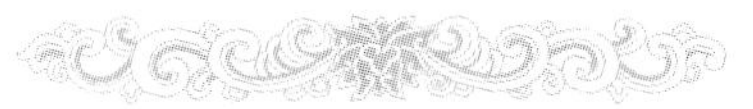

肾阳衰微、下元虚寒、湿热痰瘀、阻塞水道案（张琪医案）

患者，男，71岁。

【初诊】

［主诉］小便点滴不通1个月。

［临床表现］患者有前列腺增生病史20余年，同时患有高血压病、糖尿病，不适手术，一直保守治疗。近1月来小便不通，点滴而下，小腹胀痛难忍，尿常规 WBC 30～40/HP。西医诊断：前列腺增生合并尿路感染。患者小便滞涩不畅，尿道灼热。舌质红，脉弦滑而稍数。

［诊断］中医诊断：精癃，证属肾阳衰微，下元虚寒，湿热痰瘀，阻塞水道。

［治法］调补肾中阴阳，清热利湿，活血化瘀。

［方药］熟地黄25g，山茱萸15g，山药15g，茯苓15g，牡丹皮15g，泽泻15g，黄柏15g，知母15g，石韦15g，桃仁15g，甘草15g，肉桂10g，附子10g，瞿麦20g，萹蓄20g，车前草20g，大黄10g。

【二诊】服药35剂，尿常规（－），排尿基本通畅，但仍有尿频、尿等待现象。舌质紫，脉沉弦。此为热邪已去，湿浊痰瘀阻滞下焦，水道不畅。药用茯苓15g，牡丹皮15g，泽泻15g，知母15g，黄柏15g，三棱15g，莪术15g，川楝子15g，荔枝核15g，橘核15g，土鳖虫5g。

【结果】患者共服药80余剂，诸症消除，前列腺质地变软，体积缩小，基本不影响排尿。

【按】前列腺增生之所以为临床中老年多发病，主要因为人至中老年肾气匮乏，肾元亏虚，肾与膀胱相表里，肾虚则膀胱气化无力，痰浊瘀血内生，正气不足，无力祛邪，以致气滞、血瘀、湿热、痰浊交互为患，阻滞不化，则病情迁延。此病中医主要责之于肾，肾主水而司二阴，肾气虚则膀胱气化功能失司，不达州都，日久则湿热、痰浊、瘀血、气滞内生，阻滞不通，积久成块，形成小便淋漓不通。故肾元虚弱为病之本，湿浊阻滞为病之标。患者临床表现，往往为肾虚与湿浊并见。比如，腰膝酸软，头晕耳鸣，畏寒肢冷，性欲减退，梦遗早泄，五心烦热等，同时伴有会阴坠胀，下腹不适，尿急、尿频、尿道灼热疼痛，小便淋漓不畅，甚则尿闭。治疗上以调补肾中阴阳与清热利湿，活血化瘀相辅相成。故用桂附八味丸，加车前草、石韦等利湿通淋，再加三棱、莪术、土鳖虫活血软坚；川楝子、荔枝核、橘核化痰引经；大黄化瘀通淋止痛，标本兼治，效果理想。

参考文献

孙元莹，吴深涛，王暴魁. 张琪教授治疗老年病经验介绍［J］. 时珍国医国药，2007，18（6）：1527－1528

男性不育症（1案）

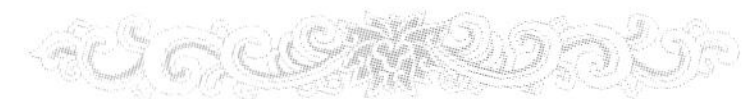

瘀结阴络案（何任医案）

患者，男，32岁。

【初诊】1993年4月30日。

［主诉］婚后不育数年。

［临床表现］婚后数年不育（其妻经妇科医院检查，正常无病），平时性功能低下，同房不射精。周身皮肤干燥而痒，面色偏黯，双眼眦角有血丝，舌下纹紫，脉涩。

［诊断］不育，证属瘀结阴络。

［治法］逐瘀为先。

［方药］当归9g，赤芍12g，川芎12g，生地黄12g，熟地黄12g，桔梗6g，地龙12g，桃仁15g，红花9g，柴胡9g，枳壳9g，牛膝9g，补骨脂12g，韭菜子15g，蛇床子15g，生甘草6g。14剂。

【二诊】6月11日。服药后自感性功能有所改善，皮肤干燥亦减，痒亦瘥，眼眦红丝消失，舌下纹较前退淡，用上方稍微调整剂量，并加白芍9g，紫石英12g。

【结果】14剂服完，性功能基本正常。不久，其妻怀孕，足月产一女婴。

【按】此病例首先是并不就见症治见症，而是着重诊断出其致病的原因。主诉为性功能低下，诊见面色黯，眼眦红丝，肌肤干痒，舌下纹紫，脉涩，均呈瘀结之征，当属“因瘀而致病”。瘀结而伤肾，故性功能低下，阳痿而不射精。首先当解除其致病之瘀结，方用血府逐瘀汤加味。血府逐瘀汤为王清任化瘀之名方，有活血化瘀、行气止痛等功效。且有疏肝益肾之用。原方是以桃红四物汤与四逆散（枳实易枳壳）再加桔梗、牛膝而成。功能活血祛瘀，疏肝解郁。桔梗、柴胡之升，牛膝之降，一升一降促使气血更易于运行。加韭菜子、地龙、蛇床子、补骨脂等是提高其低下之性功能。用此类化瘀之方，常需服用多剂，其效始渐见。初诊方服 14 剂，症状改善。根据“验不变法”的原则，复诊再服 14 剂，终乃治愈。

参考文献

何任．杂病医案二则述议［J］．浙江中医学院学报，1995，19（6）：9－10

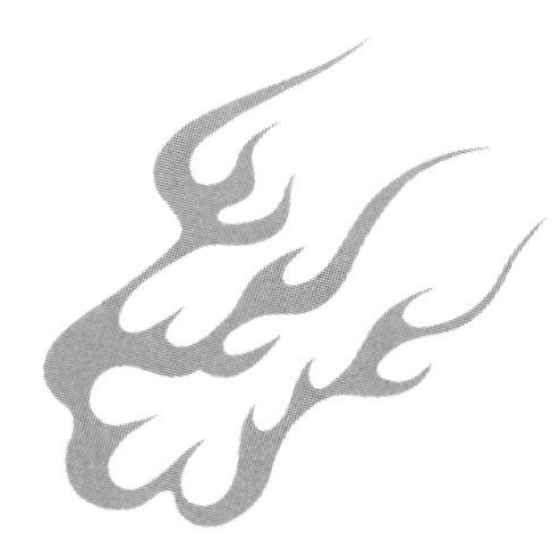

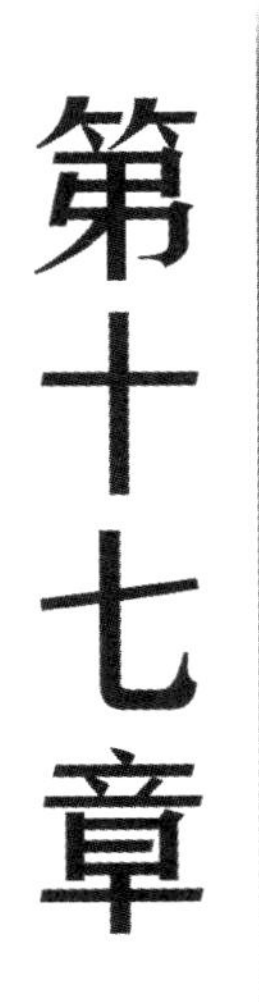

第十七章 妇科医案

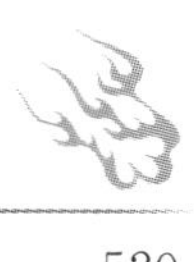

月经先期（1案）

肝气郁结、脾肾阳虚案（颜正华医案）

患者，女，34岁。

【初诊】2000年2月17日。

［主诉］月经不调10余年。

［临床表现］月经周期20～25日，经期一般4～5日，末次月经时间：2000年2月15日。此次月经提前5日，有血块，经期5日，白带量多夹血丝。行经期间腰痛，双下肢冷痛。双侧颧部痤疮，经前期加重。疲劳乏力，纳少，眠安，二便调。舌质淡苔微黄，脉弦细。

［诊断］月经先期，证属肝气郁结，脾肾阳虚。

［治法］疏肝解郁，健脾温肾。

［方药］柴胡10g，香附10g，赤芍12g，牡丹皮10g，丹参15g，金银花12g，连翘10g，生甘草5g，生薏苡仁（打碎）30g，土茯苓30g，牛膝12g，益母草15g，淫羊藿10g，大枣5枚。7剂，水煎服，1日1剂。

【二诊】2月24日。服上方后症状减轻。现症大便不成形，日一行。腰腿酸软疼痛，畏寒。舌质淡苔微黄腻、舌下青紫，脉弦细。药用柴胡6g，白芍（炒）12g，当归6g，牡丹皮6g，白术（炒）12g，茯苓30g，生薏苡仁（捣碎）15g，炒薏苡仁（捣碎）15g，甘草5g，赤芍12g，忍冬藤30g，牛膝10g，大枣5枚。7剂。

【三诊】3月2日。症状减轻。现舌淡苔微黄，脉弦细。药用柴胡6g，赤芍12g，白芍12g，当归6g，牡丹皮6g，丹参15g，白术（炒）12g，茯苓30g，生薏苡仁（捣碎）15g，炒薏苡仁（捣碎）15g，甘草5g，香附10g，陈皮10g，砂仁（捣碎）5g，忍冬藤30g，牛膝10g，益母草15g，茺蔚子12g。7剂。

【四诊】3月13日。服药后月经周期趋于正常。现仍有腰痛、双下肢冷痛，倦怠，乏力，纳可，嗜睡，二便调。舌质暗苔微黄，脉弦细。药用柴胡6g，赤芍12g，当归6g，牡丹皮6g，丹参15g，白术（炒）12g，茯苓20g，生薏苡仁（捣碎）15g，香附10g，牛膝10g，萆薢15g，桑枝15g，桑寄生30g，益母草15g。7剂。

【五诊】3月27日。症状减轻。现舌红苔黄燥，脉弦细。药用柴胡6g，赤芍12g，当归6g，牡丹皮6g，丹参15g，白术（炒）12g，茯苓20g，生薏苡仁（捣碎）15g，香附10g，牛膝10g，萆薢15g，桑枝15g，

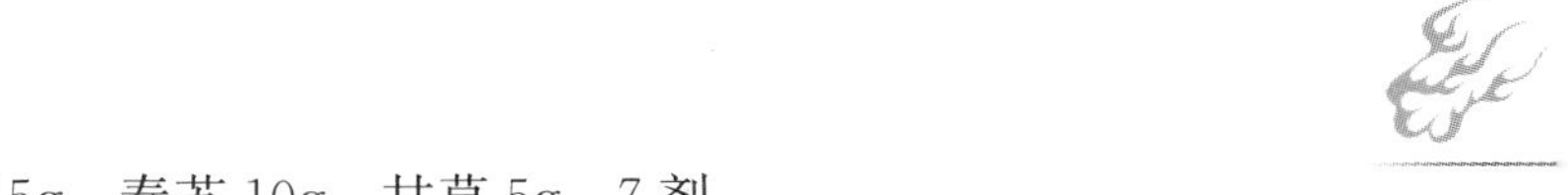

桑寄生30g，益母草15g，秦艽10g，甘草5g。7剂。

【结果】患者服药后随访，经期正常，1年余无异常。

【按】此患者辨证为“肝郁，脾肾阳虚”之月经病。肝为藏血之脏，主疏泄，喜条达而恶抑郁，即所谓“肝体阴而用阳”。脾主运化，为气血生化之源。肾为先天之本，温煦全身。肝失疏泄，木不疏土，脾失健运，则见神疲食少。肝脾不调，统藏无能，则可致月经不调；舌质淡、脉弦细皆为肝郁血虚之象。肾阳不足，则可出现腰痛、双下肢冷痛等临床表现。故以疏肝解郁、健脾温肾阳为治疗原则，方以柴胡疏肝散为基本方加减。方中柴胡、香附疏肝解郁，赤芍、牡丹皮清热凉血，丹参、益母草、大枣补血活血，金银花、连翘、生甘草清热解毒；生薏苡仁、土茯苓利湿通淋，牛膝、淫羊藿温阳补肾。诸药合用，以求药到病除之效。二诊时症状减轻但仍有，同时出现了便稀、畏寒等症状，在坚持疏肝解郁、健脾温肾阳的治疗原则上，加大了健脾补脾之药，如白术、茯苓、炒薏苡仁等健脾补脾止泻药，以巩固疗效。在余后的治疗中：患者双下肢冷痛不减，故酌情加入了少量的祛风通络逐湿药，如桑枝、桑寄生、忍冬藤、秦艽等药。诸药合用，随症加减，以巩固疗效。

参考文献

吴嘉瑞，张冰．国医大师颜正华教授辨治月经病经验探析［J］．中华中医药杂志，2012，27（9）：2329－2331

月经后期（6案）

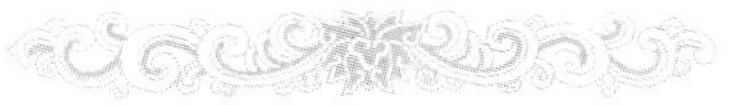

1. 肝郁血瘀案（班秀文医案）

患者，女，28岁。

【初诊】1991年7月7日。

［主诉］月经推后多年。

［临床表现］患者月经常2～3月一行，经前乳房胀痛，经行则小腹剧痛，难以坚持工作，经量时多时少，色红夹块。末次月经为1991年6月2日，迄今逾期未行，舌质淡红、苔薄白，脉细弦。

［诊断］月经后期。证属肝郁气滞，血行不畅。

［治法］疏肝理气，活血化瘀调经。

［方药］柴胡6g，素馨花10g，当归10g，白芍10g，白术10g，茯苓

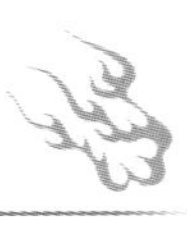

15g，淫羊藿15g，仙茅10g，莪术10g，益母草10g。水煎服。

【结果】药7剂后经水已行，5日干净，乳痛、腹痛大减。守方期间用香附、玫瑰花、鸡血藤、丹参等药加减出入调理2月余，经水如期。停药后随访半年，疗效巩固。

【按】经者血也，气行则血行，气郁则血闭，故治经先治血，治血先调气。冲为血海，系之于肝，肝气是否调达，与月经正常与否息息相关。此案即因肝郁气滞，疏泄失常而致，故用素馨花合逍遥散加莪术、益母草治之。方中素馨花辛平，擅长疏肝行气解郁，对素体阴虚火旺者，用之代柴胡既有疏肝解郁之功，又无苦寒劫阴之弊；因久损难复，精血亏虚，冲任失养，甚或闭经，故再加淫羊藿、仙茅补肝肾以益其虚损。

参考文献

李莉. 班秀文运用花类药在妇科临床中的经验［J］. 江西中医药，1996，27（3）：9－10

2. 肝郁脾虚、阴血不足案（邓铁涛医案）

患者，女，22岁。

【初诊】2001年7月10日。

［主诉］月经周期延后5个月。

［临床表现］患者既往月经规则，初潮为14岁，月经5～17/27～31日，末次月经2001年5月20日。2月份时患者因家人病故，情绪抑郁，劳累过度而月经不至。曾于4月份时服行气活血、养阴清热中药未效。5月初又服安宫黄体酮，5月20日月经来潮。后继续服滋补肾阴、养血活血中药，效果欠佳。现月经近2个月未至，精神抑郁，颜面痤疮，纳呆，寐差，二便尚调。舌质尖红、苔白厚微黄，脉缓尺弱。

［诊断］月经后期，证属肝郁脾虚，阴血不足。

［治法］先以清胆和胃，理气化痰；再予疏肝健脾，养血调经。

［方药］温胆汤合逍遥散加减。①方：竹茹10g，胆南星10g，蚕沙10g，枳壳6g，橘红6g，法半夏6g，甘草6g，墨旱莲15g，五爪龙30g，茯苓12g。②方：当归10g，柴胡10g，素馨花10g，地骨皮10g，白芍15g，白术12g，蚕沙12g，薄荷5g，甘草6g。先服①方3剂，再服②方2剂。

【二诊】2001年7月15日。月经未至，精神有所好转。舌质淡、苔白滑，脉滑尺偏弱。拟益气健脾和胃法，用以补中益气汤合四乌鲗骨一藘茹丸加味。药用黄芪30g，党参30g，茯苓15g，白术15g，海螵蛸15g，柴胡10g，升麻10g，当归头10g，茜草根10g，蚕沙12g，陈皮5g，甘草

5g。7剂。

【三诊】月经来潮第3日，量少、色鲜红，腰酸痛，面部痤疮减少。脉微涩、尺脉弱。继续以益气健脾和胃之法。守二诊方去茯苓、升麻、茜草根、蚕沙、海螵蛸，加玄参15g，白芍15g，桑寄生30g。7剂。

【四诊】月经来潮4日，现已干净，无不适。舌质嫩、苔白略厚，脉滑、尺脉稍弱。经期后治宜健脾补肾，益气养血为法，方选四君子汤合逍遥散加减。药用黄芪30g，麦芽30g，桑寄生30g，山药20g，茯苓15g，白术15g，白芍15g，褚实子15g，菟丝子15g，当归头10g，大枣4枚，甘草5g。

【五诊】共服21剂。9月7～14日月经来潮，量多、色鲜红。舌质嫩红、根部浊黄，脉虚、左脉弦右关涩。患者至此月经已通，气血初顺。治宜补肾行气，养血调经以巩固疗效。①方用黄芪20g，山药24g，茯苓10g，牡丹皮10g，泽泻10g，山茱萸12g，生地黄12g，熟地黄12g，桑椹12g，菟丝子12g，甘草5g。月经后服10剂。②方用桑寄生15g，续断15g，黄芩15g，泽兰15g，益母草15g，白芍15g，菟丝子15g，莲须10g，当归10g，柴胡10g，生地黄20g，甘草5g。月经前服10剂。

【结果】共服2个月，后随访1年，月经每月按时而至。

【按】此案患者月事不以时下，乃因亲人病故而抑郁，情志不遂，忧思惊恐过度而诱发。忧思伤脾，恐则伤肾，肝气郁结，气不宣达，横逆脾土，故脾更虚，脾虚则生化乏源，气虚血少，冲任不足，血海不能按时满溢，遂致经行错后。四诊合参，证属肝郁脾虚，阴血不足，病位在肝、脾、肾，病性本虚标实。患者虽脾肾虚，但独补肾养血而忽略诱发疾病的根本原因，乃治标不治本，所以早期治法只重通经而难获良效。邓老针对患者精神因素这一诱因用药，选温胆汤合逍遥散加减，以温胆汤理气化痰，清胆和胃，切中其胆怯易惊、虚烦失眠之证；逍遥散乃养血调经之方，方中柴胡疏肝解郁，当归、白芍养血柔肝，白术、茯苓健脾实脾生血，薄荷助柴胡硫肝解郁，甘草缓急调和诸药。患者颜面痤疮、舌质尖红，乃阴虚火旺之象，故加墨旱莲、地骨皮滋阴清热，加五爪龙行气活血。诸药相合，使郁得解，肝得疏，血得养，恢复木疏土、血养肝的正常功能。复诊易补中益气汤加味以健脾养胃，合茜草根、海螵蛸、蚕沙通经，后天之源得以充实则气血自生，月经乃至。以后用六味地黄丸滋肾养血，先天后天相辅相承。此案治疗过程为疏肝—健脾—补肾，符合肝郁—脾虚—血虚的病机，治法则顺应病机，切合病情，因而获效。

参考文献

刘琨. 邓铁涛教授辨治月经不调验案1则［J］. 新中医，2003，35（12）：19

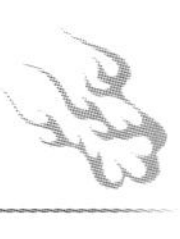

3. 血少气滞案（何任医案）

患者，女，27岁。

【初诊】 2007年5月13日。

［主诉］月经推后12年。

［临床表现］面色晄白，初潮为15岁。初未能按月行，继而或停闭二三个月。饮食如常。舌质淡，脉虚。

［诊断］月经后期，证属素体虚弱，血少气滞。

［治法］养血活血，行气化滞。

［方药］当归身15g，川芎12g，香附（制）10g，益母草20g，鸡血藤15g，泽兰15g，柏子仁10g，红砂糖1匙。14剂。

另用乌鸡白凤丸，1日1丸。

【二诊】 2007年7月16日，服上方14剂后，月经已行，量不多，腹痛轻微，时感头眩，四肢不温。但本月经又未行。舌质正常，脉虚。血少气滞，续予上方14剂。另配下列丸方：海螵蛸200g，生茜草50g。研末，以麻雀卵适量调和成丸，如黄豆大。每日3次，每次5丸。并嘱多饮鱼汤补养之。

【结果】 服药以后，月经已行。以后遇月经未如期行时，即配服以上汤药及丸药。

【按】 经闭症，一般认为有血枯、血瘀、寒凝、气滞等数种病因，故而有补血、行瘀、温中、解郁等治法。而实际上此症往往并不由于单纯一种病因引起，血枯往往兼有气郁，气郁往往兼有血瘀等。何老常用治经闭者为香草汤。方用香附、益母草、鸡血藤、当归、泽兰、川芎、柏子仁、红糖或红砂糖。具有养血、活血、行气、化滞之功，疗效显著。以此方为主，再加乌鸡白凤丸（治月经不调、带下、身体消瘦）。患者服用此方后月事行。而二诊时，除仍以香草汤为主外，又用了《素问·腹中论》的四乌鲗骨一藘茹丸。此丸用海螵蛸及茜草（藘茹），以四与一之比例，以雀卵为丸，饭前鲍鱼汁送服。其适应证是血枯之经闭。主治妇女精血亏损，血枯经闭，或出血、胸胁胀满，不思饮食、目眩等症。海螵蛸即乌贼骨，补肾益精、收敛止血、通血脉，治女子血闭；茜草能活血通经脉，治女子经水不通，亦能凉血止血；麻雀卵能益精血，调冲任；鲍血汁养肝化瘀配合成方。此案患者无法用鲍鱼汁，故嘱多饮鱼汤补养之。徐灵胎谓："血枯经闭，气竭肝伤，故肝血内结，月事衰少不来焉；乌贼骨涩血和血，专治血枯，藘茹根行血散血，能开血结。二物一涩一行，咸为入血之品。全赖雀卵养血益阳，鲍鱼养肝涤垢，俾血结顿开，则血枯自润，而经闭自通，

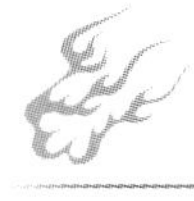

何气竭肝伤之足患哉！此养血调经之剂，为血枯血结之专方。”

参考文献

何任.《内经》方医案三则［J］. 浙江中医药大学学报，2008，32（1）：21－22

4. 肝肾不足、冲脉失养案（班秀文医案）

患者，女，28岁。

【初诊】 1993年8月18日。

［主诉］月经推后1年。

［临床表现］1年来患者月经延后10余日左右，甚或3月一行，经量偏少，色淡无块，5日干净。平素带下一般，偶有腰酸、失眠，纳、便一般。舌质淡红、苔薄白，脉细。

［诊断］月经后期，证属肝肾不足，冲脉失养。

［治法］补肝肾养血调经。

［方药］养血调经汤（班老自拟方）加味：鸡血藤20g，丹参15g，当归身10g，川芎6g，熟地黄15g，续断10g，茺蔚子10g，首乌藤20g，甘草（炙）6g。1日1剂，水煎服。

【按】 养血调经汤为班老所创治疗妇科疾病的名方，由调理气血的古方四物汤化裁而成，主要药物由鸡血藤20g，丹参15g，当归身10g，川芎6g，白芍10g，熟地黄15g，续断10g，茺蔚子10g，首乌藤20g，甘草（炙）6g组成，有补肝肾，养血调经之功，主要用于肝肾不足、血虚所致的月经失调疾患。案中患者年28岁，根据《内经》理论，女子四七应当是“筋骨坚，发长极，身体盛壮”，但此患者却出现月经后期，量少，色淡，表现出一派血虚之象，无块说明没有血瘀，腰酸是肾虚之象，失眠是由于血虚不能养心所致，纳、便一般说明脾气无伤，病位不在脾，舌质淡红、苔薄白，脉细均是肝肾阴血不足的表现。故以四物汤为基础调补患者血虚之本，鸡血藤有养血活血之功，“一味丹参饮，功同四物汤”，丹参有活血调经之用，熟地黄、续断补肝肾之不足，针对腰酸而设，茺蔚子具有良好的活血调经之功，由于患者有失眠症状，加入首乌藤有养心安神之效，甘草补脾益气兼调和诸药。诸药合用，补而不滞，滋而不腻，使肝肾阴血充足，脾有所统，心有所主，肺有所行，共奏补益肝肾，养血调经之功。

参考文献

李永亮，戴铭，张亚萍. 班秀文教授治疗妇科疾病学术思想探析［J］. 中华中医药杂志，2011，26（4）：730－732

5. 肾阳亏虚、气血不足案（班秀文医案）

患者，女，24岁。

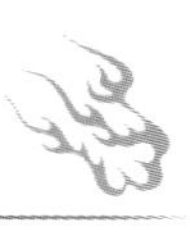

【初诊】1978年2月19日。

［主诉］月经推后反复多年。

［临床表现］长期经行错后。17岁月经初潮，大多是错后10～20日，经色黯淡，量一般，经行时腰及小腹微痛，平时少量带下，色白黄，经期前后带下量多，肢节烦疼，余无特殊。脉细迟，舌质淡、边有齿痕、苔薄白。

［诊断］月经后期，证属肾阳亏虚，气血不足。

［治法］温补肾阳，养血调经。

［方药］附子（制）6g，党参12g，白术9g，当归身12g，川芎12g，白芍9g，艾叶9g，黄芪15g，红枣3枚，菟丝子15g，淫羊藿9g。水煎服，连服5剂。

【结果】服药后自觉下肢不温，上方加益智仁9g，再服5剂。服上药3～4个月，经行周期正常。

【按】先天肾阳亏虚，阴寒内盛，脏腑失于温煦，气血生化不足，气虚血少，冲任血海不能按时满溢，出现月经推迟，经色黯淡；肾阳虚弱，不能温养子宫，外府失养，故经行时腰及小腹微痛，肢节烦疼。故以淫羊藿、菟丝子温肾助阳；附子、艾叶温经散寒，通利血脉；当归、川芎、白芍、白术、黄芪、党参、红枣以益气养血调经。肾阳振奋，气血充足，任通冲盛，则月经能按期而下。

参考文献

班胜，黎敏，杨美春．“国医大师”班秀文教授运用温法治疗月经病举隅［J］．辽宁中医杂志，2012，39（6）：1151－1152

6. 阳虚宫寒、气滞血瘀案（班秀文医案）

患者，女，31岁。

【初诊】1987年4月。

［主诉］月经推后16年。

［临床表现］患者15岁月经初潮，经行错后10～20日，经色淡，质稀，量正常。婚后4年，至今未孕，性欲不强，经前乳房、少腹胀痛，触之加剧，经行之后则舒。纳寐尚可，二便正常。舌边有瘀点、苔薄白，脉虚细。末次月经1987年2月11日。在医院妇检：子宫稍小，后位；输卵管通液术示：双侧输卵管不通。

［诊断］月经后期，证属阳虚宫寒，气滞血瘀。

［治法］温肾暖宫，疏通血脉。

［方药］附子（制，先煎）10g，柴胡6g，当归身12g，菊花12g，茯苓10g，白术12g，瓜蒌皮12g，郁金10g，益母草10g，蒺藜10g，甘

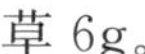

草 6g。

【二诊】上方水煎连服 3 剂，月经来潮，经前少腹、乳房胀痛减轻，血块少。舌边瘀点、苔薄白，脉虚细。拟以温肾养血之法，药用附子（制，先煎）10g，当归身 12g，川芎 6g，菊花 10g，熟地黄 15g，艾叶 6g，骨碎补 15g，蛇床子 3g，菟丝子 15g，荆芥 3g，甘草（炙）5g。水煎连服 6 剂。

【三诊】患者舌边瘀点未消，舌苔正常，脉象缓和。以温通胞脉为主，药用：附子（制。先煎）10g，茯苓 20g，桂枝 6g，赤芍 10g，桃仁 6g，牡丹皮 6g，当归身 12g，路路通 10g，皂角刺 6g，通草 6g，红枣 10g。水煎连服 6 剂。

【结果】复诊经行周期基本正常，经期诸症消失，仍守上方连服 30 余剂，经复查输卵管通液术提示双侧输卵管已通畅。

【按】此患者属先天不足，肾阳亏虚，阳虚宫寒，气滞血瘀，致胞脉不通。治疗以温肾暖宫，疏通血脉之法。病久多郁，一诊以逍遥散加味疏肝理气，加以附子温行以疏其血气；二诊重在温肾养血，促其气血旺盛，为活血通脉、扶正祛邪打下基础；三诊之后以温阳通脉、活血化瘀为法，以桂枝茯苓丸为主方，连服 30 余剂而见效。在此例患者治疗过程中，始终不忘温通，以附子走而不守，温通十二经脉，不仅能温肾壮阳，而且与血药通用，则温化散凝、通行血脉之力益彰。

参考文献

班胜，黎敏，杨美春．“国医大师”班秀文教授运用温法治疗月经病举隅［J］．辽宁中医杂志，2012，39（6）：1151－1152

月经先后无定期（1 案）

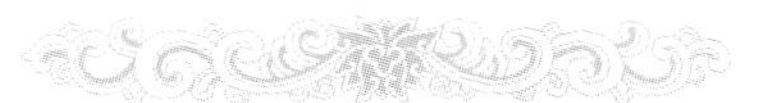

血虚肝郁、累及冲任案（王绵之医案）

患者，女，32 岁。

【初诊】1990 年 8 月 1 日。

［主诉］月经先后无定期数年。

［临床表现］患者近数年来经行不畅，月经先后无定期。就诊时自诉眩晕烦躁，夜寐不酣，小腹凉，带下量多，腰酸，胸胁胀满，下连左少腹，上涉胸乳。曾多方求治，屡服疏肝活血调经之剂而症情有增无减。脉双关弦、左寸小、右尺沉，舌质淡苔白。

［诊断］月经先后无定期，证属血虚肝郁，累及冲任。

［治法］养血调肝为主，辅以健脾温肾。

［方药］柴胡 3g，川楝子 9g，白术（炒）12g，生地黄 18g，当归 18g，赤芍 12g，白芍 12g，茯苓 18g，酸枣仁 12g，远志（炙）6g，陈皮 10g，淫羊藿 9g，红花 9g，生杜仲 12g，牡丹皮 6g。7 剂，1 日 1 剂，水煎服。

【二诊】患者眩晕减轻，夜寐好转，胸胁较舒，带下亦减。脉转柔和，舌苔根剥。此时肝郁渐舒而阴血仍亏，上方去红花、远志、陈皮、杜仲，加生地黄 10g，熟地黄 10g，牛膝 10g，党参 18g，香附（制）12g，枸杞子 12g，生姜 3 片。10 剂。

【结果】月经按期而至，经前、经期症状消失，小腹凉感亦减，脉仍细，舌根剥苔缩小。以原法拟一方常服，月经周期、色、量均正常。

【按】肝主疏泄藏血，调节月经的正常周期和血量。肝气条达，疏泄正常，血海按时满溢，则月经周期正常，如疏泄过度，则月经先期而至，疏泄不及，则月经后期而来。若是肝气郁结，疏泄失常，气机不畅，肝血不能转输于胞宫，胞宫不能维持正常的月经周期和月经的量，则可引起月经后期。如果肝火亢盛，疏泄太过，木火妄动下扰血海，迫血妄行，血不循经，常导致月经提前而至，形成月经先期。肝藏血，如果肝血虚，血海空虚冲任失养，胞宫无血可下则见月经后期。若肝阴虚火旺，虚阳上亢，虚热扰动冲任，血海不宁，虚火迫血妄行，经血因而下行，使月经提前而至，则见月经先期量少。此案虽一派肝郁之象，然屡服疏肝活血调经之剂已无效，且细察舌脉，其舌质淡，其脉虽弦却只在关部为甚，并且左寸小、右尺沉，显然血虚是本，肝郁为标。其治疗重在养血调肝，辅以健脾温肾，很快取效。

参考文献

杨勇，白晶，吴晓丹，等. 王绵之教授妇科诊疗验案［J］. 北京中医药大学学报（中医临床版），2010，17（2）：27－28

月经过少（1 案）

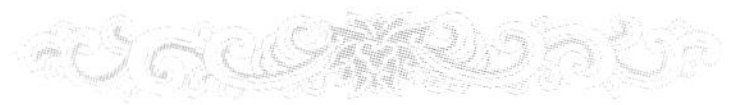

阴血亏虚案（颜正华医案）

患者，女，34 岁。

【初诊】2008 年 3 月 29 日。

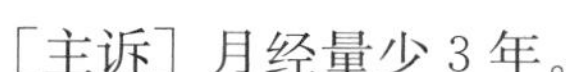

［主诉］月经量少3年。

［临床表现］月经周期28～30日，经期4～5日。末次月经2008年3月6日。此次月经色黑，量少，有血渣，无痛经，行经期间偶有腰酸，盗汗，纳可，眠安，大便干，1～2日一次。舌质红少苔，脉细弱无力。

［诊断］月经过少，证属阴血亏虚。

［治法］养血调经。

［方药］熟地黄15g，党参15g，大枣10g，当归10g，川芎5g，赤芍12g，丹参12g，香附10g，益母草15g，茺蔚子12g，火麻仁15g，玫瑰花6g，砂仁（捣碎）3g。7剂，水煎服，1日1剂。

【二诊】4月12日。自述服上方7剂后，症状改善。末次月经时间：4月5日，已净，量较前次多，仍有血渣，行经期间偶觉腰酸，盗汗，便质软，日一行。脉弦细无力，舌质红少苔、有齿痕。刻下气虚仍较明显，故在原方的基础上加黄芪以补益脾肺之气以治本，另加白芍、浮小麦共奏固表敛汗之功。药用熟地黄15g，党参15g，黄芪10g，当归10g，砂仁（捣碎）3g，川芎5g，赤芍12g，白芍12g，丹参12g，香附10g，大枣10g，益母草15g，茺蔚子12g，玫瑰花6g，浮小麦30g。7剂，水煎服，1日1剂。

【结果】患者服药后随访，经期正常，1年无异常。

【按】此案乃因精血不足而致月经不调。故予养血调经为基本治疗原则。用四物汤加丹参、益母草、玫瑰花、香附以活血行气调经。茺蔚子既可调经、又可补肾以治腰酸，用大枣增强四物汤的补血之效。由于气血同源，加党参补气以生血。另外，考虑到熟地黄等补益药滋腻碍胃，因此投少量砂仁以行气，使补而不滞。患者在连服了14剂后，月经的量、色正常，收到了很好的临床疗效。颜老还根据病情灵活加减药味，如一诊时针对患者便干的症状使用火麻仁15g以润肠通便，二诊时患者便软，故去掉此药。另虑及气血同源，血虚久导致气虚，结合患者齿痕舌、盗汗等症状，于二诊时加用黄芪10g以补气，白芍12g，浮小麦30g以敛汗，兼及标本，使诸症全消，其用药以主症为重，兼及辅证，调经同时不忘敛汗，力求解除患者各种症状。

参考文献

吴嘉瑞，张冰．国医大师颜正华教授辨治月经病经验探析［J］．中华中医药杂志，2012，27（9）：2329－2331

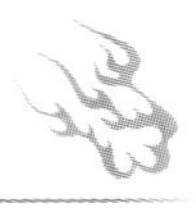

经行前后诸证（1案）

痰瘀互结、蒙蔽心窍案（刘敏如医案）

患者，女，36岁。

【初诊】 1986年9月28日。

［主诉］喜怒无常、哭笑不安反复发作3个月。

［临床表现］患者由家人陪诊，表现为喜怒无常，哭笑不安。追述病史，3个月前，正值经期，自觉情绪烦躁，因小事与丈夫争吵，后哭闹不休，经后好转，但一直表情抑郁而后连续两次月经来潮前出现上述症状。即日病证较重，打人毁物，特来就医。舌苔白腻，脉滑。

［诊断］经行情志异常，证属痰瘀互结，蒙蔽心窍。

［治法］祛痰顺气，化瘀开窍。

［方药］苍术12g，茯苓15g，石菖蒲10g，远志15g，五灵脂12g，香附18g。3剂，水煎服。

【二诊】 服药后，患者精神安定，神志清晰，其夫要求续服上药，以期巩固。嘱平时服用逍遥丸。

【结果】 尔后随访，3个月未发作。

【按】 经行前后诸症中，有一种以情志异常为主要症状表现的疾患，患者表现为烦躁易怒，悲伤啼哭；或情志抑郁，喃喃自语、彻夜不眠等。这种疾病常随月经周期性发作，刘老认为，这种患者的病机肝郁固然是重要的因素之一，但痰与瘀互结才是致病之本，两者互为因果，常可导致冲任损伤，出现诸多月经病证。而当痰瘀闭阻心窍时，则可导致经行情志异常，其治疗，应重在理气化痰、顺气消瘀。因为气能行水、行血，气滞则湿停，蕴结成痰；气滞则血阻，留而为瘀。基于这种观点，此案即以失笑散合导痰汤化裁治疗，终见良效。

参考文献

刘昭阳. 刘敏如教授治疗月经病举要［J］. 陕西中医学院学报，1993，16（3）：9-10

崩 漏（4案）

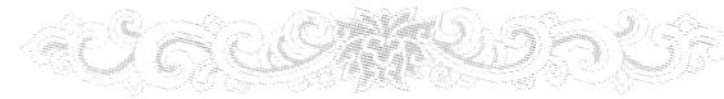

1. 肾阴不足案（班秀文医案）

患者，女，22岁。

【初诊】1991年8月30日。

［主诉］阴道流血22日。

［临床表现］10岁月经初潮，常有月经先期，或半月一行，经量多，色鲜红，6～10日干净。本月8日开始阴道流血，最初量少，1周后量增多，色鲜红，无血块，经用雌激素、孕激素及中药治疗，效果不著。现流血量仍多，伴头晕，腰酸，夜难入寐，寐则梦多。望其形瘦唇红，舌质尖红、苔薄白，脉细略数。

［诊断］崩漏，证属肾阴不足之证。

［治法］滋阴益肾，清热止血。

［方药］六味地黄汤加味：熟地黄15g，山药15g，山茱萸6g，茯苓6g，牡丹皮6g，泽泻6g，当归10g，白芍10g，海螵蛸10g，藕节30g，仙鹤草20g。

【二诊】4剂后阴道流血量渐少，腰痛诸症亦减轻。舌质尖红、苔薄黄，脉细略数。药中病机，原方再进3剂。

【三诊】药已，血止症痊，继予固本复旧，以肾为主，脾肾并治，用六味地黄汤与异功散交替服用。

【结果】进药20余剂，观察3个月，病未再发。

【按】肾藏精主蛰而为封藏之本，血气皆始于肾，而冲为血海，任主诸阴，二脉皆起于胸中。而妇女崩漏，与肾的封藏失职、冲任二脉亏损不足有着极为密切的关系。此患者素体肾虚阴亏，形瘦体弱，阴虚则火动于中，冲任不固而崩中漏下。以六味地黄汤滋阴益肾，加当归补血活血，补中有行；白芍滋阴敛血，养肝和营；藕节甘涩性平，是“消瘀血，止血妄行之药也”；海螵蛸能止血能化瘀，使血止而不留瘀积之患；仙鹤草收敛止血。药后肾阴得复，虚火渐平，无扰冲任，故出血可止。

参考文献

卢慧玲. 班秀文运用六味地黄汤治妇科病的经验［J］. 新中医，1994，26（1）：6-7，9

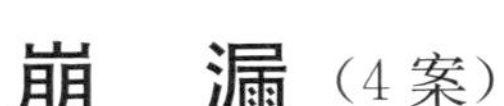

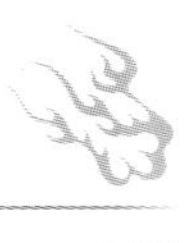

2. 肝肾亏虚案（班秀文医案）

患者，女，36岁。

【初诊】1991年7月10日。

［主诉］经行流血不止5个月。

［临床表现］近5个月来出现月经不调，周期前后不一，经行则流血不止，每需服止血药及肌内注射止血针止血，但时隔不久诸症依然，妇检无异常。诊时阴道流血已半月余，量少、色黯。伴头晕腰痛，四肢无力，畏寒喜暖。舌质边红、苔薄白，脉细弦。

［诊断］崩漏，证属肝肾亏损，冲任不固。

［治法］补益肝肾，固冲止血。

［方药］鸡血藤20g，丹参15g，熟地黄15g，白芍10g，续断10g，阿胶10g，益母草10g，蒲黄炭10g，牡蛎（煅）30g，甘草6g。

【二诊】3剂后血止，继予圣愈汤加菟丝子、枸杞子、补骨脂、桑椹调理善后。

【结果】翌月经行，色量正常，7日干净。随访半年，未再复发。

【按】肾藏精，肝藏血，冲任二脉赖肝肾精血滋养。肝肾亏损，冲任不固，则阴道出血淋漓，漏下不能自止；头为精明之腑，肝开窍于目，腰为肾之外腑，肝肾亏损，经血不足，苗窍失养，故头晕腰痛，四肢无力；阴阳互根，阴损及阳，阳虚则生外寒，故畏寒喜暖，舌苔薄白；漏下量少色黯，乃虚中有瘀之征。由此可见，此案基本病机为肝肾阴亏，冲任不固。故宜补益肝肾，固冲止血。方中熟地黄、阿胶、白芍、续断、益母草温补肝肾，固冲止血；鸡血藤、丹参养血活血，祛瘀生新，化中有止，化瘀而不伤正；蒲黄炭、牡蛎固摄止血，止中有化，使血止而不留瘀；白芍、甘草合用即芍药甘草汤既能酸甘化阴，又可缓急止痛。诸药合用，共奏温补肝肾，固冲止血之功。综观班老组方用药，全方有三大特点：第一是此案按八纲辨证，乃虚寒之证。虚则冲任不固，寒则瘀血内阻。冲任不固则血离经妄行，瘀血内阻则新血不生。按照“虚则补之，寒则温之”，宜用温补之法，但因虚寒是本，而血瘀是标，故治疗时宜标本同治。所以班老组方用药针对血得温则行，得寒则凝，温中有化，补中有活。温养之中有化瘀之意，滋补之中寓活血之功。第二是离经之血即为瘀血。唐容川《血证论》云：“既是离经之血，虽清血、鲜血亦是瘀血。”所以，瘀血是本，崩漏是标，故其治疗宜标本兼顾。因此方中用鸡血藤、丹参两味，化瘀之中有止血，止血之中有化瘀。化瘀不伤正，止血不留瘀，乃能止能化之上品。如此相伍，使止中有化，化中有止，止血不留瘀，祛瘀不伤正，

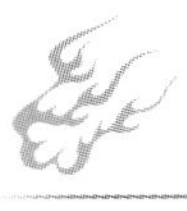

瘀血去则新血归经，其血自止。第三是方中只用了一味炭药和一味收敛药，重在用滋补肝肾之品温和以治本，并非固涩收敛、见血治血以治标。因这些药尽管有较好的止血作用，但有留瘀之弊。这是班老在崩漏临床上应用炭类收敛药“不宜早用，慎勿过用，以免留瘀”学术思想的具体体现。

参考文献

高尚社. 国医大师班秀文教授辨治崩漏验案赏析［J］. 中国中医药现代远程教育，2011，9（3）：8-9

3. 脾肾阳虚案（班秀文医案）

患者，女，49岁。

【初诊】

［主诉］阴道流血3个月。

［临床表现］3个月前开始出现反复阴道流血，曾到某医院妇产科就诊，经住院治疗10余日后好转出院。出院20日后再次出现阴道流血，以第1～3日出血量多，色紫红，有块，以后逐渐减少，虽多次使用中西药治疗，效果均不满意。刻诊仍有阴道流血，淋漓不尽，色淡红，量不多，无腹痛，但腰膝酸软，面色苍白，神态倦怠，大便溏薄，小便清长。舌质淡嫩、苔薄白，脉虚细。

［诊断］崩漏，证属脾肾阳虚，固摄失常。

［治法］温肾健脾，益气摄血。

［方药］党参18g，白术（炒）9g，山药（炒）18g，黄芪（炙）18g，菟丝子12g，覆盆子9g，茺蔚子9g，鹿角霜20g，荆芥（炒炭）3g，桑螵蛸9g，甘草（炙）5g。每日水煎服1剂，连服3剂。

【二诊】服药后，阴道流血量较少，精神较好，但脉象及舌苔如初。将方中菟丝子加至20g，鹿角霜加至30g，以加强温肾固涩之功。

【结果】再服3剂后，阴道流血完全停止，精神良好，纳寐俱可，二便正常。舌苔薄白、舌质淡红，脉细弦。改用补肾养阴固涩之法以善其后。

【按】此案患者为七七之年，肾气渐虚，天癸渐竭，冲任二脉虚衰。肾为元阳之根，脾为后天之本而主健运，先天与后天密切相关。肾阳减亏，命门火衰，不能温阳脾土，致脾阳不足，统摄失司，冲任不固，阴道流血淋漓不尽。治疗当以温肾健脾之法，方中党参、白术（炒）、山药、黄芪健脾益气，菟丝子、鹿角霜、覆盆子温肾固涩，并佐以桑螵蛸、荆芥（炒炭）收涩止血而获效。

参考文献

班胜，黎敏，杨美春. “国医大师”班秀文教授运用温法治疗月经病举隅［J］. 辽宁

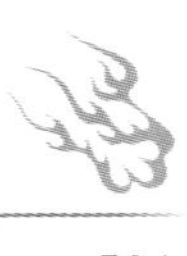

中医杂志，2012，39（6）：1151－1152

4. 气虚血脱案（郑新医案）

患者，女，45 岁。

【初诊】 2001 年 5 月 13 日。

［主诉］月经淋漓不断 2 个月。

［临床表现］患尿毒症 2 年，近 2 个月出现月经淋漓不断，曾至某医院妇科求治，予缩宫素肌内注射，经量可暂时减少，但仍淋漓不绝。刻下神疲乏力，面色无华，少气懒言，月经量多，色红，有少许血块，小腹坠胀隐痛，头晕，不思饮食。舌质淡苔薄，脉细。血白细胞总数 4.4×10^{9}/L，中性粒细胞 0.78，红细胞 1.58×10^{12}/L，血红蛋白 55g/L，血小板 50×10^{9}/L。尿素氮 18.92mmol/L，肌酐 493μmol/L，血尿酸 617mmol/L。

［诊断］崩漏，证属气虚血脱。

［治法］健脾补肾，益气固脱。

［方药］参芪地黄汤加减：黄芪 45g，党参 30g，生地黄 15g，熟地黄 15g，白芍 15g，白术 12g，山茱萸 15g，枸杞子 12g，山药 30g，川芎 12g，升麻 9g，甘草（炙）9g，艾叶炭 3 兔，蒲黄（炒）15g，贯众 30g，仙鹤草 30g，墨旱莲 20g，五灵脂 9g。水煎服，1 日 1 剂。

【二诊】 2 日后月经量有所减少，血块消失，小腹隐痛减轻。继以上法治疗，药用党参 30g，黄芪 60g，当归 12g，生地黄 30g，白芍 30g，白术 12g，山药 30g，山茱萸 15g，牡丹皮 12g，茯苓 30g，川芎 12g，阿胶（烊化，冲服）15g，艾叶 12g，侧柏叶 30g，益母草 10g，茜草 15g，蒲黄（炒炭）15g，三七粉（冲服）6g。1 日 1 剂。

【三诊】 3 日后月经量明显减少，血块消失，经色淡红，微感小腹隐痛，继续用药 4 日后，仅有少许淡红色经血，腹部轻微坠胀，纳食增，精神转佳。舌质淡苔白，脉细。仍守前法，加重滋阴补血，药用当归 12g，白芍 15g，川芎 12g，熟地黄 20g，黄芪 30g，党参 30g，白术 12g，山药 30g，山茱萸 15g，牡丹皮 12g，茯苓 30g，黄精 30g，阿胶 12g，丹参 15g，益母草 10g，大枣 30g，熟大黄 3g，女贞子 30g，墨旱莲 15g。1 日 1 剂。

【结果】 7 剂后患者月经停止，精神转佳，纳食正常，舌质淡苔白，脉细。血白细胞总数 3.6×10^{9}/L，中性粒细胞 0.81，红细胞 1.68×10^{12}/L，血红蛋白 63g/L，血小板 49×10^{9}/L。随访 3 个月，未再出现崩漏。

【按】 郑老认为，尿毒症患者出现经期延长，甚至经血淋漓不尽等症，当属“崩漏”范畴，其病机主要为冲任损伤，不能约摄经血，致经血非时妄行；其常见病因有血热、肾虚、脾虚、血瘀等。尿毒症为慢性肾衰竭持续发展的必然转归，病至此时，患者阴阳气血俱损，而尤以脾肾亏虚为甚。肾气虚则封藏失固；脾虚则气陷而统摄无权，二者均致冲任失固，崩漏乃作，而崩漏又将使亏虚之中气更虚，由此形成恶性循环。即或一时使用止血之品令血暂止，终因气虚未复、固摄不能而出血不止。临床上，此类患者多见面色㿠白或萎黄，少气懒言，舌质淡脉细，经色鲜红或淡红，经量中等，绵绵不绝，甚则大出血。郑老对本类患者治以补肾健脾、益气补血为根本方法，基本方选用参芪四物汤加减。

参考文献

杨敬，张玲．郑新老中医治疗尿毒症崩漏经验［J］．中国中医急症，2004，13（11）：754

痛　经（5案）

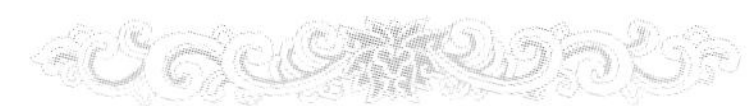

1. 气滞血瘀案（王绵之医案）

患者，女，27岁。

【初诊】1998年6月12日。

［主诉］痛经数年。

［临床表现］患者数年来经常经前小腹痛，四处延医未见明显疗效。患者经前一二日小腹胀痛剧烈，拒按，伴乳房胀痛。月经量少，经行不畅，多血块，色紫黑，块下痛减轻，平素脾气急躁。舌质紫黯、边尖有瘀点，脉涩。

［诊断］痛经，证属气滞血瘀。

［治法］行气化瘀，止痛养血。

［方药］香附（制）10g，红花6g，桃仁10g，茺蔚子15g，木香6g，小茴香（炒）6g，生黄芪25g，当归20g，皂角刺12g，熟地黄12g，白芍（炒）20g。7剂，水煎服，1日1剂。

【二诊】服药后患者行经，腹痛较前明显减轻，血量增多，血色转红，血块仍有但减少。舌质暗、舌尖有瘀点，脉涩。在原方基础上去皂角刺，加鸡血藤12g，白术（炒）10g。14剂，水煎服，1日1剂。嘱当即服用，停经后仍继续服用。并忌生冷、辛辣。

【结果】此后，患者又按第2方服用2月余，痛经消失，随访未再复发。

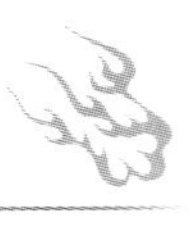

【按】此例属于气滞血瘀型痛经。王老认为肝气郁结，疏泄失权，血行不畅则见不通则痛，故运用香附、木香等理气调经之品，红花、桃仁、茺蔚子等活血化瘀之品，同时也配伍当归、白芍养肝血，使瘀血去，新血生，腹痛好转同时经量也增多。

参考文献

白晶，马少丹，张晔，等. 王绵之教授治疗痛经经验总结［J］. 北京中医药大学学报，2009，32（10）：710－711，715

2. 寒凝血瘀案（班秀文医案）

患者，女，28 岁。

【初诊】1991 年 9 月 26 日。

［主诉］经前腹痛反复 6 年。

［临床表现］患者 6 年前出现经前少、小腹疼痛剧烈，持续 2～4 日，经行缓解，月经周期正常，经色黯红，有血块，平素无特殊不适。曾住院检查，提示子宫内膜异位症。末次月经为 1991 年 9 月 3 日。舌质黯淡、苔薄白，脉细缓。

［诊断］痛经，证属寒凝血瘀。

［治法］温经养血，散寒祛瘀。

［方药］金匮温经汤加减：吴茱萸 3g，川芎 6g，肉桂 6g，白芍 10g，牡丹皮 12g，当归 10g，党参 12g，莪术 10g，益母草 10g，甘草 5g。上方水煎服，连服 7 剂。

【结果】服上方后经前腰及少腹胀痛减轻，经色红，夹紫块，脉细缓。继以温经养血祛瘀之法以善其后，方用四物汤、当归芍药散、艾附暖宫丸等加减治之。

【按】肾主一身之阳，为冲任之本，肾阳亏虚，胞宫失于温煦，血行不畅而致瘀。瘀阻经脉，不通则痛，故经前少、小腹及腰脊疼痛；血瘀不行，久之积而为癥。故治以温经养血，散寒祛瘀为法。初诊正处经前，以温阳止痛为主，兼以养血祛瘀，方用金匮温经汤加活血行气祛瘀之莪术、益母草。方中吴茱萸温经散寒，配肉桂以温肾助阳；党参补中益气；当归、川芎、白芍、牡丹皮、益母草养血调经，活血祛瘀；莪术既能活血消癥，又能止痛。全方攻补兼施，标本兼顾，故服药后经前疼痛已明显减轻。此后仍宗原法暖宫散寒，养血祛瘀，使阴翳得消，经脉通畅，经行疼痛消失。

参考文献

班胜，黎敏，杨美春. “国医大师”班秀文教授运用温法治疗月经病举隅［J］. 辽宁中医杂志，2012，39（6）：1151－1152

3. 肝郁血虚案（王绵之医案）

患者，女，21岁。

【初诊】 1988年2月1日。

［主诉］痛经反复多年。

［临床表现］患者痛经数载。经前2日即出现心烦易怒，胸胁胀满，乳房胀痛；月经来潮的第1～2日，经行不畅，腹痛难忍，经色暗红有块，痛剧则伴呕吐，腹泻，并伴腰痛，每次均需服用止痛片方能略缓解。曾服用中药汤剂治疗，效果不明显。舌质淡红、苔薄白，脉细而弦。

［诊断］痛经，证属肝郁血虚。

［治法］养血疏肝，调经止痛。

［方药］柴胡3g，白芍（炒）18g，当归18g，香附（制）12g，桑寄生18g，牛膝10g，续断6g，杜仲9g，茺蔚子12g，川楝子9g，半夏（制）12g，生姜5片。7剂，1日1剂，水煎服。服药期间忌食生冷、辛辣之品。

【二诊】 患者服药第6日，月经来潮，经行通畅，未见腹痛，原方再进5剂，嘱患者继续服用至经期结束。

【结果】 患者自此以后，痛经消失，随访未复发。

【按】 肝藏血，主疏泄，喜条达，其体为血，其用为气。肝气条达则疏泄有权，血行通畅，月经通畅；若肝气不疏，则血行不畅，“不通则痛”。因而痛经最常见的原因为肝气不疏，所以调经止痛最先应当调肝疏肝。肝郁之病因可因情志不遂所致，亦可因脾虚生化无源而致血虚为患。肝血不足则失其条达之性，疏泄失常，可见肝气不疏之证，肝气不疏，气机阻滞易致血行不畅；血虚以及肝肾亏虚导致冲任、胞宫、胞脉失于温煦或濡养可出现不荣则痛。此案即肝郁与血虚相兼为病，治疗上调经止痛尤重疏肝，具体用药上，王老亦独具特色，虽疏肝为主，但方中疏肝药仅用1～2味，且用量亦小，如柴胡仅用3g，而当归、白芍用量则较大，用到了18g左右，其意在顺肝体阴用阳之性，以重量养血之品养其体，少量疏肝之药以顺其性，则肝血充、肝气条达而月经调畅，其痛自愈。

参考文献

杨勇，白晶，吴晓丹，等. 王绵之教授妇科诊疗验案［J］. 北京中医药大学学报（中医临床版），2010，17（2）：27-28

4. 气血亏虚案（程莘农医案）

患者，女，25岁。

【初诊】 2002年11月28日。

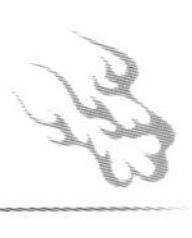

［主诉］痛经 8 年余。

［临床表现］8 年来，多在经行末期或经净之后小腹疼痛，痛势绵绵，喜暖喜按，月经色淡量少，质清稀，伴有腰酸腿软，手足不温。经中药、西药的治疗都不能断根。神疲乏力，面色蜡黄，食欲不佳，大便溏泻，小便清长，痛甚时四肢冰凉，面色苍白，心悸，头晕，脉细无力。

［诊断］痛经，证属气血于虚。

［治法］调补气血，温养冲任。

［方法］取穴关元、脾俞、肾俞、足三里、三阴交。针刺用补法并加灸。求诊时为经行第 1 日，每日治疗 1 次，至经净。嘱下次经至时复诊。

【结果】连续治疗 3 个月经周期后，痛经症消。

【按】对于痛经的辨证，程老强调以虚实为纲，首辨气血。实证疼痛多发生在经前或经期，以气滞血瘀型和寒凝气滞型多见，宜用泻法，在月经来潮前的 3～5 日开始针刺，至月经来潮为止，寒凝者可以加灸法；若经至仍腹痛者，可继续针刺 1～2 次。虚证疼痛多发生在经后，宜用补法，多于月经将净前几天开始针刺，平时则以治本为主，也可加用灸法。如经前痛者，针天枢、三阴交、关元；经行脐腹绞痛，针气海、阴交、大敦；经后作痛针三阴交、关元。此案患者气血虚弱，血海不足，胞脉失养，故小腹绵绵作痛，得按则减；气血两虚，故月经量少，色淡质清稀；气血虚甚，则心失所养则心悸，头面失其所荣则头晕面色苍白，脉细无力为气血俱虚之象。关元是人体阴阳气血的关口，归任脉，可补气血，暖下焦，养冲任；脾俞、肾俞为足太阳膀胱经之穴，养血益气，补益全身血分之亏虚；三阴交为肝、脾、肾三经之交会穴，调理气血；足三里为补益气血之穴。诸穴合用，冲任调和，气血生化有源，并在针刺的同时加艾灸，既有调和气血、通经活络之功，又有温煦胞宫、调经止痛之用。

参考文献

杨金生，程凯，王莹莹．程莘农针灸辨治痛症临床要点总结［J］．北京中医药，2012，31（4）：271－274

5. 肝肾虚损案（王绵之医案）

患者，女，28 岁。

【初诊】1999 年 8 月 15 日。

［主诉］痛经多年，结婚 8 年未孕。

［临床表现］患者月经周期尚正，经期时小腹一直绵绵下坠作痛，月经量少，色暗红无血块。平素体质较弱，面色晦暗，腰膝酸软，头晕耳鸣。患者结婚近 8 年，曾怀孕 5 次，皆 3 月余即胎停不长，现已 2 年未避

孕而未怀孕。舌质淡红苔薄，脉细弦。

［诊断］痛经，证属肝肾虚损。

［治法］补益肝肾，滋补阴血。

［方药］生黄芪 25g，牛膝 10g，杜仲（炒）12g，当归 20g，菟丝子 15g，香附（制）10g，白芍（炒）20g，桑寄生 15g，小茴香（炒）6g，生晒参 6g，麦冬 15g，五味子 3g。14 剂，水煎服，1 日 1 剂；于经前 5 日开始服用。

【二诊】患者 5 日前来月经，现已经净。除第 1 日小腹坠胀不舒外，其余几日未见明显不适，月经量明显增多，血色较前转鲜，面色略有好转，仍腰膝酸软，时有头晕耳鸣。舌质淡红苔薄，脉细弦。上方去当归，加巴戟天 15g，陈皮 10g，茯苓 12g。14 剂，水煎服，1 日 1 剂，并忌生冷、辛辣，注意休息，放松精神。

【三诊】服完上 14 剂药，自觉精力好转，因现已是经前 1 周，想调整处方以巩固疗效。二诊方去巴戟天、续断，加生地黄 20g，白术（炒）12g。7 剂。嘱咐患者以后每次经前 5 日开始服初诊方；经停后可继续服用二诊方。

【结果】此后患者行经时几乎无任何不适，半年后怀孕。

【按】此例患者属于肝肾虚损的痛经兼不孕，肝肾亏虚，经期气血下行，肝肾更虚，导致冲任、胞宫、胞脉失养而出现“不荣则痛”，冲任失养，胎失所系，故胎停不长。王老用黄芪、牛膝、杜仲、桑寄生、菟丝子等药物补气养血、补肝肾、调冲任、固经安胎，配伍当归、白芍养肝血缓急止痛，生脉散益气养阴，使冲任调，肝肾足、气血旺，则痛止胎安。

参考文献

白晶，马少丹，张晔，等. 王绵之教授治疗痛经经验总结［J］. 北京中医药大学学报，2009，32（10）：710－711，715

闭　经（1 案）

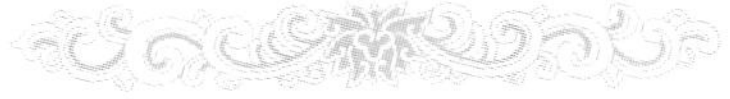

脾虚失运、水湿停聚、闭阻经脉案（路志正医案）

患者，女，32 岁。

【初诊】2003 年 10 月 9 日。

［主诉］月经稀少 10 余年，闭经 2 年。

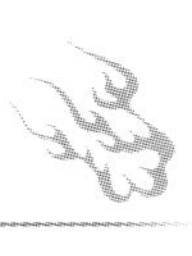

［临床表现］患者15岁初潮，月经尚调。1993年6月怀孕3个月自然流产，出血较多，经清宫、中药等治疗出血止。但自此经量逐月减少，渐至2年前经闭不行。先后服用中药500余剂效果不彰，唯行人工周期疗法，月经始潮，否则不至，亦未能再受孕，伴身体逐渐发胖，而前来求治。症见形体丰满（体重78kg，病前58kg），纳谷欠馨，大便不成形，小便量少，伴见神疲乏力，动则汗出，微恶风寒，周身骨节疼痛，下肢肿胀，性欲淡漠，带下清稀，月经未潮，盼子心切。因家人以离婚相逼，心理压力很大，情怀抑郁。前医处方多为温经通脉、理气活血、调补冲任等方药，尚属正治。舌体胖有齿痕、质略暗、苔白腻，脉沉细滑。

［诊断］闭经，证属脾虚失运，水湿停聚，闭阻经脉。

［治法］健脾利水。

［方药］防己黄芪汤加味：防己12g，黄芪20g，白术15g，茯苓20g，生薏苡仁30g，薏苡仁（炒）30g，泽泻12g，藿香梗10g，紫苏梗10g，防风10g，香附10g，益母草15g，车前子15g，车前草15g，甘草（炙）10g。7剂。

【二诊】药后乏力、恶风、身重有减，下肢肿胀消退，舌脉同前。已见效机，乘胜追击，宗上法，上方去防风，加桂枝10g，川芎10g，以增温经活血化瘀之力。再进14剂。

【结果】服药至第12剂，月经来潮，但经量极少，色淡，两天即净。其余诸症悉减，体重减至76kg。遂以上方加减，先后调理3个多月，服药百余剂，体重减至65kg，诸症消失，月经周期、量、色均恢复正常。后喜获身孕，于2005年2月26日顺产一男婴。

【按】此例患者流产之后，出血较多，气血俱损，复因过早上班，工作劳累，再加饮食失于调理，致使脾胃受损，运化失职，水湿不化，聚湿酿痰，化为脂膏，停于皮下脂膜，而渐致肥胖；水湿阻于胞宫，气血运行失常，冲任不调而致闭经；脾主肌肉四肢，脾虚湿阻则神疲乏力，肢体酸重；气虚则卫外不固，而微恶风寒，时汗出；气机升降出入失常，则纳少便溏；湿邪趋下，故见带下清稀，下肢肿胀。此病起因于脾虚湿困，后致闭经，与《金匮要略·水气病脉证并治》“先病水，后经水断，名曰水分”之旨相合，故先予健脾祛湿之防己黄芪汤，使脾土健运，以绝水湿产生之源；用疏风祛湿之品，使已成之水从表里分消而去；复加行气化瘀之品，使气畅、水运、血行，则闭阻之经脉得以调畅如初。既辨证准确无误，治理、法、方、药于一炉，故十余年闭经之顽症，经3月余调理，得以经调孕成而喜获子。

参考文献

路洁，魏华，王秋风. 路志正教授“知常达变”辨治妇科病经验撷萃［J］. 中华中医药杂志，2006，21（3）：167－168

多囊卵巢综合征（2案）

1. 痰瘀阻滞、湿热内蕴、冲任失调案（周仲瑛医案）

患者，女，24岁。

【初诊】 2008年12月11日。

［主诉］月经不调反复5年。

［临床表现］患者2003年出现闭经，查为多囊卵巢综合征，性激素检查示睾酮0.62ng/mL。末次月经为2008年12月5日，延后10日左右，血量偏少，色暗有块，无痛经。面多痤疮，体型偏胖超重。舌质暗、苔黄，脉细涩。体重指数（BMI）30。

［诊断］证属痰瘀阻滞，湿热内蕴，冲任失调。

［治法］化痰祛瘀，调理冲任。

［方药］苍术（炒）10g，法半夏10g，茯苓10g，陈皮6g，天南星（制）10g，桃仁10g，红花6g，香附（制）10g，鬼箭羽15g，泽兰12g，泽泻12g，海藻10g，僵蚕（炙）10g，益母草12g，水蛭（炙）4g，凌霄花10g，山楂10g。14剂，1日1剂，水煎，早晚分服。

【二诊】 12月25日。服药后面部痤疮减少，大便不畅。舌质红、苔黄，脉细滑。用原方加大黄（制）5g，地肤子15g，荷叶15g。

【三诊】 2009年1月12日。月经2009年1月9日来潮，经前曾见腹痛，延后5日，量可，色红，痤疮新生不多。舌质暗、苔黄腻，脉细。用初诊方去水蛭、凌霄花，加赤芍10g，当归10g，大黄（制）5g，地肤子15g，荷叶15g。

【四诊】 2月13日。月经2月12日来潮。症状同前，治守前法。用上方继进。

【结果】 后以上方为基础进行加减，随访1年，患者病情稳定，月经如期来潮，面部痤疮消退，且未见复发，体重明显减轻，BMI27。

【按】 此案患者乃因痰瘀阻滞，湿热内蕴，冲任失调所致，其病理因素以痰瘀为主，兼有湿热，同时夹有本虚，病位在胞宫，涉及脾、肾、肝。患者为年轻女性，平素喜食辛辣肥厚之品，日久脾失健运，

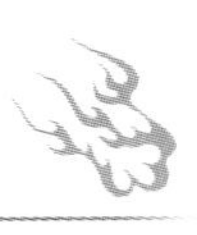

痰浊壅盛，膏脂充溢，见形体肥胖；痰浊日久化热，痰热壅阻毛囊，发为痤疮；痰停体内，久则化瘀，瘀血内阻，形成痰瘀互结，发为积，故卵巢呈多囊性改变。选方为苍附导痰汤合通瘀煎加减。方中苍术、法半夏、茯苓、陈皮燥湿化痰，健脾和胃；天南星、僵蚕、山楂化痰行瘀，其中山楂酸甘，活血和络、消痰化浊，擅治浊瘀闭络，以其性味酸甘，善化阴气，故活血不伤阴；海藻咸寒，消痰软坚；桃仁、红花活血祛瘀；泽兰、益母草活血调经；香附疏肝理气，调气和血；患者罹患此病数年，月经后期多日，久病成瘀，予以水蛭、凌霄花、鬼箭羽破血逐瘀，加强行瘀功效；泽泻渗湿泄热。通过化痰祛瘀、燥湿泄热之法，二诊患者痤疮较前好转，但出现大便不畅，根据患者的舌质红、苔黄腻表现，考虑为湿热内存，原方中加制大黄、地肤子、荷叶。制大黄具有通下泄热与活血功用，通下泄热力虽弱，但活血祛瘀效果佳，清利湿热的同时又可活血祛瘀；荷叶清热利湿；原方加用地肤子，疏风以渗湿，三药辅以分消痰浊，清利湿热。患者服药2个疗程后月经来潮，遂减去水蛭、凌霄花，体现了祛瘀之峻剂性猛，需中病即止。结合患者舌脉，制大黄、地肤子、荷叶继续服用，并加用赤芍凉血散瘀，当归补血活血。初诊以健益脾胃、利湿化痰、破血逐瘀为主，二诊加强清热利湿功用，三诊后以养血和血、化痰祛瘀为主。纵观治疗过程，虽临证处方用药有加减，但化痰祛瘀始终贯穿其中，由于辨证用药精准，守法加减，故均在复诊时即见明显效果，月经如期来潮，面部痤疮消退，且未见新生，体重明显减轻。

参考文献

陈彦乐，王旭．周仲瑛辨治多囊卵巢综合征经验［J］．中医杂志，2012，53（19）：1635－1637

2. 肾虚偏阴、阳亦不足、癸水不充、肝郁夹痰浊案（夏桂成医案）

患者，女，30岁。

【初诊】 2003年2月。

［主诉］月经不调14年，结婚6年未孕。

［临床表现］初潮起月经即紊乱，常45～100日一潮，量一般，色红，夹小血块，无痛经。结婚6年，夫妻同居未孕，男方精液常规检查正常，夫妻双方曾查生殖免疫全套均正常。2002年2月在外院就诊，盆腔B超示：双侧卵巢见多个小卵泡呈项链征，提示多囊卵巢。即在腹腔镜下行双侧卵巢锲形切除手术，术后月经仍紊乱。2002年7月在外院查血：LH/FSH＞3。曾测BBT无双相。服补佳乐加克罗米芬时测BBT有双相，就

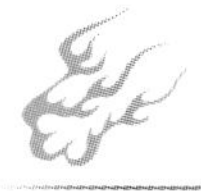

诊时正值月经周期第12日，白带量一般，小腹不痛，腰酸，心烦不宁，纳谷尚可，二便自调。舌质红苔薄腻，脉细弦。

［诊断］证属肾虚偏阴，阳亦不足，癸水不充，肝郁夹痰浊。

［治法］从调周大法治疗。病来较久，治之有渐，非急切所能图功，经后期养阴奠基为主，佐以疏肝化痰。

［方药］补天五子种玉丹（夏氏自拟方）或二甲地黄汤合越鞠丸加减，鳖甲（炙。先煎）9g，龟甲（炙。先煎）9g，山药10g，山茱萸9g，五味子5g，牡丹皮10g，茯苓10g，续断10g，菟丝子10g，紫河车10g，木香9g，陈皮6g，苍术（制）10g等。

【二诊】服药20余剂后患者出现小腹作胀、大便稀溏等脾虚症状，故转从健脾滋阴着手。药用党参15g，白术（炒）10g，山药（炒）10g，山茱萸9g，木香9g，陈皮6g，茯苓10g，炮姜炭6g，续断10g，菟丝子10g，合欢皮10g。

【三诊】服药30余剂后白带增多，有拉丝样白带出现。即改从滋阴健脾，调气和血着手，以促转化。方取健脾补肾促排卵汤（夏氏自拟方）加减，药用党参15g，白术（炒）10g，山药（炒）10g，山茱萸9g，茯苓10g，续断10g，菟丝子10g，紫石英（先煎）12g，五灵脂10g，木香9g，陈皮6g。

【结果】服药7剂患者BBT即上升，BBT上升21日时，查尿HCG（+），收住入院保胎治疗。

【按】多囊卵巢综合征属于中医不孕、闭经、崩漏、癥瘕等范畴。古人认为此病由于肥胖痰浊壅盛致气滞不行，痰瘀壅结不能成孕。近代临床研究认为该病机为本虚标实，本虚为肾虚，癸水不充，标实乃痰湿瘀血壅塞胞宫而形成一系列的病理变化。此案患者月经一贯稀发，夹有血块，就妇科特征而言此为肾气不足，肾虚偏阴，癸水不充，病程日久，阴虚及阳，阳亦不足，夹有瘀滞。就全身症状看，患者常感心烦不宁，夜寐欠安，口干欲饮，舌红苔腻，此为阴虚生热，肝脾不调，夹有瘀浊，可见妇科特征上的瘀滞，亦由心肝气郁所致。因为肝郁不仅可以化瘀并致瘀滞，而且肝郁日久，脾胃失调，肝胃失和，脾虚生湿。因患者在用滋阴方药后出现大便稀溏、小腹胀等脾虚见症，故夏老转从健脾和胃，滋阴养血着手。患者服药后小腹作胀消失，大便正常。此病的治疗，夏老特别强调经后期的奠基治疗，也就是阴长的充分，癸水的充足。因为只有通过经后的滋肾健脾，养阴奠基治疗，患者阴精有了一定的基础，白带增多，并出现拉丝带下，再转从经间期的治疗，滋阴健脾，调气和血，方用夏老经验方健脾补肾促排卵汤化裁。

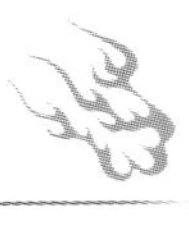

参考文献

钱菁. 夏桂成妇科病证验案举隅[J]. 辽宁中医杂志，2005，32（11）：1198-1199

卵巢早衰（1案）

肾虚偏阴、癸水不足、转化欠利案（夏桂成医案）

患者，女，34岁。

【初诊】2002年12月。

［主诉］继发性不孕3年，伴月经不调、烘热汗出、失眠1年余。

［临床表现］患者3年前人工流产后，迄今未避孕，亦未怀孕。近1年多来月经不调，常3～6个月甚至8～9个月一潮，时有烘热出汗，失眠多梦，心烦心慌，耳鸣不已，足后跟痛等症状，纳谷尚可，二便自调。舌质红、苔薄，脉细弦。既往月经4～5/28日，量中等，无痛经。28岁结婚。曾在外院查：E_2 24 pg/mL，LH 50.10mIU/mL，FSH 48.00mIU/mL。

［诊断］证属肾虚偏阴，癸水不足，转化欠利。

［治法］按调周大法治疗。先从滋养肾阴、心肾论治。

［方药］坎离既济汤加减：生地黄12g，牡蛎15g，山药12g，山茱萸9g，牛膝10g，五味子5g，续断10g，菟丝子10g，牡丹皮10g，茯苓10g，酸枣仁12g，钩藤15g，莲子心5g。

伴纳谷不香，大便稀软，加党参10g，木香（煨）9g；潮热明显，加鳖甲（炙）9g，紫贝齿15g。并嘱患者测BBT。

【二诊】服药2月余，患者白带增多并出现锦丝带下，遂从经间期诊治。滋肾助阳，调气和血，补肾促排卵汤加减：当归10g，赤芍10g，白芍10g，枸杞子10g，山药10g，山茱萸9g，牡丹皮10g，茯苓10g，续断10g，菟丝子10g，紫石英10g，木香9g，五灵脂10g，钩藤12g，莲子心5g。

【三诊】患者BBT上升，有高温相。随之按经前期治疗，滋肾助阳，清心化瘀，方用右归饮和钩藤汤加减：熟地黄10g，赤芍10g，白芍10g，山药10g，牡丹皮10g，丹参10g，茯苓10g，续断10g，钩藤12g，紫石英10g，合欢皮10g，莲子心5g。

【四诊】高温相维持10日后月经来潮，行经期则理气调经以越鞠丸合五味调经散加减：苍术（制）10g，香附（制）10g，牡丹皮10g，山楂10g，丹参10g，赤芍10g，泽兰10g，钩藤12g，五灵脂10g，益母草15g等。

【结果】 此后按调周法治疗，患者月经25～45日一潮，BBT高温相维持在9～12日，治疗1年后患者受孕。现已足月生产一女孩。

【按】 卵巢早衰是指青春期后至40岁前过早绝经者，其病因不甚清楚，已有的研究资料显示染色体突变，促卵泡生成素（FSH），促黄体生成素（LH）及其受体变异，代谢异常或药物作用，放射损伤，病毒感染，免疫性因素如自身免疫性卵巢炎等是可能原因，另外也有无任何原因的卵巢早衰。西医常服用外源性激素治疗，虽有一定效果，但长期服用会使外源性激素对下丘脑-垂体产生负反馈作用，反而更进一步引起女性内分泌失调而达不到治疗效果。此患者人流手术损伤肾气，日久肾精亏耗，肾阴不足，肝血亦虚，冲任亏损，胞宫无血可下，正如《医学正传·妇人科上》云："月经全借肾水施化，肾水既乏，则经血日以干涸。"但又与心有关，《素问·阴阳别论篇》云："二阳之病发心脾，有不得隐曲，女子不月。"胞脉者属心而络于胞中，今心气不得下降，胞脉闭塞，月经不来。古人称血枯闭经，说明肾衰心气不降乃此病机。中医的调理月经周期法是夏老率先提出的一种系统的中药序贯疗法。经后期滋阴养血，补肾填精，提高天癸水平，促进卵泡发育；经间期补肾助阳，调气和血，使气顺血动，促发排卵；经前期补肾助阳为主，健全黄体功能。此患者无子女，生活中压力较大，有心烦、失眠等心肝郁火症状。夏老认为肾之阴阳在一种运动状态中，与心火有着特别重要的关系，所谓心肾相交，水火既济，才能保障肾阴阳的提高和正常运动。即欲补肾者，先宁心，心神安定，则肾能充足，正如前人所提出的"静能生水"，故在调周方中都加莲子心、合欢皮、酸枣仁等宁心安神之品，使其安定心神，保证在静的前提下较好地恢复肾阴。

参考文献

钱菁. 夏桂成妇科病证验案举隅［J］. 辽宁中医杂志，2005，32（11）：1198－1199

带　下（2案）

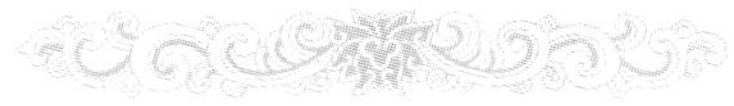

1. 湿热瘀滞案（班秀文医案）

患者，女，32岁。

【初诊】 1991年8月13日。

［主诉］带下量多5年。

［临床表现］带下量多近5年之久。3年前因宫颈炎而行冰冻治疗，

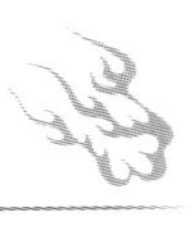

症状无明显改变，1991年6月复查为宫颈Ⅱ°糜烂。现带下黄稠臭秽，外阴瘙痒，腰酸，小腹胀坠，性交则胀痛加剧，大便干结，月经先后无定期。舌质淡红、苔根薄黄，脉细。

［诊断］带下，证属湿瘀带下。

［治法］清热解毒，化瘀利湿。

［方药］鸡血藤20g，丹参15g，土茯苓20g，忍冬藤20g，薏苡仁15g，凌霄花10g，益母草10g，牛膝6g，紫草10g，甘草6g。水煎服。

【结果】服药4剂后带下转白，阴痒减轻。守方间用九里光、佩兰、连翘、槟榔等药加减，共服药20余剂，带下正常，诸症消失。继予异功散加白扁豆花、当归、白芷等药善后。

【按】带下病虽有诸多原因，其病机不离肝郁脾虚。盖肝气郁滞，横克脾土，可致脾伤而水湿不运，精返为浊；或肝郁化热生火，湿热循经下注，损伤任带，发为带下。此案乃因肝郁化火，湿热下注，兼夹瘀血阻滞经络所致。其治用鸡血藤、丹参、益母草活血化瘀，土茯苓、薏苡仁利水渗湿，忍冬藤、紫草清热解毒凉血，凌霄花辛寒破瘀，善泄冲任伏火，牛膝活血，引药下行，甘草利水通淋。诸药合用，共奏清热解毒、化瘀利湿之功。

参考文献

李莉．班秀文运用花类药在妇科临床中的经验［J］．江西中医药，1996，27（3）：9-10

2. 肾阴亏损、阴虚内热案（班秀文医案）

患者，女，33岁。

【初诊】1991年11月11日。

［主诉］黑带反复4年，加重1年。

［临床表现］黑带4年，带下色如黑豆汁，质稠黏，量时多时少，或挟血丝，味微臭。近1年症状加重，常有黑带数月不止，黑带甚则无经行。月经先后无定期，经量少，色深红，质稍稠，有血块。刻下黑带量多，需用护垫，伴腰骶酸痛灼热，头痛倦怠，心烦多梦。舌质淡红、苔薄白，脉细。

［诊断］带下，证属肾阴亏损，阴虚内热。

［治法］滋阴益肾，清热止带。

［方药］六味地黄汤加味：熟地黄15g，山药15g，泽泻10g，茯苓10g，牡丹皮10g，知母10g，山茱萸6g，黄柏6g，墨旱莲20g。

【二诊】6剂后复诊，黑带颜色变浅，量亦减少，腰骶酸痛减轻，舌质淡红、苔薄白，脉细。药证合拍，治守原法，予上方加生地黄15g，泽兰 10g，继服 9 剂。

【结果】追访 2 个月，黑带未见。

【按】《傅青主女科·带下》言：“夫黑带者，乃火热之极也……所以但成黑带之症，是火结于下而不炎于上也。”火有虚实之分，实火缘于邪热炽盛，虚火责之五脏阴损。而肾阴为阴液之本源，“五脏之阴气，非此不能滋”。《诸病源候论·妇人杂病诸候》又曰：“肾脏之色黑，带下黑者，是肾脏虚损。”此案即乃肾阴不足，阴不制阳，虚火妄动，灼伤血络，血离经脉，日久则变黑色而为黑带。肾虚封藏失司，胞络失约，任带不固，则带下量多；精不化血，而变为带，故月经量反少或逾期不行。方用熟地黄、山药、山茱萸滋阴生水，牡丹皮、知母、黄柏清肾中之伏火，泽泻、茯苓引热邪由小便下行，更加墨旱莲、生地黄滋阴益肾、凉血止血，水足火清，任带固摄，黑带可止。泽兰活血通经，瘀祛则新生，血归正道，则经带正常。

参考文献

卢慧玲. 班秀文运用六味地黄汤治妇科病的经验［J］. 新中医，1994，26（1）：6－7，9

盆腔炎（1 案）

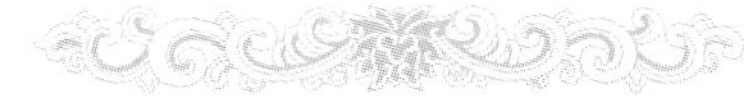

阳虚瘀结案（何任医案）

患者，女，46 岁。

【初诊】2006 年 2 月 18 日。

［主诉］确诊盆腔炎 2 年。

［临床表现］腰酸、下腹隐痛，月经错乱，带下不多，B 超诊为盆腔炎、盆腔积液，已 2 年有余。经抗生素、输液等治疗，痛稍减，又复作，积液亦久未消除。饮食睡眠尚正常。舌苔微白，脉沉弦。

［诊断］腹痛，证属阳虚瘀结。

［治法］活血温散，搜风蠲痛。

［方药］皂角刺 15g，败酱草 30g，鹿角霜 10g，延胡索 20g，川楝子 10g，赤芍 15g，牡丹皮 10g，桃仁 10g，大枣 30g。7 剂，水煎服。

【二诊】服药 7 剂后，复诊少腹痛减轻。原方中加蒲公英 30g，再服 14 剂。

【结果】疼痛已不明显。复检 B 超未见异常，盆腔积液亦消失。

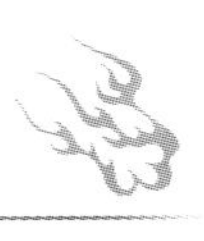

【按】 盆腔炎为妇女盆腔内生殖器官如子宫、输卵管、卵巢及其周围结缔组织炎症的总称，常因分娩、流产及盆腔手术或经期不卫生发生感染所致。急性者有发热，下腹痛。然为慢性时，则有腰酸，下腹隐痛，月经不调等症。此例为慢性盆腔炎。从其脉舌诊辨，当以辛温活血之皂角刺以搜风（因此药治疗少腹中挛急、紧束之疼痛）消肿，配以败酱草之解毒消肿、散结、活血行瘀，鹿角霜之益冲任、敛积液为主。再以延胡索、川楝子、赤芍、牡丹皮、桃仁等止痛、和血、排瘀积，故功效较快捷。由于皂角刺可能刺激胃引起不适，故以大枣和缓之。此方药味精炼，效果明显，对缠绵两三年之痼疾，能在较短时期内治愈。

参考文献

何若苹. 何任治疗疑难病医案3则［J］. 世界中医药，2006，1（1）：34

妊娠恶阻（1案）

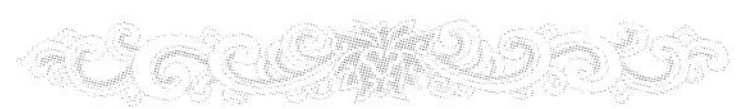

肝脾两虚案（班秀文医案）

患者，女，28岁。

【初诊】 1992年7月22日。

［主诉］停经56日，恶心呕吐半个月。

［临床表现］患者停经56日，经妇科检查及尿妊试验检查诊为早孕。近半个月来，纳差厌食，食则恶心呕吐，吐出物夹有血丝，头晕肢软，大便溏。舌质淡红、苔薄白，脉滑数。

［诊断］妊娠恶阻，证属肝郁气逆，脾失健运，胃失和降。

［治法］疏肝和胃，降逆止呕。

［方药］党参10g，白术10g，茯苓6g，竹茹6g，麦冬10g，砂仁壳2g，陈皮3g，佛手花6g，甘草（炙）5g。水煎服。

【结果】 3剂后呕止能食，守方继服4剂后诸症平伏。

【按】 妊娠之时，阴血下聚养胎，常致肝体不足，肝用有余，失其条达之性，治宜结合妊娠生理、病理上的特点，调和气血，顺气安胎。此案乃肝脾本虚，肝失生发，木失所养，脾失健运，胃失和降所致，其治宗叶桂“治肝不应，当取阳明”之意，用异功散加砂仁壳健脾益气，疏理气血，麦冬滋养胃阴，竹茹和胃止呕，佛手花辛散疏肝而不燥阴血，悦脾而消积除滞。全方使土厚木荣，肝血充足，自能荫养胎元。

参考文献

李莉. 班秀文运用花类药在妇科临床中的经验［J］. 江西中医药，1996，27（3）：9-10

先兆流产（1案）

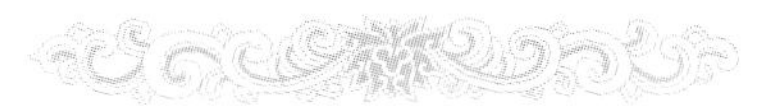

血虚有热、肝郁化火案（路志正医案）

患者，女，27岁。

【初诊】 1991年12月26日。

［主诉］妊娠6月余，胎动不安2个月。

［临床表现］因工作繁忙，休息不足，劳力过度，妊娠4个月时，即感胎儿在腹内躁动不安，常因此夜不能寐或夜半惊醒，伴有盗汗，心烦急躁，胃中嘈杂，纳差，口黏无味，头昏乏力。妊娠5个月时，始有不规则宫缩，每次约持续10秒，间隔十几分钟至数小时不等。经医院妇产科检查，诊为“先兆晚期流产”。口服苯巴比妥及沙丁胺醇片，症状少缓，但停药后复作，故来求诊。现除上述症状外，面色浮红，舌质淡红苔薄腻，脉滑数。

［诊断］胎动不安，证属血虚有热，不能养胎，肝郁化火，心君被扰，胆失宁谧。

［治法］清热除烦，养血安胎。

［方药］竹茹12g，紫苏梗（后下）10g，黄芩9g，白术（炒）10g，黄连1.5g，砂仁（后下）3g，丹参12g，枳壳（炒）12g，白芍15g，酸枣仁（炒）10g，茵陈10g，木蝴蝶6g，甘草3g。水煎服，4剂。

【二诊】 1992年2月1日。药后心烦得解，夜寐改善，但胎动仍较多，宫缩次数减少。面色浮红见退，舌质淡红、苔薄根腻，脉滑数。既见效机，宗前法增损续进。药用竹茹12g，紫苏叶（后下）3g，黄芩9g，白术（炒）10g，黄连1.5g，丹参15g，砂仁（后下）4g，枳壳（炒）10g，白芍15g，酸枣仁（炒）10g，佛手9g，生山药15g，甘草3g。水煎服，6剂。

【三诊】 2月7日。药后胎动不安及宫缩等症明显减少，嘱暂停服药，适当进行户外运动，以提高机体免疫能力。

【四诊】 2月23日。孕7个月后，因工作较忙，肢倦神疲，夜寐不

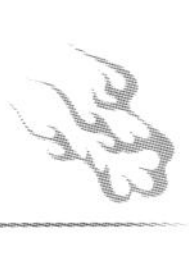

安，胎动及宫缩又逐渐增多，且宫缩时伴有腹痛，心烦易怒，鼻塞咽痒，胃脘不适，嗳气泛酸。经医院产科检查诊为胎儿臀位，已入盆腔，有早产之征，建议住院保胎治疗。舌质淡红苔薄白，脉大关部弦滑。为气阴不足，血失所养。治以益气养血，补血和营，健脾畅中，清热安胎。药用太子参 10g，沙参 12g，麦冬 10g，丹参 15g，白芍 15g，白术（炒）12g，黄芩 10g，砂仁（后下）1.5g，紫苏梗 9g，竹茹 12g，枳壳（炒）12g，甘草 6g。水煎服，5 剂。

【五诊】 3 月 15 日。服上方诸症明显减轻，胎动柔和，偶有宫缩，鼻息通畅，心静眠安。纳谷日增，精神充沛。舌质淡红苔薄白，脉弦小滑。本效不更方之旨，前方再进 10 剂。

【六诊】 3 月 28 日。服上方 10 剂后，诸症均杳，寐食得安，二便调畅。医院产科检查示：胎位正常。为巩固疗效，再以益气养血，清热安胎，调理冲任，健脾和胃。药用太子参 12g，麦冬 10g，丹参 15g，白芍（炒）15g，白术（炒）12g，黄芩 10g，酸枣仁（炒）10g，枳实（炒）12g，砂仁（后下）2g，紫苏叶（后下）6g，甘草 6g。

【结果】 后足月时产一男婴，体重 3kg，母子安康。婴儿啼声洪亮、食欲旺盛，满 1 个月时体重达 4.2kg，半岁时达 9.5kg，反应灵敏，体格健壮。

【按】 患者年近“四七”，肾气盛而怀子。胎动不安多为气壅血热，阳气搏之，致经脉妄行，胎漏下血；阳气内盛，肝郁化火，热扰心神则心烦，夜不能寐，夜半惊醒；阴液被灼，虚热内生则虚烦盗汗；气壅血热，经脉不利，水津不布，聚热生痰，升降失司，故纳差、胃中嘈杂、口黏无味、头昏乏力；舌苔腻、脉滑数为中焦气壅痰热之征。遂立清热化痰，养血安胎法调治之。以枳壳汤、竹茹温胆汤、芩术汤化裁。方中竹茹、茵陈、黄连、黄芩清热化痰，温胆宁心为君，白术、砂仁健脾和胃，枳壳行气通滞，木蝴蝶疏肝解郁为臣，丹参、白芍、酸枣仁养血和营，安神除烦为佐，甘草调和诸药为使。此方尊河间、丹溪产前宜清热之训而立，但不拘芩、术之属，而以化痰清热为主，调气养血为辅，收调气不伤阴、滋养而不壅滞之效。又妙用砂仁少量，辛温为反佐，以醒脾行气除壅，安胎止痛。二诊诸症得缓，为胆热见轻，故去茵陈；郁火得除，而去木蝴蝶；气机得畅，故易紫苏梗为苏叶黄连汤，以专事止呕除烦；白术健脾以固冲，山药滋脾阴以和营；佛手通滞而护阴，以防壅滞；重用白芍与甘草相合，为芍药甘草汤，有敛阴和营、缓急止痛安胎之功。三至五诊时，妊娠已 7 个月，胎儿渐大，倍食母气，儿有余母不足，故胎动不安，胎位不正，大有早产

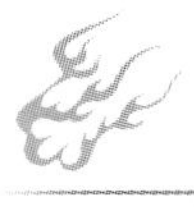

之势。故选明代武之望《济阴纲目》中所载麦冬汤，以治“妊娠六月，卒有所动不安……惊怖，忽有所下，腹痛如欲产”之证。此案取其中太子参、沙参、麦冬、丹参益气养阴以清虚热之意，又辅以砂仁以固冲，紫苏叶、枳实以理气安胎止痛，是以血止而胎儿得养，母子平安。六诊时，诸症均瘥，胎位已转正常，为巩固疗效，而以益气养血，调理冲任善后，终收足月分娩，母子平安之效。

参考文献

路洁，魏华，王秋风. 路志正教授“知常达变”辨治妇科病经验撷萃 [J]. 中华中医药杂志，2006，21（3）：167－168

滑　胎（1案）

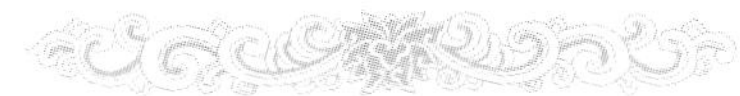

脾肾两虚案（李玉奇医案）

全某，女，26岁。

【初诊】 1976年4月。

［主诉］连续流产3次，已孕40余日。

［临床表现］该患者婚后4年连续流产3次，经多家妇科专科医院治疗均无效，也服用过多种中药仍未见起色，经妇科系统检查，除习惯性流产外，未发现其他器质性病变。目前患者已有孕40余日，尚未见胎漏。查其神色正常，略有紧张，体重50kg上下。自述既往健康，现时有腰酸，大便燥结，夜眠可，胃纳一般，余无明显不适。舌质淡苔薄白，脉弦滑有力。

［诊断］滑胎，证属脾肾两虚。

［治法］健脾益肾。

［方药］补中益气汤加减：人参5g，白术10g，知母10g，桑寄生20g，竹茹5g，陈皮10g，杜仲5g，菟丝子10g，黄芩5g，山药10g，川贝母10g，益智仁10g。9剂。水煎服，1日2次。

【二诊】 之后随症加减，续服6剂。患者于怀孕3个月时出现胎漏，就诊时神情异常紧张，出血量不多。查舌质淡红、苔薄白，脉弦滑有力。此症虽有脾肾两虚为本，但胎漏动血乃由胞宫蕴热、虚火妄动所致，故需加用凉血止血之药物以安胎。嘱其不必惊慌，遂于原方中改杜仲为杜仲（炒炭）25g，加莲房（炒炭）25g，生地黄（炒炭）30g，续服6剂。

【结果】 药后未再见出血，随后辨证加减服药治疗至7个月后停药，

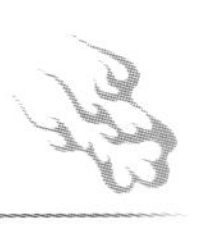

足月产下一健康女婴，母女平安。

【按】此案患者已有3次流产史，考虑为脾肾两虚所致。肾气虚不养腰府，故见腰酸；脾气虚固摄无权，则胎元不固易致滑胎；血聚于胞胎，阴虚血少，肠道失润则见大便干燥。从舌象上看胞胎得养，尚未见恶象，预后良，脉弦滑有力示其内有蕴热，但尚不明显。李老主张从气治而不从血治，用补中益气汤化裁加以滋补肾气之品，以利胎元。意在孕妇滑胎本已伤血动血，故切不可再用补血和血药动其经血，而采取补气调经之法静养胎元。从理论上讲，气能生血，气行则血亦行，补气等于补血，又何须动血犯胎。李老从而提出，小产、滑胎之病其本在于气虚不摄，冲任亏损，精血不足，胎系不牢所致。阴道流血乃气不摄血，只补血止血而不补其气，血焉能止？胎焉能安？故而小产、滑胎之病实不能见血治血从血论治，必当从气论治，方用四君之类益气以摄血安胎。提出治疗此病应知三宜，一宜补脾胃不宜温肾阳。脾胃乃后天之本，化生精微，充养脏腑，填补肾精。所谓肾气不足者以胃气涵蕴之即是此意。不宜直接补肾，补肾易动精血，不利胞胎之长。二宜治气分不宜治血分。气能摄血，气虚血失统摄则离经而出，妊娠后强力负重，淫欲无度，忧思恼怒等皆能伤及正气，故而血失统摄，胎系不牢，胎元不固而堕胎。倘若一味止血，终因出血之根不解其血难止。因此说补气胜于止血。三宜凉血补脾，不宜滋补肝肾。胎前无寒，产后无热，世医皆知。凉血则能清热，补脾则能益气，益气则能安胎，所谓芩术为安胎圣药即是此意。妊娠之后，妊妇脾胃多虚，食少纳呆呕吐乃常见之症，若滋补肝肾之阴，因其药多滋腻太过易于伤脾，导致脾胃愈虚。若补益其阳，又不利于胎前之热，所以说凉血补脾为宜，滋补肝肾当虑。

参考文献

李岩，王垂杰，王辉．李玉奇教授治疗滑胎、胎漏病经验［J］．辽宁中医药大学学报，2013，15（10）：109－110

产后腹痛（1案）

气血亏损、瘀阻胞脉案（班秀文医案）

患者，女，28岁。

【初诊】1990年12月10日。

[主诉] 产后小腹痛 52 日。

[临床表现] 患者于 1990 年 10 月 19 日足月分娩，产时因宫颈裂伤流血过多，产后迄今恶露未净，其量初多后少，色鲜红，无块，伴头晕腰酸，小腹及会阴伤口隐隐作痛，乳少质稀。舌质淡、苔薄白，脉细。

[诊断] 产后腹痛，证属气血亏损，瘀阻胞脉，血不归经。

[治法] 益气养血，化瘀止血。

[方药] 黄芪（炙）20g，当归身 10g，续断 10g，泽兰 10g，山楂 10g，川芎 3g，益母草 10g，炮姜炭 3g，三七花 6g，甘草（炙）5g。水煎服。

【结果】用药 4 剂后腹痛、阴痛消失，恶露止，唯觉小腹坠胀不舒，继予圣愈汤加鸡血藤、甘草（炙）善后。

【按】产后腹痛，有血虚、血瘀之分，其治既要养血扶正，又要活血化瘀，常用生化汤加味治之。此案以血虚为主，故加三七花、黄芪等药益气生血化瘀。盖三七花甘微苦温，直达血分化瘀消滞，行血而无破血之弊，配于方中，可达补中有化、化中寓补、生血化瘀之功。

参考文献

李莉. 班秀文运用花类药在妇科临床中的经验 [J]. 江西中医药，1996，27（3）：9-10

产后小便失禁（1 案）

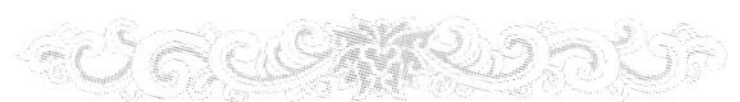

产后肾虚、下元不固案（刘祖贻医案）

患者，女，40 岁。

【初诊】2008 年 11 月 2 日。

[主诉] 分娩后小便失禁反复 2 月余，加重 2 个月。

[临床表现] 患者于分娩 1 个月后，外出时每有尿失禁，初时尚可控制，尿量少，未行治疗。近 2 个月来症状加重，排尿难以控制，连外裤亦湿，且浸渍坐椅，甚为尴尬，因而求治。刻下腰酸冷，神疲乏力，不耐劳作。舌质淡、苔白，脉细弱。

[诊断] 产后小便失禁，证属产后肾虚，下元不固。

[治法] 补肾固摄。

[方药] 熟地黄 10g，山药 10g，山茱萸 10g，菟丝子 30g，覆盆子 15g，枸杞子 15g，益智仁 15g，桑螵蛸 10g，补骨脂 10g。7 剂，1 日 1

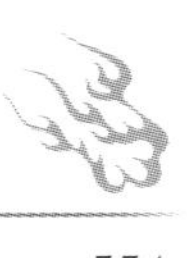

剂，水煎，早晚分服。

【二诊】尿失禁时尿量减少，守上方续进14剂。

【三诊】尿失禁改善，但仍难完全控制。思肺与膀胱相表里，试肺肾同治。药用熟地黄15g，山药30g，山茱萸10g，菟丝子30g，覆盆子15g，益智仁15g，桑螵蛸10g，麻黄5g，肉桂3g。7剂。

【结果】已能完全控制排尿，形神亦旺。守原方调治1个月，迄今未再发。

【按】中医将产后膀胱尿失禁归入“产后小便数候”“产后尿血候”“产后遗尿候”范畴，统称“产后排尿异常”。病机为膀胱气化失职所致，与肺、肾有密切关系。因肾司二便，与膀胱为表里；肺主一身之气，通调水道，下输膀胱。此案患者产时劳伤气血，脾肺气虚，不能制约水道；或产程过长或处理不当，损伤膀胱而发生产后尿失禁。病久耗及肾阳，下元不固，当以温补肾阳而固脬。故用熟地黄、山药、山茱萸取六味地黄丸“三补”之意，熟地黄滋肾填精以养肾阴，山药补益脾胃以益脾阴，山茱萸温养肝肾以养肝血，为肾、肝、脾三阴并补之剂而以补肾阴为主，并用枸杞子、菟丝子补肝肾、益精血，覆盆子、益智仁、桑螵蛸、补骨脂补肾固精缩尿。二诊症状减轻守原方。三诊尿失禁仍未完全控制，试肺肾同治，加麻黄、肉桂同用宣肺利水，温散寒邪，调治月余病愈。刘老示，麻黄入补药能增强补药之功；肉桂温肾阳，肺肾同治，而收意外之功。

参考文献

刘芳，周慎. 刘祖贻医案精华［M］. 北京：人民卫生出版社，2013：128－129

子宫内膜异位症（1案）

肾虚偏阳夹有瘀结案（夏桂成医案）

患者，女，26岁。

【初诊】2004年3月。

［主诉］痛经10年，婚后未孕1年。

［临床表现］痛经10年，结婚1年未孕。初潮14岁，5/30日，量一般，无明显腹痛。自16岁起行经腹痛，以第1日为甚，经行不畅，血块少，痛时喜温喜按，四肢怕冷，第2日痛缓。24岁结婚，未避孕亦未怀孕。男方检查正常。2001年在外院B超盆腔示：左侧附件包块（巧克力

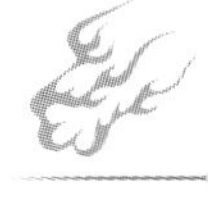

囊肿可能)，即行左侧卵巢巧克力囊肿剥除术。术后先后使用孕三烯酮、亮丙瑞林（抑那通)、米非司酮、中药等治疗。2004 年 3 月在我院复查 B 超盆腔示：子宫 4.2cm×2.9cm×3.2cm，左侧附件见 5.3cm×5.2cm 大包块。印象：左侧卵巢巧克力囊肿。诊其平素腰酸，排卵期小腹隐痛，经前双乳微胀，心烦易怒，纳谷尚可，大便稀溏。舌质红、苔薄腻，脉细弦。

［诊断］痛经，证属肾虚偏阳，夹有瘀结。

［治法］按调周法治疗。经后期予以滋肾养血、健脾理气，佐以活血化瘀。

［方药］丹参 10g，赤芍 10g，白芍 10g，山药 10g，山茱萸 9g，牡丹皮 10g，茯苓 10g，续断 10g，菟丝子 10g，太子参 15g，白术（炒）10g，木香 6g，山楂 15g，石打穿 15g，砂仁（后下）5g。

经间排卵期滋阴助阳、调气和血，佐以化瘀。药用丹参 10g，山药 10g，赤芍 10g，白芍 10g，山茱萸 9g，熟地黄 10g，牡丹皮 10g，茯苓 10g，续断 10g，菟丝子 10g，紫石英（先煎）15g，红花 10g，五灵脂 10g，香附 10g，石打穿 15g。

经前期温肾助阳、化瘀消癥。药用当归（炒）10g，赤芍 10g，白芍 10g，山药 10g，牡丹皮 10g，茯苓 10g，续断 10g，紫石英（先煎）12g，蛇床子 10g，石打穿 20g，生山楂 20g，木香 9g，穿山甲（炮）6g，五灵脂 10g。

行经期温经活血，行气止痛。药用肉桂（后下）5g，丹参 10g，益母草 15g，香附 10g，延胡索 10g，五灵脂（炒）10g，山楂 15g，续断 10g，泽兰 10g，牛膝 10g，苍术 10g，石打穿 20g。

【结果】治疗 2 个月经周期，患者即怀孕，现已足月生子。

【按】子宫内膜异位症确切的病因尚不清楚。其发病率有上升的趋势，是临床较难治疗的疾病。运用中医药治疗此病一般均从痛经、癥瘕等病入手。因此历来重视以活血化瘀的方法治疗。夏老通过长期的临床实践，认为此病证的主要病机在于肾虚气弱，正气不足，经产余血浊液，流注于胞脉胞络之中，泛溢于子宫之外，并随着肾阴阳的消长转化而发作。治疗上主张运用补肾调周法并加入一定的化瘀消癥药，可获奇效。此患者自初潮后不久即痛经，经行不畅，B 超提示卵巢巧克力囊肿，可知其先天肾气不足，偏于阳虚，气化推动无力，气机运行不利，气滞生瘀，瘀浊内结，聚为癥瘕。但术后再次复发，说明患者瘀结的程度较重。夏老认为子宫内膜异位症，不仅要结合活血化瘀、消癥散结，而且要按月经周期中不同时期的特点进行调经，更要重视

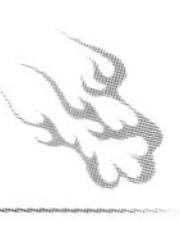

经间排卵期后的助阳，因为只有通过促进阳长，阳长至重才能较好溶解的子宫内膜性质的瘀浊。而且子宫之外的瘀浊必须完全溶解，才能被吸收达到控制和消散的目的。

参考文献

钱菁. 夏桂成妇科病证验案举隅［J］. 辽宁中医杂志，2005，32（11）：1198－1199

子宫腺肌症（1案）

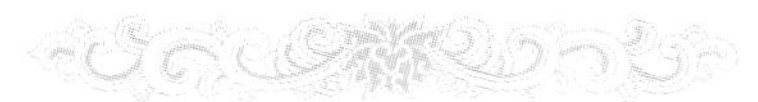

肾虚气弱、气血失调、瘀血积聚案（夏桂成医案）

患者，女，30岁。

【初诊】2008年7月12日。

［主诉］痛经3年。

［临床表现］患者3年前起经行腹痛且逐渐加重，经量较多，色红，夹有血块，伴腰酸，肛门作坠。2008年5月23日在我院查B超示：子宫大小7.8cm×7.6cm×7.6cm，子宫后壁见局限性强回声区，大小约5.2cm×4.3cm。诊断为子宫肌腺症、肌腺瘤。平素月经周期30～35日，经期5日，量多，色红，夹有血块。孕产史：1－0－1－2。末次月经：2008年7月11日。刻下经期第2日，量较多，色红，夹血块，伴小腹坠痛，腰酸有冷感，纳谷一般，大便偏稀。舌质红、苔薄腻，脉细弦。

［诊断］痛经，证属肾虚气弱，气血失调，瘀血积聚。

［治法］从经期治疗，治拟温经散寒，行气止痛。

［方药］温经汤合内异止痛汤（夏老自拟方）加减：肉桂（后下）5g，丹参10g，牡丹皮10g，赤芍10g，五灵脂10g，蒲黄（炒，包煎）10g，益母草15g，延胡索12g，莪术10g，续断12g，茯苓12g，吴茱萸5g，苍术（制）10g，全蝎（吞服）3g。5剂。常法煎服。

【二诊】7月18日。服上药后经期腹痛略减，量中等，血块少，腰酸，5日干净。刻下月经周期第8日，白带量中等，无拉丝白带，纳寐可，腰酸不显，二便调。舌质红、苔薄，脉细。从经后期治疗，治拟滋阴养血、化瘀消癥。药用丹参10g，赤芍10g，白芍10g，山药12g，山茱萸10g，牡丹皮10g，茯苓10g，续断10g，菟丝子10g，生山楂15g，莪术10g，陈皮6g，白术10g。7剂。常法煎服。

【三诊】7月25日。月经周期第15日，带下量略增多，见拉丝白带，无明显不适，纳寐佳，二便调。舌质红、苔薄，脉细弦。从经间排卵期治

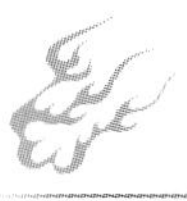

疗，治拟滋阴助阳、调气活血。药用丹参 10g，赤芍 10g，白芍 10g，山药 12g，山茱萸 10g，熟地黄 10g，牡丹皮 10g，茯苓 10g，续断 10g，紫石英 10g，杜仲 10g，菟丝子 10g，五灵脂 10g，荆芥 9g，红花 9g。7 剂。常法煎服。

【四诊】8 月 3 日。月经周期第 23 日，基础体温上升 4 日，白带量少，腰略酸、小腹不适，纳谷尚可，夜寐自安，二便自调。舌质红、苔薄白腻，脉细弦。经前期当补肾助阳，化瘀消癥。药用当归（炒）10g，赤芍 10g，白芍 10g，山药 10g，牡丹皮 10g，茯苓 10g，续断 10g，巴戟天 12g，紫石英 10g，杜仲 10g，石打穿 15g，生山楂 15g，苍术（制）10g，莪术 10g。10 剂。常法煎服。

【五诊】8 月 13 日。患者服上药 9 剂后，月经于 8 月 12 日来潮，量中等，色红，夹小血块，伴小腹不适，腰酸腿软，纳谷一般，大便稀溏。舌质淡红、苔薄腻，脉细弦。从经期论治，温经汤合内异止痛汤加减。

【结果】服药 5 剂，此次患者痛经明显减轻。如此按调周法治疗近半年，患者月经量减少，且行经腹痛好转。复查 B 超示：子宫大小 7.1cm×6.0cm×5.6cm，子宫后壁见局限性强回声区，大小约 4.0cm×2.3cm。

【按】子宫腺肌病据其症状体征可归属于中医学“癥瘕”、“痛经”范畴，历年来，中医治疗子宫腺肌病痛经均以活血化瘀为主要方法，总的疗效尚不确定。夏老据此在原有活血化瘀法基础上，进一步拓展，更注重了病因治疗，从整体观出发，辨证治疗子宫腺肌病。此案患者大产 2 次，人流 1 次，损伤肾气，肾虚气弱，余血流注于子宫冲任脉络之外，导致脏腑失和，气血失调。离经之血不循常道，阻滞冲任胞宫，不通则痛而见痛经；瘀血积聚，日久遂成癥瘕。夏老认为治疗子宫腺肌病痛经不仅要按月经周期中的不同时期特点进行调经，恢复患者月经周期中肾的阴阳的消长转化，更要重视经间排卵期的温肾助阳。因为只有通过促进阳长，阳长至重才能较好的溶解异位子宫内膜性质的瘀浊。而且子宫之外的瘀浊必须完全溶解才能被吸收，达到控制和消散的目的，从根本上治疗本病。故患者经治疗后不仅痛经症状好转，而且子宫后壁包块明显缩小。

参考文献

钱菁，赵海英. 夏桂成诊治子宫腺肌病痛经的临床经验［J］. 江苏中医药，2012，44（12）：11－12

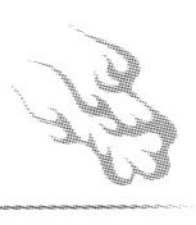

子宫肌瘤（2案）

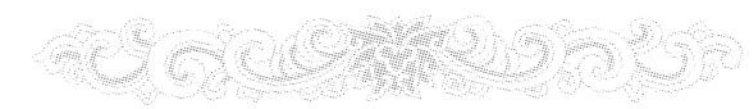

1. 瘀血内停案（班秀文医案）

患者，女，39岁。

【初诊】1992年12月12日。

［主诉］检查发现子宫肌瘤1年余。

［临床表现］月经周期尚规律，经将行则小腹疼痛，经行时则小腹痛加剧，不能坚持工作，持续两日方能缓解。月经量多，色暗红，夹瘀块，5日干净，末次月经1992年12月7日。平素带下一般，饮食睡眠均可，二便如常。舌质淡红、苔薄白，脉沉细。1990年5月13日某医学院B超检查报告：子宫左后壁内子宫肌瘤并腺肌症可能。

［诊断］癥瘕，证属瘀血内停，结而成癥。

［治法］软坚散结。破积消癥。

［方药］仿桂枝茯苓丸加味：黄芪20g，鸡血藤20g，桂枝6g，赤芍10g，牡丹皮10g，桃仁10g，山楂10g，益母草10g，延胡索10g，莪术10g，红枣10g，茯苓15g。水煎内服。

【结果】上方增减连服4个月，经行腹痛消失。1993年4月15日B超复查，子宫肌瘤消失。

【按】子宫肌瘤可归属于石瘕、血癥、瘀血痛经等范畴。《灵枢·水胀》篇："石瘕生于胞中，寒气客于子门，子门闭塞，气不得通，恶血当泻不泻，血不以留止，日以益大，状如怀子，月事不以时下。"明确指出子宫肌瘤的病因以寒为主，病机以瘀着眼。盖寒为阴邪，其性收引凝滞，寒邪客于子门，冲任气血失调，经脉气血不畅通，最终形成瘀血，瘀停日久，结而成癥。此案即乃瘀血为患，其治疗当以温性药物为主。温性能开、能散、能行，有利于癥块的消散，正如《素问·调经论》言："血气者，喜温而恶寒，寒则泣不能流，温则消而去之。"但子宫肌瘤瘀积日久，容易化热，致下焦伏火内生，需配以凉药，既可牵制温药之性，使之无过，又能清下焦之伏火，故宜温凉并用，以温为主。方以桂枝茯苓丸出入加减。其治疗具有四大特点，一是方中诸药性温、性平，只配伍赤芍、牡丹皮性偏凉，具有温凉并用、以温为主的特点。二是用黄芪、茯苓、红枣之补气，鸡血藤之养血，配合诸药活血化瘀，具有补化并用、以化为主的特点，乃因子宫肌瘤

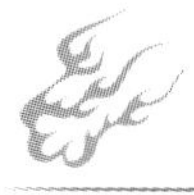

既有瘀留成癥的实证，又有久病耗血伤正的虚候，并且因经血量多损耗气血，带下淋漓损及阴津皆可致虚，其实质乃本虚标实的疾病。三是方中用桂枝辛温、莪术辛苦温，其辛散温通也是此方的配伍特点，因五味之中，唯辛味之药能散能行，可散癥积，行气血。四是配用气药化滞消块，唐容川《血证论》言："气为血之帅，血随之而运行。"张璐说："血不得气，则凝而不流。"血属阴而主静，血的运行必须依赖气的推动，气行则血行，气滞则血瘀。故治血先治气，方中已配用延胡索等行气之品启动气机，使经脉畅通，血能随气而行，促使瘕积消散。

参考文献

卢慧玲．班秀文治疗子宫肌瘤的经验［J］．湖北中医杂志，1994，16（2）：4－5

2. 湿滞瘀结案（班秀文医案）

患者，女，37岁。

【初诊】1993年2月23日。

［主诉］发现子宫肌瘤2个月。

［临床表现］月经量多，带下时清时黄，量或多或少，偶夹血丝。月经23～25日一行，经量中等，色暗红，夹血块，经行腰胀痛，或有乳房胀痛。末次月经2月12日。头晕，心闷，食纳、睡眠尚可，二便调。舌质淡红、苔薄白，脉细缓。1992年12月23日某医院B超检查报告：宫颈下唇见13～25cm肌瘤。超声提示宫颈小肌瘤。

［诊断］癥瘕，证属湿滞瘀结。

［治法］化瘀消癥，健脾祛湿。

［方药］当归芍药散合消瘰丸加味：当归10g，白术10g，泽泻10g，浙贝母10g，海藻10g，香附10g，赤芍10g，土茯苓20g，生牡蛎（先煎）30g，玄参15g，川芎6g。

【结果】上方加减连服3个月，白带正常。1993年5月22日B超复查，子宫颈肌瘤消失。

【按】此案在子宫肌瘤的基础上兼见带下、头晕、心闷，乃瘀血内停兼有湿滞之故。其治疗用当归甘辛温，川芎辛温，白术苦甘温，香附辛微苦甘平，土茯苓甘淡平，赤芍苦酸微寒，泽泻甘淡寒，浙贝母苦寒，玄参苦甘咸寒，海藻苦咸寒，牡蛎咸涩性凉，亦温凉并用之剂。并且方中用当归、白术之补，乃补中寓化之意；用香附之辛，得辛以散之、行气以助活血之旨；用玄参、海藻、牡蛎之咸，皆体现咸能软坚治则。

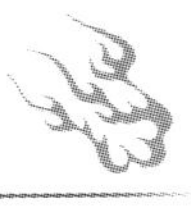

参考文献

卢慧玲. 班秀文治疗子宫肌瘤的经验［J］. 湖北中医杂志，1994，16（2）：4－5

外阴白斑（1案）

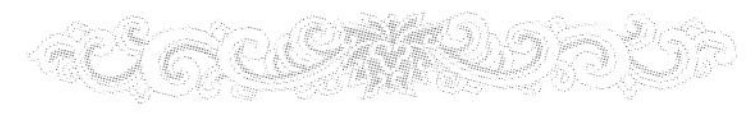

肝火湿热下注案（颜正华医案）

患者，女，64岁。

【初诊】2003年2月26日。

［主诉］外阴肿胀、瘙痒2年。

［临床表现］近2年来一直外阴肿胀、瘙痒，经某医院妇科检查：双小阴唇白斑，外阴萎缩；病理检查示双小阴唇鳞状上皮细胞增生，伴角化过度，上皮下可见炎性细胞浸润。用香丹注射液及激素等治疗1月余，效果不明显，病情反复，后决定用手术切除。但患者不愿手术，改请中医治疗。刻诊见外阴肿胀、白斑，奇痒难忍。舌质红苔黄腻，脉弦滑。

［诊断］阴痒，证属肝火湿热下注。

［治法］清肝火，泻湿热，凉血解毒。

［方药］内治法：龙胆10g，黄柏12g，栀子（炒）10g，牡丹皮10g，丹参15g，苦参15g，土茯苓30g，萆薢15g，薏苡仁30g，赤芍15g，天花粉15g，金银花20g，蒲公英30g，野菊花15g，甘草6g。1日1剂，水煎分2次服。

外治法：黄柏15g，蛇床子15g，苦参30g，花椒6g，明矾6g。1日1剂，水煎外洗。

【二诊】3月7日。外阴肿消，瘙痒减轻，白斑处渐红，舌质红、根苔黄腻，脉弦滑。内治仍用原法，上方加地肤子15g，10剂。外洗方同前。

【三诊】近日外阴肿痒稍见反复，舌脉同前。内治法：前方去萆薢，加白花蛇舌草30g，半枝莲30g，10剂。外洗方同前。

【四诊】外阴肿痒减轻，自觉外阴皮肤较前柔软，舌脉同前。内治用前方加穿山甲10g，10剂。外洗方同前。

【结果】2006年5月16日随访，外阴肿痒渐愈，停药未见复发。

【按】外阴白斑的发病原因不明，可能与局部的慢性炎症刺激，使局部细胞营养不良，导致细胞过度增生相关。中医认为此病属“阴痒”范畴。颜老认为外阴为肝之经脉所过，外阴的病变大多与肝有关，

“痒”和“肿”多为湿热所致。此案由肝火湿热下注所致，故用清肝火、利湿热、凉血解毒之法治疗。方药以龙胆泻肝汤化裁，方中龙胆、黄柏、栀子、苦参清肝火、泻湿热，土茯苓、萆薢、薏苡仁利湿，牡丹皮、丹参、赤芍、天花粉凉血、活血、消肿，金银花、蒲公英、野菊花清热解毒。诸药共奏清肝火、利湿热、凉血解毒、消肿止痒之功，故能有效。二诊加地肤子，旨在增强止痒作用。三诊加白花蛇舌草、半枝莲，不仅增加去湿热之力，且可抗癌。四诊又加穿山甲，增强通络行散之功。服药数十剂，顽疾得以愈，避免了外科手术。

参考文献

刘建设，高社光. 颜正华老师治愈外阴白斑一例［J］. 世界中西医结合杂志，2006，1（2）：81

不孕症（5案）

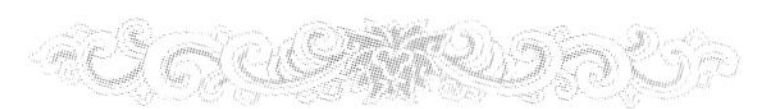

1. 瘀血阻滞案（王绵之医案）

患者，女，29岁。

【初诊】1984年2月10日。

［主诉］婚后3年未孕。

［临床表现］自述婚前因月经不调而常服活血通经之剂及成药，虽当时奏效，但渐变月经错后，量亦极少，且色黑难下。望其口唇紫暗，毛发焦脆，舌质青有瘀斑、尖边多瘀点，脉弦细而涩，肌肤甲错。

［诊断］不孕症，证属瘀血阻滞。

［治法］治当活血化瘀，但患者已久服活血化瘀之剂，虽有瘀血，但亦有体虚，故需把握化瘀的量与度，先予和血化瘀法。

［方药］当归18g，丹参15g，红花9g，桃仁9g，生茜草12g，卷柏9g，牛膝10g，清半夏12g，桔梗6g，香附（制）12g，茯苓18g，陈皮10g。14剂。水煎服，1日1剂。

【二诊】舌质紫暗稍退，按上次经期推算，已近1个月，正是月经应至之时，当利用行经使瘀血顺势而出之机，加强逐瘀之力。药用水蛭6g，土鳖虫6g，生大黄6g，桂枝5g，丹参15g，当归18g，红花9g，桃仁9g，卷柏6g，桔梗6g，牛膝10g，香附（制）12g，茯苓18g。14剂。

【三诊】服至第10剂时月经至，小腹阵痛，经量较前明显增多，但色仍不正且多紫黑色血块。继以上方去水蛭、土鳖虫、大黄、桂枝、卷柏、

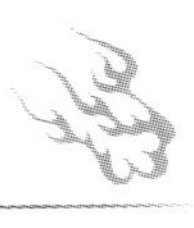

桔梗，防其动血太甚。易以五灵脂9g，生蒲黄9g，制乳香3g，制没药3g（同煎），生地黄15g。嘱服2周。

【四诊】患者自觉药后甚适，竟连服21剂。患者云服此方后，月经又行四日方净，下黑血及紫血块甚多，每次下血块时腹仍痛，但可忍耐，血下后反觉周身轻松。再按原法加减调治。

【结果】3个月后，月经基本正常，舌质转红，瘀斑瘀点大减，肌肤毛发亦渐润泽。继续按原法治疗至5个月后，月经过期不至，嘱查小便，诊为“早孕”。足月产一男婴，母子俱健。

【按】如此久瘀而气血大虚之证，不祛瘀，经脉不通，但一味祛瘀，气血更虚。而瘀血既已形成，多一分瘀，则增一分虚。况且瘀血虽阻滞于身体某处，但对全身气血之生化濡养并非无碍，故有“瘀血不去，新血不生”之说。此患者久服活血通经之剂，伤气耗血，其人必虚。因此，治疗方药不可过猛，需攻补兼施，不可专用猛攻。久瘀则胶固坚结，攻之不当，瘀不得去反而徒伤好血，血虚愈甚，且耗损正气，故需仔细审查邪正虚实。

参考文献

张林，白晶，吴晓丹，等. 王绵之教授治疗不孕症经验［J］. 世界中西医结合杂志，2010，5（9）：741-742

2. 血虚肝郁、累及冲任案（王绵之医案）

患者，女，32岁。

【初诊】1989年12月1日。

［主诉］不孕多年。

［临床表现］不孕，经行不畅，先后无定期已多年。症见眩晕烦躁，夜寐不酣，少腹凉，带下，腰酸，胸胁胀满，下连左少腹，上涉胸乳。脉弦、关部为甚而左寸小、右尺沉，舌质淡苔薄白。

［诊断］不孕症，证属血虚肝郁，累及冲任。

［治法］养血调肝为主，兼以健脾温肾。

［方药］生地黄18g，当归18g，赤芍9g，白芍9g，柴胡6g，川楝子6g，白术（炒）10g，茯苓18g，酸枣仁10g，远志（炙）6g，陈皮10g，淫羊藿9g，红花9g，杜仲12g，牡丹皮9g。7剂。

【二诊】12月8日。眩晕减，夜寐安，胁脘渐舒，情绪转佳，带下亦减。脉转柔和，舌苔根剥。此为肝郁渐舒，而阴血仍亏。子病及母，肝肾同病，再以原法加强滋肾为治。前方去红花、远志、陈皮、杜仲，加熟地黄18g，党参18g，枸杞子10g，牛膝10g，香附（制）12g，生姜5片。10剂。

【结果】月经按时而至，经前、经期无所苦，少腹渐暖；舌苔根剥苔缩小。再以原法加减调治半年余，获胎受孕，母子正常。

【按】此案患者虽然有明显的肝郁之证，但不可一味单纯疏肝，需要考虑到肝体阴而用阳，若肝无藏血，则肝无以柔，肝气易郁。故治疗应首重在养血，辅以调肝。方中重用当归、白芍、赤药、生地黄、酸枣仁养血柔肝；少佐柴胡，顺其条达之性，用量少乃避免耗伤肝阴。初诊即见效，肝之母为肾，故在后期治疗中用补肝肾，滋水涵木，及健后天之本脾胃之剂善其后，以收全功。

参考文献

张林，白晶，吴晓丹，等. 王绵之教授治疗不孕症经验［J］. 世界中西医结合杂志，2010，5（9）：741－742

3. 肾虚偏阴、心肝郁火、夹有瘀浊案（夏桂成医案）

患者，女，28岁。

【初诊】2009年11月10日。

［主诉］婚后2年未孕。

［临床表现］患者12岁初潮，8～9/23～27日，末次月经2009年11月3日，量中，色红，夹少量血块，痛经隐隐。妇科B超：子宫、附件未见明显异常；输卵管碘油造影：双侧通畅。月经周期第3日晨查血促黄体激素LH：2.22 IU/L，促卵泡激素FSH：10.02 IU/L，泌乳素PRL：48.51mIU/L，睾酮T：90nmol/L，雌二醇E_2：293.28pmol/L。初诊时经周第8日，量少未净，咖啡色，无乳胀，无腰酸，食纳可，二便尚调，易心烦，寐欠安。舌质红、苔略腻根微黄，脉细弦。

［诊断］不孕症，证肾虚偏阴，心肝郁火，夹有瘀浊。

［治法］正值周期第8日，月经未净，按经后初期论治，拟滋肾清心，大补肝肾，佐以疏肝解郁。

［方药］二甲地黄汤合越鞠丸加减：龟甲（炙，先煎）10g，鳖甲（炙，先煎）10g，莲子心5g，山茱萸9g，山药10g，牛膝10g，牡丹皮10g，茯苓10g，茯神10g，续断10g，菟丝子10g，郁金10g，合欢皮10g，水煎7剂。

后按经后末期、经间期论治，滋阴助阳，补肾活血，方用补天种玉丹合滋肾清心汤加减：丹参10g，赤芍10g，白芍10g，山药10g，牛膝10g，牡丹皮10g，茯苓10g，续断10g，杜仲10g，菟丝子10g，鹿角霜10g，五灵脂10g，鳖甲（炙，先煎）10g，合欢皮10g，莲子心5g，山茱萸9g，荆芥6g。

【二诊】11月27日。月经周期第24日，阴道点滴流血，色红，双乳

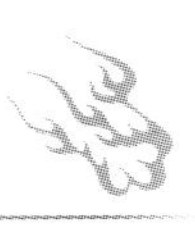

略胀，无腹痛腰酸，食寐可，二便调。诉见经间期锦丝带下，量不多，BBT 高相缓慢下降。舌质红、苔薄，脉细弦。按经前后半期论治，拟补肾助阳，补理兼施，方取毓麟珠合钩藤汤加减：当归（炒黑）10g，白芍10g，山药 10g，牡丹皮（炒）10g，茯苓 10g，续断 10g，杜仲 10g，鹿角霜 10g，五灵脂 10g，荆芥 6g，太子参 15g，钩藤（后下）10g，水煎7 剂。

月经来潮，按行经期论治：活血调经，方取越鞠丸合五味调经汤加减：苍术（制）10g，香附（制）10g，生山楂 10g，丹参 10g，赤芍 10g，川牛膝 10g，泽兰叶 10g，续断 10g，茯苓 10g，五灵脂 10g，生茜草 10g，益母草 15g，艾叶 6g。

经净之后，仍按补肾宁心调周法调理。

【结果】2010 年 1 月 22 日。末次月经：2009 年 12 月 4 日，就诊时经周第 30 日，血 E_2：1306.52pmol/L，孕酮 P：127.14nmol/L，β-HCG：319.0IU/L（2010 年 1 月 21 日）。提示妊娠，按养血补肾，清心理气处方保胎 3 个月。

【按】此案患者肾虚偏阴，癸水不足，心肝郁火，神魂失于安宁，夹有瘀浊。肾虚偏阴，癸水不足则精卵、血海难以滋养成熟，故未避孕而 2 年未孕，排卵期锦丝带下量少，阴阳转化不协调致经前期肾阳不足，证见月经周期偏短、BBT 高相缓慢下降、经前漏红；肾阴不足，胞宫血海不能修复充盈，故见月经淋漓不尽。肾阴偏虚，心肝郁火，心神不宁则见舌质偏红、苔根微黄腻，脉细弦，经前期乳房作胀，夜寐不安。病久致瘀，故见月经有血块、痛经，阻碍血海生新，月经点滴不净。此案周期中阴阳消长转化虽有所不足，但尚能按期进行，BBT 亦证实了表面上的月经尚正常，实质阴阳各有所不足，虚（肾虚偏阴）实（心肝郁火，夹有瘀浊）兼夹，影响到周期中阴阳转化，故治以肾中阴阳消长转化运动为主导而采用补肾宁心调周法，治疗时重视经后期滋阴降火，宁心安神。欲补肾者，先宁心，心神安定，则肾水充足，在调周方中多用重镇之品，如龟甲、鳖甲滋阴降火、大补肝肾、滋阴养血；钩藤为手足厥阴之药，通心包于肝木，风静火熄则诸症自除；山茱萸入肝肾敛阴，并加用莲子心、合欢皮、茯神、牡丹皮等宁心安神，降火除烦，使之在静的前提下恢复肾阴。周期中亦并兼顾到疏解肝郁及化瘀利浊。此患者查血 FSH 偏高，但并不过高，所以在补肾宁心调周法治疗后而获佳效。

参考文献

陈赟，钱菁，卢苏，等．初探夏桂成教授治疗卵巢储备功能低下性不孕症临证经验

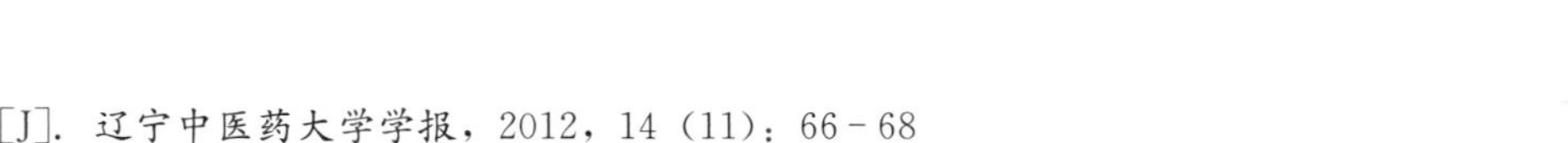

[J]. 辽宁中医药大学学报，2012，14（11）：66－68

4. 脾肾不足、冲任虚寒、痰瘀互阻、胞脉不利案（王绵之医案）

患者，女，33岁。

【初诊】 1990年4月1日。

［主诉］婚后8年未孕。

［临床表现］患者婚前即月经不调，经常延期不至，量少而色暗。其人形体丰腴，面颊部色素沉着明显，腰酸溲少，足跗浮肿，按之没指，白带淋漓，质清稀而黏如涕，近日晨起颜面部亦觉肿胀。舌质淡胖、苔白根腻，脉细弦、两尺无力。

［诊断］不孕症，证属脾肾不足，冲任虚寒，痰瘀互阻，胞脉不利。

［治法］温肾健脾，化痰消瘀，兼以利水通络。

［方药］生黄芪25g，防己10g，牛膝10g，茯苓18g，桃仁9g，红花9g，香附（制）10g，淫羊藿10g，土鳖虫6g，清半夏12g，化橘红10g，枳实（炒）10g。10剂。

【二诊】 药后小便通畅，肿胀明显减轻。因经期将至，加强活血化瘀之力。前方加茜草12g，茺蔚子12g，泽兰9g，赤芍9g，白芍9g。7剂。

【三诊】 月经已行，量较多有血块。为防动血过甚，前方去土鳖虫、茜草、茺蔚子，加生地黄18g，白术（炒）12g，续断9g，7剂。

【四诊】 经行5日已净，虽下紫黑血块较多，但周身轻松，无不适。经后加强补肾固精，补益气血以培本固元。药用生地黄18g，熟地黄18g，枸杞子9g，淫羊藿9g，菟丝子12g，当归18g，白芍（炒）18g，桃仁9g，红花9g，牛膝10g，香附（制）12g，肉桂5g。

【结果】 如此调治半年后，月经基本正常。患者体重减轻，面部黄褐斑明显消退，舌质渐转红润，舌边、尖部瘀斑亦减少。继续调治5个月，终于获孕。

【按】 此证属于冲任虚寒，痰瘀互阻，胞脉不畅证。肾主水，脾为生痰之源，痰湿之证主责脾肾，故用黄芪、白术、茯苓等益气健脾，以杜生痰、聚湿之源；肉桂温下元命火，以补火生土；熟地黄、当归、枸杞子、白芍滋肾阴；淫羊藿、菟丝子等补肾阳。利用经期因势利导，逐除瘀血而不伤好血，痰湿随之而消。后以补肾固精之法坚固肾元，肾气肾精充实，即可受孕。

参考文献

张林，白晶，吴晓丹，等. 王绵之教授治疗不孕症经验［J］. 世界中西医结合杂志，2010，5（9）：741－742

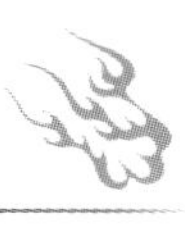

5. 命门火衰案（郭子光医案）

患者，女，32岁。

【初诊】2004年8月6日。

［主诉］婚后不孕3年。

［临床表现］患者月经已停数月，夫妻同居未避孕未孕3年。患者于1998年因“怕冷，疲倦嗜睡”等症在某院诊断为甲状腺功能减退症，一直服用甲状腺片替代治疗。述患病以来易感冒，畏寒怕冷，四肢不温，入夜尤甚，神疲思睡，自觉记忆力减退，纳眠可，二便调。精神困顿，懒言神怯，面㿠少华，眼睑、面部、四肢浮肿，按之无凹陷。舌质淡苔白，脉沉迟而弱。

［诊断］不孕，证属命门火衰，阳气不振，脏腑功能失调。

［治法］温元阳，补元精，调冲任。

［方药］右归丸加味：制附片（先煎）20g，肉桂10g，鹿角胶15g，杜仲（炒）15g，菟丝子15g，山茱萸15g，枸杞子15g，当归15g，熟地黄20g，山药20g，肉苁蓉20g，黄芪40g。7剂。

【二诊】8月15日。患者面色红润不浮肿，神情愉悦，言语有力，自述服药3剂后，倦怠懒言嗜睡症状消失，畏寒怕冷缓解明显。舌质淡苔白，脉沉细。郭老建议仍继续服用原方10剂，同时另给鹿茸100g，冬虫夏草100g，龟甲胶300g，碾碎，每日清晨取鹿茸、冬虫夏草各5g，龟甲胶10g混匀，蒸蛋服用。嘱服鹿茸期间，忌食青菜、萝卜，以免降低疗效。

【结果】11月中旬患者再次前来，告知自上次就诊后，坚持服药，8月5日月经来潮，11月初因月经停闭前去妇科就诊，方知怀孕，此后暂停服药。2006年初电话追访，患者生育一子，发育良好，述身体状况良好，每月月经按时来潮，量色质均正常。

【按】此案乃命门火衰所致，其影响范围大，涉及多脏腑多层次的功能衰退，而尤以“女子以系胞”的功能减退为突出。命门火衰，火不温肾，则肾阳虚而水不化，可发生浮肿诸症；火不暖肝，则肝阳升发不足，而有困顿、疲乏诸症；命门火衰则心阳不振，血脉不温，血流淤缓，精神委靡；命门火衰也必然导致肺卫阳衰，卫外不固，易致客邪入侵，引发种种外感合并症。命门火衰源于元精不足，“精以化血”和“精以化气”之功能低下，又必定引起气虚血虚诸症。命门火衰之时，女子系胞的功能低下，而引起不孕和月经停闭诸症。郭老认为，命门火衰的实质是元精亏虚，故治疗命门火衰，只辛热温阳是不够的，重在填精，宜用右归丸加减，元阳与元精同补，阴中求阳，其效更速。

参考文献

黄金珠，傅春华，骆丽娟，等. 郭子光辨治命门火衰的经验［J］. 北京中医，2006，25（11）：653－655

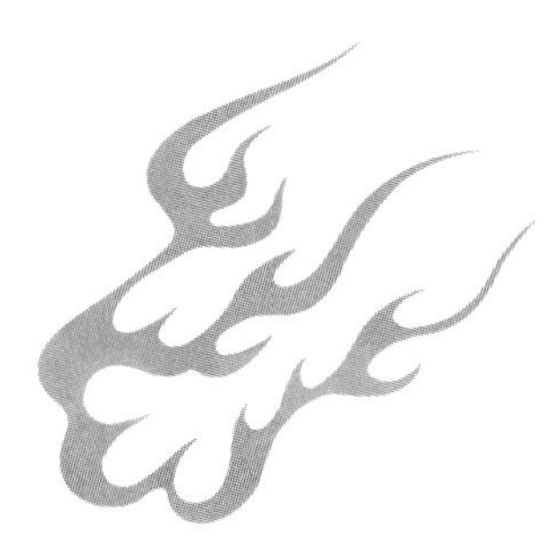

第十八章 儿科医案

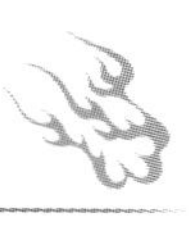

小儿感冒（1案）

风热客表犯肺、热毒蕴结咽喉案（颜正华医案）

患者，男，5岁。

【初诊】1998年3月26日。

［主诉］感冒发热持续2月余。

［临床表现］小儿平时体弱，刻下发热，体温38.5℃，咽部红肿疼痛，颈部淋巴结肿大，尿黄便干。舌质红、根苔黄腻，脉细滑数。听诊双肺未闻及干湿性啰音。实验室检查：白细胞总数6.8×10^9/L，中性粒细胞0.76，淋巴细胞0.24。

［诊断］西医诊断：急性上呼吸道感染。中医诊断：感冒，证属风热客表犯肺，热毒蕴结咽喉。

［治法］辛凉解表，清热解毒散结。

［方药］荆芥穗5g，金银花10g，连翘10g，桔梗5g，甘草3g，牛蒡子8g，青蒿10g，白薇10g，赤芍8g，夏枯草10g，滑石（包）10g，通草6g。4剂，水煎服，1日1剂，分3次服。

【二诊】3月30日。患者体温复常，颈部咽部肿痛大减，唯仍咳嗽，鼻流黄涕。颜老认为此系热毒渐解，余邪未清，仍居上焦之象。治以解表清里、化痰止咳。药用荆芥穗5g，金银花10g，连翘6g，苦杏仁5g，桔梗3g，甘草3g，浙贝母6g，鱼腥草（后下）10g，冬瓜子15g，紫菀6g，百部6g，白前6g。4剂，1日1剂，水煎服。

【结果】患者服上药4剂后，感冒诸症皆释。

【按】此案系风热客于肺卫，热毒蕴结咽喉，故症见发热，咽部红肿疼痛，颈淋巴结肿大。治以辛凉解表，清热解毒散结，故用银翘散加减。初诊方中荆芥、金银花、连翘、桔梗、甘草、牛蒡子共奏辛凉解表，清热解毒之功；青蒿、白薇以退热降温为用；赤芍、夏枯草功善散结；滑石、通草清利小便。药后效显，患者热退，咽喉肿痛渐消。二诊时，患者体温复常，颈部咽部肿痛大减，故去退热之青蒿、白薇，散结消肿之牛蒡子、赤芍、夏枯草，清利小便之滑石、通草；针对患者仍见咳嗽，鼻流黄涕，选加苦杏仁、浙贝母、紫菀、百部、白前、冬瓜子、鱼腥草以增清肺止咳化痰之功。

参考文献

吴嘉瑞，张冰．国医大师颜正华感冒治验举隅［J］．中华中医药杂志，2010，25（5）：700－701

小儿发热（1案）

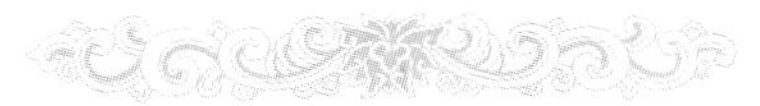

外感风寒、化热入里、伤及阴血案（吕景山医案）

患者，男，13岁。

【初诊】2003年7月17日。

［主诉］反复发热1月余。

［临床表现］患儿发热月余。因外感风寒而恶寒发热，未及时治疗，发热加重，体温波动在37.5℃～40.2℃，入夜尤重。曾于7月12日检查血常规：白细胞总数11.5×10^9/L，中性粒细胞0.72，淋巴细胞0.20，红细胞沉降率35mm/h。经某医院予以大量抗生素，并用桑菊、银翘之类中药治疗，未见少效，遂来就诊。刻下仍发热恶寒，先寒后热，烦躁不宁，夜卧不安，汗出则体温下降。伴有左下肢肌肉酸痛，精神委靡，面色㿠白，食欲不振，口干不欲饮。舌质尖红、苔薄白，脉细数。

［诊断］发热，证属外感风寒，化热入里，伤及阴血。

［治法］清热凉血，养阴退热，导邪外出。

［方药］泻白散合秦艽鳖甲散加减：桑白皮10g，牡丹皮10g，紫草10g，知母10g，银柴胡10g，当归10g，乌梅10g，荆芥穗（炒黑）10g，地骨皮15g，芦根15g，赤芍15g，白芍15g，山楂15g，白茅根25g，青蒿6g，甘草6g。3剂，1日1剂，水煎服。

【二诊】7月20日。服药1剂，当日午后发热未作。又服2剂，精神如常，食纳增加，唯大便不畅。效不更方，原方加瓜蒌25g，风化硝（冲）10g，继服2剂，以资巩固。

【按】此案乃因外感风寒，未能及时治疗，以致外邪化热，由表入里，由气及血，遂有发热日久不退，阴血亦伤，故入夜尤重。其治疗用泻白散、秦艽鳖甲散为基本方，诸药参和，相互促进，相得益彰。尤其荆芥穗一味，更有妙用，盖荆芥穗本为辛温解表之品，炒黑入药，既能入于血分，又能由血分出于气分，导邪由内而出。故发热月余之症，药服3剂，热退病愈。

参考文献

吕玉娥，吕景山．吕景山临证治验举隅［J］．山西中医，2006，22（3）：4－6

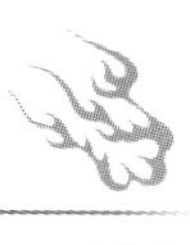

小儿夏季热（1案）

暑湿相搏、热邪卫表案（涂经世医案）

患者，男，2岁。

【初诊】2007年7月12日。

［主诉］夏季发热1年。

［临床表现］患儿年方2岁，始于去年夏季发热，住院检查未见病理变化，经对症处理后症情缓解，待至今年同时之际又复发热不解，持续在38℃上下，经相关检查仍未作出明确诊断，以“发热待查”观察就诊。用药2个月未见缓解，特来我门诊要求中医治疗。诊观其发热而精神尚可，饮食一般，口渴欲饮，小溲频多。舌质红苔薄，脉细数。

［诊断］西医诊断：小儿夏季热。中医诊断：疰夏，证属暑湿相搏，热邪卫表。

［治法］清泄暑热，和脾祛湿。

［方药］太子参15g，麦冬10g，黄芩（炒）9g，青蒿12g，大青叶10g，竹叶卷心5片，鲜荷叶（碗口大）1张，连翘10g，生地黄12g，大麦30g，甘草3g。煎水代茶频饮。7剂。

【二诊】7月22日。药进身热有所减退，但停药近2日体温又复回升(37.8℃)。效不更方，再予原方7剂。

【结果】病获痊愈。嘱其平时注意保持居住通风凉爽，饮食宜清淡、注意营养物质补充，以改善体质。

【按】此病在中医学中属于“暑病”、“疰夏”范畴，《内经》云：“先夏至日为病温，后夏至日为病暑。”小儿乃稚阴稚阳之体，易虚易实，其素禀不足者，不耐炎夏热蒸而伤气机，久热蕴蓄则耗津伤阴，发生此病。肺为暑气熏灼，开阖失职，汗窍闭塞，出现发热；暑热内蕴，耗伤肺胃阴津，而为口渴引饮；暑伤气，气不化水，水液下趋，肾气不固，故尿多而频；汗闭则尿多，尿多则阴津伤，津伤必引水自救，形成汗闭、口渴、多尿之恶性循环。此例患儿属于比较典型的小儿夏季发热病例。方中太子参、麦冬、生地黄养胃阴，并能生津止渴；黄芩、大青叶、连翘清热解暑；特别是方中青蒿气味芳香，不仅具有升发舒脾之用，而且具有轻透解肌之功，历代医家盛赞其有清温解毒之功，虽苦寒而不伤胃气，实为治暑之要药；竹叶卷心味甘气寒，清

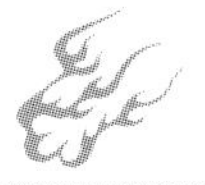

暑泄热，通窍利便，上可达毛窍，开腠理，散发肌表之暑热，下可利尿窍，渗利内蕴之暑湿，使三焦畅通，脾胃中和，津液得调，诚属治暑之佳品；鲜荷叶芳香化湿，醒脾和胃，善于升发脾胃之气而解暑祛湿；大麦性味甘凉，具有益气除热、和胃调中、消食化滞之功；甘草用以调和诸药，生用并能清热解毒。观全方，清暑热而不碍脾胃升发之气，利暑湿而不伤脾胃阴津，药虽轻而效甚捷，用药平和中见功力，充分体现了徐老临证用药之巧思。

参考文献

侯浩彬，卓思源，徐经世. 徐经世治疗小儿夏季发热的经验［J］. 中医药临床杂志，2008，20（1）：17－18

小儿咳嗽（2案）

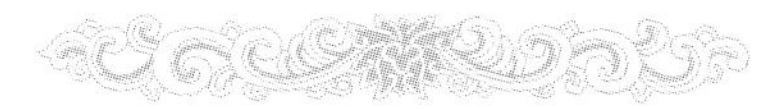

1. 风寒袭肺案（刘祖贻医案）

患者，女，6岁。

【初诊】 1994年7月22日。

［主诉］咳嗽突作3日。

［临床表现］感冒后咳嗽反复3日，咳稀白痰，咽痒，口不干苦。舌质淡红、苔薄白，脉浮滑。

［诊断］咳嗽，证属风寒袭肺。

［治法］疏风散寒，宣肺止咳。

［方药］杏苏散加减：苦杏仁6g，紫苏叶7g，薄荷7g，蝉蜕7g，紫菀7g，百部10g，前胡7g，桔梗5g，矮地茶10g，陈皮7g，甘草3g。

【结果】 服药1剂后，症状显减，续服3剂而愈。

【按】 此案乃风寒袭肺所致，故用紫苏叶、薄荷、蝉蜕解表宣肺，苦杏仁、桔梗、矮地茶、前胡、陈皮理气化痰，紫菀、百部润肺止咳，甘草调和诸药。

参考文献

杨维华，卜献春，周慎. 刘祖贻研究员辨治咳嗽九法［J］. 中医药导报，2010，16（5）：17－19

2. 痰浊恋肺、肺失肃降案（裘沛然医案）

患者，女，8岁。

【初诊】 1988年3月15日。

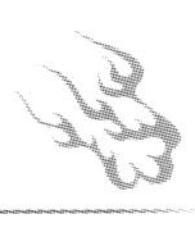

［主诉］剧咳气促1周。

［临床表现］患者幼时曾患奶癣。近3年来，咳嗽频作，每年中仅7～8月未见咳嗽，其他时间咳嗽时轻时剧，需用抗生素方能控制。近1周来，晨起及入夜咳嗽剧作，并伴痰鸣气急，咳痰色白有时带黄，有时咳唾甚多，甚至连饭也吐出，应用青毒素、链霉素治疗，疗效欠佳，而转裘老诊治。舌苔薄白，脉滑。

［诊断］咳嗽，证属痰浊恋肺，肺失肃降。

［治法］化痰降气为先。

［方药］芫花3g，木蝴蝶3g，葶苈子9g，白前9g，马兜铃9g，半夏（制）9g，冬瓜子15g，龙胆6g，细辛6g，生姜6g，黄芩30g。5剂。1日1剂，水煎分2次服。

【二诊】3月20日。服药期间曾呕吐2次，呕出痰涎较多，其后咳呛明显减轻，晨起咳嗽也较前减少，气急虽亦减轻，但喉间仍有痰声，上方加黄连4.5g。

【三诊】又进7剂后，晚上已无咳嗽，仅晨起略有咳嗽，喉间痰鸣声已大减，吃药不妥时，虽仍有呕吐，但亦较前减轻许多。效不更方，仍以上方再进7剂。

【结果】药尽时咳喘已完全消失。半年后随访，仅感冒1次，且其症状只见鼻塞流涕、咽痛之症，而咳喘未作。

【按】此例患儿反复咳嗽已达3年之久，每年咳嗽时间长达10个月，咳嗽剧烈时可听到喉中痰鸣音及呼吸急促困难，符合慢性支气管炎的诊断标准。此病的治疗宗旨是化痰止咳以平喘。裘老治疗时，采用辛开苦降之法，选用葶苈子、白前以止咳化痰；木蝴蝶、冬瓜子清肺润肺，定喘消痰；龙胆、黄芩、马兜铃清肺降气以平喘止咳；加细辛以宣散郁热，表邪自解；半夏、生姜止呕化痰；芫花峻泻逐水，此为历代名家之治喘之要药，近人多不了解，而裘老常选用，取芫花温经祛痰而止咳、宣肺逐饮而化痰之功。诸药同用，而收桴鼓之效。

参考文献

王庆其，李孝刚，邹纯朴，等. 国医大师裘沛然之诊籍（四）［J］. 浙江中医杂志，2011，46（4）：252－253

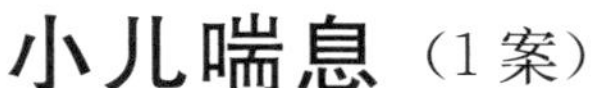

小儿喘息（1案）

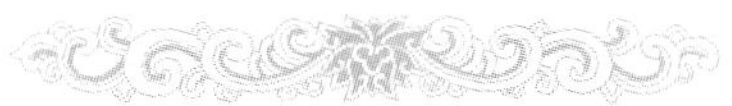

痰气郁闭、气不摄纳案（任继学医案）

患者，男，9岁。

【初诊】 2003年3月9日初诊。

［主诉］咳喘反复1个月。

［临床表现］患儿1月前因感冒、咳嗽，予以青霉素注射液静脉滴注后，感冒已愈，继而出现咳喘，伴有痰鸣，胸闷闭塞，经多方治疗未见明显好转。近日发作频繁，甚则整日不止，自觉乏力，气促，伴有咳嗽，呼吸困难，胸闷，活动后加剧。诊见面色隐青、泛红，唇青紫，咽部微红，胸廓正常，呼吸急促，吸气困难较明显，喉间有痰鸣声，心脏（一），四肢无水肿。舌质淡红、少苔，脉弦滑。

［诊断］咳喘，证属痰气郁闭，气不摄纳。

［治法］宣肺化痰，止咳平喘。

［方药］川芎5g，青皮5g，紫菀5g，钟乳石5g，生石膏5g，射干3g，艾叶3g，百药煎3g，石韦3g，沉香3g，苦杏仁3g，麻黄（醋浸）2g。水煎服，1日1次。喘可治1支，每日1次。

【二诊】 3月15日。药后自觉喘息好转，胸闷缓解，口唇青紫减轻，痰鸣声减少，咽红赤，舌质淡红、苔少，脉沉弦而滑。继用前法。药用川芎3g，射干3g，艾叶3g，沉香3g，苦杏仁3g，钟乳石3g，百药煎3g，麻黄（醋浸）2g，生石膏5g，青皮5g，款冬花5g。

【三诊】 3月22日。药后咳喘好转，气促基本平息。昨日鼻出血，已止。自觉喉中似有痰，颜面萎黄隐青，舌质淡红、少苔，脉沉弱无力。治以利肺养阴宁血。药用川贝母5g，天冬5g，金荞麦5g，青皮5g，钟乳石5g，生地黄5g，生石膏10g，麦冬10g，麻黄（醋浸）2g，艾叶3g，百药煎3g，柿霜（冲）3g。

【四诊】 3月29日。药后已无不适，活动后易出汗。咽淡红，舌质淡红、少苔，脉沉弦无力。伏邪已祛，肺气通利。药用黄芪5g，沙参5g，山茱萸10g，川芎3g，青皮3g，西洋参3g，钟乳石3g，紫衣核桃（捣）1枚。益气养阴固肾以善其后。

【按】 此例患儿感冒后，依赖抗生素治疗，致寒遏太过，苦寒之品损伤肺胃，致邪气内伏而不得透发之故。感冒似愈，实未愈，而邪气

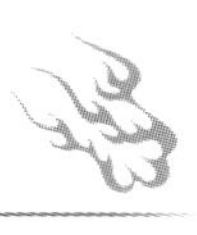

伏留，迁延日久，进而损伤肾气。此病的特点为标实本虚，实中夹虚。方从麻杏石甘汤之意治其标，恢复肺气之开降，兼祛其夙根，后以补益疏导之法固其本。方中麻黄去其发汗之力以宣肺，行气之中有敛气之力，使经络得通，里邪外达。苦杏仁降肺气，佐麻黄宣降肺气，气机升降相因，咳喘得平。石膏辛甘大寒，清泄肺经郁热。沉香、钟乳石纳气归元，开中有合，有宣有敛，使肺气宣而不散。百药煎、石韦、射干等清肺化痰。艾叶入肺、脾、肾三经，温通三经。川芎引药上行，又入血分。佐以青皮行气化滞，掘其伏痰夙根，以复肺体之清肃。后以黄芪、山茱萸、西洋参、核桃、沙参等益气养阴补肾以固其本，咳喘遂平。

参考文献

黄燕，缪晓路. 任继学教授验案1则［J］. 新中医，2003，35（11）：51

小儿呕吐（1案）

肝郁脾虚案（邓铁涛医案）

患者，男，11岁。

【初诊】 2002年4月25日。

［主诉］反复呕吐伴腹痛半年。

［临床表现］缘患儿平素饮食不节，近半年来每于食后十多分钟或1个小时后发生呕吐，为胃内容物，每日少则4～5次，多则十余次，伴上腹部疼痛。曾在某儿童医院行胃镜示：食管炎，慢性浅表性胃炎，十二指肠球炎。曾用奥美拉唑（洛赛克）、L-谷氨酰胺呱仑酸钠、多潘立酮等治疗3个月，症状缓解不明显。入院时呕吐2次，为胃内所食之物，阵发性上腹部隐痛，间或嗳气，泛酸，口干，无口苦，纳寐可，二便调。舌质淡苔白稍厚，脉弦。

［诊断］呕吐，证属肝郁脾虚。

［治法］疏肝理气化痰，益气健脾，和胃降逆。

［方药］旋覆花（包煎）6g，竹茹10g，黄连3g，生姜3片，木香（后下）6g，太子参15g，白术15g，大枣3枚，赭石（先煎）30g，茯苓15g，素馨花10g，法半夏10g，三七花6g。

【二诊】 服用2剂后，患儿呕吐次数减少，每晚平卧时呕吐1～2次，时伴胃脘部隐痛，舌质淡苔薄黄，脉沉。胃镜复查示：轻度红斑渗出性胃窦炎，贲门口-食管末端呈炎症改变。邓老认为，少年为纯阳之体，肝气郁久化热，遂去白术、半夏等温燥之品，加柴胡 8g，黄芩 8g，以清胃中之热；加白芍 12g 缓急止痛。

【三诊】 服用 4 剂后，患儿已无呕吐，仅偶有恶心感，上腹部仍隐隐作痛，继服 5 剂。

【结果】 后无呕吐及腹痛。随访 4 个月，患儿饮食正常，无呕吐及腹痛。

【按】 胃居中焦，主受纳腐熟水谷，其气以降为顺。胃气之和降，有赖于脾气的升清运化以及肝气的疏泄条达。此患儿饮食不节，时暴饮暴食，温凉失宜，又过食肥甘、辛辣，伤胃滞脾，食滞内停，胃失和降，胃气上逆，发生呕吐。如《医学正传·呕吐》有云："有内伤饮食，填塞太阴，以致胃气不得宣通而吐者。"病久情志不畅，肝气郁结，横逆克脾，脾失运化，胃失和降，气逆于上，故致呕吐。如《景岳全书·呕吐》所言："气逆作呕者，多因郁怒致动肝气，胃受肝郁，所以作呕。"治疗当在审因论治的基础上，祛邪施以疏肝理气、化痰之法，扶正施以益气、健脾之法，辅以和胃降逆之品，则邪去正复，胃气自和，呕吐自止。

参考文献

张忠德，李叶，张北平，等. 邓铁涛教授调治慢性胃炎验案［J］. 吉林中医药，2004，25（1）：45

小儿泄泻（1案）

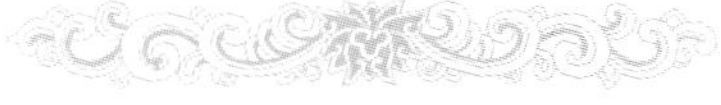

脾虚食滞案（张灿玾医案）

患者，男，婴儿。

【初诊】

［主诉］泄泻反复数日。

［临床表现］患儿始患泄泻，治无效，复来济南住某省级医院，用西药治疗，数日后，仍无效，遂求诊。患者系未满周岁之婴儿，尚在哺乳期，大便稀溏，次数较多，稀便中夹杂未消化之食物残渣及乳瓣。体质较弱，精神不振，舌质红苔薄白，脉沉细。

［诊断］泄泻，证属脾虚食滞。

［治法］温补脾胃，佐以消导化滞。

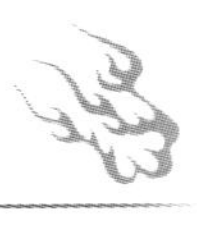

［方药］参苓白术散加减：党参10g，白术（炒）10g，茯苓10g，白扁豆10g，薏苡仁10g，砂仁6g，山药（炒）10g，桔梗6g，鸡内金10g，甘草3g。水煎，分多次适量温服。

【结果】药后症减，患者遂出院，携上方回家治疗。后不久，方效甚佳，连服数剂而愈。

【按】此案患者当系素体较弱，平日之乳食调节失当而损及脾胃，致胃肠消化及运化之功能不足，水食之分化功能失调，引发泄泻。用方即参苓白术散加鸡内金，以四君子汤为主药，以白扁豆、薏苡仁、山药之甘淡，助白术既可健脾，又可渗湿而止泻，为辅药；以砂仁芳香醒脾为佐药；桔梗载药上行，加鸡内金消积滞，健脾胃。此方补中有消、消导之中有涩，因而收到了较好的效果。

参考文献

李玉清. 张灿玾临证经验举要［J］. 山东中医杂志，2012，31（7）：521-522

小儿慢脾风（1案）

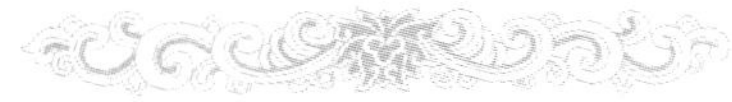

久病吐泻、元气衰败、虚风内扰案（李士懋医案）

患者，女，1岁。

【初诊】

［主诉］麻疹后抽搐1日。

［临床表现］1965年2月22日确诊为麻疹肺炎，予抗病毒、补充水电解质及对症处理，麻疹渐退。疹退后复又发热，精神不振，轻微气喘，吐、泻时作时止，体温38℃～39℃，5月28日出现抽搐，日五六次，抽搐无力。刻诊见发热，精神不振，轻微气喘，吐、泻时作时止，偶有抽搐。面色青而白，舌因涂甲紫溶液而无法察辨，寸口脉微细欲绝，趺阳脉弱。

［诊断］小儿慢脾风，证属久病吐泻，元气衰败，虚风内扰。

［治法］补益元气，益肾养血。

［方药］可保立苏汤加减：补骨脂3g，酸枣仁（炒）6g，白芍6g，当归6g，生黄芪15g，党参6g，枸杞子6g，甘草（炙）3g，白术6g，茯苓6g，山茱萸6g，核桃（捣）1个。1日1剂，水煎服，服2剂。

【二诊】1965年6月2日。抽搐稍轻，趺阳脉三五不调，胃气将败，极危，上方改用生黄芪30g。

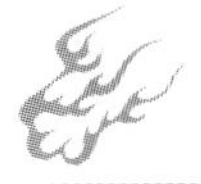

【三诊】5剂后，抽搐已止，面仍青白，下利日10余次，有沫。改用诃子散：诃子6g，肉豆蔻6g，木香3g，党参6g，茯苓9g，陈皮（炒炭）3g，白术6g。

【四诊】2剂止泻，利仍未止。乃脾气极虚，清阳下陷。仍宗初诊方，生黄芪改为60g。

【五诊】又服6剂，泻止热清，但摇头揉目，虚风未熄，再服上方12剂。

【结果】虚风平，精神振，面色亦转红润。

【按】麻疹消失后抽搐，以热盛或阴虚为多见，但因久病吐泻而阳气衰惫者有之。以面色白、脉弱、舌质淡为辨证要点。趺阳脉乃胃脉，诊胃气之存亡。病重小儿，若寸口脉已无，只要趺阳脉仍有，则知胃气尚存，仍可救。若趺阳脉无，则胃气已绝。此例趺阳脉弱，为虚证。可保立苏汤乃气血、脾胃及阴阳皆补之方。尤其重用黄芪有熄大风之功，1岁小儿竟用至60g，且连服20余剂而愈，确有厥功。此案大病之后吐泻频作，脾胃大伤，生化之源竭，不能“散精于肝，淫气于筋”（《素问·经脉别论》），筋失所养而拘挛。王清任认为：“项背反张，四肢抽搐，手足握固，乃气虚不固肢体也；两目天吊，口噤不开，乃气虚不上升也；口流涎沫，乃气虚不固津液也；咽喉往来痰声，非痰也，乃气虚不归原也。”李老用此方治疗慢脾风，确有卓效。

参考文献

王雪红．李士懋应用可保立苏汤经验［J］．河北中医，2010，32（1）：9-10

儿童多动症（1案）

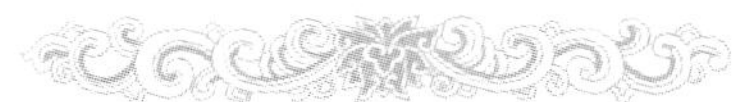

气虚风动案（李士懋医案）

患者，男，14岁。

【初诊】2005年9月30日。

［主诉］肢体抖动、挤眉弄眼反复3年。

［临床表现］多动症病史3年，屡服镇静药未愈。刻诊见肢体频繁抖动，挤眉弄眼，口鼻搐动。舌质淡红苔白，脉弦按之减。

［诊断］西医诊断：注意缺陷多动障碍（儿童多动症）。中医诊断：躁动，证属气虚风动。

［治法］益气熄风。

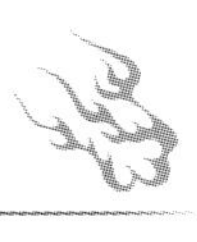

[方药] 可保立苏汤加减：生黄芪 60g，补骨脂 6g，酸枣仁（炒）30g，白术 9g，当归 10g，白芍 12g，党参 12g，茯苓 15g，甘草（炙）8g，山茱萸 15g，枸杞子 12g，巴戟天 10g，桃仁 10g，红花 10g，蜈蚣 5 条，全蝎 7g。水煎服，1 日 1 剂。

【结果】 至 2006 年 1 月 3 日，上方黄芪渐加至 150g，共服药 90 剂，诸症已平，继服 14 剂以巩固疗效。

【按】 可保立苏汤为王清任治久病气虚而风动者。肢体抖动，咂咀挤眼等，皆筋之病也，筋绌急伸缩而肢体口眼随之而动。吴鞠通曰："知痉之为筋病，则思过半矣。"筋之柔，赖气以煦之，血以濡之，二者缺一不可。筋失柔则为拘。阳气阴血不足而拘，此为虚风；邪阻气机不畅，气血不得温煦濡养而拘，此为实风。此案初诊脉弦按之减，则此风动，乃气失温煦所致，故予可保立苏汤，益气扶正以熄风。历 4 个月治疗，风气渐熄。

参考文献

王雪红. 李士懋应用可保立苏汤经验 [J]. 河北中医，2010，32 (1)：9－10

先天性免疫功能缺陷症（1 案）

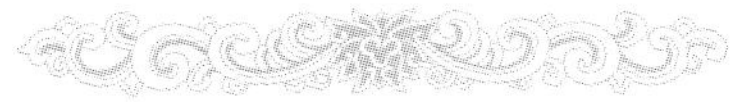

脾肾亏损、阴阳俱虚案（王绵之医案）

患者，男，10 岁。

【初诊】

[主诉] 咳喘咽痛反复 10 年。

[临床表现] 自出生百日起近 10 年反复高热咳喘，咽喉肿痛，并伴有淋巴结肿大，且发病频繁间隔不逾月，每予抗炎治疗暂时缓解。经多家医院确诊为"先天性免疫功能缺陷症"。查淋巴细胞转化率低于正常值，T 细胞亚群示：T_3、T_4、T_4/T_8 处于低值状态，T_8 高于正常值，尤以 NK 细胞减低明显。体液免疫指标尚属正常。10 年来，患儿屡次住院，并予多种免疫治疗，效果不显，且病情日渐加重。其家长特请王老诊治。患儿能食而体胖（日食 2.5kg 牛肉，体重 80kg），但不耐劳，甚至坐下不能自起。常自汗出，大便不正常，或日一行或干而秘。面色淡白，颧微红唇亦红，舌苔前薄、中部以后苔腻而润，脉弦大而数右寸弱。

[诊断] 证属脾肾亏损，阴阳俱虚。

[治法] 健脾益气，补肾填精。

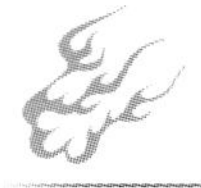

［方药］党参 20g，白术（炒）12g，茯苓 18g，白芍（炒）18g，枸杞子 12g，生地黄 12g，熟地黄 12g，麦冬 12g，牡丹皮 6g，石斛 12g，玄参 9g，杜仲（炒）12g，木香 2g，火麻仁 12g。水煎服，1 日 1 剂。

【结果】上法加减，治疗近 1 年，患儿上述诸症未发，食肉大减，形体亦较正常（体重减至 52kg），身高增长 6cm，活动自如，二便调畅，尤其 T 细胞亚群检查各项均达到正常范围。王老嘱患儿家属效不更方，以巩固疗效。其后随访 3 年，病未复发，化验指标正常。

【按】此案的病机关键为脾肾亏损，阴阳俱虚。脾胃为后天之本，气血生化之源。脾虚运化失职，可致诸候蜂起，变证丛生。一则气血无源、四肢失充，故见但不耐劳，甚至坐下不能自起；二则水湿不运，痰湿壅阻，泛溢肌肤，故见形体肥胖；三则脾虚及肺，卫生不固，腠理疏松，故见面色淡白，常自汗出；四则脾虚及肾，肾者胃之关，肾虚固摄无权，开合失司，故见大便失常；病程日久，耗气伤阴，正不抗邪，火邪内伏，肺失宣肃，故见反复高热咳喘，咽喉肿痛；舌质、舌苔、脉象也均为脾肾亏损，气阴俱虚之证。由此可见，患者高热咳喘、咽喉肿痛等肺系病候乃表象，而脾肾亏损，气血阴阳俱虚才是本质。故治宜温补脾肾、养肝润肺，益气生津，燮理阴阳。方中党参、白术、茯苓归经脾胃，补中益气，健脾养胃；枸杞子、杜仲、熟地黄归经归经入肾，温补肾气，益精填髓；白芍、当归、生地黄归经入肝，补血养肝，和营敛阴；玄参、麦冬、石斛归经肺胃，养阴润肺，益胃生津；火麻仁味甘性平归经入脾胃、大肠，滋养补虚，益胃润肠；牡丹皮味苦辛微寒归经心肝肾，善清伏火，凉血生新；木香味辛苦性温归经脾胃、大肠，醒脾开胃，升降诸气。诸药合用，共奏温补脾肾，养肝润肺，益气生津，燮理阴阴之功。

参考文献

刘淑红. 国医大师王绵之教授辨治小儿咳喘验案赏析［J］. 光明中医，2011，26（3）：433－435

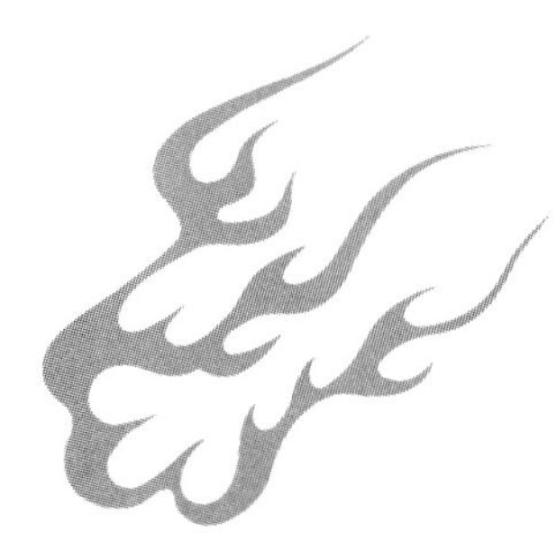

第十九章

眼科医案

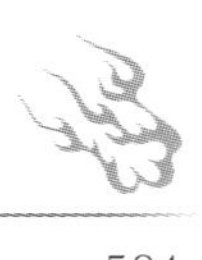

目　痛（2案）

1. 肝血虚少案（任继学医案）

患者，女，18岁。

【初诊】 2005年6月12日。

［主诉］目珠疼痛时轻时重4个月，加重2周。

［临床表现］患者4个月前因学习紧张劳累后出现目珠疼痛，时轻时重，曾在各大医院治疗（具体用药用量不详），症状未见好转，近2周疼痛加重。来诊时症见目珠疼痛，以夜间尤甚，伴有头痛，以前额、眉棱骨及两侧太阳穴疼痛为主，夜寐多梦，月经量少，色淡，饮食及二便尚可。舌质淡苔白，脉虚弦。面白无华，爪甲不荣。眼科检查未见异常。

［诊断］目珠痛，证属肝血虚少。

［治法］滋养肝血，缓急止痛。

［方药］补肝散与芍药甘草汤加减：夏枯草15g，香附（制）10g，白芍30g，甘草5g，川芎10g，白芷15g，柴胡5g。1日1剂，水煎服。

【二诊】 连服6剂，目珠疼痛症状好转，但仍头痛，以前额、眉棱骨疼痛为主。继以上方加蔓荆子15g，续服4剂。

【三诊】 目珠疼痛及头痛症状明显好转。效不更方，再投4剂。

【结果】 随访1年未复发。

【按】《素问·金匮真言论》云："肝开窍于目。"肝藏血，眼赖肝血濡养方能发挥视觉功能。故《素问·五脏生成篇》谓"肝受血而能视"；《灵枢·脉度》谓"肝气通于目，肝和则目能辨五色矣"。因此，肝脏依其与目在经络和功能上的特殊联系，在目受血濡养发挥视瞻功能过程中起到举足轻重的作用。该患者因学习紧张而致久视伤血，目珠失养，故痛。补肝散出自《简要济众方》，由夏枯草、香附组成，治疗目珠痛颇有良效。夏枯草味苦、辛，性凉，归肝、胆经，《本草纲目》云："夏枯草治目珠痛至夜则甚者，神效；或用苦寒药点之反甚者，亦神效。盖目珠连目本，肝系也，属厥阴之经。夜甚及点苦寒药反甚者，夜与寒亦阴故也。夏枯草禀纯阳之气，补厥阴血脉，故治此如神，以阳治阴也。"香附味辛、微苦、微甘、性平，归肝、三焦经，《本草纲目》谓"香附之气平而不寒，香而能窜，其味多辛能散，微苦能降，微甘能和。乃足厥阴肝、手少阳三焦气分主药，而兼通十二经

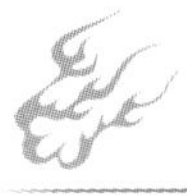

气分”。芍药甘草汤出自《伤寒论》，由芍药、甘草组成，芍药酸寒，养血敛阴，柔肝止痛；甘草甘温，健脾益气，缓急止痛。二药相伍，酸甘化阴，调和肝脾，有柔筋缓急止痛之效，两方共奏滋养肝血、缓急止痛之功。又佐川芎、白芷、柴胡。川芎辛可散邪，温能通行，“气善走窜”，为血中气药，走而不守，能“上行头目，下调经水，中开郁结”，“又能去一切风，调一切气”（《本草汇言》）；白芷味辛，《本草纲目》云其“行手阳明庚金，性温气厚，行足阳明戊土；芳香上达，入手太阴肺经。肺者，庚金，戊之子也。故所主病不离三经。如头目眉齿诸病，三经之风热也，辛以散之；为阳明主药”。柴胡和解少阳，为少阳头痛之要药。综观全方，既止目之痛，又养目之源，证治符合，故获效快捷。

参考文献

田玉东，任喜洁，马德锋. 任继学教授治疗目珠痛验案一则［J］. 中国中医急症，2007，16（3）：324

2. 肝肾阴虚、瘀血内停案（班秀文医案）

患者，女，25岁。

【初诊】1992年5月8日。

［主诉］产后目痛反复3月余。

［临床表现］患者今年1月份足月顺产，因产后悲泣太过，双目作痛，视瞻昏渺，腰痛膝软。恶露1个月方净，产后3个月经转，色、量尚正常，少腹、小腹常觉隐痛。望其目眶黛黑，舌质红、少苔，脉细。

［诊断］产后目珠痛，证属肝肾阴虚，瘀血内停。

［治法］滋补肝肾，兼以养血活血。

［方药］六味地黄汤加味：熟地黄15g，山药15g，茯苓6g，牡丹皮6g，泽泻6g，山茱萸10g，当归10g，白芍10g，蒺藜10g，密蒙花10g，大枣10g。

【二诊】4剂后复诊，目痛减轻，少腹、小腹痛微。舌质尖略红、苔薄白，脉细。守上方去牡丹皮、泽泻，加枸杞子10g，玉兰花10g。

【结果】继进7剂，以收全功。

【按】《灵枢·经脉》云：“肝足厥阴之脉……连目系。”目为肝窍，又受五脏六腑精气的滋养，《灵枢·大惑论》曰：“五脏六腑之精气，皆上注于目而为之精。”产后气血皆虚，元气亏损，肝肾不足，不能养目，可致产后目病，此即明王肯堂《杂病证治准绳·七窍门上》所言：“精液伤耗，肝胆气弱膏涩，肾水不足……久而失治，则有内障青盲、视瞻昏渺之患……产后悲泣太过者，每多此疾。”患者产后本虚，复因

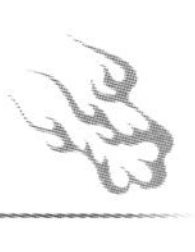

悲泣，重伤肝肾，精不养骨，血不养目，故腰痛膝软，目痛昏渺。又有瘀血阻滞胞脉，故目眶黛黑，恶露难净，少、小腹作痛。治宜补虚为主，兼以活血通络化瘀，以六味地黄汤滋肾养肝，当归“破恶血，养新血”，白芍养血敛阴，大枣“补五脏，治虚损”，《神农本草经》谓蒺藜“主恶血……明目”，《本草经疏》称密蒙花“为厥阴肝家正药……此药甘以补血，肝血足而诸证无不愈矣。”复诊邪已渐去，当以扶正为主，故去牡丹皮、泽泻，加枸杞子加强补益肝肾之力，佐玉兰花疏肝理气。肝开窍于目，黑水神光属肾，肝肾之阴气增益，则目痛可愈。

参考文献

卢慧玲. 班秀文运用六味地黄汤治妇科病的经验［J］. 新中医，1994，26（1）：6－7，9

中心性浆液性脉络膜视网膜病变（1案）

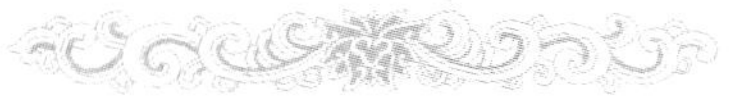

肝经风热、水湿上泛案（唐由之医案）

患者，男，29岁。

【初诊】 2004年2月3日。

［主诉］右眼视物模糊20日。

［临床表现］2个月前，患者工作劳累，除夕熬夜一通宵，次日自觉视力下降，眼前有暗影。到某市医院查FFA提示：中心性浆液性脉络膜视网膜病变。未用药。门诊检查：视力右眼：0.5，不能矫正，左眼1.5。查眼底：右眼黄斑部2PD范围水肿，中心凹反光消失，黄斑部有少量渗出。

［诊断］西医诊断：右眼中心性浆液性脉络膜视网膜病变。证属肝经风热，水湿上泛。

［治法］先疏风清热，健脾利水。

［方药］荆芥15g，防风15g，薄荷10g，栀子（炒）15g，连翘15g，细辛4g，车前子（包）20g，泽泻20g，牛膝15g，白术（炒）15g，白芍（炒）15g，柴胡6g。1日1剂。

【二诊】 2月14日。患者自觉视力明显提高，查视力右眼0.8，左眼1.5。右眼底黄斑部水肿有所减少，中心凹周围见圆点状硬渗，中心凹反光仍不可见。守上方加丹参20g。

【三诊】3月9日。查视力：右眼1.0，左眼1.5。患者眼底水肿不明显，渗出减少，中心凹反光弥散。上方加赤芍15g，丹参改为15g。

【四诊】4月1日。视力进一步提高，右眼1.5，左眼1.5。右眼底水肿渗出消失。调整处方：白术15g，防风12g，黄芪25g，枸杞子20g，菟丝子15g，泽泻15g，山茱萸10g，楮实子15g，丹参15g，川芎15g，赤芍15g，柴胡6g。7剂，1日1剂以巩固疗效。

【按】从该病的诱因上看，起病于工作劳累、熬夜之后，乃因这些不良因素长期作用于人体，导致机体脏腑组织功能紊乱，正气不足，卫外不固，最终导致内外各种致病邪气，乘虚侵袭人体，影响脾、肺、肾三脏代谢水湿功能失常，水湿上泛，引起眼底水肿，渗出形成，及神经上皮层浆液性脱离等病理改变。在整个发病过程中和肺的通调水道功能、脾主运化水湿功能以及肾主水等功能有关。因此唐老认为，此病病机应以内虚为本，邪犯为标，虚者肺、脾、肾，标者风热、风寒。此案患者初诊时从风热、水湿论治，病情好转后改用健脾补肾、疏肝调血之法以善后，正是上述病机认识的具体体现。

参考文献

周尚昆. 唐由之治疗中心性浆液性脉络膜视网膜病变经验[J]. 中国中医眼科杂志，2011，21（1）：26－27

老年性黄斑病变（1案）

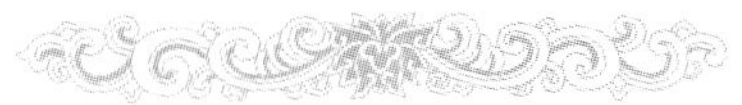

气血失和、肝肾不足、痰瘀互阻案（唐由之医案）

患者，女，56岁。

【初诊】2005年3月23日。

［主诉］左眼前暗影遮挡半年。

［临床表现］患者自诉左眼前暗影遮挡半年，曾于当地多家医院治疗，效不佳。症见耳鸣、夜尿频多，大便正常。舌质尖红、苔薄黄，脉细。检查：双眼视力右1.0，左0.1，左黄斑部渗出、出血，中心光不清。眼底荧光造影提示：左眼老年性黄斑病变（湿性）。

［诊断］西医诊断：左黄斑病变（湿性）。中医诊断：左眼视瞻昏渺，证属气血失和，肝肾不足，痰瘀互阻。

［治法］益气补肾，化痰活血。

［方药］桑椹15g，太子参30g，葛根30g，山楂（炒）15g，何首乌

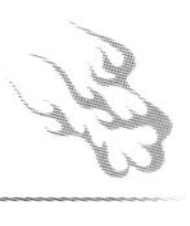

20g，黄芪 15g，白术 15g，茯苓 15g，昆布 15g，川芎 5g，大蓟 15g，小蓟 15g，枸杞子 15g。田七胶囊 3g。14 剂，水煎服。

【二诊】4 月 6 日。左眼前暗影稍变淡，口干，大便干。舌质尖红、苔黄，脉细。检查：双眼视力右 1.0，左 0.2，左黄斑部渗出、出血好转，中心光不清。患者有化热之象，上方加连翘 12g，水牛角 12g。7 剂。

【三诊】4 月 20 日。自诉左眼前暗影稍好转，视力模糊好转，大便正常，小便仍多。舌质尖红，苔薄黄，脉细。检查：双眼视力右 1.0，左 0.4，左黄斑部渗出、出血好转，中心光不清。热象已减，肾虚明显，上方去连翘，加杜仲 10g，牛膝 10g。14 剂。

【四诊】5 月 10 日。左眼前暗影好转，视力模糊好转，大便正常，小便仍多。检查：双眼视力右 1.0，左 0.5，左黄斑部出血吸收，少许硬性渗出，中心光隐约可见。舌质尖红，苔薄黄，脉细。患者症状好转，效不更方，以巩固疗效。守上方，处方 14 剂，水煎服。

【按】此案患者的发病有 3 个方面，一是目之视物有赖于气血的充养，气血失和，是导致黄斑渗出和出血的重要原因。二是目之视物，有赖于血的充养，精血同源，血有赖于津精而化生。肾主藏精，乃先天之本。另外，肾主水，水液的正常运行有赖于肾的温煦和气化功能。黄斑部的渗出，也是肾主水功能失常的表现。因此，肾是眼目赖以充养和视物的关键。三是瘀和痰皆是脏腑功能失调的病理产物，可直接或间接地作用于眼部而引起疾患。故凡黄斑病变经久不愈，其内之瘀血斑不易消散吸收者，常出现渗出、结缔组织增生、新生血管形成等。此乃痰瘀互阻的结果，是标症。治疗上用黄芪、太子参、白术健脾益气，桑椹、何首乌、枸杞子滋补肝肾，茯苓、昆布化痰，川芎、三七活血，同时配合葛根升清，大蓟、小蓟凉血，山楂和胃，正与此案病机相合。

参考文献

周至安，欧扬. 唐由之教授治疗老年性黄斑病变经验 [J]. 广州中医药大学学报，2006，23 (3)：232-233

糖尿病性视网膜病变（1 案）

气阴两虚、瘀血阻络案（唐由之医案）

患者，女，30 岁。

【初诊】2007年10月15日。

［主诉］双眼视物模糊2年余。

［临床表现］患者有1型糖尿病病史14年，2年前起，无明显诱因出现双眼视物模糊，在外院诊断为糖尿病性视网膜病变。2006年曾行激光治疗（右眼2次，左眼4次），然仍有反复出血现象，慕名找唐老诊治。诊见双眼视物模糊，面色少华，神疲乏力，少气懒言，咽干，五心烦热，纳食减少，夜寐尚安，大便干结。舌质淡红、苔少，脉细虚无力。

眼科检查：VOD：0.1（矫正0.3），玻璃体混浊，下方大片积血，后极部眼底窥不清，周边眼底视网膜可见散在出血斑及微血管瘤，视网膜大片激光斑。VOS：0.15（矫正0.6），视网膜可见较多出血斑及微血管瘤，大片激光斑，黄斑部中心凹反光不见。

［诊断］西医诊断：双眼糖尿病性视网膜病变（右Ⅴ期，左Ⅲ期）。证属气阴两虚，瘀血阻络。

［治法］补气养阴，止血活血，化瘀明目。

［方药］生蒲黄20g，姜黄20g，墨旱莲20g，女贞子20g，生黄芪30g，丹参30g，枸杞子15g，山茱萸15g，菟丝子15g，川牛膝10g，川芎10g。20剂，1日1剂，水煎，分2次服。

【二诊】11月9日。经上方治疗20日后，双眼视物稍清晰。眼科检查：VOD：0.15（矫正0.4），玻璃体混浊较前减轻，下方大片积血吸收部分，后极部眼底清，周边眼底视网膜仍见散在出血斑及微血管瘤，视网膜大片激光斑。VOS：0.3（矫正0.8），视网膜出血斑及微血管瘤有所减少。治初见效，守原方继用90剂。

【三诊】2008年2月10日。右眼视物又较前清晰，左眼同前。双眼视网膜出血基本吸收。眼科检查：VOD：0.2（矫正0.4），玻璃体混浊又较前减轻，下方大片积血吸收大部分，后极部眼底清，周边眼底视网膜仍见散在出血斑及微血管瘤，但明显减少，视网膜大片激光斑。VOS：0.3（矫正0.8），视网膜出血斑及微血管瘤明显减少。仍守原方，加生侧柏叶15g，以凉血止血；浙贝母15g，半夏15g，以软坚散结。

【四诊】10月17日。双眼视物较前清晰。眼科检查：VOD：0.3（矫正0.5），玻璃体混浊又较前减轻，下方大片积血基本完全吸收，后极部眼底清，周边眼底视网膜未见出血斑及微血管瘤，视网膜大片激光斑。VOS：0.4（矫正0.9），视网膜未见出血斑及微血管瘤。病情维持稳定。守前方加天花粉15g，党参15g，大蓟15g，小蓟15g。

【结果】2010年3月5日复诊，双眼视物清晰。眼科检查：VOD：0.4（矫正0.6），VOS：0.5（矫正1.0），视网膜未见有明显出血斑及微血管瘤。病情仍维持比较稳定。

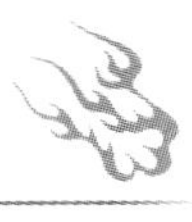

【按】唐老根据多年的临床经验认为，既然糖尿病性视网膜病变是糖尿病的一个并发症，那么就和糖尿病有着相似的发病机制。阴虚为本，燥热为标是消渴的主要病机。消渴目病的病机多为病久气阴两虚，气虚无力行血，致血行瘀滞，目失濡养；阴虚火旺，灼伤目络，血溢目络之外而成此病。故气阴两虚夹瘀为本病的主要病机，气阴两虚为本，目络不通，血溢络外为标。消渴病久体衰，肾之精气渐亏，气血生化减少，且鼓动无力，眼底出现血瘀，日久产生视网膜新生血管。中医学眼底病讲究局部辨证，血瘀形成机制也与西医学所述之与毛细血管闭塞、微循环障碍机制相符合。其治疗主要由两组药物组成：一组为益气养阴药，如黄芪、墨旱莲、女贞子、枸杞子、菟丝子、山茱萸等；另一组为止血活血药，如生蒲黄、姜黄、丹参、牛膝、川芎等。方中黄芪为补气要药，唐老治眼病喜欢重用黄芪，且为每方必用之药。在治疗此病中重用黄芪，能充分发挥其益气扶正的功效，还可起到调和诸药的作用。女贞子补肝益肾明目；墨旱莲凉血止血，补肾益阴，两药合为二至丸，主要起养阴之功，兼有止血的作用。山茱萸补益肝肾；枸杞子滋补肝肾，益精明目；菟丝子补肾益精，养肝明目，上三药共奏补肝肾之功。蒲黄止血化瘀，生用行瘀血更佳；姜黄行气破瘀，通经止痛，二者合用，不但能止血，还能起到化瘀血、通目络的功用。此外，丹参破瘀血积聚；牛膝引血下行，兼能化瘀；川芎行气活血，配合运用，则可使瘀血更快地消散。

参考文献

钟舒阳，周尚昆. 国医大师唐由之教授治疗糖尿病性视网膜病变经验简介［J］. 新中医，2010，42（9）：130－131

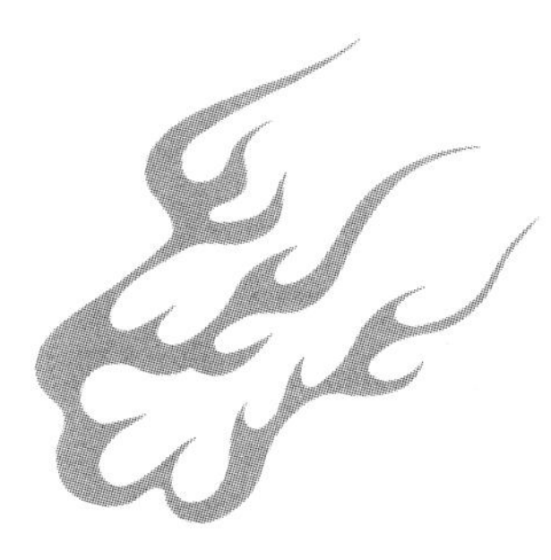

第二十章 耳鼻咽喉科医案

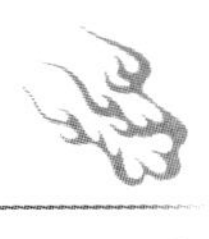

耳　鸣（2案）

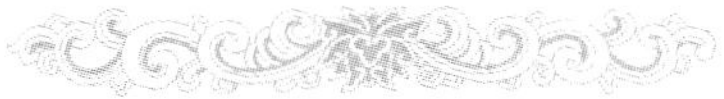

1. 肝胆郁热上攻耳窍案（干祖望医案）

患者，男，64岁。

【初诊】 1987年10月12日。

［主诉］耳鸣反复发作两年半。

［临床表现］右耳常鸣，左侧偶作哄鸣音2年半，鸣声有蝉鸣、风扇、车床等多种，听力下降，入睡难。舌苔黄腻，脉弦劲有力。既往无高血压史。查：左鼓膜瘢痕性下陷，右侧阴性。

［诊断］耳鸣，证属肝胆郁热，上攻耳窍。

［治法］清肝泄热，开郁通窍。

［方药］龙胆泻肝汤加减：龙胆3g，天竺黄6g，栀子10g，柴胡3g，白芍6g，夏枯草10g，陈皮6g，苦丁茶10g，当归10g，丹参10g。7剂，1日1剂。

【二诊】 10月16日。药进4剂，左耳似乎轻快一些，以欲速效而急于复诊。舌苔薄，脉弦。嘱先服初诊方余下的3剂药，续服下方10剂，药用夏枯草10g，苦丁茶10g，当归10g，白芍6g，天竺黄6g，石菖蒲3g，葛根6g，丹参10g，竹叶10g，灯心草3扎。

【结果】 10月27日。耳鸣明显好转，睡眠也改善。舌苔薄，脉弦。遂依上方加减续予调理。

【按】《素问·六元正纪大论》曰："木郁之发，甚则耳鸣眩转。"《医学心悟·耳》指出："足厥阴肝、足少阳胆经皆络于耳。"耳鸣与肝胆火旺相关。失眠一证，入睡困难为实，睡眠不实为虚。该患者纵然年过花甲，但神旺精沛，壮健不减当年，鸣聋之作，决非虚羸而来。《景岳全书·耳证》载："耳鸣当辨虚实。凡暴鸣而声大者多实，渐鸣而声细者多虚。"说明鸣声亢为实，微者为虚。此患者音调为高，当然实证绳之。且失眠于着枕之时，更证属实而非虚。脉呈弦劲有力，舌薄黄而糙腻，更非进补之躯。乃因肝胆之气失之条达，郁而化火，或肝风夹痰，痰火上冲耳窍，扰乱气机，气血不和，经脉失畅，清窍蒙蔽所致。先从清肝泄热、开郁通窍为主，继则疏肝养血、化瘀通窍巩固。二诊加入竹叶、灯心草，意在清心，以心寄窍于耳也。

参考文献

朱杰，沈修文．干祖望教授辨治耳病医案浅析［J］．中医药通报，2014，13（1）：

26－28

2. 瘀血阻滞、湿阻清阳案（干祖望医案）

患者，男，50岁。

【初诊】1991年7月17日。

［主诉］耳鸣10日。

［临床表现］右耳10日来出现“笃”“笃”的鸣响，听力正常，为间歇性鸣响，或与心律同步，但不同步的时间多。检查：按压右颈动脉，耳鸣声即稍减弱。有颈椎病史。舌苔薄白，脉细。

［诊断］耳鸣，证属瘀血阻滞，湿阻清阳。

［治法］化瘀活血为主，兼理湿化浊。

［方药］藿香10g，佩兰10g，泽泻6g，防已6g，车前子10g，红花6g，桃仁10g，当归尾10g，赤芍6g，石菖蒲3g。

【结果】服药7剂后，电话告知耳鸣已缓解。

【按】耳鸣可分为客观性耳鸣和主观性耳鸣两类。客观性耳鸣，其表现耳鸣声为断续性，大多与心跳、脉搏有同步的节奏，一般是耳周围的声源所致；主观性耳鸣或如蝉鸣蚊噪，或似风雨潮汐，但多呈连续声音，此类耳鸣为耳病所致。此案患者耳鸣表现为客观性耳鸣，并有颈椎病史，所以干老认为耳鸣之本源在于颈椎病。颈椎为病，瘀血阻塞，耳窍闭塞故耳中鸣响。干老抓住血瘀证候，主张活血化瘀以治本。发病时值暑湿之季，阴雨连绵，湿邪困阻，清阳不升，兼顾时令，治当理湿化浊以治标。方中藿香、佩兰芳香化湿；泽泻、防己、车前子利水祛湿；桃仁、红花、当归尾、赤芍活血化瘀；石菖蒲化浊开窍，为引经之药。全方辨证清晰，标本同治，立法得当，方义鲜明。干老治本以活血，治标以祛湿，结合时令遣方用药，也体现了中医治病因人、因时、因地制宜的指导思想。

参考文献

黄俭仪，严道南．干祖望对耳鸣的临证思辨方法：干祖望验案赏析之五［J］．江苏中医药，2011，43（8）：11－13

耳 聋（1案）

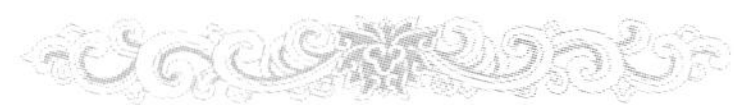

肝郁复加外感案（任继学医案）

周某，男，48岁。

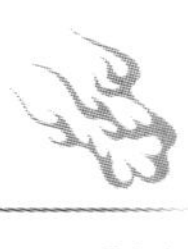

【初诊】2002年12月10日。

［主诉］右耳突发性耳聋半月余。

［临床表现］患者于半月前因情志因素，复加感冒后突发右耳听力丧失，经中西医治疗均未好转。诊见右耳听力丧失，耳鸣、耳中胀闷感，恶心，口苦，目胀，腰酸，鼻塞，喷嚏，无汗，恶风，咽干。颜面外罩青黄色、暗中显红赤，舌质红、苔浊腻，脉沉缓无力。

［诊断］西医诊断：突发性聋。中医诊断：暴聋，证属肝郁兼夹外感。

［治法］平肝降逆，活血化瘀，理气通窍。

［方药］通窍活血汤加通气散为主：麝香（分9次温水冲服）0.03g，羚羊角丝（单煎服）5g，玳瑁10g，红花10g，柴胡10g，川芎10g，生石决明20g，香附20g，桃仁15g，大枣3枚，老葱白1寸，生姜3片。4剂。每剂煎取600mL，每次服300mL，1日2次，早晚饭后服。

【结果】一诊过后随访，患者自述症状全部消失。

【按】通窍活血汤及通气散，均出自清王清任之《医林改错》，二方治疗耳聋颇有良效。临床治疗耳聋，医者多着眼于肾虚、肝火两个方面，采用传统之补益肾精、清肝利胆、清火降逆等法，往往忽视这二首确有良效之良方。引起耳聋的原因有很多，而肝郁气逆和外风入络为较常见的因素。该患者先有情志不遂，使肝气郁结，肝移邪于经络，则疏泄不畅，水渎不利，血失匀调；后又外感，外在之六淫邪气侵入，导致体内之经络、气血、气液之通道受阻，闭塞不通。内外二邪合而犯经动络，经络受阻，必然上壅脑之清窍，使耳之窍络营卫之气不足，精血滞流，清气不入，浊气内积则为毒、为瘀，耳内之经络、毛脉等通道受阻，闭塞不通，故“充耳不闻”。治疗上应着眼于气、血两个因素，治宜平肝降逆兼活血化瘀，理气通窍。证治符合，故显速效。

参考文献

任玺洁，张志强．任继学教授验案3则［J］．新中医，2003，35（4）：8－9

渗出性中耳炎（1案）

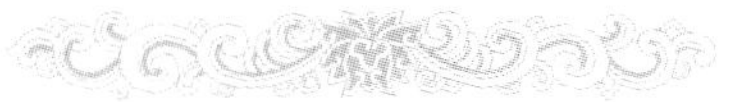

脾虚失健、制水无权、痰浊内生、上蒙清窍案（干祖望医案）

患者，男，44岁。

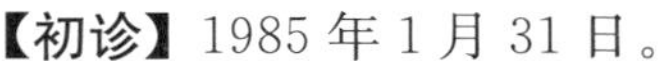

【初诊】1985 年 1 月 31 日。

［主诉］耳胀耳闭反复多时。

［临床表现］诉头胀痛，两耳似有物堵，胀满不舒，耳鸣重听，外院诊为渗出性中耳炎，曾穿刺抽液 2 次，予中药治疗后，头痛耳鸣缓解，唯闭气时两耳胀满依然，积液屡抽屡见。检查：鼓膜浑浊内陷，紧张部有穿刺瘢痕，音叉试验：（双）RT AC＜BC，ST↑，WT 居中。舌苔薄白，脉滑。

［诊断］耳胀，证属脾虚失健，制水无权，痰浊内生，上蒙清窍。

［治法］健脾消痰通窍。

［方药］陈皮 6g，半夏 6g，茯苓 10g，甘草 3g，白芥子 6g，紫苏子 10g，天竺黄 6g，胆南星 6g，党参 10g，葛根 10g，石菖蒲 3g。10 剂。

【二诊】两耳已渐通畅，听力基本恢复。再用参苓白术散以巩固其效。

【按】耳谷之潴液乃败津腐液属痰作祟，痰在体内，随气升降，溢于耳内，变生此疾。乃因患者过劳伤气，脾虚失健，制水无权，酿积之液抽而复生；痰浊上蒙，清窍闭塞，耳胀闭气则必然。其治疗取二陈合三子养亲汤加减。以二陈汤燥湿化痰，加苏子降气祛痰，白芥子祛皮里膜外之痰，天竺黄、胆南星剔除顽痰，党参健脾益气，以治其生痰之源，稍佐葛根、石菖蒲芳香化浊，升清通窍。诸药合用，共奏燥湿化痰、健脾助运、行气通窍之功，盈腔之液乃自退，闭塞之窍可通达之。

参考文献

徐泳．干祖望教授临证治验［J］．辽宁中医杂志，1989，16（2）：2－4

梅尼埃病（3 案）

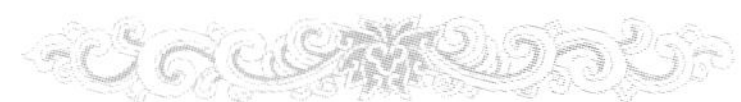

1. 肝风痰浊案（刘祖贻医案）

患者，女，45 岁。

【初诊】1992 年 2 月 22 日。

［主诉］眩晕反复发作 11 年，复发半个月。

［临床表现］患者于本月 8 日早晨起床时出现眩晕欲呕，双目难睁，耳鸣，在某附属医院诊为梅尼埃病，经输液治疗后，仍眩晕如坐舟车，闭目卧床则减轻，睁目则加重，不能行走，伴恶心欲呕，间有耳鸣，心烦纳少，大便可，失眠。舌质淡暗、苔白，脉细弦。

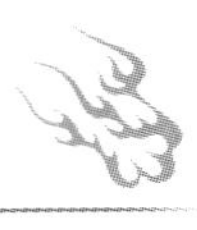

［诊断］西医诊断：梅尼埃病。中医诊断：眩晕，证属肝风痰浊。

［治法］平肝熄风，化痰降浊。

［方药］熄风化痰通络汤（刘老自拟方）加减：天麻 10g，钩藤 12g，生龙骨 30g，生牡蛎 30g，法半夏 10g，泽泻 5g，茯苓 15g，陈皮 10g，白术 10g，丹参 15g，佛手 10g，麦芽 30g，山楂 12g。7 剂。

【二诊】2 月 29 日。服上方第 2 剂，则眩晕明显减轻。现眩晕已不明显，可以自己行走，无恶心，纳食增加，但仍失眠。舌质淡暗、苔薄，脉细。上方去泽泻、茯苓、陈皮、麦芽、山楂，加党参 12g，枸杞子 10g，酸枣仁 15g，首乌藤 30g。续服 7 剂以善后。

【按】古人早有“无风不作眩”、“无痰不作眩”之明训，此例患者即肝风、痰浊交互为患。眩晕而心烦脉弦，为肝风升扰之象；眩晕而恶心苔白，为痰浊上犯之象。此时宜以天麻、钩藤治其内风，法半夏、陈皮、泽泻、茯苓治其痰浊，风熄痰化，则眩晕自止。

参考文献

周慎．脑病擅从肝肾血瘀辨证的刘祖贻［A］．//邱德文，沙凤桐．中国名老中医药专家学术经验集 2［M］．贵阳：贵州科技出版社，1995：563

2. 风痰上扰、虚瘀交加案（张学文医案）

患者，女，53 岁。

【初诊】

［主诉］发作性头晕目眩多年。

［临床表现］头晕目眩反复发作，发作时恶心呕吐，不能站立，站立则欲倒，2～3 日发作 1 次。曾经西医多种检查，诊断为梅尼埃病，迭进中西药无效。

［诊断］眩晕，证属风痰上扰，虚瘀交加。

［治法］化痰通络，平肝益肾。

［方药］橘红 10g，茯苓 15g，半夏（姜制）10g，磁石（先煎）30g，丹参 15g，川牛膝 10g，桑寄生 15g，菊花 12g，钩藤 12g，首乌藤 30g，桂枝 5g，女贞子 10g。水煎服。

【结果】服药 12 剂，症状平伏，随访未见复发。

【按】张老认为，在梅尼埃病的病变过程中，脑失充养，髓海不足是发病的内在基础，邪气、情志、痰浊、瘀血、劳倦等是诱发因素。虚、邪、痰、瘀是相互影响、互为因果的，正虚则不受邪，邪犯则气血失利而为瘀，血不利则为水，水停则成痰，痰水壅滞血脉则为瘀，瘀则脑失养而虚。因此，治疗当标本同治，以活血化痰熄风、益肾平肝降逆为法。临床常用磁石、钩藤、菊花降逆，平肝熄风；茯苓、姜半夏、橘红渗湿化痰；丹参、川牛膝活血化瘀；桑寄生、女贞子滋补肝肾；桂枝温通经络。

参考文献

刘绪银．活血化痰熄风、益肾平肝降逆治梅尼埃综合征：国医大师张学文治疗脑病经验之三［J］．中医临床研究，2011，3（17）：86

3. 脾虚肝旺、肝肾阴虚、肝气上逆、痰阻耳窍案（李振华医案）

患者，女，35岁。

【初诊】 2009年7月14日。

［主诉］头晕反复发作3年。

［临床表现］患者于2006年12月起出现眩晕、恶心、呕吐，发作时如坐舟船，不敢睁眼，时间达8～9小时，经服用镇静类药物后好转，但时有发作。2008年10月以来频繁发作，每月发作2～3次，每次眩晕1～2日。经检查左侧前庭功能低下，左颈动脉血流量降低，经多方治疗效果不显，故来诊。现发作旋转性头晕，头痛，恶心，呕吐，耳鸣频繁发作。舌苔薄稍腻、舌质偏红、舌体胖大，脉弦滑。

［诊断］西医诊断：梅尼埃病。中医诊断：眩晕，证属脾虚肝旺，肝肾阴虚，肝气上逆，痰阻耳窍。

［治法］健脾疏肝，豁痰透窍。

［方药］白术10g，茯苓15g，泽泻15g，橘红10g，半夏10g，厚朴10g，郁金10g，节菖蒲10g，天麻10g，细辛5g，菊花12g，栀子（炒）10g，龙齿18g，甘草3g。21剂。水煎服，1日1剂。

【二诊】 8月6日。患者已无恶心，呕吐，饮食增加，本月发作2次，发作时间90分钟左右，头晕头痛减轻。现仍耳鸣，睡眠差。舌苔薄、舌质淡红、舌体胖大，脉弦滑细。上方去厚朴，加灵磁石30g，蝉蜕10g，枸杞子15g，黄精18g。21剂。

【三诊】 9月5日。服药期间发作1次，睡眠可，头晕较前减轻，现仍耳鸣。舌苔薄白、舌质偏红、舌体不胖大，脉弦细。痰湿已去，证属肝肾阴虚，肝火上逆。治宜滋阴养肝，熄风清热。药用何首乌（蒸制）18g，白芍15g，枸杞子15g，黄精15g，泽泻15g，牡丹皮10g，磁石30g，蝉蜕10g，天麻10g，细辛5g，郁金10g，节菖蒲10g，栀子（炒）10g，甘草3g。21剂。

【结果】 随访近2个月无复发。

【按】 李老认为，脾肾俱虚之病，原则上宜健脾疏肝和胃为先，脾健、肝疏、胃和，气机通畅，升降恢复，再宜滋阴疏肝，但健脾疏肝

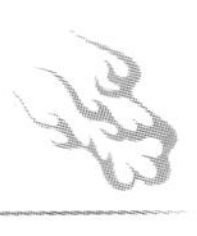

和胃之药不宜过于温燥伤阴，滋阴疏肝之药不宜滋腻助湿，应二者兼顾治疗用药。如先滋阴，则伤脾气而助湿，会加重病情。此患者病理既有脾虚痰湿，又有肝肾阴虚，缠绵久而不愈，其原因即在于此。治疗时比较矛盾，在治法上要化痰祛湿疏肝为先，后再滋阴。李老在治疗时辨证清晰，根据痰湿、阴虚的程度，用药的分寸恰到好处。患者由于思虑劳倦过度，饮食不节，耗伤脾气，致使脾失健运，水湿内停，聚湿生痰，痰浊中阻，气机郁而化热。脾虚则肝旺，痰湿随肝气上逆，故眩晕。阴虚加痰火上逆则耳鸣，痰火扰心则心烦、失眠。一诊首先方用半夏白术天麻汤与仲景治眩名方泽泻汤为基础治疗，药用白术健脾燥湿；泽泻、茯苓淡渗利湿，祛湿而不伤阴；橘红、半夏、厚朴燥湿化痰，降逆止呕；郁金、节菖蒲、龙齿安神定志、透窍；栀子、天麻、菊花祛肝风、平肝火；细辛引经通窍；甘草调和诸药。二诊稍加滋阴药枸杞子、黄精。三诊由于痰湿祛，病理以阴虚为主，故用滋养肝肾，平肝熄风定眩法治疗，药取何首乌、白芍、枸杞子、黄精滋补肝肾，养血益精，为补虚治本之药；牡丹皮凉血活血；泽泻健脾渗湿，且防滋阴助湿。蝉蜕、菊花、磁石平肝降逆，善于疏散肝经风热；细辛辛香走窜，引经通窍；天麻平肝熄风，“为治风之要药”。诸药合用，标本兼顾，故疗效显著。

参考文献

张正杰，李振华. 国医大师李振华应用健脾祛痰养肝熄风法治疗梅尼埃病［J］. 河南中医，2010，30（1）：30－31

肥厚性鼻炎（1案）

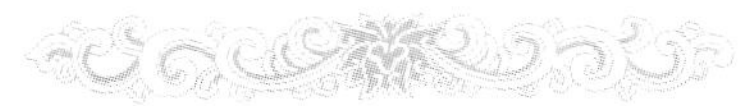

微循失畅、鼻甲留瘀案（干祖望医案）

患者，男，16岁。

【初诊】1992年1月23日。

［主诉］鼻塞不通1年余。

［临床表现］患者鼻塞不通已1年多，两侧交替而作，四季皆然，运动及遇暖可以缓解一些。涕量较多，始清现稠，有黄意，偶有耳朵闭气。近来常用麻黄碱滴鼻液。检查：两下甲肥大，稍有分泌物。舌苔薄，脉平。

［诊断］鼻室，证属微循失畅，鼻甲留瘀。

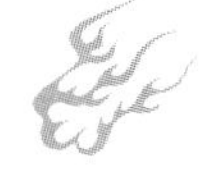

［治法］活血化瘀，升阳通窍。

［方药］通窍活血汤加减：红花 6g，桃仁 10g，当归尾 10g，益母草 10g，赤芍 6g，石菖蒲 3g，乳香 3g，路路通 10g，升麻 3g，落得打 10g，鱼腥草 10g。14 剂，煎服。

【二诊】2 月 11 日。涕量明显减少，服药则鼻通气，停药则鼻塞，已停用麻黄碱滴鼻液。检查：两下甲肥大，黏膜轻度充血。舌苔薄，脉平。久病涕多，较前已减少，但不得苛求，否则矫枉过正矣。鼻塞得药即通，辍药即作，证明药已生效，尚未巩固耳。刻下裁方，单纯化瘀而利微循环，同时黏膜充血，摒弃温通。药用当归尾 10g，落得打 10g，赤芍 6g，泽兰 6g，桃仁 10g，路路通 10g，石菖蒲 3g，没药 3g，辛夷 6g，五灵脂 6g。7 剂，煎服。

【按】一诊取通窍活血佐以升阳温通之法，药后中的；二诊时干老详细检查见黏膜充血，细辨其证，认为不适于再以温通，恐伤津化燥而矫枉过正，遂以化瘀通窍为治法。从整个过程可以看出，干老对于辨证非常重视，牢把主证同时亦能注意细节上的诊查。

参考文献

刘利民. 干祖望辨证论治慢性肥厚性鼻炎医案选读［J］. 现代中西医结合杂志，2011，20（33）：4259－4260

过敏性鼻炎（1 案）

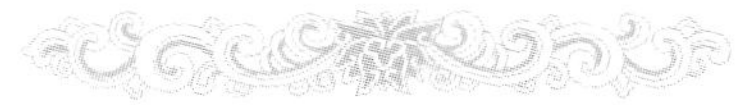

营卫不和案（任继学医案）

患者，女，20 岁。

【初诊】2003 年 1 月 26 日。

［主诉］鼻痒、喷嚏反复 2 个月。

［临床表现］患者 2 个月前无明显诱因出现鼻痒、喷嚏，未予治疗。现症见遇冷则鼻痒，喷嚏，鼻塞，流清涕，咽干痛，口鼻气热，项痛，手足心热。舌质红、苔白欠润，脉沉弦而数。

［诊断］西医诊断：过敏性鼻炎。中医诊断：鼻伤风，证属营卫不和。

［治法］调和营卫，宣肺通窍。

［方药］①桂枝 15g，白芍 15g，甘草（炙）3g，辛夷 15g，蝉蜕 15g，银柴胡 15g，苦杏仁 15g，苍耳子 7g，葛根 10g，土牛膝 15g，川芎（酒制）5g，乌梅 1 个。14 剂，水煎服。②熏药：鹅不食草 5g，藁本 10g，

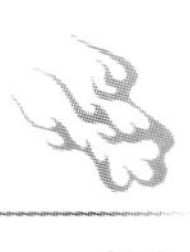

防风 15g，菊花 20g，射干 10g，苍耳子 5g，白芷 10g。14 剂，水煎，蒸汽熏鼻。

【二诊】2 月 8 日。药后鼻塞改善，偶流清涕，遇异味则打喷嚏，咽干，晨起偶有恶心。舌质红、苔白欠润，脉沉缓有力。方药：①桂枝 10g，白芍 10g，甘草（炙）3g，辛夷 15g，清半夏 15g，金荞麦 15g，藁本 15g，白芷 5g，苍耳子 7g，生姜 3 片，大枣 3 枚。7 剂，水煎服。②熏药：鹅不食草 5g，蝉蜕 15g，乌梅 5g，蜂蜡 5g，苦杏仁 5g，赤芍 10g。7 剂，水煎，蒸汽熏鼻。

【三诊】本周感冒，自服感冒药后好转。现症见发热，体温 37.8℃，周身酸痛，鼻流清涕。咽淡红，舌质红尖赤、苔白而干，脉沉虚而数。方药：①僵蚕 15g，蝉蜕 15g，桔梗 10g，金荞麦 20g，荆芥穗 15g，金银花 30g，连翘 15g，牛蒡子 15g，大青叶 10g，川芎 5g，白芷 10g，紫苏叶 20g。7 剂，水煎服。②熏药：川芎 5g，藁本 10g，鹅不食草 5g，白芷 5g，苍耳子 5g，羌活 10g，防风 15g，赤芍 15g。水煎，蒸汽熏鼻。

【四诊】2 月 22 日。近 1 周鼻流涕加重，鼻塞而干，咽痒，咽部红赤，耳痒，纳差，恶心。舌质红、苔薄白，脉虚数。方药：①苍耳子 5g，白芷 15g，川芎（酒制）10g，辛夷 15g，柴胡 15g，金银花 20g，连翘 15g，紫荆皮 15g，苦杏仁 10g，藁本 10g，天花粉 15g，藿香 15g。水煎服。②熏药：鹅不食草 10g，赤芍 15g，独活 10g，路路通 15g，漏芦 15g，零陵香 10g。水煎，蒸汽熏鼻。

【结果】上方服 4 剂后，诸症消失，后未再犯。

【按】鼻伤风为临床常见之疾，但因症状轻微、忽隐忽现而不易引起人们的注意。殊不知“伤风不醒变成痨”，久患鼻伤风易招致感冒、头痛等多种疾病，因此，及时治疗该病，确有防微杜渐之功。此病病之标在于鼻之颃颡，病之本在于肺卫不足。肺气虚则营卫失和，皮毛不固，玄府失常，鼻内颃颡闭塞不通，此时若外触寒热之气、异常之味，则鼻之颃颡为邪气所阻，清窍欲通不畅而见鼻塞、喷嚏、鼻流清涕等症。治疗宜调和营卫、宣肺通窍。内服方中，首用桂枝汤调和营卫以固本，辛夷、苍耳子、白芷、藁本散风寒、通鼻窍，且藁本为治疗头部疾病的引经药。蝉蜕、银柴胡、乌梅有疏风脱敏之功。川芎乃血中气药，芳香辛烈，酒制则引药上行头目。苦杏仁宣肺。其余用药则随证处之，兹不赘述。外用药中，以鹅不食草、藁本、苍耳子、白芷散风寒、通鼻窍为主，其余各药共奏宣肺通窍、疏风脱敏之功。鹅不食草性味辛烈，治疗鼻病效果显著，但内服易引起剧烈腹痛，故多外用熏鼻即可，如确需内服，亦应该在严密配伍的情况下，谨慎使用。

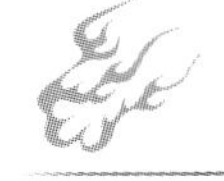

三诊时，患者感冒，故以表里双解治感冒为主，兼外治鼻伤风。该案以内服与外治并行，标本兼顾治疗鼻伤风，疗效巩固。

参考文献

刘艳华，任喜洁. 国医大师任继学治疗杂病医案4则［J］. 中华中医药杂志，2010，25（1）：74-76

喉　痹（3案）

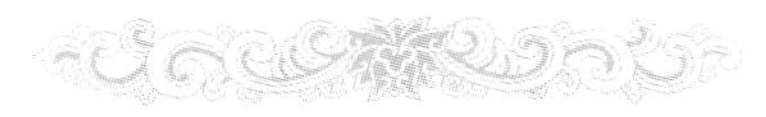

1. 风热上扰、痰瘀交阻案（颜正华医案）

患者，男，54岁。

【初诊】2009年7月18日。

［主诉］咽干疼痛，有痰2个月。

［临床表现］患者2个月来，咽干疼痛，有痰，量少，畏寒，恶风，自汗，口苦。大便正常，小便黄，纳眠可，腰部酸痛。舌质红、苔薄黄，脉弦细。

［诊断］喉痹，证属风热上扰，痰瘀交阻。

［治法］疏风清热，化痰散结。

［方药］菊花10g，蒺藜10g，黄芩10g，法半夏10g，陈皮10g，茯苓20g，决明子30g，枳壳10g，赤芍15g，白芍15g，牛膝15g，益母草30g，桑寄生30g。10剂，水煎服，1日1剂。

【二诊】8月1日。患者诉咽干疼痛缓解，仍畏寒，恶风，怕热，痰已很少，口不苦，手足心热，易汗，受凉后胃部不适，心烦，大便不成形、1日1次，腰酸。舌质红、苔薄黄，脉弦滑。药用菊花10g，蒺藜10g，黄芩10g，陈皮10g，茯苓20g，决明子20g，枳壳10g，赤芍15g，白芍15g，牛膝15g，益母草30g，桑寄生30g，石决明30g，何首乌（制）15g，泽泻12g。14剂，水煎服，1日1剂。

【结果】药后症状明显改善。

【按】此案证属风热上扰，痰瘀交阻。治以疏风清热，化痰散结。方中菊花、蒺藜疏散风热；黄芩清上焦热毒；法半夏、陈皮、茯苓、枳壳理气健脾、燥湿化痰；决明子清泻肝火；赤芍、益母草活血化瘀；白芍养血柔肝，缓急止痛；牛膝引上部火热下行，合桑寄生又能补肝肾、强筋骨。二诊痰已很少，故去法半夏；大便不成形，故将决明子减至20g；并加泽泻利水湿，以实大便；此外，加石决明清肝平肝，加何首乌补益精血。证症合参，灵活配伍，终收佳效。

参考文献

吴嘉瑞，张冰，颜正华. 颜正华诊疗喉痹经验［J］. 中医杂志，2012，53（13）：1096-1097

2. 热毒壅结案（颜正华医案）

患者，女，32岁。

【初诊】 2004年7月22日。

［主诉］咽痛声哑反复4年。

［临床表现］慢性咽炎4年，反复急性发作半年。服用抗生素、利咽片、润喉等中西药物，仅可减轻症状。刻下咽痛、咽干，声音嘶哑，不咳，无痰，疲乏，纳差，口干口臭，纳后腹胀，无嗳气、泛酸。小便正常，近半年来大便干结，常2～3日一行，现已4日未解大便。月经正常，末次月经7月18日。查：咽腭弓及后壁充血，颌淋巴结肿大。舌质红苔黄，脉弦滑有力。

［诊断］喉痹，证属热毒壅结。

［治法］利咽解毒，通腑驱邪。

［方药］薄荷（后下）6g，桔梗6g，甘草5g，金银花15g，玄参10g，连翘10g，蝉蜕6g，山楂（炒焦）12g，麦芽（炒焦）12g，神曲（炒焦）12g，枳壳10g，瓜蒌30g，决明子30g，生大黄（后下）6g。6剂，水煎，饭后服。

嘱：禁食辛辣、生冷食物及油腻厚味；若服药后大便超过4次/日，则停用生大黄，余药继续服用。

【二诊】 患者称服前药诸症大减，故自行用前方继服4剂。现已无咽痛，口咽干燥好转，咽痒明显，食欲改善，大便2～3次/日，软便，矢气多，腹部自觉畅快，精神佳。肿大之淋巴结已明显缩小，舌质红苔薄黄，脉弦。上方去山楂、麦芽、神曲、薄荷、瓜蒌、生大黄，加火麻仁10g。

【结果】 随访近4个月未发作咽炎。

【按】 前方大法以桔梗甘草汤和蝉蜕、薄荷、金银花、玄参、连翘解毒、利咽、消肿、散结；山楂、麦芽、神曲、枳壳健运中焦、运化谷气；瓜蒌、决明子、生大黄清热、泻火、解毒、通肠腑、泻积滞，荡涤脏腑蓄积之宿邪，有釜底抽薪之妙。腑气通畅、浊邪泻出后，恐泄泻太过伤正，故去瓜蒌、生大黄，加火麻仁10g，维持肠腑通达。颜老在处方之前，细查患者以往所用药物，大抵润喉、解毒、清热之品。然人是一个有机的整体，肠腑浊气停留、必会沿经脉攻冲伤及肺络。此例便秘与咽病发作时间即说明其关联性。此法，兼顾上下、脏腑表里，使肠清咽爽。

参考文献

张冰，王中凯，邓娟，等．颜正华“通腑为佐”杂证治验［J］．上海中医药杂志，2005，39（6）：8-9

3. 气郁痰阻、血热蕴结案（颜正华医案）

患者，女，58岁。

【初诊】 2009年8月15日。

［主诉］咽干痛、音哑1个月。

［临床表现］患者咽干痛、音哑1个月，晨起有黄痰，兼胃胀呃逆20日。大便不成形，每日二三次。睡眠时好时差。右足肿胀疼痛半月余。舌质暗红、苔黄腻，脉弦滑。

［诊断］喉痹，证属气郁痰阻，血热蕴结。

［治法］理气活血，宣肺利咽。

［方药］蝉蜕6g，僵蚕（制）10g，桔梗6g，牛蒡子10g，枳壳10g，陈皮10g，香附10g，赤芍15g，当归5g，茯苓30g，薏苡仁30g，萆薢15g，忍冬藤30g，首乌藤30g。14剂，水煎服，1日1剂。

【二诊】 8月29日。患者诉音哑明显好转，现咽干咽红。右侧腰腿痛，怕凉。睡眠改善，大便不成形，每日一二次。舌质暗红、苔黄腻，脉弦滑。药用连翘10g，桑枝15g，蝉蜕6g，桑寄生30g，僵蚕（制）10g，桔梗6g，枳壳10g，陈皮10g，香附10g，赤芍15g，当归5g，茯苓30g，薏苡仁30g，萆薢15g，忍冬藤30g，首乌藤30g。14剂。水煎服，1日1剂。

【结果】 药后咽干、音哑均释，余症亦明显好转。

【按】 此案患者脾虚肝郁。脾虚不运，痰湿内蕴，肝郁气机不畅，痰气交阻于咽喉，久则郁而化热，故见咽干音哑；痰湿阻滞于胃，胃失和降，则胃胀呃逆；痰湿下注于腿足，筋脉不舒，则肿胀疼痛。故治以理气活血，宣肺利咽。方中枳壳、陈皮、香附疏肝理气，使气顺痰消；茯苓、薏苡仁、萆薢健脾利湿，使湿浊从小便而走；蝉蜕、僵蚕、桔梗、牛蒡子疏散清利，宣肺利咽；赤芍、当归凉血活血；忍冬藤舒筋活络，为右足肿痛而设；首乌藤养心安神，以改善睡眠。二诊患者咽干咽红，热象明显，去牛蒡子，改用清热解毒力强的连翘，同时考虑右侧腰腿痛，怕凉，故加桑寄生与桑枝以补肝肾、强筋骨、通经络。诸药相伍，气机宣畅，气血调和，痰化湿去，咽干音哑自复，余症亦解。

参考文献

吴嘉瑞，张冰，颜正华．颜正华诊疗喉痹经验［J］．中医杂志，2012，53（13）：1096-1097

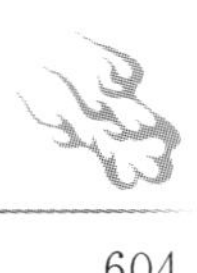

喉　炎（1案）

木火刑金、火燔声带案（干祖望医案）

患者，女，17岁。

【初诊】 2001年4月10日。

［主诉］声音嘶哑3日。

［临床表现］3日前因诵谈过多，以致声音嘶哑，至今未愈。喉中干燥作痛，咳嗽少痰，小便色黄。平素性情急躁。检查：咽黏膜充血，声带充血鲜红，轻度水肿，声门闭合不良。舌苔罩黄，脉弦。

［诊断］喉喑，证属素体阳盛，木火刑金，火燔声带。

［治法］清肝泻火。

［方药］黄芩10g，栀子10g，白芍10g，牡丹皮6g，白茅根10g，金银花10g，牛蒡子10g，石膏（先煎）30g，桔梗6g，蝉蜕3g。

【二诊】 4月13日。服药3剂，咽喉干痛缓解。原方再进。

【结果】 4月16日。又服药3剂，声音已亮朗。复查声带充血、水肿已退。

【按】 干老认为声带是一种韧带，类似中医所说的“筋”。肝主筋，因此声带在生理、病理上均与肝密切相关。用之临床主要有两种情况，一是声带严重充血，要考虑肝火因素，二是声带肥厚、息肉等病，要用入肝经的药物活血化瘀治疗。此案急性喉炎，声音嘶哑、喉痛，伴有咳嗽，当属“金实不鸣”无疑，因此处方选用了一些疏风宣肺药物。与众不同之处，在于干老抓住患者平素性情急躁、声带充血鲜红、舌苔罩黄、脉弦等临床表现，从“声带属肝”理论着手，提出“火燔声带，赤若涂丹”的病机关键是“木火刑金”，于是选用栀子清肝汤。以清泻肝火之栀子、黄芩为君，以柔肝、凉血、清热的牡丹皮、白芍、白茅根为臣，而金银花、牛蒡子、石膏、桔梗、蝉蜕等疏风宣肺、清热利喉之品，只是作为佐使药。如此妙招，竟使“赤若涂丹”之声带病症3剂缓、6剂愈。

参考文献

严道南．干祖望对喉炎的临证思辨方法：干祖望验案赏析之二［J］．江苏中医药，2009，41（3）：5-7

失　音（2案）

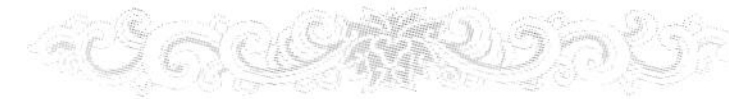

1. 上焦阳虚、少阴寒闭案（李士懋医案）

患者，男，27岁。

【初诊】 2005年2月11日。

［主诉］失音多时。

［临床表现］自述外感之后暴喑至今，症见畏寒肢冷，加衣被后稍减，鼻流清涕，咽干痛，腰骶冷痛，背沉紧，自服板蓝根冲剂、感康等不效。舌质淡、苔白，脉寸沉无力、尺弦紧。

［诊断］失音，证属上焦阳虚，少阴寒闭。

［治法］温上焦之阳，散少阴之寒。

［方药］甘草干姜汤合麻黄附子细辛汤：干姜5g，甘草6g，麻黄5g，炮附片（先煎）10g，细辛6g。6剂。水煎，1日1剂，分3次服。

【结果】 服药后病情获得痊愈。

【按】 失音乃临床之常见症，《内经》名曰“喑”，《医学正传》则称“喉喑”，因肺脉经会厌而肾脉挟舌本，古人云，会厌乃音声之户也。此病虽属声道、喉咙的局部疾患，实与肺肾皆有密切关系，正所谓“金水相生，病在肺肾”。《直指方》曰：“肺为声音之门，肾为声音之本。”失音有外伤、内伤之分，有虚实之不同。叶桂云：“金实则无声，金破亦无声。”张介宾认为，喑哑之病，当知虚实，实者其病在标，因窍闭而喑也；虚者其病在本，内夺而喑也。其辨证当分虚实、新久，暴病多因邪闭，久喑多为体虚。故暴喑应以宣肺散邪为主，久喑当以补虚扶正为主。此案脉寸沉无力、尺脉弦紧，寸无力为阳虚，尺弦紧为下焦寒客；畏寒肢冷、舌淡苔白均为阳虚寒中之象。故以甘草干姜汤温通上焦阳气，麻黄附子细辛汤散下焦寒凝，切中病机，故获佳效。

参考文献

王海焱，王聪慧，郝宪恩，等. 李士懋温阳法治喉痹验案举隅［J］. 江苏中医药，2006，27（7）：43-44

2. 气阴两虚、风火内郁案（路志正医案）

患者，女，33岁。

【初诊】 1997年9月5日。

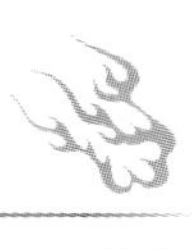

［主诉］音哑半年。

［临床表现］患者原有慢性咽炎，语言不扬，在本厂医院检查有声带小结，曾服大量的消炎及清热利咽药，未效。现音哑渐重，口干，说话费力。舌质淡红、苔薄黄，脉弦细。查咽部充血不明显。

［诊断］失音，证属气阴两虚，风火内郁。

［治法］益气养阴，疏风清热。

［方药］南沙参 12g，麦冬 10g，紫苏梗（后下）10g，桃仁 10g，苦杏仁 10g，浙贝母 10g，桔梗 10g，旋覆花（包）10g，木蝴蝶 9g，凤凰衣（微熔）9g，薄荷（后下）9g，甘草 3g。4 剂。水煎服。

【二诊】近日感冒受风，出现发热，恶寒，咽痛，头晕，头紧如束。舌质淡、苔薄黄，脉浮数。最高体温 38.5℃，查扁桃体Ⅰ°肿大。旧病未愈，又兼外感，拟辛凉解表之剂，急则治其标。药用菊花 9g，牛蒡子 9g，蝉蜕 10g，荆芥穗 6g，桑叶 10g，桔梗 10g，板蓝根 12g，枳实（炒）10g，连翘 6g，僵蚕 4g，薄荷（后下）10g，芦根 20g。

【三诊】上方 5 剂后，发热退，仍音哑，咽干，头晕，劳累后加重，自觉头顶有空虚感。舌质淡红、苔薄黄，脉细。风热新感已解，再治旧疾，仍以益气阴，清风热为法，药用南沙参 12g，天冬 10g，枇杷叶 10g，生石膏（先煎）20g，竹叶 9g，清半夏 10g，木蝴蝶 9g，凤凰衣（微溶）6g，苦杏仁 10g，薏苡仁（炒）10g，薄荷（后下）6g，芦根 15g，甘草 3g。6 剂。

【四诊】声音渐开，咽干减，咽部仍有不适，头晕消失，舌质稍淡、苔薄白，右脉小滑。余热已清，故上方去生石膏、竹叶，苦杏仁、薏苡仁各增至 12g，加重健脾化痰之力，并加太子参 12g 益气养阴。

【结果】此方加减进退服药 49 剂，音哑消失，嗓音恢复正常，诸症悉愈，声带小结消失，随访至 1998 年 6 月未复发。

【按】失音以语言不扬，声音嘶哑为主要症状。喉为肺系，为呼吸发声之门户，热邪或寒邪干之均可引起失音。一般暴喑多实，治疗以祛邪为主，久喑多虚，治疗以扶正为主，但路老认为肺为华盖，居于上焦，即使久喑其治疗也应不忘宣发肺气。此例患者初患咽炎即过服消炎或寒凉药物，使表邪抑遏不能宣散，肺气闭塞，失其宣发，肃降功能渐至音哑。历经半年，邪郁化火，火邪犯肺，津液已伤则见口干，说话费力，舌质淡红，苔薄黄，脉弦细，即所谓“金破不鸣”。《内经》曰“火郁发之”。且肺为娇脏，居于上焦，治疗上路老强调宣发肺气，在益气养阴的同时，佐以宣肺发表的方药以达宣肺开声之效。方中沙参、麦冬益气养阴，且制约风药之燥，佐薄荷气辛性凉发散风药，紫苏梗、桔梗开宣肺气，配苦杏仁、旋覆花、浙贝母宣肺化痰散结，桃仁活血化瘀，木蝴蝶、凤凰衣以利咽喉。此方清润不滞，宣散不耗，诸药合用，使肺气宣通，郁火外解，气机调畅，诸症自愈。治疗喉喑，路老善用凤凰衣，此药甘、平、入肺经，有润肺开音止咳之效，对肺虚失音疗效甚佳。

参考文献

梁宝慧. 路志正验案二则［J］. 光明中国，1998，13（6）：47－48

声带息肉（1案）

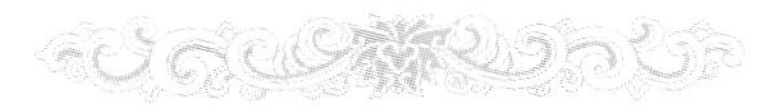

痰浊凝滞案（干祖望医案）

患者，男，49岁。

【初诊】1983年9月13日。

［主诉］声嘶多年。

［临床表现］声嘶多年，屡用清热解毒、活血化瘀等法治疗，收效甚微，仍感声嘶不扬，咽喉仍有物阻，胀闷不舒，清嗓频频。检查：咽部（一），声带欠清白，双侧声带中1/3处对称性隆起，色白而呈鱼鳔样，基底广泛，以左侧为甚，闭合欠佳。舌苔薄白，脉滑。

［诊断］喉喑，证属痰浊凝滞。

［治法］利湿化痰，软坚散结。

［方药］控涎丹合二陈汤加减：陈皮6g，半夏6g，茯苓10g，昆布10g，海藻10g，射干10g，麻黄1.5g，桔梗6g，金银花10g，天竺黄6g，僵蚕（制）10g。5剂。另控涎丹5g，分5次服用。

【二诊】服控涎丹后，首次峻泻，其后则缓，声音嘶哑明显减轻，异物感若有若无。检查：双侧声带清白，息肉明显缩小。停用控涎丹，上方去麻黄，加莱菔子。

【结果】连服10剂，声带息肉消失，发音如常。

【按】声带息肉属喉喑，其因多责金实不鸣、金破不鸣。干老对此疾凡见声带息肉色白光滑者，认为乃因痰浊凝聚所致，其治疗取二陈汤、三子养亲汤，甚则用控涎丹；若声带、室带肥厚，声带小结，息肉伴有充血者，则认为多为瘀血作祟，治用三甲散化裁。此案即乃痰浊凝聚所致，其治用控涎丹合二陈汤加减。控涎丹出自《三因极一病证方论》，用于痰涎停滞胸膈。方中甘遂、大戟逐水消痰，再配白芥子去皮里膜外之痰，故搜剔停痰伏饮之功效甚佳。干老运用此方，取其

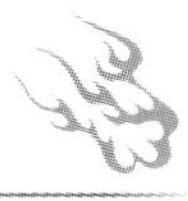

药简力宏，祛痰散结之功。配二陈汤化裁可燥湿化痰，软坚消肿，两方合用，使内聚之痰浊一化而散，声带之息赘也随之而消。

参考文献

徐泳. 干祖望教授临证治验［J］. 辽宁中医杂志，1989，16（2）：2－4

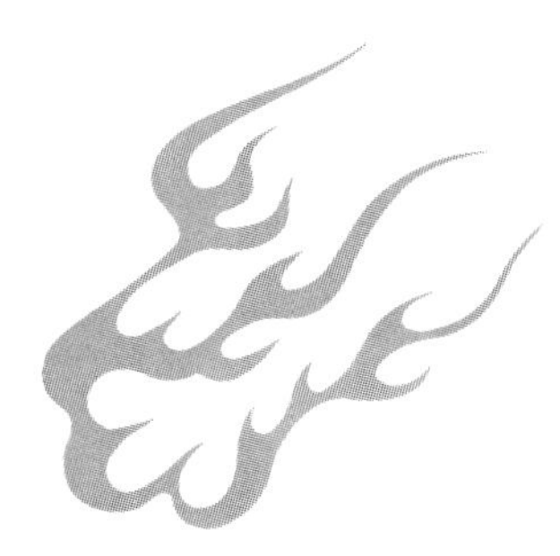

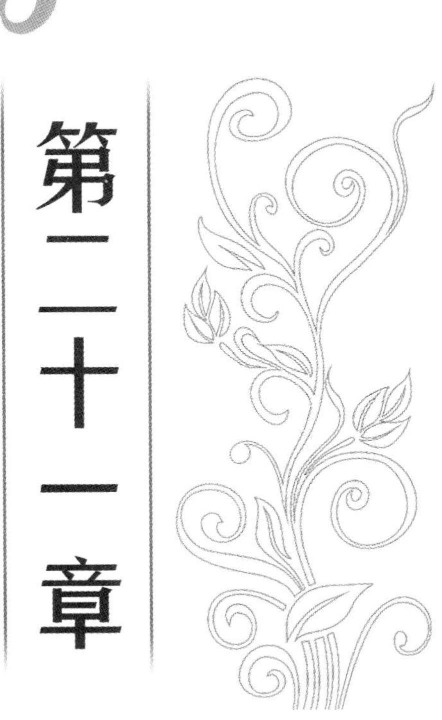

第二十一章 口腔科医案

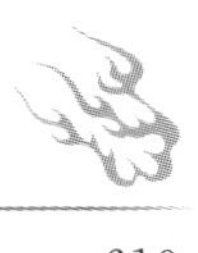

口　疮（11 案）

1. 火毒积聚案（颜正华医案）

患者，男，28 岁。

【初诊】 2000 年 4 月 14 日。

［主诉］口腔溃疡反复发作 10 年。

［临床表现］近 10 年反复口腔溃疡，近日因食辛辣食物口疮发作，伴疼痛。刻下口腔溃疡，溃疡面凹、周围充血，伴左侧偏头痛，腰酸，乏力，心悸，纳可，二便调。舌苔微黄，脉弦数。

［诊断］口疮，证属火毒积聚。

［治法］清热解毒、消散疮毒。

［方药］荆芥 6g，桔梗 10g，甘草 6g，金银花 10g，连翘 10g，牡丹皮 10g，赤芍 15g，蒲公英 15g，紫花地丁 15g，生地黄 10g，土茯苓 30g，决明子 15g。7 剂，1 日 1 剂，水煎服。

【二诊】 4 月 20 日。口腔溃疡明显减轻，余症如前。药用荆芥 6g，桔梗 10g，甘草 6g，金银花 15g，连翘 10g，牡丹皮 10g，赤芍 15g，蒲公英 15g，生地黄 10g，土茯苓 30g，决明子（捣碎）15g，牛膝 12g。

【结果】 继服 7 剂后，口腔溃疡痊愈，嘱注意饮食起居，随访半年口疮未复发。

【按】 此案系因食辛辣食物，内生积热，以致火邪热毒蕴结于口腔，气血凝滞于脉络，证属火毒炽盛。颜老在治疗时，以清热解毒、消散疮毒为治疗的基本原则，用五味消毒饮加减。方中甘草、金银花、连翘、蒲公英、紫花地丁、土茯苓清热泻火解毒；牡丹皮、赤芍、生地黄凉血化瘀解毒；荆芥、桔梗解毒透发。二诊时，患者口疮渐愈，火毒之势减，故去紫花地丁，防其苦寒味重伤胃；而金银花甘寒质轻，故加大其用量可达清热解毒、疏散热邪之效；因患者腰痛仍明显，故加牛膝以强腰膝。

参考文献

吴嘉瑞，张冰. 颜正华诊疗口疮经验总结［J］. 中国中医药信息杂志，2012，19（7）：86－87

2. 心脾积热、热灼口舌案（路志正医案）

患者，女，51 岁。

【初诊】2006年2月21日。

［主诉］口腔溃疡伴胸部肩背不适半年。

［临床表现］平素工作忙碌，常现口腔溃疡，伴乏力，口干多饮，饮不解渴，胸部肩背不适，睡眠欠佳，形体清瘦，经前带下褐色，大便1～2日1次。舌体略胖、苔薄黄，脉弦细。

［诊断］口疮，证属心脾积热，热灼口舌。

［治法］健脾，清心，疏肝。

［方药］太子参12g，西洋参（另煎）10g，柏子仁15g，黄精12g，素馨花12g，当归12g，川芎9g，麦冬10g，白术（炒）12g，茯苓20g，砂仁（后下）8g，郁金10g，枳实（炒）15g，山楂（炒）10g，神曲（炒）10g，麦芽（炒）10g，胆南星8g，甘草（炙）10g，紫石英（先煎）18g。

【结果】药后口腔溃疡未发，诸症均减。即如法调理月余，口疮痊愈。

【按】舌为心之苗窍，“诸痛痒疮，皆属于心”，脾之经脉与口舌相连，口疮之疾，与心脾关系密切。隋巢元方《诸病源候论·唇口病诸候》云：“心气通于舌……脾气通于口，腑脏热盛，热乘心脾，气冲于口与舌，故令口舌生疮也。”唐王焘《外台秘要·口疮方》亦云：“心脾中热，常患口疮。”《圣济总录·口舌生疮》指出：“口舌生疮者，心脾经蕴热所致也。”明确指出口疮的病因在于心脾热盛。暴饮暴食，过食肥甘，辛辣煎炒炸之品，嗜酒损伤脾胃，脾胃蕴热，思虑过度，抑郁忧伤引动心火，致使心脾积热，而发口疮。此例患者系劳役思虑过度，致脾运不健，胃失和降，升降悖逆，湿热内盛，引动心火，心脾积热，热灼口舌而形成溃疡。治以四君子汤健脾益气；砂仁、枳实、山楂、神曲、麦芽健脾和胃消食；黄精、麦冬益阴养血；郁金、素馨花疏肝气以补脾，清肝热以宁心；柏子仁、紫石英、胆南星镇惊宁心；当归、川芎养血和血。诸药从气、血、郁入手，健脾，清心，疏肝，以使中州健运，心火平息，则口舌之证自安。

参考文献

苏凤哲，李福海．路志正教授从脾胃论治口疮临床经验［J］．世界中西医结合杂志，2009，4（8）：533-536

3. 肺胃热盛案（路志正医案）

患者，女，72岁。

【初诊】2006年1月15日。

［主诉］口腔溃疡反复发作多年，加重2周。

［临床表现］近2周来因外感引起咳嗽，咳痰黄稠，胃脘胀满烧灼，

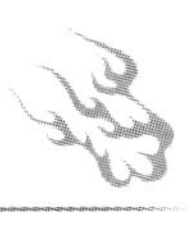

恶心，口干苦不欲饮，大便3日未解，头晕耳鸣，心烦，夜寐不安。舌体胖、质紫暗、苔薄黄，脉滑数。

［诊断］口疮，证属肺胃热盛。

［治法］化痰清热，和胃降浊。

［方药］瓜蒌20g，桃仁10g，杏仁10g，枇杷叶15g，桔梗10g，紫菀10g，百部10g，紫苏梗（后下）10g，半夏10g，山楂（炒）10g，神曲（炒）10g，麦芽（炒）10g，佛手10g，黄芩10g，鸡内金6g，莱菔子（炒）10g，火麻仁12g，当归10g，甘草6g，蒲公英12g。

【二诊】药后口腔溃疡未发，咳嗽及胃脘灼热减轻，口苦干，偶有恶心，痰黏难出，夜寐多梦，大便不爽。舌体胖质暗、苔薄白，脉沉弦小滑。此为肺胃热已减，但余热未净，予竹叶石膏汤加减，药用南沙参15g，麦冬10g，生石膏（先煎）20g，枇杷叶15g，茵陈10g，栀子（炒焦）3g，黄连5g，石斛10g，生谷芽15g，生麦芽15g，枳实（炒）12g，大黄炭2g，佛手10g，石见穿12g，蒲公英12g，甘草6g。

【结果】药后口腔溃疡未作，余症亦大为减轻，遂以上方再进7剂，诸症悉除。

【按】口腔为肺、脾胃之门户，脾胃与肺，土金相生，肺脏有热，子病及母，致脾胃热盛，上熏于口而发为口疮。此案证即因外感引发宿疾，外邪犯肺，胃热内盛，引发口疮，咳吐黄痰，口苦便干，耳鸣心烦，胃脘胀满，一派肺胃热盛之象。其治宜先以清肺胃热，化痰和胃降浊法，继以清肺胃余热养阴法。治疗围绕脾胃与肺，随证施法，体现了审时度势的灵活辨证论治思想。

参考文献

苏凤哲，李福海．路志正教授从脾胃论治口疮临床经验［J］．世界中西医结合杂志，2009，4（8）：533-536

4. 脾胃热盛伤津、腑气不通、内热熏灼口舌案（路志正医案）

患者，女，23岁。

【初诊】2006年12月9日。

［主诉］口腔溃疡反复发作10年。

［临床表现］10年来经常发作口腔溃疡，约每月发1次。伴大便干燥，2～3日一行。刻下左、右侧下唇内黏膜，右侧牙龈处各有一黄豆大小溃疡，溃疡面色白，局部肿而发热，初时晨起疼痛，现疼痛症状消失，纳食可，睡眠安，晨起口气较重，大便干燥，2日1次，量少难解，小腹胀满。舌体胖大、边有齿痕、质淡、苔薄白，脉弦滑。

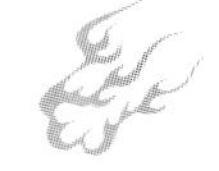

［诊断］口疮，证属脾胃热盛伤津，腑气不通，内热熏灼口舌。

［治法］清热泻火，通腑导滞。

［方药］藿香梗（后下）10g，紫苏梗（后下）10g，防风12g，生石膏（先煎）30g，栀子（炒焦）8g，牡丹皮12g，茵陈12g，厚朴12g，生大黄（后下）3g，苍术（炒）12g，茯苓20g，败酱草15g，生薏苡仁15g，薏苡仁（炒）15g，枳实（炒）15g，砂仁（后下）6g，当归12g，甘草6g。

【结果】服药14剂后，口腔溃疡基本痊愈，小腹胀减轻，口气减轻，大便不成形。舌体稍胖大、舌淡红、尖稍红、苔薄白，脉沉弦小滑。继以上方进退，巩固疗效。

【按】脾胃互为表里，主腐熟运化水谷。脾喜燥，胃喜润，燥润相济，升降配合，共同完成精微物质的转运传输。如饮食不节，过食辛热肥甘，热蕴中焦，食滞不化，则脾胃积热，热邪循经上炎，熏灼口腔而发口疮。热盛伤津，肠道积滞，腑气不通而致便秘。故治以泻胃散、茵陈蒿汤、小承气汤清胃热，通便泄热，酌加和胃降气，健脾理气化湿之品，使胃热清，脾气和，腑气通，引火下行，则口疮自宁。

参考文献

苏凤哲，李福海. 路志正教授从脾胃论治口疮临床经验［J］. 世界中西医结合杂志，2009，4（8）：533-536

5. 肝热脾湿案（路志正医案）

患者，男，22岁。

【初诊】2008年5月21日。

［主诉］口腔溃疡反复发作3年。

［临床表现］口腔溃疡反复发作，与情绪异常有关，平素易急，口臭，汗出黏而不爽，手背发烫，时头晕，乏力，睡眠差，语迟发音不清，食欲不振，大便不爽。舌质暗红、苔白腻，脉弦细。

［诊断］口疮，证属肝热脾湿。

［治法］清肝理脾祛湿。

［方药］钩藤15g，蝉蜕12g，僵蚕10g，全蝎4g，当归12g，赤芍12g，白芍12g，虎杖15g，茵陈12g，八月札12g，枳实（炒）12g，车前草15g，槐花8g，甘草6g。

【结果】服药14剂后，口腔溃疡即愈，急躁易怒，睡眠亦好转，既见效机，仍以上方进退14剂以巩固疗效。

【按】口舌疾病与肝脏有密切关系，《灵枢·经脉》记载："肝足厥阴之脉……其支者，从目系，下颊里，环唇内。"此案患者素性情急

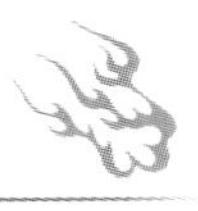

躁，口疮发作与情绪相关，乃情志内伤，肝郁化火所致，肝郁克脾土，肝热脾湿，循经上扰于口，而发生口疮。故应用清肝利湿之茵陈、车前草；平肝熄风之钩藤、蝉蜕、全蝎；疏肝理气之八月札；柔肝和血之赤芍、白芍、当归、槐花；调理脾胃升降，祛痰湿之僵蚕、虎杖。诸药共奏清肝、疏肝、平肝，理脾祛湿之功，久患口疮随药而愈。

参考文献

苏凤哲，李福海. 路志正教授从脾胃论治口疮临床经验［J］. 世界中西医结合杂志，2009，4（8）：533－536

6. 脾胃不和、湿盛热郁案（李振华医案）

患者，男，33岁。

【初诊】2009年4月18日。

［主诉］口腔溃疡反复发作7年余。

［临床表现］患者近7年来反复出现口腔溃疡，几乎每月发作1～2次，流口水，晚上睡觉口干，平素心烦急躁，睡眠差。此间曾服多种维生素及清热中药制剂，含服华素片，外用西瓜霜喷剂及外敷冰硼散均未能治愈。1周前因劳累，加之饮食不节，导致口腔溃疡复发，状如豆样大，溃疡面白，四周不红，讲话、吞咽均疼痛，伴见神疲乏力，口淡食少，咽干不欲饮，睡眠浅，便溏，小便黄，四肢不温。舌质淡胖、边有齿痕、苔微黄厚腻，脉弦细、略数。自服三黄片、清火栀麦片及西瓜霜片等无效。既往有食管溃疡病史。

［诊断］西医诊断：复发性口腔溃疡。中医诊断：口疮，证属脾胃不和，湿盛热郁。

［治法］健脾疏肝，燥湿清热。

［方药］温中方（李氏自拟方）加减：白术10g，茯苓15g，陈皮10g，半夏10g，香附10g，郁金10g，白芍（炒）12g，砂仁8g，桂枝5g，乌药10g，小茴香10g，枳壳10g，山楂（炒焦）10g，神曲（炒焦）10g，麦芽（炒焦）10g，甘草3g，豆蔻10g，佛手12g，厚朴10g，桔梗10g，黄芩（炒）10g，黄连6g，泽泻15g，生薏苡仁25g。14剂，水煎，1日1剂，分早晚2次服用。

【二诊】服上方后，除舌边缘最大的一处溃疡尚未完全愈合外，其余均消失，进食已不痛，精神好转，纳食渐香，大便成形，苔转薄白。上方去黄连、黄芩，加知母10g。

【结果】继续服7剂，溃疡全部愈合。后改香砂六君子汤调理1个月，随访半年，未复发。

【按】此患者由于长期治疗不规范，仅重视口腔内局部炎症，长期

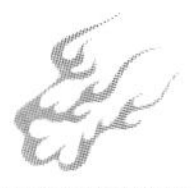

服用苦寒凉药而损伤中气，阻遏脾胃生发之机，脾虚湿盛，致清阳不升，加重了溃疡愈合的难度。采用温中方来调补脾胃、疏肝理气，稍佐清热苦寒燥湿之品，配合健脾利湿，从而使脾健胃和、气运湿除、热清，口疮自愈。方中白术、茯苓、陈皮、半夏健脾燥湿；佛手、厚朴、香附、郁金、枳壳、小茴香、乌药疏肝理气，解郁畅胃；砂仁、豆蔻醒脾和胃，化湿行气温中；桂枝温经通阳、温化水湿，合白芍一散一收，有缓急止痛之效；白芍、甘草调理肝脾，缓急止痛；泽泻、生薏苡仁合茯苓祛湿利小便，取“治湿不利小便非其治也”，以助脾运；桔梗引药上行；黄芩、黄连苦寒燥湿，为反佐清热之品；山楂、神曲、麦芽健脾培土，开胃消食，防芩连败胃。

参考文献

徐彦飞，周军丽．李振华教授治疗复发性口腔溃疡经验［J］．中医研究，2010，23（1）：61－63

7. 湿浊不化、困于中焦、上熏口舌案（路志正医案）

患者，男，46岁。

【初诊】2008年4月9日。

［主诉］口腔溃疡反复发作多年。

［临床表现］症见口腔多发溃疡，疼痛，纳呆，胸闷，睡眠不佳，入睡难，易醒，次日头昏沉，每日需服镇静药物入睡，饮食二便正常，有时口黏，口干。舌体胖、舌质红、苔黄腻，脉沉细。

［诊断］口疮，证属湿浊不化，困于中焦，上熏口舌。

［治法］芳香化浊，健脾祛湿。

［方药］藿香梗（后下）10g，紫苏梗（后下）10g，佩兰（后下）10g，苦杏仁（炒）9g，薏苡仁（炒）30g，厚朴花12g，半夏（姜制）9g，茵陈12g，茯苓30g，黄连6g，生谷芽20g，生麦芽20g，萆薢15g，车前草15g，益智仁6g，六一散（包）20g。

【二诊】药后口腔溃疡明显减轻，睡眠亦改善，纳食渐佳，遂以原方去益智仁，加枇杷叶12g，续进14剂。

【结果】药后口疮即消，随访半年未复发。

【按】脾主运化水湿，脾虚失运则湿浊内生。现在随着气候和饮食的改变，湿证日见增多，非独夏令及梅雨季节，一年四季皆可见之。无论内湿外湿，侵犯脾胃，致运化失常，清气不升，浊气不降，反复侵淫熏蒸口舌，导致口疮的发生。由于湿性重浊、黏滞，故可见纳呆、胸闷、头昏沉等症状，并且病情反复发作，缠绵难愈。此案即属湿浊中阻而发口疮，湿邪在里，常弥漫三焦，需上、中、下同治，宣畅肺气，健运脾胃，分利湿浊并举。方中苦杏仁、枇杷叶宣肺降气；藿香梗、紫苏梗、佩兰芳香化湿；厚朴、半夏健脾燥湿；茯苓、薏苡仁、车前草、六一散、萆薢、益智仁淡渗利湿；茵陈清热利湿；黄连清热燥湿；生谷芽、生麦芽健脾消食，调脾胃升降。如此上下内外，宣、化、燥、渗、利、清结合，使湿浊化，湿热去，脾胃功能恢复，则口疮自愈。

参考文献

苏凤哲，李福海．路志正教授从脾胃论治口疮临床经验［J］．世界中西医结合杂志，2009，4（8）：533－536

8. 脾胃湿热、蕴结中焦案（路志正医案）

患者，男，42岁。

【初诊】2007年10月30日。

［主诉］口腔溃疡反复发作11年。

［临床表现］患者11年来，常发口疮，开始为口唇部，其后为口腔黏膜及舌，逐渐严重。曾用激素治疗缓解约半年，之后用中药治疗，效果不佳。就诊时症见口舌生疮，此起彼伏，疼痛异常，腭垂处可见溃疡，进水时疼痛加重，目眵较多，伴有头痛，口不干，纳寐可，大便黏滞不爽。形体偏瘦，口唇内有硬结，舌体偏胖、质暗滞、苔黄腻，脉弦滑。

［诊断］口疮，证属脾胃湿热，蕴结中焦。

［治法］遵仲景泻心法以清利湿热。

［方药］五爪龙20g，麦冬（炒）12g，半夏12g，炮姜10g，西洋参（先煎）10g，黄连8g，黄芩（炒）10g，栀子（炒焦）8g，生石膏（先煎）30g，防风（炒）12g，薏苡仁30g，茵陈12g，升麻10g，香附（醋制）10g，甘草8g。

【结果】药后腭垂处溃疡即消，余症亦减轻，遂以上方进退，2个月后口腔溃疡未复发。

【按】此案为湿热蕴结脾胃，循经上扰而发口疮。治以黄连、黄芩、石膏、栀子苦寒燥湿，清热解毒；防风、升麻发散郁火；炮姜、半夏和黄芩、黄连辛开苦降；薏苡仁、茵陈、五爪龙清热利湿，导湿下行；甘草清火解毒；麦冬养阴；香附调气以利升降。诸药燥湿清热，散火解毒，辛开苦降，养阴，调理升降，使湿热清，脾胃功能恢复，则多年顽症治愈。

参考文献

苏凤哲，李福海．路志正教授从脾胃论治口疮临床经验［J］．世界中西医结合杂志，2009，4（8）：533－536

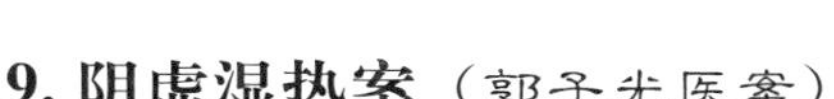

9. 阴虚湿热案（郭子光医案）

患者，女，62岁。

【初诊】 1999年10月23日。

［主诉］口腔溃疡反复发作1个月。

［临床表现］患者有长期贫血病史，属何种贫血则未作进一步诊断，加之贫血程度也不甚严重，勉强胜任家务活动，也未予介意。1个月前出现口舌溃疡，反复发生，严重时服用抗生素、复合维生素、黄连上清丸等可得缓解。1周前又发生舌体烧灼样干痛，右侧舌边及唇内黏膜均有溃疡，咸辣食物刺激则疼痛非常，服过青霉素等无效而来要求中医治疗。现症见口舌烧灼样疼痛，进食困难，口苦口臭，口干不欲饮，心烦，失眠，头晕耳鸣，大便干燥、2～3日解1次，小便黄。察其形体偏瘦，面色萎黄无华，睑唇、指甲淡白，精神差。舌光剥无苔淡红湿润而有裂纹，舌侧及口腔黏膜有两处溃疡如黄豆大、呈白色、边缘红，脉细弱数。

［诊断］口疮，证属阴虚湿热。

［治法］养阴、清热、除湿。

［方药］甘露饮加味：麦冬30g，天冬15g，生地黄15g，熟地黄15g，黄芩15g，枳壳15g，石斛15g，牡丹皮15g，茵陈20g，谷芽20g，枇杷叶20g，甘草10g。1日1剂，浓煎服。

用大黄10g，沸水泡服，解便后停服，2日不便又服如前法。

另用细辛10g，研细末调面粉、米醋为团，敷于脐部，纱布覆盖，胶布固定，1日1换，以引火下行。

【结果】 11月5日来诊，患者诉服药加敷脐，当晚口舌疼痛即减轻，服完8剂，口舌溃疡全愈，大便正常，已无所苦，乃转入补血治疗，予十全大补汤。

【按】 舌为心之苗，心血不足，心火虚亢，常引起口舌溃疡。而这类患者又多是脾虚不化水湿，以致水湿与虚火相结，形成阴虚湿热的病机演变，缠绵不愈。其治疗当滋阴养血与清化湿热并举，用甘露饮为主方。因其便结，用大黄通腑以引热下行；因其火浮于上，用细辛敷脐以引火归元。

参考文献

郭子光. 慢性贫血所致血虚的辨证论治探讨［J］. 成都中医药大学学报，2001，24（4）：1-5

10. 脾阳不足案（路志正医案）

患者，女，36岁。

【初诊】 2007年12月22日。

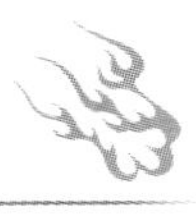

［主诉］口腔溃疡反复发作7年。

［临床表现］反复口疮，进食水疼痛7年。症状时轻时重，曾在某院就诊，使用口炎清颗粒、喷雾剂等治疗，药后暂时缓解，移时复发。平素自感乏力，畏寒怯冷，每于饥饿时胃部胀痛，进食或休息后稍缓，工作压力较大，睡眠欠佳，每于月经前口疮加重。形体偏瘦，舌质暗滞、有瘀点、苔薄白，脉沉细滑。

［诊断］口疮，证属脾阳不足之候。

［治法］温中散寒，补脾助运。

［方药］竹节参12g，生白术15g，砂仁（后下）10g，炮姜8g，厚朴花12g，淡附片（先煎）3g，茯苓30g，娑罗子10g，黄连6g，檀香（后下）8g，山楂（炒）12g，神曲（炒）12g，麦芽（炒）12g，当归12g，白芍（炒）12g，香附（醋制）10g，甘草（炙）8g，生姜2片，大枣3枚。

【二诊】服药14剂后，口腔溃疡未见发作，胃脘胀痛明显好转，唯进冷食后仍胃脘不适，轻度乏力，舌质暗、苔薄白，脉沉细。仍以上方出入，生白术改白术（炒）15g，以加强温运脾胃之力；淡附片加至6g，温补脾阳同时作为反佐引虚火下行。

【结果】药后溃疡未作，饥饿时胃脘不适症状消除，嘱其节制饮食，调节情志，劳逸结合，自身调理巩固。

【按】口疮发复发作，久而不愈，或年老体弱，苦寒药物损伤脾阳，或素体阳虚，过食寒凉，致脾胃阳虚，肢体失于温煦，阳虚不潜，无根之火上浮，熏蒸口舌，黏膜腐溃成疮。明赵献可《医贯·口疮论》云："虚寒何以能生口疮……盖因胃虚谷少……脾胃虚衰之火，被迫炎上，作为口疮。"虚寒性口疮，多反复发作，病势缠绵，疮面难消难敛，伴有疲乏无力，纳呆，畏寒。治疗应分清寒热虚实，不可再误用寒凉之剂。元朱震亨《丹溪心法·口齿》云："口疮服凉药不愈者，因中焦土虚，且不能食，相火冲上无制，用理中汤。"药用附子理中汤加理气活血药物，缘之患者为女性，工作压力大，睡眠差，且月经前加重。故加娑罗子、当归、白芍、香附疏肝理气活血之品，全方健脾温中，中州健运，谷气上升，元气充沛，脾胃得暖，虚火浮阳得以潜藏，口疮乃愈。

参考文献

苏凤哲，李福海．路志正教授从脾胃论治口疮临床经验［J］．世界中西医结合杂志，2009，4（8）：533-536

11. 肾阳虚弱、虚阳上浮案（郭子光医案）

患者，女，43岁。

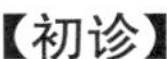

【初诊】

［主诉］口腔溃疡反复发作10余年。

［临床表现］患者10余年来因反复口腔溃疡曾多次于医院就诊，服用抗生素类药物效果不佳，也曾多次服用中药治疗，只带部分处方，多为清热泻火药，效果均不明显。遂慕名找郭老就诊，来时自诉口腔疼痛难忍，进食讲话疼痛加重，述平素畏寒怕冷，较平常人多着衣被，纳眠一般，二便调。察其面色㿠白，口腔两侧内有数个米粒大小溃疡、色白、边缘淡红、不肿。四肢不温，舌质淡、苔薄黄，脉沉细无力、尺脉尤甚。

［诊断］口疮，证属肾阳虚弱，虚阳上浮。

［治法］引火归元，滋阴潜阳。

［方药］封髓丹合潜阳丹加减：黄柏15g，龟甲（醋制）30g，附子（制）20g，砂仁15g，甘草（炙）10g，谷芽30g，白术（炒）20g。

【二诊】患者连服上药10剂后，口腔疼痛症状有所减轻。舌质淡、苔薄白，脉沉细。改用金匮肾气丸加减，药用附子（制）20g，肉桂5g，山药20g，山茱萸15g，牡丹皮15g，生地黄15g，茯苓15g，泽泻15g，谷芽30g。再用细辛10g，捣细调面粉团敷面部患处。

【三诊】患者服上方10余剂后前来复诊，自诉口干不欲饮，口腔内溃疡热痛，五心烦热，便秘，舌质红苔薄黄腻，脉细数，余无异常。辨证为阴虚夹湿热，方用甘露饮，药用麦冬30g，天冬15g，生地黄15g，枇杷叶20g，黄芩15g，枳壳15g，石斛20g，茵陈20g，甘草梢10g，竹叶15g，车前子15g，火麻仁20g。

【结果】继续用上方10余剂即愈，1年后随访至今未发。

【按】该患者因口腔溃疡达10年之久，病程较长，曾多次服用中药，屡用苦寒清热、大寒大凉之品，攻伐太过，脏器受损，而致本病，初诊时据其症状舌脉，四诊合参，且曾多投凉药，致阳气受损，久病必虚，久病及肾，知其为肾阳虚衰，阴寒内盛，逼迫虚阳上浮所致，又因肾脉连系舌本，故治以温补肾阳，引火归元。用封髓丹清虚阳上浮之虚火，潜阳丹滋阴潜阳，引火归元，正是阴阳互根，阴生阳长之见证。方中用附子温肾助阳，补命门之火；黄柏清浮火潜阳；砂仁有纳气归肾作用；龟甲滋养肾阴，以阴中求阳；白术、谷芽健脾胃，生血化源滋养先天之精气；甘草调和诸药。二诊时，内服金匮肾气丸以补肾助阳，外用细辛，因其辛香走窜，可止患处疼痛，又可鼓动肾中真阳之气，助附子温里。在三诊时却以滋阴生津为主，根据舌脉等审证求因，辨为阴虚无以制约阳气，阳气相对亢盛所致上述症状。故用麦冬、天冬、石斛、生地黄以滋阴清热生津，黄芩、茵陈清热利湿，

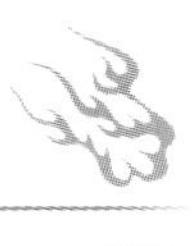

甘草梢、竹叶、枇杷叶清心火除烦。车前子、火麻仁利水渗湿，润肠通便。

参考文献

方云芸，黄金珠，宋帮丽，等．郭子光教授治疗反复发作性口腔溃疡一则［J］．中医学报，2010，25（1）：52

口唇肿胀（1案）

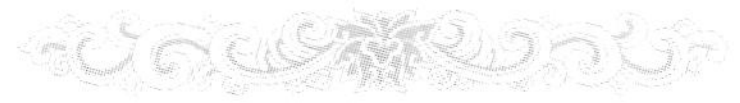

热扰于上、毒聚于唇、血脉失和案（干祖望医案）

患者，男，53岁。

【初诊】 1985年5月25日。

［主诉］口唇肿胀反复发作2月余。

［临床表现］口唇肿胀反复发作2月余，近月来上下唇肿胀持续不消，曾用中西药治疗，肿势未减。刻下唇肿颇甚，麻木瘙痒，伴口干口臭，不欲饮水，小便色黄。检查：上下唇肿胀呈暗红色，触之硬而有弹性，无压痛。舌苔黄厚，脉实有力。

［诊断］风注，证属热扰于上，毒聚于唇，血脉失和。

［治法］清热解毒，养血和营。

［方药］黄连1.5g，黄芩6g，黄柏6g，栀子10g，生地黄10g，熟地黄10g，当归尾10g，赤芍10g，白芍10g，川芎10g。5剂。水煎服。

【二诊】 上下唇肿势稍平，麻木减轻，前方既效，仍宗原旨，继服10剂。

【结果】 肿胀消退，唇红而润，诸恙次第消失。

【按】 此症系血管神经性水肿，属于变态反应性疾病，中医称风注症。表现口唇等处突发性肿胀为特点，消退迅速，也有反复发作经久不消者。干老认为急性者多属风热外袭，脉络痹阻所致，用七星剑汤合脱敏汤加减；若口唇肿胀日久，乃因热毒内盛，气血不和，治用黄连解毒汤合四物汤化裁。此案患者已病2个月，即乃热扰于上，毒聚于唇，血脉失和所致。唇者，脾之外候也，且阳明经脉络于唇，脾胃热毒循经上炎，熏灼口唇，气血瘀滞，唇肿乃生。其滞日积，则水肿难消。干老用黄连解毒汤以平炎炎之势，伍四物则取其养血和营，通调血脉之功。生地黄、赤芍凉血之中又兼散瘀，使其泄热又无耗血之虑，其唇紫木肿自消。诸药合用，颇有一举两得之妙。

参考文献

徐泳. 干祖望教授临证治验 [J]. 辽宁中医杂志，1989，16（2）：2-4

口腔黏膜白斑（2案）

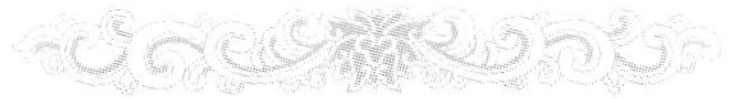

1. 湿毒蕴肤案（方和谦医案）

患者，男，39岁。

【初诊】 2005年3月3日。

［主诉］口腔黏膜白斑1年。

［临床表现］1年前双侧颊部口腔黏膜发现白斑，曾到北京协和医院就诊，确诊为口腔白斑。局部无明显不适。患者一般情况好，纳食可，二便调。舌质红苔薄白，脉平缓。

［诊断］证属湿毒蕴肤。

［治法］清解利湿。

［方药］生甘草5g，炙甘草5g，生薏苡仁20g，白花蛇舌草15g，茯苓10g，蝉蜕5g，牡丹皮10g，玉竹10g，金银花10g，谷芽（炒）10g，白术（炒）10g。15剂。

【二诊】 患者左颊白斑已逐渐缩小，自觉口干，偶有牙龈出血，舌脉同前。继服前方加生地黄10g，再予15剂。

【三诊】 患者左颊白斑已消失，右侧也已变小，再投上方15剂。并嘱患者一旦痊愈不用再诊，患者果未再诊。

【按】 口腔白斑是中老年人较常见的口腔黏膜病，是口腔癌前病变之一。好发部位为两颊，其次是舌、唇、齿龈等处，是口腔黏膜的白色角化性损害，一般无自觉症状。方老认为，因脾主肌肉，脾主运化水湿，脾开窍于口，若脾失运化，湿停毒郁，发于口腔黏膜，黏膜受湿邪侵蚀，则发白斑。方老谨守病机，用生薏苡仁、茯苓、白术健脾化湿；白花蛇舌草、金银花、甘草清热解毒；甘草、谷芽温中健脾和胃；玉竹养阴清热；牡丹皮泻阴中之火，凉血活血，二药合用活血化瘀通络，补而不燥，可加强局部的血液循环，促进黏膜愈合；配蝉蜕祛风，以皮达皮。方中生甘草清热解毒，炙甘草补中且调和诸药，二药相配，祛邪以扶正。

参考文献

权红，李文泉，范春琦，等. 方和谦临床合用生甘草（炙）的体会 [J]. 北京中医

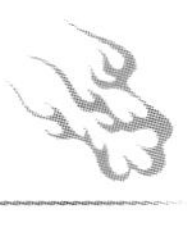

药，2008，27（2）：106－107

2. 胃热脾湿案（干祖望医案）

患者，男，44岁。

【初诊】 1991年6月29日。

［主诉］确诊口腔黏膜白斑半个月。

［临床表现］半月前在治疗牙病时发现右颊黏膜病变，经病理活检诊断为“黏膜白斑”。刻诊检查：右颊黏膜大片粗糙，未见充血。舌苔白厚腻，脉平。

［诊断］证属胃热脾湿久困上冲。

［治法］清胃火，化脾湿。

［方药］生石膏20g，知母10g，薏苡仁（炒焦）10g，白术6g，茯苓10g，藿香10g，佩兰10g，山楂10g，谷芽（炒焦）10g，益元散（包煎）15g。另以冰硼散外搽。

【二诊】 服药10剂，病情平稳。检查右颊黏膜白斑白色变薄、红色增多，舌苔厚腻，脉平。仍原方加减：藿香10g，佩兰10g，苍术6g，陈皮6g，青蒿10g，地骨皮10g，牡丹皮6g，淫羊藿10g，仙茅5g，六一散（包煎）15g。外搽药续用，1日3次。

【三诊】 上药服7剂后，右颊粗糙感已减轻，余无感觉。检查：颊黏膜白色已退。舌苔薄腻，脉平。干老认为：白斑由厚至薄至消退，进药近3周，进步殊感明显，盖脾开窍于口，仍从脾胃论治。原方去淫羊藿、仙茅，加葛根6g，鸡内金10g。嘱服7剂巩固。

【按】 此案本源于脾，标在于湿，因口为脾之外窍，脾主肌肉，脾病则湿生，湿蒸则口腔出现病变。同时兼有胃热，重在湿热熏蒸颊黏膜为患，舌苔厚腻是湿浊之象，牙痛是胃火之征。其治疗始终从清化脾胃湿热为主，石膏、知母清阳明胃热，藿香、佩兰、茯苓、薏苡仁、山楂、白术、厚朴之类以化湿浊。至于后期方中的仙茅、淫羊藿温肾壮阳以助脾阳一振，内湿自化。

参考文献

徐轩，陈国丰．干祖望教授治疗口腔黏膜顽症验案［J］．江西中医药，1993，24（3）：22－27

口腔扁平苔癣（1案）

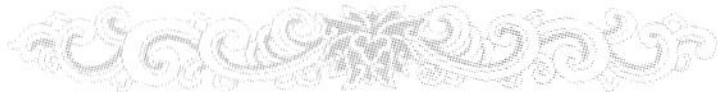

湿浊内蕴、瘀滞助桀案（干祖望医案）

患者，女，65岁。

【初诊】 1991年2月24日。

［主诉］左颊黏膜粗糙20年。

［临床表现］左颊黏膜粗糙，曾经在某医院经病理诊断为“扁平苔癣、鳞状上皮轻度不典型增生”。刻诊检查：左颊黏膜角化严重，病变区韧厚而色灰，周围轻度充血。舌苔黄腻、舌两侧色紫，脉平稍细。病程历时20年。

［诊断］证属湿浊内蕴，瘀滞助桀。

［治法］健脾燥湿，化瘀破滞。

［方药］三棱6g，莪术6g，红花6g，桃仁10g，益母草10g，太子参10g，白术6g，茯苓10g，鸡内金10g，山楂10g。

【二诊】 7月9日。连服上方100剂，自觉症状好得多，复查两侧颊黏膜韧厚灰白色角化全部消失，唯见局部小血管曲折怒张在黏膜下层。舌苔粗腻、紫意淡些，脉平。仍步前旨，稍偏于补，药用党参10g，白术6g，黄芪10g，茯苓10g，山药10g，红花6g，桃仁10g，鸡内金10g，山楂10g，神曲10g，甘草3g。嘱服10剂巩固。

【结果】 经随访已痊愈。

【按】 此案本源于脾，标在于湿，因口为脾之外窍，脾主肌肉，脾虚则湿生，湿蒸则口腔出现病变。同时气滞血瘀，气血循行障碍，津液不能输布患处，致局部角化惨白，舌紫苔腻。以党参、白术、茯苓、黄芪、山药、鸡内金、山楂、神曲健脾益气，助运化浊；三棱、莪术、红花、桃仁、益母草化瘀破滞。脾气健旺，湿化瘀散，病告痊愈。

参考文献

徐轩，陈国丰．干祖望教授治疗口腔黏膜顽症验案［J］．江西中医药，1993，24（3）：22－27

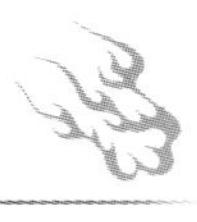

舌　痛（1案）

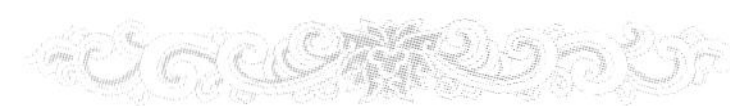

心及肝胆郁热、循经上犯清道案（干祖望医案）

患者，男，33岁。

【初诊】1987年9月2日。

［主诉］舌根胀痛反复半年。

［临床表现］凡值劳累、天热之际，舌根部胀及疼痛，重点在两侧，为时已半年之久。检查：舌根两侧乳头肥大、粗糙、充血，更兼右侧红赤如丹。舌苔黄腻，脉实。

［诊断］舌痛，证属心及肝胆郁热，循经上犯清道。

［治法］清泻心肝。

［方药］柴胡3g，白芍6g，当归10g，生地黄10g，竹叶10g，白茅根10g，夏枯草10g，灯心草3扎，牡丹皮6g，穿心莲10g。7剂。水煎服。

【二诊】9月11日。上药连服9剂，自感胀与痛都已减轻，右侧更为明显。检查：舌根两侧乳头稍感收敛一些，充血则仍然。舌苔薄腻映黄，脉平有力。仍心肝火旺，以清解之法。药用栀子花3g，生地黄10g，竹叶10g，夏枯草10g，白茅根10g，牡丹皮10g，赤芍6g，灯心草3扎，人中黄3g。7剂。另用养阴生肌散外搽患处。

【三诊】9月25日。药进20剂，舌根部疼痛消失，胀感缓解。检查：舌板两侧发炎的乳头明显收敛，充血消退。舌苔薄，脉平。心肝之火已熄，痛胀两症待去。去疾务尽，净扫残邪。药用知母10g，黄柏3g，生地黄10g，竹叶10g，夏枯草10g，牡丹皮6g，白茅根10g，灯心草3扎，人中黄3g。续服7剂以善后。

【按】此案患者舌根部胀及疼痛，重点在两侧，舌脉合参，干老认为是心肝胆三经火热循经上犯所致，因为《灵枢·脉度》说："心气通于舌，心和则舌能知五味矣。"且患者两侧为重，这是肝胆经循行的部位，乃因心及肝胆火热旺盛，循经上犯所致。其治宜清泻心肝之火。初诊以生地黄、竹叶、灯心草、白茅根、穿心莲清热泻火，凉血生津，共奏清泻离火之功；夏枯草、牡丹皮清泻肝胆实热；柴胡疏肝解郁、理气止痛，白芍柔肝缓急，配合当归为当归芍药散，专事缓急止痛。药进9剂之后，自感胀与痛都已减轻，右侧更为明显，去当归芍药散，

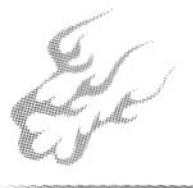

加栀子、牡丹皮、赤芍着重清火泄热，并防诸药苦寒伤阴，不利局部，以养阴生肌散外涂患处。三诊时病情很是平稳，诸症消失，干老仍在前方基础上稍事加减，扫荡余邪，终获痊愈。

参考文献

吴拥军，黄俭仪．干祖望对舌部杂病的临证思辨方法［J］．时珍国医国药，2014，25（4）：966－968

弄　舌（1案）

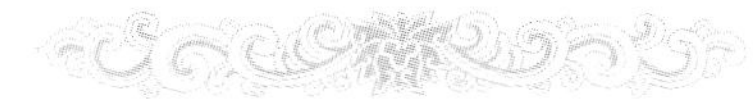

血虚生风案（干祖望医案）

患者，男，60岁。

【初诊】1985年5月13日。

［主诉］舌体跳动摇动反复1年。

［临床表现］舌体跳动摇动不息，终日无片刻安宁，夜间更严重，但在熟寐时则不动，已有1年之久，言语困难，饮食不能。曾经中西医治疗无效。检查：舌体跳跃摇动不止，摆动幅度极大，舌体柔软、苔薄白，脉弦。

［诊断］弄舌，证属血虚生风。

［治法］清心宁心，养血安神。

［方药］柏子仁10g，茯神（朱砂拌）10g，灯心草（朱砂拌）3扎，磁石（先煎）30g，珍珠母（先煎）30g，莲子10g，当归10g，白芍6g，熟地黄10g，石菖蒲3g。5剂。水煎服。

【二诊】5月20日。舌头摇动已减轻一半，饮食言语较前顺利。舌苔薄，脉细弦。效不更方，原方药5剂。

【结果】7月份通函追访，回信称服药20多剂，病已告痊。后因胃病服他药又引动而发，但程度较轻，再服原方药而愈。

【按】弄舌一症，临床虽然单纯，出现者不多见，但是可兼杂其他疾病一起出现，而单纯出现并且舌体跳跃如此疯狂者，实属少见。此案患者发病已有1年之久，一直辗转求医，多方医治，苦于无效。后来慕名远道而来求干老诊治，就诊时语言不清，需要家人代为转达病情，家人告知除言语障碍之外，饮食也受限制，时常咬破自己舌头，痛苦异常。干老从清心宁心，养血安神论治，方中灯心草清心泻火；茯神、柏子仁、莲子养心安神；珍珠母、磁石安神定惊熄风；熟地黄、

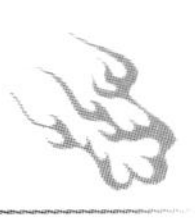

当归、白芍养血育阴；石菖蒲引经通窍。全方药仅10味，治法亦属常法，用药堪称平平，而对此怪病，为何能获得捷效呢？以归经言，心主神志，开窍于舌，心神不宁则苗窍失养。《灵枢·口问篇》云："心动则五脏六腑皆摇。"脏腑尚且难免，何况五官、孔窍。干老从镇心安神着手，考虑患者心血不足，血虚生风，风动神摇，舌跳不止，所以方中当归、熟地黄、白芍养血育阴皆为熄风。奇病而处以常法，是中医以常达变精神的体现。

参考文献

吴拥军，黄俭仪. 干祖望对舌部杂病的临证思辨方法［J］. 时珍国医国药，2014，25（4）：966-968